第九版·2025

国家执业药师职业资格考试指南

药学专业知识（二）

国家药品监督管理局执业药师资格认证中心　组织编写

中国健康传媒集团

中国医药科技出版社

内 容 提 要

本书是 2025 年国家执业药师职业资格考试指南之一，由国家药品监督管理局执业药师资格认证中心组织专家、学者编写，与《国家执业药师职业资格考试大纲（第九版）》配套使用。本书以临床药物学为定位，系统梳理临床药物类别、药理作用与作用机制，同时对各类药物进行综合性临床用药论述，包括各类药物之间的药动学差异与临床应用、典型或常见不良反应与禁忌、具有临床意义的药物相互作用及特殊人群用药等内容。体现执业药师所应具备的药物学专业素养，是执业药师执业能力的基础和核心，为执业药师的实践能力培养夯实基础。

本书旨在帮助广大药学技术人员复习备考执业药师职业资格考试，同时对医学、药学实践工作也有很强的实用性和广泛的适用性，可供高等医药院校师生和医药专业技术人员学习参考。

图书在版编目（CIP）数据

药学专业知识(二). 2025 / 国家药品监督管理局
执业药师资格认证中心组织编写. -- 9 版. -- 北京：中
国医药科技出版社，2025. 3. --（国家执业药师职业资
格考试指南）. -- ISBN 978-7-5214-5069-9

Ⅰ. R9

中国国家版本馆 CIP 数据核字第 2025BS6310 号

美术编辑　陈君杞
责任编辑　翟春艳
版式设计　友全图文

出版　**中国健康传媒集团** | 中国医药科技出版社
地址　北京市海淀区文慧园北路甲 22 号
邮编　100082
电话　发行：010 - 62227427　邮购：010 - 62236938
网址　www. cmstp. com
规格　889 × 1194 mm $\frac{1}{16}$
印张　32 $\frac{1}{2}$
字数　898 千字
初版　2010 年 12 月第 1 版
版次　2025 年 3 月第 9 版
印次　2025 年 3 月第 1 次印刷
印刷　河北环京美印刷有限公司
经销　全国各地新华书店
书号　ISBN 978-7-5214-5069-9
定价　82.00 元

获取新书信息、投稿、
为图书纠错，请扫码
联系我们。

编 委 会

主　编　孙路路

副主编　褚燕琦　丁庆明

编　者　（按姓氏笔画排序）

丁庆明　马英杰　王东晓

邓　昂　朱　曼　孙路路

李中东　陈　颀　陈璋璋

林志强　郎　奕　徐小薇

谢升阳　谢铮铮　褚燕琦

前　言

　　《国家执业药师职业资格考试大纲（第九版）·2025 年》由国家药品监督管理局制定，并经人力资源和社会保障部审定后公布实施。为配合新版考试大纲的实施，满足广大参考人员学习、备考和能力提升需求，更好地适应国家执业药师职业资格考试工作的发展，国家药品监督管理局执业药师资格认证中心组织专家、学者编写了《国家执业药师职业资格考试指南（第九版）·2025 年》。

　　本套考试指南分为中药学和药学两类，共 7 册，涵盖国家执业药师职业资格考试的所有科目。中药学类考试科目包括中药学专业知识（一）、中药学专业知识（二）、中药学综合知识与技能、药事管理与法规；药学类考试科目包括药学专业知识（一）、药学专业知识（二）、药学综合知识与技能、药事管理与法规。药事管理与法规是两类考试的共同考试科目。

　　本套考试指南紧扣新版考试大纲的要求，科学反映药学学科的发展，密切关注药品监管法律法规和政策的变化，充分体现执业药师在药品质量管理和药学服务两方面的专业知识和实践技能。在编写过程中，力求客观、系统地反映新版考试大纲的考试内容和要求，实现理论知识与实践应用的紧密结合，做到"学以致用，用以促学"。

　　本套考试指南为国家药品监督管理局执业药师资格认证中心指定的国家执业药师职业资格考试备考用书，对参考人员具有重要的指导作用，对医学、药学实践工作也具有很强的实用性和广泛的适用性。它既是参考人员复习备考和各单位开展考前培训的必备教材，也是高等医药院校师生和医药专业技术人员的学习资料。

　　本套考试指南的编写和出版是在以往各版考试指南的基础上进行的修订、完善和提升。编写期间，众多专家、学者付出了辛勤的努力；同时，社会各界提供了真诚的帮助，特别是中国医药科技出版社给予了大力的支持。在此，谨向所有参与工作的专家、学者、执业药师代表以及编辑人员表示衷心的感谢！

　　尽管经过反复审校，书中难免存在疏漏和不足，敬请提出宝贵意见建议，以便进一步完善。

国家药品监督管理局执业药师资格认证中心

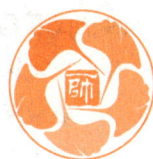

目 录

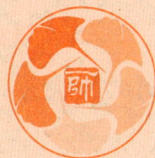

精神与中枢神经系统用药

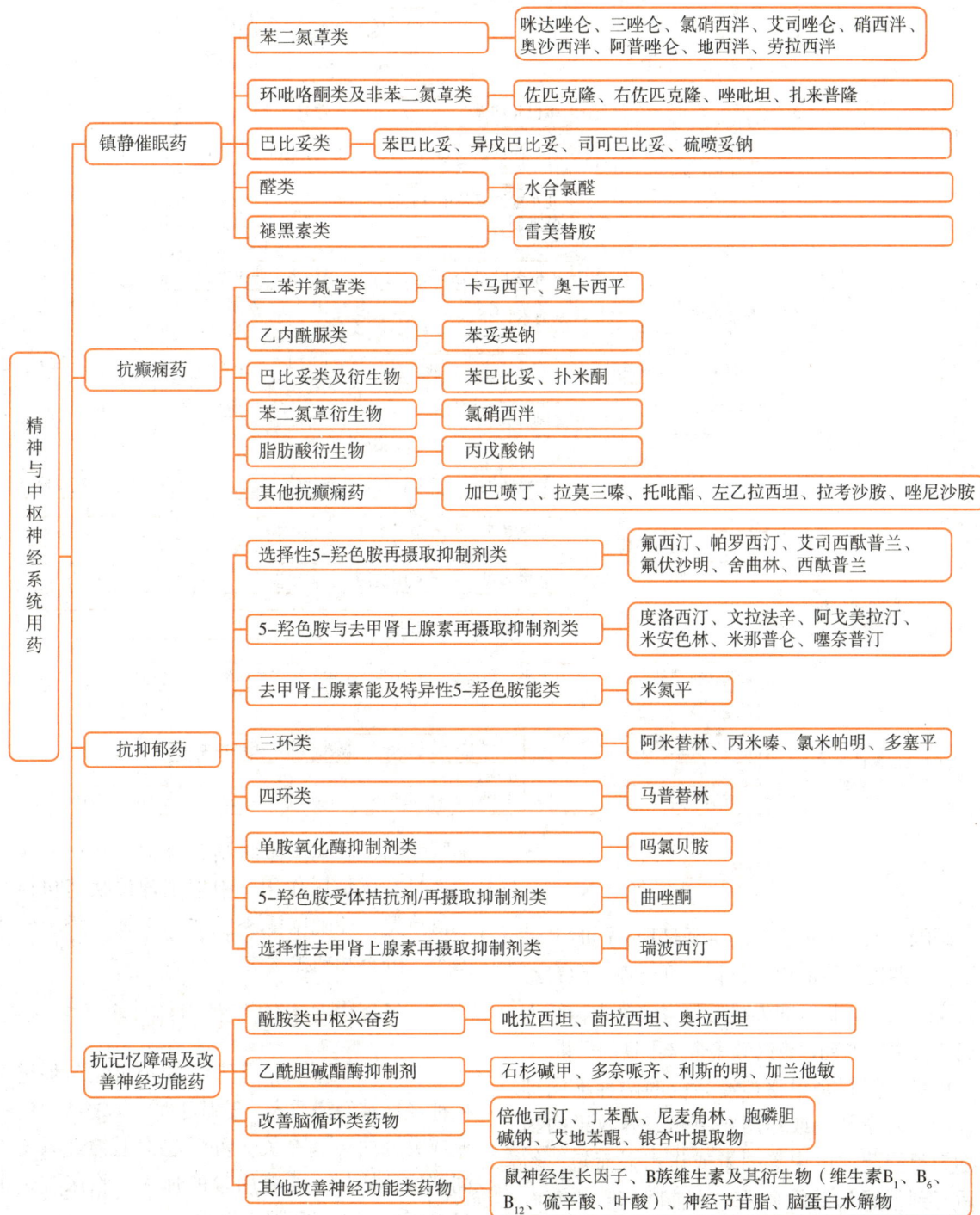

镇静催眠药

- 苯二氮草类 —— 咪达唑仑、三唑仑、氯硝西泮、艾司唑仑、硝西泮、奥沙西泮、阿普唑仑、地西泮、劳拉西泮
- 环吡咯酮类及非苯二氮草类 —— 佐匹克隆、右佐匹克隆、唑吡坦、扎来普隆
- 巴比妥类 —— 苯巴比妥、异戊巴比妥、司可巴比妥、硫喷妥钠
- 醛类 —— 水合氯醛
- 褪黑素类 —— 雷美替胺

抗癫痫药

- 二苯并氮草类 —— 卡马西平、奥卡西平
- 乙内酰脲类 —— 苯妥英钠
- 巴比妥类及衍生物 —— 苯巴比妥、扑米酮
- 苯二氮草衍生物 —— 氯硝西泮
- 脂肪酸衍生物 —— 丙戊酸钠
- 其他抗癫痫药 —— 加巴喷丁、拉莫三嗪、托吡酯、左乙拉西坦、拉考沙胺、唑尼沙胺

抗抑郁药

- 选择性5-羟色胺再摄取抑制剂类 —— 氟西汀、帕罗西汀、艾司西酞普兰、氟伏沙明、舍曲林、西酞普兰
- 5-羟色胺与去甲肾上腺素再摄取抑制剂类 —— 度洛西汀、文拉法辛、阿戈美拉汀、米安色林、米那普仑、噻奈普汀
- 去甲肾上腺素能及特异性5-羟色胺能类 —— 米氮平
- 三环类 —— 阿米替林、丙米嗪、氯米帕明、多塞平
- 四环类 —— 马普替林
- 单胺氧化酶抑制剂类 —— 吗氯贝胺
- 5-羟色胺受体拮抗剂/再摄取抑制剂类 —— 曲唑酮
- 选择性去甲肾上腺素再摄取抑制剂类 —— 瑞波西汀

抗记忆障碍及改善神经功能药

- 酰胺类中枢兴奋药 —— 吡拉西坦、茴拉西坦、奥拉西坦
- 乙酰胆碱酯酶抑制剂 —— 石杉碱甲、多奈哌齐、利斯的明、加兰他敏
- 改善脑循环类药物 —— 倍他司汀、丁苯酞、尼麦角林、胞磷胆碱钠、艾地苯醌、银杏叶提取物
- 其他改善神经功能类药物 —— 鼠神经生长因子、B族维生素及其衍生物（维生素B_1、B_6、B_{12}、硫辛酸、叶酸）、神经节苷脂、脑蛋白水解物

- 精神与中枢神经系统用药
  - 镇痛药
    - 非甾体抗炎镇痛药
    - 中枢性镇痛药 — 曲马多
    - 麻醉性镇痛药
      - 阿片生物碱 — 吗啡、可待因
      - 半合成吗啡样镇痛药 — 双氢可待因、丁丙诺啡、氢吗啡酮、羟吗啡酮、羟考酮
      - 合成阿片类镇痛药
        - 苯哌啶类 — 芬太尼、舒芬太尼、阿芬太尼
        - 二苯甲烷类 — 美沙酮
        - 吗啡烷类 — 左啡诺、布托啡诺
        - 苯并吗啡烷类 — 喷他佐辛
  - 抗帕金森病药
    - 拟多巴胺药
      - 多巴胺前体 — 左旋多巴
      - 外周脱羧酶抑制剂 — 卡比多巴、苄丝肼等
      - 儿茶酚胺氧位甲基转移酶抑制剂 — 恩他卡朋、托卡朋
      - 中枢多巴胺受体激动剂 — 溴隐亭、普拉克索
    - 抗胆碱类 — 苯海索
    - 单胺氧化酶B抑制剂类 — 司来吉兰、雷沙吉兰
    - 其他 — 金刚烷胺
  - 抗精神病药
    - 第一代抗精神病药
      - 吩噻嗪类 — 氯丙嗪、硫利达嗪、奋乃静、氟奋乃静、三氟拉嗪
      - 硫杂蒽类 — 氯哌噻吨、三氯噻吨、氯普噻吨
      - 丁酰苯类 — 氟哌啶醇、五氟利多
      - 苯甲酰胺类 — 舒必利
    - 第二代抗精神病药 — 氯氮平、利培酮、奥氮平、喹硫平、齐拉西酮、阿立哌唑
  - 中枢性肌肉松弛药
    - 非苯二氮䓬类 — 乙哌立松、巴氯芬、氯唑沙宗、美他沙酮
    - 苯二氮䓬类 — 三唑仑、艾司唑仑、劳拉西泮、替马西泮、氟西泮、夸西泮

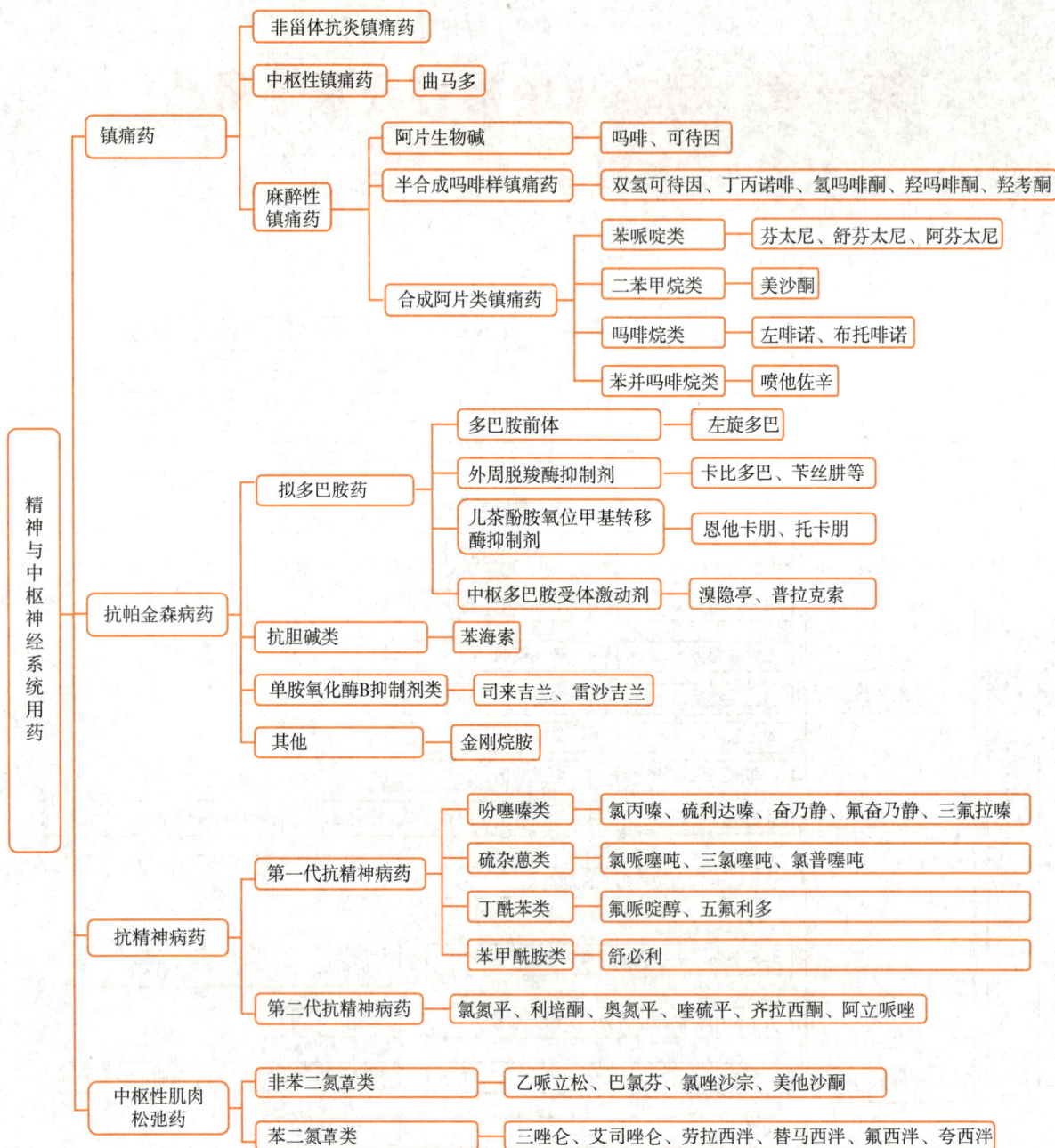

第一节 镇静催眠药

睡眠是人体一种重要的生理过程，同时又是一个有周期性节律的生理过程，可受很多因素影响而发生改变。长时间失眠的危害性极大，给人体造成过度的消耗，也给健康带来不良的后果。

镇静与催眠是中枢神经系统的两种不同抑制程度。由小剂量或作用弱引起镇静效果的药品称为镇静药；由中等剂量或作用强而短，给药后起到催眠作用的药品称为催眠药。然而有些药品却在小剂量时起镇静作用，中剂量时起催眠作用，而大剂量时则起麻醉作用；有些药品还具有抗惊厥作用。中枢镇静催眠药包括苯二氮䓬类、环吡咯酮类及非苯二氮䓬类、巴比妥类、醛类和褪黑素类。

一、药理作用与作用机制

1. 苯二氮䓬类 苯二氮䓬类可能与促进中枢神经性神经递质 γ－氨基丁酸（GABA）的释放或突触的传递有关。可引起中枢神经系统不同部位的抑制，随着用量的加大，临床表现可自轻度的镇静到催眠甚至昏迷。

2. 环吡咯酮类及其他非苯二氮䓬类　环吡咯酮类及其他非苯二氮䓬类药物的化学结构，与苯二氮䓬类没有相关性，但其镇静催眠作用是基于对 γ-氨基丁酸 A 型（GABA$_A$）受体的苯二氮䓬结合位点的激动效应。与苯二氮䓬类相比，本类化合物在抗惊厥、抗焦虑及肌肉松弛效应更弱，在改善睡眠持续时间和睡眠质量的同时，还缩短了睡眠潜伏期和减少了觉醒次数。通常用于治疗失眠的非苯二氮䓬类药物包括扎来普隆、唑吡坦、佐匹克隆。

3. 巴比妥类　该类药引起中枢神经系统非特异性抑制作用，作用于中枢神经的不同部位，使之从兴奋转向抑制，出现镇静、催眠和基础代谢率降低。中等剂量可起麻醉作用，大剂量时出现昏迷，甚至死亡。

4. 醛类　本类药物代表药品水合氯醛作用机制可能与巴比妥类药相似，可引导近似生理性的睡眠节律。

5. 褪黑素类　代表药为雷美替胺，系褪黑素受体激动药，对褪黑素受体有高亲和力，褪黑素受体被内源性褪黑素激活后参与了正常睡眠-觉醒周期生理节律的维持，雷美替胺结合视交叉上核表达的褪黑素受体，其亲和力远高于褪黑素本身。

二、临床用药评价

（一）作用特点

1. 苯二氮䓬类　通常用于治疗失眠的苯二氮䓬类药物包括三唑仑、艾司唑仑、劳拉西泮、替马西泮、氟西泮和夸西泮。这些药物之间的主要区别是作用持续时间。三唑仑是短效药，

艾司唑仑、劳拉西泮和替马西泮是中效药，氟西泮和夸西泮是长效药。

对焦虑型、夜间醒来次数较多或早醒者可选用氟西泮，其起效快，作用时间长，近似生理性睡眠，醒后无不适感。地西泮也属于长效药，但目前临床不常用于治疗失眠，因为其作用持续时间长并且可以导致活性代谢产物蓄积。

老年患者对苯二氮䓬类药物较敏感，静脉注射更易出现呼吸抑制、低血压、心动过缓甚至心搏骤停。用药后可致人体的平衡功能失调，尤其是老年人服用本类药后，可产生过度镇静、肌肉松弛作用，觉醒后可发生震颤、思维迟缓、运动障碍、认知功能障碍、步履蹒跚、肌无力等"宿醉"现象，极易跌倒并致受伤。

长期使用易产生耐受性及依赖性。服用镇静催眠药期间可降低驾驶员和机械操作者的注意力，服用后应注意避免驾车、操作机器和高空作业。

本类药物口服 1~2 小时后吸收达峰，地西泮吸收最快。半衰期长的苯二氮䓬类药物如地西泮等长期多次用药，常有原型药物或其代谢产物在体内蓄积，甚至达到较高的血药浓度。半衰期中等的劳拉西泮、阿普唑仑等连续应用时，一般无活性代谢产物蓄积，药物后遗作用小，数日内即可达稳态。本类药的血浆蛋白结合率较高，在体内主要经肝脏代谢，代谢产物也有活性，经肾脏排泄。

苯二氮䓬类药物的作用时间与作用特点见表 1-1。

表 1-1　苯二氮䓬类药物的作用时间与作用特点

药物	半衰期（小时）	成人睡前口服剂量（mg/d）	主要适应证	主要不良反应
阿普唑仑	12~15	0.4~0.8，睡前	入睡困难、睡眠维持障碍	嗜睡、头晕、乏力、跌倒等；长期用药有成瘾性，停药易引起症状复发或戒断症状
劳拉西泮	10~20	1.0~4.0，睡前	入睡困难、睡眠维持障碍	
艾司唑仑	10~24	1.0~2.0，睡前	入睡困难、睡眠维持障碍	
地西泮	20~50	5.0~10.0，睡前	入睡困难、睡眠维持障碍	
咪达唑仑	1.5~2.5	7.5~15.0，睡前	入睡困难	
氯硝西泮	26~49	2.0~4.0，睡前	睡眠维持障碍	

2. 环吡咯酮类及其他非苯二氮䓬类 环吡咯酮类药物如佐匹克隆，其异构体有右佐匹克隆，主要用于镇静催眠，虽然也具有抗焦虑、肌肉松弛和抗惊厥等作用，但较苯二氮䓬类药物弱。GABA$_A$ 受体激动剂，如含有咪唑并吡啶结构的唑吡坦，仅具有镇静催眠作用，而无抗焦虑、肌肉松弛和抗惊厥等作用。因此，临床应用时，环吡咯酮类及其他非苯二氮䓬类药物被认为镇静催眠的特异性较好。

原发性失眠首选非苯二氮䓬类药物，为改善起始睡眠（难以入睡）和维持睡眠质量（夜间觉醒或早间觉醒过早），可选服唑吡坦、佐匹克隆。对入睡困难者首选扎来普隆，该药起效快，保持近似生理睡眠，醒后无不适感，但扎来普隆不适合长期使用。

代表药品佐匹克隆口服后吸收迅速，生物利用度约为80%，血浆蛋白结合率低，重复给药无蓄积作用，以代谢产物形式主要经由肾脏排泄。唑吡坦口服后消化道吸收迅速，血浆蛋白结合率高，主要经肝脏代谢。扎来普隆的半衰期非常短，约为1小时。

环吡咯酮类及其他非苯二氮䓬类药物的作用时间与作用特点见表1-2。

3. 巴比妥类 巴比妥类可被用于治疗失眠，但这类药物均可能引起严重的不良反应。不推荐常规应用巴比妥类药物治疗失眠。

巴比妥类药物口服后容易从胃肠道吸收，其钠盐的水溶液经肌内注射也易被吸收。吸收后分布至全身组织，其中脑和肝脏内浓度较高。药物进入脑组织的快慢取决于药物的脂溶性，脂溶性高的药物出现中枢抑制作用快，如硫喷妥钠和异戊巴比妥；脂溶性低的药物中枢抑制作用起效慢，如苯巴比妥。巴比妥类药物在体内主要经由肝脏转化和肾脏排出。巴比妥类药物药代动力学特点对比见表1-3。

4. 醛类 水合氯醛催眠作用温和，可缩短睡眠潜伏期，减少夜间觉醒次数，不缩短快动眼睡眠期（REMS）睡眠时间，较大剂量有抗惊厥作用，可用于小儿高热、破伤风及子痫引起的惊厥。其灌肠剂用于儿童检查、操作前的镇静、催眠。监护条件下抗惊厥。

水合氯醛大剂量用药可抑制心肌收缩力、缩短心肌不应期，并抑制延髓呼吸及血管运动中枢，引起昏迷和麻醉效应，甚至死亡。长期用药可产生依赖性及耐受性，突然停药可引起神经质、幻觉、烦躁、异常兴奋、谵妄、震颤等严重的戒断综合征。

表1-2　环吡咯酮类及其他非苯二氮䓬类药物的作用时间与作用特点

药物	半衰期(h)	成人睡前口服剂量(mg/d)	主要适应证	主要不良反应
唑吡坦	0.7~3.5	10，睡前	入睡困难、睡眠维持障碍	长期和（或）大量使用出现宿醉效应和耐受性增加，长期服药后突然停药会出现戒断症状；恶心头晕、头痛、嗜睡、失眠、多汗
佐匹克隆	5	7.5，睡前	入睡困难、睡眠维持障碍	
右佐匹克隆	4~6	1~3，睡前	入睡困难、睡眠维持障碍	
扎来普隆	1	5~10，睡前	入睡困难	

表1-3　巴比妥类药物药代动力学特点对比

分类	药物	显效时间（h）	作用维持时间（h）	主要用途
长效	苯巴比妥	0.5~1	6~8	抗惊厥
	巴比妥	0.5~1	6~8	镇静催眠
中效	戊巴比妥	0.25~0.5	3~6	抗惊厥
	异戊巴比妥	0.25~0.5	3~6	镇静催眠
短效	司可巴比妥	0.25	2~3	抗惊厥、镇静催眠
超短效	硫喷妥钠	iv. 立即	0.25	静脉麻醉

水合氯醛口服或直肠给药均能迅速吸收，起效时间30分钟，1小时达血药峰浓度，持续时间4~8小时。脂溶性高，在全身各组织分布广泛，且易通过血-脑屏障，蛋白结合率为70%~80%。本药半衰期为7~10小时，在肝脏迅速代谢为有活性的三氯乙醇，并进一步与葡萄糖醛酸结合而失活，经肾排出，无后遗作用与蓄积性。

5. 褪黑素类　雷美替胺能有效治疗以睡眠诱导困难为特征的慢性和一过性失眠症，缩短持续睡眠平均潜伏期。通常用于失眠的短期治疗。与非苯二氮䓬类或苯二氮䓬类药物相比，雷美替胺的副作用较少。它没有催眠副作用、戒断反应和反跳性失眠，并且依赖性小。雷美替胺对入睡困难型失眠比睡眠维持型失眠更有效。该药物半衰期为1~2.6小时，在肝脏主要通过CYP1A2代谢，CYP2C9和CYP3A4也参与其代谢。本品主要从尿液中可排泄。由于本品半衰期很短，每日多剂量给药不会导致体内蓄积。本品在轻中度肝肾功能不全以及慢性阻塞性肺病患者等特殊人群的主要药动学和药效学参数均无明显改变，但是严重肝功不全患者因代谢障碍应禁用。

（二）药物相互作用

1. 苯二氮䓬类

（1）使用时不应饮酒，因为在合用中枢神经系统抑制物质时，都有发生过度镇静和呼吸抑制的风险。

（2）与易成瘾和其他可能成瘾药物合用，成瘾危险性增加。

（3）与抗高血压药或利尿降压药合用，可增强降压效果。例如与钙通道阻滞剂合用，可使体位性低血压加重。

（4）与西咪替丁合用，可抑制本类药物在肝脏的氧化代谢，如抑制氯氮䓬和地西泮的代谢，血浆药物浓度升高。但对劳拉西泮无影响。

（5）卡马西平与经肝脏酶系统代谢的苯二氮䓬类药，如氯硝西泮合用，由于肝微粒体酶的诱导使卡马西平和（或）本类药的血浆药物浓度下降，消除半衰期缩短。

（6）普萘洛尔与苯二氮䓬类抗惊厥药合用，可致癫痫发作类型或频率改变，应及时调整剂量。

2. 环吡咯酮类及其他非苯二氮䓬类

（1）唑吡坦　与氯丙嗪合用，可延长氯丙嗪的血浆药物清除时间；与丙米嗪合用，可增加嗜睡反应和逆行性遗忘的发生，并降低丙米嗪的峰浓度。

（2）佐匹克隆　与肌松药或其他中枢神经抑制剂合用可增强镇静作用；与苯二氮䓬类抗焦虑药或催眠药合用，可增加戒断症状的出现。

3. 巴比妥类

（1）本品为肝药酶诱导剂，可提高肝药酶活性，长期用药不但能加速自身代谢，还可加速其他药物代谢。①长期应用巴比妥类药患者，合用乙酰氨基酚类药，会降低乙酰氨基酚类药的疗效，增加肝中毒危险。②与糖皮质激素、洋地黄类、环孢素、奎尼丁、三环类抗抑郁药合用，可降低这些药物的效应。③与抗凝血药合用，抗凝作用减弱，停用巴比妥类药后又可引起出血倾向，因此在调整抗凝血药剂量时需定期检测凝血酶原时间。

（2）巴比妥类与氯胺酮同时使用，特别是大剂量静脉给药，有血压降低、呼吸抑制的风险。

（3）与中枢神经系统抑制剂或单胺氧化酶抑制剂合用，可引起神经系统抑制效应增强，因此两种药物的剂量均应降低。

4. 醛类

（1）水合氯醛和Ⅲ类及Ⅰ类抗心律失常药；抗精神病药；三环类抗抑郁药，如阿米替林；吩噻嗪类药，如氯丙嗪；其他可延长Q-T间期的药物合用，可增加心脏毒性（Q-T间期延长、峰值扭转、心脏停搏）发生的风险。还可增强本药的中枢抑制作用。

（2）中枢神经系统抑制药、中枢抑制性抗高血压药可乐定、三环类抗抑郁药、硫酸镁、单胺氧化酶抑制剂增强本药的中枢抑制作用。

（3）联合应用呋塞米可导致出汗、潮热、高血压。

（4）与乙醇合用可使镇静作用增强。

5. 褪黑素类

（1）雷美替胺由CYP1A2代谢，少部分也通过CYP2C9及CYP3A4代谢。氟伏沙明和环丙沙星是CYP1A2的强效抑制剂，会明显升高雷美替胺的血清浓度，不应与雷美替胺合用。CYP2C9 或 CYP3A4 的其他抑制剂也可能增加雷美替胺毒性风险。

（2）CYP450 酶诱导剂利福平可能降低雷美替胺的疗效。

（三）典型不良反应和禁忌

1. 苯二氮䓬类　常见嗜睡、精神依赖性、步履蹒跚、共济失调。老年人、体弱者、幼儿、肝病和低蛋白血症患者，对本类药的中枢性抑制作用较为敏感，突然停药后可能发生戒断症状。对苯二氮䓬类药过敏者、妊娠期女性、新生儿禁用苯二氮䓬类药。呼吸抑制、显著的呼吸肌无力、严重肝损害者禁用硝西泮、氟西泮。

2. 环吡咯酮类及其他非苯二氮䓬类　非苯二氮䓬类催眠药的不良反应，通常与苯二氮䓬类药物相似。包括残留的日间镇静作用、困倦、头晕、目眩、认知损害、动作不协调和依赖性。撤药反应以及复杂性睡眠相关行为包括睡行、梦游、进食及其他未完全清醒时所做的行为，都可见于使用非苯二氮䓬类药物的患者。扎来普隆半衰期非常短，患者正常睡眠期后出现宿醉性困倦的可能性极低。偶见不良反应是头痛、头晕、恶心、腹痛和嗜睡。唑吡坦最常见不良反应是头痛、头晕和嗜睡，进而可导致跌倒。

3. 巴比妥类　常见嗜睡、精神依赖性、步履蹒跚、肌无力等"宿醉"现象。长期应用后可发生药物依赖性，表现为强烈要求继续应用或增加剂量，或出现心因性依赖、戒断综合征。巴比妥类药可能导致过敏，患者易出现皮疹，严重者可能发生剥脱性皮疹和史蒂文斯-约翰逊（Stevens-Johnson）综合征，巴比妥类药物有交叉过敏特点，需确定患者是否对该类药过敏，一旦发现应立即停药。静脉注射巴比妥类药，特别是快速给药时，容易出现呼吸抑制、暂停，支气管痉挛，瞳孔缩小、心律失常、体温降低甚至昏迷。

4. 醛类　水合氯醛常见头晕、笨拙、宿醉、嗜睡、步履不稳、腹痛、腹泻。可见恶心、呕吐、睡眠障碍、癫痫发作、呼吸停止、肾损害。严重的不良反应包括尖端扭转型室性心动过速等心律失常。

5. 褪黑素类　雷美替胺常见有嗜睡、头晕、恶心、乏力和头痛。可能发生泌乳素水平升高和睾酮水平下降。

三、代表药品

地西泮
Diazepam

【适应证】　用于焦虑、镇静催眠、抗癫痫和抗惊厥，并缓解炎症所引起的反射性肌肉痉挛等；也可用于治疗惊厥发作、紧张型头痛及家族性、老年性和特发性震颤，或手术麻醉前给药。

【用法用量】

（1）口服：①用于抗焦虑和癫痫发作，一次 2.5～10mg，一日 2～4 次。镇静，一次 2.5～5mg，一日 3 次；催眠，5～10mg，睡前服；急性乙醇戒断，第 1 日一次 10mg，一日 3～4 次，以后按需要减少到一次 5mg，一日 3～4 次。老年或体弱患者应减量。②6 个月以上儿童，一次 1～2.5mg 或 40～200μg/kg 或 1.17～6mg/m^2，一日 3～4 次，用量酌情增减。最大剂量不超过 10mg。

（2）肌内或静脉注射：①成人常用量：10～30mg；癫痫持续状态和严重复发性癫痫，开始静注 10mg，每间隔 10～15 分钟可按需增加甚至达最大量。②儿童常用量：小于 5 岁的儿童，每 2～5 分钟给予 0.2～0.5mg，最大用量 5mg；5 岁以上儿童，每 2～5 分钟给予 1mg，最大用量 10mg。如需要在 2～4 小时内可重复上述剂量治疗；儿童静注宜缓慢，3 分钟内不超过 0.25mg/kg，间隔 15～30 分钟后可重复，新生儿慎用。

【临床应用注意】

1. 本品可透过胎盘屏障。在妊娠初期 3 个月内，有增加胎儿致畸的危险，妊娠期间尽量规避应用。妊娠期女性长期使用可引起依赖，使新生儿呈现戒断症状，并可使新生儿中枢神经活动有所抑制，在分娩前或分娩时使用本类药，可致新生儿肌张力软弱。地西泮及其代谢产物可由乳汁中分泌，氯硝西泮、氟西泮、奥沙西泮及其代谢产物也有此可能，由于新生儿代谢较成人慢，乳母服用可使婴儿体内本品及其代谢产物积聚。

2. 对某一苯二氮䓬类药过敏者，对其他同类药也可能过敏。

3. 有药物滥用或依赖史、肝肾功能不全者可延长血浆半衰期；严重的精神抑郁者可使病情加重，甚至产生自杀倾向，应采取预防措施。

4. 静脉注射易发生静脉血栓栓塞或静脉炎。静注速度过快可导致呼吸暂停、低血压、心动过缓或心搏骤停。

5. 治疗癫痫时，可能增加癫痫大发作的频度和严重程度，需要增加其他抗癫痫药的用量，突然停用也可使癫痫发作的频度和严重程度增加。

6. 可使伴呼吸困难的重症肌无力患者的病情加重；对伴有严重慢性阻塞性肺部病变者，可加重通气衰竭。

7. 原则上不应作连续静脉滴注，但在癫痫持续状态时例外。

8. 长期使用本品，停药前应渐减量，不要骤然停止。

9. 茶叶、咖啡中均含有咖啡因，与地西泮同服可发生药理性拮抗作用而降效。吸烟者可使地西泮在体内的半衰期明显缩短，血药浓度降低，镇静作用减弱，吸烟越多，地西泮疗效越差。

【常用制剂与规格】 片剂：2.5mg；5mg。注射液：2ml∶10mg。

佐匹克隆
Zopiclone

【适应证】 用于各种失眠症。

【用法用量】 口服：①成人一次 7.5mg，睡前服用。②老年患者推荐一次 3.75mg，睡前服用；必要时可增至 7.5mg。③肝功能不全者一次 3.75mg，睡前服用。④15 岁以下儿童不宜使用本药。

【临床应用注意】

1. 妊娠期慎用；哺乳期不宜使用。

2. 禁用于对本药过敏者；失代偿的呼吸功能不全者；重症睡眠呼吸暂停综合征患者；重症肌无力患者；严重肝功能不全者。

3. 不良反应常见头痛、乏力。罕见意识模糊、痉挛、肌肉颤抖、幻听或幻视、行为障碍。

4. 长期服药后骤然停药会出现戒断症状；用药后应避免驾驶或操作机器。肌无力患者用药时需注意医疗监护，呼吸功能不全者和肝、肾功能不全者应适当调整剂量。

5. 与神经－肌肉阻滞药或其他中枢神经抑制药同服可增强镇静作用；与苯二氮䓬类抗焦虑药和催眠药同服，会增加戒断综合征的风险。

【常用制剂与规格】 片剂：3.75mg；7.5mg。

唑吡坦
Zolpidem

【适应证】 本品仅适用于偶发性失眠症和暂时性失眠症导致的严重睡眠障碍的短期治疗。

【用法用量】 通常应使用最低有效剂量，不得超过 10mg。①成人：一次 10mg，一日 1 次。每晚临睡前服用 1 次，不得多次服用。②老年或体弱患者：对唑吡坦类药物特别敏感，剂量应减半为 5mg，每日剂量不得超过 10mg。③肝功能不全患者：因在肝损伤患者中唑吡坦的清除和代谢率降低，故应从 5mg 剂量开始用药。尤其应当慎用于老年患者。在成年人（65 岁以下）中，只有在临床疗效不充分且药物耐受良好时，才可以将剂量增加至 10mg。

【临床应用注意】

1. 不建议在妊娠期使用，哺乳期慎用。

2. 禁用于对本药过敏者；睡眠呼吸暂停综合征患者；严重呼吸功能不全者；肌无力患者；严重、急性或慢性肝功能不全者。

3. 不良反应常见意识模糊、精神矛盾反应、头晕、眩晕、头痛、共济失调、嗜睡、警觉度降低、肌力减弱、复视等。少见虚弱、胃肠道症状、皮肤症状。在治疗剂量下可出现顺行性遗忘、习惯性、依赖性、反跳性失眠的可能。严重可能出现妄想、躁狂、惊恐发作、人格障碍、自杀企图。

4. 如存在精神运动能力受损或用药后不足 8 小时，不推荐驾驶、操作机械或从事其他需精神警觉的活动。

5. 与抗精神病药、催眠药、抗焦虑药、麻醉止痛药、抗癫痫药和有镇静作用的抗组胺药合用，能增强中枢抑制作用；麻醉性镇痛药可能会增强欣快症，从而导致精神依赖性增加；抑制 CYP450 酶的化合物可能会增强本药的作用；乙醇可能增强镇静效果，影响驾驶或操作机械的能力。

【常用制剂与规格】 酒石酸唑吡坦片：5mg；10mg。

第二节　抗癫痫药

癫痫是一种慢性发作性神经症状，是大脑神经元高度异常放电导致反复发作的、短暂的脑功能紊乱，其发病与脑内多种活性物质代谢异常有关。癫痫分为多种类型，常见的有部分性发作，属于局灶性发作；失神发作（小发作）、强直 - 阵挛性发作（大发作），属于全面性发作，以及癫痫持续状态。

抗癫痫药（AEDs）是可以消除或减轻癫痫发作频率的药物，即消除或减轻大脑对各种导致发作的刺激的反应。主要的抗癫痫药物在结构上分传统 AEDs 和新型 AEDs。从结构上分为二苯并氮䓬类、乙内酰脲类、巴比妥类、苯二氮䓬类、脂肪酸衍生物及其他抗癫痫药。

一、药理作用与作用机制

突触在哺乳动物脑内神经元之间的信息传递中起着重要作用，这也提示突触功能缺陷可导致癫痫发作。哺乳动物脑内突触传递的神经递质是氨基酸，γ - 氨基丁酸（GABA）和谷氨酸分别是主要的抑制性神经递质和兴奋性神经递质。药理学研究显示，GABA$_A$ 受体拮抗药或不同的谷氨酸受体亚型激动药可引起癫痫发作。反之，能增强 GABA 介导的突触抑制作用的药物能够抑制癫痫发作，用谷氨酸受体拮抗药也能得到类似的结果。

目前对于 AEDs 的作用机制尚未完全了解，有些 AEDs 是单一作用机制，而有些 AEDs 可能是多重作用机制。了解 AEDs 的作用机制是恰当的选择药物、了解药物之间相互作用的基础。

1. 钠通道阻滞作用　现有抗癫痫药的最常见作用机制是阻滞电压依赖性的钠通道，抑制突触后神经元高频动作电位的发放，以及通过阻滞突触前 Na$^+$ 通道与动作电位发放，阻滞神经递质释放，从而调节神经兴奋性，达到抗惊厥作用。

二苯并氮䓬类的代表药有卡马西平、奥卡西平。卡马西平具有抗惊厥、抗癫痫、抗神经病理性疼痛等多种作用，主要通过增强钠通道的灭活效能，限制突触后神经元高频动作电位的发散，以及通过阻滞突触前钠通道和动作电位发散，阻滞神经递质的释放，从而调节神经兴奋性，产生抗癫痫作用。

乙内酰脲类药物通过减少钠离子内流而使神经细胞膜稳定，限制 Na$^+$ 通道介导的发作性放电的扩散。代表药苯妥英钠可延长通道失活时间而减少钠和钙离子内流，抑制神经元持续性高频发放，阻止异常放电向周围的传导。

拉莫三嗪为电压敏感性钠通道阻滞剂，通过减少钠通道的钠内流而增加神经元的稳定性。在体外培养神经元中，可抑制兴奋性神经递质谷氨酸诱发的爆发性放电；阻抑癫痫病灶快速放电和神经元去极化，但不影响正常神经兴奋传导。

2. γ - 氨基丁酸调节　GABA 是一种神经递质，广泛分布于整个中枢神经系统，发挥突触后抑制作用。GABA 受体分为 A、B、C 三类，最主要的 GABA 受体亚型为 GABA$_A$ 受体，这是一种配体门控性 Cl$^-$ 通道"离子型配体"。GABA$_A$ 受体亚单位蛋白是多种神经活性药物作用的部位，如苯二氮䓬类、巴比妥类等。印防己毒素及其他类似的促癫痫发作物质与 GABA$_A$ 受体结合并阻滞氯离子通道，从而防止突触后抑制。一些抗癫痫药，其作用为通过减少 γ - 氨基丁酸转氨酶（GABA - T）对 GABA 的代谢、减少神经元和神经胶质细胞对 GABA 的再摄取或增加经谷氨酸脱氢酶（GAD）生成的 GABA，来增加 GABA 的供应，如丙戊酸钠、苯巴比妥、拉莫三嗪和托吡酯。还有一些抗癫痫发作药可改善内源性 GABA 介导的抑制作用，如苯二氮䓬类、左乙拉西坦和非氨酯。

3. 钙通道阻滞作用　神经元中存在 3 种钙通道，每一种钙通道的再激活速度和电压依赖性都不同。钙通道主要分为三大类：①电压依赖性钙通道（VDCC），包括：L 型钙通道，这种通道在心肌和血管平滑肌细胞中尤为丰富，它的开放需要较高的电压变化，激活电位为 - 10mV。L 型钙通道的开放时间长，失活慢，是细胞兴奋过程中钙离子内流的主要途径；T 型钙通道，主要存在于心肌、神经元及血管平滑肌细胞中，参与心肌窦房结与神经元的起搏活动和重复发放，维持细胞自律性；N 型钙通道，主要存在于神经组织中，参与递质的释放，低阈值 T 型钙电流会快速失活。这些神经元可能是与失神发作相关的丘脑皮层回路的必须组成部分，失神发作是全面性发作的一种亚型，会出现短暂凝视且脑电图显示特征性的 3 次/秒的棘 - 慢复合波；②受体操纵钙通道（ROCC），这些通道与细胞膜上的受体偶联，当特异性受体激动剂与受体结合时，通道直接开放，其开放与膜电压的变化无关。ROCC 广泛存在于不同组织，参与血小板聚集、血管收缩、一氧化氮释放等功能；③调节型钙通道，这类通道的开放速率可通过细胞内的生理过程调节，如细胞内钙水平和细胞能量状态等。

乙琥胺会减弱丘脑神经元中的 T 型钙电流，这种电流在膜电位变得更加超极化时会进一步被减弱。乙琥胺可有效治疗失神发作，但对全面强直 - 阵挛性癫痫发作或局灶性癫痫发作无效。

加巴喷丁与电压依赖性钙通道的 $\alpha_2 - \delta$ 亚基结合，可能抑制钙离子内流并减少神经递质释放。加巴喷丁及相关化合物的结构活性研究显示，其与该受体的结合与抗癫痫发作的活性有较强的相关性。普瑞巴林的化学结构与加巴喷丁类似，且其与加巴喷丁一样，具有多种可能的作用机制。该药同样作用于电压门控性钙通道的 $\alpha_2 - \delta$ 亚基结合，并调节钙电流。该药还会调节几种神经递质的释放，包括谷氨酸、去甲肾上腺素和 P 物质。该药作用的综合效应为抑制神经元兴奋性。

4. 影响谷氨酸受体 谷氨酸是最常见的兴奋性神经递质。人体中存在 2 种谷氨酸受体：离子通道型和代谢型。离子通道型受体通过与谷氨酸结合激活离子通道，而代谢型受体通过 G 蛋白信号级联间接激活离子通道。目前认为，N - 甲基 - D - 天冬氨酸（NMDA）和 α - 氨基 - 3 - 羟基 - 5 - 甲基 - 4 - 异噁唑丙酸（AMPA）这两种离子通道型谷氨酸受体在癫痫的发生和扩散中发挥作用。非氨酯和托吡酯部分程度上通过拮抗 NMDA 发挥作用。

5. 促进氯离子的内流 苯巴比妥与 $GABA_A$ 受体结合，通过延长 GABA 介导的氯离子通道开放的时间，来增强 GABA 的作用。该过程使跨膜的氯离子内流增加，引起神经元超极化。抗癫痫药物的作用机制见表 1 - 4。

表 1 - 4 抗癫痫药的作用机制

药物	电压依赖性的钠通道阻滞剂	增加脑内或突触的 GABA 水平	选择性增强 $GABA_A$ 介导作用	直接促进氯离子的内流	钙通道阻滞剂	其他
传统 AEDs						
卡马西平	++	?			+ （L 型）	+
苯二氮䓬类			++			
苯巴比妥		+	+	++	?	
苯妥英钠	++				?	+
扑米酮						
丙戊酸	?	+	?		+ （T 型）	++
新型 AEDs						
加巴喷丁	?	?			++ （N、P/Q 型）	?
拉莫三嗪	++				++ （N、P/Q, R, T 型）	+
左乙拉西坦		?	+		+ （N 型）	++
奥卡西平	++				+ （N、P 型）	
托吡酯	++		+		+ （L 型）	+
氨己烯酸		++				
唑尼沙胺	++	?			++ （N、P、T 型）	

注："++"主要作用机制；"+"次要作用机制；"?"不肯定。

二、临床用药评价

（一）作用特点

1. 卡马西平　口服吸收慢而不规律，经肝脏代谢，并能诱发肝药酶活性，加速自身代谢，代谢产物存在药理活性，经肾脏和粪便排泄。抗癫痫作用由于自身诱导代谢的差异，起效时间也存在差异。

2. 苯妥英钠　产生抗癫痫作用时，不引起中枢神经系统的全面抑制。苯妥英钠口服吸收较缓慢，绝大部分在小肠内吸收，肌内注射吸收不完全且不规律。血浆蛋白结合率高，主要与白蛋白结合。主要在肝脏内代谢，代谢产物无药理活性，经肾脏排泄，碱性尿排泄较快。苯妥英钠能诱导肝脏微粒体酶，因而加速了与这些酶有关的药物代谢。苯妥英钠体内代谢过程存在限速或饱和现象，在小剂量时代谢呈一级动力学过程，而大剂量、血药浓度较高时则为零级动力学过程。因此，其半衰期随着剂量与血药浓度的变化而发生改变，当剂量增大、血药浓度较高时，其半衰期延长，容易出现蓄积中毒。因此强调要进行血药浓度监测，根据测定结果合理调整剂量，以免发生毒性反应。苯妥英钠对局灶性发作和全面强直－阵挛性发作有效，对失神发作、失张力发作、肌阵挛发作疗效较差。

3. 丙戊酸钠　是一种广谱抗癫痫发作药，可单独使用或与其他药物联用治疗全面性和局灶性癫痫发作。该药具有多种细胞作用机制，与其广泛的临床作用一致。丙戊酸可增加脑内 GABA 浓度，但目前尚未有证据表明其对 GABA－α 受体产生任何直接影响，然而，它对 GABA－β 受体的突触前作用可能增加 GABA 的释放。抑制神经末梢的 GABA－T，也可能增加突触前 GABA 水平。此外，丙戊酸可能通过激活 GAD 而增加 GABA 的合成。丙戊酸通过阻滞电压依赖性钠通道来抑制神经元高频率重复放电，但其与钠通道结合的部位与卡马西平和苯妥英钠不同。

4. 苯巴比妥　治疗全面性和局灶性癫痫发作。然而，由于该药具有镇静作用，故其临床应用有限。苯巴比妥主要在肝脏经 CYP450 酶系代谢，25% 以原型经肾脏排泄。

5. 左乙拉西坦　是一种广谱抗癫痫发作药，被批准在以下情况中作为辅助治疗：儿童及成人癫痫患者的局灶性发作、12 岁及 12 岁以上青少年肌阵挛性癫痫患者的肌阵挛性癫痫发作，6 岁及 6 岁以上特发性全面性癫痫患者的原发性全面强直－阵挛性癫痫发作。

6. 拉莫三嗪　为电压依赖性钠通道阻滞药，通过减少钠内流而稳定神经细胞膜。在体外培养神经元中，可以抑制谷氨酸诱发的爆发性放电；阻滞病灶的异常高频放电和神经细胞膜去极化，但不影响正常神经细胞的兴奋传导。本品可对抗超强电刺激引起的强直性发作，此作用比苯妥英钠强。常见的抗癫痫药物的药代动力学特点，可参照表 1－5 进行对比。

表 1－5　常见的抗癫痫药的药代动力学特点对比

药物	生物利用度（%）	一级动力学	蛋白结合率（%）	半衰期（h）	血浆达峰浓度时间（h）	代谢产物是否有活性	对肝药酶作用
卡马西平	75～85	是	65～85	初用药：25～34 4 周后：8～20	4～8	有	诱导 自身诱导
氯硝西泮	＞80	是	85	20～60	1～4	有	—
苯巴比妥	80～90	是	45～50	40～90	1～6	无	诱导
苯妥英钠	95	否	90	12～22	3～9	无	诱导
扑米酮	80～100	是	20～30	10～12	2～4	有	间接诱导
丙戊酸钠	70～100	是	90～95	8～15	1～4	有	抑制
托吡酯	≥80	是	13	20～30	2～4	无	抑制

续表

药物	生物利用度（%）	一级动力学	蛋白结合率（%）	半衰期（h）	血浆达峰浓度时间（h）	代谢产物是否有活性	对肝药酶作用
加巴喷丁	<60	否	0	5~7	2~3	无	无
拉莫三嗪	98	是	55	15~30	2~3	无	无
左乙拉西坦	<100	是	0	6~8	0.6~1.3	无	无
奥卡西平	<95	是	40	8~25	4.5~8	有	弱诱导

（二）药物相互作用

1. 卡马西平 ①与对乙酰氨基酚合用使肝毒性增加，并使对乙酰氨基酚的疗效降低。②与香豆素类抗凝血药合用，由于卡马西平对肝药酶的诱导作用，抗凝血药的血药浓度降低，半衰期缩短，抗凝作用减弱，应监测凝血酶原时间，调整剂量。③与单胺氧化酶抑制剂合用可引起高热或高血压危象、严重者惊厥甚至死亡，两药应用至少间隔14日。当卡马西平用于治疗癫痫时，单胺氧化酶抑制剂可以改变癫痫发作类型。④奥卡西平与其他抗癫痫药合用，通过肝药酶诱导，使卡马西平、苯妥英钠的半衰期缩短至14小时以下。⑤与丙戊酸钠合用，抑制丙戊酸钠代谢，使半衰期延长。因此与丙戊酸钠合用，剂量应减半。

2. 苯妥英钠 ①苯妥英钠与糖皮质激素、含雌激素的口服避孕药、促皮质激素、环孢素、左旋多巴等合用时，因为苯妥英钠可诱导肝药酶，加速上述药物代谢，降低上述药物的疗效。②与香豆素类抗凝血药、氯霉素、异烟肼等药合用，使苯妥英钠的血浆药物浓度增高，从而增强疗效或引起不良反应。③苯妥英钠与卡马西平合用，可通过肝药酶诱导而降低卡马西平的血浆药物浓度。④苯妥英钠与大量抗精神病药或三环类抗抑郁药合用可能会诱发癫痫发作。

3. 丙戊酸钠 ①乙醇可加重丙戊酸钠的中枢抑制作用。②麻醉药或其他中枢抑制药与本品合用，中枢抑制作用增强。③与亚胺培南、美罗培南、厄他培南、多立培南等抗生素合用，本品的血药浓度降低，引发癫痫持续状态的风险增加。④与拉莫三嗪合用，可导致拉莫三嗪的代谢下降，消除半衰期延长，导致出现毒性以及增加严重皮肤反应的风险。⑤与华法林或肝素等抗凝药及溶血栓药合用，可引起出血。

⑥与阿司匹林或双嘧达莫合用，可由于抑制血小板聚集而使出血时间延长。

4. 加巴喷丁 ①合用吗啡可升高本药的血药浓度。②合用其他具镇静作用的药物具潜在协同镇静作用。③合用含氢氧化铝和氢氧化镁的抗酸药可使本药生物利用度降低。推荐给予抗酸药至少2小时后再使用本药。④合用氢可酮可降低氢可酮的暴露量。⑤合用乙醇时可加重嗜睡、头晕，用药期间不应饮酒。

5. 左乙拉西坦 ①左乙拉西坦及其主要代谢物在治疗剂量范围内，不易出现药代动力学相互作用。因在此范围内，它们既不会抑制人体肝脏细胞色素P450、环氧化酶或尿苷二磷酸－葡萄苷酶的活性，也不是这些酶具有高亲和力的底物。②左乙拉西坦血浆蛋白结合率低，不易产生因与其他药物竞争蛋白结合位点所致临床显著性的相互作用。

6. 拉莫三嗪 ①合用丙戊酸钠，两药对肝脏代谢的竞争，引起丙戊酸钠浓度降低，而拉莫三嗪的代谢减慢，半衰期大幅延长，出现不良反应的风险增加。②与苯妥英钠、卡马西平、苯巴比妥和扑米酮合用，拉莫三嗪的代谢加快，血药浓度降低。

（三）典型不良反应和禁忌

1. 卡马西平 常见视物模糊、复视、眼球震颤、头痛。少见变态反应、Stevens－Johnson综合征或中毒性表皮坏死松解症、皮疹、严重腹泻、稀释性低钠血症或水中毒、红斑狼疮样综合征。对于亚裔患者，推荐在开始卡马西平治疗前筛查患者是否携带 HLA－B*1502 等位基因。使用卡马西平可致再生障碍性贫血和粒细胞缺乏，治疗期间若出现明显骨髓抑制应考虑停药。使用卡马西平发生皮疹的患者，在使用奥卡西平、拉莫三嗪、苯妥英钠时也更可能发生皮疹。禁用于已知对卡马西平和相关结构药物过敏者；房室传导阻滞者；血清铁严重异常；有骨髓抑制史的患者；具有肝卟啉病病史的患者；严重肝功能不全等病史者；应避免与单胺氧化酶抑制剂合用。在服用卡马西平之前，停服单胺氧化酶抑制剂至少两周，若临床状况允许可更长。

2. 苯妥英钠 常见行为改变、笨拙或步态不稳、思维混乱、共济失调、眼球震颤、肌力减弱、嗜睡、发音不清、手抖、齿龈增生、出血及昏迷。不良反应与血浆药物浓度密切相关，血浆药物浓度超过 $20\mu g/ml$ 时出现眼球震颤，超过 $30\mu g/ml$ 时出现共济失调；超过 $40\mu g/ml$ 会出现严重不良反应，如嗜睡甚至昏迷。禁用于对苯妥英钠有过敏史或阿斯综合征、二度至三度房室传导阻滞、窦房传导阻滞、窦性心动过缓等心功能损害者。

3. 丙戊酸钠 常见的不良反应有食欲减退、腹泻、消化不良、恶心或呕吐、月经周期改变、视物模糊、情绪反复无常。罕见有食欲增加、便秘、脱发、眩晕、疲乏、健忘、头痛、共济失调、眼球震颤、异常兴奋、不安和烦躁。应注意：过敏性皮疹；血小板减少症或血小板聚集抑制以致异常出血或瘀斑；肝毒性可致黄疸，使眼球结膜和皮肤黄染；致死性肝功能障碍；胰腺炎；月经不规则及多囊卵巢；体重增加。禁用于对本药或丙戊酰胺过敏者；肝病或明显肝功能损害（包括急、慢性肝炎，肝卟啉病）者；有严重肝炎（尤其药源性）史或家族史者；有药源性黄疸个人史或家族史者。

4. 加巴喷丁 最常见的不良反应是嗜睡、疲劳、眩晕、头痛、恶心、呕吐、体重增加、血糖波动、共济失调、眼球震颤、感觉异常。偶有出现抑郁及情绪化倾向。可引发过敏反应，严重的有 Stevens－Johnson 综合征、罕见的有癫痫大发作、昏迷。禁用于对本药过敏者和急性胰腺炎患者。

5. 左乙拉西坦 常见呕吐、食欲不振、感染、虚弱困倦、头痛、头晕，行为异常、抑郁、紧张、情感障碍、心境不稳、敌意行为。严重的不良反应有血细胞减少、肝衰竭等。禁用于对本药或其他吡咯烷酮衍生物过敏者。

6. 拉莫三嗪 常见高血压、心悸、体位性低血压、晕厥、心动过速、血管舒张、热潮红。严重的有面部皮肤水肿、肢体坏死、腹胀、光敏性皮炎等。也需要注意多形红斑、Stevens－Johnson 综合征、中毒性表皮坏死、贫血等情况。禁用于对本药过敏者。

（四）特殊人群用药

1. 驾驶员和机械操作者 癫痫患者在驾驶前需经历一定时间的无发作期（通常为 6 个月至 2 年），具体时长依发作类型、用药情况而定。有晕厥的患者不应驾驶或操作机械。患者不要在撤用抗癫痫药物期间开车，而应于撤药后 6 个月再驾车。

2. 妊娠及哺乳期女性 应用抗癫痫药有致畸风险，有研究表明致畸风险，丙戊酸最高，其次是苯巴比妥和苯妥英，卡马西平和托吡酯居中。奥卡西平、拉莫三嗪和左乙拉西坦显示较高安全性。应告知育龄女性服用抗癫痫药可能产生的后果，计划妊娠或妊娠期女性应向专家咨询，并提供产前筛查。一般认为，服用抗癫痫药的女性较大众人群需要补充更多叶酸，为降低神经管缺陷的风险，建议使用拮抗叶酸的抗癫痫药（如丙戊酸、苯巴比妥、苯妥英、卡马西平）；既往有流产史、曾生产过神经管畸形儿的癫痫女性，每日补充叶酸剂量为 5mg。抗癫痫药在血浆中的浓度在妊娠期可发生改变，尤其是在妊娠后期。抗癫痫药的剂量在妊娠期和分娩后应密切监测，并根据临床情况随时调整。

3. 老年人 对本品较为敏感，可引起认知功能障碍、精神错乱、激动、不安、焦虑、房室传导阻滞或心动过缓，也可引起再生障碍性贫血。

三、代表药品

丙戊酸钠
Sodium Valproate

【适应证】 用于各种类型的癫痫，包括全身性强直－阵挛性发作及部分性发作；尚可用于双相情感障碍相关的躁狂发作。

【用法用量】 口服或静脉滴注：①口服成人常用量，一日 15mg/kg 或一日 600～1200mg，分 2～3 次服用。开始时 5～10mg/kg，1 周后递增，至发作控制为止。当一日用量超过 250mg 时应分次服用，以减少胃肠刺激。一日最大剂量不超过 30mg/kg 或 1.8～2.4g/d。儿童常用量一日 20～30mg/kg，分 2～3 次服用，按需每隔 1 周增加 5～10mg/kg，至有效或不能耐受为止。②静脉滴注用于临时替代时（如等待手术时），末次口服给药 4～6 小时后静脉给药，溶于 0.9% 氯化钠注射液，持续静脉滴注超过 24 小时，一日分 4 次静脉滴注，一次时间需超过 1 小时。需要快速达到有效血浆药物浓度并维持时：以 15mg/kg 剂量缓慢静脉注射，超过 5 分钟，然后以每小时 1mg/kg 的速度静脉滴注，使血浆丙戊酸浓度达到 75mg/L，并根据临床情况调整静脉滴注速度。一旦停止静脉滴注，需即口服给药，以补充有效成分，口服剂量可用以前的剂量或调整后的剂量。

【临床应用注意】

1. 妊娠期女性用药应权衡利弊，哺乳期慎用。

2. 肝病或明显肝功能损害者禁用；肾功能不全者需减少剂量，且应根据临床监测调整剂量。

3. 3 岁以下儿童使用本品发生肝功能损害的危险较大，且本品可蓄积在发育的骨骼内，需引起注意。

4. 用药前、后及用药时应监测全血细胞计数、出凝血时间、肝肾功能，肝功能在最初半年内宜每 1～2 月复查 1 次，半年后复查间隔酌情延长；必要时监测血浆丙戊酸钠浓度。

5. 服用本品者出现腹痛、恶心、呕吐时应及时检查血清淀粉酶。

6. 用药期间禁酒。

7. 停药时应渐减量。

8. 与具有肝毒性的药物合用，可增强肝毒性，应避免合用，有肝病病史者应用丙戊酸钠需经常检测肝功能。

【常用制剂与规格】 片剂：100mg；200mg；250mg；500mg。糖浆剂：5ml：200mg；5ml：500mg。口服液：300ml：12g。注射液：4ml：400mg。

卡马西平
Carbamazepine

【适应证】 用于治疗癫痫、躁狂症、三叉神经痛、神经源性尿崩症、糖尿病神经病变引起的疼痛；预防或治疗躁狂 - 抑郁症。

【用法用量】 口服：①成人：用于癫痫治疗，初始剂量一次 100～200mg，一日 1～2 次，渐增剂量至最佳疗效（通常 400mg/d，分 2～3 次服用）。用于躁狂症的治疗和躁狂 - 抑郁症的预防治疗，剂量 400～1600mg/d，通常剂量 400～600mg/d，分 2～3 次服用。三叉神经痛初始剂量一次 100mg，一日 2～3 次，渐增剂量至疼痛缓解。乙醇戒断综合征一次 200mg，一日 3～4 次。中枢性尿崩症平均剂量一次 200mg，一日 2～3 次。②儿童：一日 10～20mg/kg，1 岁以下 100～200mg/d，1～5 岁 200～400mg/d，6～10 岁 400～600mg/d，11～15 岁 600～1000mg/d，分 3～4 次服用。维持量调整到血浆药物浓度为 4～12μg/ml。

【临床应用注意】

1. 妊娠期女性慎用；哺乳期女性不宜使用。

2. 冠状动脉粥样硬化性心脏病、肝脏疾病、肾脏疾病或尿潴留者、糖尿病、青光眼、使用其他药物有血液系统不良反应史者、抗利尿激素分泌异常或有其他内分泌和代谢性紊乱者慎用。

3. 老年人对本品较为敏感，可引起认知功能障碍、精神错乱、激动、不安、焦虑、房室传导阻滞或心动过缓，也可引起再生障碍性贫血。

4. 用药前、后及用药时应监测全血细胞计数及进行血清铁检查。在给药前检查 1 次，治疗开始后应经常复查达 2～3 年，项目包括尿常规、血尿素氮、肝功能检查、血浆药物浓度监测、眼科检查。

【常用制剂与规格】 片剂：100mg；200mg；400mg。

苯妥英钠
Phenytoin Sodium

【适应证】 用于治疗强直 - 阵挛性发作、单纯及复杂部分性发作、继发性全面发作和癫痫持续状态；可用于治疗三叉神经痛、隐性营养不良性大疱性表皮松解症、发作性舞蹈手足徐动症、发作性控制障碍、肌强直症及三环类抗抑郁药过量时心脏传导障碍等；也适用于洋地黄中毒所致的室性及室上性心律失常。

【用法用量】 口服或静脉注射：①成人常用量，250～300mg/d，开始时一次100mg，一日2次，1～3周内增加至250～300mg/d，分3次服用，极量一次300mg，一日500mg。由于个体差异，用药需个体化。应用达到控制发作和血浆药物浓度达稳态后，可改用长效（控释）制剂顿服。如发作频繁，可按体重12～15mg/kg，分2～3次服用，每隔6小时给予1次，第2日开始给予100mg(或1.5～2mg/kg)，一日3次，直到调整至恰当剂量为止。②儿童常用量，开始一日5mg/kg，分2～3次服用，按需调整，一日不超过250mg。维持量为4～8mg/kg或250mg/m^2，分2～3次服用。

【临床应用注意】

1. 本品可透过胎盘屏障而致畸；服用苯妥英钠的妊娠期女性所分娩的新生儿发生危及生命的出血危险性增高，通常在出生后24小时内；苯妥英钠还可使母体维生素K减少，增加分娩时出血的危险，分娩前一个月应预防性补充维生素K，产后立即给新生儿注射维生素K减少出血危险。用药期间应停止哺乳。

2. 嗜酒、贫血、心血管病、糖尿病、肝肾功能损害、甲状腺功能异常者慎用。

3. 儿童应经常监测血浆药物浓度，以决定用药次数和用量。儿童齿龈增生发生率高，应加强口腔卫生和按摩齿龈。小儿长期服用可加速维生素D代谢，造成软骨病或骨质异常。

4. 用药期间须监测血常规、肝功能、血钙、脑电图和甲状腺功能等，静脉使用本品时应进行持续的心电图、血压监测。

5. 老年患者慢性低蛋白血症高发，合并用药多且药物相互作用复杂，故老年患者应用苯妥英钠时须慎重，用量宜低，并经常检测血浆药物浓度。静脉注射时速度需减慢，2～3分钟内不超过50mg。老年人较易嗜睡，最好在睡前服用。

6. 癫痫患者应用苯妥英钠治疗后需观察9～14日，当患者不能耐受或有过敏反应时，须立即停药。如果皮疹为片状、紫癜状、大疱性或红斑狼疮样，则不能再次应用。

7. 若出现中枢神经或小脑中毒症状时，减量或停药可改善或消失。对中枢神经的影响常在长期应用且血浆药物浓度超过30μg/ml后发生，偶见于低浓度时。

【常用制剂与规格】 片剂：50mg；100mg。注射液：100mg；250mg。

拉莫三嗪
Lamotrigine

【适应证】 用于治疗癫痫。①对12岁以上儿童及成人的单药治疗：简单部分性发作；复杂部分性发作；继发性全身强直 - 阵挛性发作；原发性全身强直 - 阵挛性发作。②暂不推荐对12岁以下儿童采用单药治疗，因为尚未得到对这类特殊目标人群所进行的对照试验的相应数据。③2岁以上儿童及成人的添加疗法：简单部分性发作；复杂部分性发作；继发性全身强直 - 阵挛性发作；原发性全身强直 - 阵挛性发作。本品也可用于治疗合并有 Lennox - Gastaut 综合征的癫痫发作。

【用法用量】 口服：本品应用少量水整片吞服。为保证治疗剂量的维持，需监测患者体重，在体重发生变化时要核查剂量。如果计算出的拉莫三嗪的剂量（用于儿童和肝功能受损患者）不是整片数，则所用的剂量应取低限的整片数。

1. 成人及12岁以上儿童

(1) 单药治疗时的剂量：初始剂量是一次25mg，一日1次，连服2周；随后一次50mg，一日1次，连服2周。此后，每1～2周增加剂量，最大增加量为一次50～100mg，一日1次，直至达到最佳疗效。通常达到最佳疗效的维持剂量为100～200mg/d，单次或分2次服用。但有些患者一日需服用500mg拉莫三嗪才能达到所期望的疗效。

(2) 添加疗法时的剂量：①合用丙戊酸钠的患者，不论其是否服用其他抗癫痫药，本品的初始剂量为一次25mg，隔日服用，连服2周；随后2周一次25mg，一日1次。此后，应每1～2周增加剂量，最大增加量为一次25～50mg，直至达到最佳的疗效。通常达到最佳疗效的维持量为 100～200mg/d，单次或分 2 次服用；②合用具酶诱导作用的抗癫痫药的患者，不论是否服用其他抗癫痫药（丙戊酸钠除外），本品的初始剂量为一次 50mg，一日 1 次，连服 2 周；随后 2 周 100mg/d，分 2 次服用。此后，每 1～2 周增加一次剂量，最大增加量为 100mg，直至达到最佳疗效。通常达到最佳疗效的维持量为 200～400mg/d，分 2 次服用。有些患者需一日服用本品 700mg，才能达到所期望的疗效；③在使用其他不明显抑制或诱导拉莫三嗪葡萄糖醛酸化药物的患者中，本品的初始剂量为一次 25mg，一日 1 次，连服 2 周；随后 2 周一次 50mg，一日 1 次。此后每 1～2 周增加一个剂量水平，增加幅度为 50～100mg/d，随后剂量应增加至达到最佳疗效。通常达到最佳疗效的维持量为 100～200mg/d，单次或分 2 次服用。

2. 儿童（2～12 岁）

（1）服用丙戊酸钠加/不加任何其他抗癫痫药的患者，本品的初始剂量是一次 0.15mg/kg，一日 1 次，连服 2 周；随后 2 周一次 0.3mg/kg，一日 1 次。此后，应每 1～2 周增加剂量，最大增加量为 0.3mg/kg，直至达到最佳的疗效。通常达到最佳疗效的维持量为一日 1～5mg/kg，单次或分 2 次服用。

（2）合用抗癫痫药或其他诱导拉莫三嗪葡萄糖醛酸化药物的患者，不论加或不加其他抗癫痫药（丙戊酸钠除外），本品的初始剂量为一日 0.6mg/kg，分 2 次服，连服 2 周；随后 2 周剂量为一日 1.2mg/kg，分 2 次服。此后，应每 1～2 周增加一次剂量，最大增加量为 1.2mg/kg，直至达到最佳的疗效。通常达到最佳疗效的维持量是一日 5～15mg/kg，分 2 次服用。为获得有效的维持治疗剂量，须对儿童的体重进行监测，并根据体重的变化，对用药剂量重新进行评估。

（3）在使用其他不明显抑制或诱导拉莫三嗪葡萄糖醛酸化药物的患者中，本品的初始剂量一日 0.3mg/kg，单次或分 2 次服用，连服 2 周，接着一日 0.6mg/kg，单次或分 2 次服用，连服 2 周。此后每 1～2 周增加一次剂量，每日最大增加量为 0.6mg/kg，直至达到最佳疗效。通常达到最佳疗效的维持量为一日 1～10mg/kg，单次

或分 2 次服用，一日最大剂量为 200mg。

【临床应用注意】

1. 服用本品需注意皮肤不良反应，一般发生在拉莫三嗪片开始治疗的前 8 周。大多数皮疹是轻微的和自限性的。但是，也曾出现罕见的严重/危及生命的皮疹，包括 Stevens – Johnson 综合征和毒性上皮坏死溶解（TEN）的报道。皮疹危险性与拉莫三嗪的初始剂量太高和随后增加的剂量过大有关。出现皮疹的所有患者都应迅速被评估，并立即停用拉莫三嗪，除非可确诊皮疹与此药无关。对于在前期治疗中因出现皮疹而停用本品的患者，不推荐重新使用本品进行治疗，除非预期的利益大于潜在的风险。

2. 含雌激素的口服避孕药会降低本品的血清浓度。对于多数服用本品的患者，开始或停止使用含雌激素的口服避孕药时有必要调整本品的剂量。

3. 在晚期肾衰竭患者的单剂量研究中，血浆中拉莫三嗪的浓度没有明显改变。但是，可以预计葡萄糖醛酸代谢物会蓄积；因此，肾衰竭患者应慎用。

4. 严重肝功能受损患者（Child – Pugh C 级），初始和维持剂量应减少 75%。严重肝功能受损患者应谨慎用药。

【常用制剂与规格】 片剂：25mg；50mg；100mg。

第三节　抗抑郁药

抑郁症是一种常见的精神障碍，以持续的心境恶劣与情绪低落、兴趣缺失、精力不足等为主要临床特征，常伴随认知或神经运动障碍或躯体症状。根据抑郁发作的严重程度分为轻度、中度和重度三级。抗抑郁药是一类具有抗抑郁作用的药物，不仅能治疗各类抑郁症，而且对焦虑症、强迫症、慢性疼痛、疑病症及恐惧症等有一定的疗效。

抗抑郁药根据化学结构及作用机制的不同可分为选择性 5 - 羟色胺（5 - HT）再摄取抑制剂、5 - HT 及去甲肾上腺素（NE）再摄取抑制剂、去甲肾上腺素能及特异性 5 - HT 能抗抑郁

药、三环类抗抑郁药（TCAs）、四环类抗抑郁药、单胺氧化酶抑制剂（MAOIs）及其他类。

一、药理作用与作用机制

神经递质的再摄取是单胺系统中终止神经信息传递的主要机制，因此再摄取的抑制可以减慢突触间隙递质的清除及增加递质的停留时间，从而增强神经冲动的传递。神经信息传递增强则导致适应性变化。再摄取抑制药通过抑制5-HT转运蛋白或NE转运蛋白，甚至同时抑制两者，来增加神经递质在突触间隙的浓度。与此相似，第一代抗抑郁药包括MAOIs及TCAs也增强单胺类神经递质作用，这些药虽然有效，但不良反应较多，并且常与食物发生相互作用，因而与新一代的抗抑郁药物相比，其应用受到一定的限制。

1. 选择性5-HT再摄取抑制剂（SSRI） 本类药物主要通过选择性抑制5-HT的再摄取，增加突触间隙5-HT浓度，从而增强中枢5-HT能神经功能，发挥抗抑郁作用。本品与胆碱受体、组胺受体、肾上腺素受体几乎无亲和力。代表药品有氟西汀、帕罗西汀、舍曲林、西酞普兰等。

2. 5-HT及NE再摄取抑制剂（SNRI） 本类药物主要通过抑制5-HT及NE再摄取，增强中枢5-HT能及NE能神经功能而发挥抗抑郁作用。代表药品有文拉法辛、度洛西汀。

3. NE能及特异性5-HT能抗抑郁药 米氮平可能是中枢突触前抑制性α肾上腺素受体拮抗药，增加NE和5-HT的间接释放，增强中枢NE能及5-HT能神经的功能，并拮抗5-HT$_2$、5-HT$_3$受体以调节5-HT$_1$功能，从而达到抗抑郁作用。

4. TCAs 该类药主要通过抑制突触前膜对5-HT及NE的再摄取，使突触间隙的NE和5-HT浓度升高，促进突触传递功能而发挥抗抑郁作用。代表药有阿米替林、丙米嗪、氯米帕明和多塞平。

5. 四环类抗抑郁药 四环类抗抑郁药通过抑制突触前膜对NE的再摄取，增强中枢NE能神经的功能，从而发挥抗抑郁作用。代表药物

为马普替林。

6. MAOIs 本类药通过抑制A型单胺氧化酶，减少NE、5-HT及多巴胺（DA）的降解，增强NE、5-HT和DA能神经功能，而发挥抗抑郁作用。代表药品为吗氯贝胺。

7. 其他 5-HT受体拮抗剂/再摄取抑制剂曲唑酮，能抑制突触前膜对5-HT的再摄取，并拮抗5-HT$_1$受体，也能拮抗中枢α$_1$受体，但不影响中枢多巴胺的再摄取。同时曲唑酮虽不抑制外周NE的再摄取，但通过拮抗突触前膜α$_2$受体增加NE的释放，进而发挥抗抑郁作用。

选择性NE再摄取抑制剂瑞波西汀，通过选择性抑制突触前膜对NE的再摄取，增强中枢NE能神经的功能，从而发挥抗抑郁作用。

二、临床用药评价

（一）作用特点

1. SSRI 本类药物除舍曲林口服吸收缓慢外，其他药物口服吸收均较良好。除西酞普兰、艾司西酞普兰外，均存在首关效应，血浆蛋白结合率较高，体内分布广，可进入乳汁，在肝脏代谢成有活性或无活性的代谢产物，经尿液和粪便排出。西酞普兰蛋白结合率低于80%，体内分布广，进入乳汁量极少，肝脏内氧化代谢成具有生物活性的代谢产物，主要经肝脏排泄，剩余量经肾脏排泄，部分以原型经尿液排泄。5-HT再摄取抑制剂的疗效与TCAs几无差异，但安全性和耐受性有了很大的改进。

氟西汀需停药5周才能换用MAOIs，其他5-HT再摄取抑制剂需2周。MAOIs在停用2周后才能换用5-HT再摄取抑制剂。选择性5-HT再摄取抑制剂如迅速停药，可出现胃肠功能紊乱、头晕、感觉障碍、睡眠障碍、恶心、出汗、激惹、震颤、意识模糊等。其中，出汗是突然停药或大剂量减药的最常见症状。建议在停止治疗前逐渐减量。选择性5-HT再摄取抑制剂与MAOIs合用可引起5-HT综合征，表现为不安、肌阵挛、腱反射亢进、多汗、震颤、腹泻、高热、抽搐和精神错乱，严重者可致死。

2. SNRI 本类药物对难治性抑郁症的疗效明显优于5-HT再摄取抑制剂，甚至对多种不

同抗抑郁药治疗失败者有效。文拉法辛口服易吸收，存在首关效应，生物利用度45%，血浆蛋白结合率27%，在肝脏内经肝药酶代谢为活性的代谢产物。代谢产物绝大部分经肾脏排泄，少量经粪便排泄。度洛西汀肠溶剂口服吸收完全，蛋白结合率高，在肝脏中代谢成无活性代谢产物，大部分以代谢产物形式由肾脏排泄，剩余部分经胆汁排泄。

3. NE 能及特异性 5-HT 能抗抑郁药　米氮平因为拮抗突触前 α_2 肾上腺素受体和突触后 $5-HT_2$ 和 $5-HT_3$ 受体的作用，增加了 $5-HT_1$ 受体介导的神经传递，且增加了 NE 和 5-HT 的释放。由于对组胺 H_1 受体亲和力较高，因此还具有特异性的镇静作用，临床广泛用于治疗中性抑郁、广泛焦虑障碍和伴有紧张型头痛的抑郁症。由于米氮平并非 CYP450 酶系的强效或中效抑制剂，因此相互作用风险小。米氮平口服吸收快而完全，蛋白结合率85%，可透过胎盘屏障和乳汁。在肝脏经去甲基和氧化代谢，生成具有活性的代谢产物，经尿液和粪便排泄。老年人和肾功能不全患者半衰期延长。

4. TCAs、四环类和 MAOIs 类　由于此类抗抑郁药易出现不良反应，和其他药物相互作用多，目前临床使用已逐渐减少。

TCAs 口服吸收完全，存在首关效应，血浆蛋白结合率较高，吸收后分布广，可通过血-脑屏障和胎盘屏障，可由乳汁中分泌。在肝脏内代谢，其主要代谢产物也存在生物活性，代谢产物主要由尿液排出。TCAs 易出现不良反应，例如对自主神经、中枢神经、心血管系统有不良反应。

四环类抗抑郁药的代表药马普替林，疗效与三环类抗抑郁药相当，但不良反应少。马普替林口服吸收缓慢而完全，血浆蛋白结合率较高，体内分布广，可由乳汁中分泌。在肝脏代谢，主要代谢产物为具有活性的去甲马普替林，经尿液排出，部分从粪便排出。

MAOIs 吗氯贝胺口服吸收完全，达峰时间为1~2小时，血浆蛋白结合率50%，分布全身，可进入乳汁。主要在肝脏代谢，经肾脏排出。

5. 5-HT 受体拮抗剂/再摄取抑制剂　曲唑酮，能抑制突触前膜对 5-HT 的再摄取，并拮抗 $5-HT_1$ 受体，也能拮抗中枢 α_1 受体，但不影响中枢 DA 的再摄取。同时曲唑酮虽不抑制外周 NE 的再摄取，但通过拮抗突触前膜 α_2 受体增加 NE 的释放，进而发挥抗抑郁作用。曲唑酮口服易吸收，食物可影响吸收，蛋白结合率高，可少量进入乳汁。在肝脏代谢成具有生物活性的代谢产物，并全部以代谢产物经尿液和粪便排泄。

6. 选择性 NE 再摄取抑制剂　瑞波西汀通过选择性抑制突触前膜对 NE 的再摄取，增强中枢 NE 能神经的功能，从而发挥抗抑郁作用。本品口服吸收良好，绝对生物利用度高，血浆蛋白结合率高，可通过胎盘屏障，可进入乳汁。在肝脏内经肝药酶代谢后，大部分经肾脏排泄。

7. 抗抑郁药的个体化治疗　抗抑郁药的应用因人而异，须全面考虑患者症状特点、年龄、躯体状况、药物的耐受性、有无合并症，予以个体化合理用药。使用抗抑郁药时，应从小剂量开始，逐增剂量，尽可能采用最小有效量，使不良反应减至最少，以提高服药依从性。当小剂量疗效不佳时，可根据不良反应和患者对药物的耐受情况，逐渐增至足量。

治疗期间应密切观察病情变化和不良反应，倘若患者的经济条件允许，最好使用每日服用1次、不良反应轻微、起效较快的新型抗抑郁药，如 SSRI 类的氟西汀、帕罗西汀、舍曲林等；SNRI 类的文拉法辛，NE 能及特异性 5-HT 能抗抑郁药类的米氮平等。抗抑郁药起效缓慢，大多数药物起效需要一定的时间，并且需要足够长的疗程，一般4~6周方可显效，即便是起效较快的抗抑郁药如米氮平和文拉法辛，也需要1周左右的时间，因此要有足够的耐心，切忌频繁换药。只有在足量、足疗程使用某种抗抑郁药仍无效时，方可考虑换用同类另一种或作用机制不同的另一类药，对难治性抑郁（经过2种或多种抗抑郁药足量足疗程治疗后无明显疗效）可以联合用药以增加疗效。

（二）药物相互作用

1. SSRI　①与单胺氧化酶抑制剂合用可引起 5-HT 综合征，表现为不安、肌阵挛、多汗、震颤、腹泻、高热、抽搐和精神错乱，严重者可致死亡。②与增强5-HT能神经功能的药物合用可引起5-HT综合征。③帕罗西汀能增强口服抗凝血药（华法林）和强心苷的药效。④舍曲林与锂盐合用可能产生药效学相互作用，出现震颤，应谨慎。舍曲林与华法林合用可延长凝血酶原时间，需注意。⑤氟伏沙明与苯二氮䓬类药合用可升高氟伏沙明的血浆药物浓度。

2. SNRI　①文拉法辛、米氮平、曲唑酮与MAOIs合用可导致严重的不良反应；与乙醇合用可增强中枢抑制作用。②文拉法辛、曲唑酮与增强5-HT能神经功能的药物合用可引起5-HT综合征。③文拉法辛与三环类抗抑郁药合用，两类药的毒性均可增加；文拉法辛与华法林合用，可使凝血酶原时间延长。④度洛西汀与其他作用于中枢神经系统的药物合用或换用其他作用于CNS药物包括作用机制相似的药物应慎重。⑤CYP1A2抑制剂氟伏沙明、西咪替丁、环丙沙星和依诺沙星与度洛西汀联合应用时，增加度洛西汀药物浓度。⑥度洛西汀和强CYP2D6抑制剂合用时，度洛西汀的药物浓度将会增加。

3. NE能及特异性5-HT能抗抑郁药　①米氮平可加重苯二氮䓬类药的镇静作用。②应避免与单胺氧化酶同时使用或两者使用时间间隔小于14日。

4. TCAs　①西咪替丁、哌甲酯、抗精神病药、钙通道阻滞剂等肝药酶抑制剂可降低TCAs的代谢，导致血浆药物浓度升高，易引起或加重不良反应，甚至产生中毒症状。巴比妥类等肝药酶诱导剂可加速本类药的代谢，降低血浆药物浓度，减弱抗抑郁作用。②本类药与MAOIs合用或先后用药，可引起严重不良反应，主要为5-HT综合征，如高血压、高热、肌阵挛、意识障碍等。③与抗惊厥药合用，可降低癫痫阈值，降低抗惊厥药作用，故需调整抗惊厥药剂量。④氯米帕明、丙米嗪、多塞平等与华法林、双香豆素、茴茚二酮等抗凝血药合用，可降低抗凝血药的代谢，增加出血风险，应密切监测凝血酶原时间。⑤氯米帕明与抗组胺药或抗胆碱药合用，可增强抗胆碱作用；与雌激素合用，可降低氯米帕明的抗抑郁作用，并增加

不良反应；与肾上腺素受体激动剂合用，可引起严重的高血压和高热；与5-HT受体激动剂合用，可产生5-HT综合征。

5. 四环类抗抑郁药　①马普替林与抗组胺药合用可增强抗胆碱作用；与MAOIs合用易引起5-HT综合征；与甲状腺激素合用可增加心律失常的危险；可增加癫痫发作的危险性，使抗癫痫药疗效降低。②与麻醉药、肌松药、巴比妥类和苯二氮䓬类等镇静催眠药、吩噻嗪类、TCAs、镇痛药等合用可导致过度嗜睡。

6. MAOIs　①与加强单胺类神经功能药合用，可出现高血压危象或5-HT综合征等严重不良反应。②与肝药酶诱导剂合用，可加速代谢，降低血药浓度，影响疗效；与肝药酶抑制剂合用，可减慢MAOIs代谢，增高血药浓度，产生不良反应。

（三）典型不良反应和禁忌

1. SSRI　①常见焦虑、震颤、嗜睡、睡眠异常、欣快感等；少见多梦、感觉异常；偶见躁狂、精神紊乱、人格障碍、动作异常、癫痫发作；罕见幻觉、惊厥、反射亢进、锥体外系反应、精神运动性兴奋、自杀倾向、5-HT综合征。②当与曲坦类抗偏头痛药、MAOIs、苯丙胺等联合应用时，应警惕引发5-HT综合征，应注意在停用MAOIs后14日才可应用，反之亦然。③生殖系统常见性功能减退或障碍、阴茎勃起功能障碍；罕见高泌乳素血症、溢乳、痛经、闭经、抗利尿激素分泌异常综合征。④戒断反应也是SSRI较常见的不良反应。产生戒断反应的原因主要是长期服用SSRI使脑内5-HT受体敏感性下调，当突然停服SSRI就会使突触间隙中5-HT浓度下降，神经信息传递低下引起头晕、过度睡眠、精神错乱、梦境鲜明、神经敏感性增强、抑郁、恶心等，特别是在半衰期较短的帕罗西汀中最易出现。在服用SSRI的妊娠女性中，新生儿出现戒断反应也较常见。如出生后见啼哭不止、痉挛、肌张力增高、哺乳困难、呼吸窘迫等，严重者可持续超过1个月。因此在长期服用SSRI而需停药时，应采用逐步减量然后终止的方法。⑤对SSRI及其赋形剂过敏者、正在服用MAOIs者禁用选择性5-HT再摄取抑制剂。

2. SNRI ①文拉法辛常见嗜睡、失眠、焦虑、性功能障碍等；严重不良反应有粒细胞缺乏、紫癜；少见无力、震颤、心悸、躁狂、惊厥、体重下降、肝脏氨基转移酶 AST 及 ALT 升高、视物模糊等；偶见抗利尿激素分泌异常、皮疹和瘙痒等。②度洛西汀常见嗜睡、眩晕、疲劳、性功能障碍等；少见肝功能损伤、皮疹、抗利尿激素分泌过多综合征、5 – HT 综合征、高血糖等。③对文拉法辛及其赋形剂过敏者及在服 MAOIs 患者禁用文拉法辛。④对度洛西汀过敏者、正在服用 MAOIs 者及未经治疗的闭角型青光眼患者禁用度洛西汀。

3. NE 能及特异性 5 – HT 能抗抑郁药 ①米氮平常见体重增加、困倦。②严重不良反应有急性骨髓功能抑制。③少见体位性低血压、震颤、肌痉挛、肝脏氨基转移酶 AST 及 ALT 升高、皮疹等。④对米氮平及其赋形剂过敏及正在服用单胺氧化酶抑制剂患者禁用米氮平。

4. TCAs ①常见口干、出汗、便秘、尿潴留、排尿困难、视物模糊、眼内压升高、心动过速、心律失常、溢乳、嗜睡、体重增加、心电图异常、性功能障碍等。②对阿米替林过敏、严重心脏病、高血压、肝肾功能不全、青光眼、排尿困难、尿潴留以及同时服用 MAOIs 患者禁用阿米替林。③对氯米帕明、苯二氮䓬类药和 TCAs 过敏者及同时服用 MAOIs 治疗者、心肌梗死急性发作期者禁用氯米帕明。④严重心脏病、近期有心肌梗死发作史、癫痫、青光眼、尿潴留、甲状腺功能亢进症、肝功能损害、谵妄、粒细胞减少者及对三环类药过敏者禁用多塞平。

5. 四环类抗抑郁药 ①常见抗胆碱能效应：口干、出汗、便秘、尿潴留、排尿困难、视物模糊、眼内压升高。②偶见肝脏氨基转移酶 AST 及 ALT 升高、眩晕、嗜睡、体重改变等。③对四环类抗抑郁药马普替林及其赋形剂过敏者、急性心肌梗死或心脏传导阻滞、癫痫或有惊厥病史、闭角型青光眼、尿潴留、合并使用 MAOIs 者禁用马普替林。

6. MAOIs ①吗氯贝胺常见多汗、口干、失眠、困倦、心悸等；少见震颤、肝脏氨基转移酶 AST 及 ALT 升高、可逆性意识模糊。②对吗氯贝胺过敏者、有意识障碍者、嗜铬细胞瘤患者、儿童及正在服用某些可影响单胺类药物浓度的药物的患者禁用吗氯贝胺。

三、代表药品

氟西汀
Fluoxetine

【适应证】 用于抑郁症、强迫症以及神经性贪食症。

【用法与用量】 口服：①用于抑郁症，成人一次 20mg，一日 1 次，如必要 3 ~ 4 周后加量，最大量不超过 60mg/d。②用于神经性贪食症，成人一次 60mg，一日 1 次。老年人减量或减少给药次数。③用于强迫症，一次 20mg，一日 1 次；如疗效欠佳，2 周后逐渐加至最大量 60mg。④肝功能不全：轻、中度肝功能不全者应减少初始剂量，根据反应逐渐将剂量加大。

【临床应用注意】

1. 妊娠期或哺乳期女性不宜服用，除非在利大于弊时方可使用。

2. 癫痫、心脏病、糖尿病、闭角型青光眼、有躁狂病史、出血性疾病、正在服用增加出血风险药物的患者慎用。

3. 驾驶车辆、高空作业、操纵机器人员应慎用。

4. 轻、中度肝功能不全者应减少初始剂量，根据反应逐渐将剂量加大；明显肝、肾功能不全患者慎用。

5. 未满 18 周岁儿童和青少年，用药后容易发生自杀相关行为和敌对行为。

6. 氟西汀对青春期发育影响的可能性不能排除，在治疗过程中及治疗后应注意监测青少年的成长发育指标。

7. 在儿科的临床试验中常发现躁狂和轻度躁狂病例。建议对躁狂和轻度躁狂的发生进行定期临查。如发生躁狂，应立即停药。

8. 氟西汀与 TCAs 合并使用时，TCAs 的稳态血药浓度会超过两倍；与苯妥英合用后，会使苯妥英血药浓度增大，并出现中毒症状；锂与氟西汀合用，可使锂的血药浓度波动；同时合用地西泮可能会延长地西泮的半衰期；氟西汀可能增加与血浆蛋白结合药物，或经 CYP450

同工酶 CYP2D6 代谢药物的血药浓度。

【常用制剂与规格】　片剂：10mg。胶囊剂：20mg。

帕罗西汀
Paroxetine

【适应证】　用于治疗抑郁症、强迫症、伴有或不伴有广场恐怖的惊恐障碍、社交恐怖症/社交焦虑症。疗效满意后，继续服用本品可防止抑郁症、惊恐障碍和强迫症的复发。

【用法与用量】　口服：①用于抑郁症、社交恐怖障碍，成人一次 20mg，一日 1 次，早上服用，根据临床反应增减剂量，一次增减 10mg，间隔不得少于 1 周，一日最高剂量 50mg；老年人或肝肾功能不全者，可从 10mg/d 开始，一日最高剂量不得超过 40mg。②用于强迫症，初始剂量一次 20mg，一日 1 次，早上服用，每周增加 10mg，一般剂量为 40mg/d，一日最高剂量不得超过 60mg。③用于社交恐惧症，初始剂量一次 10mg，一日 1 次，早上服用，每周增加 10mg，一般剂量为 40mg/d，一日最高剂量不得超过 50mg。

【临床应用注意】

1. 妊娠女性需停止使用帕罗西汀，衡量帕罗西汀潜在受益大于潜在风险时方可使用。

2. 闭角型青光眼、癫痫病、肝肾功能不全等患者慎用或减少用量。出现转向躁狂发作倾向时应立即停药。

3. 用药期间不宜驾驶车辆、操作机械或高空作业。

4. 服用本品的患者应避免饮酒。

5. 本品与色氨酸合用，可造成 5-HT 综合征，表现为躁动、不安及胃肠道症状。重者可出现肌张力增高、高热或意识障碍。

6. 本品与华法林合用，可导致出血增加。

7. 本品与三环类抗抑郁药阿米替林、丙米嗪合用，可使后者的血浓度增高。

8. 本品不能与甲硫哒嗪合用。因为与其他抑制 CYP2D6 的药物一样，本品可引起甲硫哒嗪的血浆浓度升高。单独使用甲硫哒嗪可导致 Q-T 间期延长，并伴有严重的室性心律失常，例如尖端扭转型室性心动过速和猝死。

【常用制剂与规格】　片剂：20mg。

度洛西汀
Duloxetine

【适应证】　用于抑郁症、广泛性焦虑障碍、慢性肌肉骨骼疼痛。

【用法用量】　抑郁症：推荐起始剂量为 40mg/d（一次 20mg，一日 2 次）至 60mg/d（60mg，一日 1 次或 30mg，一日 2 次）。现有的临床研究数据未证实剂量超过 60mg/d 将增加疗效。需要定期对维持治疗的必要性和所需剂量重新进行评估。

广泛性焦虑障碍：对于大多数患者，推荐的起始剂量为一次 60mg，一日 1 次。部分患者可能需要以一次 30mg，一日 1 次为起始剂量，连续 1 周给药，待患者适应药物治疗后增加至一次 60mg，一日 1 次。最大剂量为 120mg/d。

慢性肌肉骨骼疼痛：推荐剂量为一次 60mg，一日 1 次。起始剂量为一次 30mg，一日 1 次，连续 1 周给药，待患者适应药物治疗后增加至一次 60mg，一日 1 次。没有证据表明更高剂量有额外的获益，且较高剂量与不良反应的较高发生率有关。

【临床应用注意】

1. 妊娠期女性应权衡利弊谨慎使用，哺乳期女性不推荐使用。

2. 肝功能不全者使用本品后血浆药物浓度会明显增加，因此不推荐此类患者服用度洛西汀。

3. 严重肾功能不全（肌酐清除率 <30ml/min）者使用度洛西汀，其血浆浓度会增加，尤其是其代谢物的血浆浓度。因此，不推荐终末期肾病患者使用本品。

4. 度洛西汀通常不用于有习惯性饮酒和慢性肝病患者的治疗。

5. 治疗开始前应测量血压，治疗后应定期测量。

6. 既往有癫痫发作史和躁狂史的患者慎用度洛西汀。

【常用制剂与规格】　肠溶胶囊剂：20mg；30mg；60mg。肠溶片剂：20mg。

米氮平
Mirtazapine

【适应证】　适用于各种抑郁症。本药在用药 1~2 周后起效。

【用法用量】　口服：成人起始一次 15mg，

一日 1 次，渐加剂量至最佳疗效，有效剂量为 15～45mg/d。肝肾功能不全者应减量。

【临床应用注意】

1. 妊娠及哺乳期女性避免使用。

2. 本药可引起可逆性的粒细胞缺乏症，应注意，一旦发现患者有发热、喉痛或其他感染症状，应立即停止用药，并进行血常规检查。用本药时应予以注意。

3. 儿童、严重肝肾功能不全、心血管疾病、癫痫、器质性脑病综合征、糖尿病、黄疸、排尿困难、青光眼等患者慎用。

4. 患精神分裂症及其他精神病的患者服用抗抑郁药后，其症状有加重的可能性。

5. 长期服用后突然停药有可能引起恶心、头痛及不适。

6. 本药有可能影响注意力和机动性，避免从事需较好注意力和机动性的操作活动。

【常用制剂与规格】 片剂：15mg；30mg；45mg。

第四节　抗记忆障碍及改善神经功能药

老年神经系统疾病包括脑卒中、帕金森病、阿尔茨海默病、血管性痴呆等，患者常伴随脑功能障碍，严重者甚至出现痴呆，表现为认知障碍、记忆障碍、行为障碍等。

抗记忆障碍及改善神经功能药的主要作用是保护神经细胞、促进神经传导、增强脑部血液循环、提供必要的营养物质等。可以促进脑组织新陈代谢，促进或改善脑血液循环，补充脑部的营养物质，营养神经，对神经细胞的发育及轴突的生成都有良好的作用。

目前，抗记忆障碍及改善神经功能药，按其作用机制与药理作用可分为：酰胺类中枢兴奋药、乙酰胆碱酯酶抑制剂、改善脑循环类药及其他改善神经功能类药。

一、药理作用与作用机制

1. 酰胺类中枢兴奋药 该类药作用于大脑皮质，激活、保护和修复神经细胞，促进大脑对磷脂和氨基酸的利用，增加大脑蛋白质合成，改善各种类型的脑缺氧和脑损伤，提高学习和记忆能力。同时，本类药物可促进突触前膜对胆碱的再吸收，影响胆碱能神经元兴奋传递，促进乙酰胆碱合成。代表药有吡拉西坦、茴拉西坦、奥拉西坦。

2. 乙酰胆碱酯酶抑制剂 本类药通过抑制胆碱酯酶活性，阻止乙酰胆碱的水解，提高脑内乙酰胆碱的含量，从而缓解因胆碱能神经功能缺陷所引起的记忆和认知功能障碍。代表药品有石杉碱甲、多奈哌齐、利斯的明（卡巴拉汀）、加兰他敏。

3. 改善脑循环类药 常用的改善脑循环的药物有倍他司汀、丁苯酞、尼麦角林、胞磷胆碱钠、艾地苯醌、银杏叶提取物等。

倍他司汀为新型组胺类药物，能选择性作用于组胺 H_1 受体，具有扩张毛细血管管壁、舒张前毛细血管括约肌、增加前毛细血管微循环血流量的作用，也具有降低内耳静脉压、促进内耳淋巴吸收、增加内耳动脉血流量的作用。本药在改善微循环的同时，也能增加内耳毛细胞的稳定性，减少前庭神经的传导，增强前庭器官的代偿功能，减轻膜迷路积水，从而消除内耳性眩晕、耳鸣和耳闭感等症状。本药扩张血管作用较组胺弱而持久，扩血管时不增加微血管的通透性，刺激胃酸分泌的作用很小。

丁苯酞为我国开发的 1 类新药，该药能促进中枢神经功能改善和恢复。对缺血性脑卒中所致脑损伤，可阻断其多个病理环节，具有较强的抗脑缺血作用，其机制包括：①促进梗死灶内及灶周微血管增多，恢复缺血区软脑膜微动脉管径，增加软脑膜微动脉血流速度，重构缺血区微循环。②保护线粒体功能，抑制神经细胞凋亡。③恢复缺血区脑组织能量代谢，改善脑细胞能量平衡。④抗脑血栓形成和抗血小板聚集作用。

尼麦角林为半合成的麦角衍生物，具有较强的 α 受体拮抗作用和血管扩张作用。能加强脑细胞的能量代谢、增加血氧及葡萄糖的利用以及促进神经递质多巴胺的转换、加强脑部蛋白质生物合成，从而增强神经传导、改善慢性脑功能损害。本药可通过即时的末梢肾上腺素能拮抗而降低动脉血压，还可通过延迟的中枢性作用导致心动过缓和血压降低。

胞磷胆碱钠为核苷衍生物，可改善脑组织代谢，促进大脑功能恢复、促进苏醒。

艾地苯醌可激活脑线粒体呼吸活性，改善脑缺血部位的能量代谢，改善脑内葡萄糖利用率，使脑内ATP产生增加，进而改善脑功能。

银杏叶提取物可清除氧自由基生成，抑制细胞脂质过氧化，促进脑血液循环，改善脑细胞代谢，进而改善脑功能。

4. 其他改善神经功能类药　包括：神经营养因子类如鼠神经生长因子等，能够促进神经元的生长和存活，维持神经细胞的功能；B族维生素如维生素 B_1、B_6、B_{12}、硫辛酸和叶酸等，这些维生素对神经系统的健康至关重要，可以促进神经传导和髓鞘的形成；神经保护剂如神经节苷脂等，能够保护神经细胞免受损伤，促进神经功能的恢复；神经营养药物如脑蛋白水解物、谷氨酸等，能够提供神经细胞所需的营养物质，促进神经功能的修复。

二、临床用药评价

（一）作用特点

1. 酰胺类中枢兴奋药　吡拉西坦能促进脑内ATP，促进乙酰胆碱合成并增强神经兴奋的传导，具有促进脑内代谢作用。可以对抗由物理因素、化学因素所致的脑功能损伤。对缺氧所致的逆行性健忘有改进作用。用于脑外伤、脑动脉硬化、脑血管病等多种原因所致的记忆及思维功能减退。酰胺类药口服吸收快，血浆药物浓度达峰时间短，可通过血-脑屏障。吡拉西坦在体内不代谢，以原型药物从尿液和粪便中排泄。茴拉西坦（阿尼西坦）主要经肝脏代谢，主要代谢产物具有促智作用，大部分以代谢产物从尿液排出，4%从粪便排泄。

2. 乙酰胆碱酯酶抑制剂　乙酰胆碱酯酶抑制剂可能引发剂量依赖性胆碱能效应，故应从小剂量用起，并依据其反应和耐受性增加剂量。

多奈哌齐口服吸收良好，相对生物利用度100%，血药浓度与剂量呈线性相关，血浆蛋白结合率高；部分药物在肝脏代谢，其余部分可在体内蓄积，大部分以原型或代谢产物经肾脏排泄，约15%经粪便排泄。临床上用于轻、中度老年性痴呆症状。

利斯的明口服吸收迅速，食物可使达峰时间延长，血浆蛋白结合率约40%，易透过血-脑屏障；主要通过胆碱酯酶水解代谢，90%以上经肾脏排泄，1%从粪便排泄。

石杉碱甲口服吸收迅速而完全，生物利用度高，但排泄缓慢，主要通过肾脏以原型及代谢产物形式排出体外。用药期间避免突然停药。

3. 改善脑循环类药　倍他司汀在临床主要用于内耳眩晕症，亦可用于脑动脉硬化、缺血性脑血管疾病及高血压所致的体位性眩晕、耳鸣。口服后吸收快而完全，服药3~5小时后达血药浓度峰值。药物分布在肝脏最高，其次为脂肪组织、脾、肾。在肝脏广泛代谢为无活性的代谢产物，于给药后3日内由尿液排泄，清除半衰期为3.5小时。

丁苯酞主要用于治疗轻、中度急性缺血性脑卒中。在胃肠道吸收较快。药物吸收后在胃、脂肪、肠、脑等组织中含量较高。可迅速通过血-脑屏障。血浆蛋白结合率为61%~65%，约55.2%随尿液排泄，约18.5%通过粪便排泄，另有极少量药物经胆汁排泄。本药在体内消除完全，不易蓄积。

尼麦角林主要用于急、慢性脑血管疾病和代谢性脑供血不足，如脑动脉硬化、脑血栓形成、脑栓塞、短暂性脑缺血发作。也用于动脉高血压、脑卒中后偏瘫患者的辅助治疗，可改善脑梗死后遗症引起的感觉迟钝、注意力不集中、记忆力衰退、意念缺乏、忧郁、烦躁不安等。因扩张血管作用明显，临床也用于急、慢性周围血管障碍，如肢体血管闭塞性疾病、雷诺综合征及其他末梢循环不良症状。也用于血管性痴呆，尤其在早期治疗时对认知、记忆等有改善，并能减轻疾病严重程度。还可用于老年性耳聋、视网膜疾病等。尼麦角林口服3~4.5小时血药浓度达峰值。生物利用度90%~100%，蛋白结合率82%~87%。本药的清除半衰期为2.5小时。本药24小时内有66%~80%从尿中排出，10%~20%从粪便排泄。

胞磷胆碱钠临床可用于头部外伤或脑手术后伴随的意识障碍。该药促进脑卒中偏瘫患者的上肢功能恢复，也可用于急性脑梗出现意识丧失、神经系统的后遗症。银杏叶提取物用于脑部、周边等血液循环障碍，改善急、慢性脑功能不全及其后遗症，如脑卒中、注意力不集中、记忆力衰退、痴呆症；改善耳部血流及神经障碍如耳鸣、眩晕、听力减退、耳迷路综合征；用于眼部血流及神经障碍，也用于治疗末梢循环障碍如各种动脉闭塞症、间歇性跛行、手脚麻痹冰冷、四肢酸痛。

4. 其他改善神经功能类药 硫辛酸用于糖尿病多发性周围神经病变、重体力劳动期间硫辛酸需求增加、Leigh 综合征（亚急性坏死性脑脊髓病）、链霉素和卡那霉素中毒、噪音引起的（职业性）内耳听力损失。

鼠神经生长因子是从小鼠下颌腺中所提取的神经生长因子，能够降低神经髓鞘肿胀的发生率，也可减少变性神经纤维的数目，主要起到促进神经修复的作用。可用于治疗视神经损伤和正己烷中毒性周围神经病。

（二）药物相互作用

1. 酰胺类中枢兴奋药 应用华法林抗凝治疗时，产生稳定抗凝作用后，如再加用吡拉西坦可使抗凝血酶原时间延长。吡拉西坦与华法林合用时，应减少剂量，防止出血并发症的发生。

2. 乙酰胆碱酯酶抑制剂 多奈哌齐与伊曲康唑、红霉素等可抑制 CYP3A4 的药物，或与氟西汀、奎尼丁等可抑制 CYP2D6 的药物合用，可增加多奈哌齐的血浆药物浓度；与利福平、苯妥英钠、卡马西平等肝药酶诱导剂合用，可降低前者的血浆药物浓度；与洋地黄、华法林合用可改变凝血功能，需注意剂量。

3. 倍他司汀 与抗抑郁药同时服用时，建议减少抗抑郁药剂量；同时服用单胺氧化酶抑制剂，有可能增强作用效应。

4. 丁苯酞 食物可减少丁苯酞的吸收，延迟药物达峰时间，降低血药浓度峰值。

5. 尼麦角林 能增强 α 肾上腺素受体拮抗药或 β 肾上腺素受体拮抗药（如普萘洛尔）对心脏的抑制作用，两者应禁止合用。与降压药合用，可增加降压药的作用，合用时应慎重。尼麦角林通过 CYP2D6 代谢，不排除与通过相同代谢途径的药物有相互作用。餐前服用本药可以增加药物的吸收，进餐时服用可以减轻该药对胃的刺激。

6. 银杏叶提取物 与抗凝血药、抗血小板药合用，血小板活化因子诱导的血小板聚集作用被银杏内酯 B 抑制，出血的风险增加。

7. 硫辛酸 在体外，硫辛酸可与金属络合物（如顺铂）反应，还与糖分子（如果糖溶液）形成难溶性复合物。硫辛酸不能与葡萄糖溶液、林格氏溶液及其他已知与巯基或二硫键起反应的溶液配伍使用。静脉输注时只能用生理盐水稀释本品。由于硫辛酸注射液对光敏感，应在使用前即配即用，同时用铝箔纸保护溶液以避光，避光保护后，溶液可以稳定大约 6 小时。食物会影响本药口服制剂的吸收，因此应将硫辛酸和食物分开服用。

（三）典型不良反应和禁忌

1. 酰胺类中枢兴奋药 吡拉西坦常见兴奋、易激动、头晕和失眠等；偶见轻度肝功能损害、体重增加、幻觉、共济失调、皮疹。消化道不良反应常见有恶心、腹部不适、纳差、腹胀、腹痛等，症状的轻重与服药剂量直接相关。中枢神经系统不良反应包括兴奋、易激动、头晕、头痛和失眠等，但症状轻微，且与服用剂量大小无关。停药后以上症状消失。

茴拉西坦常见口干、嗜睡、全身皮疹。奥拉西坦偶见前胸和腹部发热感、肝肾功能异常。

吡拉西坦禁用于锥体外系疾病、亨廷顿病患者及对吡拉西坦过敏者；妊娠期女性禁用吡拉西坦，哺乳期女性用药应暂停哺乳；老年人、肝肾功能不全者、大多数外科手术后患者及有严重出血倾向者慎用。茴拉西坦禁用于对茴拉西坦过敏者或对其他吡咯酮类药不能耐受者。奥拉西坦禁用于过敏者及严重肾功能损害者。

2. 乙酰胆碱酯酶抑制剂 肝功能不全者对多奈哌齐的清除时间减慢 20%，故需适当减少剂量；病窦综合征或其他室上性心脏传导阻滞，消化道溃疡者，哮喘、慢性阻塞性肺病者慎用多奈哌齐。多奈哌齐常见幻觉、易激惹、攻击行为、晕厥、失眠、肌肉痉挛、尿失禁、疼痛；少见癫痫、心动过缓、胃肠道出血、胃和十二指肠溃疡、血肌酸激酶浓度的轻微增高；罕见锥体外系症状、房室传导阻滞、潜在的膀胱流出道梗阻。

石杉碱甲偶见乏力、视物模糊。剂量过大时可引起头晕、恶心、胃肠道不适等反应，一般可自行消失，反应明显时减量或停药后缓解、消失。

利斯的明常见嗜睡、震颤、意识模糊、出汗、体重减轻；少见晕厥、抑郁、失眠；罕见胃和十二指肠溃疡、心绞痛、癫痫；十分罕见消化道出血、胰腺炎、幻觉、锥体外系症状、皮疹。

多奈哌齐禁用于对多奈哌齐、六环吡啶类衍生物过敏者；妊娠期女性禁用；服用多奈哌齐的哺乳期女性应避免哺乳。利斯的明禁用于对利斯的明、氨基甲酸衍生物过敏者及严重肝损伤者；癫痫、肾功能不全、机械性肠梗阻、心绞痛患者禁用石杉碱甲。

3. 倍他司汀　常见有口干、食欲缺乏、恶心、呕吐、胃部不适、心悸等，偶有头晕、头痛、头胀、多汗。偶见出血性膀胱炎，发热，过敏反应，如皮疹、皮肤瘙痒等。妊娠期应权衡利弊后慎用。对倍他司汀过敏者、嗜铬细胞瘤患者应禁用。谨慎用于有消化性溃疡史和活动期消化性溃疡者；支气管哮喘患者；肝脏疾病患者和肾上腺髓质瘤患者。

4. 丁苯酞　常见不良反应较少，少见肝酶异常，偶见恶心、腹部不适、轻度幻觉和消化道不适，停药后可恢复正常。禁用于对本药过敏者和对芹菜过敏者（芹菜中所含的左旋芹菜甲素与本药的化学结构相同）以及有严重出血倾向者。慎用于肝、肾功能不全者和有幻觉的精神症状者。

5. 尼麦角林　长期安全性好，少数患者有轻微不良反应，一般为恶心、呕吐、食欲缺乏、胃痛、腹泻、面部潮红、潮热、头晕、失眠、低血压、耳鸣、倦怠等。用药 8 周以上，血尿素氮和总胆固醇可出现轻度改变，偶见尿频、口裂。可引起低血压伴晕厥和心动过缓，胃肠外给药时更易发生；长期使用可引起胸膜及肺部病变，如胸膜增厚或渗出。可引起中枢神经系统紊乱，包括出汗、睡眠障碍、激动、嗜睡、头晕、失眠、烦躁不安。妊娠期不宜应用，必需时应权衡利弊；哺乳期应禁用。尼麦角林禁用于对本药过敏者；急性出血或有出血倾向者；直立性调节功能障碍者；严重心动过缓者；近期发生心肌梗死者。慎用于高尿酸血症或有痛风史的患者。

6. 其他改善脑循环类药物　艾地苯醌禁用于对其过敏者；银杏叶提取物禁用于对银杏或银杏叶提取物中任何成分过敏者及使用抗血小板药物或抗凝血药者。胞磷胆碱钠不良反应偶见胃肠道反应，轻微，持续时间短。服用本品不可与有甲氯芬酯（氯酯醒）的药物合用。

7. 硫辛酸　快速滴注时会出现罕见的头胀和呼吸困难，但这些不良反应可自行消失。有关于注射部位反应的单独报告。患者可能出现过敏反应包括皮肤荨麻疹、瘙痒、湿疹或全身过敏甚至休克。静脉输注后，有出现抽搐、复视、皮肤自发性出血点或紫癜，以及血小板相关障碍的单独报告。至今尚无使用奥力宝（硫辛酸注射液）引起抽搐、复视和血小板功能障碍（严重的血液凝固障碍）的报告。极罕见味觉异常。因其可能增强胰岛素和口服降糖药的降血糖作用，故在开始用本品治疗时应密切监测患者血糖。为避免血糖水平的过度降低，医生可酌情降低其胰岛素和口服降糖药的剂量。经常饮酒对神经性疾病的发生和发展是一个显著的危险因素，并能抵消本品的疗效。建议有糖尿病周围神经病变的患者，即使在不用药的治疗间隔，亦尽可能避免饮酒。

8. 鼠神经生长因子　不良反应包括：①全身性疾病及给药部位各种反应：发热、寒战、胸闷、乏力、外周水肿；注射部位疼痛、皮疹、硬结、红肿、瘙痒以及注射侧下肢痛等；②皮肤及皮下组织类疾病：瘙痒、斑丘疹、荨麻疹、红斑疹等。有中毒性表皮坏死松解症的个案报告；③神经精神系统疾病：头晕、头痛、局部麻木、肢体震颤、抽搐、失眠、兴奋、睡眠障碍、精神障碍等；④胃肠系统疾病：恶心、呕吐、腹痛、腹泻等胃肠道反应，转氨酶升高、肝功能异常；⑤各种肌肉骨骼及结缔组织疾病：肌肉疼痛等；⑥免疫系统疾病：过敏样反应、过敏性休克等；⑦其他：结膜充血、心悸、心律失常、呼吸困难、喉水肿、粒细胞增多、血小板增多、肾功能异常等。

第五节　中枢镇痛药

疼痛通常指由身体损伤、疾病或不良外部刺激所引起的不适感觉。国际疼痛研究协会（IASP）关于疼痛的最新定义为："疼痛是一种与组织损伤或潜在组织损伤相关的感觉、情感、认知和社会维度的痛苦体验"。疼痛是大部分疾病的症状，可根据维持时间，强度，性质（如烧灼痛、针刺痛等），部位等来判断。目前疼痛相关疾病在临床主要分为急性疼痛、慢性非癌性疼痛和癌性疼痛。

临床使用的镇痛药可分为非甾体抗炎药、中枢性镇痛药、麻醉性镇痛药以及其他机制的镇痛药。麻醉性镇痛药是指可以作用于中枢神经系统，选择性抑制和缓解疼痛的药物。

麻醉性镇痛药依据来源可分为3类。①阿片生物碱：代表药吗啡、可待因。②半合成吗啡样镇痛药：如双氢可待因、丁丙诺啡、氢吗啡酮和羟吗啡酮等。③合成阿片类镇痛药：依据化学结构不同可分为四类。a. 苯哌啶类，如芬太尼、舒芬太尼和阿芬太尼等；b. 二苯甲烷类，如美沙酮；c. 吗啡烷类，如左啡诺、布托啡诺；d. 苯并吗啡烷类，如喷他佐辛。

一、药理作用与作用机制

阿片类镇痛药通过作用于中枢神经组织内的立体结构特异的、可饱和的阿片受体，选择性地抑制某些兴奋性神经的冲动传递，发挥竞争性抑制作用，从而解除对疼痛的感受和伴随的心理行为反应。阿片类受体按其激动后产生的不同效应可分为 μ、κ、δ 三种类型的受体。其中，μ 受体又可分为 μ_1 和 μ_2 两种亚型。其中，μ_1 受体与脊髓水平的中枢镇痛、欣快感和依赖性有关；μ_2 受

体激动可引起呼吸抑制、心动过缓、胃肠道运动抑制和恶心呕吐；κ 受体激动可引起脊髓水平镇痛、镇静和轻度呼吸抑制；δ 受体激动可镇痛，引起血压下降、缩瞳、欣快感。阿片类镇痛药止泻作用是通过局部与中枢作用，改变肠道蠕动功能；镇咳作用是直接抑制延髓和脑桥的咳嗽反射中枢。阿片类药物对 μ 受体的作用将其分为纯激动剂和激动 – 拮抗剂。

二、临床用药评价

（一）药动学特点

阿片类镇痛药的药动学参数差别较大，随用量大小、给药途径、注射快慢和肝肾功能状况而改变。阿片类镇痛药须从血液透过生物膜进入中枢神经激动受体而发挥镇痛作用。镇痛效应除与药物剂量、强度相关外，还取决于药物分子量、离子化程度、脂溶性和蛋白结合力。脂溶性高、分子量小的药物有较高的生物膜渗透性。非离子化药物的脂溶性比离子化药物的脂溶性高，故非离子化药物的比率越高，进入中枢神经系统的药物越多，起效越快。

常见镇痛药的药动学参数见表1 –6。

表1 –6　常见镇痛药的药动学参数

药物	起效时间	持续时间	达峰时间	消除半衰期	蛋白结合率	吸收/分布	代谢/排泄
可待因	30 ~ 45min	镇痛4h；镇咳4 ~ 6h	1 ~ 2h	2.5 ~ 4h	25%	口服后较易被胃肠道吸收，主要分布于肺、肝、肾和胰腺。易于透过血 – 脑屏障，又能透过胎盘	主要在肝脏与葡糖醛酸结合，约15%经脱甲基变为吗啡。经肾排泄，主要为葡糖醛酸结合物
布桂嗪	口服后10 ~ 30min或皮下注射10min起效	维持3 ~ 6h	皮下注射后20min血药浓度达峰值				主要以代谢物的形式经尿和粪便排出。24h经尿和粪便排出量分别占给药量的27%和49%
吗啡	口服60min；椎管内给药15 ~ 60min；肌内注射1 ~ 5min；静脉注射即刻	片剂、注射剂4 ~ 6h；缓释剂12h	缓释片2 ~ 3h	片剂1.7 ~ 3h；缓释片3.5 ~ 5h	26% ~ 36%	本品口服后自胃肠道吸收，但经过肝脏时可迅速被肝微粒体酶代谢，故血药浓度不高。吸收后可分布至肺、肝、脾、肾等各组织中。成人中仅有少量吗啡透过血 – 脑屏障，但已能产生高效的镇痛作用。可通过胎盘到达胎儿体内	本品主要在肝脏代谢，60% ~ 70%在肝内与葡糖醛酸结合，10%脱甲基成去甲吗啡，20%为游离型。主要经肾脏排出，少量经胆汁和乳汁排出

续表

药物	起效时间	持续时间	达峰时间	消除 $t_{1/2}$	蛋白结合率	吸收/分布	代谢/排泄
羟考酮		12h	缓释剂3h	(3.51 ± 1.43) h	体外45%	本品吸收良好,缓释剂口服后约3h达血药峰浓度。吸收不受pH、高脂食物的影响	羟考酮的主要代谢物是去甲羟考酮和羟氢吗啡酮,代谢物主要经肾脏排泄
芬太尼	静脉注射1min;肌内注射7~8min	静脉注射30~60min;肌内注射1~2h	静脉注射4min	3.7h	80%	口服经胃肠道吸收,但临床一般采用注射给药	主要经肝脏中的CYP3A4快速和广泛地代谢。主要代谢物是无活性的去甲芬太尼。代谢产物与约10%的原型药由肾脏排出
哌替啶	肌内注射10min	肌内注射2~4h	肌内注射1~2h	3~4h;肝功能不全时≥7h	40%~60%	本品口服或注射给药均可吸收。口服时约有50%首先经肝脏代谢,故血药浓度较低。可通过胎盘屏障,少量经乳汁排出	主要经肝脏代谢成哌替啶酸、去甲哌替啶和去甲哌替啶酸水解物,然后与葡糖醛酸形成结合型或游离型经肾脏排出。尿液的酸度大时,随尿排出的原型药和去甲基衍生物明显增加
丁丙诺啡			5min	含片1.2~7.2h	96%	能迅速地被吸收,几分钟内达到血药峰浓度。可透过血-脑和胎盘屏障。有肠-肝循环	主要在肝脏中代谢,从胆汁、粪便中排泄
曲马多	20~30min	滴剂6h,缓释剂型12h	滴剂25~35min;口服液1.2h;片剂2h	6h	20%	口服后90%的药物被吸收。无论是否与食物同时吸收,本品的绝对生物利用度为70%。可穿过血-脑屏障和胎盘屏障	本品在肝脏代谢。原型药及其代谢物几乎完全经肾排出。给药剂量的总放射活性的90%由尿排出。在肝、肾功能受损的病例中其半衰期稍微延长

（二）临床作用特点

1. 镇痛强度 根据阿片类镇痛药的止痛强度,临床上将其分为弱、强阿片类药。弱阿片类药,如可待因、双氢可待因,主要用于轻、中度疼痛和癌性疼痛的治疗;强阿片类药,如吗啡、哌替啶、芬太尼主要用于全身麻醉的诱导和维持、术后止痛以及中到重度癌性疼痛、慢性疼痛的治疗。阿片类药物在不同患者中的临床效价和效果可能无法预测,即患者对某一种阿片类药物的治疗反应有明显的疼痛缓解,而对于其他患者的治疗可能效果不佳,甚至需要替换另一种药物。因此不能单凭借已有的经验预测不同患者的最佳用药方案。阿片类药物剂量越大,过量风险越高,增加剂量时必须重新权衡其利弊。

2. 治疗评估 在使用阿片类药物前应进行充分的评估,不应用强阿片类药物长期治疗慢性疼痛。对患者没有充分评估的情况下不宜随意调整治疗剂量。更不建议交由患者自行调整治疗剂量。

3. 依赖性 使用阿片类镇痛药可致生理或心理依赖性，突然停药可出现戒断症状。双相类药，如布托啡诺、喷他佐辛等症状较轻，可待因、右丙氧芬等较难成瘾，强阿片类包括哌替啶、芬太尼等成瘾性较常见。轻度的戒断症状有打哈欠、打喷嚏、流涕、出汗、食欲减退；中度戒断症状有神经过敏、失眠、恶心、呕吐、腹泻、全身疼痛、低热；严重戒断症状表现为激动、震颤、发抖、胃痉挛、心动过速、极度疲乏、虚脱等。处理原则是逐渐停药，减少用量或戒毒治疗。

4. 应用注意 ①使用阿片类镇痛药时，需按患者年龄、性别、精神状态、体重、身高、健康情况以及所存在的病理生理情况调整用药量。皮下或肌内注射时，患者应卧床休息一段时间，以免出现头痛、恶心、呕吐、晕眩甚至体位性低血压。休克患者血压偏低，外周毛细血管流通不畅，不宜作皮下注射。②硬膜外与蛛网膜下隙给药不得使用含防腐剂的制剂，给药后需加强随访，如出现呼吸抑制或低血压等，应立即予以纠正。③门诊患者的镇痛，按需以选用本类药与对乙酰氨基酚等非甾体抗炎药组成的复方制剂为宜，既可止痛，又可减少本类药的用量。④哌替啶在体内可转变为毒性代谢产物去甲哌替啶，产生神经系统毒性，表现为震颤、抽搐、癫痫大发作。因此，不适用于癌性疼痛治疗。

（三）镇痛药的使用原则

①口服给药，尽可能避免创伤性给药。尤其是对于强阿片类药。疼痛患者采用合适的口服给药方案，不易产生躯体依赖及精神依赖性。②"按时"给药而不是"按需"给药，以达到最低血浆药物浓度、峰值与谷值比。③按阶梯给药，对于轻度疼痛者首选非甾体抗炎药；对于中度疼痛者应选用弱阿片类药；对重度疼痛应选用强阿片类药。④用药应个体化，剂量应根据患者需要由小到大，直至患者疼痛消失，不应对药量限制过严，导致用药不足，应注意患者的实际疗效。

（四）药物相互作用

1. 阿片类镇痛药与抗胆碱药尤其是阿托品合用，不仅能加重便秘，还可增加麻痹性肠梗阻和尿潴留危险。

2. 广谱抗生素头孢菌素、青霉素或林可霉素、克林霉素等诱发的伪膜性肠炎，出现严重的水泻时，不宜应用阿片类镇痛药，易引起毒物自肠腔排出缓慢，痊愈延迟。

3. 硫酸镁与阿片类镇痛药合用可增强中枢抑制，增加呼吸抑制和低血压风险。

4. 阿片类镇痛药可引起胃肠道蠕动减缓，括约肌痉挛，使甲氧氯普胺效应减低。

5. 单胺氧化酶抑制剂与阿片类镇痛药尤其是吗啡、哌替啶合用可发生严重的、甚至致死的不良反应，包括躁狂、多汗、僵直、呼吸抑制、昏迷、惊厥和高热。

（五）典型不良反应和禁忌

1. 不良反应

（1）阿片类药物治疗期间常出现不良反应，便秘、恶心、呕吐、镇静、精神运动功能受损及尿潴留；此外还要监测患者有无呼吸抑制、支气管痉挛；少见瞳孔缩小、黄视；罕见视觉异常或复视。还应留心患者的呼吸系统、肾或肝功能障碍，睡眠呼吸暂停或精神疾病。

（2）强阿片类药物注射剂连续应用3~5日即可能产生身体和精神依赖性，通常使用等剂量吗啡60mg/d，持续1周以上即可被视为阿片类药物耐受；对于晚期中、重度癌痛患者，如治疗适当，少见耐受性或依赖性。本类药物有成瘾性，轻度的戒断症状有呵欠、打喷嚏、流涕、冒汗、食欲缺乏；中度为神经过敏、难以入眠、恶心呕吐、腹泻、全身疼痛、原因不明的低热；严重时表现为激动、不安、发抖、震颤、胃痉挛痛、心动过速、极度疲乏等，最终可导致虚脱。使用透皮贴片时偶有发生局部皮肤反应的报道，如发红等。

（3）阿片类药物对认知功能的影响可损害患者的驾驶能力；睡眠呼吸障碍也可能是长期使用阿片类药物的并发症；阿片类药物还可能诱发痛觉过敏，这是使用阿片类引起机体对伤害性刺激敏感的状态，导致接受该治疗的患者对某些疼痛刺激更敏感；长期使用阿片类药物可导致性腺功能减退、免疫抑制并增加心肌梗死风险。吗啡还可出现少尿、尿频、尿急、尿潴留和排尿困难等情况，对于有前列腺疾病的老年男性患者风险更高。喷他佐辛等部分阿片受体激动剂可引起情绪紧张不安或失眠等反应。

（4）给药过程中如发生危象征兆，应先作对症处理，待好转后才能给予足量。如：①心动过缓，肌内注射或静脉注射阿托品。②呼吸抑制，给氧，进行人工呼吸。③血压下降，按需给予适宜的升压药和补液。④肌肉僵直，严重时应即静脉注射适量的肌松药，并进行人工呼吸。

（5）成瘾性镇痛药过量处理：距口服给药时间 4～6 小时内应即洗胃；注射给药后出现危象，可静脉注射纳洛酮，必要时重复给药。

（6）曲马多的不良反应与其他阿片类药物相似，但胃部不适的发生率可能更高，还有癫痫发作风险。曲马多和他喷他多对 5-HT 和 NE 再摄取的抑制还会带来其他安全问题，包括可能发生 5-HT 综合征。曲马多也与自杀风险增加有关。

2. 禁忌

（1）已知对吗啡过敏者、婴幼儿、未成熟新生儿、妊娠期及哺乳期女性、临盆产妇以及呼吸抑制已显示发绀、颅内压增高和颅脑损伤、支气管哮喘、肺源性心脏病代偿失调、甲状腺功能减退、皮质功能不全、前列腺增生、排尿困难及严重肝功能不全、休克尚未纠正前、麻痹性肠梗阻等患者禁用吗啡。

（2）室上性心动过速、颅脑损伤、颅内占位性病变、慢性阻塞性肺疾病、严重肺功能不全患者禁用哌替啶。哌替啶严禁与单胺氧化酶抑制剂合用。

（3）支气管哮喘、呼吸抑制、呼吸道梗阻、对芬太尼特别敏感的患者及重症肌无力患者禁用芬太尼。

（4）对曲马多及其赋形剂过敏者，妊娠期女性，1 岁以下儿童、乙醇、镇静剂、镇痛药、阿片类或神经类药物急性中毒患者，正在接受单胺氧化酶抑制剂治疗或过去 14 日内服用过此

类药物的患者禁用曲马多。

（5）呼吸抑制、颅脑损伤、麻痹性肠梗阻、急腹症、胃排空延迟、慢性阻塞性呼吸道疾病、肺源性心脏病、慢性支气管哮喘、高碳酸血症、中重度肝功能障碍、重度肾功能障碍、慢性便秘、使用单胺氧化酶抑制剂小于 2 周的患者及妊娠期女性或哺乳期女性、术前或术后 24 小时内患者禁用羟考酮。

（六）特殊人群用药

1. 阿片类镇痛药均能透过胎盘屏障，成瘾产妇的新生儿可立即出现戒断症状，甚至发生惊厥、震颤、反射加速、暴躁、哭闹、发热、腹泻等，应立即进行相应的戒断治疗。

2. 儿童及老年患者由于清除缓慢，血浆半衰期长，尤易引起呼吸抑制，应减少镇痛药给药剂量。

三、代表药品

吗啡
Morphine

【适应证】 吗啡注射液及普通片适用于其他镇痛药无效的急性锐痛，如严重创伤、战伤、烧伤、晚期癌症等疼痛；心肌梗死而血压尚正常者，可使患者镇静，并减轻患者负担；用于心源性哮喘可使肺水肿症状暂时有所缓解；麻醉和手术前给药可保持患者镇静进入嗜睡状态；不能单独用于内脏绞痛，应与阿托品等有效解痉药合用；吗啡缓、控释片主要用于重度癌痛患者的镇痛。

【用法用量】

（1）皮下注射：①成人常用量一次 5～15mg，15～40mg/d；极量一次 20mg，一日 60mg。②成人镇痛时常用静脉注射量，5～10mg；用作静脉全麻按体重不得超过 1mg/kg，不够时加用作用时效短的本类镇痛药，以免苏醒延迟、术后血压下降和长时间呼吸抑制。③硬膜外隙注入，一次极限量 5mg，胸部硬膜外隙应减为 2～3mg，按一定时间间隔可重复给药多次。注入蛛网膜下隙，一次 0.1～0.3mg，原则上不再重复给药。④对于重度癌痛患者，首次剂量范围较大，一日 3～6 次，以预防癌痛发生及充分缓解癌痛。

（2）口服：①普通片剂，常用量一次 5 ~ 15mg，15 ~ 60mg/d；极量一次 30mg，一日 100mg；对于重度癌痛患者首次剂量范围较大，一日 3 ~ 6 次，临睡前一次剂量可加倍。②缓、控释片，成人常用量个体差异较大，宜从每 12 小时服用 10mg 或 20mg 开始，视镇痛效果调整剂量或先用速效吗啡滴定剂量后转换为等效控释片剂量。

【临床应用注意】

1. 本品急性中毒的主要症状为昏迷，呼吸深度抑制，瞳孔极度缩小、两侧对称或呈针尖样大，血压下降，发绀，尿少，体温下降，皮肤湿冷，肌无力，由于严重缺氧致休克、循环衰竭、瞳孔散大、死亡。

2. 与吩噻嗪类、镇静催眠药、单胺氧化酶抑制剂、三环抗抑郁药、抗组胺药等合用，可加剧及延长吗啡的抑制作用；吗啡可增强香豆素类药物的抗凝血作用；与西咪替丁合用，可能引起呼吸暂停、精神错乱、肌肉抽搐等。

【常用制剂与规格】 注射液：0.5ml∶5mg；1ml∶10mg。片剂：5mg；10mg。缓释片剂：10mg；30mg。控释片剂：10mg；30mg。

芬太尼
Fentanyl

【适应证】 用于麻醉前、中、后的镇静与镇痛，是目前复合全麻中常用的药物。①用于麻醉前给药和麻醉诱导，并作为辅助用药与全麻药、局麻药合用于各种手术。②用于手术前、后及术中等各种剧烈疼痛。

【用法与用量】 肌内、静脉注射或硬膜外给药：肥胖患者应避免过量用药，应根据理想体重计算用量。

1. 成人

（1）静脉注射 全麻时初量，①小手术按体重 1 ~ 2μg/kg；②大手术按体重 2 ~ 4μg/kg；③体外循环心脏手术时，按体重 20 ~ 30μg/kg 计算全量，维持量可每隔 30 ~ 60 分钟给予初量的一半或连续静滴，一般每小时按体重 1 ~ 2μg/kg；④全麻同时吸入氧化亚氮按体重 1 ~ 2μg/kg；⑤局部镇痛不全，作为辅助用药按体重 1.5 ~ 2μg/kg。

（2）麻醉前用药或术后镇痛 肌内或静脉注射 0.7 ~ 1.5μg/kg。

（3）手术后硬膜外镇痛 初始量 0.1mg，加 0.9% 氯化钠注射液稀释到 8ml，每 2 ~ 4 小时可重复，维持量一次为初始量的 1/2。

2. 儿童镇痛 2 岁以下无规定，2 ~ 12 岁按体重 2 ~ 3μg/kg。

【临床应用注意】

1. 慎用于肝肾功能不全、心律失常、慢性阻塞性肺部疾病患者，呼吸储备力降低及脑外伤昏迷、颅内压增高、脑肿瘤等易陷入呼吸抑制的患者，运动员，以及妊娠期、哺乳期女性。

2. 老年人首次剂量应适当减量。

3. 本品务必在单胺氧化酶抑制剂停用 14 日以上方可给药，而且应先试用小剂量（1/4 常用量），否则会出现难以预测的、严重的不良反应甚至死亡。

4. 硬膜外注入本品镇痛时，可有全身瘙痒，而且仍有呼吸频率减慢和潮气量减少的可能，处理应及时。

5. 本品有一定刺激性，不得误入气管、支气管及涂抹于皮肤上。

6. 快速注射本品可引起胸壁、腹壁肌肉僵硬而影响通气。

7. 利托那韦可增加本药的中枢和呼吸抑制；与肌松药合用时，肌松药的用量应相应减少；本药不宜与单胺氧化酶抑制药（如呋喃唑酮、丙卡巴肼、反苯环丙胺）合用，否则会发生难以预料的、严重的并发症，临床表现为多汗、肌肉僵直、血压先升高后剧降、呼吸抑制、发绀、昏迷、高热、惊厥，终致休克而死亡；与 M 胆碱受体拮抗药（尤其是阿托品）合用时，不仅使便秘加重，还可有发生麻痹性肠梗阻和尿潴留的危险；静注硫酸镁后的呼吸抑制和低血压，会因同时使用本药而加剧。

8. 不良反应常见眩晕、视物模糊、恶心、呕吐、低血压、胆道括约肌痉挛、喉痉挛及出汗等。偶有肌肉抽搐。严重的有呼吸抑制、窒息、肌肉僵直及心动过缓，如不及时治疗，可发生呼吸停止、循环抑制及心脏停搏等。

【常用制剂与规格】 注射液：1ml∶0.05mg；2ml∶0.1mg；10ml∶0.5mg。透皮贴剂：25μg/h，4.2mg/贴；50μg/h，8.4mg/贴。

羟考酮
Oxycodone

【适应证】 用于缓解持续的中、重度疼痛。

【用法用量】 口服：成人初始用药剂量5mg，每12小时给予1次，继后，根据病情滴定剂量或先用速效吗啡滴定剂量后转换为等效本品，个体差异较大。大多数患者的最高用药剂量为每12小时给予200mg，少数患者可能需要更高的剂量。口服本品10mg相当于口服吗啡20mg。

【临床应用注意】

1. 妊娠期和哺乳期女性禁用。

2. 甲状腺功能减退者应适当减低用药剂量。

3. 部分羟考酮经CYP2D6酶代谢成为羟氢吗啡酮。抗抑郁剂，胺碘酮和奎尼丁等心血管药物可能阻断该代谢途径；西咪替丁、红霉素等CYP3A4酶抑制剂可能抑制羟考酮的代谢。

4. 不良反应常见便秘、恶心、呕吐、头晕、瘙痒、头痛、口干、多汗、嗜睡和乏力；可能发生排尿困难、胆道痉挛或输尿管痉挛。

5. 服药过量可能发生呼吸抑制。

6. 可能产生耐受性和依赖性。

7. 禁用于缺氧性呼吸抑制、颅脑损伤、麻痹性肠梗阻、急腹症、胃排空延迟、慢性阻塞性呼吸道疾病、肺源性心脏病、急性或严重支气管哮喘、高碳酸血症、已知对羟考酮过敏、中重度肝功能障碍、重度肾功能障碍者。

8. 慎用于颅内高压、低血压、低血容量、胆道疾病、胰腺炎、肠道炎性疾病、前列腺增生、肾上腺皮质功能不全、急性乙醇中毒、慢性肝肾疾病和疲劳过度的年长或体弱患者、黏液性水肿、震颤性谵妄、可能出现麻痹性肠梗阻者。

【常用制剂与规格】 控释片剂：5mg；10mg；20mg；40mg。

曲马多
Tramadol

【适应证】 用于中、重度疼痛。

【用法与用量】 本品用量视疼痛程度而定。口服：①一次50～100mg，一日2～3次。缓释剂型需整片服用，一次100mg，必要时可重复给药。每日剂量不超过400mg。②对肝功能不全，肝硬化患者，建议一次50mg，每12小时1次。③肾功能不全，肌酐清除率低于30ml/min时，一日最大剂量为200mg，给药间隔时间应达到12小时。

【临床应用注意】

1. 妊娠动物试验表明，在使用很高剂量的盐酸曲马多时可对器官的发育、骨化和新生儿死亡率产生影响。盐酸曲马多可通过胎盘。目前有关妊娠期使用盐酸曲马多的安全性的证据尚不充分，有报道显示在妊娠期间长期使用本品可能引起新生儿戒断综合征、新生儿癫痫发作等。因此本品不能用于妊娠期女性。哺乳期女性使用时约有0.1%剂量可由乳汁中分泌，故单次应用不必中断哺乳。

2. 慎用于肝肾功能不全者、对阿片类药过敏者、有心脏疾病患者及老年人。

3. 对阿片类药依赖、有头部损伤、休克、不明原因神志模糊、呼吸中枢及呼吸功能异常、颅内压升高患者，应用本品应谨慎。

4. 当使用超过推荐的日使用剂量的上限时有出现惊厥的危险，合并应用能降低痉挛阈值或其本身有诱发惊厥的药物（如抗抑郁药、神经阻滞药等）时惊厥出现的危险性增加。

5. 有药物滥用或依赖性倾向的患者不宜使用；对阿片类有依赖性的患者禁止作为其代替品。

6. 奎尼丁、利托那韦可抑制或减少本药的代谢，增加本药的血浆浓度和潜在的不良反应；与苯海拉明合用可增强中枢抑制作用；与地高辛合用，可增加地高辛的不良反应；卡马西平可降低本药的血药浓度，从而减弱本药的镇痛作用；与苯丙羟香豆素、华法林合用可增加出血的危险；与吩噻嗪类或丁酰苯类抗精神病药、抗抑郁药合用，可增加癫痫发作的危险；与单胺氧化酶抑制药合用，可引起躁狂、昏迷、惊厥，甚至严重的呼吸抑制导致死亡。

【常用制剂与规格】 注射液：2ml∶0.1g。片剂：0.05g；0.1g。缓释片剂：0.05g；0.1g。缓释胶囊剂：0.05g；0.1g。

第六节 抗帕金森病药

黑质是位于大脑脚底与中脑被盖之间的大的灰质团块，见于中脑全长。黑质细胞富含黑色素，是脑内合成 DA 的主要核团。黑质主要与端脑的新纹状体（尾状核和壳核）有往返纤维联系。由某些原因导致的黑质细胞变性，DA 合成减少，是引起震颤麻痹即帕金森病（PD）的主要病因。在正常生理状态下，黑质是调节运动的重要中枢。

PD 是一种常见的中老年神经系统退行性疾病，主要以黑质多巴胺能神经元进行性退变和路易小体形成的病理变化、纹状体区 DA 递质降低、DA 与乙酰胆碱递质失平衡的生化改变，震颤、肌强直、动作迟缓、姿势平衡障碍的运动症状和嗅觉减退、便秘、睡眠行为异常和抑郁等非运动症状的临床表现为显著特征。它会随着时间推移而加重，还可影响其他脑部功能，如学习和记忆。

PD 的运动症状和非运动症状应采取全面综合的治疗。治疗方法和手段包括药物治疗、手术治疗、运动疗法、心理疏导及照料护理等。药物治疗为首选，且是整个治疗过程中的主要治疗手段，手术治疗则是药物治疗的一种有效补充。目前应用的药物治疗只能改善患者的症状，没有药物能够治愈 PD 或防止其随时间推移而恶化。

PD 药物治疗主要包括拟 DA 类、抗胆碱药两类经典的抗帕金森病药，前者通过直接补充 DA 前体物或抑制 DA 降解而产生作用。后者通过拮抗相对过高的胆碱能神经功能而缓解症状，两类药合用可增加疗效及总体质量，目标是恢复 DA 能和胆碱能神经系统功能的平衡状态。

其中，拟 DA 药包括：①复方左旋多巴通常是 DA 的前体药物（左旋多巴）与外周多巴脱羧酶抑制剂（卡比多巴、苄丝肼等）组合；②DA 受体激动剂包括麦角类 DAs 和非麦角类 DAs，其中麦角类 DAs 由于可能引起瓣膜病变的严重不良反应，临床已不主张使用，而主要推荐采用非麦角类 DAs，包括普拉克索、罗匹尼罗、吡贝地尔、罗替高汀和阿扑吗啡。③单胺氧化酶 B 抑制剂（MAO－BI）包括第一代 MAO－BI 司来吉兰及第二代 MAO－BI 雷沙吉兰。④儿茶酚胺氧位甲基转移酶（COMT）抑制剂，主要包括恩他卡朋和托卡朋。抗胆碱类代表药品是苯海索。其他类的代表药品是金刚烷胺。

一、药理作用与作用机制

1. 复方左旋多巴　多巴胺是脑中的一种神经递质，帕金森病患者脑基底神经节中多巴胺含量不足。左旋多巴是多巴胺生物合成的中间产物，是多巴胺前体，在芳香族 L－氨基酸脱羧酶的作用下生成多巴胺。左旋多巴可以通过血－脑屏障，而多巴胺本身则不能，因此左旋多巴被用作前药来增加多巴胺水平。给药后，左旋多巴在脑外以及大脑组织中发生快速脱羧反应生成多巴胺，使得大多数左旋多巴不能到达基底神经节，而外周产生的多巴胺常会引起不良反应。因此，抑制脑外组织中左旋多巴的脱羧反应是十分必要的。左旋多巴与外周脱羧酶抑制剂苄丝肼同时给药即可达到这一效果。

2. DA 受体激动剂　DA 受体激动剂是一类在分子构象上同多巴胺相似，能直接作用于 DA 受体的药物。例如普拉克索，能够与多巴胺受体 D_2 亚家族结合有高度选择性和特异性，对其中的 D_3 受体有优先亲和力；并具有完全的内在活性，通过兴奋纹状体的 DA 受体来减轻 PD 患者的运动障碍。

3. MAO－BI　单胺氧化酶（MAO）是人体内天然存在的一种酶，催化单胺类物质氧化脱氨反应的酶。人体内含有 2 种单胺氧化酶：单胺氧化酶 A（MAO－A）和单胺氧化酶 B（MAO－B）。MAO－A 主要分布在儿茶酚胺能神经元中；MAO－B 主要分布在 5－HT 能神经元、组胺能神经元和神经胶质细胞中，这 2 种亚型均可以使单胺类神经递质失活。司来吉兰为 MAOI，可选择性地抑制脑内的 MAO－B，还能抑制突触前膜对 DA 的再摄取，从而提高 DA 的活性，改善 PD 的相关症状。雷沙吉兰是第二代不可逆 MAO－B 选择性抑制剂，与司来吉兰相比，效价是司来吉兰的 5~10 倍，其选择性是剂量依赖性。

4. COMT 抑制剂　恩他卡朋是 COMT 的选择性、可逆性抑制药。与左旋多巴/卡比多巴合用，可阻止 3－O－甲基多巴的形成，降低 3－O－甲基多巴的血浆浓度，增加左旋多巴进入脑组织的药量，延长左旋多巴的消除半衰期。本药可延长和稳定左旋多巴对PD的治疗作用。

5. 抗胆碱药　苯海索作为一种抗胆碱药，可以部分阻滞神经中枢（纹状体）的胆碱受体，抑制乙酰胆碱的兴奋作用，同时抑制突触间隙中DA的再摄取，与使基底核的胆碱和DA的功能获得平衡有关。用药后可减轻流涎症状，缓解PD症状及药物诱发的锥体外系症状，但迟发性运动障碍不会减轻，反而加重。

二、临床用药评价

（一）作用特点

PD对症治疗最有效的药物是左旋多巴，若症状明显，尤其是运动徐缓相关症状显著的话，应首选左旋多巴。左旋多巴口服后在胃中不吸收，但可迅速经有活性的氨基酸运输系统转运至小肠吸收。空腹服药后1~2小时血药浓度达峰值，作用时间持续5小时。食物可延迟药物的达峰时间。本药吸收后广泛分布于体内各组织，有30%~50%到达全身循环，但进入中枢神经系统的药物不到1%，绝大部分均在脑外脱羧成多巴胺。本药由肾脏排泄，也可分泌入乳汁。其半衰期约为1~3小时。

DA受体激动剂大多有嗜睡和精神不良反应发生的风险，需从小剂量滴定逐渐递增剂量。在疾病早期左旋多巴和DA受体激动剂均小剂量联合使用，充分利用两种药物的协同效应和延迟剂量依赖性不良反应，临床上现很常用，早期添加DAs可能推迟异动症的发生。5种非麦角类药物之间的剂量转换为：普拉克索：罗匹尼罗：罗替高汀：吡贝地尔：阿扑吗啡=1:5:3.3:100:10，临床用药中因患者个体差异，剂量换算也仅作参考。

选择性MAO-BI对于PD患者的运动症状有改善作用，同时在目前所有抗帕金森病药物中可能相对有疾病修饰作用的证据，主要推荐用于治疗早期PD患者，特别是早发型或者初治的PD患者，也可用于进展期PD患者的添加治疗。在改善运动并发症方面，雷沙吉兰相较司来吉兰证据更充分。司来吉兰脂溶性较强，口服吸收迅速，食物可促进其吸收，提高生物利用度。口服0.5~2小时后，本药的血药浓度达峰值。在体内分布广泛，血浆蛋白结合率为

94%。司来吉兰及其代谢产物均可透过血-脑屏障。主要经肝脏代谢，有广泛的首关效应。代谢产物主要（70%~85%）随尿液排出，小部分随粪便排出，尿液中未发现本药原型。

COMT抑制剂托卡朋和恩他卡朋单用无效，但与左旋多巴联用时可延长和加强左旋多巴的作用，因此将其用作左旋多巴增效剂是有益的。COMT的抑制可减弱左旋多巴及DA的甲基化作用，从而延长血浆中左旋多巴的半衰期，产生更稳定的左旋多巴血浆浓度，并延长每剂左旋多巴的疗效。口服后吸收迅速，吸收不受食物的影响。口服1小时起效，血药浓度达峰时间为1小时。单次给药作用持续6~8小时。单次口服给药后的生物利用度约为35%。总蛋白结合率为98%。分布半衰期为0.3小时，分布容积为20L。约10%经肾脏排泄，90%经胆汁分泌排泄。清除半衰期为1.6~3.4小时，单独静脉给药后为0.5小时。

对于年龄在70岁以下、有震颤问题困扰、不伴明显运动徐缓及步态障碍的PD患者，抗胆碱能药物作为单一疗法最有用。苯海索是最常用的抗胆碱能药，对于经左旋多巴或DA治疗后仍有持续性震颤的较晚期PD患者也有用，抗胆碱能药不良反应较普遍，常常限制其应用。年龄较大患者和认知受损的患者特别容易出现记忆损害、意识模糊和幻觉，因而不应使用这些药物。苯海索抗帕金森病的总疗效不及左旋多巴、金刚烷胺。此外，本药还有直接抗平滑肌痉挛的作用。小剂量时可抑制中枢神经系统，大剂量则引起中枢神经系统兴奋。口服后经胃肠道吸收快而完全，1小时起效，1.3小时达血药浓度峰值，作用持续6~12小时。口服后生物利用度高，单次给药后血药峰浓度为80μg/L。能透过血-脑屏障进入中枢神经系统。56%的药物随尿排出；肾功能不全时排泄减慢，有蓄积作用；可分泌入乳汁。清除半衰期为3.7小时。

金刚烷胺是作用相对较弱的抗帕金森病药物，其毒性小，治疗较年轻的早期或轻度PD患者最有用，到后期异动症问题显现时也可能有用。然而，年龄较大患者更有可能出现毒性副作用。

（二）药物相互作用

1. 左旋多巴　①与非选择性单胺氧化抑

制剂合用可致急性肾上腺危象。②与罂粟碱或维生素 B_6 合用，可降低本品的药效。③与乙酰螺旋霉素合用，可显著降低本品的血药浓度，药效减弱。④与利血平合用，可抑制本品的作用，应避免合用。⑤与抗精神病药物合用，因为两者互相拮抗，应避免合用。⑥与甲基多巴合用，可增加本品的不良反应并使甲基多巴的抗高血压作用增强。

2. 恩他卡朋 ①氨苄西林、氨苄西林/舒巴坦、氯霉素、考来烯胺、丙磺舒、利福平、红霉素、红霉素/磺胺异噁唑可减少本药的胆汁排泄，使腹泻、运动障碍增强的危险增加。②阿扑吗啡、比托特罗、多巴酚丁胺、多巴胺、甲基多巴、去甲肾上腺素、肾上腺素、异丙肾上腺素、异他林等药由 COMT 代谢，而本药可抑制 COMT。合用出现心动过速、血压升高和心律失常的危险增加。③本药可增强外源性（静脉内）给予异丙肾上腺素、肾上腺素的变时作用，以及可能的致心律失常作用。④与非选择性 MAO 抑制药合用，可抑制 COMT 和 MAO，减少儿茶酚胺的代谢。应避免两者合用。⑤本药可增加左旋多巴/苄丝肼的生物利用度。⑥本药和多巴胺激动药、司来吉兰、金刚烷胺合用，多巴胺能不良反应增加。当开始使用本药时，需调整前者剂量。⑦本药在胃肠道能与铁剂形成螯合物，本药和铁剂的服药间隔至少应为 2~3 小时。

3. 苯海索 ①与乙醇或其他中枢神经系统抑制药合用时，可使中枢神经抑制作用加强。②与金刚烷胺、抗胆碱药、MAOIs 帕吉林及丙卡巴肼合用时，可加强抗胆碱作用，并可发生麻痹性肠梗阻。③与 MAOIs 合用，可导致高血压。④与抗酸药或吸附性止泻剂合用时，可减弱本品的效应。⑤与氯丙嗪合用时，后者代谢加快，可使其血药浓度降低。⑥与强心苷类合用可使后者在胃肠道停留时间延长，吸收增加，易于中毒。

4. 司来吉兰 ①与 TCAs 合用，曾有引起心脏停搏、出汗过多、高血压、晕厥、行为及精神状态改变、意识障碍、高热、癫痫发作、肌强直及震颤等不良反应，应在停用本药至少14 日后方可开始应用 TCAs。②与氟西汀、氟伏沙明、奈法唑酮、帕罗西汀、舍曲林或文拉法辛等 SSRIs 合用时，可能引起类似 5-HT 综合征，停用文拉法辛、氟西汀至少 7 日后方可开始应用本药。③与左旋多巴合用，可加重左旋多巴引起的异动症、恶心、体位性低血压、精神错乱、幻觉、疲劳、头晕，个别患者发生意识或视物模糊。应注意减少左旋多巴用量。④与哌替啶合用可造成危及生命的不良反应，因此应用本药 2~3 周内应避免使用哌替啶。与其他阿片样镇痛药（如吗啡）合用引起严重不良反应的可能性则较小。⑤酪胺类物质（例如芝士、香肠、腌肉类）会轻度增加高血压反应。

（三）典型不良反应和禁忌

1. 复方左旋多巴 本药的不良反应主要由于用药时间较长、外周产生的多巴胺过多引起。①常见严重或连续的恶心、呕吐，以及食欲缺乏等，多能逐渐耐受；在开始治疗时约30% 患者可发生体位性低血压；异常不随意运动，可见于面部、舌、上肢、头部及身体上部，50%~80% 患者出现舞蹈样或其他不随意运动，且常与剂量有关；也可能出现精神抑郁、情绪或精神改变，如不安、失眠、幻觉、冲动行为；②严重的反应有眼睑痉挛、高血压、极度疲劳或无力、溶血性贫血等。③禁用于对多巴类药物过敏者；消化性溃疡患者；严重心律失常及心力衰竭者；严重精神疾患者；有惊厥史者；闭角型青光眼患者。④慎用于支气管哮喘、肺气肿及其他严重肺部疾病患者；高血压等心血管疾病患者；有心肌梗死史者；糖尿病及其他内分泌疾病患者；肝、肾功能不全者；有黑色素瘤病史者；尿潴留者。

2. DA 受体激动剂 几乎均有上消化道症状（食欲减退、恶心、呕吐等）、循环系统症状和中枢神经症状等，这是因促进多巴胺神经传递功能而产生的副作用，刺激延髓的呕吐和胃内分布的多巴胺能神经传递的药物或多或少都有上述副作用。麦角类衍生物多巴胺特有的副作用是周围（下肢、上肢、面部等）水肿、肺胸膜、后腹膜和心脏瓣膜的纤维化等。麦角碱类 DA 受体激动剂在临床应用过程中存在对心瓣膜损害而导致其反流增加的不良反应。培高利特服药量多的患者发生三尖瓣返流的危险性高，通过比较瓣膜病变和没有瓣膜病变的患者，发现出现瓣膜病变与患者的积累剂量和时间都有关系。周围浮肿常见于麦角类衍生物 DA，但也有报告称非麦角类衍生物也可引起。DA 尤其非麦角类衍生物 DA 可能引发突发性睡眠的副作用，所以自己驾车的患者使用时应该注意。DA 受体激动剂宜从小剂量开始，逐渐增大剂量，若不良反应较严重时，可使用 DA 受体拮抗剂，如多潘立酮。

3. 司来吉兰、雷沙吉兰　①较常见口干、恶心、呕吐、腹痛或胃痛、眩晕、身体不自主运动增加、失眠、情绪或其他精神改变。长期应用可出现嗜睡、抑郁、记忆力下降、幻觉、意识混浊。使用司来吉兰时勿在傍晚或晚上应用，以免引起失眠。已服用最大耐受剂量左旋多巴的患者加入本药治疗时，可能出现不随意运动、恶心、激越、错乱、幻觉、头痛、体位性低血压、眩晕、排尿困难及皮疹。②严重的反应有心绞痛、胸痛、心律不齐、窦性心动过缓、严重高血压、体位性低血压；哮喘、呼吸困难或胸部压迫感。③禁用于对本药过敏者；严重的精神病及严重痴呆；迟发性运动障碍；有消化性溃疡病史者。

4. 以恩他卡朋为代表的 COMT 抑制剂　①常见有腹泻、帕金森病症状加重、头晕、腹痛、失眠、口干、疲乏、便秘、肌张力障碍、多汗、运动功能亢进、头痛、腿部疼挛、意识模糊、噩梦、跌倒、体位性低血压、眩晕和震颤。本品可使尿液变成红棕色，但这种现象无害。②罕见有肝酶升高；大剂量可出现中枢神经系统反应，幻觉、谵妄及精神病样反应。③禁用于对本药过敏者；嗜铬细胞瘤患者；有精神安定药恶性综合征（NMS）病史者；有非创伤性横纹肌溶解症病史者。④慎用于肝脏疾病患者。

5. 苯海索　①常见口干、视物模糊等，偶见心动过速、恶心、呕吐、尿潴留、便秘等。长期应用可出现嗜睡、抑郁、记忆力下降、幻觉、意识模糊。②严重的反应主要是停药后可出现戒断症状，包括焦虑、心动过速、体位性低血压、因睡眠质量差而导致的颓废，还可发生锥体外系综合征及一过性精神症状恶化。③禁用于青光眼患者；尿潴留者；前列腺增生

患者。④慎用于心血管功能不全者；肝功能障碍者；高血压患者；完全性或部分性肠梗阻；重症肌无力患者；肾功能障碍者；有锥体外系反应的精神病患者应慎用。

三、代表药品

多巴丝肼
Levodopa and Benserazide Hydrochloride

【适应证】　用于帕金森病、症状性帕金森综合征（脑炎后、动脉硬化性或中毒性），但不包括药物引起的帕金森综合征。

【用法用量】　口服：①初始治疗：首次推荐量是一次 1/2 片（每片含左旋多巴 200mg 与苄丝肼 50mg），一日 3 次。以后每周的日服量增加 1/2 片。直至达到适合该患者的治疗量为止。如患者定期就诊，则用量可增加得更快，例如日剂量每周增加 2 次，一次增加 1/2 片，这样就能较快达到有效剂量，有效剂量通常在一日 2～4 片之间，分 3～4 次服用。每天的服用量很少需要超过 5 片。②维持疗法：日用量至少应分成 3 次服用，平均维持量是一次 1 片，一日 3 次。然而，由于症状的改善可能有波动，因此日剂量分配（就每一患者服用的剂量和服药的时间而言）视个别患者具体情况而定。如果患者在疗效上开始出现显著波动（如"开-关"现象），这种状况通过服用 1/4 片常可得到显著改善。

原则上日用量不改变，可用 1/4 片部分或必要时全部取代原先的多巴丝肼片分配量，但要缩短间隔期：原先服用 1/2 片时，可用 2 次服用各 1/4 片来取代；原先服用 1 片，可用分 4 次服用各 1/4 片来取代。

【临床应用注意】

1. 对有心肌梗塞、冠状动脉供血不足或心律不齐的患者，应定期进行心血管系统检查，尤其是心电图检查。

2. 治疗期间可同时服用抗高血压药物，但应定期监测血压。在抗高血压药物中，利血平和 α-甲基多巴可干扰 DA 的代谢。

3. 在低剂量的多种维生素制剂中，可酌情服用维生素 B_6。

4. 患有胃、十二指肠溃疡或骨软化症的患者服用此药时应严密观察。

5. 因理论上左旋多巴能升高眼压，故对开角型青光眼患者应定期测量眼压

6. 不可骤然停药，否则可能会导致危及生命的神经安定性恶性反应（如高热、肌肉强直、可能的心理改变以及血清肌酐磷酸激酶增高等）。如这些症状与体征同时存在，则应由医生严密监护患者（必要时住院）并及时给予适当的对症治疗，其中包括经适当评估后恢复使用本药。

7. 必须告知正在使用多巴丝肼治疗且出现嗜睡和（或）突然昏睡的患者，应避免从事驾驶工作或参与对警惕性要求较高的活动（例如操作机器），直到相关症状完全缓解。

8. 在使用本药治疗帕金森病的患者中曾有病理性嗜赌、性欲增强和性欲亢进等报道。

【常用制剂与规格】 片剂：本药为复方制剂，左旋多巴200mg与苄丝肼50mg。

普拉克索
Pramipexole

【适应证】 普拉克索主要用于治疗帕金森病及其综合征。可单用或与左旋多巴合用。

【用法用量】 在开始第1周中，口服0.125mg，每天3次；第2周，口服0.250mg，每天3次；以后每周增加0.750mg，达最高每天4.5mg。

【临床应用注意】

1. 本品可引起"睡眠发作"，用药后驾驶和机械操作者应特别注意。

2. 在临床研究和临床经验中，多巴胺受体激动剂有损害血压系统性调节的可能，因而会造成体位性低血压，尤其是在剂量增加的过程中。此外，帕金森病患者对直立刺激的应对能力似乎有障碍。基于这些原因，正在接受多巴胺受体激动剂治疗的帕金森病患者，通常需要密切监测体位性低血压的症状，特别是在剂量增加过程中，并且应该被告知该风险。

3. 由于本品是通过肾脏消除，肾功能不全患者应谨慎服用本品。

【常用制剂与规格】 片剂：0.125mg；0.250mg；0.5mg；0.75mg；1mg；1.5mg。

司来吉兰
Selegiline

【适应证】 单用治疗早期帕金森病，也可与左旋多巴或左旋多巴联合外周多巴脱羧酶抑制剂合用。司来吉兰与左旋多巴合用特别适用于治疗运动波动，例如由于大剂量左旋多巴治疗引起的剂末波动。

【用法用量】 口服：初始剂量为早晨5mg，司来吉兰剂量可增至一日10mg（早晨一次性服用或分2次服用）。若患者在合用左旋多巴制剂时显示类似左旋多巴的副作用，左旋多巴剂量应减低。

【临床应用注意】

1. 妊娠期及哺乳期女性不推荐使用。

2. 有胃及十二指肠溃疡、不稳定高血压、心律失常、严重心绞痛或精神病患者服用需特别注意。

3. 服用大剂量本药及含高酪胺食品可能有引发高血压的危险。

4. 运动员慎用。

【常用制剂与规格】 片剂：5mg；10mg。

恩他卡朋
Entacapone

【适应证】 本品可作为标准药物左旋多巴/苄丝肼或左旋多巴/卡比多巴的辅助用药，用于治疗以上药物不能控制的帕金森病及剂末现象。

【用法用量】 口服：用于帕金森病，与左旋多巴/卡比多巴或左旋多巴/苄丝肼合用，减少剂末症状波动。推荐用量为一次200mg，在每次服前者时服用。推荐的最大用量为一日2g（即一次200mg，一日10次）。

【临床应用注意】

1. 妊娠期不建议使用；本药可经乳汁排泌，对婴儿的安全性仍未明确，使用本药应停止哺乳。

2. 本药和左旋多巴联用可引起头晕、体位性低血压，用药后驾驶和操纵机器应谨慎；骤然停药或减量可能导致出现帕金森病的症状和体征，还可能出现类似NMS的症状，伴高热和精神紊乱。建议缓慢停药，如仍出现症状和体征，则需增加左旋多巴的剂量。

【常用制剂与规格】 片剂：200mg。

苯海索
Trihexyphenidyl

【适应证】 ①用于治疗帕金森病，脑炎后

或动脉硬化引起的帕金森综合征。主要用于轻症及不能耐受左旋多巴的患者。②药物引起的锥体外系反应。③肝豆状核变性、痉挛性斜颈和面肌痉挛。

【用法用量】 口服：①帕金森病及帕金森综合征，第 1 日 1～2mg，以后每 3～5 日增加 2mg，至疗效最好且又不出现严重不良反应为止，一日不宜超过 10mg，分 3～4 次服。极量为一日 20mg。须长期服用。②药物诱发的锥体外系反应，第 1 日 2～4mg（也有资料认为可从 1mg 开始服用），分 2～3 次服用，以后视患者的需要及耐受能力逐渐增加至 5～10mg。

【临床应用注意】

1. 妊娠期慎用本药；本药可分泌入乳汁，也可抑制乳汁的分泌，哺乳期女性慎用。

2. 应用利尿剂或血容量减少者，可能会引起血压过度下降，故首次剂量宜从 2.5mg 开始。

3. 定期做白细胞计数，肾功能及血钾测定。

4. 老年人长期应用易促发青光眼。

5. 有动脉粥样硬化的老年患者，使用常规剂量也易出现精神错乱、定向障碍、焦虑、幻觉及精神病样症状。

【常用制剂与规格】 片剂：2mg。

第七节　抗精神病药

精神分裂症是一组常见的病因未明的严重精神疾病。多起病于青壮年，常有知觉、思维、情感和行为等方面的障碍，一般无意识及智能障碍。病程多迁延，约占精神科住院患者的一半以上，约一半的患者最终结局为出现精神残疾，给社会及患者和家属带来严重的负担。精神分裂症患者的就诊和治疗的比率较低，治疗往往不及时。

目前临床应用的抗精神病药物主要分为两代，第一代抗精神病药物指主要作用于中枢 D_2 受体的抗精神病药物，包括氯丙嗪、氯哌噻吨、氟哌啶醇和舒必利等；第二代抗精神病药物包括氯氮平、利培酮、奥氮平、喹硫平、齐拉西酮和阿立哌唑等。

一、药理作用与作用机制

第一代抗精神病药（FGAs）即典型抗精神病药物，主要作用于脑内多巴胺 D_2 受体，为 D_2 受体拮抗剂。其他药理作用包括对 α_1、α_2 肾上腺素受体，毒蕈碱 M_1 受体，组胺 H_1 受体等的拮抗作用。临床上治疗幻觉、妄想、思维障碍、行为紊乱、兴奋、激越、紧张症候群具有明显疗效。其特征是拮抗多巴胺 D_2 受体大于拮抗 $5-HT_{2A}$ 受体。

第二代抗精神病药（SGAs）与吩噻嗪类等药物相比，它们具有较高的 $5-HT_2$ 受体拮抗作用，称多巴胺–$5-HT$ 受体拮抗剂，对中脑边缘系统的作用比对纹状体系统的作用更具有选择性，特征是拮抗 $5-HT_{2A}$ 受体大于拮抗多巴胺 D_2 受体。SGAs 对精神分裂症多维症状具有广谱疗效；且较少发生 FGAs 常见的锥体外系不良反应（EPS）和泌乳素水平升高，提高了患者的依从性，促使患者回归社会。

目前，这两类抗精神病药物均主要用于治疗精神分裂症各种亚型和其他精神病性障碍。精神分裂症临床表现多样化，具有不同的病程和结局，且影响患者生活的诸多方面。所有精神分裂症患者都需要维持治疗，巩固期与维持期均需要针对性的治疗策略。

阿立哌唑的药理作用与其他第一代、第二代抗精神病药不同，为 $5-HT-DA$ 系统稳定剂。阿立哌唑对突触后多巴胺 D_2 受体具有弱激动作用，DA 活动过高时可以下调 DA 的活动，治疗精神分裂症阳性症状。该药对突触前膜 DA 自身受体具有部分激动作用，对 DA 活动降低的脑区可以上调 DA 功能，治疗精神分裂症和阴性症状认知功能损害。阿立哌唑对突触后膜 $5-HT_{2A}$ 受体具有拮抗作用，有助于 $5-HT$ 与 DA 系统功能的协调并具平衡作用，提高抗精神病的疗效。药物对突触后膜 $5-HT_{1A}$ 有部分激动作用。此外阿立哌唑对 D_3、D_4、毒蕈碱 M 受体、α 肾上腺素能和组胺 H_1 受体有一定的亲和力。

二、临床用药评价

（一）作用特点

FGAs 和 SGAs 均对首发精神分裂症患者急性期治疗有明确的疗效，但首发患者存在神经系统不良反应易感性，在决定采用 FGAs 治疗前需要充分考虑到这一点，应避免高剂量使用

FGAs，同时，FGAs 治疗的靶症状主要局限于阳性症状群，而对其他维度的精神症状群的疗效并不理想，甚至会加重精神分裂症阴性症状和认知损害。临床上治疗幻觉、妄想、思维障碍、行为紊乱、兴奋、激越、紧张症候群具有明显疗效。对阴性症状及伴发抑郁症状疗效不确切。主要治疗适应证有：急慢性精神分裂症和分裂情感性精神障碍；精神分裂症和分裂情感障碍的维持治疗预防复发；精神分裂症、谵妄和痴呆患者的行为障碍；躯体疾病伴发的精神病性症状；精神活性物质所致的精神障碍；妄想性障碍；边缘型人格障碍；儿童精神分裂症；广泛性发育障碍。

近年来，SGAs，阿立哌唑、氨磺必利、奥氮平、喹硫平、帕利哌酮、利培酮和齐拉西酮等已经作为首发患者的一线用药选择，具体选择何种抗精神病药作为首选治疗用药，应根据上述个体化评估结果和临床治疗学原理做出抉择。鉴于治疗中安全性和严重不良反应等因素，原则上不推荐氯氮平作为首发精神分裂症患者的一线治疗选择。

（二）药物相互作用

1. 乙醇可以增强抗精神病药，尤其是典型抗精神病药的中枢抑制作用，导致注意力、定向力、判断力损害，并表现为嗜睡和懒散；增加锥体外系不良反应的发生；可能发生呼吸抑制、低血压和肝脏毒性。建议抗精神病药物治疗时不饮酒。

2. 已有报道氟哌啶醇与锂盐合用发生意识障碍；锂盐与氟奋乃静合用时发生 NMS 的危险性可能增加。

3. 锂盐与氯噻酮、洛沙平、氟奋乃静等合用增加 EPS 的发生。如在联合用药时出现 EPS 和发热应停用，以防恶性症候群发生。

4. 锂盐可明显降低氯丙嗪、氯氮平的血药浓度，建议联合治疗时监测血锂浓度。

5. 卡马西平对 CYP450 酶系有诱导作用，与抗精神病药物联合治疗要考虑药物相互作用。

6. 抗精神病药与单胺氧化酶抑制剂合用增加发生 NMS 的危险。增加抗胆碱能样不良反应和锥体外系不良反应的发生。

7. 与三环类抗抑郁药合用会减慢代谢，增加药物浓度，易发生不良反应。与苯二氮䓬类药物合用可能会增强各自的镇静作用和影响认知功能。

8. 避免合并使用氯氮平和卡马西平，合用后可使二者各自的血药浓度降低，同时也可能会使粒细胞缺乏风险增大。

（三）典型不良反应和禁忌

在抗精神病药物治疗过程中出现的多种不良反应，会明显影响服药人群的安全性、耐受性与治疗依从性。第一代（典型）和第二代（非典型）抗精神病药物由于在药物作用受体上的差异，表现在这 2 类抗精神病药物的不良反应有所不同。第一代抗精神病药物，如氯丙嗪、氟哌啶醇、奋乃静，等最常见引起 EPS，而第二代抗精神病药物，如氯氮平、奥氮平、利培酮、喹硫平、齐拉西酮等，则较少引起 EPS，但可引起体重增加及糖脂代谢异常等代谢综合征的不良反应。

1. **EPS**　是典型抗精神病药物最常见的不良反应，包括急性肌张力障碍、震颤、类帕金森综合征、静坐不能及迟发性运动障碍，与拮抗多巴胺 D_2 受体密切相关。高效价的第一代抗精神病药物最容易引起锥体外系反应，而第二代抗精神病药物较少引起此不良反应，且药物之间存在比较大的差异。

2. **代谢紊乱**　抗精神病药物引起的体重增加及糖脂代谢异常等代谢综合征的症状目前已成为药物治疗中需要重视的问题，也是第二代抗精神病药物常见的不良反应，严重影响患者服药的依从性，同时在很大程度上增加了心血管疾病和糖尿病的风险。第二代抗精神病药物比第一代抗精神病药物更易引起代谢综合征。

3. **高泌乳素血症**　抗精神病药物可引起泌乳素升高，进一步导致月经紊乱、性激素水平异常及性功能异常。

4. **心血管系统不良反应**　几乎所有的抗精神病药物均可能引起心血管系统方面的不良反应，表现为体位性低血压、心动过速、心动过缓和传导阻滞。体位性低血压会增加患者发生意外摔倒和骨折的风险。抗精神病药物引起的代谢综合征也会增加患心肌梗死的风险，尤其是长期服用抗精神病药物的患者。

5. 外周抗胆碱能反应　低效价抗精神病药物，如氯丙嗪、硫利达嗪等以及非典型抗精神病药物氯氮平等多见，奥氮平也可见到。外周抗胆碱能作用表现有口干、视物模糊、便秘和尿潴留等。

6. 肝功能损害　氯丙嗪可能引起胆汁淤积性黄疸，更常见的是无黄疸性肝功能异常，一过性的丙氨酸氨基转移酶升高，多能自行恢复。低效价抗精神病药物及氯氮平、奥氮平常见。

7. 诱发癫痫发作　在第一代抗精神病药物中以氯丙嗪的风险最高，而氟哌啶醇的风险最低。有癫痫发作史或头部创伤者，危险性更高。

8. NMS　是一种严重的抗精神病药物不良反应，几乎所有的抗精神病药物均可引起，其发生率不明确，第一代抗精神病药物的发生率低于 1%，第二代抗精神病药物引起的可能更少。

抗精神病药物常见的不良反应见表 1-7。

三、代表药品

氯氮平
Clozapine

【适应证】　适用于精神分裂症、躁狂症。

【用法用量】　口服：从小剂量开始，首次剂量为一次 25mg，一日 2~3 次，逐渐缓慢增加至常用治疗量 200~400mg/d，高量可达 600mg/d。维持量为 100~200mg/d。

【临床应用注意】

1. 妊娠期禁用；使用本品应停止哺乳。

2. 治疗开始 3 个月内应坚持每 1~2 周检查白细胞计数及分类，以后定期检查。

3. 定期检查肝功能与心电图。

4. 定期检查血糖，避免发生糖尿病或酮症酸中毒。

5. 用药期间出现不明原因发热，应暂停用药。

6. 与抗高血压药合用有增加体位性低血压的危险；与抗胆碱药合用可增加抗胆碱作用；与地高辛、肝素、苯妥英钠、华法林合用，可加重骨髓抑制作用；与碳酸锂合用，有增加惊厥、恶性综合征、精神错乱与肌张力障碍的危险；与氟伏沙明、氟西汀、帕罗西汀、舍曲林等抗抑郁药合用可升高血浆氯氮平与去甲氯氮平水平；与大环内酯类抗生素合用可使血浆氯氮平浓度显著升高，并有

表 1-7　抗精神病药物常见的不良反应

不良反应	氟哌啶醇	舒必利	氯氮平	奥氮平	利培酮	喹硫平	阿立哌唑
静坐不能/震颤/类帕金森综合征	+++	+/++	0	0/(+)	0/++	0/(+)	+
迟发性运动障碍	+++	+	0	(+)	(+)	?	(+)
癫痫发作	+	0	++	0	0	0	(+)
体重增加/肥胖	+	+	+++	+++	++	++	(+)
血糖异常	(+)	(+)	+++	+++	++	++	0
血脂异常	(+)	(+)	+++	+++	++	++	0
月经异常	++	++	0	+	++	(+)	0
泌乳素升高	+++	+++	0	(+)	++	(+)	0
溢乳	++	++	0	+	++	(+)	0
Q-T 间期延长	+	(+)	(+)	(+)	(+)	(+)	(+)
体位性低血压	+	0	++	+	++	++	0
便秘/尿潴留	+	++	+++	++	++	+	0
粒细胞缺乏	0/(+)	0/(+)	0/(+)	0/(+)	0/(+)	0/(+)	0/(+)
镇静作用	+	0/(+)	+++	+/++	+	++	+
恶性综合征	+	?	(+)	(+)	(+)	(+)	(+)

注：0＝无；（+）偶发；+轻度（发生率<1%）；++中度（发生率<10%）；+++重度（发生率>10%）；? 不明确。

报道诱发癫痫发作。

7. 禁用于严重心、肝、肾疾患、昏迷、谵妄、低血压、癫痫、青光眼、骨髓抑制或白细胞减少者及对本品过敏者。

8. 12岁以下儿童不宜使用。老年患者慎用或使用低剂量。

【常用制剂与规格】 片剂：25mg；50mg。

碳酸锂
Lithium Carbonate

【适应证】 主要治疗躁狂症，对躁狂和抑郁交替发作的双相情感性精神障碍有很好的治疗和预防复发作用，对反复发作的抑郁症也有预防发作作用。也用于治疗分裂 – 情感性精神病。

【用法用量】 口服：成人用量按体重20～25mg/kg计算，躁狂症治疗剂量为600～2000mg/d，分2～3次服用，宜在餐后服，以减少对胃的刺激，剂量应逐渐增加并参照血锂浓度调整。维持剂量500～1000mg/d。

【临床应用注意】

1. 妊娠期女性禁用；使用本品应停止哺乳。

2. 应对血锂浓度进行监测，帮助调节治疗量及维持量，及时发现急性中毒。

3. 服本品患者需注意体液大量丢失，如持续呕吐、腹泻、大量出汗等情况易引起锂中毒。

4. 服本品期间不可用低盐饮食。

5. 长期服药者应定期检查肾功能和甲状腺功能。

6. 与抗利尿药合用时，易出现锂中毒；与血管紧张素转化酶抑制剂合用时可引起锂中毒，应减少本药的剂量，并监测锂的血药浓度；吲哚美辛和富马酸比索洛尔可显著增加锂剂的血药浓度；与肌松药合用时，肌松作用增强，时效延长；与氯丙嗪合用可使氯丙嗪的血药浓度降低；与吩噻嗪类药物合用，后者的胃肠道不良反应会影响对锂中毒先兆的观察；本药可使去甲肾上腺素的升压作用减弱；碘化物与本药合用，可促使甲状腺功能低下。

7. 不良反应常见口干、烦渴、多饮、多尿、便秘、腹泻、恶心、呕吐、上腹痛。不良反应加重可能是中毒的先兆，应密切观察。

8. 禁用于肾功能不全者、严重心脏疾病患者。

9. 慎用于脑器质性疾病、严重躯体疾病和低钠血症患者。

【常用制剂与规格】 片剂：0.125g；0.25g；0.5g；缓释片剂：0.3g。胶囊剂：0.25g；0.5g。

利培酮
Risperidone

【适应证】 用于治疗精神分裂症，也可减轻与精神分裂症有关的情感障碍。用于治疗双相情感障碍的躁狂发作。

【用法用量】 口服：成人一日1次或一日2次。推荐起始剂量为一次1mg，一日2次，第2天增加到一次2mg，一日2次；如能耐受，第3天可增加到一次3mg，一日2次。此后，可维持此剂量不变，或根据个人情况进一步调整。肝、肾疾病患者用药剂量应减半。

【临床应用注意】

1. 妊娠期禁用；使用本品应停止哺乳。

2. 用药初期和加药速度过快时会发生体位性低血压。

3. 帕金森综合征患者应慎用本品。

4. 利培酮可增强某些降压药的疗效；与中枢神经系统抑制剂合用，可增强其中枢抑制作用，导致过度嗜睡；可加重单胺氧化酶抑制剂的不良反应；与肝药酶诱导剂合用，本药的血药浓度可下降；长期与卡马西平、氯氮平合用，可能会使本药的清除率提高；本药能拮抗左旋多巴和其他多巴胺促效药的作用；本药与左啡诺、美沙酮等合用，可加速后者的代谢；与双丙戊酸钠合用，可能引起水肿伴体重增加；锂剂与本药合用，会引起锥体外系症状和运动障碍；本药与帕罗西汀合用，可出现5 – HT综合征。

5. 不良反应常见失眠、焦虑、激越、头痛、口干。严重的会出现脑血管不良事件，如中风、短暂性脑缺血的发作。

6. 由于患者烦渴或抗利尿激素分泌失调（SIADH）引发水中毒。

【常用制剂与规格】 片剂：1mg；2mg；3mg；4mg。

阿立哌唑
Aripiprazole

【适应证】 用于治疗精神分裂症,对急性复发者、慢性患者及情感性精神分裂症有效。

【用法用量】 口服:成人起始剂量为一次10mg,一日1次。用药2周后,可根据个体的疗效和耐受性情况,逐渐增加剂量,最大可增至30mg,此后,可维持此剂量不变。每日最大剂量不应超过30mg。

【临床应用注意】

1. 妊娠期女性禁用;使用本品应停止哺乳。

2. CYP2D6抑制剂(如氟西汀、帕罗西汀)可抑制本药的代谢,导致本药血药浓度升高;与CYP3A4诱导剂卡马西平合用,可降低本药血药浓度。合用时本药剂量需加倍,如停用卡马西平,本药则需减量。

3. 不良反应常见有高血压、低血压、心动过速、心动过缓、头痛、焦虑、失眠、抑郁、神经过敏。严重的有血管迷走神经反应、心脏扩大症、心房扑动、血栓性静脉炎、甲状腺肿、甲状腺功能亢进、高血钾、痛风、高血钠、肺水肿、肺栓塞、缺氧、呼吸衰竭、呼吸暂停。罕见斑丘疹、脱落性皮炎、风疹。

4. 禁用于本药过敏者。

【常用制剂与规格】 片剂:5mg;10mg。

第八节　中枢肌松药

肌肉松弛药简称肌松药。从作用机制来说,它包括中枢性肌肉松弛药和骨骼肌肌肉松弛药两大类。中枢性肌肉松弛药通过对中枢神经多突触通道产生作用,以阻断神经冲动电波传导,从而产生肌肉松弛效应。中枢性肌松药主要分为苯二氮䓬类和非苯二氮䓬类,其中非苯二氮䓬类药物包括乙哌立松、巴氯芬、氯唑沙宗、美他沙酮等。而骨骼肌松弛药又称 N_2 胆碱受体拮抗药或神经 – 肌肉阻滞药,能选择性的作用于神经 – 肌肉接头(运动神经终板膜上的 N_2 胆碱受体),可对神经 – 肌肉兴奋传递起到阻滞作用,常会导致肌肉松弛情况的发生。本节主要介绍中枢性肌松药中的非苯二氮䓬类药物。

一、药理作用与作用机制

1. **乙哌立松** 作用于脊髓和血管平滑肌,通过抑制脊髓反射,抑制 γ – 运动神经元的自发性冲动,减轻肌梭的灵敏度,从而缓解骨骼肌的紧张;并通过扩张血管而改善血液循环,从多方面阻断肌紧张亢进→循环障碍→肌疼痛→肌紧张亢进这种骨骼肌紧张的恶性循环。

2. **巴氯芬** 作用于脊髓部位的肌肉松弛剂。通过刺激 γ – 氨基丁酸 B 型受体(GAB-A_B),从而抑制兴奋性氨基酸谷氨酸和天门冬氨酸的释放,抑制脊髓内的单突触反射和多突触反射。它对神经 – 肌肉间的冲动传递没有影响,并具有镇痛作用。对于与骨骼肌痉挛有关的神经性疾病,该药的临床作用主要表现为缓解反射性肌肉痉挛,以及显著缓解痛性痉挛、自动症和阵挛。它能有效改善活动能力,方便日常生活,以及导管插入和物理治疗。巴氯芬的间接作用还包括预防和促进褥疮的治愈、改善睡眠状况(缘于痛性肌痉挛的消除),以及改善膀胱和肛门括约肌的功能,从而能够显著提高患者的生活质量。此外,该药还能刺激胃酸的分泌。

3. **氯唑沙宗** 主要作用于脊髓和大脑皮质下区域而产生肌肉松弛效果,用于急慢性软组织损伤、运动后的肌肉酸疼痛和中枢。神经性病变导致的肌肉痉挛。

二、临床用药评价

(一)作用特点

1. **乙哌立松** 作为肌肉松弛药,可用于改善颈肩臂综合征、肩周炎、腰痛症等疾病的肌紧张状态。该药还可以用于脑血管障碍、痉挛性脊髓麻痹、颈椎症、手术后遗症(包括脑、脊髓肿瘤)、外伤后遗症(脊髓损伤、头部外伤)、肌萎缩性侧索硬化症、婴儿脑性瘫痪,脊髓小脑变性、脊髓血管障碍、亚急性视神经脊髓病(SMON)及其他脑脊髓疾病等引起的痉挛性麻痹。治疗的持续时间取决于病情的严重程度和个体对药物的反应。

2. **巴氯芬** 可用于多发性硬化症所引起的严重但可逆的肌肉痉挛。也可用于因感染,退行性病变，外伤或肿瘤引起的脊髓痉挛状态。巴氯芬可以经胃肠道快速而完全地吸收，体内分布容积为 0.71/kg，血清蛋白结合率约为30%，脑脊液中活性物成份的浓度比血浆中低约 8.5 倍。血浆清除半衰期平均为 3~4 小时，巴氯芬大部分以原型排出。在 72 小时内，约有75% 的药物经由肾脏排出，其中有 5% 以代谢物形式排出，其余的药物，包括 5% 代谢物形式通过粪便排出体外。

3. 氯唑沙宗 用于各种急性、慢性软组织（肌肉、韧带、筋膜）扭伤、挫伤、运动后肌肉酸痛，肌肉劳损所引起的疼痛，由中枢神经病变引起的肌肉痉挛，以及慢性筋膜炎等。本药经消化道吸收完全，1.5~2 小时血药浓度达到峰值，分布于肌肉，肾、肝、脑和脂肪，至 6 小时药物浓度明显降低，本品在体内几乎全部分解代谢，消除半衰期约 1 小时。

（二）药物相互作用

1. 巴氯芬和其他作用于中枢神经系统的药物同时使用时（带有阿片制剂或乙醇成分），会产生更强的镇静作用，呼吸抑制的风险也会相应增加，需要密切监测呼吸和心血管功能，特别是对患心肺疾病或呼吸肌无力的患者。

2. 同时服用三环类抗抑郁药可能会增强巴氯芬的作用。造成明显的肌肉张力减低。

3. 其他明显影响肾功能的药物会降低巴氯芬的排泄，引起毒性反应。

4. 巴氯芬与其他肌肉松弛剂、中枢神经系统抑制药（如苯二氮䓬类药物，抗帕金森病药左旋多巴和卡比多巴、安眠药、阿片类药物，

具有镇静作用的抗抑郁药）或抗高血压的药物同时使用时，可能会引起药效的互相增强。

（三）典型不良反应和禁忌

1. 乙哌立松 常见不良反应包括头晕、嗜睡、头痛、口干和胃肠道不适。罕见但严重的不良反应可能包括过敏反应、肝功能障碍和血液疾病。服用本药时，有时会出现四肢无力、站立不稳、困倦等症状。当出现这些症状时，应减少用量或停止用药。用药期间，应注意不宜从事驾驶车辆等有危险性的机械操作。乙哌立松禁用于对药物或其成分过敏、严重肝功能不全以及妊娠或哺乳期的患者。肾功能不全、心血管疾病、老年患者慎用。

2. 巴氯芬 典型不良反应主要表现为中枢神经系统抑制、惊厥等。不良反应主要发生于服药初始阶段（例如：镇静、嗜睡），如果剂量增加过快，或大剂量服药，就可能产生不良反应。不良反应多为暂时的，并且能通过降低剂量而减轻或消失。很少有需要停药的严重不良反应发生。对有精神病史或脑血管病（如脑卒中）的患者，或对老年人，不良反应可能较重。对有精神障碍、消化性溃疡和括约肌张力高的患者慎用。本品停药时应逐渐减量。

3. 氯唑沙宗 不良反应以恶心等消化道症状为主，其次是头昏、头晕、嗜睡等神经系统反应，不良反应一般较轻微，可自行消失或在停药后缓解。肝、肾功能损害者慎用。与吩噻嗪类、巴比妥酸类衍生物等中枢抑制剂及单胺氧化酶抑制剂合用时，应减少本品用量。

（陈 颋 邓 昂）

41

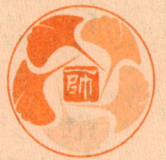

解热、镇痛、抗炎、抗风湿及抗痛风药
├─ 解热、镇痛、抗炎药（非甾体抗炎药）
│ ├─ 水杨酸类 ── 阿司匹林、贝诺酯、赖氨匹林、二氟尼柳
│ ├─ 乙酰苯胺类 ── 对乙酰氨基酚、非那西丁
│ ├─ 芳基乙酸类 ── 吲哚美辛、双氯芬酸、舒林酸
│ ├─ 芳基丙酸类 ── 布洛芬、萘普生、酮洛芬、非诺洛芬钙、氟比洛芬、奥沙普秦
│ ├─ 1,2-苯并噻嗪类 ── 吡罗昔康、美洛昔康
│ ├─ 吡唑酮类 ── 氨基比林、安乃近、保泰松
│ ├─ 非酸性类 ── 萘丁美酮
│ ├─ 磺酰苯胺 ── 尼美舒利
│ └─ 昔布类 ── 塞来昔布、帕瑞昔布、艾瑞昔布、依托考昔、依地考昔
├─ 抗风湿药
│ ├─ 合成改善病情的抗风湿药
│ │ ├─ 免疫抑制剂：甲氨蝶呤、来氟米特、环磷酰胺、硫唑嘌呤、吗替麦考酚酯、环孢素
│ │ └─ 柳氮磺吡啶、羟氯喹和氯喹、金制剂、双醋瑞因、青霉胺、雷公藤多苷
│ ├─ 靶向改善病情的抗风湿药
│ │ ├─ TNF-α抑制剂：依那西普、阿达木单抗、英夫利西单抗
│ │ ├─ IL-17抑制剂：司库奇尤单抗、依奇珠单抗
│ │ └─ JAK抑制剂：枸橼酸托法替布、巴瑞替尼
│ └─ 抗痛风药 ── 泼尼松、泼尼松龙、地塞米松等
└─ 抗痛风药
   ├─ 抑制粒细胞浸润炎症反应类 ── 秋水仙碱
   ├─ 促进尿酸排泄类 ── 苯溴马隆、丙磺舒
   ├─ 抑制尿酸生成类 ── 别嘌醇、非布司他
   └─ 碱化尿液类 ── 碳酸氢钠

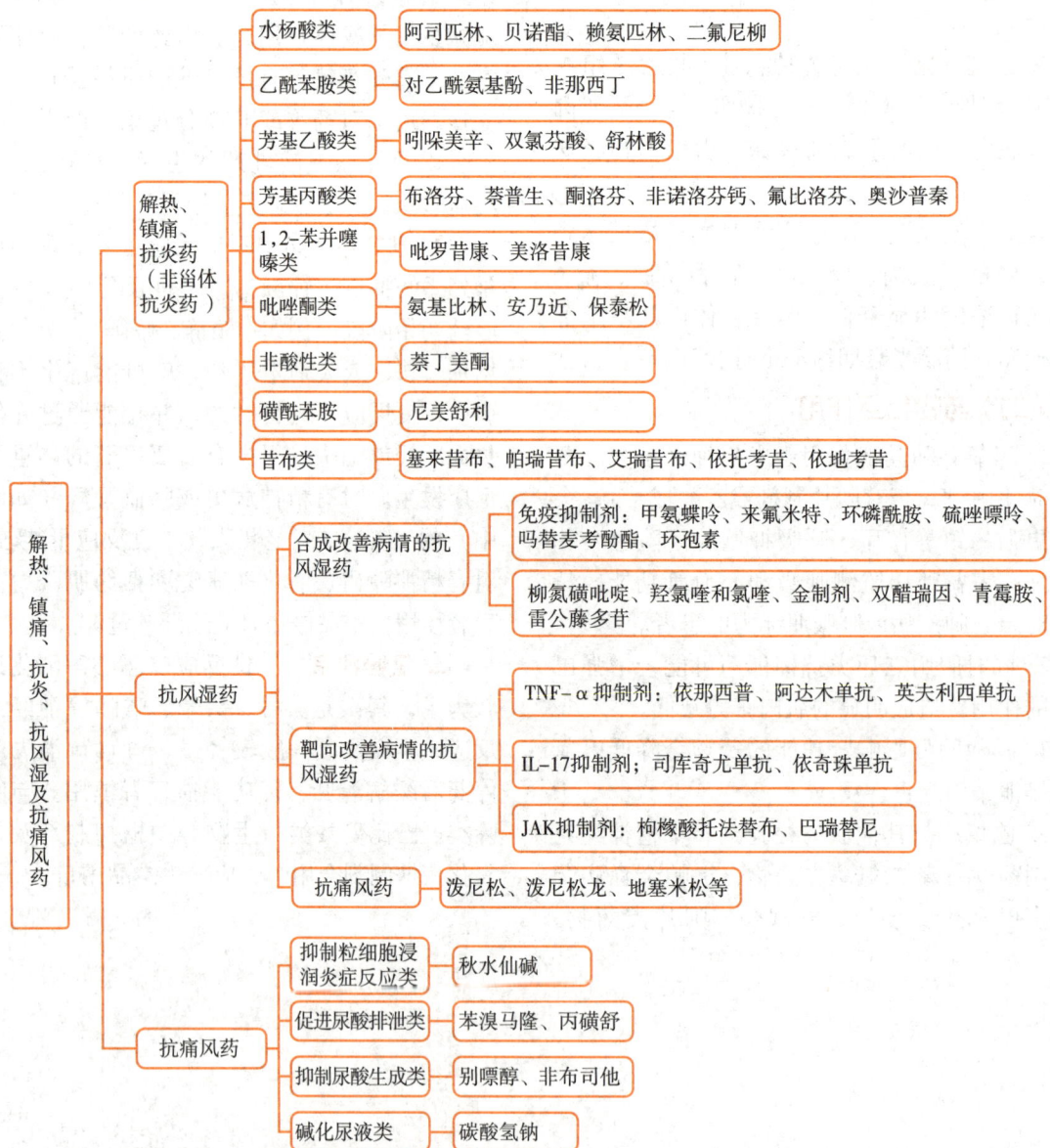

第一节 解热、镇痛、抗炎药

解热、镇痛、抗炎药（antipyretic，analgesics and anti – inflammatory drugs）是一类具有解热、镇痛作用，且大多数还可抗炎、抗风湿的药物。由于其特殊的抗炎作用，1974年在意大利·米兰召开的国际会议上将本类药物称为非甾体抗炎药（NSAIDs）。

非甾体抗炎药物是相对于甾体抗炎药物（糖皮质激素类药物）而言。甾体抗炎药的化学结构中都含有甾体母核。凡是结构上无甾体母核的抗炎药，均为非甾体抗炎药。

一、药物分类

解热、镇痛、抗炎药按照其化学结构可分为水杨酸类、乙酰苯胺类、芳基乙酸类、芳基丙酸类、1,2-苯并噻嗪类、吡唑酮类、非酸性类及昔布类。

1. 水杨酸类 水杨酸类是应用最早的NSAIDs，临床使用最为广泛和持久的为阿司匹林，又称乙酰水杨酸。

2. 乙酰苯胺类 对乙酰氨基酚又名扑热息痛，是非那西丁的体内代谢产物，二者都是苯胺衍生物，具有相同的药理作用。

3. 芳基乙酸类 对吲哚乙酸（属芳基乙酸类）衍生物进行研究，发现了吲哚乙酸类非甾体抗炎药——吲哚美辛，对吲哚美辛进行结构改造，得到茚衍生物——舒林酸，其副作用小于吲哚美辛。

临床常用的还有苯乙酸衍生物——双氯芬酸钠、依托度酸，与其他多数非甾体抗炎药相比，芳基乙酸类对COX-2有更大的选择性，胃肠道副作用小。

4. 芳基丙酸类 在芳基乙酸的α碳原子上引入甲基，为芳基丙酸类。引入甲基可增强消炎镇痛作用并减小副作用。常见药物有布洛芬、萘普生、酮洛芬等。

5. 1,2-苯并噻嗪类 又称为昔康类，是一类结构中含有酸性烯醇羟基的化合物。该类药物对COX-2的抑制作用比对COX-1的抑制作用强，有一定的选择性。

6. 吡唑酮类 基本结构是苯胺侧链延长的环状化合物（即吡唑酮）。在研究抗疟疾药奎宁的类似物中，偶然发现5-吡唑酮类的安替比林，但由于其毒性较大已被淘汰。在安替比林分子中引入二甲氨基即为氨基比林，在氨基比林的4位氨基上的甲基结构中引入亚甲基磺酸钠，得到水溶性增大的、可制成注射剂的安乃近。氨基比林和安乃近解热作用强，保泰松抗炎作用较强。氨基比林由于其副作用已被淘汰，临床上仅用其与其他药配合而成的复方制剂，如索米痛片（去痛片）、脑宁片、复方氨酚烷胺片（安痛定片）等。

7. 非酸类 萘丁美酮是一种有机化合物，也是一种非酸性、非离子性前体药物，口服吸收后，经肝脏转化为主要活性产物6-甲氧基-2-萘乙酸（6-MNA），该活性代谢物通过抑制前列腺素合成具有抗炎、镇痛和解热作用。

8. 磺酰苯胺 尼美舒利是磺酰苯胺的衍生物，选择性地抑制COX-2活性，对COX-1影响较小。

9. 昔布类 昔布类属于非羧酸类非甾体抗炎药，其化学结构特征为含有氨磺酰基和甲磺酰基取代苯的分子体积较大，这使得它们不易进入COX-1的开口，但可以进入空穴相对较大的COX-2，并与相应的结合位点结合，从而表现出对COX-2的选择性抑制。

二、药理作用与作用机制

解热、镇痛、抗炎药通过抑制合成前列腺素所需的环氧化酶而具有相同的药理作用。

非甾体抗炎药主要是通过抑制前列腺素（PGs）合成过程中所需的环氧化酶（COX），阻止花生四烯酸转化为PGs而发挥抗炎、止痛和解热作用。环氧化酶是PGs合成所必需的酶，也是PGs合成初始步骤中的关键性限速酶。环氧化酶有两种异构体，即环氧化酶-1（COX-1）和环氧化酶-2（COX-2）。对COX-1和COX-2作用强度不同是NSAIDs发挥其药理作用和产生不良反应的主要原因。对COX-1的抑制作用越强，对消化道、肾脏等的不良反应就越大；而对COX-2的抑制作用越强，其抗炎、镇痛效果就越显著。

这是因为COX-1主要存在于血管、胃、肾等组织中，参与血管舒缩、血小板聚集、胃黏膜血流、胃黏液分泌及肾功能等的调节，其功能与保护胃肠黏膜、调节血小板聚集、调节外周血管的阻力和调节肾血流量分布有关；COX-2主要在损伤或炎症部位表达，并合成PGs类物质。PGs具有的血管扩张作用促使局部组织充血、肿胀，PGs又可增强该处受损组织痛觉的敏感度，构成炎症部位肿痛炎症的症状。当COX-2被NSAIDs抑制后，各类PGs的合成均减少，临床症状得以改善。

非选择性COX抑制剂会同时抑制COX-1和COX-2，COX受到抑制后由于失去COX-1

的保护，人体凝血功能、胃黏膜、肾组织等都会受到影响，这也是 NSAIDs 不良反应发生的原理，以及研发选择性 COX-2 抑制剂的原因。塞来昔布、依托考昔等以选择性抑制 COX-2 为目的（特殊设计的药物习惯性地称为昔布/考昔类），而某些经典的 NSAIDs 类药物如美洛昔康、尼美舒利，虽然不是高度选择性 COX-2 抑制剂，但相对于其 COX-1 选择性，其 COX-2 偏向选择性较高，因此可被列为部分选择性 COX-2 抑制剂。非甾体抗炎药 COX 选择性比较见表 2-1。

表 2-1　非甾体抗炎药 COX 选择性比较

COX 选择性	具体药物
COX-1，COX-2 抑制剂	阿司匹林、吡罗昔康、美洛昔康、吲哚美辛、舒林酸、布洛芬、萘普生、非诺洛芬钙、二氟尼柳、酮洛芬、双氯芬酸、萘丁美酮、奥沙普秦、氟比洛芬
部分选择性 COX-2 抑制剂	尼美舒利、美洛昔康
选择性 COX-2 抑制剂	塞来昔布、伐地考昔、依托考昔、帕瑞昔布、艾瑞昔布

三、临床用药评价

（一）药效、药动学特点

1. 解热作用　本类药物通过作用于下丘脑体温调节中枢，引起外周血管扩张、皮肤血流增加、出汗，使散热增加，从而发挥解热作用。NSAIDs 通过抑制中枢前列腺素的合成发挥解热作用，这类药物只能使发热者的体温下降，而对正常体温没有影响。

2. 镇痛作用　NSAIDs 产生中等程度的镇痛作用，镇痛作用部位主要在外周。氟比洛芬可减轻内脏平滑肌痛感。NSAIDs 对慢性疼痛，如头痛、关节肌肉疼痛、牙痛等效果较好。在组织损伤或炎症时，局部产生和释放致痛物质，同时前列腺素的合成增加。前列腺素提高痛觉感受器对致痛物质的敏感性，对炎性疼痛起放大作用。同时，PGE_1、PGE_2 和 $PGF_{2\alpha}$ 是致痛物质，会引起疼痛。NSAIDs 的镇痛机制：①抑制前列腺素的合成；②抑制淋巴细胞活性和活化的 T 淋巴细胞的分化，减少对传入神经末梢的

刺激；③直接作用于伤害性感受器，阻止致痛物质的形成和释放。

3. 抗炎作用　大多数的 NSAIDs 具有抗炎作用，但如对乙酰氨基酚则几乎没有抗炎作用。NSAIDs 通过抑制前列腺素的合成，抑制白细胞的聚集，减少缓激肽的形成，抑制血小板的凝集等发挥消炎作用。对控制风湿性和类风湿关节炎的症状疗效肯定。

4. 抗风湿作用　本类药物抗风湿的机制，除解热、镇痛外主要在于抗炎作用。

5. 抑制血小板聚集的作用　是通过抑制血小板中血栓素 A_2（TXA_2）的合成，而减少血小板聚集。每天低剂量的阿司匹林用于预防血栓形成，以及心肌梗死和脑卒中后的治疗。临床上之所以选择阿司匹林，而非其他 NSAIDs 类药物用于预防血栓形成，是因为阿司匹林以共价结合的方式修饰 COX-1 和 COX-2 的活性，为不可逆的抑制 COX，COX 阻止血小板生物合成 TXA_2。口服阿司匹林 1 小时内，存在于血小板中的 COX 活性被不可逆的破坏。

6. 药代动力学特点　吲哚美辛口服吸收迅速而完全，3 小时血药浓度达峰值。吸收后 90% 与血浆蛋白结合。主要在肝脏代谢；代谢物从尿、胆汁、粪便排泄；10%～20% 以原型排泄于尿中。血浆半衰期为 2～3 小时。

布洛芬口服吸收迅速，1～2 小时血浆浓度达峰值，血浆半衰期为小时，99% 与血浆蛋白结合，可缓慢进入滑膜腔，并在此保持高浓度。口服剂量的 90% 以代谢物形式自尿排泄。

吡罗昔康口服吸收完全，2～4 小时血药浓度达峰值。其主血浆半衰期长（36～45 小时），用药剂量小，每日服 1 次（20mg）即可有效。

保泰松可穿透滑液膜，在滑液膜间隙内的浓度可达血浓度的 50%，停药后，关节组织中保持较高浓度可达 3 周之久。

（二）典型不良反应和禁忌

1. 典型不良反应　NSAIDs 类药物可影响消化系统、肾脏、心血管系统、肝脏、血液系统等，因此常见以上系统的不良反应。

（1）消化系统不良反应：由于抑制 COX-1，从而抑制了对胃黏膜具有保护作用的前列腺素

合成，有导致胃肠道溃疡出血的风险。症状包括胃及十二指肠溃疡和出血、胃穿孔等，COX - 2 选择性抑制剂虽可在一定程度上避免胃肠道的损害，但若患者本身有消化性溃疡既往病史，则更可能出现这种不良反应。尼美舒利可引起肝损伤，表现为肝药酶升高、黄疸，个别患者有轻度肾毒性表现。

（2）肾脏不良反应：因 NSAIDs 抑制前列腺素合成，而前列腺素在肾脏血流动力学中发挥重要作用。如：可以扩张肾脏血管，增加肾脏血流量，有效促进肾小球滤过，肾衰竭时可以保护肾脏。在肾功能正常者中，抑制前列腺素合成不会对肾脏造成太大影响；然而，在肾功能不全患者中，前列腺素起着更大的作用，当 NSAIDs 使前列腺素减少时，可能发生急性肾功能不全、液体和电解质紊乱、肾衰竭和肾病综合征/间质性肾炎等并发症。

（3）心血管系统不良反应：使用非甾体抗炎药也可能增加心血管不良反应，包括心肌梗死、血栓栓塞事件和心房颤动。选择性COX - 2 抑制剂抑制血管内皮的前列腺素生成，使血管内的前列腺素和血小板中的血栓素动态平衡失调，导致血栓素升高促进血栓形成，因而存在心血管不良反应风险。长期使用塞来昔布可能增加严重心血管血栓性不良事件、心肌梗死和卒中的风险，其风险可能是致命的。对于合并心肌梗死、心功能不全者应避免使用选择性COX - 2 抑制剂。

（4）血液系统不良反应：特别是对于使用非选择性 COX 抑制剂的患者，发生率较高，因为这类药物具有抗血小板活性，特别对于有胃肠道溃疡病史、血友病、血小板减少症、血管性血友病，以及围手术期患者，出血风险将增大。

（5）其他不良反应：涉及皮肤和呼吸系统的过敏反应，如荨麻疹和阿司匹林诱发的哮喘。

NSAIDs 典型不良反应见表 2 - 2。

表 2 - 2　NSAIDs 典型不良反应

系统	临床表现
胃肠道不良反应	腹痛
	恶心

续表

系统	临床表现
胃肠道不良反应	腹泻
	食欲不振
	胃糜烂或溃疡[a]
	贫血[a]
	胃肠道出血[a]
	穿孔或梗阻[a]
血小板	抑制血小板凝聚[a]
	易产生瘀青[a]
	增加出血的风险[a]
肾脏	水盐潴留
	水肿、肾功能恶化（肾脏/心脏病患者及肝硬化患者）
	降低降压药药效
	降低利尿药药效
	降低尿酸排泄（尤其应用阿司匹林）
	高钾血症
心血管	心肌梗死[b]
	卒中[b]
	血栓[b]
中枢神经系统	头痛
	眩晕
	头晕
	意识混乱
	过度换气综合征（水杨酸盐类中毒表现）
子宫	延长妊娠
	抑制宫缩
过敏	血管运动型鼻炎
	血管神经性水肿
	哮喘
	荨麻疹
	面部潮红
	低血压
	休克

注：[a] 非选择性 COX 抑制剂较为常见；[b] 应用低剂量阿司匹林除外。

2. 禁忌　①哮喘、鼻息肉综合征、血友病或血小板减少症患者禁用阿司匹林。②对阿司匹林过敏者，如对阿司匹林过敏的哮喘患者，也应禁用贝诺酯、布洛芬等其他非甾体抗炎药物，包括塞来昔布等 COX-2 抑制剂。③大部分 NSAIDs 可透过胎盘屏障，并由乳汁中分泌，对胎儿或新生儿产生严重影响，因此禁用于妊娠期及哺乳期女性。④12 岁以下儿童禁用尼美舒利。⑤重度肝损伤者、有心肌梗死病史或脑卒中病史者禁用塞来昔布。⑥癫痫、帕金森病及精神疾病患者使用吲哚美辛可加重病情；肛门炎者禁止直肠给予双氯芬酸和吲哚美辛。⑦对磺胺类药过敏者禁用塞来昔布。塞来昔布有类磺胺过敏反应，常见皮疹、瘙痒、荨麻疹，严重者出现 Stevens-Johnson 综合征、中毒性表皮坏死松解症、剥脱性皮炎。

（三）药物相互作用

1. 阿司匹林与其他 NSAIDs 合用时疗效并不增强，但可降低其他 NSAIDs 的生物利用度。胃肠道副作用包括溃疡、出血等风险增加，血小板聚集抑制作用增强，还可增加其他部位出血的风险。

2. 对乙酰氨基酚长期大量与阿司匹林、水杨酸制剂或其他 NSAIDs 类药合用时，可明显增加肾毒性，包括肾乳头坏死、肾癌及膀胱癌等。

3. 除塞来昔布、萘丁美酮外，NSAIDs 与肝素、香豆素等抗凝血药或抗血小板药合用可增加出血风险。

4. NSAIDs 与利尿剂合用应补充足够的水分，在治疗开始前应监控肾功能，避免急性肾衰竭。

5. NSAIDs 与血管紧张素Ⅱ受体拮抗剂合用，对肾小球滤过有协同抑制作用，当肾功能受影响时症状加重。对于老年患者和（或）脱水患者，两者合用由于直接影响肾小球滤过，可能引起急性肾衰竭，在治疗开始时应监测肾功能且定期给患者补水。另外，合用会降低 ACEI 和血管紧张素Ⅱ受体拮抗剂的抗高血压效果，导致部分疗效丧失（由于前列腺素的血管舒张作用被抑制）。本类药与 β 受体拮抗剂合用，由于前列腺素的血管舒张作用被抑制，后者的抗高血压作用会降低。

6. 通过肾前列腺素介导的作用，NSAIDs 会增加环孢素的肾毒性，在合用期间要测定肾功

能，对老年患者尤其需要仔细监测肾功能。

7. 本类药与锂盐合用，可减少锂盐自尿排泄，增加锂盐血药浓度，可能会达到产生毒性的浓度。

（四）临床应用

1. 发现消化性溃疡、出血、肾损害等应及时停药，并积极治疗并发症。定期复查血常规、大便潜血及肾功能。

2. 既往有消化性溃疡、高血压、心功能不全、脱水病情或应用利尿剂、皮质激素、氨基糖苷类药物的患者，在平衡风险与获益后，慎用 NSAIDs，并密切观察病情变化。

3. 老年人（>70 岁）慎用 NSAIDs，退热一般应从小剂量开始，以免因出汗过多，体温骤降而虚脱。抗炎、抗风湿宜选用半衰期短的 NSAIDs。

4. 服用本品期间不得饮酒或含有乙醇的饮料。

5. 痛风、肝肾功能减退、心功能不全、鼻出血、月经过多以及有溶血性贫血史的患者慎用。

6. 儿童常用退热药为对乙酰氨基酚、布洛芬，两种药物对于儿童发热较为安全有效。2 个月以上婴幼儿可使用对乙酰氨基酚，6 个月以上婴幼儿可使用布洛芬。

四、代表药品

对乙酰氨基酚
Paracetamol

【适应证】用于普通感冒或流行性感冒引起的发热；用于缓解轻至中度疼痛，如头痛、关节痛、偏头痛、牙痛、肌肉痛、神经痛、痛经。

【用法用量】口服：（1）用于退热镇痛。①成人一次 0.3～0.6g，一日 3～4 次；一日量不得超过 2g，退热疗程一般不超过 3 日，镇痛不宜超过 10 日。②儿童一次 10～15mg/kg，每隔 4～6 小时给药 1 次；或一日 1.5g/m²，分次服用，每隔 4～6 小给药 1 次；12 岁以下儿童每 24 小时不超过 5 次量；解热用药一般不超过 3 日，镇痛遵医嘱。（2）用于骨性关节炎：成人常用量，口服缓释片，一次 0.65～1.3g，8 小

时一次。一日最大剂量不超过 2g，疗程按医嘱。

【临床应用注意】

1. 妊娠期、哺乳期和生育用药。本品可透过胎盘和在乳汁中分泌，故妊娠期及哺乳期女性慎用。

2. 老年患者由于肝、肾功能发生减退，本品半衰期有所延长，易发生不良反应，应慎用或适当减量使用。

3. 活动性及重度肝疾病患者、对对乙酰氨基酚或其任何组成成分过敏者、重度肝功能不全者禁用。

4. 应用巴比妥类（如苯巴比妥）或解痉药（如颠茄）的患者，长期应用本品可致肝损害。

5. 根据我国现有资料，推荐对乙酰氨基酚一日最大用量应不超过 2g。

【常用制剂与规格】 片剂：100mg；500mg。咀嚼片剂：160mg。缓释片剂：650mg。溶液剂：60ml；120ml。

舒林酸
Sulindac

【适应证】 用于类风湿关节炎，退行性关节病。

【用法用量】 口服：①成人常用量为一次 0.2g，一日 2 次，早晚各 1 次；镇痛时可 8 小时后重复。②2 岁以上儿童常用量为按体重计算，一次 2.25mg/kg，一日 2 次，每日剂量不得超过 6mg/kg。

【临床应用注意】

1. 有消化性溃疡史，目前无活动性溃疡的患者需在严密观察下使用本品。

2. 用药期间应定期监测大便潜血、血常规、肝肾功能。

3. 与降糖药（甲磺丁脲等）同服可使空腹血糖下降明显。

4. 与阿司匹林同服可降低本药活性，使本品的疗效反而降低，且可能出现周围神经病变。

【常用制剂与规格】 片剂：0.1g；0.2g。胶囊剂：0.1g。

吲哚美辛
Indometacin

【适应证】 用于关节炎，可缓解疼痛和肿胀；用于软组织损伤和炎症；用于解热；用于偏头痛、痛经、手术后痛、创伤后痛等。

【用法用量】

（1）口服：成人。①抗风湿，首次剂量一次 25~50mg，一日 2~3 次。餐时或餐后立即服用，一日最大剂量不超过 150mg。②抗痛风，首次剂量一次 25~50mg，继之 25mg，一日 3 次，直至疼痛缓解可停药。③痛经，一次 25mg，一日 3 次。④退热，12.5mg~25mg，一日不超过 3 次。

（2）直肠给药：成人 50~100mg/d，睡前塞入肛门。关节炎患者如有持续性夜间疼痛或晨起时关节发僵可在睡前给予本品栓剂 50~100mg 塞入肛门。

（3）口服与直肠联合用药：一日最大剂量 150~200mg。

【临床应用注意】

1. 妊娠期、哺乳期女性禁用。

2. 本品能导致水钠潴留，故心功能不全及高血压等患者应慎用；因本品可使出血时间延长，加重出血倾向，故血友病及其他出血性疾病患者应慎用。此外，本品对造血系统有抑制作用，再生障碍性贫血、粒细胞减少等患者也应慎用。

3. 由于本品的不良反应较大，治疗关节炎一般已不作为首选用药，仅在其他非甾体抗炎药无效时才考虑应用。

【常用制剂与规格】 胶囊剂：25mg。缓释胶囊剂：30mg。控释胶囊剂：25mg；75mg。栓剂：25mg；50mg；100mg。

贝诺酯
Benorilate

【适应证】 用于普通感冒或流行性感冒引起的发热；用于缓解轻至中度疼痛如头痛、关节痛、偏头痛、牙痛、肌肉痛、神经痛、痛经。

【用法用量】 口服：①成人一次 0.5g~1g，一日 3~4 次；老年人一日用量不超过 2.5g，疗程不超过 5 日。②儿童一次 20~25mg/kg，一日 3~4 次。

【临床应用注意】

1. 本品为阿司匹林与对乙酰氨基酚以酯键结合的中性化合物。有解热镇痛作用，不良反应较阿司匹林小，患者易于耐受，口服后在胃肠道不被水解，在肠内吸收并迅速在血中达到有效浓度，特点是很少引起胃肠出血。对阿司匹林、对乙酰氨基酚过敏者以及其他非甾体抗炎药引起过哮喘、鼻炎或鼻息肉综合征者禁用。

2. 不满 3 个月婴儿禁用；肝肾功能不全者慎用。

【常用制剂与规格】　片剂：0.5g/片。散剂：0.2g/袋。

布洛芬
Ibuprofen

【适应证】　用于风湿性关节炎、类风湿关节炎、骨关节炎、强直性脊柱炎和神经炎等。

【用法用量】

(1) 口服：①成人口服，解热镇痛，缓释剂型，一次 0.3g，一日 2 次（早晚各 1 次）。普通片剂，一次 0.2g，若持续疼痛或发热，可间隔 4～6 小时重复用药 1 次，24 小时不超过 4 次。②儿童口服，解热镇痛，混悬滴剂，一次 5～10mg/kg，需要时每 6～8 小时可重复使用，每 24 小时不超过 4 次。

(2) 凝胶外用。

【临床应用注意】

1. **不良反应**　最常见于胃肠系统，其发生率高达 30%，从腹部不适到严重的出血或使消化性溃疡复发。长期大剂量使用时可发生血液病或肾损伤。肝毒性作用十分轻微。中枢神经系统症状较常见，其中头痛、眩晕、耳鸣和失眠的发生率最高。在自身免疫性疾病（如系统性红斑狼疮、混合性结缔组织病）患者中，布洛芬治疗期间有发生无菌性脑膜炎症状的个别案例，如颈强直、头痛、恶心、呕吐、发热或意识混乱。

2. **相互作用**　本品与地高辛、甲氨蝶呤、口服降血糖药物同用时，能使这些药物的血药浓度增高，不宜同用。本品与呋塞米（呋喃苯胺酸）同用时，后者的排钠和降压作用减弱；与抗高血压药同用时，也降低后者的降压效果。布洛芬与氨基糖苷类、糖皮质激素、抗血小板药物，如阿司匹林、环孢素、利尿剂、锂盐、喹诺酮类药物、齐多夫定、选择性 5-羟色胺再摄取抑制剂联合使用已有相互作用的报道，应慎用或在医生指导下使用。

【常用制剂与规格】　片剂：0.1g；0.2g。胶囊剂：0.1g；0.2g。缓释胶囊剂：0.3g。口服液：10ml：0.1g。混悬液：10ml：0.1g。滴剂：15ml：600mg。凝胶剂：15g：0.75g。

奥沙普秦
Oxaprozin

【适应证】　用于风湿性关节炎、类风湿关节炎、骨关节炎、强直性脊柱炎、肩关节周围炎、颈肩腕症候群、痛风发作以及外伤和手术后消炎、镇痛。

【用法用量】　口服：一日 0.4g，1 次或分 2 次饭后口服，连续用药 1 周以上或遵医嘱。最大剂量每日 0.6g。

【临床应用注意】　不良反应主要为消化道症状，如胃痛、胃不适、食欲不振、恶心、呕吐、腹泻、便秘、口渴和口炎，其次为头晕、头痛、眩晕、困倦、耳鸣和抽搐，以及一过性肝功能异常。

【常用制剂与规格】　肠溶片剂：0.2g。片剂：0.2g。分散片剂：0.2g。肠溶胶囊：0.2g。

双氯芬酸
Diclofenac

【适应证】　用于各种急、慢性关节炎和软组织风湿所致的疼痛以及创伤后疼痛、术后的疼痛、牙痛、头痛等，对成年人及儿童的发热有解热作用，双氯芬酸起效迅速可用于痛经及拔牙后止痛。

【用法用量】

(1) 口服：①肠溶片，成人用于关节炎，一次 25～50mg，一日 3 次；用于急性疼痛：首次 50mg，以后 25～50mg，6～8h 给予 1 次。儿童常用量：一日 0.5～2mg/kg，一日最大剂量为 3mg/kg，分 3 次服用。②缓释胶囊，成人用于关节炎，一次 75～100mg，一日 1～2 次，一日最大剂量 150mg。

(2) 直肠给药或外用：①栓剂，直肠给药，成人一次 50mg，一日 50～100mg。②乳胶剂，外用，一日 3 次。

【临床应用注意】

1. 禁用于冠状动脉旁路移植手术（CABG）围手术期疼痛的治疗；重度心力衰竭的患者。

2. 双氯芬酸可增加地高辛与含锂制剂的血

浆浓度，减少肾对甲氨蝶呤的排泄。因此，与这些药合用时应特别谨慎。

【常用制剂与规格】 肠溶片剂：25mg；50mg。缓释胶囊剂：50mg；100mg。乳胶剂（双氯芬酸钠二乙胺盐）：20g。栓剂：50mg；100mg。片剂：25mg。

美洛昔康
Meloxicam

【适应证】 用于类风湿关节炎、疼痛性骨关节炎（关节病、退行性骨关节病）的症状治疗。

【用法用量】

（1）口服：①类风湿关节炎：15mg/d，根据治疗后反应，剂量可减至7.5mg/d。②骨关节炎：7.5mg/d，如果需要，剂量可增至15mg/d。

（2）直肠给药：骨性关节炎7.5～15mg，睡前塞入肛门。老年人7.5mg，睡前塞入肛门。15岁以下儿童7.5mg，睡前塞入肛门。

【临床应用注意】

1. 本品出现胃肠道溃疡及出血风险略低于其他传统非甾体抗炎药。

2. 服用时宜从最小有效剂量开始。

3. 有消化性溃疡史者慎用。

4. 服用者定期监测肝肾功能，尤其是65岁以上老年患者。

【常用制剂与规格】 片剂：7.5mg。栓剂：15mg。

尼美舒利
Nimesulide

【适应证】 用于慢性关节炎症（如类风湿关节炎和骨关节炎等）；手术和急性创伤后的疼痛和炎症；耳鼻咽部炎症引起的疼痛；痛经；上呼吸道感染引起的发热等症状的治疗。

【用法用量】 口服：一次0.05～0.1g，一日2次，餐后服用。最大单次剂量不超过100mg，疗程不能超过15日。建议使用最小的有效剂量、最短的疗程，以减少药品不良反应的发生。

【临床应用注意】 禁用：12岁以下儿童禁止使用；禁用于冠状动脉旁路移植手术（CABG）围手术期疼痛的治疗。

【常用制剂与规格】 片剂、分散剂：

50mg；100mg。胶囊剂：50mg；100mg；200mg。颗粒剂：1g：50mg；2g：100mg。

塞来昔布
Celecoxib

【适应证】 用于缓解骨关节炎的症状和体征；用于缓解成人类风湿关节炎的症状和体征；用于治疗成人急性疼痛；用于缓解强直性脊柱炎的症状和体征。

【用法用量】 口服：①骨关节炎推荐剂量为一次200mg，一日1次；或一次100mg，一日2次。②类风湿关节炎推荐剂量为一次100～200mg，一日2次。③急性疼痛推荐剂量为第1日首剂400mg，必要时，可再服200mg；随后根据需要，一次200mg，一日2次。④强直性脊柱炎推荐剂量为200mg/d，单次服用（一日1次）或分次服用（一日2次）。如服用6周后未见效，可尝试400mg/d。如400mg/d服用6周后仍未见效，应考虑选择其他治疗方法。

【临床应用注意】

1. 对磺胺过敏者，重度心力衰竭者禁用。禁用于冠状动脉旁路移植手术（CABG）围手术期疼痛的治疗。

2. 长期使用塞来昔布可能增加严重心血管血栓性不良事件、心肌梗死和卒中的风险，其风险可能是致命的。

3. 患者应该警惕诸如胸痛、气短、无力、言语含糊等症状和体征，而且当有任何上述症状或体征发生后应该马上寻求医生帮助。

4. 塞来昔布可能引起导致住院甚至死亡的严重的皮肤副作用，例如剥脱性皮炎、Stevens – Johnson综合征和中毒性表皮坏死溶解症。

【常用制剂与规格】 胶囊剂：0.1g；0.2g。

依托考昔
Etoricoxib

【适应证】 治疗骨关节炎急性期和慢性期的症状和体征、急性痛风性关节炎、原发性痛经。

【用法用量】 口服：①骨关节炎推荐剂量为一次30mg，一日1次。对于症状不能充分缓解的患者，可以增加至一次60mg，一日1次。在使用本品一次60mg，一日1次，4周以后疗效仍不明显时，应该考虑其他治疗手段。最大推荐剂量为一日不超过60mg。②急性痛风性关节炎推荐剂量为一次120mg，一日1次。本品120mg只适用于症状急性发作期，最长使用8日。最大推荐剂量为一日不超过120mg。③原发性痛经，推荐剂量为一次120mg，一日1次，最长使用8日。最大推荐剂量为一日不超过120mg。

【临床应用注意】　当依托考昔、其他选择性COX－2抑制剂和非甾体抗炎药与阿司匹林（即使是低剂量）合用时，发生胃肠道不良事件（胃肠道溃疡或其他胃肠道并发症）的危险性增高。

【常用制剂与规格】　片剂：30mg；60mg；90mg；120mg。

第二节　抗风湿药

一、药物分类

风湿病是一组侵犯关节、骨骼、肌肉、血管及有关软组织或结缔组织为主的疾病，其中多数为自身免疫性疾病。发病多较隐蔽而缓慢，病程较长，且大多具有遗传倾向。

抗风湿药物是风湿免疫疾病管理的基石，其通过抑制或调节免疫系统、抑制炎症，达到延缓疾病进展的目标。广义地讲，它们都属于改善病情的抗风湿药（DMARDs），2016年欧洲抗风湿病联盟（EULAR）指南将DMARDs分为三类：传统合成DMARDs（cs DMARDs）、生物制剂DMARDs（bDMARDs）及靶向合成DMARDs（tsDMARDs）。通过传统方法合成的DMARDs，没有特异性的分子靶点，称为传统合成DMARDs。基于特定作用机制而开发、能够特异性靶向某一分子的化学合成物，则被称为靶向合成DMARDs。生物制剂DMARDs是通过基因工程开发的大分子药物。抗风湿治疗中还会使用到肾上腺糖皮质激素，以及解热、镇痛、抗炎药。

二、药理作用与作用机制

1. 传统合成DMARDs　起效时间较长，往往需要使用8~12周才能判断该类药物疗效，

因此也被称为慢作用抗风湿药（SAARD）。常用慢作用抗风湿药如下。

（1）免疫抑制剂：一些合成DMARDs的作用机制以抑制淋巴细胞的增殖和活化为主，因此也被称为免疫抑制剂，包括甲氨蝶呤、来氟米特、环磷酰胺、硫唑嘌呤、吗替麦考酚酯等。

①甲氨蝶呤：本药抑制细胞内二氢叶酸还原酶，使嘌呤合成受抑，同时具抗炎作用。

②来氟米特：主要抑制合成嘧啶的二氢乳清酸脱氢酶，使活化淋巴细胞的生长受抑。

③环磷酰胺：与DNA发生交叉联结，抑制DNA的合成，也可干扰RNA的功能，具有杀死淋巴细胞作用，能引起T和B淋巴细胞数量减少，从而抑制细胞免疫和体液免疫反应，使抗体生成减少。

④硫唑嘌呤：可通过对RNA代谢的干扰而具有免疫抑制作用。

⑤吗替麦考酚酯：可抑制鸟嘌呤核苷酸的经典合成途径，抑制有丝分裂原和同种特异性刺激物引起的T和B淋巴细胞增殖。

（2）柳氮磺吡啶：为磺胺类抗菌药。属口服不易吸收的磺胺药，吸收部分在肠微生物作用下分解成5－氨基水杨酸和磺胺吡啶，从而抑制前列腺素的合成以及其他炎症介质白三烯的合成，从而发挥抗炎抗风湿的作用。

（3）羟氯喹和氯喹：抗疟药本身具有抗炎、调节免疫等作用。

（4）金制剂：含金的口服抗风湿药，能减少类风湿因子及其抗体形成，抑制前列腺素合成和溶菌酶的释放，并有与免疫球蛋白补体结合的作用，阻断关节炎的发展。与非甾体药合用，可提高成人类风湿关节炎的治愈率。有抗炎作用，起效慢。

（5）双醋瑞因：为骨关节炎白细胞介素－1（IL－1）的重要抑制剂。经细胞实验及动物实验证实，本品可诱导软骨生成，具有止痛、抗炎及退热作用；不抑制前列腺素合成；对骨关节炎有延缓疾病进程的作用。

2. 生物制剂DMARDs　细胞因子拮抗剂，代表药品有肿瘤坏死因子（TNF）拮抗剂如依那西普、英夫利西单抗、阿达木单抗、戈利木单抗和赛妥珠单抗；白细胞介素（IL）－1拮

抗剂如阿那白滞素和列洛西普；IL-6拮抗剂如托珠单抗；IL-17拮抗剂如司库奇尤单抗、依奇珠单抗、柏达鲁单抗；以及其他如IL-15、IL-23的拮抗剂；干扰素α拮抗剂如西伐单抗和隆利组单抗；T细胞调节剂如阿巴西普和阿法西普；辅助性T淋巴细胞（Th）17调节剂如曲利单抗；B细胞调节剂如利妥昔单抗、贝利尤单抗和泰他西普；T、B细胞调节剂如阿仑单抗；非中和性抗体如那他珠单抗。

3. 靶向合成DMARDs　近年来，靶向小分子药物的研究及应用已成为当前一类新的风湿治疗策略，目前该类药物中的小分子药物Janus激酶（JAK）抑制剂已成功应用于临床。

本章主要着重介绍以下3类代表性药物。①TNF-α抑制剂，如依那西普、阿达木单抗、英夫利西单抗。②IL-17（白细胞介素-17）抑制剂，如司库奇尤单抗、依奇珠单抗。③JAK（Janus激酶）抑制剂，如枸橼酸托法替布、巴瑞替尼。

（1）TNF-α抑制剂：TNF-α是一种致炎性细胞因子，主要由单核细胞、巨噬细胞及胸腺依赖淋巴细胞（简称T细胞）产生，通过与其受体结合，在免疫反应调节、T细胞介导的组织损伤、慢性炎症的发生发展等方面产生重要作用。TNF-α抑制剂主要通过拮抗TNF-α与其受体结合，从而阻止相关疾病的发生。TNF-α抑制剂又包含融合蛋白类和单克隆抗体类。

融合蛋白类TNF-α抑制剂：依那西普是一种融合蛋白，由人TNF受体的细胞外结构域和人IgG₁的Fc两部分组成。该分子的TNF受体部分与体内的TNF结合，而Fc部分有助于延长药物的半衰期，增强药效。依那西普与TNF的结合可防止TNF与其在细胞上的受体相互作用，从而减少促炎细胞因子和其他炎症介质的产生。这导致炎症、疼痛和自身免疫性疾病的其他症状减少。

单克隆抗体类TNF-α抑制剂：英夫利西单抗是一种人鼠嵌合的抗肿瘤坏死因子的单克隆抗体，可与可溶性TNF-α及跨膜形式的TNF-α高亲和力结合，中和TNF-α的生物学活性，并抑制TNF-α与受体结合。

阿达木单抗是一种人源化的抗人肿瘤坏死

因子（TNF）单克隆抗体，可以与TNF-α特异性结合，阻断TNF-α与细胞表面p55和p75 TNF受体相互作用从而消除其生物学功能。

（2）IL-17抑制剂：IL-17是一种重要的促炎症因子，在类风湿病程中发挥重要作用。通过阻断IL-17A信号通路来减少促炎细胞因子释放，从而缓解炎症。

（3）小分子靶向制剂：JAK抑制剂如枸橼酸托法替布、巴瑞替尼。JAK抑制剂可选择性抑制JAK激酶，阻断JAK/STAT通路，JAK是涉及造血功能、炎症和免疫功能相关的细胞因子和生长因子细胞表面受体转导细胞内信号的酶。抑制JAK激酶，可减轻炎症反应和自身免疫疾病的症状。

4. 肾上腺糖皮质激素　是治疗风湿性疾病的常用药物，特别是针对弥漫性结缔组织病，已成为必不可少的药物。其有明显抑制类风湿关节炎炎症反应以及骨破坏的作用，常被归为免疫抑制剂。

5. 非甾体抗炎药　有镇痛、解热、抗炎作用，对肌肉、关节、关节周围的软组织的疼痛和肿胀有一定缓解作用，是风湿病中常用的对症药物。

三、临床用药评价

（一）药效、药动学特点

1. 合成DMARDs　甲氨蝶呤：甲氨蝶呤可以降低血沉、C-反应蛋白等炎性指标，能够改善类风湿患者骨质侵蚀。口服吸收良好，1~5小时血药浓度达最高峰。部分经肝细胞代谢转化为谷氨酸盐，另有部分通过胃肠道细菌代谢。主要经肾（40%~90%）排泄，少量甲氨蝶呤及其代谢产物可以结合型形式贮存于肾脏和肝脏等组织中长达数月，在有胸腔或腹腔积液情况下，本品的清除速度明显减缓。清除率个体差别极大，老年患者更甚。

来氟米特：抑制二氢乳清酸脱氢酶的活性，从而影响活化淋巴细胞的嘧啶合成。体内外试验表明本品具有抗炎作用。来氟米特的体内活性主要通过其活性代谢产物A771726（M₁）而产生。本品口服吸收迅速，在胃肠黏膜与肝中迅速转变为活性代谢产物M₁，口服后6~12小

时内 M_1 的血药浓度达峰值，口服生物利用度约 80%，吸收不受高脂肪饮食影响。M_1 从肾脏与胆汁排泄，其半衰期约 10 日。

柳氮磺吡啶：可抑制类风湿因子的合成及淋巴细胞的有丝分裂。抗炎作用：服用本品后结肠及血清中前列腺素水平下降，可能与其肠道分解产物 5－氨基水杨酸抑制环氧酶，使花生四烯酸转化为前列腺素减少有关。抑制血栓素合成酶和脂氧酶从而抑制中性粒细胞的趋化性和溶蛋白酶的活性，清除氧自由基。口服后小部分在胃肠道吸收，经肠－肝循环随胆汁排入胆管后重新进入肠道，大部分未被吸收的本品被回肠末段和结肠的细菌分解为 5－氨基水杨酸与磺胺吡啶，残留部分自粪便排出。5－氨基水杨酸几乎不被吸收，大部分以原型自粪便排出，小部分被吸收入血，经尿排出，尿中可测得其 N－乙酰衍生物。

金诺芬：起效较慢，通常在用药 3 个月以后见效，有迟至 5~6 个月者。金制剂对机体的免疫调节和炎症过程产生多方面的影响，可抑制淋巴细胞和 DNA 合成，抑制单核和中性粒细胞的趋化反应，抑制溶酶体酶释放，降低免疫球蛋白的产生，还可抑制一氧化氮和前列腺素 E 的产生。在治疗剂量范围内无明显量效关系。临床疗效存在个体差异。

2. 靶向 DMARDs　依那西普：依那西普从皮下注射的部位缓慢吸收，在单次剂量后约 48 小时达峰值浓度。绝对生物利用度为 76%。

英夫利西单抗：单次静脉滴注 3~20mg/kg。本品显示给药剂量和血药峰浓度的线性关系。稳态分布容积与剂量无关，而且本品主要分布在血管腔内。RA 患者给予 3~10mg/kg，克罗恩病患者给予 5mg/kg，药代动力学结果表明其终末半衰期为 8.0~9.5 日。

阿达木单抗：阿达木单抗稳态表观分布容积（Vs）范围 4.7~6.0L，全身清除率一般在 12ml/h 以下。平均末端半衰期约为 2 周，变动范围 10~20 日。

司库奇尤单抗：是一种人源化 IgG_1 单克隆抗体，能够选择性结合细胞因子——IL－17A 并抑制其与 IL－17 受体的相互作用。IL－17A 是人体正常炎症和免疫应答过程中天然形成的细胞因子。司库奇尤单抗可抑制促炎细胞因子和趋化因子的释放。单次注射后，其血清浓度于给药后 6 天达到峰值，按每 4 周一次的给药方案进行给药后，司库奇尤单抗在第 24 周达到稳态浓度。

托法替布：托法替布是一种 JAK 抑制剂。JAK 属于胞内酶，可传导细胞膜上的细胞因子或生长因子－受体相互作用所产生的信号，从而影响细胞造血过程和细胞免疫功能。在该信号转导通路内，JAK 磷酸化并激活信号转导因子和转录激活因子（STAT），从而调节包括基因表达在内的细胞内活动。托法替布在 JAK 这一点对该信号转导通路进行调节，防止 STAT 磷酸化和激活。

托法替布口服给药后，在 0.5~1 小时内达到血浆药物浓度峰值，清除半衰期约为 3 小时，在治疗剂量范围内观察到全身暴露量与剂量成比例增加。一日 2 次给药后，在 24~48 小时内达到稳态浓度，药物蓄积可以忽略不计。

（二）不良反应和禁忌

合成 DMARDs 在不良反应上具有一定相似性，主要包括骨髓抑制、肝肾毒性、感染风险升高、胃肠道不适、皮疹/过敏反应、性腺抑制或致畸作用等。但各药所特有的副作用也应引起重视，如甲氨蝶呤可能导致间质性肺病、叶酸缺乏和肝硬化；来氟米特可引起高血压、周围神经病变和体重减轻；柳氮磺吡啶可能会罕见地引起 DRESS 综合征。因此需定期监测患者的血常规、肝肾功能等，并及时调整用药。尤其是治疗早期，应更积极、更频繁地进行监测，早期安全性建立后仍需定期监测。在育龄期女性中使用具有性腺抑制或致畸作用的药物需十分谨慎，如病情需要必须使用，应充分告知患者选择适当的避孕措施。

各类抗风湿药的典型不良反应与禁忌见表 2－3。

表 2-3　各类抗风湿药的典型不良反应与禁忌

药品分类	代表药品	不良反应	禁忌
免疫抑制剂	来氟米特	主要有腹泻、瘙痒、可逆性肝脏酶（ALT 和 AST）升高、脱发、皮疹等	对本品及其代谢产物过敏者及严重肝脏损害患者
金制剂	金诺芬	(1) 胃肠道反应 (2) 过敏反应 (3) 肾脏反应：暂时性蛋白尿或血尿、肾小球肾炎和肾病综合征。出现肾损害者应停药，通常都能恢复 (4) 血液系统反应 (5) 肝脏反应：可出现 ALT 和 AST 升高以及黄疸等，一般停药后可恢复正常 (6) 口腔炎、结膜炎亦偶见。乏力、眩晕、间质性肺炎、角膜/晶体金盐沉积等	(1) 对金有过敏反应者 (2) 坏死性小肠结肠炎 (3) 肺纤维化 (4) 剥脱性皮炎 (5) 骨髓再生障碍 (6) 进行性肾病 (7) 严重肝病和其他血液系统疾病患者 (8) 哺乳期女性
IL-1 抑制剂	双醋瑞因	(1) 轻度腹泻是本品最常见的不良反应，发生率约 7% 一般会在治疗后的最初几天内出现，多数情况下会随着继续治疗而自行消失 (2) 服用本品偶尔会导致尿液颜色变黄，这是本品的特性，无临床意义	对本品过敏或有蒽醌衍生物过敏史的患者
融合蛋白类 TNF-α 抑制剂	依那西普	(1) 最常见的不良反应是注射部位局部反应 (2) 其他不良反应包括中性粒细胞减少、鼻炎、发热、关节酸痛、肌肉酸痛、困倦、面部肿胀和面部过敏等 (3) 感染：最常见的感染是上呼吸道感染 (4) 恶性肿瘤：在对照试验中（对照治疗时间 3~6 个月）发现，本品治疗患者中淋巴瘤发生率是正常人群预期淋巴瘤发生率的 2 倍	(1) 对本品中活性成分或其他任何成分过敏者 (2) 脓毒血症患者或存在脓毒血症风险者 (3) 包括慢性或局部感染在内的严重活动性感染者
单克隆抗体类 TNF-α 抑制剂	英夫利西单抗	(1) 输注相关反应 (2) 感染：最频发的感染是呼吸道感染（包括鼻窦炎、喉炎和支气管炎）和尿路感染 (3) 自身抗体（狼疮样综合征） (4) 诱发恶性肿瘤，最常见是淋巴瘤、乳腺癌、直肠结肠癌和黑色素瘤 (5) 肝脏毒性	(1) 对英夫利昔单抗、其他鼠源蛋白或本品中任何成分过敏的患者 (2) 患有结核病或其他活动性感染（包括脓毒症、脓肿、机会性感染等）的患者 (3) 患有中重度心力衰竭（纽约心脏学会心功能分级 Ⅲ/Ⅳ 级）的患者
IL-17 抑制剂	司库奇尤单抗	(1) 感染诱发上呼吸道感染，包括鼻咽炎等 (2) 中性粒细胞减少症 (3) 超敏反应	(1) 对本品活性成分或任何一种辅料存在重度超敏反应的患者 (2) 临床上重要的活动性感染（如：活动性结核）者

药品分类	代表药品	不良反应	禁忌
JAK 抑制剂	托法替布	（1）高血压、血栓形成；血脂异常鼻窦阻塞、间质性肺疾病 （2）血肌酸激酶升高 （3）诱发其他感染包括上呼吸道感染、鼻咽炎、尿路感染、肺炎、蜂窝织炎、带状疱疹、憩室炎、阑尾炎等。以及机会性感染（包括结核及其他分枝杆菌、隐球菌感染等 （4）诱发恶性肿瘤，包括肺癌、乳腺癌、胃癌、结直肠癌、肾细胞癌、前列腺癌等	有生育能力的女性应计划生育或避孕

（三）药物相互作用

1. 来氟米特　单剂量来氟米特和多剂量利福平联合使用，M_1 峰浓度较单独使用来氟米特升高（约 40%），由于随着利福平的使用，M_1 浓度可能继续升高，因此当两药合用时，应慎重。来氟米特和其他肝毒性药物合用可能增加不良反应。

2. 双醋瑞因　为提高本品的生物利用度应避免同时服用含氢氧化铝和（或）氢氧化镁的药物。

3. 司库奇尤单抗　不得与活疫苗同时使用，但可同时接受灭活疫苗或非活疫苗接种。

4. 托法替布　托法替布的代谢主要由 CYP3A4 介导，同时 CYP2C19 有少量贡献。强效 CYP3A4 抑制剂（如酮康唑）合用，使得托法替布暴露量增加。中等 CYP3A4 抑制剂与强效 CYP2C19 抑制剂（如氟康唑）合用，使得托法替布暴露量增加。强效 CYP3A4 诱导剂（如利福平）合用，使得托法替布暴露量减少并可能导致临床反应缺失或减少。同时，免疫抑制药物（如硫唑嘌呤、他克莫司、环孢素）与托法替布合用，免疫抑制风险增加。

（四）临床应用

在不同的风湿免疫性疾病的治疗中，抗风湿药物的选择具有一定的倾向性。例如，在类风湿关节炎的治疗中，甲氨蝶呤是首选的锚定药物；狼疮性肾炎诱导缓解多选用环磷酰胺或吗替麦考酚酯；而柳氮磺吡啶多用于炎症性肠病。如何选择一种合适的合成 DMARDs，或几种合成 DMARDs 联用，应在国内外权威指南的指导下，针对患者的临床表现、血清学特征及药物耐受性等因素进行综合考量，制定个性化的治疗方案。肾上腺糖皮质激素是治疗风湿性疾病的常用药物，特别是针对弥漫性结缔组织病，已成为必不可少的药物。过去十余年的临床研究中，证明其有明显抑制类风湿关节炎的炎症反应以及骨破坏的作用，在国际上普遍认为糖皮质激素可归类为改善类风湿关节炎病情的药物。

四、代表药品

来氟米特
Leflunomide

【适应证】　①适用于成人类风湿关节炎，有改善病情作用。②狼疮性肾炎。

【用法用量】　口服：由于来氟米特半衰期较长，建议间隔 24 小时给药。为了快速达到稳态血药浓度，参照国外临床试验资料并结合 I 期临床试验结果，建议开始治疗的最初 3 日给予负荷剂量一日 50mg，之后根据病情给予维持剂量一日 10mg 或 20mg。在使用本药治疗期间可继续使用非甾体抗炎药或低剂量皮质类固醇激素。

【临床应用注意】

1. 妊娠期、哺乳期女性禁用；对本品过敏者及严重肝肾损害者禁用。

2. 慎用于有肝脏损害和明确的乙肝或丙肝血清学指标阳性的患者，免疫缺陷、未控制的感染、活动性胃肠道疾病、肾功能不全、骨髓发育不良的患者。

【常用制剂与规格】　片剂：10mg。

双醋瑞因
Diacerein

【适应证】 用于治疗退行性关节疾病（骨关节炎及相关疾病）。

【用法用量】 口服：一次 1 粒，一日 1～2 次，餐后服用，治疗一般不短于 3 个月。由于服用双醋瑞因的前 2 周可能引起轻度腹泻，因此建议在治疗的前 4 周一日 1 粒，晚餐后口服。患者对药物适应后，剂量便应增加至一日 2 次。由于本品起效慢（于治疗后 2～4 周显效）以及良好的胃肠道耐受性，建议在给药的前 2～4 周可与其他止痛药或非甾体抗炎药联合应用。

【临床应用注意】

1. 缺乏相关资料，哺乳期女性哺乳期间不应使用。

2. 本品不能用于已知对双醋瑞因过敏或有蒽醌衍生物过敏史的患者。

3. 不良反应常见：轻度腹泻、上腹疼痛。偶见：恶心呕吐、尿液变黄。

4. 肾功能不全会影响双醋瑞因的药代动力学，因此建议在肌酐清除率 <30ml/min 时减少剂量。餐后服用双醋瑞因可以提高它的吸收率（约 24%）。严重的营养不良会降低双醋瑞因的生物利用度。副反应（例如加速肠道转运）的发生率直接与未吸收的双醋瑞因的量有关，在禁食或摄入食物很少时，服用本品会增加副反应的发生率。

【常用制剂与规格】 胶囊剂：50mg。

硫酸羟氯喹
Hydroxychloroquine Sulfate

【适应证】 用于治疗类风湿关节炎，盘状和系统性红斑狼疮，青少年慢性关节炎，由阳光引发或加剧的皮肤病变。

【用法用量】 口服：成人，0.4g/d，分 1～2 次服用，根据患者的反应，该剂量可持续数周或数月。长期维持治疗，可用较小的剂量，0.2～0.4g/d 即可。

【临床应用注意】

1. 本品可使银屑病及卟啉症患者原病症加重，一般不应使用，除非患者的获益超过其可能的风险。

2. 长期大剂量治疗可出现不可逆视网膜损伤。如出现视敏度、视野或视网膜黄斑区任何异常或出现视觉症状，应停药。据报道视网膜病变具有剂量相关性。

3. 用药前及用药后每 3 个月后应行眼科检查。

4. 长期用药的患者应定期检查膝和踝反射，如出现肌软弱应停药。

5. 缺乏 G-6-PD（葡萄糖-6-磷酸脱氢酶）的患者应慎用本品。

6. 服药过量或过敏而出现严重中毒症状时，建议给予氯化氨口服（成人 8g/d，分次服用），每周 3 或 4 日。

【常用制剂与规格】 片剂：0.1g；0.2g。

依那西普
Etanercept

【适应证】 ①类风湿关节炎（RA）：中度至重度活动性类风湿关节炎的成年患者对包括甲氨蝶呤（如果不禁忌使用）在内的 DMARDs 无效时，可用依那西普与甲氨蝶呤联用治疗。已证实依那西普单独使用或与甲氨蝶呤联用时，可降低 X 线检测相关的关节损害进展率，并改善关节功能。②强直性脊柱炎（AS）：重度活动性强直性脊柱炎的成年患者对常规治疗无效时可使用依那西普治疗。

【用法用量】 皮下注射：①成人（18～64岁），类风湿关节炎推荐剂量为一次 25mg，每周 2 次（间隔 72～96 小时）；或一次 50mg，每周 1 次。强直性脊柱炎推荐剂量为一次 25mg，每周 2 次（间隔 72～96 小时）；或一次 50mg，每周 1 次。②老年患者（≥65 岁）无须进行剂量调整。用法用量与 18～64 岁的成人相同。③肝肾功能损害的患者无需进行剂量调整。

【临床应用注意】

1. 在同类产品上市使用过程中曾发生过严重的感染（败血症、致死和危及生命的感染），因此，当医生发现患者有反复发作的感染史或者有易导致感染的潜伏疾病时，应慎重考虑使用本品。

2. 在使用本品过程中，当患者出现上呼吸道反复感染或其他明显感染倾向时，应及时到医院就诊，由医生根据具体情况指导治疗。

3. 当发生严重感染如糖尿病继发感染、结核感染时，患者应暂停使用本品。

4. 在使用本品的过程中，应注意过敏反应的发生，包括血管性水肿、荨麻疹及其他严重反应，一旦出现过敏反应，患者应立即终止使用本品，并予适当处理。

5. 由于TNF可调节炎症及细胞免疫反应，因此在使用本品时，应充分考虑其对抗感染及恶性肿瘤的影响。

【常用制剂与规格】　注射剂：25mg。

英夫利昔单抗
Infliximab

【适应证】①类风湿关节炎：与甲氨蝶呤联合使用，在有中度至重度活动性疾病患者中减轻体征和症状，抑制结构损伤的进展和改善体力功能。②成人及6岁以上儿童克罗恩病；瘘管性克罗恩病。③成人溃疡性结肠炎。④强直性脊柱炎。⑤银屑病关节炎。⑥斑块性银屑病。

【用法用量】　静脉滴注：①类风湿关节炎：首次给予本品3mg/kg，在首次给药后的第2周和第6周及以后每隔8周各给予一次相同剂量。本品应与甲氨蝶呤联合使用。②成人中重度活动性克罗恩病、瘘管性克罗恩病：首次给予本品5mg/kg，在首次给药后的第2周和第6周及以后每隔8周各给予一次相同剂量。对于疗效不佳的患者，可考虑将剂量调整至10mg/kg。儿童（6～17岁）中、重度活动性克罗恩病：首次给予本品5mg/kg，在首次给药后的第2周和第6周及以后每隔8周各给予一次相同剂量。③强直性脊柱炎：首次给予本品5mg/kg，在首次给药后的第2周和第6周及以后每隔6周各给予一次相同剂量。④斑块型银屑病：首次给予本品5mg/kg，在首次给药后的第2周和第6周及以后每隔8周各给予一次相同剂量。若患者在第14周后（即4次给药后）没有应答，不应继续给予本品治疗。⑤成人溃疡性结肠炎：首次给予本品5mg/kg，在首次给药后的第2周和第6周及以后每隔8周各给予一次相同剂量。

【临床应用注意】

1. 下列情况慎用：①有慢性或复发性感染史者；②轻度充血性心力衰竭（NYHA分级的Ⅰ～Ⅱ级）者（剂量不宜超过5mg/kg）；③以往或新近中枢神经系统脱髓鞘疾病或癫痫患者

（可加重病情）；④有血清病样反应者（可导致复发）。

2. 如果患者用本品治疗后提示发生狼疮样综合征症状，应立即中断治疗。

3. 目前不推荐同时使用活疫苗。

4. 育龄女性在接受本品治疗期间必须采取有效的避孕措施，且本品末次治疗后至少要避孕6个月。由于人类的免疫球蛋白可经母乳分泌，因而母亲在本品末次治疗后至少6个月内应停止哺乳。

【常用制剂与规格】　注射剂（冻干粉）：100mg。

司库奇尤单抗
Secukinumab

【适应证】　银屑病：用于治疗符合系统治疗或光疗指征的中度至重度斑块状银屑病的成年患者。强直性脊柱炎：用于常规治疗疗效欠佳的强直性脊柱炎的成年患者。

【用法用量】　皮下注射：须由在治疗方面有经验的医生指导和监督下使用本品。①银屑病：推荐剂量为一次300mg，分别在第0、1、2、3、4周进行皮下注射，应避免在银屑病皮损部位注射。初始给药后，维持该剂量，每4周给药1次。300mg剂量分2针给药，每针150mg。同时，对于体重低于60kg的患者，给药剂量可以考虑150mg。②强直性脊柱炎：推荐剂量为一次150mg，分别在第0、1、2、3、4周进行皮下注射，初始给药后，维持该剂量，每4周给药1次。

【临床应用注意】

1. 感染：本品可能增加感染的风险。如患者出现严重感染，应对患者进行密切监测，并停用本品，直至感染消退。

2. 对有活动性结核患者不要使用本品。有潜伏或活动性TB病史患者在本品开始前考虑抗-TB治疗。接受本品治疗的患者在治疗期间和之后应密切监视活动性TB的体征和症状。

3. 炎症性肠病（IBD）：患有活动性炎症性肠病（例如克罗恩病、溃疡性结肠炎）的患者应慎用本品。在临床研究中司库奇尤单抗组和安慰剂组均观察到炎症性肠病加重病例，且某些病例病情较为严重。应对接受本品治疗的活动性炎症性肠病患者进行密切监测。

【常用制剂与规格】　注射剂：1ml：150mg。

托法替布
Tofacitinib

【适应证】 托法替布适用于甲氨蝶呤疗效不足或对其无法耐受的中度至重度活动性类风湿关节炎（RA）成年患者，可与甲氨蝶呤或其他非生物 DMARDs 联合使用。使用限制：不建议将托法替布与生物 DMARDs 类药物或强效免疫抑制剂（如硫唑嘌呤和环孢霉素）联合使用。

【用法用量】 口服：①托法替布的推荐剂量为 5mg，一日 2 次。同时接受细胞色素 P4503A4（CYP3A4）的强效抑制剂（如酮康唑）治疗，或者接受一种或多种可同时导致 CYP3A4 中等抑制和 CYP2C19 强效抑制的合并用药（如氟康唑），托法替布的推荐剂量应为 5mg，一日 1 次。②托法替布与强效 CYP3A4 诱导剂（如利福平）合并用药可能导致临床缓解作用丧失或下降。不建议强效 CYP3A4 诱导剂与托法替布合并用药。中度或重度肾功能不全，或者中度肝功能损伤，托法替布的推荐剂量应为 5mg，一日 1 次。不建议重度肝功能损伤患者使用托法替布。

【临床应用注意】

1. 基于大鼠研究结果，接受本品治疗可能减弱有生育能力女性的生育力，且该影响是否可逆尚不明确。有生育能力的女性应计划生育或避孕。

2. 如出现严重感染、机会性感染或脓毒症，应中断本品治疗。

3. 如出现新发腹部症状，应立即评估，以对胃肠道穿孔进行早期诊断。

4. 用药前应筛查患者是否患病毒性肝炎。

5. 皮肤癌高风险患者应定期进行皮肤检查。

【常用制剂与规格】 片剂：5mg。

第三节 抗痛风药

抗痛风药分为抑制粒细胞浸润炎症反应、促进尿酸排泄、抑制尿酸生成、碱化尿液等药物，常用药物包括：秋水仙碱、苯溴马隆、别嘌醇、非布司他、碳酸氢钠。

一、药理作用与作用机制

痛风是因嘌呤代谢紊乱、血尿酸增高及尿酸盐结晶在关节和组织沉积而引起的一组综合征。临床表现为急性或慢性痛风性关节炎、痛风性肾病、尿酸性肾结石、痛风石和高尿酸血症等。引起痛风的原因为体内嘌呤代谢紊乱而最终产物尿酸过剩，高于正常值，可因尿酸氧化酶的缺乏使尿酸不能被氧化而增多，也可因肾功能不全，使尿酸排泄减少而增多。

抗痛风药为一组通过抑制尿酸合成、促进尿酸排泄和分解，降低血尿酸和尿尿酸水平或抑制粒细胞浸润而控制关节炎症、对抗痛风发作的药物。

粒细胞浸润炎症反应是关节液和关节滑膜的中性白细胞趋化、聚集并吞噬尿酸盐以及释放一些炎性介质而致。具体通过以下 3 个途径抑制该反应：①抑制粒细胞浸润和白细胞趋化，与中性白细胞微管蛋白的亚单位结合而改变细胞膜功能，包括抑制中性白细胞的趋化、黏附和吞噬作用；②抑制磷脂酶 A_2，减少单核细胞和中性白细胞释放前列腺素和白三烯；③抑制局部细胞产生 IL - 6 等，从而控制关节局部疼痛、肿胀及炎症反应。

促进尿酸排泄药可抑制近端肾小管对尿酸盐的重吸收，使尿酸排出增加，从而降低血尿酸浓度，减少尿酸沉积。亦促进尿酸结晶的重新溶解。

抑制尿酸生成药抑制黄嘌呤氧化酶，阻止次黄嘌呤和黄嘌呤代谢为尿酸，从而减少尿酸的生成，降低血尿酸和尿尿酸含量。防止尿酸形成结晶并沉积在关节及其他组织内，有助于痛风患者组织内尿酸结晶重新溶解。

碳酸氢钠是一种抗酸剂，口服后可迅速中和胃酸，解除胃酸过多或烧心症状。此外，它也有一定的碱化尿液的效果。所以，临床上往往将碳酸氢钠结合苯溴马隆等促进尿酸排出的药物合用，提高降尿酸的效果。

二、临床用药评价

（一）药效、药动学特点

1. 抑制粒细胞浸润炎症反应药 秋水仙碱用于痛风的急性期、痛风性关节炎急性发作和预防。75% 的患者在用药 12～18 小时后见效，

90%的患者在用药24～48小时后疼痛消失，疗效持续48～72小时。

2. 促进尿酸排泄药　丙磺舒口服后吸收迅速而完全，肾功能下降时，丙磺舒的促尿酸排泄作用明显减弱或消失。苯溴马隆口服吸收约50%，其余以原型药物从粪便排出。其蛋白结合率高，由于在肠内排泄，可用于血肌酐至5mg/100ml的肾功能不全者。

3. 抑制尿酸生成药　别嘌醇尤其适用于血尿酸和24小时尿尿酸过多或有痛风结石、肾结石、泌尿系统结石、不宜应用促进尿酸排出药者，服后一般24小时起效，2～4周下降最为明显。非布司他适用于具有痛风症状的高尿酸血症的长期治疗，每24小时给予治疗剂量时，体内无蓄积。非布司他半衰期为5～8小时。

4. 碱化尿液药　服用碳酸氢钠期间宜多饮水，使尿液呈碱性以利于排酸。

（二）典型不良反应和禁忌

1. 典型不良反应

（1）秋水仙碱：常见尿道刺激症状，如尿频、尿急、尿痛、血尿，严重者可致死。晚期中毒症状有血尿、少尿、肾衰竭，长期应用可引起骨髓造血功能抑制，如粒细胞和血小板计数减少、再生障碍性贫血等。秋水仙碱不良反应随剂量增加而增加，常见有恶心、呕吐、腹泻、腹痛等胃肠道反应，症状出现时应立即停药；少数患者可出现肝功能异常，转氨酶升高，超过正常值2倍时须停药；肾脏损害可见血尿、少尿、肾功能异常，肾功能损害患者须酌情减量。秋水仙碱可引起骨髓抑制，使用时注意监测血常规。

（2）别嘌醇：典型的不良反应有剥脱性皮炎、血小板计数减少、少尿、尿频、间质性肾炎。常见皮疹、过敏、紫癜性病变、多形性红斑等，偶见脱发，长期服用可出现黄嘌呤肾病和黄嘌呤结石。

（3）促尿酸排泄药：少见尿频、肾结石、肾绞痛、风团、皮疹、斑疹、皮肤潮红、瘙痒、脓疱、痛风急性发作，偶见骨髓造血功能抑制、类磺胺药过敏反应，罕见再生障碍性贫血、溶血性贫血、白细胞计数减少、粒细胞计数减少。

2. 禁忌　妊娠期及哺乳期女性、过敏者禁用抗痛风药。骨髓功能低下及中、重度肝、肾功能不全者禁用秋水仙碱。肾功能不全者伴有肿瘤的高尿酸血症者，使用细胞毒类的抗肿瘤药、放射治疗患者及2岁以下儿童禁用丙磺舒。痛风性关节炎急性发作期有中、重度肾功能不全或肾结石者禁用苯溴马隆。

（三）药物相互作用

1. 抑制粒细胞浸润炎症反应药　秋水仙碱可致可逆性的维生素B_{12}吸收不良；可降低口服抗凝血药、抗高血压药的作用，合用时需调整剂量。

2. 促进尿酸排泄药

（1）丙磺舒：可抑制肾小管对吲哚美辛、萘普生及氨苯砜的排出，使后三者的血药浓度增高而毒性增加，丙磺舒可影响利福平和肝素的代谢，使后两者的毒性增大。与水杨酸盐和阿司匹林合用时，可抑制丙磺舒的排酸作用。有痛风石的患者同时使用本品与别嘌醇时，本品可加速别嘌醇的排出，而别嘌醇则可延长本品的半衰期。因此别嘌醇的有效剂量需适当增高，而本品发挥的疗效则增加。

（2）苯溴马隆：本品的促尿酸排泄作用可因水杨酸盐、吡嗪酰胺等拮抗而减弱，但增强口服抗凝血药的作用，故合用时应调整抗凝血药剂量。

3. 抑制尿酸生成药

（1）氯噻酮、依他尼酸、呋塞米、吡嗪酰胺或噻嗪类利尿剂均可增加血尿酸含量。别嘌醇与上述药物同用可降低其控制痛风和高尿酸血症的效力，应用别嘌醇要注意用量的调整。对高血压或肾功能差的患者，本品与噻嗪类利尿剂同用时有发生肾衰竭及出现过敏的报道。

（2）别嘌醇与氨苄西林同用时，皮疹的发生率增多，尤其在高尿酸血症患者。

（3）别嘌醇与抗凝血药如双香豆素等同用时，抗凝血药的效应可加强，应注意调整剂量。本品与硫唑嘌呤或巯嘌呤同用时，后者的用量一般要减少至原剂量的1/4～1/3。

（4）非布司他改变茶碱（黄嘌呤氧化酶的底物）在人体内的代谢。因此，非布司他与茶碱联用时应谨慎。

（5）非布司他与阿糖胞苷（黄嘌呤氧化酶的底物）同服时可能导致幻觉、震颤、神经障碍等阿糖胞苷不良反应增强。

（6）非布司他可使去羟肌苷（黄嘌呤氧化酶底物）的 C_{max} 和 AUC 升高。

（四）临床应用

痛风急性发作期，及早（一般应在 24 小时内）进行抗炎止痛治疗。尽早给予药物控制急性发作，越早治疗效果越佳。

NSAIDs、秋水仙碱和糖皮质激素都是痛风急性发作的一线用药。若无禁忌推荐早期足量使用 NSAIDs 速效制剂，包括非选择性 COX 抑制剂和 COX - 2 抑制剂。NSAIDs 使用过程中需监测肾功能，对于严重慢性肾脏病（G4 ~ 5 期）未透析患者不建议使用。对于存在活动性消化道溃疡、消化道出血，或既往有复发性消化道溃疡或出血病史者不能使用 NSAIDs 药物，应选择秋水仙碱。建议痛风患者随身携带治疗痛风发作的药物。

COX 抑制剂主要存在消化道溃疡、胃肠道穿孔、上消化道出血等胃肠道不良反应，对于不耐受 COX 抑制剂的患者可选用 COX - 2 抑制剂，可降低其胃肠道不良反应。

秋水仙碱是通过抑制白细胞趋化、吞噬作用及减轻炎性反应发挥止痛作用。推荐在痛风发作 12 小时内尽早使用低剂量的秋水仙碱（1.5 ~ 1.8mg/d），超过 36 小时后疗效显著降低。有研究显示，低剂量与高剂量（4.8 ~ 6.0mg/d）之间并无明显疗效差异，且不良反应更低。

使用环孢素 A、克拉霉素、维拉帕米、酮康唑等药物时应避免使用秋水仙碱。

对 NSAIDs 药物和秋水仙碱有禁忌或效果不佳时可考虑选择糖皮质激素控制炎症。急性发作累及 1 ~ 2 个大关节，全身治疗效果不佳者，可考虑关节内注射短效糖皮质激素，但应避免短期内重复使用。

痛风急性发作期，短期单用糖皮质激素，其疗效和安全性与 NSAIDs 类似。对急性痛风患者短期单用糖皮质激素（30mg/d，连续 3 日）

可起到与 NSAIDs 同样有效的镇痛作用，且安全性良好，消化道的不良反应少于秋水仙碱。具体的用法可以口服泼尼松，一日 0.5mg/kg，处方期间足量使用 5 ~ 10 日，或者足量 2 ~ 5 日之后减量使用 7 ~ 10 日。大关节发作时可注射用药，注射剂量依据发作关节大小调整。但是糖皮质激素是在 NSAIDs 药物和秋水仙碱有使用禁忌和效果不佳时才采用，而非首选。

同时，如果需要联合用药，可采用秋水仙碱联合 NSAIDs 药物，或秋水仙碱联合糖皮质激素，或关节腔注射糖皮质激素联合秋水仙碱，或关节腔注射糖皮质激素联合口服 NSAIDs 药物。不推荐全身糖皮质激素（口服或静脉/肌内注射）联合 NSAIDs 药物治疗，这种联用方式会大大增加消化道出血的风险。

尿酸水平过高是痛风的主要危险因素，因此痛风的治疗目标中纠正高尿酸血症非常重要，此外，选择降尿酸的时期也很重要，如果时机选择不合适，可能会加重 MUS 晶体沉积，加重痛风症状。因此传统治疗认为降尿酸治疗应该在痛风急性期过后 2 周开始，从小剂量起始逐渐加量。

在痛风急性发作期，如果已经使用抗炎药物，则可以开始降尿酸治疗，并且持续联用半年以上控制病情。对于高尿酸血症的患者应该坚持长期用药，让血尿酸持续达标，预防痛风的再次发作。此外，患者的相关教育，改善生活方式，注意合理饮食、控制体重等对于痛风患者来说也非常重要。

三、代表药品

秋水仙碱
Colchicine

【适应证】 治疗痛风性关节炎的急性发作，预防复发性痛风性关节炎的急性发作。

【用法用量】 口服：用于急性期，初始剂量 1mg，之后一次 0.5mg，一日 3 次，最多每隔 4 小时给予 1 次，直至疼痛缓解或出现呕吐或腹泻，24 小时最大剂量 6mg。另一方案为一次 1mg，一日 3 次，1 周后剂量减半，疗程为 2 ~ 3 周。

【临床应用注意】

1. 妊娠期、哺乳期女性禁用。

2. 老年人、胃肠道疾病、心功能不全及肝肾功能有潜在损害者应减少剂量或慎用。

3. 用本品治疗急性痛风，每一个疗程应停药 3 日，以免发生蓄积中毒，尽量避免静脉注射或长期给药。即使痛风发作期也不要静脉注射与口服并用。

4. 痛风性关节炎症状控制后可继续减量、短程与促进尿酸排泄药联合应用以防痛风复发。

5. 用药期间应定期监测血常规与肝肾功能。

【常用制剂与规格】 片剂：0.5mg；1mg。

苯溴马隆
Benzbromarone

【适应证】 适用于原发性和继发性高尿酸血症、各种原因引起的痛风以及痛风性关节炎非急性发作期。

【用法用量】 口服：成人一次 50mg，一日 1 次。早餐后服用，服药一周后检查血尿酸浓度；或可在治疗初期 100mg/d，早餐后服用，待血尿酸降至正常范围时改为 50mg/d，或遵医嘱。

【临床应用注意】

1. 妊娠期、哺乳期女性禁用。

2. 急性痛风发作结束之前，不要用药。为了避免在治疗初期痛风急性发作，建议在给药最初几日合用秋水仙碱或抗炎药。

3. 治疗期间需大量饮水以增加尿量（治疗初期，一日饮水量不得少于 1.5 ~ 2L），定期测量尿液的酸碱度，为促使尿液碱化，可酌情给予碳酸氢钠，并注意酸碱平衡。高尿酸血症患者尿液的 pH 应调节在 6.2 ~ 6.8 之间。长期用药时，还应定期检查肝功能。

【常用制剂与规格】 胶囊剂：25mg；50mg；100mg。

别嘌醇
Allopurinol

【适应证】 ①原发性和继发性高尿酸血症，尤其是尿酸生成过多而引起的高尿酸血症；②反复发作或慢性痛风者；③痛风石；④尿酸性肾结石和（或）尿酸性肾病；⑤有肾功能不全的高尿酸血症。

【用法用量】 口服：①成人常用量，小剂量起始，逐渐加量。初始剂量一次 50mg，一日

2 ~ 3 次。小剂量起始可以减少早期治疗开始时的烧灼感，也可以规避严重的别嘌醇相关的超敏反应。2 ~ 3 周后增至 200 ~ 400mg/d，分 2 ~ 3 次服用；严重痛风者一日可用至 600mg。维持量成人一次 100 ~ 200mg，一日 2 ~ 3 次。②儿童治疗继发性高尿酸血症常用量，6 岁以内一次 50mg（半片），一日 1 ~ 3 次；6 ~ 10 岁，一次 100mg（1 片），一日 1 ~ 3 次。剂量可酌情调整。

【临床应用注意】

1. 本品不能控制痛风性关节炎的急性炎症症状，不能作为抗炎药使用。因为本品促使尿酸结晶重新溶解时可再次诱发并加重关节炎急性期症状。

2. 本品必须在痛风性关节炎的急性炎症症状消失后（一般在发作后 2 周左右）方开始应用。

3. 服药期间应多饮水，并使尿液呈中性或碱性以利尿酸排泄。

4. 本品用于血尿酸和 24 小时尿尿酸过多，或有痛风石、泌尿系结石及不宜用促尿酸排出药者。

5. 本品必须由小剂量开始，逐渐递增至有效量维持正常血尿酸和尿尿酸水平，以后逐渐减量，用最小有效量维持较长时间。

6. 与促进尿酸排泄药合用可加强疗效。不宜与铁剂同服。

7. 用药前及用药期间要定期检查血尿酸及 24 小时尿尿酸水平，以此作为调整药物剂量的依据。

8. 有肝、肾功能损害者及老年人应谨慎用药，并应减少一日用量。肾功能下降时，如 Ccr < 60ml/min，别嘌醇应减量，推荐剂量为 50 ~ 100mg/d，Ccr < 15ml/min 禁用。

9. 用药期间应定期检查血常规及肝、肾功能。

10. 别嘌醇可致超敏反应综合征（AHS），建议应用前做基因（HLA – B*5801）筛查。

【常用制剂与规格】 片剂：100mg。

非布司他
Febuxostat

【适应证】 适用于痛风患者高尿酸血症的

长期治疗。不推荐用于无临床症状的高尿酸血症。

【用法用量】 口服：在降尿酸药物治疗初期可能导致血尿酸值急速降低诱发痛风性关节炎（痛风发作），故推荐本品初始剂量为 20mg，一日 1 次，且可在给药开始 4 周后根据血尿酸值逐渐增加用量，每次增量 20mg。一日最大剂量为 80mg。血尿酸值达标（< 6mg/dl 或 < 360μmol/L）后，维持最低有效剂量。给药时，无需考虑食物和抗酸剂的影响。

【临床应用注意】

1. 由于非布司他同类药物（别嘌醇）可抑制黄嘌呤氧化酶，非布司他与硫唑嘌呤或巯唑嘌呤同服会使硫唑嘌呤的血药浓度升高，从而导致其骨髓抑制等不良反应增强。因此非布司他禁用于正在接受硫唑嘌呤或巯嘌呤治疗的患者。

2. 由于为降尿酸药物，在痛风性关节炎（痛风发作）时使用本药可使血尿酸值降低，加重痛风性关节炎（痛风发作），故在使用本药前有痛风性关节炎的患者，在症状稳定前，不可使用本药。

3. 在使用本药过程中发现痛风发作时，可不改变本药用量继续用药，亦可根据具体症状合用秋水仙碱、非甾体抗炎药、肾上腺皮质激素等。

4. 患者在第一次使用非布司他之前应进行一次肝功能检查（血清 ALT、AST、碱性磷酸酶和总胆红素），将此结果作为基线水平。如果发现功能异常（ALT 超过参考范围上限的 3 倍），应中止服药，并调查以确定与药物的因果关系。非布司他不应该重新用于这些肝功能检查异常并没有其他合理解释的患者。

5. 若患者血清 ALT 超过参考范围 3 倍，并且其血清总胆红素超过参考范围的 2 倍，同时排除其他的病因，则该患者此时正处于严重的药物诱发性肝损害的危险之中，这些患者不应该再重新使用非布司他。

6. 已有患者服用非布司他出现严重的皮肤反应和过敏反应的报告，包括 Stevens – Johnson 综合征和中毒性表皮坏死松解症（TEN）。如怀疑发生严重的皮肤反应，应终止使用。许多这样的患者曾在使用别嘌醇时报告过类似的皮肤反应。在这些患者中应慎重使用非布司他。

【常用制剂与规格】 片剂：40mg；80mg。

（谢铮铮）

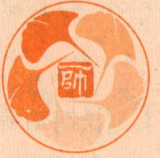

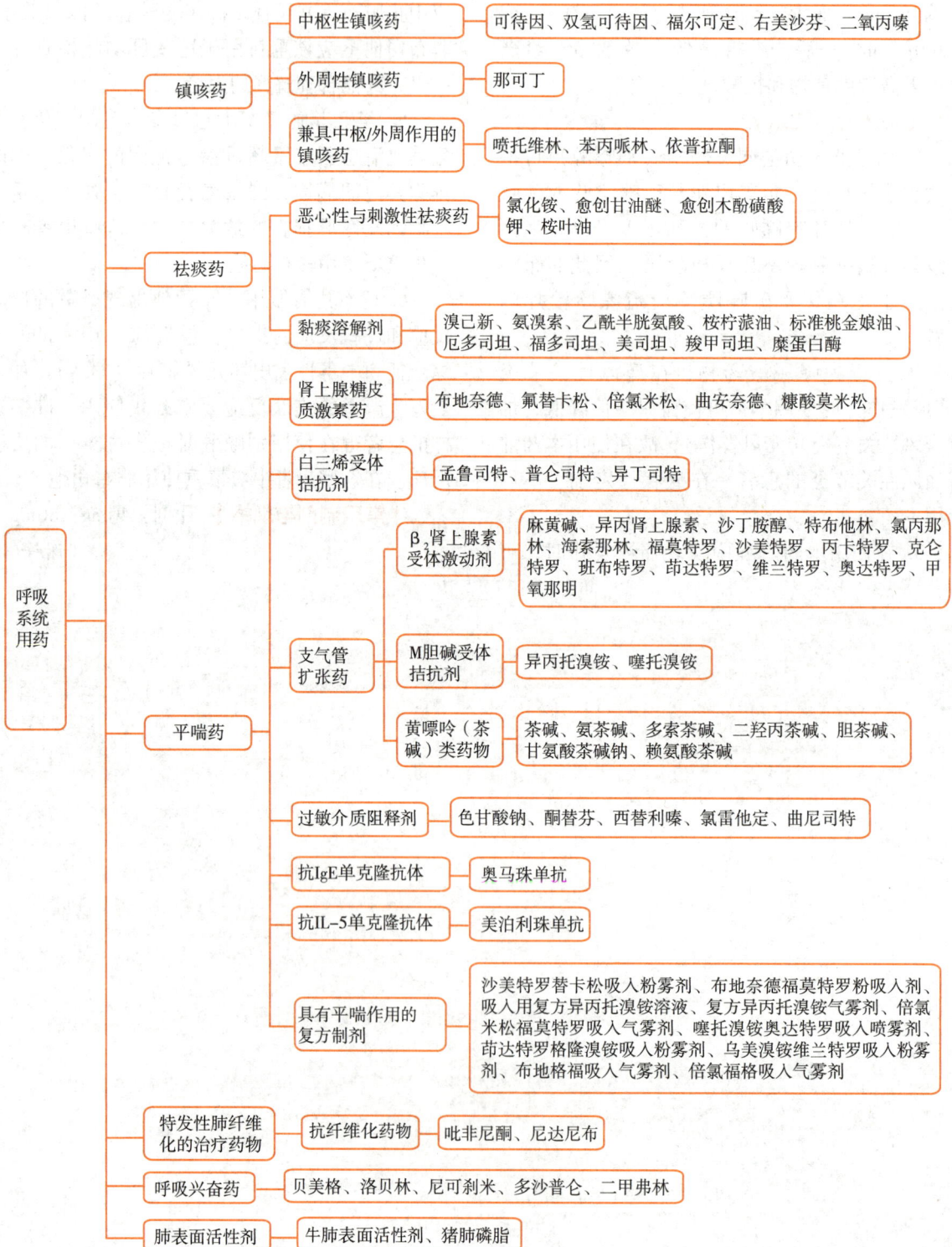

```
                                           ┌─ 中枢性镇咳药 ──── 可待因、双氢可待因、福尔可定、右美沙芬、二氧丙嗪
                              ┌─ 镇咳药 ────┼─ 外周性镇咳药 ──── 那可丁
                              │            └─ 兼具中枢/外周作用的
                              │               镇咳药 ────────── 喷托维林、苯丙哌林、依普拉酮
                              │
                              │            ┌─ 恶心性与刺激性祛痰药 ── 氯化铵、愈创甘油醚、愈创木酚磺酸
                              │            │                        钾、桉叶油
                              ├─ 祛痰药 ───┤
                              │            └─ 黏痰溶解剂 ────── 溴己新、氨溴索、乙酰半胱氨酸、桉柠蒎油、标准桃金娘油、
                              │                                厄多司坦、福多司坦、美司坦、羧甲司坦、糜蛋白酶
                              │
                              │            ┌─ 肾上腺糖皮
                              │            │   质激素药 ────── 布地奈德、氟替卡松、倍氯米松、曲安奈德、糠酸莫米松
                              │            │
                              │            ├─ 白三烯受体
                              │            │   拮抗剂 ──────── 孟鲁司特、普仑司特、异丁司特
                              │            │
                              │            │              ┌─ β₂肾上腺素   麻黄碱、异丙肾上腺素、沙丁胺醇、特布他林、氯丙那
                              │            │              │   受体激动剂   林、海索那林、福莫特罗、沙美特罗、丙卡特罗、克仑
  呼吸                        │            │              │               特罗、班布特罗、茚达特罗、维兰特罗、奥达特罗、甲
  系统 ────────────────────── ┤            │   ┌─ 支气管 ──┤               氧那明
  用药                        │            │   │  扩张药   │
                              │            │   │          ├─ M胆碱受体
                              ├─ 平喘药 ───┤   │          │   拮抗剂 ──── 异丙托溴铵、噻托溴铵
                              │            │   │          │
                              │            │   │          └─ 黄嘌呤（茶   茶碱、氨茶碱、多索茶碱、二羟丙茶碱、胆茶碱、
                              │            │   │              碱）类药物   甘氨酸茶碱钠、赖氨酸茶碱
                              │            │   │
                              │            │   ├─ 过敏介质阻释剂 ──── 色甘酸钠、酮替芬、西替利嗪、氯雷他定、曲尼司特
                              │            │   │
                              │            │   ├─ 抗IgE单克隆抗体 ──── 奥马珠单抗
                              │            │   │
                              │            │   ├─ 抗IL-5单克隆抗体 ─── 美泊利珠单抗
                              │            │   │                     沙美特罗替卡松吸入粉雾剂、布地奈德福莫特罗粉吸入剂、
                              │            │   │                     吸入用复方异丙托溴铵溶液、复方异丙托溴铵气雾剂、倍氯
                              │            │   └─ 具有平喘作用的  ─── 米松福莫特罗吸入气雾剂、噻托溴铵奥达特罗吸入喷雾剂、
                              │                   复方制剂            茚达特罗格隆溴铵吸入粉雾剂、乌美溴铵维兰特罗吸入粉雾
                              │                                      剂、布地格福吸入气雾剂、倍氯福格吸入气雾剂
                              │
                              ├─ 特发性肺纤
                              │   化的治疗药物 ── 抗纤维化药物 ── 吡非尼酮、尼达尼布
                              │
                              ├─ 呼吸兴奋药 ── 贝美格、洛贝林、尼可刹米、多沙普仑、二甲弗林
                              │
                              └─ 肺表面活性剂 ── 牛肺表面活性剂、猪肺磷脂
```

用于呼吸系统疾病的药物通常包括镇咳药、祛痰药、平喘药、呼吸兴奋药、抗感染药、抗肿瘤药、抗炎药、免疫抑制剂等很多种类。其中镇咳药、祛痰药、平喘药为对症治疗药物，可用于缓解咳嗽、咳痰、喘息等呼吸系统疾病的常见共同症状，从而改善患者的通气功能及呼吸困难，减少并发症的发生。

第一节 镇咳药

咳嗽是呼吸道受到刺激时产生的一种保护性反射活动，可促进呼吸道的痰液和异物排出，保持呼吸道清洁和通畅。引起咳嗽的常见原因包括呼吸道感染、支气管哮喘、药物（血管紧张素转化酶抑制剂、胺碘酮、对氨基水杨酸钠、博来霉素、环磷酰胺等）、吸烟、雾霾等。

咳嗽反射弧包括感受器、传入神经、咳嗽中枢、传出神经和效应器。感受器位于喉、气管和支气管黏膜，咳嗽中枢位于延髓孤束核附近，传出神经包括膈神经、肋间神经、迷走神经（气道）和喉返神经（喉、声门），效应器包括呼吸道平滑肌、呼吸肌、喉头肌等。

镇咳药可通过抑制咳嗽反射弧发挥作用。轻度咳嗽有利于排痰，一般无需应用镇咳药。对于无痰或少痰的剧咳，为减轻患者痛苦、防止疾病发展及并发症发生，应给予镇咳药。如咳嗽伴咳痰困难，应使用祛痰药，慎用镇咳药，否则痰液滞留气道，易继发感染甚至窒息。

一、药物分类

按镇咳药的作用部位可分为中枢性镇咳药、外周性镇咳药和兼具中枢、外周作用的镇咳药。

1. 中枢性镇咳药 中枢性镇咳药通过直接抑制延髓咳嗽中枢而发挥镇咳作用，主要包括可待因、福尔可定、右美沙芬、二氧丙嗪。

2. 外周性镇咳药 通过抑制咳嗽反射弧中除延髓咳嗽中枢外的任一环节而产生镇咳作用的药物均属此类，主要药物有那可丁。

3. 兼具中枢及外周作用的镇咳药 该类药物同时具有中枢及外周镇咳作用，主要包括苯丙哌林、依普拉酮、喷托维林。

二、药理作用与作用机制

中枢性镇咳药选择性作用于延髓咳嗽中枢的一个或多个位点，抑制支气管腺体的分泌，产生中枢性镇咳作用，具有一定的呼吸抑制作用和成瘾性。

外周性镇咳药可与咳嗽反射弧上的咳嗽感受器、传入神经、传出神经及效应器部位受体结合而产生止咳效果，无成瘾性及呼吸抑制作用。

兼具中枢及外周作用的镇咳药在选择性抑制咳嗽中枢的同时，尚有局麻、阻断肺-胸膜牵张感受器、解痉等作用，从而产生中枢性和外周性镇咳作用。

三、临床用药评价

（一）药效、药动学特点

1. 中枢性镇咳药 可待因镇咳作用强而迅速，约为吗啡的1/4，镇咳作用维持4~6小时，适用于各种原因引起的剧烈干咳和刺激性咳嗽，尤其适用于伴有胸痛的剧烈干咳，缓解非炎性干咳以及上呼吸道感染引起的咳嗽症状，但具有成瘾性。

福尔可定具有与可待因相似的镇咳、镇痛作用。缓解干咳的效果比可待因好。成瘾性比可待因小，呼吸抑制较吗啡弱。儿童对福尔可定耐受性较好，不引起便秘或消化功能紊乱。

右美沙芬口服吸收迅速，镇咳强度与可待因相等或略强，无镇痛作用，主要用于干咳。根据《国家药监局、公安部、国家卫生健康委关于调整精神药品目录的公告》（2024年第54号），自2024年7月1日起，将右美沙芬（包括盐、单方制剂）列入第二类精神药品目录。

二氧丙嗪具有较强的镇咳作用，并具有抗组胺、解除平滑肌痉挛、抗炎和局部麻醉作用，还可增加免疫功能，尤其是细胞免疫。二氧丙嗪10mg的镇咳作用与可待因15mg相当，多于服药后30~60分钟显效，作用维持4~6小时或更长。未见耐药性及成瘾性。

2. 外周性镇咳药 那可丁可麻醉呼吸道黏膜上的牵张感受器而发挥外周性镇咳作用，尚有呼吸中枢兴奋作用，无成瘾性。

3. 兼具中枢及外周作用的镇咳药 苯丙哌

林、喷托维林、依普拉酮同时具有中枢性、外周性镇咳作用。苯丙哌林镇咳作用较强，为可待因的 2~4 倍。无麻醉作用，不抑制呼吸，不引起胆道和十二指肠痉挛、便秘，无成瘾性，未发现耐受性。口服易吸收，服药后 15~20 分钟起效，镇咳作用维持 4~7 小时。

喷托维林镇咳作用强度约为可待因的 1/3。口服易吸收，20~30 分钟内起效，一次给药镇咳作用可维持 4~6 小时。

依普拉酮的等效镇咳剂量约为可待因的 2 倍，同时具有镇静、局麻、抗组胺和抗胆碱及较强的黏痰溶解作用。

（二）典型不良反应和禁忌

镇咳药的典型不良反应包括成瘾性、兴奋、幻想、惊厥、便秘、心率增快、情绪激动、耳鸣、口干、口咽喉部麻木感等。中枢性镇咳药可产生耐受性，久用有成瘾性，但常用量引起的依赖性比吗啡类药物弱。长期用药要预防便秘。大剂量、连续用药时，一些患者可能出现兴奋、烦躁不安。痰多患者禁用或慎用。

中枢性镇咳药通常可透过胎盘屏障，使胎儿成瘾，引起新生儿的戒断症状（啼哭、打喷嚏、打哈欠、腹泻、呕吐等）、呼吸抑制，且多数可自乳汁排出，故妊娠期女性禁用、哺乳期女性慎用。由于呼吸抑制、镇静等副作用，一般不宜用于儿童，1 岁以下儿童禁用。

（三）药物相互作用

乙醇及其他中枢系统抑制剂可增强中枢性镇咳药的中枢抑制（镇静）作用，故用药期间不宜饮酒。中枢性镇咳药与单胺氧化酶抑制剂合用可出现痉挛、反射亢进、异常发热、昏睡等，故正在使用单胺氧化酶抑制剂患者及单胺氧化酶抑制剂停药不满 2 周的患者禁用。

（四）临床应用

镇咳药属于对症治疗药物，用药 7 日如症状未缓解，宜停药就诊。外周性镇咳药临床少用。

中枢性镇咳药特别适用于无痰、干咳患者。由于可使痰液黏稠、黏痰难以咳出，故痰多黏稠患者不宜单独使用，宜与祛痰药合用。高龄、肝功能不全、肾功能不全患者宜从小剂量开始，逐步增加至适宜剂量。除镇咳作用外，中枢性镇咳药通常还具有较强的镇痛、镇静作用，可用于中度以上疼痛、局麻或全麻时的镇静。服药期间不得驾驶车、船，从事高空作业、机械作业及操作精密仪器。

咳嗽严重和刺激性干咳（少痰或无痰，无鼻塞、咽痒、流涕、嗳气、反酸等症状）者，推荐使用单一成分的镇咳药。苯丙哌林较适用于白天咳嗽为主的患者，右美沙芬较适用于夜间咳嗽为主的患者，干咳（少痰或无痰，并发鼻塞、喷嚏、流涕等症状）者，推荐使用复方可待因，特别适合胸膜炎并发胸痛的严重干咳患者。

四、代表药品

可待因
Codeine

【适应证】　①镇咳，用于较严重的频繁干咳，如痰液量较多宜并用祛痰药。②镇痛，用于中度以上的疼痛。③镇静，用于局麻或全麻时。

【用法用量】　口服：成人常用量，一次 15~30mg，一日 2~3 次；极量一次 100mg，一日 250mg。缓释片一次 45mg。

【临床应用注意】

1. 可待因系麻醉药品，具有成瘾性，采购、运输、储存、处方开具、使用等环节必须遵守麻醉药品相关规定。

2. 胆结石患者使用本品可引起胆管痉挛。

3. 本品可引起瞳孔变小，故颅脑外伤或颅内病变者慎用。

4. 前列腺增生患者使用本品易引起尿潴留而加重病情。

5. 可待因为前药，约 15% 经 CYP2D6 代谢为吗啡。有 4 种代谢类型：超快型、快速型、正常型和缓慢代谢型，若为超快代谢型基因，易出现嗜睡、呼吸困难、中毒甚至致死，因此已知为 CYP2D6 超快代谢者禁用。

6. 根据《国家药品监督管理局关于修订含可待因感冒药说明书的公告》（2018 年第 63 号），含可待因感冒药的说明书中，【禁忌】中相关内容修订为"18 岁以下青少年儿童禁用"；【儿童用药】中相关内容修订为"18 岁以下青少年儿童禁用本品"。

【常用制剂与规格】 片剂：15mg；30mg。缓释片：15mg；30mg；45mg。糖浆剂：10ml；100ml。

福尔可定
Pholcodine

【适应证】 ①镇咳，用于剧烈干咳。②镇痛，用于中度疼痛。

【用法用量】 口服：①成人常用量，一次5~10mg，一日3~4次；②大于5岁儿童，一次2.5~5mg，一日3~4次；③1~5岁儿童，一次2~2.5mg，一日3次。

【常用制剂与规格】 片剂：5mg；10mg；15mg。

喷托维林
Pentoxyverine

【适应证】 用于各种原因所引起的干咳。

【用法用量】 口服：①成人常用量，一次25mg，一日3~4次。②5岁以上儿童，一次6.25~12.5mg，一日2~3次。

【临床应用注意】

1. 对普通感冒、支气管炎或鼻窦炎等疾病引起的干咳效果较好。

2. 奋乃静、丁螺环酮、水合氯醛、溴苯那敏等药可增强本品中枢神经系统和呼吸系统的抑制作用。

3. 禁用于2岁以下儿童。

【常用制剂与规格】 片剂：25mg。滴丸：25mg。糖浆剂：0.145%；0.2%；0.25%。

右美沙芬
Dextromethorphan

【适应证】 用于各种原因引起的干咳，包括上呼吸道感染（如感冒和咽炎）、支气管炎等引起的咳嗽。

【用法用量】 口服：①成人一次10~15mg，一日3~4次。②2~6岁儿童一次2.5~5mg，一日3~4次；③6~12岁儿童一次5~10mg，一日3~4次。

【临床应用注意】

1. 胺碘酮可提高本品的血药浓度。

2. 氟西汀、帕罗西汀可加重本品的不良反应。

【常用制剂与规格】 片剂：10mg；15mg。咀嚼片：5mg；15mg。胶囊剂：15mg。混悬剂：100ml：0.6g；20ml：15mg；100ml：150mg。糖浆剂：100ml：0.6g；20ml：15mg；100ml：150mg。

苯丙哌林
Benproperine

【适应证】 用于治疗急、慢性支气管炎及各种刺激引起的刺激性干咳。

【用法用量】 口服：片剂或胶囊一次20~40mg，一日3次。缓释片一次40mg，一日2次。

【临床应用注意】

1. 非麻醉性镇咳药，兼具中枢性及外周性镇咳作用，并具有罂粟碱样平滑肌解痉作用。

2. 服用时需整粒吞服，切勿嚼碎，以免引起口腔麻木。

【常用制剂与规格】 片剂：20mg。胶囊剂：20mg。缓释片：40mg。口服液：10ml：10mg；10ml：20mg。

具有镇咳作用的复方制剂见表3-1。

表3-1 具有镇咳作用的复方制剂

药品名称	成分与含量	用法用量
复方磷酸可待因溶液	每100ml中含磷酸可待因200mg、盐酸异丙嗪125mg	口服。成人一次10~15ml，一日3次
复方福尔可定口服溶液	每5ml含有福尔可定5mg、盐酸曲普利啶0.6mg、盐酸伪麻黄碱15mg、愈创木酚甘油醚50mg	口服。2岁以下儿童，一次2.5ml，一日3~4次；2~6岁儿童，一次5ml，一日3~4次；6岁以上儿童及成人，一次10ml，一日3~4次
右美沙芬愈创甘油醚糖浆	每10ml中含氢溴酸右美沙芬15mg、愈创木酚甘油醚100mg	口服。12岁以上儿童及成人，一次10~20ml，一日3次，24h内不超过4次
复方右美沙芬胶囊	每粒含对乙酰氨基酚300mg、盐酸苯丙醇胺12.5mg、氢溴酸右美沙芬10mg、马来酸氯苯那敏1mg	口服。成人，每6h服1~2粒，24h内不超过12粒

续表

药品名称	成分与含量	用法用量
酚麻美敏片	每片含对乙酰氨基酚 325mg、盐酸伪麻黄碱 30mg、氢溴酸右美沙芬 15mg、马来酸氯苯那敏 2mg	口服。成人及 12 岁以上儿童，一次 1 片，6h/次
复方二氧丙嗪茶碱片	每片含盐酸二氧丙嗪 5mg、茶碱 55mg、盐酸克仑特罗 15μg	口服。一次 1 片，一日 2～3 次

第二节　祛痰药

痰是呼吸道炎症反应的产物，可刺激呼吸道黏膜引发咳嗽，并可加重感染。祛痰药能改变痰中的黏性成分，降低痰的黏滞度，使痰易于咳出。

一、药物分类

按药物的作用方式，祛痰药可分为恶心性和刺激性祛痰药、黏痰溶解剂。

1. 恶心性和刺激性祛痰药　主要药物有氯化铵、愈创甘油醚、愈创木酚磺酸钾、桉叶油等。

2. 黏痰溶解剂　黏痰溶解剂可分解、改变痰液中的黏液成分、降低痰液黏性，主要药物有溴己新、氨溴索、乙酰半胱氨酸、桉柠蒎油、标准桃金娘油、羧甲司坦、福多司坦。

二、药理作用与作用机制

1. 恶心性和刺激性祛痰药　口服后刺激胃黏膜的迷走神经末梢，引起轻度恶心，反射性引起气管、支气管腺体分泌增加，增加痰液中水分含量，使痰液变稀易于咳出。同时药物分泌至呼吸道，提高管腔渗透压、保留水分而稀释痰液。

桉叶油目前主要作为有效成分之一加入到复方制剂中使用。

2. 黏痰溶解剂　该类药物可从不同途径分解痰液的黏性成分，如多糖和黏蛋白，改变痰中黏液成分，降低痰液黏度使其易于咳出。

溴己新具有较强的黏痰溶解作用，主要作用于气管、支气管黏膜的黏液产生细胞，抑制痰液中酸性黏多糖蛋白的合成，并可使痰中的黏蛋白纤维断裂，其祛痰作用尚与其促进呼吸道黏膜的纤毛运动及恶心性祛痰作用有关。

氨溴索为溴己新的体内活性代谢产物，能促进肺表面活性物质的分泌及气道液体分泌，使痰中的黏多糖蛋白纤维断裂，促进黏痰溶解；增加支气管黏膜纤毛运动，促进痰液排出。

乙酰半胱氨酸（曾用名：N - 乙酰半胱氨酸）也具有较强的黏痰溶解作用，其分子中所含巯基（-SH）能使白色黏痰中的黏多糖蛋白多肽链中的二硫键（-S-S-）断裂，还可通过分解核糖核酸酶，使脓性痰中的 DNA 纤维断裂，故不仅能溶解白色黏痰，还能溶解脓性痰，从而降低痰的黏滞性，并使之液化，易于咳出。此外，乙酰半胱氨酸进入细胞内后，可脱去乙酰基形成 L - 半胱氨酸，参与谷胱甘肽（gluta-thione，GSH）的合成，故有助于保护细胞免受氧自由基等毒性物质的损害。

桉柠蒎油是桃金娘科桉属、芸香科桔属及松科松属植物的提取物，主要成分为桉油精、柠檬烯及 α - 蒎烯，与标准桃金娘油有效成分相似。可使支气管腺体分泌增加，改善气管黏膜纤毛运动，并使黏液移动速度增加，有助于痰液排出。文献报道尚有抗炎作用。

标准桃金娘油为桃金娘科植物蓝桉（Eucalyptus globulus Labill.）、樟科植物樟（Cinnamomum camphora L.）树叶提取物的复方制剂，可在呼吸道黏膜发挥溶解黏液、促进腺体分泌的作用。亦可产生 β - 拟交感神经效应，刺激黏膜纤毛运动，增加黏液移动速度，有助于痰液排出。此外，还具有轻度抗炎作用，通过减轻支气管黏膜肿胀而舒张支气管；对细菌和真菌亦具有杀菌作用。

羧甲司坦、福多司坦可使低黏度的唾液黏蛋白分泌增加、高黏度的岩藻黏蛋白产生减少，使痰液的岩藻糖/唾液酸比例正常化，从而改善痰液的黏度和弹性，使其易于咳出。

三、临床用药评价

（一）药效、药动学特点

1. 恶心性和刺激性祛痰药　氯化铵是该类药物的代表，服用后可有恶心、呕吐等表现，还能增加肾小管氯离子浓度，增加水钠排出，具有利尿作用；氯离子吸收入血后可酸化体液和尿液，并可纠正代谢性碱中毒。是祛痰合剂的主要成分之一。

愈创甘油醚还有轻度的镇咳、防腐作用，大剂量有平滑肌松弛作用。

愈创木酚磺酸钾尚有微弱抗炎作用，减少痰液的恶臭。

2. 黏痰溶解剂　溴己新口服吸收迅速、完全，服用后1小时起效，4~5小时作用达峰值，黏痰溶解作用持续6~8小时。

氨溴索的祛痰作用比溴己新强，口服吸收迅速，药物可进入脑脊液，也可透过胎盘屏障，生物利用度70%~80%，主要在肝脏中代谢，90%代谢产物经肾脏清除。严重肾功能不全时消除半衰期延长。口服或雾化吸入后1小时起效，作用持续3~6小时。

乙酰半胱氨酸具有较强的黏痰溶解作用，不仅能溶解白色黏痰，也能溶解脓性痰。口服吸收后在小肠黏膜和肝脏存在首关效应，故口服生物利用度极低（6%~10%）。雾化吸入祛痰效果显著优于氨溴索、溴己新、糜蛋白酶。

羧甲司坦口服起效快，服用4小时可见明显疗效。

福多司坦进食后服用 T_{max} 延长、C_{max} 下降，应餐后服用，但不受年龄的影响。在体内主要通过肝脏、肾脏代谢，尿液排泄。

（二）典型不良反应和禁忌

1. 恶心性和刺激性祛痰药　除了中枢性不良反应（如头晕、嗜睡）外，由于对胃黏膜刺激作用较强，故存在胃肠道反应，主要表现为恶心、呕吐、胃肠不适等。溃疡病和肝肾功能不全者慎用。氯化铵过量或长期服用可造成酸中毒和低血钾。

2. 黏痰溶解剂　溴己新、氨溴索可引起轻度胃部不适、恶心、胃痛、腹泻等胃肠道反应。

乙酰半胱氨酸可引起呛咳、支气管痉挛、恶心、呕吐、胃炎等。羧甲司坦消化道溃疡活动期禁用。妊娠期、哺乳期女性，消化道溃疡史患者，过敏体质者，2岁以下儿童慎用。福多司坦可能对心功能不全患者产生不良影响，有心脏障碍的患者应慎用。

（三）临床应用

祛痰药为对症治疗药物，使用时应注意查明咳嗽、咳痰的原因，不宜长期使用，如用药7日症状未见好转应及时就医。应谨慎与中枢性镇咳药同时使用，以免稀化的痰液堵塞气道。

乙酰半胱氨酸适用于大量黏痰阻塞引起的呼吸困难，如急性和慢性支气管炎、慢性阻塞性肺疾病、肺炎、肺气肿、肺结核，以及手术等引起的痰液黏稠、咳痰困难。乙酰半胱氨酸注射剂还可用于解救对乙酰氨基酚中毒、治疗环磷酰胺引起的出血性膀胱炎。

桉柠蒎油除促进黏痰溶解外，还有抗炎作用，可减轻支气管黏膜肿胀、扩张支气管，并可用于支气管造影术后促进造影剂的排出。

糜蛋白酶以雾化吸入给药时，可能导致气道上皮鳞状化生，并偶可致过敏反应，现已逐渐被其他祛痰药取代。

四、代表药品

氯化铵
Ammonium Chloride

【适应证】　①干咳以及痰不易咳出等。②酸化尿液。③纠正代谢性碱中毒。

【用法用量】　口服：①成人常用量。祛痰，一次0.3~0.6g，一日3次；酸化尿液，一次0.6~2g，一日3次。②小儿常用量。每日按体重40~60mg/kg，或按体表面积1.5g/m²，分4次服用。

【临床应用注意】

1. 镰状细胞贫血患者使用本品可引起缺氧或酸中毒。

2. 本品被吸收后，氯离子进入血液和细胞外液，使尿液酸化，可纠正代谢性碱中毒，但代谢性酸中毒患者忌用。

3. 本品与磺胺嘧啶、呋喃妥因呈配伍禁忌。

4. 肝、肾功能严重损害，尤其是肝昏迷、肾功能衰竭、尿毒症患者禁用。

【常用制剂与规格】 片剂：0.3g。

愈创甘油醚
Guaifenesin

【适应证】 用于呼吸道感染引起的咳嗽、多痰。

【用法用量】 口服：①片剂，成人一次0.2g，一日3～4次。②颗粒剂，成人一次0.2g，一日4次，餐后冲服。③糖浆剂，12岁以上儿童及成人一次5～10ml，一日3次，餐后服用。12岁以下儿童糖浆用量见表3-2。

表3-2　12岁以下儿童糖浆用量

年龄（岁）	体重（kg）	一次用量（ml）	次数
1～3	10～15	2～3	一日3次
4～6	16～21	3.5～4.5	一日3次
7～9	22～27	5～6	一日3次
10～12	28～32	6.5～7.5	一日3次

【临床应用注意】

1. 肺出血、肾炎、急性胃肠炎患者禁用。

2. 妊娠3个月内女性禁用。

3. 消化道溃疡者、过敏体质者、妊娠期及哺乳期女性慎用。

【常用制剂与规格】 片剂：0.2g。颗粒剂：0.8g/10g。糖浆剂：60ml∶1200mg；120ml∶2400mg。

氨溴索
Ambroxol

【适应证】 用于伴有痰液分泌异常或排痰功能不良引起的痰液黏稠而不易咳出者。

【用法用量】

（1）口服：①片剂，成人及12岁以上儿童一次30mg，一日3次。长期服用者可减为一日2次，餐后服用。②缓释胶囊，成人一次75mg，一日1次；5～12岁儿童，一次15mg，一日3次；2～5岁一次7.5mg，一日3次；2岁以下儿童一次7.5mg，一日2次，餐后服用。长期服用者一日2次即可。

（2）雾化吸入：溶液剂，一次15～30mg，一日3次。

（3）肌内注射：注射剂，一次15mg，一日2次。

（4）静脉注射：成人及12岁以上儿童一次15mg，一日2～3次，严重患者可以增至一次30mg；6～12岁儿童一次15mg，一日2～3次；2～6岁儿童一次7.5mg，一日3次；2岁以下儿童一次7.5mg，一日2次。呼吸窘迫综合征的婴儿，一次7.5mg/kg，一日4次，应采用注射泵给药，静脉注射时间至少5分钟。

（5）静脉滴注：一次15～30mg，一日2次。

【临床应用注意】

1. 氨溴索注射液（pH 5.0）不能与pH大于6.3的溶液混合，因为pH升高会导致本品游离，产生沉淀。

2. 本品可透过胎盘屏障，但尚未发现对胎儿的不良影响。妊娠前3个月内女性禁用，妊娠中、晚期女性慎用。本品可经乳汁分泌，哺乳期女性慎用。

3. 与抗菌药物（阿莫西林、头孢呋辛、红霉素、多西环素）同时服用，可导致抗菌药物在肺组织浓度升高，局部抗菌作用增强。

【常用制剂与规格】 片剂：30mg。溶液剂：5ml∶15mg；5ml∶30mg；60ml∶180mg。注射剂：15mg。吸入制剂：2ml∶15mg。

乙酰半胱氨酸
Acetylcysteine

【适应证】 用于痰液黏稠引起的呼吸困难、咳痰困难者。

【用法用量】

（1）口服：成人一次0.2g，一日2～3次。儿童一次0.1g，一日2～3次。

（2）雾化吸入：吸入溶液，每次0.3g（3ml），一日1～2次，持续5～10日。由于本品有良好的安全性，医生可根据患者临床反应和治疗效果对剂量和用药次数进行调整。

【临床应用注意】

1. 雾化吸入通常可在1分钟内起效，5～10分钟作用最强。

2. 颗粒剂用温开水（禁用80℃以上热水）溶解后直接服用，也可加入果汁服用。

3. 肝功能不全者本品血药浓度增高、消除半衰期延长，故应适当减量。

4. 黏痰溶解作用在 pH 7.0 时最强，在酸性环境下作用显著减弱，故酸性药物可降低本品疗效，加服适量碳酸氢钠能增强疗效。

5. 本品可与支气管扩张剂和血管收缩剂等药物合用。

6. 本品与镇咳药不应同时服用，因为镇咳药对咳嗽反射的抑制作用可能会导致支气管分泌物的积聚。

7. 本品能减弱青霉素、头孢菌素、四环素类药物的抗菌活性，故不宜与这些抗菌药物合用。必需合用时，应间隔 4 小时以上或交替用药。

8. 本品与硝酸甘油合用会导致明显的低血压并增强颞动脉扩张。如必须合用，应监控患者是否有低血压现象（可能引起严重的低血压），并警告头痛发生率增加。

9. 不可与活性炭同服，同服时本品 54.6%～96.2% 将被活性炭吸附。

10. 本品与碘化油、糜蛋白酶、胰蛋白酶存在配伍禁忌。

11. 本品为巯基化合物，易被氧化，可与金属离子络合，储存期间应避免接触空气、氧化剂、某些金属、橡胶。

12. 支气管哮喘患者在治疗期间应密切观察病情，发生支气管痉挛应立即停药。

13. 吸入溶液或水溶液中有硫化氢的臭味，部分患者可引起恶心、呕吐、流涕、胃炎等，偶可引起咯血。

14. 对呼吸道黏膜有刺激作用，故有时引起呛咳或支气管痉挛。支气管哮喘、有消化道溃疡病史者慎用。

【常用制剂与规格】　吸入溶液：0.3g/3ml。颗粒剂：100mg；200mg。片剂：200mg；500mg。泡腾片：600mg。胶囊剂：200mg。

羧甲司坦
Carbocysteine

【适应证】　用于慢性支气管炎、支气管哮喘等引起的痰液黏稠、咳出困难者。

【用法用量】　口服：①片剂、颗粒剂、泡腾片，成人一次 0.25～0.5g，一日 3 次；2～4 岁儿童一次 0.1g，一日 3 次；5～8 岁儿童一次 0.2g，一日 3 次；8～12 岁儿童一次 0.25g，一

日 3 次。②口服液，成人一次 0.5g，一日 3 次。

【常用制剂与规格】　片剂：100mg；250mg；600mg。颗粒剂：200mg；500mg。泡腾片：500mg。口服液：10ml：200mg；10ml：500mg。

第三节　平喘药

哮喘发病的本质基础是支气管平滑肌广泛性收缩（痉挛），使气道通气受阻而引起呼气性呼吸困难，呈现喘息性吸入困难，并伴有哮鸣音的肺部变态反应。诱发支气管平滑肌广泛性收缩（痉挛）的原因有多种。平喘药能通过不同的作用机制松弛和扩张支气管平滑肌，从而缓解气急、呼吸困难等症状。

一、药物分类

1. **按作用机制分类**　平喘药主要可分为 6 类：①β_2 受体激动剂，按照起效时间和作用维持时间不同，可分为短效 β_2 受体激动剂（SABA）（维持时间 4～6 小时）、长效 β_2 受体激动剂（LABA）（维持时间 10～12 小时）及超长效 β_2 受体激动剂（维持时间 24 小时）。LABA 又可分为快速起效药（如福莫特罗、茚达特罗、维兰特罗及奥达特罗等）和缓慢起效药（如沙美特罗）。②M 胆碱受体拮抗剂，包括短效抗胆碱药物（SAMA）（如异丙托溴铵）和长效抗胆碱药物（LAMA）（如噻托溴铵）。③磷酸二酯酶抑制剂，代表物为茶碱，包括与盐基或碱基形成的复盐，如氨茶碱及茶碱衍生物多索茶碱、二羟丙茶碱等。④过敏介质阻释剂，如肥大细胞膜稳定剂色甘酸钠，H_1 受体拮抗剂酮替芬、抗 IgE 单克隆抗体奥马珠单抗等。⑤肾上腺糖皮质激素，可通过吸入和口服途径给药，吸入为首选给药途径。主要包括氢化可的松、布地奈德、氟替卡松、倍氯米松等。⑥白三烯调节剂，包括白三烯受体拮抗剂（LTRA）和 5 脂氧合酶抑制剂，在我国主要使用 LTRA，如孟鲁司特钠等。

2. **按药理效应分类**　平喘药主要可分为 3 类：①兼具抗炎及免疫调节的平喘药，如肾上腺糖皮质激素；②支气管扩张药，如 β_2 受体激动剂、M 胆碱受体拮抗剂、黄嘌呤（茶碱）类药物；③抗过敏平喘药，如 LTRA、抗 IgE 单克

隆抗体等。

3. 按治疗目的分类　平喘药可分为 2 类：①控制药物，指每天使用并需长时间维持治疗的药物，包括吸入性糖皮质激素（ICS）、全身性激素、LTRA、LABA、缓释茶碱、抗 IgE 单克隆抗体等。②缓解药物，又称急救药物，应在有症状时按需使用，可迅速解除支气管痉挛从而缓解哮喘症状，包括速效吸入和短效口服 β_2 受体激动剂、吸入型抗胆碱能药物、短效茶碱和全身性激素等。ICS + 福莫特罗复合制剂也可作为按需使用药物。

4. 联合用药　在哮喘治疗中，为提高治疗效果、减少药物的不良反应，常常需要联合数种不同类型的平喘药，如：① β_2 受体激动剂与茶碱联用；② M 胆碱受体拮抗剂与 β_2 受体激动剂和（或）茶碱联用；③ 肾上腺糖皮质激素与支气管扩张药（如 β_2 受体激动剂、茶碱）联用。

二、药理作用及作用机制

1. 肾上腺糖皮质激素　肾上腺糖皮质激素的平喘作用机制包括：①抑制参与炎症反应的免疫细胞如 T 或 B 淋巴细胞、巨细胞、嗜酸性粒细胞的活性和数量；②干扰花生四烯酸代谢，减少白三烯和前列腺素的合成；③抑制炎性细胞因子如 IL、TNF - α 及干扰素（IFN）等的生成；④稳定肥大细胞溶酶体膜，减少细胞黏附分子、趋化因子等炎性介质的合成与释放；⑤增强机体对儿茶酚胺的反应性，减少血管渗出及通透性。此外还可能与抑制磷酸二酯酶（PDE）、增加细胞内环磷酸腺苷（cAMP）含量及肺组织中 β 受体的密度、黏液溶解作用等有关。

2. 支气管扩张药

（1）β_2 受体激动剂：主要作用于呼吸道平滑肌和肥大细胞等细胞膜表面的 β_2 受体，激活腺苷酸环化酶，使细胞内的 cAMP 含量增加，游离 Ca^{2+} 减少，从而松弛支气管平滑肌，减少肥大细胞和嗜碱性粒细胞脱颗粒和介质的释放，降低微血管的通透性，增加气道上皮纤毛的摆动，缓解哮喘症状。

（2）M 胆碱受体拮抗剂：位于气道平滑肌、气管黏膜下腺体及血管内皮细胞的 M_3 受体被激动后，可使气道平滑肌收缩、黏液分泌增加、血管扩张、气道口径缩窄。M 胆碱受体拮抗剂为阿托品衍生物，能选择性拮抗 M_3 受体，扩张支气管平滑肌，缓解哮喘症状。

（3）黄嘌呤（茶碱）类药物：茶碱及其衍生物松弛支气管平滑肌的作用机制仍未完全阐明。体外试验证明，茶碱能抑制 PDE 活性，使 cAMP 破坏减少，细胞中的 cAMP 水平增高，这可能与其松弛支气管平滑肌作用有关，但目前对上述解释有异议，并提出了其他几种可能性：①茶碱的支气管平滑肌松弛作用与其和内源性腺苷 A_1 和 A_2 受体结合、拮抗腺苷的支气管平滑肌收缩作用有关，但不能解释的是：PDE 抑制剂恩丙茶碱有支气管扩张作用，但无腺苷受体拮抗作用；②茶碱刺激肾上腺髓质释放内源性儿茶酚胺，间接发挥似肾上腺素作用；③茶碱可增强膈肌和肋间肌的收缩力，消除呼吸肌的疲劳。

3. LTRA　半胱氨酰白三烯（Cys - LTs）是强效的炎症介质，包括 LTC4、LTD4、LTE4，由肥大细胞和嗜酸性粒细胞等多种细胞释放，可与分布于人体气道（气道平滑肌细胞和巨噬细胞）和其他前炎症细胞（嗜酸性粒细胞和某些骨髓干细胞）上的 I 型半胱氨酰白三烯（CysLT1）受体结合，产生炎症反应。哮喘发作时，LTs 介导的效应包括一系列的气道反应，如支气管收缩、黏液分泌、血管通透性增加及嗜酸性粒细胞聚集。过敏性鼻炎患者，过敏原暴露后的速发相和迟发相反应中，鼻黏膜均会释放与过敏性鼻炎症状相关的 CysLT1，增加鼻部气道阻力和鼻阻塞的症状。

LTRA 对 CysLT1 受体有高度的亲和力和选择性，可通过与位于支气管平滑肌上的 LTs 受体结合，竞争性阻断 LTs 的作用，进而阻断器官对 LTs 的反应。

4. 抗 IgE 单克隆抗体　奥马珠单抗可通过与 IgE 的 Cε3 区域特异性结合，形成以异三聚体为主的复合物，剂量依赖性降低游离 IgE 水平，同时抑制 IgE 与效应细胞（肥大细胞、嗜碱性粒细胞）表面的高亲和力受体 FcεR I 的结合，减少炎症细胞的激活和多种炎性介质释放，从而阻断诱发过敏性哮喘发作的炎症级联反应。奥马珠单抗可下调 FcεRI 受体表达 52% ～83%。

还可通过抑制肥大细胞来源的炎性介质释放，减少炎症细胞（尤其是嗜酸性粒细胞）在气道的募集、组织重塑和肺功能的恶化；通过减少气道网状基底膜增厚，延缓气道重塑。

5. 抗 IL-5 单克隆抗体　IL-5 是参与嗜酸性粒细胞生长和分化、聚集、活化和存活的主要细胞因子。美泊利珠单抗可与 IL-5 结合，通过阻碍 IL-5 与嗜酸性粒细胞表面表达的 IL-5 受体复合物的 α 链结合，抑制其生物活性。美泊利珠单抗注射液是中国首个用于成人和 12 岁及以上青少年重度嗜酸粒细胞性哮喘（SEA）的维持治疗的靶向人源抗 IL-5 单克隆抗体，是重度嗜酸粒细胞性哮喘患者的治疗新选择。

三、临床用药评价

（一）药效、药动学特点及临床应用

1. 肾上腺糖皮质激素　吸入给药为肾上腺糖皮质激素的首选给药途径。肾上腺糖皮质激素具有局部抗炎作用强、全身不良反应少的优点，可提高和改善患者的肺功能，降低气道高反应性，减少支气管扩张药的应用。

布地奈德为强效肾上腺糖皮质激素，与肾上腺糖皮质激素受体的亲和力约为皮质醇的 200 倍，局部抗炎作用约为后者的 1000 倍；皮下给药及口服给药的效能分别约为皮质醇的 40 倍和 25 倍。布地奈德的口服绝对生物利用度为 11%，首过消除率高达 90%。吸入用布地奈德混悬液抗炎作用是强的松龙的 15 倍、氢化可的松的 100 倍、二丙酸倍氯米松的 1.6~3 倍，适用于哮喘和 COPD 的预防和长期维持治疗。

氟替卡松作用强于布地奈德，口服绝对生物利用度 ≤ 1%，首过消除率为 99%。适用于轻度持续型（2 级以上）哮喘的长期治疗以及抗过敏反应。气雾剂、喷鼻剂适用于成人和 4 岁及以上儿童哮喘的预防性治疗，以及季节性鼻炎、严重变应性鼻炎。

倍氯米松首过清除率低于布地奈德、氟替卡松。吸入肺部后，局部作用强，适用于轻度持续型（2 级以上）哮喘的长期治疗。

2. 支气管扩张药

（1）β₂ 受体激动剂：支气管扩张作用强大而迅速，用于缓解哮喘或 COPD 患者的支气管

痉挛，预防运动诱发的急性哮喘，或其他过敏原诱发的支气管痉挛。

①常用 SABA 有沙丁胺醇和特布他林：a. 吸入给药，能迅速缓解支气管痉挛，通常在 3~5 分钟内起效，疗效可维持 4~6 小时，是缓解轻至中度哮喘急性症状、COPD 支气管痉挛的首选药物，也可用于预防运动性哮喘或其他过敏原诱发的支气管痉挛。应按需使用，不宜长期、单一、过量应用。b. 口服给药，15~30 分钟起效，疗效维持 4~8 小时。虽使用较方便，但心悸、骨骼肌震颤等不良反应比吸入给药明显。缓释和控释剂型的平喘作用维持时间可达 8~12 小时。特布他林的前体药班布特罗的作用时间可维持 24 小时，可减少用药次数，适用于有夜间哮喘症状的患者。c. 注射给药，平喘作用较为迅速，但因全身不良反应的发生率较高，不推荐使用。

②LABA 舒张支气管平滑肌的作用可维持 12 小时以上，可通过气雾剂、干粉剂等装置给药。福莫特罗起效最快，也可作为哮喘缓解药物按需使用。长期单独使用 LABA 有增加哮喘死亡的风险，不推荐哮喘患者长期单独使用 LABA 治疗。

③ICS + LABA 复合制剂具有协同抗炎和平喘作用，可获得相当于或优于加倍剂量 ICS 的疗效，并可增加患者的依从性、减少大剂量 ICS 的不良反应，尤其适用于中至重度慢性持续哮喘患者的长期治疗。低剂量 ICS + 福莫特罗复合制剂可作为哮喘按需使用药物，包括用于预防运动性哮喘。

（2）M 胆碱受体拮抗剂：可通过气雾剂、干粉剂和雾化溶液给药。支气管舒张作用较 β₂ 受体激动剂弱、起效慢，持续时间相同或略长，但长期应用不易产生耐药。与 β₂ 受体激动剂联合应用可产生协同效果。噻托溴铵与 M₃ 受体的亲和力是异丙托溴铵的 10 倍，松弛气道平滑肌作用更强；能持久地结合 M₃ 受体，延长支气管扩张作用时间超过 12 小时，新型 LAMA（如格隆溴铵、乌美溴铵、阿地溴铵等）的作用时间可超过 24 小时。

异丙托溴铵具有强效抗胆碱（M 受体）作用，对支气管平滑肌有较高的选择性，对呼吸

道腺体和心血管系统的作用不明显，可用于防治支气管哮喘和哮喘型慢性支气管炎，尤其适用于因用β受体激动剂产生肌肉震颤、心动过速而不能耐受的患者。雾化吸入SAMA（异丙托溴铵）与SABA（沙丁胺醇）复合制剂是治疗哮喘急性发作、COPD支气管痉挛的常用药物。哮喘治疗方案中的第4级和第5级患者在吸入ICS + LABA治疗基础上可以联合吸入LAMA（噻托溴铵等）。COPD患者往往副交感神经亢进、β2受体数减少，故对M胆碱受体拮抗剂更为敏感。

新近上市的ICS + LABA + LAMA三联复合制剂，如糠酸氟替卡松维兰特罗乌美溴铵干粉剂、布地奈德福莫特罗格隆溴铵气雾剂等，更适用于重度哮喘及COPD患者。

（3）黄嘌呤（茶碱）类药物：茶碱价格低廉，在我国广泛使用。其药理作用广泛，但代谢有种族差异性、治疗窗窄，使用时需定期监测血药浓度，以避免严重不良反应发生。

短效茶碱的支气管扩张作用与足量使用的快速β2受体激动剂对比没有任何优势。哮喘急性发作单用β2受体激动剂疗效不佳时，配合静脉滴注茶碱类药物可增强疗效。茶碱衍生物多索茶碱的作用与氨茶碱相同，不良反应较轻；二羟丙茶碱的作用较弱，不良反应较少。茶碱缓释制剂，如茶碱缓释胶囊等，口服血药浓度波动小，一日给药2次即能维持有效血药浓度，可有效降低中毒风险，适用于慢性哮喘，尤其是夜间发作的哮喘患者。

3. LTRA　LTRA具有如下特点：①不良反应少而轻；②起效慢，一般连续应用4周显效；③作用较弱，相当于色甘酸钠。仅适用于轻、中度哮喘和稳定期的控制，或合并应用以减少

肾上腺糖皮质激素和β2受体激动剂的剂量。LTRA的药动学参数见表3-3。

LTRA服用方便，可减轻哮喘症状、改善肺功能、减少哮喘的恶化，是ICS之外可单独应用的长期控制性药物之一，但其抗炎作用不如ICS，可作为轻度哮喘的替代治疗药物和中、重度哮喘的联合用药。尤其适用于伴有过敏性鼻炎、阿司匹林哮喘、运动性哮喘患者的长期控制治疗，不宜用于治疗急性哮喘发作。

4. 抗IgE单克隆抗体　奥马珠单抗推荐用于第4级治疗不能控制的中、重度过敏性哮喘，不适用于哮喘急性加重或急性发作、急性支气管痉挛或哮喘持续状态的治疗。不要在开始奥马珠单抗治疗后突然中断全身或吸入肾上腺糖皮质激素治疗。

奥马珠单抗仅可皮下注射，不得静脉注射或肌内注射，应至少使用12～16周以判断其有效性。

（二）典型不良反应和禁忌

1. 肾上腺糖皮质激素　ICS的口咽局部不良反应包括声音嘶哑、咽部不适和念珠菌感染。吸药后应及时用清水含漱口咽部以减少局部不良反应。

ICS全身不良反应的大小与药物剂量、药物的生物利用度、在肠道的吸收、肝脏首过代谢率及全身吸收药物的半衰期等因素有关。丙酸氟替卡松是高亲脂性ICS，其表观分布容积大、半衰期长，在相同剂量和相同吸入装置条件下其全身性不良反应的潜在危险较布地奈德和二丙酸倍氯米松大。成人和青少年（12岁及以上）常用ICS的每日低、中、高剂量详见表3-4。

表3-3　白三烯拮抗剂的药动学参数

药品	生物利用度（%）	达峰时间（h）	蛋白结合率（%）	血浆半衰期（h）	排泄途径
孟鲁司特	61～64	3.3～3.7	95	3.9～5.1	胆汁、粪便86%，尿液5%
异丁司特	100	3	99	8.7～10	粪便89%，尿液10%
普仑司特	60	2.5～3.8	90	6.3～7.0	粪便90%

表 3 - 4　成人和青少年（12 岁及以上）常用 ICS 的每日低、中、高剂量

药物	每日剂量（μg）		
	低剂量	中剂量	高剂量
二丙酸倍氯米松（pMDI，标准颗粒，HFA）	200 ~ 500	> 500 ~ 1000	> 1000
二丙酸倍氯米松（pMDI，超细颗粒，HFA）	100 ~ 200	> 200 ~ 400	> 400
布地奈德（DPI）	200 ~ 400	> 400 ~ 800	> 800
环索奈德（pMDI，超细颗粒，HFA）	80 ~ 160	> 160 ~ 320	> 320
丙酸氟替卡松（DPI）	100 ~ 250	> 250 ~ 500	> 500
丙酸氟替卡松（pMDI，标准颗粒，HFA）	100 ~ 250	> 250 ~ 500	> 500
糠酸莫米松（DPI）	200		400
糠酸莫米松（pMDI，标准颗粒，HFA）	200 ~ 400		> 400
糠酸氟替卡松（DPI）	100		200

注：pMDI：定量气雾吸入剂；HFA：氢氟烷烃抛射剂；DPI：干粉吸入剂。

哮喘患者长期吸入临床推荐剂量范围内的 ICS 是安全的，但长期高剂量吸入也可出现全身不良反应，如骨质疏松、高血压、糖尿病、肾上腺皮质轴抑制及增加肺炎发生的危险等。伴有结核病、寄生虫感染、骨质疏松、青光眼、糖尿病、严重忧郁或消化性溃疡的患者应慎用。若患者以往罹患结核病或现有活动性肺结核，为了预防结核扩散，使用肾上腺糖皮质激素（包括吸入剂）前，应当特别注意其结核病是否得到控制。

2. 支气管扩张药

（1）β₂受体激动剂：常见不良反应包括骨骼肌震颤、低血钾、心律失常、受体耐受现象等。与茶碱、肾上腺糖皮质激素、利尿药合用及缺氧都可能增加低钾血症的发生，在此情况下需监测血钾水平。血钾降低一般是暂时的，通常不需要补充。应告诫患者有诱发低血钾而造成心律不齐的可能性，特别是联用洋地黄类药物患者。

（2）M胆碱受体拮抗剂：常见不良反应为口干、口苦、眼压升高、尿潴留等。妊娠早期、青光眼、前列腺肥大的患者应慎用。

（3）黄嘌呤（茶碱）类药物：茶碱易发生中毒反应，使用时需监测血药浓度来调整剂量，预防中毒。茶碱血药浓度在 15 ~ 20μg/ml 时会出现毒性反应，早期多见恶心、呕吐、易激动、失眠等；当血药浓度超过 20μg/ml 时会出现心

动过速、心律失常；当血药浓度超过 40μg/ml 时会出现发热、失水、惊厥，严重者呼吸、心跳停止，甚至致死。茶碱衍生物必要时也须监测血药浓度来预防中毒，通常血药浓度在 10μg/ml 时可达到有效的治疗浓度，20μg/ml 以上会出现毒性反应。

茶碱的药物相互作用多见，与红霉素、罗红霉素、克拉霉素、克林霉素、依诺沙星、环丙沙星、氧氟沙星、左氧氟沙星、西咪替丁、地尔硫草、维拉帕米、咖啡因、美西律等合用时，其血药浓度升高，毒性增强，其中尤以红霉素和依诺沙星明显。茶碱与苯巴比妥、利福平等合用可使茶碱血药浓度下降。茶碱与苯妥英钠合用可相互干扰吸收，二者的血药浓度均下降，均需要酌情增加剂量。

茶碱少量可通过胎盘屏障，分泌入乳汁，但无妊娠期、哺乳期女性临床试验的安全性资料，所以妊娠期、哺乳期女性尽可能避免使用。

3. LTRA　LTRA 可抑制肝脏 CYP450 酶系，竞争性抑制茶碱的代谢，使茶碱血药浓度升高，但常规剂量的 LTRA 通常不影响茶碱的药动学。

LTRA 在我国临床应用已有 20 多年，总体安全、有效。孟鲁司特可引起严重神经系统不良反应，主要表现为攻击性行为、异常兴奋、焦虑、抑郁、方向知觉丧失、注意力不集中、夜梦异常、口吃、幻觉、失眠、记忆损伤、精神运动过激（易激惹、烦躁不安和震颤）、梦游、自杀的

想法和行为、抽搐、眩晕、嗜睡、触觉减退等。通常发生在用药 2～7 日内，大多停药后好转。2020 年 3 月，美国 FDA 发布黑框警告，提示需警惕孟鲁司特钠的严重神经精神反应。

对于有精神性疾病史的患者，使用孟鲁司特时应密切关注精神异常现象；若患者出现精神症状或复发、加重，应考虑可能与孟鲁司特有关并及时处理。超过 1% 的患者用药后出现腹痛和头痛，但症状轻微时，通常不需要停药。12 岁以下儿童、妊娠期及哺乳期女性宜慎重权衡利弊后决定是否应用。

4. 抗 IgE 单克隆抗体　奥马珠单抗最常见的不良反应为发热，其他常见不良反应有注射部位不良反应（包括注射部位疼痛、肿胀、红斑、瘙痒）和头痛，多为轻～中度。过敏反应罕见，且 70% 发生于治疗后 2 小时内，表现为支气管平滑肌痉挛、低血压、晕厥、荨麻疹和（或）喉头或舌头血管性水肿。

肝肾功能损害、蠕虫感染高风险患者及自身免疫性疾病、免疫复合物介导疾病的患者慎用。对奥马珠单抗或者其他任何辅料（包括蔗糖、L－组氨酸、L－盐酸组氨酸一水合物和聚山梨酯 20）有过敏反应者禁用。总 IgE < 30IU/ml 或 > 1500IU/ml 的患者均超出奥马珠单抗适应证，不建议使用。

（三）妊娠期女性平喘药物的合理选择

妊娠期哮喘的治疗原则与典型哮喘相同，基于妊娠安全性考虑，药物选择要慎重。临床常用平喘药物的妊娠风险评估见表 3 –5。

表 3 –5　常用平喘药物的妊娠风险评估

药物名称		原 FDA 妊娠风险分级	妊娠期用药摘要
全身用肾上腺糖皮质激素	地塞米松	C	没有 2 个疗程后利益增加的证据；有一些对胎儿造成伤害的证据
	泼尼松	B	确认受益大于风险的前提下，可在妊娠期女性中使用
	泼尼松龙	B	确认受益大于风险的前提下，可在妊娠期女性中使用
	氢化可的松	C	确认受益大于风险的前提下，可在妊娠期女性中使用
	甲泼尼龙	C	通常认为甲泼尼龙在妊娠期治疗符合适应证的疾病是安全的
吸入性肾上腺糖皮质激素	倍氯米松	C	确认受益大于风险的前提下，可在妊娠期女性中使用
	布地奈德	B	/
	氟替卡松	C	确认受益大于风险的前提下，可在妊娠期女性中使用
	莫米松	C	确认受益大于风险的前提下，可在妊娠期女性中使用
	曲安奈德	C	只有在疗效大于风险时才可用于妊娠期女性。由于尚无关于口服曲安奈德对人类的诱变作用的临床证据，因此妊娠 3 个月内的女性应慎用该药
支气管扩张药	沙丁胺醇	C	确认受益大于风险的前提下，可在妊娠期女性中使用
	特布他林	B	妊娠期治疗哮喘的一线药物
	福莫特罗	C	确认受益大于风险的前提下，可在妊娠期女性中使用
	沙美特罗	C	确认受益大于风险的前提下，可在妊娠期女性中使用。常规使用本品不太可能会对胎儿或新生儿带来显著的风险
	茶碱	C	只有益处大于潜在围产期风险时，才可将茶碱用于妊娠期女性。尽管长期临床试验是安慰性的，但不可排除大剂量茶碱是弱的人类致畸药
白三烯受体拮抗剂	孟鲁司特	B	/
抗 IgE 单克隆抗体	奥马珠单抗	B	如果临床需要，可考虑在妊娠期使用，同时需权衡对母亲的潜在效益和对胎儿的潜在风险

四、代表药品

布地奈德
Budesonide

【适应证】　用于持续性哮喘的长期治疗。具有轻度持续性哮喘以上程度即可使用。

【用法用量】　口腔吸入：气雾剂。①成人：开始用量 400～1600μg/d，分 2～4 次。一般一次 200μg，早晚各 1 次。病情严重时，一次 400μg，一日 4 次。② 2～7 岁儿童：200～400μg/d，分 2～4 次。③ 7 岁以上儿童：200～800μg/d，分 2～4 次。

【临床应用注意】　中度及重度支气管扩张症患者禁用。

【常用制剂与规格】　吸入用混悬液：2ml：0.5mg；2ml：1mg。干粉吸入剂：100μg/吸，200 吸/支。气雾剂：每喷 200μg，每喷 50μg。

氟替卡松
Fluticasone

【适应证】　①用于持续性哮喘的长期治疗。具有轻度持续性哮喘以上程度即可使用。②鼻喷剂可用于预防和治疗季节性过敏性鼻炎（包括花粉症）及常年性过敏性鼻炎。

【用法用量】　口腔吸入或喷鼻：应根据患者具体状况调整吸入药量。如果患者使用本药的压力型定剂量气雾剂有困难，可与储雾器联用，使用前轻轻摇动药瓶。

（1）气雾剂：① 16 岁以上的轻度哮喘患者，开始剂量为 100～250μg，一日 2 次；中度哮喘开始剂量为 250～500μg，一日 2 次；严重哮喘开始剂量为 500～1000μg，一日 2 次；之后根据疗效调整剂量至控制哮喘的最小有效剂量。② 4 岁以上儿童开始剂量为 50μg 或 100μg，一日 2 次，之后根据疗效调整剂量至控制哮喘的最小有效剂量。

（2）喷鼻剂：①成人及 12 岁以上儿童，每次每个鼻孔各 2 喷，一日 1 次，早晨用药，某些患者需一日 2 次，每个鼻孔各 2 喷。维持剂量：每次每鼻孔各 1 喷，一日 1 次。复发时可相应增加剂量，每日每个鼻孔最大剂量不超过 4 喷。② 4～11 岁儿童：每次每个鼻孔各 1 喷，一日 1 次。少数患者需要每次每鼻孔各 1 喷，一日 2 次，每鼻孔最大剂量不超过 2 喷。

【临床应用注意】

1. 哮喘持续状态或其他哮喘急性发作者禁用本药干粉吸入剂。

2. 玫瑰痤疮、寻常痤疮、酒渣鼻、口周皮炎、肛周及外阴瘙痒、原发性皮肤病毒感染（如单纯疱疹、水痘等）细菌，以及真菌感染等患者禁用本药乳膏和软膏。

3. 本药吸入剂不同于支气管扩张剂，最初患者可能未能察觉 ICS 的效果，因而影响患者接受治疗的依从性，应当在治疗前向患者说明。

4. 长期吸入本药一日用量超过 2mg 者，可能导致肾上腺功能被抑制，应监测其肾上腺储备功能。

【常用制剂与规格】　气雾剂：每揿含量有 50μg/揿、125μg/揿两种规格，容量有 60 揿/瓶、120 揿/瓶两种。喷鼻剂：每喷 50μg。

倍氯米松
Beclometasone

【适应证】　①用于持续性哮喘的长期治疗。按照支气管哮喘严重程度分级标准，在轻度持续型（2 级以上）即可使用 ICS 治疗。②用于常年性变应性鼻炎和季节性变应性鼻炎及血管运动性鼻炎。③用于鼻息肉手术后，预防息肉的再生。

【用法用量】　口腔吸入或喷鼻：①鼻腔喷雾剂，成人一次每鼻孔 2 揿，每日 2 次，也可一次每鼻孔 1 揿（50μg），每日 3～4 次，一日总量不可超过 8 揿（400μg）。②气雾剂，成人一次 1～2 揿，每日 3～4 次。重症患者先用全身性肾上腺糖皮质激素控制后再用气雾剂治疗，每日最大量不超过 20 揿（1mg）。③粉雾剂，喷雾吸入，成人一次 0.2mg，一日 3～4 次；儿童一次 0.1mg，一日 3～4 次。

【临床应用注意】　妊娠期的前 3 个月一般不用本品。

【常用制剂与规格】　鼻喷雾剂：每瓶 200 揿，50μg/揿。气雾剂：每瓶 200 揿，50μg/揿。粉雾剂胶囊：0.1mg；0.2mg。

沙丁胺醇
Salbutamol

【适应证】　用于治疗支气管哮喘或喘息性慢性支气管炎伴支气管痉挛。

【用法用量】

（1）气雾吸入：每次 0.1~0.2mg（即 1~2 撷），必要时可每 4 小时重复 1 次，但 24 小时内不宜超过 6~8 次。

（2）口服：片剂，成人每次 2.4~4.8mg，一日 3 次。

【临床应用注意】

1. 动物实验显示可舒张子宫平滑肌，导致畸胎，故妊娠期女性禁用片剂，妊娠期及哺乳期女性使用气雾剂前要权衡利弊。

2. 长期使用可形成耐受性，药效降低，使支气管痉挛不易缓解，哮喘加重。

3. 本品与其他 β_2 受体激动剂合用，药效可增加，但不良反应也增加。

4. 本品与茶碱类药物并用时，可增加支气管平滑肌的松弛作用，并可能增加不良反应。

5. 本品与 β_2 受体拮抗剂合用，则药效减弱或消失。

6. 本品避免与单胺氧化酶抑制剂及三环类抗抑郁药同时应用。

7. 不良反应常见震颤、恶心、心悸、头痛、失眠等，尤其可能引起严重的血钾过低。

8. 运动员、哺乳期女性以及高血压、冠状动脉供血不足、心血管功能不全、糖尿病、甲状腺功能亢进等患者慎用。

【常用制剂与规格】 气雾剂：200 撷，每撷含沙丁胺醇 $100\mu g$。片剂：2.4mg。

沙美特罗
Salmeterol

【适应证】 用于长期常规治疗哮喘的可逆性呼吸道阻塞和慢性支气管炎。还可用于需常规使用支气管扩张剂的患者，以及预防夜间哮喘发作或控制日间哮喘的不稳定（如运动前或接触致敏原前）。

【用法用量】 口腔吸入：气雾剂使用时，除去罩帽，将瓶倒置，把罩壳衔入口中，对准咽喉并在用力吸气的同时立即撷压喷雾头，药液即成雾状喷出，然后再屏气片刻，以便药液雾粒吸入、附着在支气管和肺部。

成人一日 2 次，一次吸入 2 撷（$2 \times 25\mu g$），气道阻塞严重的患者可吸入 4 撷（$4 \times 25\mu g$）。

【临床应用注意】

1. 极少分泌到乳汁中，应根据本品对哺乳期女性的重要性决定停止哺乳或停药。

2. 本品不可取代口服或吸入肾上腺糖皮激素，哮喘控制过程中如出现突发和渐进性恶化，有可能危及生命，应考虑进行肾上腺糖皮质激素治疗或增加肾上腺糖皮质激素的用量；正在使用其他预防药物（如 ICS）的患者在开始使用本品时应继续使用预防药物，不可停用或减量。

3. 由于本品起效相对较慢，故不适用于急性哮喘发作患者，此时应先用短效 β_2 受体激动剂。

4. 本品不适用于重度或危重哮喘发作患者，此时应先用短效 β_2 受体激动剂。

5. 本品不适用于冠心病、高血压、心律失常、惊厥、甲状腺毒症的哮喘患者及对所有拟交感神经药物高度敏感的哮喘患者。

6. 急性哮喘发作时，可能出现血钾过低。

7. 由于沙美特罗主要经肝脏水解代谢，严重肝功能不全的患者会导致血浆沙美特罗的蓄积，所以肝病患者用药时应该密切监测。

8. 与短效 β_2 受体激动剂联用，不增加心血管不良反应发生率。

9. 正在使用单胺氧化酶抑制剂和三环类抗抑郁剂的患者或 2 周内停止使用上述药物的患者，应谨慎使用沙美特罗，因为沙美特罗可加强这些药物对血管的作用。

10. ICS、色甘酸钠并不影响本品的安全性。

11. β 受体拮抗剂不仅拮抗 β_2 受体激动剂（如本品）对肺部的作用，同样也可使哮喘患者发生严重的支气管痉挛，所以哮喘患者一般不能使用 β 受体拮抗剂，但在特定情况下，比如哮喘患者心肌梗死的预防，可能没有其他药物可替代 β 受体拮抗剂治疗，在这种情况下可以考虑谨慎地使用心血管选择性 β 受体拮抗剂。

12. 推荐剂量内最常见的不良反应为头痛、呕吐、肌痉挛、颤抖、心悸等。

13. 急剧恶化哮喘、哮喘急性发作的患者禁用，运动员慎用。

【常用制剂与规格】 气雾剂：每撷 $25\mu g$。

福莫特罗
Formoterol

【适应证】 用于治疗支气管哮喘及慢性阻

塞性肺疾病伴支气管痉挛。

【用法用量】

（1）口腔吸入：剂量应个体化，尽量使用最低有效剂量。成人常规剂量为一次4.5~9μg，一日1~2次，早晨和（或）晚间给药。有些患者须提高用量，一次9~18μg，一日1~2次，一日最多可吸36μg。肝肾功能损害的患者可以使用常规剂量。为了预防哮喘夜间发作，可于晚间给药1次。

（2）口服：片剂，成人160μg/d，分2次服用。儿童按体重一日4μg/kg，分2~3次服。

【临床应用注意】

1. 连续过量口服本品可引起心律失常甚至心搏停止。

2. 本品与肾上腺素及异丙肾上腺素等儿茶酚胺类药物合用时，可能引起心律不齐，甚至可能导致心搏停止。

3. 本品与单胺氧化酶抑制剂合用，可增加出现室性心律失常、轻度躁动的风险，并可加重高血压反应。

4. 本品可增强泮库溴铵、维库溴铵的神经－肌肉阻滞作用。

5. 常规使用可产生耐受性。

【常用制剂与规格】 粉吸入剂：每吸4.5μg，60吸/支。片剂：20μg；40μg。

特布他林
Terbutaline

【适应证】 用于支气管哮喘、慢性支气管炎、肺气肿和其他伴有支气管痉挛的肺部疾病。

【用法用量】 给药剂量应个体化。

（1）口服：片剂。①成人：开始1~2周，一次1.25mg，一日2~3次。以后可增加至一次2.5mg，一日3次。②儿童：按体重一次0.065mg/kg，但一次剂量不应超过1.25mg，一日3次。

（2）雾化吸入：雾化液只能通过雾化器给药。使用方法：握住单剂量小瓶，使瓶口向上，拧动瓶盖以开启瓶盖，将小瓶中溶液挤入雾化器贮液器中。本品可在雾化器中稳定存放24小时。开封后，其中的单剂量药液应在3个月内使用。①成人及20kg以上儿童：经雾化器吸入5mg（2ml）的药液，可以一日给药3次。②20kg以

下的儿童：经雾化器吸入2.5mg（1ml）的药液。一日最多可给药4次。

（3）静脉滴注：注射剂，以0.0025mg/min的速度缓慢静脉滴注，成人一日0.5~0.75mg，分2~3次给药。

【临床应用注意】

1. 长期应用可产生耐受性。

2. 大剂量口服给药可使有癫痫病史的患者发生酮症酸中毒。

3. 合用茶碱类药品可增加疗效，但心悸等不良反应也可能加重。

4. 不良反应程度取决于剂量和给药途径，推荐剂量下不良反应发生率低，多为轻度、可耐受。从小剂量逐渐加至治疗量常能减少不良反应的发生。

5. 少数患者有手指震颤、头痛、心悸、呕吐、强直性痉挛、心动过速和心悸，口服5mg时，手指震颤发生率可达20%~33%。通常这些不良反应在开始用药1~2周内自然消失。

6. 尚无儿童使用安全性和有效性的研究资料，不推荐12岁以下儿童使用。

7. 运动员及甲状腺功能亢进、冠心病、高血压、糖尿病患者慎用。

【常用制剂与规格】 片剂：2.5mg。雾化液：5mg/2ml。注射剂：100ml：0.25mg。

异丙托溴铵
Ipratropium Bromide

【适应证】 主要用于慢性阻塞性肺疾病的维持治疗，也可用于支气管哮喘。

【用法用量】 口腔吸入：①气雾剂：用于成人和6岁以上儿童预防和长期治疗，每次1~2揿，每日3~4次，每日总用量不得超过12揿。6岁以下儿童同样适用于上述剂量，但只能在医生监督下使用。用法：先除去罩壳帽，将瓶倒置，罩壳含在口内，对准咽喉，在吸气的同时揿压阀门上的喷头，吸入喷出的药液，屏气片刻。必要时可再重复揿吸1次。②雾化吸入液：可使用市面上一般的雾化吸入器。12岁以上患者一次500μg/2ml，一日3~4次。每1ml雾化吸入液可用0.9%氯化钠溶液稀释至2~4ml。在有墙式给氧设施情况下，吸入液最好以每分钟6~8L的流速给予。病情稳定前可

重复给药，给药间隔可由医生决定。

【临床应用注意】

1. 患者在吸入气雾剂时最好坐下或站立，且初次使用定量气雾器前应先将气雾器活瓣撤动 2 次。

2. 由于雾化吸入液不含防腐剂，为防止细菌污染，在药物打开后应立即使用且不得分次使用。

3. 对于急性或迅速恶化的呼吸困难，可考虑使用雾化吸入液。

4. 雾化吸入液可与吸入性 β_2 受体激动剂联合使用，可以和祛痰剂氨溴索雾化吸入液、溴己新雾化吸入液、非诺特罗雾化吸入液共同吸入使用。

5. 由于可出现沉淀，雾化吸入液和含有防腐剂苯扎氯铵的色甘酸钠雾化吸入液不要在同一个雾化器中同时吸入使用。

6. 最常见的非呼吸道不良反应是头痛、恶心和口干，可出现瞳孔扩大、眼压增高。

7. 对大豆卵磷脂、大豆、花生、阿托品及其衍生物过敏者禁用气雾剂，青光眼、前列腺增生患者忌用气雾剂，闭角型青光眼患者慎用。

【常用制剂与规格】 气雾剂：每瓶 200 撤，每撤 40μg。雾化吸入液：2ml∶250μg；2ml∶500μg。

噻托溴铵
Tiotropium Bromide

【适应证】 适用于慢性阻塞性肺疾病的维持治疗，包括慢性支气管炎和肺气肿，伴随性呼吸困难的维持治疗及急性发作的预防。

【用法用量】 口腔吸入：临用前取胶囊 1 粒放入专用吸入器的刺孔槽内，用手指撤压按钮，胶囊两端即被细针刺孔，然后将口吸器放入口腔深部，用力吸气，胶囊随气流产生快速旋转，胶囊中的药粉即喷出囊壳，并随气流进入呼吸道。成人每次 1 粒，一日 1 次。

【临床应用注意】

1. 胶囊仅供吸入，不能口服。

2. 每天用药不得超过 1 次。

3. 胶囊应该密封于囊泡中保存，仅在用药时取出，取出后应尽快使用，否则药效会降低，不小心暴露于空气中的胶囊应丢弃。

4. 起效慢，不应用作支气管痉挛急性发作的抢救治疗药物。

5. 药粉误入眼内可能引起或加重闭角型青光眼、眼睛疼痛或不适、短暂视物模糊、视觉晕轮或彩色影像，并伴有结膜充血引起的红眼和角膜水肿的症状。

6. 吸入药物可能引起吸入性支气管痉挛。

7. 与肾上腺素及异丙肾上腺素等儿茶酚胺类药物合用时，可能引起心律不齐，甚至可能导致心搏停止。

8. 本品可增加洋地黄类药物导致心律失常的易感性。

9. 肾上腺糖皮质激素和本品合用，可加重血钾浓度的降低，并有可能发生高血糖症。

10. 本品与利尿药或茶碱合用，可增加发生低钾血症的危险性。

11. 本品可增强泮库溴铵、维库溴铵的神经－肌肉阻滞作用。

12. 不良反应常见口干、咳嗽（多数患者继续使用症状会消失），常见咽炎、上呼吸道感染、口苦、短暂性变态反应、头痛、兴奋、眩晕，可能引起吸入性支气管痉挛，长期使用可引起龋齿。

13. 不推荐小于 18 岁患者使用，闭角型青光眼、前列腺增生、膀胱颈梗阻、心律失常者慎用。

【常用制剂与规格】 干粉吸入剂（粉雾剂）：每粒胶囊含噻托溴铵 18μg。

茶碱
Theophyline

【适应证】 用于支气管哮喘、喘息性支气管炎、阻塞性肺气肿等，缓解喘息症状；也可用于心源性肺水肿引起的哮喘。

【用法用量】 口服：①成人：一般一日 1 次（200mg），病情较重者或慢性患者加服 1 次（200mg，早上 8~9 点），但须根据个体差异，从小剂量开始，逐渐增加用药量，最大用量不宜超过 600mg/d。剂量较大时，可每日早晚 2 次分服，并尽量进行血药浓度测定调节剂量。②儿童：3 岁以上儿童可以从 100mg 开始治疗，一日最大用量不超过 10mg/kg。

【临床应用注意】

1. 茶碱类药物治疗窗窄，应当进行茶碱血药浓度监测，既保证疗效又防止毒性反应的发生。

2. 由于对胃肠道刺激性大，可见血性呕吐物或柏油样大便。

3. 老年人因血浆清除率降低，潜在毒性增加。

4. 禁用于活动性消化性溃疡和未经控制的惊厥性疾病患者，不适用于哮喘持续状态或急性支气管痉挛发作的患者，慎用于低氧血症、高血压、消化道溃疡病史、妊娠期女性、哺乳期女性、55 岁以上患者。

【常用制剂与规格】 缓释片剂：100mg；200mg；300mg。缓释胶囊剂：300mg。

多索茶碱
Doxofhylline

【适应证】 用于支气管哮喘、喘息性慢性支气管炎及其他支气管痉挛引起的呼吸困难。

【用法用量】

（1）口服：成人一次 0.2 ~ 0.4g，每日 2 次，餐前或餐后 3 小时服用。

（2）静脉注射或静脉滴注：①注射剂，成人一次 0.2g，一日 2 次，以 50% 或 25% 葡萄糖注射液稀释至 40ml，缓慢静脉注射，静脉注射时间应在 20 分钟以上，5 ~ 10 日为一个疗程。②也可将 0.3g 加入 5% 葡萄糖注射液或 0.9% 氯化钠注射液 100ml 中，缓慢静脉滴注，一日 1 次。

【临床应用注意】

1. 急性心肌梗死患者禁用。

2. 多索茶碱个体差异较大，剂量要视个体病情变化选择最佳剂量和用药方法，必要时监测血药浓度，维持在 10 ~ 20μg/ml 范围内有效且比较安全。

3. 老年患者对本品清除率可能会不同，应监测血药浓度。

4. 进食可使峰浓度降低、达峰时间延迟，故宜增加剂量。

5. 与依诺沙星、环丙沙星合用，宜减量。

6. 本品使用期间不宜同时进食含咖啡因的饮料或食品。

7. 少数患者出现心悸、窦性心动过速、呕吐、头痛、兴奋、失眠、呼吸急促、高血糖、蛋白尿等症状。

8. 过量使用会出现严重心律不齐、阵发性痉挛，此症状为初期中毒表现，应暂停用药并监测血药浓度，在上述中毒症状完全消失后仍可继续使用。

【常用制剂与规格】 片剂：0.2g。胶囊剂：0.2g。注射剂：0.2g；0.3g。

孟鲁司特
Montelukast

【适应证】 成人及儿童哮喘的预防和长期治疗。适用于减轻过敏性鼻炎引起的症状。

【用法用量】 口服：①哮喘患者应在睡前服用，过敏性鼻炎患者可根据自身的情况在需要时服药。同时患有哮喘和过敏性鼻炎的患者应每晚用药 1 次。②颗粒一般应用于 1 ~ 2 岁哮喘儿童及 2 ~ 5 岁过敏性鼻炎儿童，使用时可加入一勺室温或冷的软性食物（如苹果酱）、凉开水中混合服用，或溶解于一茶匙室温或冷的婴儿配方奶粉或母乳中服用。在服用时才能打开颗粒包装袋，打开包装袋以后应立即服用全部的剂量（15 分钟内）。与食物、婴儿配方奶粉或母乳混合后的颗粒不能再贮存至下次继续服用。该药的用法用量详见表 3 - 6。

【临床应用注意】

1. 无妊娠期女性研究资料，除非明确需要服药外，妊娠期女性应避免服用本品。尚不明确是否从乳汁分泌，由于许多药物可从乳汁分泌，故哺乳期女性应慎用。

2. 规格 10mg 片剂不适于儿童用药。

3. 以哮喘控制指标来评价治疗效果，孟鲁司特钠的疗效在用药一天内即出现。应建议患者无论在哮喘控制还是恶化阶段都坚持服用。

4. 老年患者、肾功能不全患者、轻至中度肝损害患者无需调整剂量。

5. 单用支气管扩张剂不能有效控制的哮喘患者，可在治疗方案中加入孟鲁司特，一旦有明显的临床疗效（一般出现在首剂用药后），根据患者的耐受情况，将支气管扩张剂的剂量减少。

表 3 – 6　孟鲁司特的用法用量

规格、剂型	适用人群	用量
10mg 片剂	15 岁及 15 岁以上成人哮喘的长期治疗和预防，包括预防白天和夜间的哮喘症状，治疗对阿司匹林敏感的哮喘患者以及预防运动诱发的支气管收缩；减轻 15 岁及 15 岁以上成人的季节性过敏性鼻炎和常年性过敏性鼻炎引起的症状	15 岁及 15 岁以上成人患者一日 1 次，一次 10mg
5mg 片剂	2 岁及 2 岁以上儿童和成人哮喘的长期治疗和预防，包括预防白天和夜间的哮喘症状，治疗对阿司匹林敏感的哮喘患者以及预防运动诱发的支气管收缩；2 岁及 2 岁以上儿童和成人以减轻季节性过敏性鼻炎引起的症状	6 ~ 14 岁儿童患者一日 1 次，一次 5mg
4mg 片剂	2 ~ 14 岁儿童哮喘的长期治疗和预防，包括预防白天和夜间的哮喘症状治疗对阿司匹林敏感的哮喘患者以及预防运动诱发的支气管收缩，减轻 2 ~ 14 岁儿童的季节性过敏性鼻炎和常年性过敏性鼻炎的症状	2 ~ 5 岁儿童患者一日 1 次，一次 4mg
4mg 颗粒剂	1 岁以上儿童哮喘的长期治疗和预防，包括预防白天和夜间的哮喘症状治疗对阿司匹林敏感的哮喘患者以及预防运动诱发的支气管收缩，减轻 2 ~ 5 岁儿童的季节性过敏性鼻炎和常年性过敏性鼻炎的症状	1 ~ 2 岁哮喘儿童及 2 ~ 5 岁过敏性鼻炎儿童一日 1 次，一次 4mg

6. 合并使用苯巴比妥后，孟鲁司特的血浆浓度 – 时间曲线下面积（AUC）减少约 40%，但是不推荐调整本品的使用剂量。

【常用制剂与规格】　片剂：4mg；5mg；10mg。咀嚼片剂：4mg；5mg。颗粒剂：4mg。膜剂：4mg；5mg。

奥马珠单抗
Omalizumab

【适应证】　①过敏性哮喘：仅适用于治疗确诊为 IgE 介导的哮喘患者。成人和青少年（12 岁及以上）患者，用于经 ICS 和吸入 LABA 治疗后，仍不能有效控制症状的中度至重度持续性过敏性哮喘。②慢性自发性荨麻疹：适用于采用 H_1 抗组胺药治疗后仍有症状的成人和青少年（12 岁及以上）慢性自发性荨麻疹患者。

【用法用量】　仅供皮下注射使用，不得静脉注射或肌内注射。①过敏性哮喘：根据基线 IgE（IU/ml，治疗开始前测定）和体重（kg）确定合适的给药剂量和给药频率。根据测定结果，每次给药剂量为 75 ~ 600mg，按照需要分 1 ~ 4 次皮下注射。②慢性自发性荨麻疹：每 4 周皮下注射 150mg 或 300mg。最大剂量为 600mg，每 2 周给药 1 次。③基线 IgE 水平和体重（kg）在给药剂量表范围外的患者不应给予奥马珠单抗。

【临床应用注意】

1. 过敏反应风险：用药期间患者可能会出现过敏反应，如皮疹、荨麻疹、发热、喉咙痛、呼吸困难等。如果患者出现任何过敏反应症状，应立即告知医生并停止使用本品。

2. 其他不良反应：头痛、发热、疲劳、恶心、腹痛等。

3. 妊娠期女性如需使用本品，需权衡使用本品对母亲的潜在效益和对胎儿的潜在风险综合考虑。

4. 尚未明确肝肾功能损害对奥马珠单抗药代动力学的影响。

5. 尚未明确奥马珠单抗在儿童（6 岁以下）人群中的有效性和安全性。

【常用制剂与规格】　注射剂：150mg/瓶；75mg/瓶。预充式注射器装：1.0ml：150mg。

第四节　特发性肺纤维化的治疗药物

特发性肺纤维化（IPF）是一种病因未明、慢性进展性纤维化肺疾病，组织病理学和（或）胸部高分辨 CT（HRCT）特征为普通型间质性肺炎。IPF 好发于中老年男性人群，主要表现为进行性加重的呼吸困难，伴限制性通气功能障碍和气体交换障碍，导致低氧血症，甚至呼吸衰竭，预后差。

IPF 的治疗包括非药物治疗（如戒烟、氧疗、机械通气、肺康复、肺移植）和药物治疗。

可酌情使用的 IPF 治疗药物包括吡非尼酮、尼达尼布、抗酸药物、N – 乙酰半胱氨酸；不推荐使用的 IPF 治疗药物或治疗方案包括泼尼松 + 硫唑嘌呤 + N - 乙酰半胱氨酸联合治疗、抗凝药物、西地那非、波生坦/马西替坦、伊马替尼。

IPF 尚无肯定显著有效的治疗药物，吡非尼酮、尼达尼布等抗纤维化药物治疗仍位列首选推荐地位，本节主要介绍抗纤维化药物。

一、药理作用和作用机制

1. 吡非尼酮　吡非尼酮是一种多效性的吡啶化合物，具有抗炎、抗纤维化和抗氧化特性，作用机制尚不完全清楚。研究结果显示，在动物和体外实验中，吡非尼酮能够抑制重要的促纤维化和促炎细胞因子，抑制成纤维细胞增殖和胶原沉积。

2. 尼达尼布　尼达尼布是一种多靶点酪氨酸激酶抑制剂，能够抑制血小板衍化生长因子受体、血管内皮生长因子受体及成纤维细胞生长因子受体，具有抗纤维化和抗炎活性。

二、临床用药评价

（一）药效、药动学特点及临床应用

重度肺功能受损的 IPF 患者服用吡非尼酮、尼达尼布治疗能否获益，以及药物服用的疗程需要进一步研究。

1. 吡非尼酮　吡非尼酮能够显著延缓用力肺活量（FVC）下降速率，可在一定程度上降低 IPF 病死率。推荐用于轻到中度肺功能障碍的 IPF 患者。

吡非尼酮应按剂量递增原则逐渐增加用量。空腹服用后，吡非尼酮在血液中浓度会明显升高，很可能会出现副作用，因此餐后服用为宜。

2. 尼达尼布　尼达尼布能够显著地减少 IPF 患者 FVC 下降的绝对值，在一定程度上缓解疾病进程。推荐用于轻到中度肺功能障碍的 IPF 患者。

乙磺酸尼达尼布软胶囊应与食物同服，用水送服整粒胶囊，尚不清楚咀嚼或碾碎胶囊对尼达尼布药代动力学的影响，主要通过胆汁/粪便（>90%）排泄。

（二）典型不良反应和禁忌

1. 吡非尼酮　吡非尼酮的不良反应包括光过敏、乏力、皮疹、胃部不适和厌食。重度肝病患者、妊娠期及哺乳期女性、严重肾病或透析患者、同时服用氟伏沙明的患者禁用吡非尼酮。

2. 尼达尼布　尼达尼布最常见的不良反应是腹泻，大多数病情不严重，无严重不良事件发生。如果与乙磺酸尼达尼布软胶囊内容物接触，应立即彻底洗手。用药后 AST 或 ALT 升高超过正常值上限（ULN）3 倍并伴有中度肝损伤（Child Pugh B）的体征或症状，或 AST、ALT 升高超过 5ULN 时应停用。

（三）药物相互作用

吡非尼酮可被多种 CYP 酶（CYP1A2、CYP2C9、CYP2C19、CYP2D6、CYP2E1）所代谢，环丙沙星、胺碘酮、普罗帕酮可增加吡非尼酮的不良反应，奥美拉唑、利福平可降低吡非尼酮的疗效。吸烟可降低吡非尼酮的疗效。

尼达尼布是 P - 糖蛋白（P - gp）的底物，酮康唑、红霉素等 P - gp 强效抑制剂可增加其体内暴露量，不良反应可能增加；利福平等 P - gp 强效诱导可使其体内暴露量降低，疗效降低。

三、代表药品

吡非尼酮
Pirfenidone

【适应证】　轻、中度特发性肺纤维化（IPF）。适用于确诊或疑似 IPF 的治疗。

【用法用量】　口服：餐后服用。初始一次 200mg，一日 3 次，在 2 周时间内逐渐增加剂量，每次增加 200mg，最后将用量维持在一次 600mg（1800mg/d）。应密切观察患者用药耐受情况，若出现明显胃肠道症状、对日光或紫外线灯的皮肤反应、肝功能酶学指标的显著改变和体重减轻等现象，可根据临床症状减少用量或停止用药。症状减轻后，可再逐步增加药量，最好将维持用量调整在一次 400mg（1200mg/d）以上。

【临床应用注意】

1. 本品可改善轻、中度 IPF 患者的肺功能指标。未发现可以逆转肺纤维化，故重度 IPF 患者可能无效。

2. 本品可能导致严重的光敏反应，应尽量避免暴露在日光或紫外线下，否则有导致皮肤癌的可能。

3. 常见不良反应：恶心，消化不良，呕吐，厌食；光过敏，出现皮疹；肝功能损害；嗜睡，晕眩，行走不稳感。

4. 尽量避免合并使用其他药物，如四环素类药物可增加光敏反应的概率。环丙沙星、胺碘酮、普罗帕酮可增加吡非尼酮的不良反应；奥美拉唑、利福平可降低吡非尼酮的疗效。也不应与 CYP1A2 中效或强效抑制剂联合使用。

5. 使用本品后患者可出现嗜睡、头晕等，勿驾车或从事危险机械操作。

6. 本品可引起 ALT、AST 等升高和黄疸，应定期进行肝功能检查。如果出现异常，酌情减量或停药。

7. 本品可透过血 - 脑屏障，发作性脑部疾病患者（局灶性兴奋或发作性睡眠）服药前需咨询医师。

8. 吸烟可降低本品疗效。

9. 因葡萄柚汁可干扰本品疗效，故服药期间不宜服用。

10. 轻到中度肝功能受损者，尤其是合用 CYP1A2 抑制药时，应慎用。中毒肝病患者禁用。

11. 尚缺少肾功能受损患者的使用数据，严重肾病或透析治疗者禁用；妊娠及哺乳期患者禁用；需要服用氟伏沙明者禁用。

【常用制剂与规格】　胶囊剂：100mg；200mg。片剂：200mg。

尼达尼布
Nintedanib

【适应证】　特发性肺纤维化。

【用法用量】　口服：一次 150mg，一日 2 次，与食物同服。

【临床应用注意】

1. 常见不良反应有腹泻、腹痛、恶心、呕吐、肝酶升高、食欲缺乏、头痛、体重减轻、高血压。治疗期间可适当给予水化、止泻药或抗吐药；监测 ALT、AST 和胆红素。

2. 胚胎、胎儿毒性：育龄期女性使用时应避免妊娠。在治疗期间和末次剂量后至少 3 个月避孕。

3. 曾发生过动脉血栓栓塞事件、出血事件。如患者存在较高心血管风险或已知冠状动脉疾病时慎用。

4. 曾发生过胃肠道穿孔事件，近期接受过腹部手术治疗的患者慎用。

5. 不良反应严重时可暂时减少剂量或终止用药，并给予对症治疗，之后视患者情况可再恢复到原来的剂量或较低剂量。

6. 已知对尼达尼布、花生、大豆或任何本品辅料过敏的患者禁用，妊娠期间禁用。

【常用制剂与规格】　软胶囊剂：100mg；150mg。

（王东晓）

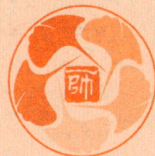

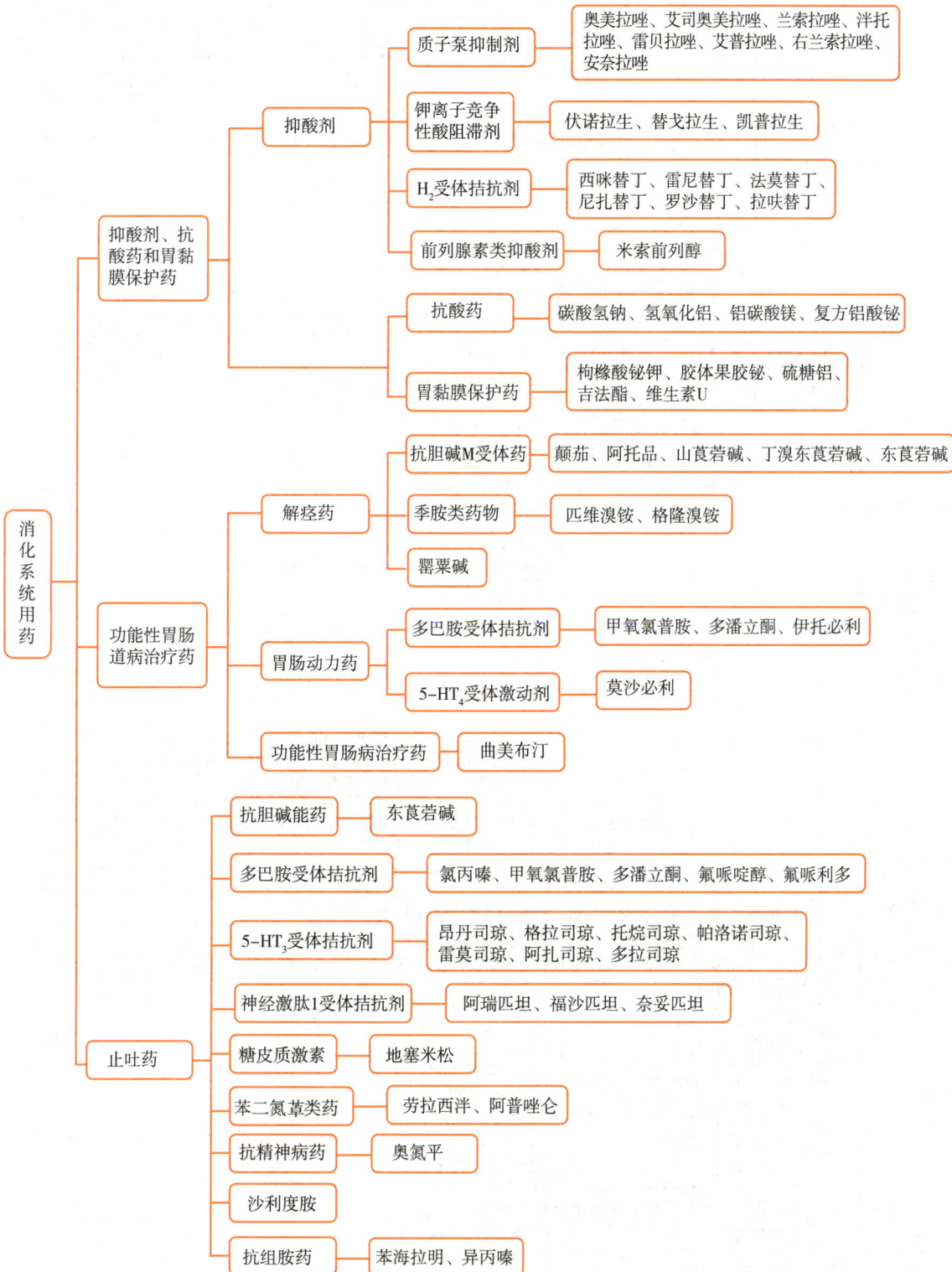

消化系统用药
├─ 抑酸剂、抗酸药和胃黏膜保护药
│   ├─ 抑酸剂
│   │   ├─ 质子泵抑制剂 ── 奥美拉唑、艾司奥美拉唑、兰索拉唑、泮托拉唑、雷贝拉唑、艾普拉唑、右兰索拉唑、安奈拉唑
│   │   ├─ 钾离子竞争性酸阻滞剂 ── 伏诺拉生、替戈拉生、凯普拉生
│   │   ├─ H₂受体拮抗剂 ── 西咪替丁、雷尼替丁、法莫替丁、尼扎替丁、罗沙替丁、拉呋替丁
│   │   └─ 前列腺素类抑酸剂 ── 米索前列醇
│   ├─ 抗酸药 ── 碳酸氢钠、氢氧化铝、铝碳酸镁、复方铝酸铋
│   └─ 胃黏膜保护药 ── 枸橼酸铋钾、胶体果胶铋、硫糖铝、吉法酯、维生素U
├─ 功能性胃肠道病治疗药
│   ├─ 解痉药
│   │   ├─ 抗胆碱M受体药 ── 颠茄、阿托品、山莨菪碱、丁溴东莨菪碱、东莨菪碱
│   │   ├─ 季胺类药物 ── 匹维溴铵、格隆溴铵
│   │   └─ 罂粟碱
│   ├─ 胃肠动力药
│   │   ├─ 多巴胺受体拮抗剂 ── 甲氧氯普胺、多潘立酮、伊托必利
│   │   └─ 5-HT₄受体激动剂 ── 莫沙必利
│   └─ 功能性胃肠病治疗药 ── 曲美布汀
└─ 止吐药
    ├─ 抗胆碱能药 ── 东莨菪碱
    ├─ 多巴胺受体拮抗剂 ── 氯丙嗪、甲氧氯普胺、多潘立酮、氟哌啶醇、氟哌利多
    ├─ 5-HT₃受体拮抗剂 ── 昂丹司琼、格拉司琼、托烷司琼、帕洛诺司琼、雷莫司琼、阿扎司琼、多拉司琼
    ├─ 神经激肽1受体拮抗剂 ── 阿瑞匹坦、福沙匹坦、奈妥匹坦
    ├─ 糖皮质激素 ── 地塞米松
    ├─ 苯二氮䓬类药 ── 劳拉西泮、阿普唑仑
    ├─ 抗精神病药 ── 奥氮平
    ├─ 沙利度胺
    └─ 抗组胺药 ── 苯海拉明、异丙嗪

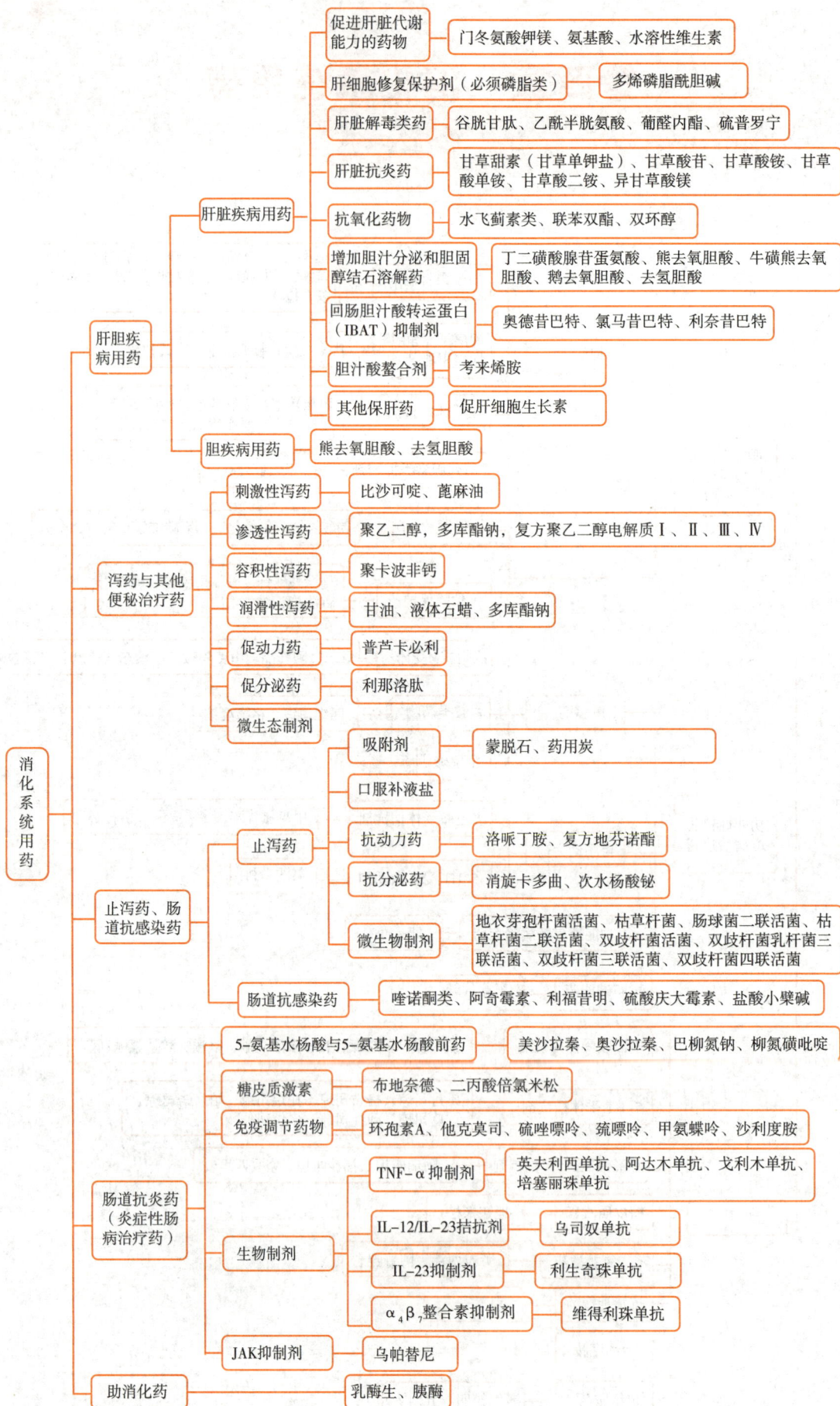

消化系统用药
- 肝胆疾病用药
  - 肝脏疾病用药
    - 促进肝脏代谢能力的药物 → 门冬氨酸钾镁、氨基酸、水溶性维生素
    - 肝细胞修复保护剂（必须磷脂类）→ 多烯磷脂酰胆碱
    - 肝脏解毒类药 → 谷胱甘肽、乙酰半胱氨酸、葡醛内酯、硫普罗宁
    - 肝脏抗炎药 → 甘草甜素（甘草单钾盐）、甘草酸苷、甘草酸铵、甘草酸单铵、甘草酸二铵、异甘草酸镁
    - 抗氧化药物 → 水飞蓟素类、联苯双酯、双环醇
    - 增加胆汁分泌和胆固醇结石溶解药 → 丁二磺酸腺苷蛋氨酸、熊去氧胆酸、牛磺熊去氧胆酸、鹅去氧胆酸、去氢胆酸
    - 回肠胆汁酸转运蛋白（IBAT）抑制剂 → 奥德昔巴特、氯马昔巴特、利奈昔巴特
    - 胆汁酸螯合剂 → 考来烯胺
    - 其他保肝药 → 促肝细胞生长素
  - 胆疾病用药 → 熊去氧胆酸、去氢胆酸
- 泻药与其他便秘治疗药
  - 刺激性泻药 → 比沙可啶、蓖麻油
  - 渗透性泻药 → 聚乙二醇，多库酯钠，复方聚乙二醇电解质Ⅰ、Ⅱ、Ⅲ、Ⅳ
  - 容积性泻药 → 聚卡波非钙
  - 润滑性泻药 → 甘油、液体石蜡、多库酯钠
  - 促动力药 → 普芦卡必利
  - 促分泌药 → 利那洛肽
  - 微生态制剂
- 止泻药、肠道抗感染药
  - 止泻药
    - 吸附剂 → 蒙脱石、药用炭
    - 口服补液盐
    - 抗动力药 → 洛哌丁胺、复方地芬诺酯
    - 抗分泌药 → 消旋卡多曲、次水杨酸铋
    - 微生物制剂 → 地衣芽孢杆菌活菌、枯草杆菌、肠球菌二联活菌、枯草杆菌二联活菌、双歧杆菌活菌、双歧杆菌乳杆菌三联活菌、双歧杆菌三联活菌、双歧杆菌四联活菌
  - 肠道抗感染药 → 喹诺酮类、阿奇霉素、利福昔明、硫酸庆大霉素、盐酸小檗碱
- 肠道抗炎药（炎症性肠病治疗药）
  - 5-氨基水杨酸与5-氨基水杨酸前药 → 美沙拉秦、奥沙拉秦、巴柳氮钠、柳氮磺吡啶
  - 糖皮质激素 → 布地奈德、二丙酸倍氯米松
  - 免疫调节药物 → 环孢素A、他克莫司、硫唑嘌呤、硫嘌呤、甲氨蝶呤、沙利度胺
  - 生物制剂
    - TNF-α抑制剂 → 英夫利西单抗、阿达木单抗、戈利木单抗、培塞丽珠单抗
    - IL-12/IL-23拮抗剂 → 乌司奴单抗
    - IL-23抑制剂 → 利生奇珠单抗
    - $\alpha_4\beta_7$整合素抑制剂 → 维得利珠单抗
  - JAK抑制剂 → 乌帕替尼
- 助消化药 → 乳酶生、胰酶

第一节 抑酸剂、抗酸药与胃黏膜保护药

胃液的主要成分包括胃酸（即盐酸）和胃蛋白酶。胃酸由胃腺的壁细胞分泌；胃蛋白酶原由主细胞分泌，接触胃酸后活化为胃蛋白酶。胃黏膜表面覆盖的"黏液-碳酸氢盐"保护层由胃腺浅表上皮细胞分泌的黏液和碳酸氢盐构成，其对胃黏膜具有重要的保护作用。

胃泌素、乙酰胆碱和组胺等多种递质参与胃酸分泌。胃窦主细胞（G细胞）分泌胃泌素，作用于胃的肠嗜铬细胞（ECL细胞）的胆囊收缩素-2受体（CCK_2受体），ECL细胞释放组胺，作用于胃腺的壁细胞的2型组胺受体，壁细胞从静息状态转为泌酸的活跃状态，细胞膜上的质子泵（H^+,K^+-ATP酶）将细胞外（胃腔）的K^+跨膜转运回细胞内，同时将质子（H^+）交换到细胞外，进入胃腔的质子与胃腔内的Cl^-形成胃酸。此外，乙酰胆碱和胃泌素也能与壁细胞的相应受体结合，刺激胃酸分泌。空腹时的胃酸分泌称为基础胃酸分泌，此时大部分壁细胞是静息状态，只有约10%处于泌酸的活跃状态，基础胃酸分泌维持了胃内的酸性环境，对抑制胃内细菌繁殖和维持胃肠道菌群平衡有重要作用。

抑酸剂的种类多，分别针对胃酸分泌的各环节。20世纪70年代先后上市了胃泌素受体拮抗剂（丙谷胺，1970年）、H_2受体拮抗剂（西咪替丁，1973年）和抗胆碱药（哌仑西平，1977年）。目前，最常用的抑酸剂是质子泵抑制剂、钾离子竞争性酸阻滞剂和H_2受体拮抗剂，而丙谷胺和哌仑西平已较少单独使用，仅作为复方制剂的组分。

抗酸药是含镁、铝或钙的弱碱性无机盐，口服后直接中和胃酸，起效迅速。胃黏膜保护药，有的能形成覆盖在胃黏膜或溃疡面的保护层，有的可以促进胃黏膜的修复。前列腺素类药物能抑制组胺分泌、扩张局部血管和促进溃疡愈合。

第一亚类 质子泵抑制剂

质子泵抑制剂（PPI）代表药品包括奥美拉唑、艾司奥美拉唑、兰索拉唑、泮托拉唑、雷贝拉唑、艾普拉唑、右兰索拉唑和安奈拉唑，其中艾司奥美拉唑和右兰索拉唑是手性药物。

一、药理作用与作用机制

PPI不能直接抑制质子泵，需要在壁细胞旁的酸性微环境中转化成为次磺酰基代谢物，该代谢物能修饰质子泵的疏基，抑制质子泵的活性。除上述酸性微环境中的少量转化和清除之外，经肝脏CYP450酶或非酶代谢是人体内PPI的主要代谢途径。

二、临床用药评价

（一）作用特点

1. PPI肠溶剂型的最佳服药时间是餐前30~60分钟（空腹服药），此时利于肠溶剂型尽快进入肠道，而且当服药1~2小时后，PPI血药浓度达峰时，刚好是餐后胃酸分泌高峰，此时大量的壁细胞进入泌酸活跃状态，能为PPI提供充分的酸性环境，产生更多的次磺酰胺代谢物，从而有更多的质子泵被抑制，能更好地发挥PPI的抑酸药效。

2. PPI的血浆消除半衰期较短，多为1~2小时，艾普拉唑的半衰期略长。PPI每日口服一次治疗胃食管反流病时，可能出现夜间酸突破，此时需要增加服药次数，或在睡前加用H_2受体拮抗剂。PPI的主要代谢酶是CYP2C19或CYP3A4，而安奈拉唑主要经非酶代谢途径消除。PPI的药代动力学特点参见表4-1。

表4-1 PPI的药代动力学特点

药物	口服达峰时间（h）	半衰期（h）	主要代谢酶	对CYP2C19的抑制
奥美拉唑	0.5~3.5	0.5~1	CYP2C19	强
艾司奥美拉唑	1~1.6	1.2~2.5	CYP2C19	强
兰索拉唑	1.5~3	0.9~1.5	CYP2C19	弱

续表

药物	口服达峰时间（h）	半衰期（h）	主要代谢酶	对CYP2C19的抑制
右兰索拉唑	我国无口服剂型	1.3~2.5	CYP2C19	弱
雷贝拉唑	2~5	1~2	非酶化还原反应	弱
泮托拉唑	2~2.5	1	CYP2C19	弱
艾普拉唑	无资料	3.3~4.1	CYP3A4	弱
安奈拉唑	3.5~5.2	1.22~3.79	非酶代谢	弱

3. PPI在酸性条件下不稳定，口服多采用肠溶剂型，国内也有PPI与碳酸氢钠组成普通口服剂型，但较少见，注射剂的辅料都加入了氢氧化钠，稀释后的药液呈碱性，能确保数小时内药物的稳定性。

（二）药物相互作用

1. 口服吸收有赖于胃酸辅助的药物，如铁剂、钙剂、维生素B_{12}、环孢素、三唑类抗真菌药、吉非替尼、阿扎那韦、奈非那韦等，如与PPI合用，口服生物利用度会明显降低。相对应的是，PPI抑制胃酸后，能提高咪达唑仑、地高辛、他克莫司、沙奎那韦的口服生物利用度。

2. PPI对CYP2C19有抑制作用，经CYP2C19代谢的地西泮、西酞普兰、丙米嗪、氯米帕明、苯妥英等药物，与艾司奥美拉唑合用后，血药浓度升高。

3. 氯吡格雷口服吸收后，约有20%经CYP2C19代谢为有抗血小板活性的代谢物，奥美拉唑和艾司奥美拉唑能明显抑制CPY2C19活性，会降低氯吡格雷经CYP2C19的代谢比例，影响抗血小板药效，氯吡格雷的说明书要求避免与奥美拉唑和艾司奥美拉唑合用。

（三）典型不良反应和禁忌

1. PPI抑酸后，胃内pH升高，胃酸的非特异性杀菌能力降低，难辨梭状芽孢杆菌相关性腹泻发生风险增加；肝硬化合并腹水患者发生自发性细菌性腹膜炎的可能性增加；由于反流至喉部的胃液中细菌载量增长，吸入性肺炎的发生风险也会增加。

2. PPI长期使用时，因抑酸可引起高胃泌素血症，过高的胃泌素水平是否会引起胃的ECL细胞增生和癌变，一直备受关注，但目前多数研究认为胃泌素升高是一种良性生理反应。

3. PPI长期使用时，骨质疏松（和骨折）和低镁血症发生风险增加，也可能引起维生素B_{12}吸收障碍。

4. 静脉滴注PPI时，因稀释后药液呈碱性，有血管刺激性，可能引起血栓性静脉炎。

（四）特殊人群用药

各PPI产品的说明书均未规定妊娠期禁用，但要求需权衡利弊后使用。

三、代表药品

艾司奥美拉唑
Esomeprazole

【适应证】　胃、十二指肠溃疡，并可与抗菌药合用治疗Hp相关性消化性溃疡。反流性食管炎。卓-艾综合征。静脉注射可用于消化性溃疡急性出血的治疗，及降低成人胃和十二指肠溃疡出血内镜治疗后再出血风险。

【用法用量】

（1）口服：一次20~40mg，一日1次；根除幽门螺杆菌，一次40mg，一日2次。

（2）静脉滴注：一次40mg，一日1次，或每隔12小时一次；降低成人胃和十二指肠溃疡出血内镜治疗后再出血风险：首先给予80mg静脉滴注，滴注持续时间30分钟，然后持续静脉滴注，给药速度8mg/h。

【临床应用注意】

1. 禁止与奈非那韦联合使用；不推荐与阿扎那韦、沙奎那韦联合使用。

2. 不良反应有腹痛、便秘、腹泻、腹胀、恶心、呕吐、头痛。

【常用制剂与规格】　肠溶片、胶囊剂：20mg；40mg。冻干粉针剂：40mg。

泮托拉唑
Pantoprazole

【适应证】　十二指肠溃疡、胃溃疡、急性

胃黏膜病变，复合性胃溃疡等引起的急性上消化道出血。（口服）与抗生素合用根除 Hp 治疗。

【用法用量】

（1）口服：十二指肠溃疡、胃溃疡和反流性食管炎，一日服用 40mg，Hp 根除时，1 次 40mg，一日 2 次。

（2）静脉给药：急性上消化道出血，一次 40~80mg，一日 1~2 次。

【临床应用注意】

1. 妊娠期女性确有必要时方能使用；哺乳期女性应根据其获益情况决定是否终止哺乳或终止用药。

2. 不良反应有头痛、腹泻、恶心、腹痛、腹胀、呕吐、头晕、关节痛。

【常用制剂与规格】 肠溶片、肠溶胶囊剂：40mg。冻干粉针剂：40mg；80mg。

第二亚类　钾离子竞争性酸阻滞剂

钾离子竞争性酸阻滞剂（P-CAB）包括伏诺拉生、替戈拉生和凯普拉生。

一、药理作用和作用机制

质子泵通过 H^+ 和 K^+ 的跨膜交换将 H^+ 转入胃液，钾离子竞争性酸阻滞剂通过竞争性结合质子泵的钾离子结合位点，阻止 K^+ 的跨膜转运，抑制胃酸分泌。

二、临床用药评价

（一）作用特点

1. P-CAB 无需体内转化即可直接发挥抑酸作用，食物不影响其吸收和药效，故空腹和餐后服药均可。

2. P-CAB 的消除半衰期长，单次或连续给药后 24 小时内的抑酸持续时间显著长于 PPI。替戈拉生的半衰期相对略短，但其主要的体内代谢物（M1）仍具有抑酸活性，且消除半衰期长达 10 小时，因此每日给药 1 次也可以达到较好的抑酸效果。钾离子竞争性酸阻滞剂药代动力学参数见表 4-2。

3. 伏诺拉生、替戈拉生和凯普拉生均主要通过 CYP3A4 代谢，替戈拉生是 P-gp 底物，凯普拉生不是 P-gp 和 BCRP 的底物。

（二）药物相互作用

1. 口服吸收受胃酸影响较大的各种药物，与 P-CAB 合用后的口服生物利用度会发生变化，相关药物的清单可参考前文有关介绍。

2. 3 个 P-CAB 的临床研究都各自证实克拉霉素能升高 P-CAB 的血药浓度。

（三）典型不良反应和禁忌

腹泻和肝功能异常是替戈拉生和凯普拉生的常见不良反应。

（四）特殊人群用药

由于缺少妊娠期的临床研究，伏诺拉生和凯普拉生说明书规定，除非认为预期的治疗获益超过任何可能的风险，否则妊娠或可能妊娠的患者不应使用这 2 个药物。替戈拉生的说明书规定妊娠期和哺乳期女性禁用。在动物研究中已经证明 P-CAB 可排泄到乳汁中，但尚不清楚是否能排泄到人乳中。

伏诺拉生
Vonoprazan

【适应证】 反流性食管炎，与适当的抗生素联用以根除幽门螺杆菌。

【用法用量】 ①反流性食管炎：成人一次

表 4-2　钾离子竞争性酸阻滞剂药代动力学参数

名称	空腹 T_{max} (h)	餐后 T_{max} (h)	单次口服 $t_{1/2}$ (h)	连续给药 $t_{1/2}$ (h)	代谢物是否有抑酸活性	主要代谢酶	成人剂量
伏诺拉生	2	2.5	7	7.6	无	CYP3A4	20mg, qd
替戈拉生	0.5	3.5	3.8~4.6	7.06	有	CYP3A4	50mg, qd
凯普拉生	1.5	1.75	6.75	6.23	无	CYP3A4	20mg, qd

20mg，一日1次。②与适当的抗生素联用以根除幽门螺杆菌：一次20mg，一日2次，联合抗生素服用14日。

【临床应用注意】

1. 常见不良反应有腹泻、便秘。

2. 反流性食管炎维持治疗仅用于反复发作的患者，如果在较长时期内维持缓解且无复发风险，应考虑将剂量由一次20mg下调至一次10mg或停药。建议哺乳期女性避免使用。

【常用制剂与规格】 片剂：10mg；20mg。

第三亚类 H₂受体拮抗剂

H₂受体拮抗剂包括西咪替丁、雷尼替丁、法莫替丁、尼扎替丁、罗沙替丁和拉呋替丁。

一、药理作用与作用机制

H₂受体拮抗剂能竞争性拮抗组胺与壁细胞上的H₂受体结合，抑制组胺引起的胃酸分泌。

二、临床用药评价

（一）作用特点

目前H₂受体拮抗剂的使用不如PPI和P-CAB广泛，但可用于特定的疾病，如卓-艾综合征（即胃泌素瘤），此病由异常G细胞过度分泌胃泌素引起，使用H₂受体拮抗剂治疗时宜用大剂量。

H₂受体拮抗剂可用于预防化疗药的过敏反应，如紫杉醇说明书规定"为了预防发生过敏反应，在紫杉醇治疗前12小时和6小时均分别口服地塞米松20mg，治疗前30~60分钟肌内注射或口服苯海拉明50mg，静注西咪替丁300mg或雷尼替丁50mg"。

西咪替丁和拉夫替丁主要经肝脏代谢清除，而其他4个H₂受体拮抗剂主要以原型经肾脏清除。

（二）药物相互作用

西咪替丁能抑制多个P450酶系（CYP2C9、CYP2D6和CYP3A4），能降低华法林、苯妥英钠、普萘洛尔、硝苯地平、氯氮卓、地西泮、部分三环类抗抑郁药、利多卡因、茶碱和甲硝唑的代谢。雷尼替丁、法莫替丁、罗沙替丁和尼扎替丁对CYP450酶的影响很小。

（三）典型不良反应和禁忌

西咪替丁有轻度抗雄激素作用，大剂量时（1.6g/d）可引起男性乳房发育、女性溢乳、性欲减退、阳痿、精子计数减少等，停药后即恢复。

（四）特殊人群用药

肾功能不全患者使用雷尼替丁、法莫替丁、罗沙替丁和尼扎替丁应谨慎，可能需调整剂量。

三、代表药品

雷尼替丁
Ranitidine

【适应证】 十二指肠溃疡、胃溃疡、反流性食管炎、预防与治疗应激性溃疡、消化性溃疡并发出血；治疗卓-艾综合征。

【用法用量】

（1）口服：成人一次150mg，一日2次，于清晨和睡前服；治疗卓-艾综合征宜用大剂量，600~1200mg/d。

（2）静脉滴注、缓慢静脉注射或肌内注射：成人，上消化道出血，一次50mg，一日2次。

【临床应用注意】

1. 8岁以下儿童禁用，妊娠期和哺乳期女性禁用。

2. 老年患者偶见服药后出现定向力障碍、嗜睡、焦虑等精神症状。

【常用制剂与规格】 片剂、胶囊剂：75mg；150mg。注射液：2ml：50mg；5ml：50mg。

第四亚类 前列腺素类抑酸剂

前列腺素作用于胃腺浅表上皮细胞的前列腺素PGE₂和PGI₂受体，促进胃腺分泌碳酸氢盐和黏液，前列腺素也能抑制组胺分泌，还能扩张胃黏膜局部血管，增加流向受损细胞的血流量，促进溃疡愈合。米索前列醇，可用于治疗十二指肠溃疡和胃溃疡，以及治疗或预防由NSAIDs引起的消化性溃疡；也可与米非司酮序贯，用于终止停经49日内的早期妊娠。米索前列醇可引起胃肠道不良反应，轻者可能出现腹痛、胀气、恶心和便秘，重者可出现自限性腹泻，米索前列醇还能引起头疼和子宫收缩。

第五亚类　抗酸药与胃黏膜保护药

一、药理作用与作用机制

1. 抗酸药　抗酸药是含钠、镁、铝或钙的弱碱性盐，口服后可中和胃酸，快速改善反酸、烧心和胃部不适症状。氢氧化铝与胃酸生成氯化铝，有收敛和局部止血作用，但铝可引起便秘。镁有导泻作用，铝碳酸镁同时含有镁和铝，能降低便秘和腹泻的发生风险。

2. 胃黏膜保护药　枸橼酸铋钾、胶体果胶铋和硫糖铝在胃酸环境中形成胶体保护层，覆盖于胃溃疡面上以促进溃疡愈合。吉法酯（金合欢乙酸香叶醇酯）能上调胃黏膜前列腺素水平，促进黏液分泌，改善血流分布，从而促进溃疡修复愈合。维生素 U（即碘甲基蛋氨酸）可促进胃溃疡组织再生愈合。

二、临床用药评价

（一）作用特点

1. 抗酸药药效持续时间短，空腹服用仅约30 分钟，餐后服用可有效延长。

2. 氢氧化铝曾用作肠道磷结合剂，治疗肾功能衰竭患者的高磷血症，但因铝的毒性而逐步被其他磷结合剂替代，如碳酸钙、醋酸钙、司维拉姆和碳酸镧。

3. 市售的维生素 U 都是复方产品，如维 U 颠茄铝胶囊（片）和维 U 颠茄铝镁片，前者每粒含维生素 U 50mg、氢氧化铝 0.14g、颠茄浸膏 10mg，后者每片含维生素 U 50mg，氢氧化铝 0.123g，三硅酸镁 53mg，颠茄流浸膏 2.6mg。

（二）药物相互作用

铝剂、钙剂和镁剂能和四环素在胃肠道形成不溶性盐，减少后者的口服吸收率；铝剂能吸附胆盐，减少脂溶性维生素，特别是维生素 A 的吸收；碳酸氢钠碱化尿液后，增加了尿中弱碱性药物（如奎尼丁、吗啡和伪麻黄碱等）的重吸收，也加快了阿司匹林、青霉素和异烟肼等酸性药物从尿中排泄的速度。

（三）不良反应和禁忌

镁剂可引起腹泻；铝剂抑制肠道内水和磷酸根的吸收，可能引起便秘和低磷血症；长期使用碳酸氢钠，同时食用牛奶或钙剂，可引起乳碱综合征，即除代谢性碱中毒外，还存在高钙血症，表现为恶心、头痛、虚弱和精神错乱。

维 U 颠茄铝的说明书的禁忌只列出了前列腺肥大、青光眼、阑尾炎和骨折，但应重视维生素 U 含碘元素的特点，维生素 U 分子式是 $C_6H_{14}NO_2IS$（分子量 291.2），换算后碘元素的含量是 43.58%，按一次 1 片，1 日 3 次的常用剂量，每日可多摄入 65.37mg 的碘元素，远超2023 年"中国营养学会"关于健康成人每日 $120\mu g$ 碘元素摄入量的参考建议。

（四）特殊人群用药

长期应用铝剂会导致老年人骨质疏松。大部分抗酸药在妊娠期和哺乳期使用都是安全的。妊娠期使用碳酸氢钠易引起水钠潴留。前列腺增生、青光眼、高血压、心脏病、胃肠道阻塞性疾患、甲状腺功能亢进、溃疡性结肠炎等患者慎用含颠茄流浸膏的复方产品。甲状腺疾病患者需关注维生素 U 的碘元素。

三、代表药品

铝碳酸镁
Hydrotalcite

【适应证】　胆酸相关性疾病；急、慢性胃炎；反流性食管炎；胃、十二指肠溃疡；与胃酸有关的胃部不适症状；预防非甾体药物导致的胃黏膜损伤。

【用法用量】　口服（嚼服）：成人，一次 0.5～1g，一日 3 次。餐后 1～2 小时、睡前或胃部不适时服用。治疗胃和十二指肠溃疡时，一次 1g，一日 4 次。

【临床应用注意】　为使胎儿的铝暴露量降至最低，妊娠期女性如需使用，应短期应用。

【常用制剂与规格】　片剂、颗粒剂、咀嚼片剂：0.5g。

枸橼酸铋钾
Bismuth Potassium Citrate

【适应证】　胃及十二指肠溃疡、急慢性胃炎、幽门螺杆菌根除治疗。

【用法与用量】　口服：一次 0.3g，一日 4 次，前 3 次于三餐餐前 0.5 小时，第 4 次于晚餐后

2小时服用；或一日2次，早晚各服0.6g，疗程为4周。幽门螺杆菌根除治疗，推荐疗程14日，需同时合用质子泵抑制剂和抗菌药物。

【临床应用注意】

1. 妊娠期女性禁用。

2. 肾功能不全者禁用。

3. 可见恶心、呕吐、便秘及腹泻。偶见轻度过敏反应。服药期间，口中可能带有氨味，并可使舌苔及大便呈灰黑色。

4. 避免同时进食高蛋白饮食（如牛奶），如需要合用，应至少间隔0.5小时；抗酸药可干扰本品的作用，不能同时服用。

5. 口服的铋，在胃中形成不溶性沉淀，有不到1%在肠道吸收，吸收的铋通过肾脏代谢，在肾脏中与铋金属结合蛋白结合，因此铋剂有一定的肾毒性。长期服用时，肾功能不全者可出现铋的蓄积，可导致神经病变、脑病、骨关节病、齿龈炎、口腔炎和结肠炎。

【常用制剂与规格】 片剂、胶囊剂：0.3g（含铋0.11g）。颗粒剂：每袋1.0g（含铋0.11g）。

硫糖铝
Sucralfate

【适应证】 胃及十二指肠溃疡。慢性胃炎及缓解胃酸过多引起的胃痛、胃灼热感（烧心）、反酸。

【用法用量】 口服：①混悬剂、颗粒剂，成人一次1g（以硫糖铝计算），一日4次，餐前1小时及睡前服用。②咀嚼片，咀嚼后服用，普通药片需置少许温水中，摇匀后饮用。

【临床应用注意】 不良反应较常见的是便秘。

【常用制剂与规格】 片剂、胶囊剂：0.25g。混悬剂：5ml：1g；10ml：1g；200ml：20g。

第二节　解痉药、胃肠动力药与功能性胃肠病治疗药

影响胃肠动力的药物常兼有多种胃肠道药理作用，通常按主要用途分为解痉药、胃肠动力药和功能性胃肠疾病治疗药物。

第一亚类　解痉药

胃肠解痉药包括抗胆碱M受体药、季铵类药物、罂粟碱类药物和钙拮抗剂。

一、药理作用与作用机制

1. 抗胆碱M受体药 胆碱能受体分为毒蕈碱型受体（M受体）和烟碱型受体（N受体），M受体有$M_1 \sim M_5$共五个亚型，M_3受体主要分布在外分泌腺、平滑肌、血管内皮、脑、自主神经节。以阿托品为代表的颠茄生物碱，能与胆碱M受体结合，阻止乙酰胆碱对胆碱M受体的激动作用，发挥松弛胃肠平滑肌、解除胃肠痉挛和缓解疼痛的功效，还能抑制汗腺、唾液腺和胃液等腺体的分泌。此类药物还包括山莨菪碱、丁溴东莨菪碱和东莨菪碱。

2. 季铵类药物 匹维溴铵是对胃肠道具有高度选择性解痉作用的钙拮抗剂，能解除肠平滑肌的高反应性和痉挛，并增加肠道蠕动。格隆溴铵有抗胆碱作用，能抑制胃液分泌和调节胃肠蠕动，口服用于胃的解痉、抑酸和止痛。

3. 罂粟碱类 罂粟碱能松弛血管、心脏、胃肠道和胆道平滑肌，除用于缓解肾、胆或胃肠道等内脏痉挛之外，还可治疗脑、心及外周围血管痉挛所致的缺血，其药理作用与抑制平滑肌细胞的磷酸二酯酶有关。屈他维林是合成的罂粟碱衍生物，可用于缓解胆道和泌尿系统平滑肌痉挛。该药是磷酸二酯酶IV抑制剂，使平滑肌细胞的肌球蛋白轻链激酶（MLCK）失活，导致细胞内cAMP浓度升高，从而松弛平滑肌。

二、临床用药评价
（一）作用特点

阿托品的用途多，适用于胃肠道痉挛、胆绞痛，散瞳准备、角膜炎、有机磷农药中毒、感染中毒性休克等。山莨菪碱药效与阿托品相似或稍弱，扩瞳和抑制腺体分泌（如唾液腺）作用较弱，且极少引起中枢兴奋症状。丁溴东莨菪碱的外周作用与阿托品相似，因不能进入中枢神经系统，故无中枢的抗胆碱能不良反应。东莨菪碱的外周作用较阿托品强，但药效维持时间短，更易通过血－脑屏障和胎盘屏障，对呼吸中枢具有兴奋作用，但对大脑皮层有明显的抑制作用，因此中枢作用以抑制为主，有镇静、催眠作用，此外还能抗晕船、晕车，可用

于全身麻醉前给药、预防和控制晕动病等。由于分子结构中含季铵基团，格隆溴铵无法通过血-脑屏障，故无中枢不良反应。

（二）典型不良反应和禁忌

颠茄生物碱类药物的不良反应包括口鼻咽喉干燥、便秘、出汗减少、瞳孔散大、视物模糊、眼睑炎、眼压升高、排尿困难、心悸、皮肤潮红、胃肠动力低下、胃食管反流等，相应的用药禁忌包括青光眼、前列腺增生、高热、重症肌无力、幽门梗阻和肠梗阻。格隆溴铵片禁用于幽门梗阻、青光眼及前列腺肥大患者。

（三）特殊人群用药

老年人使用颠茄生物碱类药物容易发生排尿困难、便秘、口干；此外，老年人汗液分泌减少，散热功能弱，因闭汗作用可引起体温升高，故夏季用药尤需谨慎。儿童特别是幼儿对颠茄生物碱类药物敏感，容易出现不良反应。妊娠期女性禁用匹维溴铵片。

三、代表药品

颠茄
Belladonna

【适应证】　胃及十二指肠溃疡，胃肠道、肾、胆绞痛等。

【用法用量】　口服：①颠茄酊剂，一次 0.3～1.0ml，极量一次 1.5ml，一日 3 次。②颠茄片，成人一次 10～30mg，一日 30～90mg。国内尚有多种含颠茄成分的复方颠茄片，常用剂量（一次 1 片或数片）下相当于一次使用 10mg 颠茄浸膏。

【临床应用注意】

1. 不良反应　常见便秘、出汗减少、口鼻咽喉及皮肤干燥、视物模糊、排尿困难（尤其老年人）。

2. 用药过量表现　视物模糊或视野改变、动作笨拙不稳、神志不清、抽搐、眩晕、昏睡不醒、严重口鼻或咽部发干、发热、婴幼儿多见；幻觉、谵妄，老年人多见；呼吸短促及呼吸困难（呼吸抑制）、言语不清、易激动、神经质、坐立不安、心率异常加快、皮肤特别温热、干燥、发红，儿童多见。

【常用制剂与规格】　酊剂：每 1ml 含 0.03%（以生物碱计）。片剂：10mg（以颠茄浸膏计）。复方颠茄片：单剂量（1 片或数片）合计含颠茄浸膏 10mg。

阿托品
Atropine

【适应证】　①各种内脏绞痛，如胃肠绞痛及膀胱刺激症状。对胆绞痛、肾绞痛的疗效较差。②全身麻醉前给药，严重盗汗和流涎症。③迷走神经过度兴奋所致的窦房传导阻滞、房室传导阻滞等缓慢性的心律失常。④抗休克。⑤解救有机磷酸酯类农药中毒。

【用法用量】

（1）口服：①成人一次 0.3～0.6mg，一日 3 次，极量一次 1mg 或一日 3mg。②儿童口服一次 0.01mg/kg，每隔 4～6 小时给予 1 次。

（2）皮下注射、肌内注射、静脉注射：一般一次 0.3～0.5mg，0.5～3mg/d，极量一次 2mg。①麻醉前用药：成人于术前 0.5～1 小时，肌内注射 0.5mg。②抗心律失常：成人静脉注射 0.5～1mg，按需间隔 1～2 小时给予 1 次，最大剂量为 2mg。③抗休克及改善微循环，成人一次 0.02～0.05mg/kg，应用 5% 的葡萄糖注射液稀释后静脉注射。④用于有机磷中毒，肌内注射和静脉注射 1～2mg（严重有机磷中毒时剂量可加大 5～10 倍），每隔 10～20 分钟重复 1 次，直到青紫消失，病情稳定，然后应用维持量。

【临床应用注意】

1. 婴幼儿对阿托品的毒性反应极其敏感，特别是痉挛性麻痹与脑损伤的儿童，反应更强。环境温度较高时，因闭汗有体温急骤升高的危险，应用时要严密观察。儿童治疗屈光不正时容易出现毒性反应，故儿童用药宜选用眼膏，或浓度较低的滴眼液（0.5% 较适中，1% 浓度偏高），以减少全身性吸收。

2. 阿托品中毒症状与剂量的关系：0.5mg 时，轻微心率减慢，略有口干及少汗；1mg 时，口干、心率加快、瞳孔轻度散大；2mg 时，心悸、显著口干、瞳孔扩大，有时出现视物模糊；5mg 时，上述症状加重，并有语言不清、烦躁不安、皮肤干燥发热、小便困难、肠蠕动减少；过量但小于 100mg 时，幻听、谵妄；大于

100mg 时，呼吸麻痹；成人最低致死量为 80 ~ 130mg，儿童为 10mg。

3. 抗组胺药可增强阿托品的外周和中枢效应，可加重口干或一过性声音嘶哑、尿潴留、眼压增高等不良反应。

【常用制剂与规格】 片剂：0.3mg（以硫酸阿托品计，下同）。注射液：1ml∶0.5mg；1ml∶1mg；1ml∶5mg；5ml∶25mg。

东莨菪碱
Scopolamine

【适应证】 胃肠道痉挛、胆绞痛、肾绞痛、胃肠道蠕动亢进、内镜检查的术前准备、内镜逆行胰胆管造影、气钡双重造影、腹部 CT 扫描的术前准备。东莨菪碱贴片用于预防晕动病伴发的恶心、呕吐。

【用法用量】

（1）口服：成人常用量一次 0.3 ~ 0.6mg，0.6 ~ 1.2mg/d，极量一次 0.6mg，一日 2mg；

（2）皮下或肌内注射：一次 0.3 ~ 0.5mg，极量一次 0.5mg，一日 1.5mg。

【临床应用注意】 不能与抗抑郁、治疗精神病和帕金森病的药物合用。

【常用制剂与规格】 片剂：0.3mg。注射剂：1ml∶0.3mg。贴剂：0.75mg；1.5mg。

匹维溴铵
Pinaverium Bromide

【适应证】 对症治疗与肠道功能紊乱有关的疼痛、排便异常和肠道不适；对症治疗与胆道功能紊乱有关的疼痛；为钡灌肠做准备。

【用法用量】 口服：成人日剂量 150 ~ 200mg，少数情况下，如有必要，日剂量可增至 300mg。为钡灌肠做准备时，应于检查前 3 天开始用药，剂量为每天 200mg。切勿咀嚼或掰碎药片，宜在进餐时用水吞服。

【临床应用注意】

1. 妊娠期女性忌服，哺乳期女性应避免服用。

2. 药物可能对食管有刺激性，需要粒吞服，切勿咀嚼或掰碎药片，不宜卧位或临睡前服用。

【常用制剂与规格】 片剂：50mg。

第二亚类 胃肠动力药

胃肠动力药包括多巴胺受体拮抗剂、5 - 羟色胺受体 4 激动剂（5 - HT₄ 受体激动剂）。

一、药理作用与作用机制

1. 多巴胺受体拮抗剂 甲氧氯普胺兼有中枢和外周多巴胺 D_2 受体拮抗作用，有较强的中枢性镇吐作用，同时可兴奋胃肠道，促进胃肠蠕动，治疗胃肠运动障碍的恶心和呕吐，还可用于缓解化疗、放疗导致的恶心呕吐。多潘立酮是外周的多巴胺 D_2 受体拮抗剂，能促进胃肠蠕动和胃排空，增加胃窦和十二指肠运动，协调幽门的收缩，同时抑制恶心、呕吐，并有效地防止胆汁反流，但对小肠和结肠平滑肌无明显作用，因无法通过血 - 脑屏障，无中枢不良反应。伊托必利能拮抗多巴胺 D_2 受体和抑制乙酰胆碱酯酶，通过两者的协同作用发挥胃肠促动力和止吐作用。

2. 5 - HT₄ 受体激动剂 莫沙必利能兴奋胃肠道胆碱能中间神经元及肌间神经丛的 5 - HT₄ 受体，促进乙酰胆碱释放，增强上消化道（胃和小肠）运动。

二、临床用药评价

机械性消化道梗阻、消化道出血、穿孔患者禁用促胃肠动力药。

甲氧氯普胺易透过血 - 脑屏障，故易引起锥体外系反应，常见嗜睡和倦怠。

三、代表药品

多潘立酮
Domperidone

【适应证】 因胃排空延缓、胃食管反流、食管炎引起的消化不良。功能性、器质性、感染性疾病以及放、化疗所引起的恶心和呕吐。

【用法用量】 口服：①成人一次 10mg，一日 3 ~ 4 次；②儿童（12 岁以上及体重 35kg 以上）一次 0.3mg/kg，一日 3 ~ 4 次，应在餐前 15 ~ 30 分钟服用。12 岁以下儿童可选择混悬剂，根据体重计算剂量。

【临床应用注意】

1. 哺乳期女性使用本品期间应停止哺乳。

2. 泌乳素瘤、嗜铬细胞瘤、乳癌患者禁用。中、重度肝功能不全患者禁用。

3. 有时会导致血清泌乳素水平升高、溢乳、男子乳房女性化、女性月经不调等，但停药后即可恢复正常。有报道称，日剂量超过 30mg 和（或）伴有心脏病患者、接受化疗的肿瘤患者、电解质紊乱等严重器质性疾病的患者、年龄大于 60 岁的患者中，发生严重室性心律失常甚至心源性猝死的风险可能升高。

4. 与显著抑制 CYP3A4 酶的药物合用可导致多潘立酮的血药浓度增加，并可观察到有临床意义的 Q - Tc 间期改变，因此禁止多潘立酮与氟康唑、伏立康唑、克拉霉素、胺碘酮、伊曲康唑、泊沙康唑、利托那韦、沙奎那韦等药物合用。

5. 与抗酸剂或抑制胃酸分泌药同时服用可降低本品口服的生物利用度，建议间隔使用；

【常用制剂与规格】　片剂、口腔崩解片：10mg。混悬液：1mg：1ml。

莫沙必利
Mosapride

【适应证】　缓解慢性胃炎伴有的消化系统症状（烧心，早饱，上腹胀，上腹痛，恶心，呕吐）。

【用法用量】　口服：成人一次 5mg，一日 3 次，餐前或餐后服用。

【临床应用注意】

1. 哺乳期女性避免服用。

2. 常见不良反应有腹泻、腹痛、稀便、口干、嗜酸性粒细胞增多、甘油三酯升高。

3. 抗胆碱药物（如阿托品等莨菪碱类药物）合用可能会减弱本品的作用。

【常用制剂与规格】　片剂、胶囊剂：5mg。

第三亚类　功能性胃肠病治疗药

功能性胃肠病是以腹痛、恶心、呕吐、腹泻、便秘为特征的一组消化道功能紊乱性疾病。曲美布汀可抑制运动机能亢进肌群的运动，同时也可增进运动机能低下肌群的运动，可诱发成人消化系统生理性消化道推进运动。可使胃排空功能的减弱得到改善，同时，还可使胃排空功能亢进得到抑制。

曲美布汀
Trimebutine

【适应证】　①胃肠道运动功能紊乱引起的食欲不振、恶心、呕吐、嗳气、腹胀、腹鸣、腹痛、腹泻、便秘等症状的改善。②肠易激综合征。

【用法用量】　口服：成人一次 0.1 ~ 0.2g，一日 3 次。

【临床应用注意】　不良反应偶有口渴、口内麻木、腹泻、腹鸣、便秘和心动过速、困倦、眩晕、头痛、皮疹等。

【常用制剂与规格】　片剂、胶囊剂：100mg。

第三节　止吐药

恶心呕吐是反射性的防御活动。呕吐中枢位于延髓，接收来自大脑皮层、胃肠道、内耳、冠状动脉和延髓旁催吐化学感受触发区的传入信号后，支配躯体做出呕吐动作。引起恶心呕吐的原因包括：胃肠道受到刺激、前庭功能障碍、晕动病（也称运动病）、化学物质和药物对催吐化学感受触发区的刺激，体内异常代谢产物对催吐化学感受触发区的刺激。化疗所致恶心呕吐（CINV）是肿瘤患者化疗后常见的药物不良反应之一，约 70% 的化疗患者发生恶心呕吐，CINV 是由神经递质和化学物质刺激呕吐中枢或化学感受器触发区的受体引起的，这些物质包括多巴胺、血清素、组胺、乙酰胆碱和 P 物质，CINV 的急性期呕吐主要与 5 - HT 受体有关，延迟性呕吐主要与 P 物质有关。

止吐药分类：①抗胆碱能药，如东莨菪碱；②多巴胺受体拮抗剂，如氯丙嗪、甲氧氯普胺、多潘立酮、氟哌啶醇和氟哌利多；③5 - HT₃ 受体拮抗剂，如昂丹司琼、格拉司琼、托烷司琼、帕洛诺司琼、雷莫司琼、阿扎司琼、多拉司琼；④神经激肽 1（NK - 1）受体拮抗剂，如阿瑞匹坦、福沙匹坦和奈妥匹坦；⑤糖皮质激素，如地塞米松；⑥苯二氮䓬类药物，劳拉西泮和阿普唑仑；⑦抗精神病药物，如奥氮平；⑧沙利度胺；⑨抗组胺药，如苯海拉明、异丙嗪。

一、药理作用与作用机制

1. 抗胆碱能药物　东莨菪碱因易通过血 - 脑屏障，能有效预防晕动病伴发的恶心、呕吐。

2. 多巴胺受体拮抗剂　氯丙嗪是吩噻嗪类

药物，是中枢多巴胺受体拮抗药，主要拮抗脑内边缘系统多巴胺受体，发挥抗精神病作用，同时对延脑催吐化学感受区有抑制作用，可用于各种原因引起的呕吐，如尿毒症、胃肠炎、癌症、妊娠及药物引起的呕吐，也可治疗顽固性呃逆，但对晕动病的呕吐无效。甲氧氯普胺可用于 CINV 的预防。多潘立酮是外周多巴胺 D_2 受体拮抗剂，无法预防 CINV。氟哌啶醇和氟哌利多作为抗精神病药可用于治疗急性兴奋躁狂状态，也可用于外科麻醉的前驱麻醉或程序镇静，具有较好的抗精神紧张、镇静和镇吐作用。

3. 5 – HT$_3$ 受体拮抗剂（5 – HT$_3$ RA） 是 CINV 防治方案的基础药物。5 – HT$_3$ RA 作用于外周迷走神经和中枢催吐化学感受区的 5 – HT$_3$ 受体，能高效的预防 CINV。帕洛诺司琼属于长效 5 – HT$_3$ RA，半衰期约 40 小时。

4. NK – 1 受体拮抗剂（NK – 1RA） 可拮抗 P 物质对中枢 NK – 1 受体的致吐作用。在 5 – HT$_3$ RA 联合地塞米松的基础上，加用 NK – 1RA 能够显著改善高致吐风险药物所致的 CINV，特别在控制延迟性恶心呕吐方面优势明显。福沙匹坦（注射用福沙匹坦双葡甲胺）是阿瑞匹坦的前药，静脉给药后 30 分钟内转化为阿瑞匹坦。

5. 糖皮质激素 代表药物为地塞米松，对 CINV 有效，且耐受良好，但其作用机制尚不明确。

6. 苯二氮䓬类药物 劳拉西泮和阿普唑仑单独使用时止吐作用相对较弱，常与其他止吐药合用，如可用于减轻地塞米松引起的焦虑，也可用于减轻甲氧氯普胺引起的静坐不能，还可用于预期性 CINV 的预防。

7. 精神疾病药物 奥氮平有拮抗 5 – HT$_2$ 受体和多巴胺 D_2 受体的作用，可用于预防 CINV。

8. 沙利度胺 沙利度胺可以缓解 CINV，可用于减轻顺铂诱导的延迟性呕吐，但其止吐机制并不明确，可能和降低中枢和胃组织的 P 物质水平有关。

9. 抗组胺药 苯海拉明有镇吐和抗 M 胆碱样作用，可用于手术后药物引起的恶心呕吐。

二、临床用药评价

1. CINV 的分级和分类 按不给予预防处理时所致急性呕吐的发生率，将抗肿瘤药物的致吐风险分为 4 级：高度致吐风险（发生率 >90%）、中度致吐风险（30% ~ 90%）、低度致吐风险（10% ~ 30%）、轻微致吐风险（<10%）。按呕吐发生时间，将 CINV 分为急性、延迟性、暴发性、难治性、预期性 5 种类型，如延迟性恶心呕吐指给予抗肿瘤药物 24 小时之后发生的恶心呕吐，预期性恶心呕吐指接受化疗前即出现的恶心呕吐，和既往化疗时发生了恶心呕吐的不良记忆有关。

急性期呕吐主要与 5 – HT 受体有关，延迟性呕吐主要与 P 物质有关，因此 NK – 1RA 联合 5 – HT$_3$ RA 和地塞米松是国内外指南推荐为治疗延迟性呕吐的主要方案。

2. 抗肿瘤治疗相关性恶心呕吐的处理原则

（1）预防性用药是关键，在抗肿瘤治疗的第 1 个周期开始就应预防性用药。

（2）止吐药应在每次抗肿瘤药物开始前使用，静脉注射剂在抗肿瘤药物首剂治疗前 30 分钟使用，口服制剂在首剂治疗前 60 分钟服用，透皮贴剂（如格拉司琼透皮贴剂）应在首剂治疗前 24 ~ 48 小时使用。

（3）止吐药的使用应覆盖整个风险期，高度致吐风险和中度致吐风险抗肿瘤药物停药后，止吐药还需维持给药的最低天数分别为 3 天和 2 天。

（4）对于多药联合抗肿瘤方案，止吐方案应基于其中致吐风险最高的药物。

3. 单日静脉注射抗肿瘤药物的 CINV 预防 ①高度致吐风险化疗方案：推荐化疗前用单剂量 5 – HT$_3$ RA、地塞米松和 NK – 1RA 的三药联合方案。②中度致吐风险化疗方案：推荐第 1 天采用 5 – HT$_3$ RA 联合地塞米松，第 2 ~ 3 天继续使用地塞米松。③低度致吐风险化疗方案：建议用单一药物，如地塞米松、5 – HT$_3$ RA 或多巴胺受体拮抗剂（如甲氧氯普胺）预防呕吐。④轻微致吐风险化疗方案：对于无恶心和呕吐史的患者，不必在化疗前常规给予止吐药物（表 4 – 3）。

表4-3　防治单日静脉注射抗肿瘤药物所致恶心呕吐的指南推荐

致吐风险	Ⅰ级推荐	Ⅱ级推荐	Ⅲ级推荐	不推荐
高度致吐风险	①5-HT$_3$RA + NK-1RA + 奥氮平 + 地塞米松 ②5-HT$_3$RA + NK-1RA + 地塞米松 ③帕洛诺司琼 + 奥氮平 + 地塞米松	5-HT$_3$RA + 沙利度胺 + 地塞米松（1B类证据）	5-HT$_3$RA + 甲地孕酮 + 地塞米松（2B类证据）	—
中度致吐风险	①5-HT$_3$RA + 地塞米松 ②5-HT$_3$RA + NK-1RA + 地塞米松 ③帕洛诺司琼 + 奥氮平 + 地塞米松	5-HT$_3$RA + 奥氮平 + 地塞米松（2A类证据）	—	—
低度致吐风险	—	任意单一止吐药物（2A类证据）	—	—
轻微致吐风险	—	—	—	常规预防

注：摘自《中国抗肿瘤治疗相关恶心呕吐预防和治疗指南》（2023版）。Ⅰ级推荐列下方案均为1A类证据。

4. 含高/中度致吐风险抗肿瘤药物多天方案的CINV预防　高度致吐风险化疗方案：推荐5-HT$_3$RA、NK-1RA、地塞米松和奥氮平的四联方案。中度致吐风险化疗方案：推荐5-HT$_3$RA和地塞米松的两药联合方案。

（三）常用止吐药物及使用注意事项

1. 5-HT$_3$RA　便秘是5-HT$_3$RA最常见的不良反应，5-HT$_3$RA可以引起Q-T间期延长，多拉司琼、昂丹司琼可产生剂量依赖性Q-Tc间期延长，帕洛诺司琼和格拉司琼透皮贴片对Q-T间期影响较小；静脉注射昂丹司琼的单次最高剂量不应超过16mg，我国甲磺酸多拉司琼注射液批准用于预防初次和重复使用致吐性肿瘤化疗（包括高剂量顺铂）引起的恶心和呕吐，建议剂量为1.8mg/（kg·d），最大剂量不超过100mg/d。

2. NK-1RA　阿瑞匹坦是CYP3A4的底物、抑制剂和诱导剂，也是CYP2C9的诱导剂。福沙匹坦是阿瑞匹坦的前药，给药后与阿瑞匹坦的药物相互作用发生情况相似。阿瑞匹坦、福沙匹坦、奈妥匹坦、磷奈匹坦可以抑制地塞米松的代谢，同服会增加地塞米松血药浓度，采用含上述4个NK-1RA联合地塞米松的方案时，应适当降低地塞米松的剂量。

3. 糖皮质激素　长期或较大量使用糖皮质激素（强的松等效剂量≥10mg/d），可能影响免疫检查点抑制剂（包括PD-1单抗，PD-L1单抗和抗CTLA-4单抗）的疗效，降低患者生存获益，因此单用免疫检查点抑制剂治疗时，尽可能不采用糖皮质激素预防恶心呕吐；如果免疫检查点抑制剂联合中/高度致吐风险的抗肿瘤药物化疗时，应充分评估化疗药物的致吐风险，可短期使用小剂量地塞米松（<10mg/d泼尼松当量）预防CINV。CAR-T细胞治疗前3~5日至治疗后90日内，应尽可能避免使用糖皮质激素。

4. 奥氮平　可引起过度镇静、体重增加、食欲增加、头晕、体位性低血压和Q-T间期延长等不良反应。

5. 甲氧氯普胺　可引起过度镇静、疲倦、烦躁不安、Q-T间期延长、锥体外系反应等。

6. 苯二氮䓬类　可引起过度镇静、眩晕、乏力、步态不稳、遗忘、记忆力下降、定向力障碍和抑郁等。

7. 氟哌啶醇　可引起头晕、过度镇静、锥体外系反应、Q-T间期延长、口干、视物模糊、乏力、便秘和出汗等。

8. 沙利度胺　可引起口鼻黏膜干燥、震颤、头痛、眩晕、过度镇静、便秘、恶心、腹痛和周围神经炎。

三、代表药品

昂丹司琼
Ondansetron

【适应证】　控制癌症化疗和放射治疗引起的恶心和呕吐；亦适用于预防和手术后恶心呕吐。

【用法用量】　口服或肌内注射、静脉注射。

1. 化疗和放疗引起恶心呕吐

（1）成人方案一：化疗治疗前即刻缓慢

（不得少于 30 秒）肌肉或静脉注射 8mg，首次给药之后间隔 2~4 小时，可追加 2 次各 8mg，或者恒速静脉输注 1mg/h，持续 24 小时；高致吐性性化疗，最大起始剂量 16mg，16mg 剂量需稀释后静脉输注，输注时间 15 分钟；继续治疗（预防迟发性或延迟性呕吐），次日每 12 小时口服 8mg，连续使用 2~3 日，最长 5 日。

（2）成人方案二：化疗前 15 分钟、化疗后 4 小时、8 小时各静脉注射 8mg，停止化疗以后每 8~12 小时口服昂丹司琼胶囊 8mg，连用 5 日。

（3）儿童和青少年（6 个月 ~17 岁）：可基于体表面积（5mg/m²）或者体重（0.15mg/kg）计算剂量，化疗前立即静脉注射，但剂量不得超过 8mg；口服制剂可以在 12 小时后开始使用，一次 4mg，一日 2 次，最多可连服 5 日，不得超过成人的用药剂量。

2. 对催吐程度不太强的化疗药引起的呕吐
化疗前 15 分钟静脉注射 8mg，以后每 8~12 小时口服 8mg，连用 5 日。

3. 预防手术后的恶心和呕吐 诱导麻醉同时肌内注射或缓慢静脉注射 4mg，或在麻醉前 1 小时单次口服 16mg。

【临床应用注意】

1. 妊娠期及哺乳期女性禁用。

2. 先天性 Q-Tc 间期延长综合征患者应避免使用昂丹司琼。出现或可能出现 Q-Tc 间期延长的患者应慎用昂丹司琼，主要包括电解质紊乱、充血性心力衰竭、缓慢性心律失常或者正在服用其他可能导致 Q-Tc 间期延长药物的患者。

3. 不良反应非常常见的是头痛，常见的有便秘、腹部不适、皮肤温热或潮红的感觉、口干；昂丹司琼可延长 Q-Tc 间期，并具有剂量依赖性。

4. 中度和重度肝功能损害患者药物清除能力显著下降，一日剂量不应超过 8mg。

【常用制剂与规格】 片剂、胶囊剂：4mg；8mg。注射液：2ml∶4mg；4ml∶8mg。

帕洛诺司琼
Palonosetron
【适应证】预防重度致吐化疗药引起的急性恶心、呕吐；预防中度致吐化疗药引起的恶心、呕吐。

【用法用量】

（1）静脉注射：化疗前约 30 分钟，单剂量静脉注射 0.25mg，注射时间为 30 秒以上。

（2）口服：化疗前约 1 小时，单剂量口服 0.5mg。

【临床应用注意】

1. 不良反应最常见的有头痛（9%）、便秘（5%），其他发生率≥1% 的有腹泻、头晕、疲劳、腹痛、失眠。

2. 因未对频繁（每日连续或隔日交替）给药的安全性和有效性进行过评价，因此不推荐 7 日内重复用药。

【常用制剂与规格】 胶囊剂：0.5mg，注射剂：5ml∶0.25mg。

阿瑞匹坦
Aprepitant
【药理作用和作用机制】 阿瑞匹坦是高选择性 P 物质 NK-1RA，可透过血-脑屏障，占领脑内 NK-1 受体。

【适应证】 与其他止吐药物联合给药，用于预防高度致吐性抗肿瘤化疗的初次和重复治疗过程中出现的急性和迟发性恶心和呕吐。

【用法用量】 口服：阿瑞匹坦通常与糖皮质激素和 5-HT₃RA 组成三药联合治疗方案，该方案中，阿瑞匹坦给药疗程 3 日，推荐剂量是在第 1 日的化疗前 1 小时口服 125mg，在第 2 日和第 3 日早晨再各口服 1 次，一次 80mg。

【临床应用注意】

1. 不良反应 常见便秘、食欲减退、呃逆、疲乏无力、ALT 水平升高。

2. 相互作用 阿瑞匹坦能抑制 CYP3A4，使经 CYP3A4 代谢的药物体内浓度升高。阿瑞匹坦也是 CYP2C9 的诱导剂，与华法林同用时，可加快经 CYP2C9 代谢的 $S-(-)$-华法林的代谢速度，导致 INR 明显降低。

【常用制剂与规格】 胶囊剂：80mg；125mg；注射液：18ml∶130mg。

第四节 肝胆疾病用药

肝胆疾病用药的研发进展很快，目前还未

形成统一的分类体系，本节主要根据其作用机制进行阐述。

一、药理作用、作用机制和用药评价

（一）促进肝脏代谢能力的药物

门冬氨酸钾镁、氨基酸制剂和水溶性维生素，可促进肝脏的物质代谢和能量代谢，保持代谢所需各种酶的活性。

（二）肝细胞膜修复保护剂（必须磷脂类）

多烯磷脂酰胆碱主要成分是亚油酸（约占70%）、亚麻酸和油酸，在化学结构上与肝细胞膜的天然成分（内源性磷脂）一致，可增加肝细胞膜的完整性、稳定性和流动性，促进肝细胞的再生，适用于以肝细胞膜损害为主的各类肝炎。

（三）肝脏解毒类药

包括谷胱甘肽、乙酰半胱氨酸（曾用名N-乙酰半胱氨酸）、葡醛内酯和硫普罗宁。

1. 谷胱甘肽 是一种广泛存在于身体细胞内，含γ-酰胺键和巯基的三肽（由谷氨酸、半胱氨酸及甘氨酸组成），参与体内三羧酸循环及糖代谢，能改善肝脏的合成，有解毒、灭活激素等功能。

2. 乙酰半胱氨酸 是还原型谷胱甘肽的前体，能在肝脏中转化为谷胱甘肽，维持或恢复肝内谷胱甘肽水平，是对乙酰氨基酚过量中毒的特异性解毒药。对乙酰氨基酚过量摄入后，N-乙酰苯亚胺基醌在肝脏产生过多，无法被肝脏的内源性谷胱甘肽及时中和，N-乙酰苯亚胺基醌具有高度的肝毒性，导致肝细胞损害、坏死甚至肝衰竭。乙酰半胱氨酸能在肝脏中转化为谷胱甘肽，及时中和过量的N-乙酰苯亚胺基醌。利用乙酰半胱氨酸解救肝毒性的最佳窗口期是对乙酰氨基酚过量摄入后的8小时内。

3. 葡醛内酯 在体内转变为葡萄糖醛酸，后者是人体内重要解毒物质之一，能与肝脏或肠内含有酚基、羟基、羧基和氨基的代谢产物、毒物或药物结合，形成无毒的葡萄糖醛酸结合物，经尿中排出。

4. 硫普罗宁 结构中含有巯基，通过提供巯基解毒和保护肝细胞。

（四）肝脏抗炎药

肝脏抗炎药通常指甘草酸类药物，具体药物包括甘草甜素（甘草酸单钾盐）、甘草酸苷、甘草酸铵、甘草酸单铵、甘草酸二铵和异甘草酸镁。甘草酸类药物有类似糖皮质激素的非特异性抗炎作用，可广泛抑制各种炎症通路介导的肝脏炎症反应，减轻肝脏的病理损害，改善受损的肝细胞功能。

（五）抗氧化药物

包括水飞蓟素类、联苯双酯和双环醇

1. 水飞蓟素 可通过抗氧化和直接抑制各种细胞因子对肝星状细胞的激活，抗肝纤维化。

2. 联苯双酯 具有降血清ALT的作用，但对降低AST的作用不明显。联苯双酯具有降酶速度快、降幅大的特点，降ALT的短期疗效好，但远期疗效较差，停药后可能有反跳，可再恢复用药，ALT仍可下降。

3. 双环醇 可治疗慢性肝炎所致的氨基转移酶升高，双环醇的分子中也含有联苯结构，具有抗脂质过氧化、抗线粒体损伤、促进肝细胞蛋白质合成、抗肝细胞凋亡等多种作用机制，对乙肝病毒复制也有一定抑制作用。

（六）增加胆汁分泌和胆固醇结石溶解药（利胆药）

1. 丁二磺酸腺苷蛋氨酸适用于肝硬化前和肝硬化所致肝内胆汁淤积，以及妊娠期肝内胆汁淤积。腺苷蛋氨酸是人体内的天然成分，维持肝脏内腺苷蛋氨酸水平有助于防止肝内胆汁淤积。肝硬化时，肝脏腺苷蛋氨酸合成酶活性明显下降，腺苷蛋氨酸的合成减少，削弱了其防止胆汁淤积的作用，补充外源性腺苷蛋氨酸可改善胆汁淤积。

2. 胆固醇结石溶解药包括熊去氧胆酸、牛磺熊去氧胆酸、鹅去氧胆酸和去氢胆酸，均可促进胆汁酸分泌，使其在胆汁中的含量升高，还可抑制胆固醇在肠道内的重吸收，并通过抑制胆固醇向胆汁中分泌，从而降低胆汁中胆固醇的饱和度，使胆固醇结石逐渐溶解、脱落、排出。①熊去氧胆酸是一种亲水、非细胞毒性的胆汁酸。②牛磺熊去氧胆酸是熊胆汁的天然成分和主要胆汁酸，结构上是熊去氧胆酸通过羧基与牛磺酸的氨基之间共轭形成的结合型胆汁酸。③鹅去氧胆酸是熊去氧胆酸的异构体，溶石机制、功效与熊去氧胆酸基本相同，但服药量较大，腹泻发生率高，且对肝脏有一定毒性。④去氢胆酸是由动物胆汁中提取的胆酸经氢化反应得到的一种半合成胆汁酸，可口服或静脉给药，但国内目前只有口服剂型。

3. 熊去氧胆酸也可治疗胆汁淤积性肝病，因其具有亲水性、有细胞保护作用且无细胞毒性的特点，故可在一定程度上替代亲脂性、去污剂样的毒性胆汁酸，进而通过促进肝细胞的分泌作用和免疫调节达到治疗目的。

（七）回肠胆汁酸转运蛋白（IBAT）抑制剂

一些遗传性疾病，如进行性家族性肝内胆汁淤积症（PFIC），会导致胆汁淤积，胆汁酸在肝脏中进行性积聚，引起皮肤瘙痒和严重的肝脏损伤。IBAT 抑制剂代表药物有 Odevixibat（奥德昔巴特）、Maralixibat Chloride（氯马昔巴特）和 Linerixiabt（暂译为利奈昔巴特），可通过抑制回肠远端胆汁酸的再摄取，增加胆汁酸通过结肠的清除，降低血清中胆汁酸的浓度，减轻患者的瘙痒症状。奥维昔巴特可用于治疗 ≥6 月龄 PFIC 患者的瘙痒。氯马昔巴特可用于治疗 1 岁及以上阿拉杰里综合征（ALGS）患者的胆汁淤积性瘙痒，国外还获批治疗 2 月龄及以上 PFIC 患者的胆汁淤积性瘙痒。

（八）胆汁酸螯合剂

考来烯胺是一种具有降低血清胆固醇水平作用的不吸收阴离子交换树脂，可与肠道中胆汁酸结合，减少肠肝循环中胆汁酸重吸收，但临床腹胀、腹泻、腹痛等并发症多见，患者耐受性较差。

（九）其他保肝药

促肝细胞生长素，是从新鲜乳猪肝脏或新生牛新鲜肝脏中提取的具有生物活性的多肽类物质，用于肝炎的辅助治疗。促肝细胞生长素有注射剂和口服剂两种剂型，注射剂使用时需谨防过敏反应的发生。

二、代表药品

双环醇
Bicyclol

【适应证】 治疗慢性肝炎所致的氨基转移酶升高。

【用法用量】 口服：成人常用剂量一次 25mg，必要时可增至 50mg，一日 3 次，最少服用 6 个月或遵医嘱，应逐渐减量。

【临床应用注意】 有肝功能失代偿者如胆红素明显升高、低白蛋白血症、肝硬化腹水、食管静脉曲张出血、肝性脑病及肝肾综合征慎用或遵医嘱；停用时，应逐渐减量。

【常用制剂与规格】 片剂：25mg；50mg。

多烯磷脂酰胆碱
Polyene Phosphatidylcholine

【适应证】 口服剂适用于辅助改善中毒性肝损伤（如药物、毒物、化学物质和乙醇引起的肝损伤等）以及脂肪肝和肝炎患者的食欲不振、右上腹压迫。注射剂适用于各种类型的肝病、脂肪肝、胆汁阻塞、中毒性肝损伤、预防胆结石复发、手术前后的治疗（尤其是肝胆手术）、妊娠中毒（包括呕吐）、银屑病、神经性皮炎、放射综合征。

【用法用量】

（1）口服：12 岁以上的儿童和成年人开始时，一次 456mg，一日 3 次，一日最大服用量不能超过 1368mg，一段时间后，剂量可减至一次 228mg，一日 3 次的维持剂量。

（2）静脉注射或静脉输注：①成人和青少年一般一日缓慢静注 1～2 安瓿（每安瓿 232.5mg），严重病例一日注射 2～4 安瓿，一次可注射 2 安瓿的量。②严重病例一日静脉输注 2～4 安瓿，根据需要，一日剂量可增加至 6～8 安瓿。

【临床应用注意】

1. 注射剂含苯甲醇，给予新生儿和早产儿含有苯甲醇的制剂可导致致命性的"喘息综合征"，故新生儿和早产儿禁用；口服剂不得用于 12 岁以下儿童。

2. 注射剂严禁用电解质溶液（0.9% 氯化钠溶液、林格液等）稀释，如需稀释，只能用 5%、10% 葡萄糖溶液或木糖醇注射液。

【常用制剂与规格】　胶囊剂：228mg。注射液：5ml：232.5mg。

甘草酸二铵
Diammonium Glycyrrhizinate

【适应证】　注射剂适用于伴有谷丙转氨酶升高的急、慢性病毒性肝炎的治疗；口服剂适用于伴有谷丙氨基转移酶升高的急、慢性肝炎的治疗。

【用法用量】

（1）静脉注射：一次 150mg，一日 1 次，以 10% 葡萄糖注射液 250ml 稀释后缓慢滴注。

（2）口服：一次 150mg，一日 3 次。

【临床应用注意】

1. 严重低钾血症、高钠血症、高血压、心衰、肾功能衰竭患者禁用。

2. 不良反应主要有纳差、恶心、呕吐、腹胀，以及皮肤瘙痒、荨麻疹、口干和浮肿，心脑血管系统常见头痛、头晕、胸闷、心悸及血压增高。

3. 治疗过程中应定期监测血压、血清钾、钠浓度，如出现高血压、血钠潴留、低血钾等情况应停药或适当减量。

【常用制剂与规格】　胶囊剂、肠溶胶囊剂：50mg。注射液：10ml：50mg。注射用粉针剂：150mg。

水飞蓟宾葡甲胺
Silibin Meglumine

【药理作用和作用机制】　水飞蓟宾能够稳定肝细胞膜，保护肝细胞的酶系统，清除肝细胞内的活性氧自由基，从而提高肝脏的解毒能力，避免肝细胞长期接触毒物。

【适应证】　急、慢性肝炎，初期肝硬化，中毒性肝损害的辅助治疗。

【用法用量】　口服：成人常用剂量一次 100～200mg，一日 3 次。

【临床应用注意】　妊娠期、哺乳期女性和儿童用药安全性尚不明确。

【常用制剂与规格】　片剂：50mg；100mg。

熊去氧胆酸
Ursodeoxycholic Acid

【适应证】　固醇性胆囊结石——必须是 X 射线能穿透的结石，同时胆囊收缩功能须正常；胆汁淤积性肝病（如：原发性胆汁性肝硬化）；胆汁反流性胃炎。

【用法用量】　固醇性胆囊结石和胆汁淤积性肝病患者按 10mg/kg 体重估算日剂量，固醇性胆囊结石在晚间一次服用每日总剂量，胆汁淤积性肝病则将日剂量分为一日 2 次（早、晚）或 3 次（早、中、晚）服用；胆汁反流性胃炎每日睡前服用 250mg。

【临床应用注意】

1. **妊娠安全性**　国内市售不同产品说明书对妊娠期是否能使用本品的规定不同，其中，有说明书指出"通过动物研究发现妊娠早期使用熊去氧胆酸会有胚胎毒性。目前还缺乏人妊娠前三个月的实验数据。育龄期女性只有在采取了安全的避孕措施后才可以使用熊去氧胆酸胶囊。在开始治疗前，须排除患者正在妊娠。为了安全起见，熊去氧胆酸胶囊不能在妊娠期前三个月服用"。随着药品一致性评价工作的开展，此规定逐渐统一。

2. **禁忌**　急性胆囊炎和胆管炎禁用；胆道阻塞（胆总管和胆囊管）禁用；严重肝功能减退者禁用；胆囊不能在 X 射线下被看到、胆结石钙化、胆囊不能正常收缩以及经常性的胆绞痛等不能使用熊去氧胆酸。

3. **不良反应**　常见稀便或腹泻。

4. **注意事项**　溶石治疗：一般需 6～24 个月，服用 12 个月后结石未见变小者，停止服用。治疗结果根据每 6 个月进行超声波或 X 射线检查判断。

5. **相互作用**　不应与考来烯胺、氢氧化铝、氢氧化铝－三硅酸镁等药同服，这些药可以在肠中和熊去氧胆酸结合，从而阻碍后者吸收，影响疗效。如果必须服用上述药品，应和熊去氧胆酸间隔 2 小时服用。熊去氧胆酸可以增加环孢素肠道吸收。

【常用制剂与规格】　片剂：50mg；150mg；250mg。胶囊剂：250mg。软胶囊剂：0.1g。

第五节　泻药与便秘治疗药

泻药和便秘治疗药能促进排便反射，使排便顺利，包括刺激性泻药、渗透性泻药、容积性泻药、润滑性泻药、促动力药、促分泌药及微生态制剂。

一、药理作用与作用机制

1. 刺激性泻药　通过对肠肌间神经丛的作用，刺激结肠收缩和蠕动，缩短结肠转运时间，同时可刺激肠液分泌，通便起效快。代表药品包括比沙可啶、蓖麻油和蒽醌类药物（如大黄、番泻叶）等。

2. 渗透性泻药　可在肠内形成高渗状态，吸收水分，增加粪便体积，刺激肠道蠕动。代表药品包括聚乙二醇、乳果糖、盐类泻药。

聚乙二醇是大分子的线性长链聚合物，通过氢键固定水分子，使水分保留在结肠内，增加粪便含水量并软化粪便。

乳果糖是用 D - 半乳糖和果糖合成的双糖，口服后在到达结肠前不会变化，也很少吸收入血。细菌在结肠将乳果糖分解为多种小分子量的酸（主要是乳酸和乙酸），能降低结肠内 pH 值并提高渗透压，从而刺激肠蠕动并增加粪便中水分含量。结肠内容物的这种酸化导致氨以铵离子的形式保留在结肠中，同时由于结肠内容物的酸性比血液高，推测氨会从血液迁移到结肠，使粪便中氮的排泄加速，这种机制可用于治疗肝性脑病的高氨血症。

盐类泻药通过增加肠道内渗透压，将水导入肠道，刺激肠蠕动，从而产生导泻和清肠作用。磷酸钠盐散是由磷酸二氢钠和磷酸氢二钠组成的复方制剂。

3. 容积性泻药　聚卡波非钙在胃内酸性条件下，脱钙形成聚卡波非，在小肠或大肠的中性环境下具有高度的吸水性，膨胀成为凝胶，保持消化道内水分。欧洲、美国、印度等国家和地区习惯使用欧车前种子粉末或欧车前多糖作为膳食补充剂治疗便秘，但我国还没有欧车前相关的药品上市。菊粉是可溶性纤维，常被加入到肠内营养制剂的配方中，起到通便的作用。

4. 润滑性泻药　甘油和液体石蜡有口服剂和直肠给药剂型，可以软化大便并润滑肠壁，使粪便易于排出。多库酯钠是一种阴离子表面活性剂，口服后在肠道内促使水和脂肪类物质浸入粪便，通过物理性润滑肠道促进排便。

5. 促动力药　普芦卡必利是选择性的 5 - HT$_4$ 受体激动剂，有促肠动力的作用。

6. 促分泌药　利那洛肽是鸟苷酸环化酶 C（GC - C）激动剂，具有内脏镇痛作用和促分泌作用，利那洛肽及其活性代谢产物都可与小肠上皮管腔表面的 GC - C 受体结合，GC - C 活化可使细胞内外环鸟苷酸（cGMP）浓度升高，细胞外 cGMP 浓度升高可以减轻内脏疼痛，细胞内 cGMP 浓度升高可增加小肠腔内氯化物和碳酸氢盐的分泌量，最终使小肠液分泌增多和结肠转运速度增快。芦比前列酮是一种局部作用的氯离子通道激动剂，通过激动肠上皮细胞顶端的 ClC - 2 氯离子通道，增强肠液分泌及增加肠道运动而促进排便。

7. 微生态制剂　目前微生态失衡与便秘之间的关系尚未完全明确，微生态制剂不是治疗慢性便秘的一线药物，但可通过调节肠道菌群失衡，促进肠道蠕动和胃肠动力恢复。微生态制剂可分为益生菌、益生元和合生元 3 类。

8. 中医药　对改善慢性便秘症状有一定效果，包括中药、针灸、艾灸和按摩推拿等。

二、临床用药评价

（一）作用特点

1. 刺激性泻药　刺激性泻药虽起效快、效果强，但长期使用易出现药物依赖、营养吸收不良和电解质紊乱，仅推荐作为补救措施，短期或间断性使用。不建议慢性便秘患者，尤其老年患者长期使用。蒽醌类长期使用可导致结肠黑变病。比沙可啶有胃刺激性，需要采用肠溶剂或栓剂。

2. 渗透性泻药　盐类泻药主要用于肠道检查前的清洁和导泻，不作为治疗便秘的药物。如复方聚乙二醇电解质散的组份主要是聚乙二醇 4000 和无水硫酸钠，以及少量碳酸氢钠、氯化钠和氯化钾；磷酸钠盐的组份是磷酸氢二钠和磷酸二氢钠，有口服和灌肠两种剂型，若过量使用可能会导致高磷酸盐血症、低钙血症、低钾血症、高钠血症和脱水；硫酸镁钠钾口服用浓溶液的组份是硫酸钠、硫酸镁和硫酸钾。

3. 容积性泻药　适用于轻度便秘的治疗。容积性泻剂潜在的不良反应包括腹胀、食管梗阻、结肠梗阻，以及钙和铁吸收不良。服用容积性泻剂时，应保证足够的水分摄入，以防肠道出现机械性梗阻。

4. 润滑性泻药　适用于年老体弱及伴有高血压、心功能不全等排便费力的患者。甘油灌肠或直肠给药时，能润滑并刺激肠壁，软化粪便，安全有效，特别适合排便障碍型便秘（出口梗阻型便秘）以及粪便干结、粪便嵌塞的老年患者应用。液体石蜡可干扰脂溶性维生素的吸收，吞咽困难的患者还有误吸导致吸入性肺炎的危险，应尽量避免口服。

5. 促动力药　普芦卡必利获批的适应证是"治疗成年女性患者中通过轻泻剂难以充分缓解的慢性便秘症状"。

6. 促分泌药　在推荐剂量下口服使用利那洛肽，在血浆中几乎检测不到利那洛肽浓度。

6. 微生态制剂　目前推荐作为慢性便秘的长期辅助用药。

（二）禁忌

严重的炎症性肠病（溃疡性结肠炎、克罗恩病）、中毒性结肠炎、中毒性巨结肠、已知或疑似胃肠道穿孔、已知或疑似肠梗阻、胃肠道梗阻或狭窄、需要手术的急性腹部疾病（如急性阑尾炎），以及不明原因的腹痛症状者，均应禁用泻药和便秘治疗药物。

（三）特殊人群用药

1. 老年人便秘　老年人便秘首先应调整生活方式，如增加液体和膳食纤维摄入，适当锻炼，合理运动，排便反射恢复训练等，并尽量排除使用可能导致便秘的药物。治疗药物首选容积性泻药、乳果糖和聚乙二醇，便秘严重者，可短期、适量应用刺激性泻药，或合用灌肠剂或栓剂。

2. 儿童便秘　儿童便秘多数为功能性便秘，治疗手段包括非药物治疗和药物治疗，非药物治疗包括家庭教育、合理饮食和排便习惯训练。聚乙二醇是儿童便秘的一线治疗药物，乳果糖和容积性泻药也被证实有效，且耐受性良好。与年长儿童和成人相比，6 岁以下儿童的鸟苷酸环化酶 C 在小肠中表达增加，使用利那洛肽后更易发生腹泻和潜在严重结果，因此利那洛肽禁用于 6 岁以下儿童。

3. 妊娠期便秘　首先改善生活方式和饮食，其次可考虑使用药物或一些作为膳食补充剂的可溶性或不可溶性纤维产品。聚乙二醇 4000 和乳果糖的使用安全性好、作用缓和，且对胎儿无不良影响，可作为妊娠期便秘的首选药物。比沙可啶和蓖麻油禁用于妊娠期便秘患者；蒽醌类泻药有致畸风险，应避免使用。

4. 糖尿病患者　便秘是糖尿病患者最常见的消化道症状，治疗方案与非糖尿患者群相似，即在调整生活方式的同时，可使用容积性泻药、渗透性泻药、刺激性泻药，对于顽固性便秘患者，可尝试使用促动力药和促分泌药。

5. 阿片类药物引起的便秘（OIC）　便秘是阿片类药物最常见的不良反应，因此，OIC 的预防非常重要，应与阿片类药物治疗同时开始，手段包括预防性使用通便药和调整生活方式。OIC 的治疗药物包括容积性泻药、渗透性泻药、刺激性泻药，效果不佳者，可尝试使用促动力药和促分泌药，或用羟考酮、纳洛酮缓释剂替换阿片类药物以止痛。

泻药和便秘治疗药品说明书的特殊人群规定见表 4-4。

表 4-4　泻药和便秘治疗药品说明书的特殊人群使用规定

分类	常用药物	妊娠期	哺乳期	儿童	老年人	肾功能不全	肝功能不全	特殊禁忌	是否吸收入血
容积性泻药	聚卡波非钙	安全性尚未确认	说明书未提及	不推荐	应减量或注意调整剂量	肾功能中、重度不全者（已接受透析者例外）	尚不明确	高钙血症、肾结石	否（但分解后的钙元素可被吸收）

续表

分类	常用药物	妊娠期	哺乳期	儿童	老年人	肾功能不全	肝功能不全	特殊禁忌	是否吸收入血
渗透性泻药	聚乙二醇4000散	可用	可用	≥8岁可用	可用	说明书未提及	说明书未提及		否
	复方聚乙二醇电解质（Ⅰ、Ⅱ、Ⅲ、Ⅳ）	慎用	慎用	禁用	可用	慎用	可用		否
	复方聚乙二醇（3350）电解质散	未进行该项试验	未进行该项试验	2岁以下不推荐使用	未进行该项试验	说明书未提及	说明书未提及	2~11岁儿童慢性便秘	否
	乳果糖	可用	可用	婴幼儿等各年龄儿童均可使用	可用	尿毒症患者禁用	可用于治疗肝性脑病	糖尿病患者禁忌与否，不同厂家的规定不同	否
	硫酸镁	禁用	说明书未提及	可用	慎用	可用	可用		部分吸收（20%）
	硫酸镁钠钾口服用浓溶液	禁用	暂停哺乳	不推荐	可用	严重肾功能不全禁用	加强监护	充血性心力衰竭	否
	磷酸钠盐（口服）	慎用	慎用	不推荐	可用	禁用	说明书未提及		磷和钠可部分吸收
刺激性泻药	比沙可啶（肠溶片）	禁用	不宜使用	6岁以下禁用	说明书未提及	说明书未提及	说明书未提及	不宜与阿片类药物合用	否
	蓖麻油	禁用	不推荐	尚不明确	尚不明确	尚不明确	尚不明确		否
促动力药	普芦卡必利	不推荐	不推荐	不推荐	65岁以上者初始剂量1mg	透析者禁用	严重肝功能障碍者剂量降为1mg	严重肾功能不全者剂量降为1mg	口服生物利用度>90%
促分泌药	利那洛肽	不推荐	不推荐	6岁以下禁用；6~18岁不建议使用	不推荐	尚不明确	尚不明确		极少
	芦比前列酮	不推荐	不推荐	不推荐	可用	尚不明确	按肝功能不全的程度减少剂量		极少

续表

分类	常用药物	妊娠期	哺乳期	儿童	老年人	肾功能不全	肝功能不全	特殊禁忌	是否吸收入血
益生菌	双歧杆菌	尚不明确	尚不明确	可用	可用	可用	可用		说明书未提及
	乳杆菌	尚不明确	尚不明确	可用	可用	可用	可用		说明书未提及
	枯草杆菌	尚不明确	尚不明确	可用	可用	可用	可用		说明书未提及
	粪肠球菌	尚不明确	尚不明确	可用	可用	可用	可用		说明书未提及
	嗜热链球菌	尚不明确	尚不明确	可用	可用	可用	可用		说明书未提及
灌肠剂型和栓剂	开塞露（含甘油）	可用	可用	可用	可用	可用	可用		否
	甘油灌肠剂	尚不明确	尚不明确	新生儿、婴儿慎用	可用	说明书未提及	说明书未提及	痔疮伴有出血患者禁用	否
	磷酸钠盐灌肠液	用药前应咨询医师	用药前应咨询医师	2岁以下禁用；2~12岁使用半量	可用	用药前应咨询医师	说明书未提及		灌肠给药，时间短，几乎无吸收
	比沙可啶（栓）	禁用	不宜使用	6岁以下禁用	说明书未提及	说明书未提及	说明书未提及	不宜与阿片类药物合用	否

三、代表药品

乳果糖
Lactulose

【适应证】 便秘，肝性脑病（用于治疗和预防肝昏迷或昏迷前状态）

【用法用量】 口服：①便秘，宜在早餐时一次服用，成人起始剂量一日30ml，维持日剂量10~25ml，儿童和婴儿需按年龄酌减剂量。②肝昏迷及昏迷前期，起始剂量30~50ml，一日3次，维持剂量应调至一日最多2~3次软便，大便pH 5.0~5.5。

【临床应用注意】

1. 推荐的剂量下，可用于妊娠期和哺乳期女性。

2. 半乳糖血症、肠梗阻、急腹痛患者禁用。避免与其他导泻剂同时使用。

3. 在便秘治疗剂量下，不会对糖尿病患者带来任何问题。用于治疗肝昏迷或昏迷前期的剂量较高，糖尿病患者应慎用。日剂量在25~50g（40~75ml）时，可完全在肠道代谢；超过该剂量时，则部分以原型排出。

【常用制剂与规格】 口服液体制剂：每1ml含乳果糖0.667g。

聚乙二醇4000
Macrogol 4000

【适应证】 成人及8岁以上儿童（含8岁）便秘。

【用法用量】 口服：成人和8岁以上儿童（含8岁）一次10g，一日1~2次；或10g/d，溶于一杯水中后一次顿服。

【临床应用注意】

1. 本品极少被吸收，因此可以在哺乳期服用。

2. 小肠或结肠疾病患者禁用，如炎症性肠病（如溃疡性结肠炎，克罗恩病）、肠梗阻、肠穿孔、胃潴留、消化道出血、中毒性肠炎、中毒性巨结肠或肠扭转患者；因本品含有山梨糖醇，果糖不耐受患儿禁用。

【常用制剂与规格】　散剂：10g。

聚卡波非钙
Calcium Polycarbophil

【适应证】　用于缓解肠易激综合征（便秘型）患者的便秘症状。

【用法用量】　口服：成人常用量 一次1.0g，一日3次。餐后用足量水送服。

【临床应用注意】

1. 禁用于急性腹部疾病（阑尾炎、肠出血、溃疡性结肠炎），手术后有可能发生肠梗阻者，高钙血症者，肾结石患者，肾功能不全者（轻度肾功能不全和透析中的患者除外）。

2. 常见不良反应有恶心、呕吐、口渴、ALT上升。

3. 妊娠期女性使用本品的安全性尚未确认，故妊娠期或准备妊娠的女性，只有在治疗上的益处远大于风险时才可服用本品。儿童使用本品的安全性尚未确认，不推荐使用。

4. 老年人多数肾功能低下，容易出现高钙血症，使用本品时应该减量或注意调整剂量。

5. 相互作用。本品在肠道脱钙，合用维生素D促进肠道钙吸收，易发生高钙血症。钙制剂与本品合用会导致钙摄取过量，并导致本品脱钙状态下与钙离子发生再结合，减弱本品的药效。影响胃内pH的药物，PPI、H_2受体拮抗剂、抗酸剂可抑制本品胃内的脱钙从而降低药效。本品可与四环素类、喹诺酮类形成螯合物，影响抗生素的吸收。

【常用制剂与规格】　片剂：0.5g。

多库酯钠
Docusate Sodium

【药理作用和作用机制】　多库酯钠为一种阴离子表面活性剂，口服后基本不吸收，在肠道内促进水和脂肪类物质浸入粪便，通过物理性润滑肠道排便。

【适应证】　慢性功能性便秘。

【用法用量】　口服：成人一日100～300mg，首次排便之前服用高剂量，维持阶段服用较低剂量。

【常用制剂与规格】　片剂：100mg。复方胶囊剂：多库酯钠60mg，丹蒽醌25mg。

普芦卡必利
Prucalopride

【适应证】　用于治疗成年女性患者中通过轻泻剂难以充分缓解的慢性便秘症状。

【用法用量】　口服：餐前、餐后均可。①成人：一次2mg，一日1次。②老年患者（＞65岁）：起始剂量为一次1mg，一日1次，如有需要，可增加至一次2mg，一日1次。③严重肾功能障碍患者［GFR＜30ml/（min·1.73m^2）］或严重肝功能障碍患者（Child－Pugh C级）：一次1mg，一日1次。

【临床应用注意】

1. 不建议妊娠期、哺乳期女性使用本品。

2. 不建议儿童及小于18岁的青少年使用本品；肾功能障碍需要透析的患者禁用。

3. 最常见的不良反应为头痛及胃肠道症状（腹泻、腹痛或恶心），各自的发生率约为20%。这些不良反应大多发生在治疗初期，通常在继续用药数日后可消失。

【常用制剂与规格】　片剂：1mg；2mg。

利那洛肽
Linaclotide

【适应证】　成人便秘型肠易激综合征（IBS－C）。

【用法用量】　口服：成人推荐一日290μg，至少首餐前30分钟服用。

【临床应用注意】

1. 不建议妊娠期女性使用。

2. 6岁以下儿童禁用，其鸟苷酸环化酶C在小肠中表达增加，因此可能比年龄大的儿童和成人更易发生腹泻和潜在严重结果。

3. 最常见不良反应是腹泻，大多为轻度至中度，发生率约为20%；其他常见不良反应（发生率＞1%）包括腹痛、腹胀和肠胃胀气。

4. 与空腹服用相比，餐后服用利那洛肽后大便较频繁且更稀松，胃肠道不良反应更常见，因此应在餐前30分钟服用。

【常用制剂与规格】　胶囊剂：290μg。

芦比前列酮
Lubiprostone Soft Capsules

【适应证】 成人慢性特发性便秘的治疗。

【用法用量】 口服：与食物和水同服，胶囊整粒吞服，不要拆分或咀嚼。①慢性特发性便秘：推荐剂量一次 24μg，一日 2 次。②肝功能损害患者的剂量调整方案：中度肝功能损害（Child‑Pugh B 级）一次 16μg，一日 2 次；重度肝功能损害（Child‑Pugh C 级）一次 8μg，一日 2 次，如果剂量耐受且在适当的间隔后仍未获得足够应答，可以在适当监测患者应答的情况下将剂量逐步增加至全剂量。

【不良反应】 非常常见的不良反应是恶心和腹泻。

【常用制剂与规格】 胶囊剂：24μg。

第六节 止泻药、肠道抗感染药、肠道抗炎药

急性感染性腹泻的治疗措施包括调整饮食、补液、止泻和抗感染。大部分急性腹泻都是由感染引起的，但多呈现自限性，通常无须使用抗菌药物，止泻药物也应谨慎使用。

第一亚类 止泻药

止泻药用于腹泻的对症治疗，包括吸附剂、口服补液盐、抗动力药、抗分泌药和微生态制剂等。

一、药理作用与作用机制

1. 吸附剂 蒙脱石对消化道内的病毒、细菌及其产生的毒素有固定和抑制作用，对消化道黏膜有覆盖能力，并通过与黏液糖蛋白相互结合，提高黏膜屏障对攻击因子的防御功能，药用炭适用于食物、生物碱等中毒及腹泻、胃肠胀气等，因具有巨大的比表面积，药用炭能有效地从胃肠道中吸附肌酐、尿酸等有毒物质。

2. 口服补液盐（ORS） 口服或静脉补液能纠正腹泻引起的液体和电解质丢失，重度脱水和低血容量时首选静脉补液，一旦情况稳定，就可改为口服补液，口服补液效果与静脉补液相同，成本更低，给药更容易，如果患者可以饮用，应尽早开始口服补液。

WHO 提出了 ORS 的推荐方案，具体是：总渗透压为 200~310mOsm/L，等摩尔浓度的葡萄糖和钠比，葡萄糖浓度应小于 20g/L（111mmol/L），钠离子浓度为 60~90mEq/L，钾离子浓度为 15~25mEq/L，枸橼酸盐浓度为 8~12mmol/L，氯离子浓度为 50~80mEq/L。目前市售的 ORS 产品大部分能满足上述要求。

自 2006 年开始，WHO 在医疗活动中，统一只采用下列的低渗透压 ORS 配方：①较低的渗透压（总渗透压 245mOsm/L）。②葡萄糖和钠的摩尔浓度相同（钠离子浓度为 75mEq/L，葡萄糖浓度为 75mmol/L，相当于无水葡萄糖的用量是 13.5g/L）。③钾离子浓度为 20mEq/L，氯离子浓度为 65mEq/L。治疗成人急性水样腹泻时，这一新的配方与早期的标准 ORS 配方（即等渗配方）相比，疗效相当，但在安全性方面优势明显，主要包括：低渗透压配方的钠和葡萄糖浓度较低，能减轻呕吐、减少排便量和静脉补液量。

国内市售的 3 种 ORS 配方：①口服补液盐Ⅰ（稀释用水量 500ml）：无水葡萄糖 11g、氯化钠 1.75g、氯化钾 0.75g、碳酸氢钠 1.25g。②口服补液盐Ⅱ（稀释用水量 500ml）：无水葡萄糖 10g、氯化钠 1.75g、氯化钾 0.75g、枸橼酸钠 1.45g。③口服补液盐Ⅲ（稀释用水量 250ml）：无水葡萄糖 3.375g、氯化钠 0.65g、氯化钾 0.375g、枸橼酸钠 0.725g。其中，口服补液盐Ⅲ即为 WHO 使用的低渗透压配方，与其他 2 个配方相比，口服补液盐Ⅲ降低了钠和葡萄糖的含量。

3. 抗动力药 体外和动物研究表明，洛哌丁胺通过减慢肠道蠕动以及影响水和电解质通过肠道的运动发挥作用。洛哌丁胺易与肠壁中的阿片受体结合，从而减少肠道推进性蠕动，增加肠道转运时间。同时，洛哌丁胺能增强肛门括约肌的张力，从而减少大便失禁和便急。

小肠的运动功能是靠肠壁的两层平滑肌完成的，分为外层的纵行肌和内层的环行肌。地芬诺酯的结构和哌替啶类似。口服吸收后，地芬诺酯经人体内的酯酶快速代谢为有药理活性的地芬诺辛，对肠壁环行肌产生直接影响，对肠道的作用类似吗啡，使肠蠕动减弱。市售药

品"复方地芬诺酯"是由盐酸地芬诺酯和阿托品组成的复方制剂，后者是抗胆碱药，两者联用后增强了对肠道蠕动的抑制。

4. 抗分泌药　消旋卡多曲是一种前药，水解生成活性代谢产物硫甲基氧代苯丙甘氨酸，为脑啡肽酶抑制剂。脑啡肽酶是一种细胞膜酶，存在于肠上皮细胞及各种组织中，促进外源性和内源性的多肽水解。消旋卡多曲可抑制脑啡肽酶对脑啡肽的降解，延长小肠内脑啡肽能突触的作用并减少过度分泌。消旋卡多曲仅是一种肠道分泌抑制剂，可减少因霍乱毒素或炎症导致的肠内水和电解质过多分泌，但不影响基础分泌，发挥止泻作用时不改变小肠运输时间，不会造成继发便秘和腹胀。

次水杨酸铋口服后，经过胃肠的消化，大部分被完全水解为铋和水杨酸，铋发挥止泻和改善胃肠道不适的作用，铋可覆盖于胃黏膜表面，保护胃黏膜，减少对胃的不良刺激，兼有抗分泌作用和吸附毒素的作用。

5. 微生物制剂　可调节肠道，构建肠道微生态平衡，可以防止和治疗腹泻。常用菌株包括地衣芽孢杆菌、双歧杆菌、嗜酸乳杆菌、粪肠球菌等。

二、临床用药评价

抗动力药和抗分泌药是对症治疗，开始前需要评估腹泻的原因，比如细菌感染性腹泻，则可能需要抗生素的特异性治疗，否则会推迟病原体的排除，反而延长病程，故不能用作细菌性腹泻的基本治疗药物。如果腹泻持续超过2天，症状恶化或出现腹部肿胀或鼓胀，应停止使用并就医。

如果出现便秘、腹痛、腹胀、便血或肠梗阻，应立即停药。当由于肠梗阻，大肠和（或）有毒大肠的潜在原因而应避免蠕动抑制时，请勿使用。

抗动力药可能产生严重不良后果，包括嗜睡、麻痹性肠梗阻、中毒性巨结肠、中枢神经系统抑制、昏迷，甚至死亡。此外，由于抗动力药能延长胃肠传输时间，所以也能延长细菌性腹泻的病程。

抗酸药、抗菌药与活菌制剂合用可减弱后者活性，应避免同服；铋剂、鞣酸、活性炭、

酊剂等能抑制、吸附或杀灭活菌，故也应错时分开服用。目前没有一个确切的间隔时间要求，一般掌握为2~3小时。活菌制剂，溶解时水温不宜超过40℃。不同菌种产品的贮藏温度不同，有的需要冷藏，有的室温保存即可，注意按说明书规定操作。

消旋卡多曲除了成人胶囊剂和片剂之外，还有适用于不同年龄婴儿、幼儿和儿童的颗粒剂和散剂，散剂可用于3个月以上的婴儿；颗粒剂可用于1个月以上婴儿和儿童的急性腹泻，是适用年龄最低的产品。

三、代表药品

蒙脱石
Montmorillonite

【适应证】　成人及儿童急、慢性腹泻。用于食道、胃、十二指肠疾病引起的相关疼痛症状的辅助治疗。

【用法用量】　口服：①成人：一次3g，一日3次。②儿童：1岁以下，一日3g；1~2岁，一日3~6g；2岁以上，一日6~9g，均分3次服用。3g药物需使用50ml温水稀释，搅匀后服用。急性腹泻服用时，首剂加倍。

【临床应用注意】　蒙脱石不溶于水，服用时，需要一定量的水形成混悬液后才能有利于药物在胃肠道黏膜表面的散布，通常建议每个包装（3g）至少需要50ml水稀释。如需服用其他药物，建议与蒙脱石间隔一段时间。

【常用制剂与规格】　散剂：1g；2g；3g。

口服补液盐
Oral Rehydration Salts

【适应证】　预防和治疗腹泻引起的轻、中度脱水，并可用于补充钠、钾、氯。

【用法用量】　口服：以定量体积（500ml或250ml）的水稀释后，随时口服。以口服补液盐Ⅲ为例：用250ml温水稀释。①成人开始时50ml/kg，4~6小时内服完，以后根据患者脱水程度调整剂量直至腹泻停止。②儿童开始时50ml/kg，4小时内服用，以后根据患者脱水程度调整剂量直至腹泻停止。③婴幼儿应用本品时需少量多次给予。

【临床应用注意】

1. 禁忌：少尿或无尿时；严重失水、有休

克征象应静脉补液时；严重腹泻，粪便量超过每小时30ml/kg，此时患者往往不能口服足够量的口服补液盐；由于严重呕吐等原因不能口服者；肠梗阻、肠麻痹和肠穿孔时；酸碱平衡紊乱，伴有代谢性碱中毒时。

2. 胃肠道不良反应可出现恶心、呕吐、刺激感，多为轻度。开始饮用时，可出现胃肠道不适（恶心、呕吐、刺激感），可少量分次服用。

3. 使用ORS的目的是纠正轻、中度脱水，因此没有固定的时间要求，从腹泻开始到腹泻停止都可以使用。使用时，按说明书规定的水量稀释，常因稀释不足、浓度过高引起胃肠道不适。

【常用制剂与规格】 口服补液盐散（Ⅰ）：每包重14.75g（大包：葡萄糖11g，氯化钠1.75g；小包：氯化钾0.75g，碳酸氢钠1.25g）。口服补液盐散（Ⅱ）：每包重13.95g（氯化钠1.75g，氯化钾0.75g，枸橼酸钠1.45g，无水葡萄糖10g）。口服补液盐散（Ⅲ）：每包5.125g（氯化钠0.65g，氯化钾0.375g，枸橼酸钠0.725g，无水葡萄糖3.375g）。

洛哌丁胺
Loperamide

【适应证】 用于控制急、慢性腹泻的症状。用于回肠造瘘术患者可减少排便量及次数，增加大便稠硬度。

【用法用量】 口服：成人和6~17岁儿童。

（1）急性腹泻：起始剂量，成人4mg，儿童2mg，以后每次不成形便后服用2mg。

（2）慢性腹泻：①起始剂量，成人4mg，儿童2mg，以后可调节一日剂量以维持一日1~2次正常大便。②一般维持剂量2~12mg/d。③一日最大剂量，成人不超过16mg；儿童给药剂量与体重相关（最大剂量6mg/20kg），儿童一日最大剂量不超过16mg。

【临床应用注意】

1. 不良反应常见胃肠胀气、便秘、恶心、头晕。

2. 一般情况下，由于抑制肠蠕动可能导致肠梗阻、巨结肠和中毒性巨结肠时，不应使用本品。如发生便秘、腹胀和肠梗阻，应立即停用本品。

3. 哺乳期女性不宜使用本品，胶囊剂禁用于2岁以下儿童。

4. 注意事项：本品用于腹泻时，仅为对症

治疗。在确定病因后，应进行特定治疗。由于严重的心脏不良反应，禁止在成人、2岁及以上儿童中使用高于推荐剂量的盐酸洛哌丁胺。

【常用制剂与规格】 胶囊剂：2mg。颗粒剂：1mg。

消旋卡多曲
Racecadotril

【适应证】 成人急性腹泻。1个月以上婴幼儿和儿童的急性腹泻，必要时与口服补液或静脉补液联合使用。

【用法用量】 口服：

（1）成人：一次0.1g，一日3次，最好餐前服用，连续用药不超过7日。

（2）婴儿和儿童：按一次1.5mg/kg剂量使用；单日总剂量应不超过6mg/kg。连续服用不得超过7日。推荐剂量：①1~9月龄（体重<9kg），一次10mg，一日3次；②9~30月龄（体重9~13kg），一次20mg，一日3次；③30月龄~9岁（13~27kg），一次30mg，一日3次；④9岁以上（体重>27kg），一次60mg，一日3次。

【临床应用注意】

1. 不良反应：偶见嗜睡、皮疹、便秘、恶心和腹痛等。

2. 妊娠期及哺乳女性应慎用。

3. CYP3A4酶的诱导剂或抑制剂可加快或减慢消旋卡多曲的体内代谢，减弱或增强后者抗腹泻作用，但消旋卡多曲对CYP450酶系无影响。

【常用制剂与规格】 片剂、胶囊剂：0.1g。散剂、颗粒剂：10mg。

地衣芽孢杆菌活菌
Bacillus Licheniformis Granules

【药理作用和作用机制】 本品以活菌进入肠道后，对葡萄球菌、酵母样菌等致病菌有拮抗作用，而对双歧杆菌、乳酸杆菌、拟杆菌、消化链球菌有促进生长作用，从而可调整菌群失调达到治疗目的，本品可促使机体产生抗菌活性物质、杀死致病菌。此外通过夺氧生物效应使肠道缺氧，有利于大量厌氧菌生长。

【适应证】 用于细菌或真菌引起的急、慢性肠炎、腹泻。也可用于其他原因引起的胃肠道菌群失调的防治。

【用法用量】 口服：①成人，一次0.5g。

②儿童，一次0.25g，一日3次；首次加倍。对吞咽困难者，服用胶囊剂时，可打开胶囊，将药粉加入少量温开水或奶混合后服用。

【临床应用注意】

1. 活菌制剂，但无需冷藏，室温贮藏即可，溶解时水温不宜超过40℃。避免与抗菌药同服。

2. 相互作用　与抗菌药合用时可减低本品的疗效，故不应同服，必要时可间隔3小时服用。铋剂、鞣酸、药用炭、酊剂等能抑制、吸附活菌，不能并用。

【常用制剂与规格】　胶囊剂、颗粒剂：0.25g（含2.5亿活菌）；0.5g（含5亿活菌）。

双歧杆菌三联活菌
Live Combined Bifidobacterium, Lactobacillus and Enterococcus

【药理作用和作用机制】　本品为复方制剂，其组分为长杆双歧杆菌、嗜酸乳杆菌和粪肠球菌。本品可直接补充人体正常生理细菌，调节肠道菌群平衡，抑制并消除肠道中致病菌，减少肠源性毒素的产生，促进机体对营养物的消化，合成机体所需的维生素，激发机体免疫力。

【适应证】　用于治疗肠道菌群失调引起的急慢性腹泻、便秘，也可用于治疗轻、中型急性腹泻，慢性腹泻及消化不良、腹胀，以及辅助治疗肠道菌群失调引起的内毒素血症。

【用法用量】　口服：一次胶囊2~4粒（或散剂2g），一日2次，重症加倍，餐后半小时温水服用。儿童用药酌减，婴幼儿服用时可将胶囊内药粉用温开水或温牛奶冲服。

【临床应用注意】　需要冷藏（2~8℃）。

【常用制剂与规格】　胶囊剂：210mg。散剂：1g；2g。

第二亚类　肠道抗感染药

急性腹泻大多数为自限性，补液治疗即可，而严重腹泻患者有必要应用抗菌药物。

一、临床用药评价

1. 喹诺酮类抗菌药物　因其有效性和耐受性好，是急性感染性腹泻的首选抗生素，喹诺酮类药物（吡哌酸）和氟喹诺酮类药物（诺氟沙星、环丙沙星、氧氟沙星、依诺沙星、甲磺酸培氟沙星、司帕沙星、左氧氟沙星）均有肠道感染的适应证，但均禁用于妊娠期女性和18岁以下儿童，服药期间也需要停止哺乳。加替沙星、莫西沙星、吉米沙星、奈诺沙星和西他沙星同属氟喹诺酮类药物，临床上也常见口服治疗腹泻的报道，但需注意说明书无肠道感染的适应证。

2. 阿奇霉素　是妊娠期女性及儿童首选的药物，也推荐在喹诺酮耐药严重地区经验性使用。

3. 利福昔明　作为非吸收性的利福霉素类药物，可有效治疗由非侵袭性大肠杆菌菌株引起的旅行者腹泻，但弯曲杆菌通常对利福昔明耐药。

4. 硫酸庆大霉素　作为氨基糖苷类药物，对各种革兰阴性菌及革兰阳性菌都有良好的抗菌作用，但耐甲氧西林葡萄球菌则多数耐药，对链球菌属和肺炎链球菌的作用较差，肠球菌属则大多耐药；硫酸庆大霉素口服后很少吸收，在肠道中能达高浓度，但在痢疾急性期、肠道广泛炎性病变或溃疡性病变时，口服吸收量有所增加；妊娠期女性应慎用硫酸庆大霉素口服，哺乳期女性用药期间应暂停哺乳。

5. 盐酸小檗碱（俗称黄连素）　小檗碱最初是从黄连提取的季铵生物碱，目前用合成法生产，小檗碱体外对多种革兰阳性及阴性菌均有抑制作用，其中对溶血性链球菌、金黄色葡萄球菌、霍乱弧菌、脑膜炎奈瑟菌、志贺菌属、伤寒杆菌、白喉杆菌等抑制作用较强，对阿米巴虫也有一定抑制作用。盐酸小檗碱是常用的非处方药，但溶血性贫血患者、葡萄糖-6-磷酸脱氢酶缺乏者禁用，妊娠期前3个月应慎用。

二、代表药品

利福昔明
Rifaximin

【药理作用和作用机制】　利福昔明是广谱肠道抗生素，口服后只有<1%的口服剂量经肠胃吸收。利福昔明和其他利福霉素类抗生素一样，通过与依赖DNA的RNA多聚酶的β亚单位牢固结合，抑制细菌RNA的合成，防止该酶与DNA连接，从而阻断RNA转录过程，使DNA和蛋白的合成停止。本品与具有广泛的抗菌谱，对多数革兰阳性菌和革兰阴性菌，包括

需氧菌和厌氧菌的感染具有杀菌作用。

【适应证】 对利福昔明敏感的病原菌引起的肠道感染，包括急、慢性肠道感染、腹泻综合征、夏季腹泻、旅行性腹泻和小肠结膜炎等。

【用法用量】 口服：①成人和 12 岁以上儿童一次 0.2g，一日 4 次。②6 ~ 12 岁儿童一次 0.1 ~ 0.2g，一日 4 次。

【临床应用注意】 连续服用本药不能超过 7 日。长期大剂量用药或肠黏膜受损时，有极少量（小于 1%）被吸收，导致尿液呈粉红色。

【常用制剂与规格】 片剂：0.1g；0.2g。

第三亚类　肠道抗炎药

炎症性肠病（IBD）主要包括溃疡性结肠炎（UC）和克罗恩病（CD），是一类慢性非特异性肠道炎症性疾病，其发病机制复杂，涉及遗传、环境、免疫等多因素的相互作用。IBD 常表现为腹痛、腹泻、黏液脓血便、体重减轻等症状，且病情易反复，严重影响患者的生活质量，并可导致肠道狭窄、穿孔、瘘管形成等并发症，甚至增加结直肠癌的发病风险。

IBD 常用药物包括 5 -氨基水杨酸类、糖皮质激素、免疫调节药、生物制剂、小分子制剂和抗生素。

一、药理作用和作用机制

1. 5 -氨基水杨酸（5 - ASA），即美沙拉秦

5 - ASA 的作用机制尚不明确，可能与结肠上皮细胞的局部抗炎作用有关。溃疡性结肠炎肠黏膜上花生四烯酸（AA）的炎症代谢产物增加，炎症代谢产物包括通过环氧合酶途径合成的前列腺素，和通过脂氧合酶途径合成的白三烯和羟基二十碳四烯酸，推测 5 - ASA 可能通过阻断环氧合酶途径，抑制结肠中前列腺素的产生来减少炎症。5 - ASA 口服后在空肠迅速被吸收，仅 20% 可到达回肠末端和结肠，无法有效发挥局部药效，且会引起全身不良反应。通过采用缓释剂型或改为前药，使其更多的到达结肠部位。

5 - ASA 的口服缓释制剂分为 pH 依赖型和时间依赖型，前者采用聚甲基丙烯酸酯包衣（缓释颗粒或肠溶缓释片）和缓释工艺，外层包衣在回肠远端 pH ≥6 处溶解，结合缓释工艺，使美沙拉秦在整个结肠中逐渐释放，可以明显减少每日服药次数；后者采用乙基纤维素包衣（缓释片、缓释颗粒）实现从小肠上段到结肠的全肠道释放，作用部分覆盖空肠、回肠和结肠。

5 - ASA 的直肠给药剂型，可采用栓剂、灌肠剂和泡沫剂（此剂型国内未上市），灌肠剂作用较深，可至脾曲，用于治疗累及结肠的溃疡性结肠炎，泡沫剂通常只能到达乙状结肠中段，栓剂仅在直肠远端 5 ~ 8cm 处发挥作用，适用于仅累及直肠的溃疡性结肠炎。

2. 5 -氨基水杨酸前药

（1）奥沙拉秦，是 5 - ASA 二聚体，是由两分子的 5 - ASA 通过偶氮键相连的前药，在胃及小肠中不被吸收也不分解，到达结肠部位后，偶氮键被肠道细菌的偶氮还原酶裂解，分解为 2 个分子的 5 - ASA 发挥药效。

（2）巴柳氮钠，是 5 - ASA 与另一个无活性复合物结合后的前药，口服不吸收，到达结肠部位后，偶氮键被肠道细菌的偶氮还原酶裂解，分解为 5 - ASA 和 4 -氨基苯甲酰 - β - 丙氨酸（4 - ABA），后者作为无活性的"惰性载体"，几乎不吸收也无药效。

（3）柳氮磺吡啶（SASP），是 5 - ASA 与磺胺吡啶偶氮键相连的前药，口服后只有少部分（< 15%）以原型吸收，剩余药物在低位回肠及结肠部，被肠道细菌的偶氮还原酶裂解，释放 5 - ASA 和磺胺吡啶，5 - ASA 不易在回肠和结肠吸收，能较长时间停留在肠道中，发挥局部抗炎；磺胺吡啶是磺胺类药物，能在结肠吸收，生物利用度约 60%，对肠道菌群有微弱的抗菌作用，但抗炎活性很低。

3. 糖皮质激素

糖皮质激素因具有抑制免疫应答、抗炎、抗休克、抗过敏等作用，对于控制 IBD 的急性发作有较好疗效，但不能用于维持治疗。糖皮质激素可全身给药或局部给药，全身给药的抗炎效果较强，但全身不良反应较多。国外有直肠泡沫剂、灌肠剂和口服回肠释放剂型上市，主要成分是布地奈德或二丙酸倍氯米松，目前国内暂无糖皮质激素肠道局部给药剂型，临床常用地塞米松注射液稀释后保留灌肠治疗 IBD。

4. 免疫调节药物　目前认为免疫功能紊乱在IBD的发病机制中起重要作用，因此免疫抑制剂是治疗IBD的重要手段之一，药物包括环孢素A、他克莫司、硫唑嘌呤、硫嘌呤、甲氨蝶呤和沙利度胺。

5. 生物制剂　由于炎症性肠病具有终身发病的特点，诱导和维持缓解往往需要长期治疗，生物制剂的发展使IBD的治疗目标从控制症状转变为内镜下愈合，进而能改善远期结局。

（1）TNF-α抑制剂：TNF是一种细胞因子，在IBD发生和病程进展中发挥关键作用。在克罗恩病患者的肠病相关组织和体液中可检测出高浓度的TNF-α，克罗恩病患者经TNF-α抑制剂治疗后，血清中IL-6和C-反应蛋白水平降低，结肠组织的TNF-α检出浓度较使用前显著降低。参见表4-5。

（2）IL-12/IL-23拮抗剂：乌司奴单抗是人源化单克隆抗体，在国内获批用于斑块状银屑病和克罗恩病的治疗。IL-12和IL-23是调节淋巴细胞活化和分化的细胞因子，乌司奴单抗可特异性的结合IL-12和IL-23的p40蛋白亚单位，阻断其与淋巴细胞表面的IL-12Rβ$_1$受体结合，从而破坏IL-12和IL-23介导的信号传导和细胞炎症因子级联反应。

（3）IL-23抑制剂：利生奇珠单抗是IL-23的特异性抗体，能选择性地与人IL-23的p19亚基结合，抑制IL-23对IL-23受体的作用。

（4）α$_4$β$_7$整合素抑制剂：维得利珠单抗，是一种人源化单克隆抗体，可与表达在记忆T淋巴细胞表面的α$_4$β$_7$整合素特异性结合，阻断α$_4$β$_7$整合素与黏膜地址素细胞黏附分子-1（MAdCAM-1）相互作用，抑制记忆T淋巴细胞迁移至肠道的炎症组织，从而减少肠道黏膜炎症。该作用具有肠道特异性，因此维得利珠单抗是目前唯一的肠道选择性生物制剂。

6. JAK抑制剂　JAK是一类非受体酪氨酸激酶家族，已发现4个成员，即JAK1、JAK2、JAK3和TYK2。JAK能够磷酸化蛋白质，其底物为信号转导子和转录激活子（STAT），目前已发现的STAT有7种，被JAK磷酸化激活后，可以进入细胞与DNA结合，调节相关基因的表达，该信号通路称为JAK-STAT通路，通常在免疫系统的细胞中影响更为明显。乌帕替尼可用于治疗对一种或多种抗TNF制剂应答不佳或不耐受或禁忌的中重度活动性成人溃疡性结肠炎。乌帕替尼能抑制IL-6（JAK1/JAK2）诱导的STAT3磷酸化和IL-7（JAK1/JAK3）诱导的STAT5磷酸化，在健康志愿者中，口服乌帕替尼后，其对上述STAT磷酸化的抑制呈现剂量和浓度依赖性。

7. 抗生素　硝基咪唑类是最常用来治疗肛门周围脓肿和瘘管的药物，对克罗恩病的非感染性症状（如腹泻和腹痛）也有效。其他抗生

表4-5　治疗炎症性肠病的生物制剂名称、分类和适应证

分类	药品名称	特点	适应证（部分适应证尚未在国内获批）
TNF-α抑制剂	英夫利西单抗	人鼠嵌合抗体	克罗恩病、溃疡性结肠炎
	阿达木单抗	全人源化单抗	克罗恩病、溃疡性结肠炎
	戈利木单抗	全人源化单抗	类风湿关节炎、强直性脊柱炎、溃疡性结肠炎
	培塞丽珠单抗	聚乙二醇化的人源化抗原结合片段	克罗恩病
IL-12/IL-23抑制剂	乌司奴单抗	全人源化单抗	克罗恩病、溃疡性结肠炎
IL-23抑制剂	利生奇珠单抗	选择性地与人IL-23的p19亚基结合	克罗恩病、溃疡性结肠炎
α$_4$β$_7$整合素抑制剂	维得利珠单抗	肠道选择性生物制剂	克罗恩病、溃疡性结肠炎

素，如环丙沙星和左氧氟沙星，可代替或联用硝基咪唑类药物。利福昔明作为口服不吸收的抗生素，可用于克罗恩病活动期治疗。

二、临床用药评价

1. 美沙拉秦在不同剂型的释放特性差异很大，因此各产品之间不可直接互换。美沙拉秦、奥沙拉秦和巴柳氮钠的不良反应类似，常见发热和皮疹，罕见胰腺炎、心包炎和肺炎，奥沙拉秦的水样泻发生率略高。

2. 柳氮磺吡啶的不良反应非常常见，20%～25%的患者因此停药。其不良反应有特异性的，也有与剂量相关的。特异性不良反应包括皮疹、肝炎、胰腺炎、肺炎、粒细胞缺乏和再生障碍性贫血，当发生特异性不良反应时，应立即停药，且不能再使用。此外，柳氮磺吡啶可引起男性少精子症和不育，停药后可逆转。柳氮磺吡啶还会抑制还原型叶酸跨膜转运，从而导致细胞内叶酸缺乏，故推荐患者在用药期间按每日 1mg 的剂量补充叶酸。

3. 治疗 IBD 的生物制剂，均可能导致现有未受控的细菌感染恶化，结核病或乙型肝炎再激活，以及某些类型癌症的发病危险增加。在开始使用生物制剂治疗前，必须对患者进行结核病和乙型肝炎感染检测。生物制剂最严重的不良反应为重度感染、神经功能影响以及淋巴系统的某些恶性肿瘤。

4. 在整个妊娠期和哺乳期，柳氮磺吡啶可继续安全使用（但有些市售产品说明书中声明需禁用）。由于柳氮磺吡啶影响叶酸代谢，推荐妊娠期女性每日补充叶酸 2mg。尽管在妊娠期使用更新的美沙拉秦类药物的经验较少，但越来越多的证据提示在妊娠期，无论局部还是口服给药，使用美沙拉秦都是安全的。生物制剂和 JAK 抑制剂通常都不能用于妊娠期和哺乳期女性，生物制剂因体内半衰期较长，产品说明书建议停药 5～6 个月后再开始备孕。

三、代表药品

美沙拉秦
Mesalazine

【适应证】　溃疡性结肠炎的治疗（包括急性发作期和防止复发的维持治疗）；克罗恩病急性发作期的治疗。

【用法用量】

（1）口服：①成人溃疡性结肠炎急性发作，一次 1g，一日 4 次；②溃疡性结肠炎维持治疗，一次 0.5g，一日 3 次；③克罗恩病急性发作，一次 1g，一日 4 次。

（2）灌肠剂：每晚睡前给药，从肛门灌进大肠，一次 1 支（4g）。

（3）直肠栓剂：根据不同规格，一次 1 枚，一日 1～3 次。

【临床应用注意】

1. 妊娠期女性尽可能不用，哺乳期女性用药期间停止哺乳。

2. 严重肝、肾功能不全者禁用；胃和十二指肠溃疡者禁用；出血体质者（易引起出血）禁用。

3. 美沙拉秦大剂量重复口服给药具有肾毒性，在治疗期间，应注意血细胞计数和尿检查。一般情况下，在治疗开始 14 日，就应该进行这些检查。此后，每用药 4 周，应进行相应检查。

【常用制剂与规格】　肠溶片：0.25g；400mg；0.5g；800mg。缓释片：0.5g。肠溶缓释胶囊：0.375g。肠溶缓释片：1.2g。缓释颗粒剂：0.5g；1g。栓剂：0.25g；0.5g；1.0g。灌肠剂：60g：4g。

第七节　助消化药

助消化药物可分为 2 类，一类是能促进消化液分泌或抑制肠道内过度异常发酵的药物；另一类是补充消化液的正常成分，如盐酸（胃酸）和各种消化酶。

一、药理作用与作用机制

1. **乳酶生**　是活菌制剂，属于微生态制剂，是活肠球菌的干燥制剂，在肠内分解糖类生成乳酸，使肠内酸度增高，从而抑制腐败菌的生长繁殖，并防止肠内发酵，减少产气，因而有促进消化和止泻作用。

2. **胰酶**　是从猪、羊或牛胰中提取的多种酶的混合物。当人体自身胰腺的外分泌不足时，用于补充胰酶。胰酶主要组成包括胰蛋白酶、胰淀粉酶和胰脂肪酶。胰蛋白酶能使蛋白质转化为蛋白胨，胰淀粉酶使淀粉转化为糊精与糖，胰脂肪酶则使脂肪分解为甘油和脂肪酸。胰酶制剂最好选用肠溶剂型，保护胰酶不被胃液破坏。

二、临床用药评价

胰酶是从猪、羊或牛胰中提取的多种酶的混合物，需要关注少数民族饮食习惯，有的胰酶产品声明可安全的被用作犹太人和穆斯林患者的治疗药物，实际工作中要注意产品原料的差异。

三、代表药品

乳酶生
Lactasin

【适应证】 用于消化不良、腹胀及小儿饮食失调所引起的腹泻、绿便等。

【用法用量】 口服：①12岁以上儿童及成人一次 0.3~0.9g，一日 3 次，餐前服。②12 岁以下儿童的剂量按体重或年龄酌减。

【临床应用注意】

1. 本品为活菌制剂，不应置于高温处。

2. 抗酸药、抗生素与本品合用时，可减弱其疗效，故应分开服用（间隔 3 小时）。铋剂、鞣酸、活性炭、酊剂等能抑制、吸附或杀灭活肠球菌，故不能合用。

【常用制剂与规格】 片剂：0.1g；0.15g；0.3g。

胰 酶
Pancreatin

【药理作用和作用机制】 胰酶口服制剂能使食物中的不同成分被充分消化为可吸收的小分子片段，比如脂肪被脂肪酶分解、碳水化合物被淀粉酶分解、蛋白质被蛋白酶分解。

【适应证】 儿童或成人的胰腺外分泌不足的替代治疗。

【用法用量】 口服：①肠溶片：成人一次 1~2 片，一日 3 次，餐前整片吞服。②肠溶胶囊：成人一次 2~6 粒，餐前半小时整粒吞服。

【常用制剂与规格】 肠溶片剂：0.3；0.5g。肠溶胶囊剂：0.15g。复方制剂：胰酶 0.1g，淀粉酶 0.1g，乳酶生 0.1g。

（丁庆明）

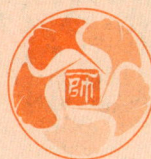

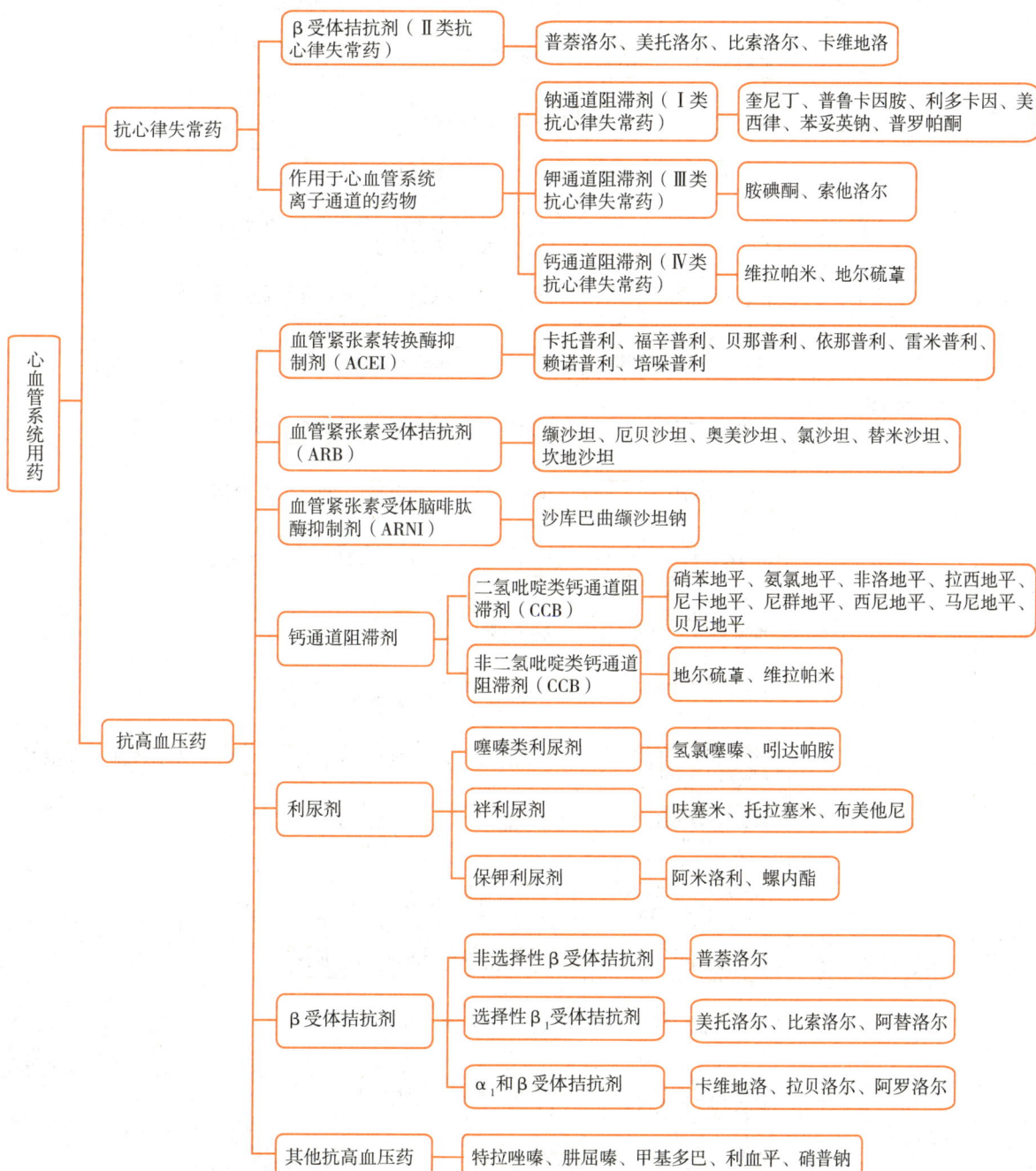

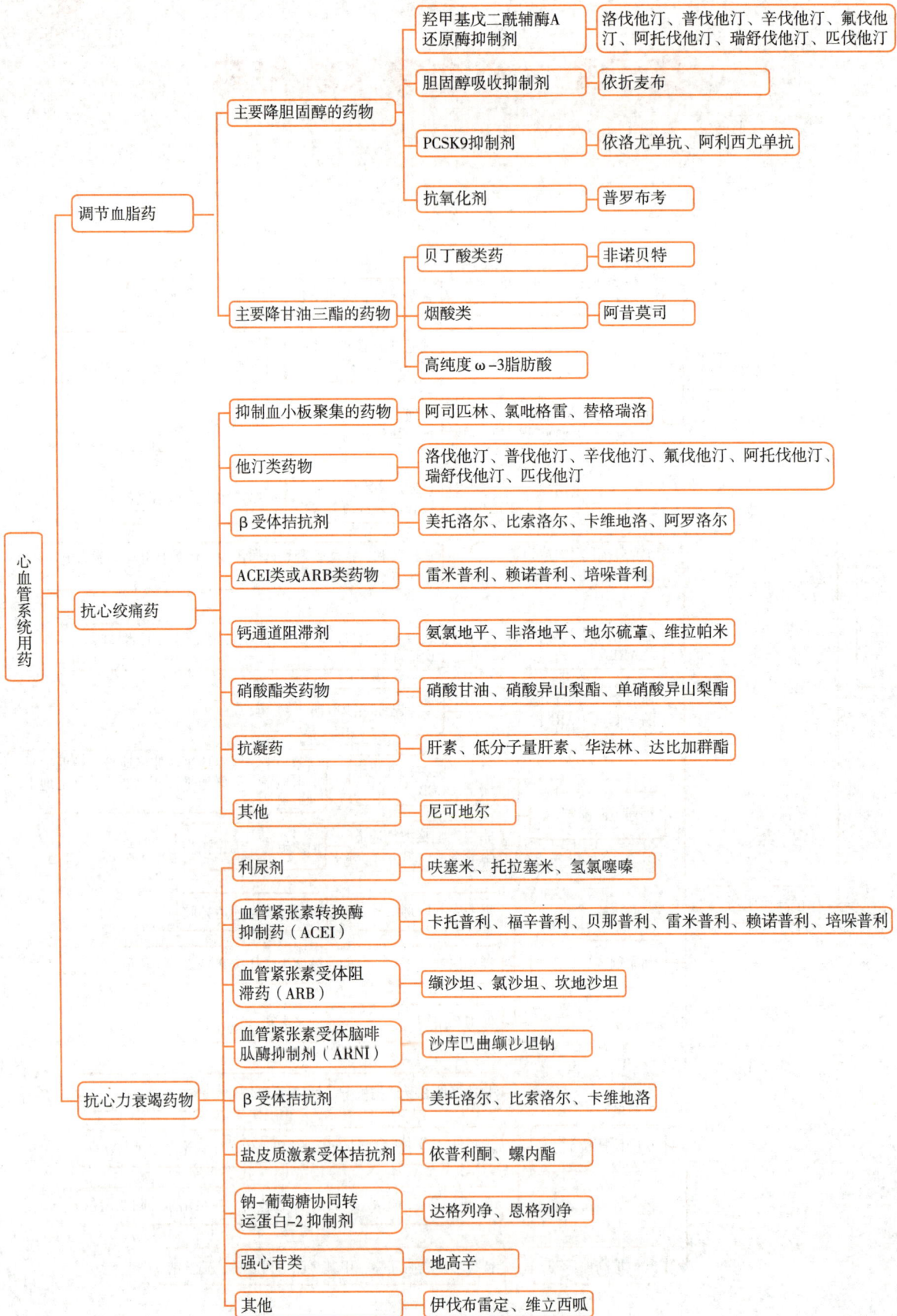

心血管系统用药
- 调节血脂药
  - 主要降胆固醇的药物
    - 羟甲基戊二酰辅酶A还原酶抑制剂 —— 洛伐他汀、普伐他汀、辛伐他汀、氟伐他汀、阿托伐他汀、瑞舒伐他汀、匹伐他汀
    - 胆固醇吸收抑制剂 —— 依折麦布
    - PCSK9抑制剂 —— 依洛尤单抗、阿利西尤单抗
    - 抗氧化剂 —— 普罗布考
  - 主要降甘油三酯的药物
    - 贝丁酸类药 —— 非诺贝特
    - 烟酸类 —— 阿昔莫司
    - 高纯度ω-3脂肪酸
- 抗心绞痛药
  - 抑制血小板聚集的药物 —— 阿司匹林、氯吡格雷、替格瑞洛
  - 他汀类药物 —— 洛伐他汀、普伐他汀、辛伐他汀、氟伐他汀、阿托伐他汀、瑞舒伐他汀、匹伐他汀
  - β受体拮抗剂 —— 美托洛尔、比索洛尔、卡维地洛、阿罗洛尔
  - ACEI类或ARB类药物 —— 雷米普利、赖诺普利、培哚普利
  - 钙通道阻滞剂 —— 氨氯地平、非洛地平、地尔硫䓬、维拉帕米
  - 硝酸酯类药物 —— 硝酸甘油、硝酸异山梨酯、单硝酸异山梨酯
  - 抗凝药 —— 肝素、低分子量肝素、华法林、达比加群酯
  - 其他 —— 尼可地尔
- 抗心力衰竭药物
  - 利尿剂 —— 呋塞米、托拉塞米、氢氯噻嗪
  - 血管紧张素转换酶抑制药（ACEI）—— 卡托普利、福辛普利、贝那普利、雷米普利、赖诺普利、培哚普利
  - 血管紧张素受体阻滞药（ARB）—— 缬沙坦、氯沙坦、坎地沙坦
  - 血管紧张素受体脑啡肽酶抑制剂（ARNI）—— 沙库巴曲缬沙坦钠
  - β受体拮抗剂 —— 美托洛尔、比索洛尔、卡维地洛
  - 盐皮质激素受体拮抗剂 —— 依普利酮、螺内酯
  - 钠-葡萄糖协同转运蛋白-2抑制剂 —— 达格列净、恩格列净
  - 强心苷类 —— 地高辛
  - 其他 —— 伊伐布雷定、维立西呱

第一节 抗心律失常药

心律失常是指心脏冲动频率、节律、起源部位、传导速度，兴奋次序异常。临床上，心律失常根据发生位置分为房性、房室交界区性或室性心律失常，根据心律失常时心率的快慢分为快速型、缓慢型心律失常。临床以快速型心律失常最为常见，如室上性快速心律失常（包括窦性心动过速、房性期前收缩、房性心动过速、室上速、加速性交界区自主心律、房颤及房扑）和室性心律失常（包括室性期前收缩、有器质性心脏病基础的室速、心室颤动等）。本章主要介绍快速型心律失常及其治疗药物。

一、药物分类

治疗快速型心律失常的药物可分为 4 类：Ⅰ类：钠通道阻滞剂；Ⅱ类：β 受体拮抗剂；Ⅲ类：钾通道阻滞剂；Ⅳ类：钙通道阻滞剂。

除了 β 受体拮抗剂是通过作用于 G 蛋白偶联受体发挥作用，其他 3 类药物均通过作用于心血管系统离子通道发挥作用。

二、药理作用与作用机制

（一）β 受体拮抗剂

β 受体拮抗剂可拮抗 β 肾上腺素能受体，降低交感神经效应，从而减慢窦性节律，减慢心房和房室结的传导，延长房室结的功能性不应期，因此可用于治疗心律失常。

（二）作用于心血管系统离子通道的药物

离子通道是细胞膜上的一种特殊的螯合蛋白，对某些离子能选择性通透，是细胞生物电活动的基础。离子通道分为非门控离子通道和门控离子通道。门控离子通道又分为电压门控离子通道、化学门控离子通道和机械门控离子通道。其中电压门控离子通道一般以最容易通过的离子命名，如钠通道、钾通道和钙通道。作用于心血管系统离子通道的药物通常主要作用于电压门控的钠通道、钾通道或钙通道，如第Ⅰ类、第Ⅲ类和第Ⅳ类抗心律失常药。

1. 作用于钠通道的药物 主要是钠通道阻滞剂，临床上常用的有局麻药、抗癫痫药和Ⅰ

类抗心律失常药。本章主要介绍Ⅰ类抗心律失常药，其他有关药物请参见相关章节。Ⅰ类抗心律失常药抑制峰钠电流（I_{Na}）可降低心房、心室肌和心脏传导系统动作电位（AP）幅度和最大除极速率，增高兴奋阈值，减慢传导，抑制异位自律性和阻断折返激动。0 相除极幅度降低，继发钙内流减小，抑制心肌收缩力，可加重心功能不全。Ⅰ类抗心律失常药根据药物与钠通道结合、解离的动力学特点分为以下 3 类。

（1）Ⅰa 类：阻滞钠通道开放，与钠通道解离时间中等［解离常数（τ）≈1～10 秒］，阻滞强度中等；可抑制快速激活的延迟整流钾电流（I_{Kr}），延长动作电位时程（APD）、有效不应期（ERP）和 Q－Tc 间期。对多种类型心律失常有效。因抑制传导、延长 Q－Tc 间期及致心律失常作用，可增加病死率。代表药物主要有奎尼丁、普鲁卡因胺等。

（2）Ⅰb 类：阻滞钠通道开放及失活，与钠通道解离时间短（τ≈0.1～1 秒），阻滞强度较弱；对正常心肌的 I_{Na} 抑制作用弱，抑制晚钠电流作用相对明显，可缩短 APD 和 ERP，消除折返。抑制 I_{Na} 作用在心肌缺血等病理情况下增强，对浦肯野纤维作用强于心室肌，可提升电复律疗效。对房室传导和心肌收缩力影响小。用于室性快速性心律失常，对房性心律失常无效。这类药物主要有利多卡因、苯妥英钠、美西律等。

（3）Ⅰc 类：阻滞钠通道失活，与钠通道解离时间长（τ＞10 秒），抑制钠通道作用强。减慢心房和心室内传导，延长 QRS 及 H－V 间期，延长房室结（AVN）双径路的快径逆传和房室旁道的 ERP，拮抗心肌细胞肌浆网雷诺丁受体。可治疗多种类型的房性和室性心律失常。抑制心肌收缩力作用强，可诱发或加重心功能不全，可能升高除颤/起搏的阈值。代表药物为普罗帕酮等。

2. 作用于钾通道的药物 通常被称为钾通道调节剂，包括钾通道阻滞剂和钾通道开放药。钾通道阻滞剂如磺酰脲类降糖药及新型Ⅲ类抗心律失常药。钾通道开放药如尼可地尔，有关药物请参见相关章节。Ⅲ类抗心律失常药抑制多种钾通道，延长动作电位时程和有效不应期，对动作电位幅度和去极化影响小，延长 Q-Tc 间期。代表药品为胺碘酮、索他洛尔。索他洛尔同时也兼有Ⅱ类的抗心律失常药的 β 受体拮抗作用，当用药剂量低于 25mg 时，L-索他洛尔具有非选择性 β 受体拮抗作用，该拮抗作用为普萘洛尔的 1/3，作为Ⅲ类抗心律失常药发挥作用需要高于 80mg 的剂量。因为兼有 β 受体拮抗作用，可起到部分保护作用，因此致心律失常作用相对较小。

3. 作用于钙通道的药物 即为钙通道阻滞剂又称钙拮抗药，可以选择性阻滞钙通道，抑制细胞外 Ca^{2+} 内流，降低细胞内 Ca^{2+} 浓度。钙通道分为 L-型钙通道和 T-型钙通道。L-型

钙通道是细胞兴奋时外钙内流的主要途径，分布于各种可兴奋细胞上。非二氢吡啶类钙通道阻滞剂选择性的作用于 L-型钙通道，通过减慢房室结传导速度，减低窦房结自律性从而减慢心率，此作用是钙通道阻滞剂治疗室上性心动过速的理论基础。负性频率和负性传导以维拉帕米和地尔硫革最强，因此临床上用这两种药物治疗心律失常。二氢吡啶类钙通道阻滞剂参见其他相关章节。

三、临床用药评价

各类抗心律失常药的主要适应证、典型不良反应及临床应用注意见表 5-1。

表 5-1 各类抗心律失常药的主要适应证、典型不良反应及临床应用注意

药物名称	主要适应证	典型不良反应	临床应用注意
奎尼丁	广谱抗心律失常药，主要用于房颤与心房扑动（房扑）的复律、复律后窦性节律的维持和危及生命的室性心律失常	尖端扭转性室速、胃肠道不适、房室结传导加快	因其不良反应可能出现在低剂量时，且有报道本药在维持窦性节律时死亡率增加，近年已少用
普鲁卡因胺	广谱抗心律失常药，用于室上性和室性心律失常的治疗，也用于预激综合征房颤合并快速心率，或鉴别不清室性或室上性来源的宽 QRS 心动过速	尖端扭转性室速、胃肠道不适、狼疮样综合征	口服曾用于治疗室性或房性期前收缩，或预防室上速或室速复发，但长期使用可出现狼疮样反应，已很少应用
普罗帕酮	适用于室上性和室性心律失常的治疗	室速、充血性心力衰竭、房室结传导加快（转变成房扑）	副作用使室内传导障碍加重，QRS 波增宽，出现负性肌力作用，诱发或使原有心衰加重，造成低心排血量状态，进而室速恶化。因此，心肌缺血、心功能不全和室内传导障碍者相对禁忌或慎用
胺碘酮	广谱抗心律失常药，适用于室上性和室性心律失常的治疗，可用于器质性心脏病、心功能不全者，促心律失常反应少	尖端扭转性室速（罕见）、光敏感性、角膜色素沉着、肺毒性、多发性神经病变、胃肠道不适、心动过缓、肝毒性、甲状腺功能障碍	此药含碘量高，长期应用的主要副作用为甲状腺功能改变，应定期检查甲状腺功能。在常用的维持剂量下很少发生肺纤维化，但仍应注意 询问病史和体检，定期摄胸片，以早期发现此并发症
索他洛尔	用于室上性和室性心律失常治疗	尖端扭转性室速、充血性心力衰竭、心动过速、慢性阻塞性肺病或支气管痉挛性肺病加重	副作用与剂量有关，随剂量增加，扭转型室速发生率上升。电解质紊乱如低钾、低镁可加重索他洛尔的毒性作用。用药期间应监测心电图变化，当 Q-Tc≥500ms 时应考虑减量或暂时停 药。窦性心动过缓、心衰者不宜选用
利多卡因	对短动作电位时程的心房肌无效，因此仅用于室性心律失常	常见神经系统不良反应如言语不清、眩晕等	可用于心室室性心律失常及心源性猝死的抗心律失常治疗

续表

药物名称	主要适应证	典型不良反应	临床应用注意
美西律	对短动作电位时程的心房肌无效，因此仅用于室性心律失常	常见神经系统不良反应如言语不清、眩晕等	主要用于室性期前收缩及室性心动过速、心室纤颤及急性心肌梗死或洋地黄所致心律失常，可长期口服。美西律对室性心律失常的疗效虽不太高，但具有负性肌力作用轻微，促心律失常作用发生率低等优点。室性心律失常患者若伴有左室功能不全，轻度传导系统病变应首选美西律。对静脉注射利多卡因有效者更为适宜。此外，美西律与奎尼丁、普罗帕酮或胺碘酮合用，可增强疗效
β受体拮抗药	用于控制房颤和房扑的心室率，也可减少房性和室性期前收缩，减少室速的复发	低血压、传导阻滞、心动过缓、哮喘、心力衰竭	不良反应少。大多数心房颤动患者心室率增快，β受体拮抗剂适用于合并心房颤动、窦性心动过速患者，减慢心室率。β受体拮抗剂甚至预防心力衰竭患者发生心房颤动。
维拉帕米	用于控制房颤和房扑的心室率，减慢窦速	低血压、传导阻滞、心力衰竭	不良反应少
地尔硫䓬	用于控制房颤和房扑的心室率，减慢窦速	低血压、传导阻滞、心力衰竭	不良反应少

四、代表药品

胺碘酮
Amiodarone

【适应证】 依据其药理学特点，胺碘酮适用于多种心律失常，尤其合并器质性心脏病的患者（冠状动脉供血不足及心力衰竭）。具体有：①房性心律失常（心房扑动，心房纤颤转律和转律后窦性心律的维持）；②结性心律失常；③室性心律失常（治疗危及生命的室性期前收缩和室性心动过速以及室性心动过速或心室纤颤的预防）；④伴预激综合征（W－P－W综合征）的心律失常。

【用法用量】

（1）口服：①负荷量：通常600mg/d（3片），可以连续应用8～10日。②维持量：宜应用最小有效剂量。根据个体反应，可给予100～400mg/d。由于胺碘酮的延长治疗作用，可给予隔日200mg或一日100mg。已有推荐每周停药2日的间隙性治疗方法。

（2）静脉滴注：胺碘酮只能溶于5%葡萄糖溶液中，浓度超过2mg/ml需要通过中央静脉导管给药。①第一个24小时给药推荐剂量如下。a. 负荷滴注：先快，前10分钟给药150mg（15mg/min）；后慢，随后6小时给药360mg。b. 剩余18个小时给药540mg（0.5mg/min）。②第一个24小时后：维持滴注速度0.5mg/min，浓度1～6mg/ml。

【临床应用注意】

1. 基于胺碘酮含碘的重量比为40%，妊娠期间使用可以导致新生儿甲状腺肿大，因此，仅在严重危及生命的室性心动过速或室颤，并对其他抗心律失常药无效时权衡利弊用于妊娠期女性。其他情况尤其是妊娠前3个月和后3个月禁用。哺乳期女性禁用。

2. 已观察到当胺碘酮与索菲布韦单独联用或与其他直接作用于丙肝病毒（HCV）抗病毒药（DAAs）（如达卡他韦、西米普韦或雷迪帕韦）联用时可出现严重、可威胁生命的心动过缓和心脏传导阻滞的病例。所以，不推荐胺碘酮与这些药物联用。如与胺碘酮的联用不可避免，则推荐在开始索菲布韦或与其他DAAs联用时对患者进行密切监测。如果患者患严重心动过缓的风险很高，在启动联合索菲布韦治疗后，在合适的临床环境下应对患者进行至少48小时持续的临床监测。胺碘酮也抑制其他肝药酶，故能增加相应底物如地高辛、华法林等的血浆药物浓度。

3. 孤立的血清转氨酶增高，一般为中等程度的增高。

4. 胺碘酮可引起肺毒性，起病隐匿，最短见于用药后1周，多在连续应用3~12个月后出现。最早表现为咳嗽，但病情发展时可出现发热和呼吸困难，表现为急性肺炎，长期治疗发生率会更高。胺碘酮诱发急性肺炎后所致的成人呼吸窘迫综合征多见于术后即刻，特别是心脏手术。该药还可引起慢性肺间质纤维化。一旦出现肺部不良反应，应予停药。

5. 禁忌

（1）未安装起搏器的窦性心动过缓和窦房传导阻滞患者。

（2）未安装起搏器的病态窦房结综合征患者（有窦性停搏的危险）。

（3）未安装起搏器的严重房室传导异常患者。

（4）甲状腺功能亢进症患者（因为胺碘酮可能导致甲状腺功能亢进的恶化）。

（5）已知对碘、胺碘酮或者其中的赋形剂过敏者。

（6）循环衰竭者。

（7）严重低血压者。

（8）3岁以下儿童（因含有苯甲醇，禁用于儿童肌内注射）。

（9）联合应用以下药物，有可能诱导尖端扭转性室性心动过速：Ⅰa类抗心律失常药物（奎尼丁、丙吡胺）；Ⅲ类抗心律失常药物（索他洛尔、伊布利特）；非抗心律失常药物，诸如苄普地尔、西沙比利、二苯美伦、红霉素（静脉内给药）、咪唑斯汀、莫西沙星、螺旋霉素（静脉内给药）、长春新碱（静脉内给药）、舒托必利、喷他脒（静脉注射）。

【常用制剂与规格】 片剂：0.1g；0.2g。胶囊剂：0.1g；0.2g。注射液：2ml∶150mg；3ml∶150mg。

索他洛尔
Sotalol

【适应证】 ①转复，预防室上性心动过速，特别是房室结折返性心动过速，也可用于预激综合征伴室上性心动过速；②心房扑动，心房颤动；③各种室性心律失常，包括室性早搏，持续性及非持续性室性心动过速；④急性心肌梗死并发严重心律失常。

【用法用量】

1. 成人

（1）口服：起始剂量为40~80mg，一日2次（根据体重和肾功能作调整），在用药最初3日进行严密心电监测，尤其注意监测Q-Tc间期。如初始剂量不能取得满意疗效，且Q-Tc间期<500ms，在使用3日后，日剂量再增加40~80mg。最大剂量可增加至320mg/d。索他洛尔的疗效和不良反应发生率均呈剂量依赖性，120mg，一日2次的剂量具有最佳获益风险比。用于预防和减少心房颤动复发的有效剂量一般为120mg，一日2次。用于室上速、房早、房性心动过速（房速）的预防和治疗，经验性推荐初始剂量80mg，一日2次，如控制不理想，可增加到160mg，一日2次。大多数室性心律失常患者，在日剂量160~320mg可取得满意疗效。有报道口服最大日剂量640mg，仅用于少数危及生命的心律失常。

（2）静脉注射：起始剂量75mg，至少持续5小时静脉滴注，一日1次或2次，如未取得满意疗效且使用3日后，Q-Tc间期<500ms，可增加剂量，逐渐滴定至112.5mg或150mg，至少持续5小时静脉滴注，一日1次或2次。注意本品同其他β受体拮抗剂一样，具有明显种族差异，用药剂量必须根据患者的治疗反应和耐受性。

2. 儿童 儿童中索他洛尔的使用剂量数据较少。美国FDA推荐根据年龄和体表面积（BSA）计算儿童静脉注射索他洛尔剂量。2岁及以上儿童，初始剂量一次30mg/m²，一日3次，可根据需要逐渐滴定至一次60mg/m²，一日3次。

3. 肾功能异常时的剂量调整 根据肌酐清除率（Ccr）调整给药间隔：Ccr>60ml/min时，每隔12小时给药一次；40~60ml/min时，每隔24小时给药一次；<40ml/min时禁用。

【临床应用注意】

1. 只有潜在获益大于风险时才建议应用索

他洛尔。考虑到药物可能的致畸性，应尽可能推迟至妊娠晚期且采用最低有效剂量。哺乳期女性建议停止哺乳或停药。

2. 索他洛尔应该避免和其他延长 Q－Tc 间期的其他药物联合使用。

3. 在服用索他洛尔后 2 小时内同时服用制酸剂氧化铝或氢氧化镁会使索他洛尔生物利用度降低约 20%～25%，但在服用索他洛尔 2 小时后再服用则对其生物利用度没有影响。

4. 与消耗儿茶酚胺类药物（如利血平、胍乙啶）联合应用可产生低血压和严重心动过缓。必须联合应用时，需对此类患者进行心电监测。

5. 常见的疲劳，心动过缓，呼吸困难，头晕，虚弱，致心律失常（最常见心动过缓）不良反应。严重的不良反应为尖端扭转型室速。

6. 基线 Q－Tc 间期延长者（Q－Tc 间期 > 450ms）禁用索他洛尔，其他禁忌证包括心源性休克或未控制的失代偿性心力衰竭，支气管哮喘发作期，心动过缓，无起搏器保护的二度 II 型、三度房室阻滞，Ccr < 40ml/min、明显室内阻滞及低血压的患者等。

【常用制剂与规格】　片剂：80mg。注射剂：2ml：20mg。

维拉帕米
Verapamil

【适应证】

1. 口服　①心绞痛：变异型心绞痛；不稳定型心绞痛；慢性稳定型心绞痛。②心律失常：与地高辛合用控制慢性心房颤动和（或）心房扑动时的心室率；预防阵发性室上性心动过速的反复发作。③原发性高血压。

2. 静脉注射　用于终止阵发性室上性心动过速和左心室特发性室性心动过速。

【用法用量】

1. 口服　通过调整剂量达到个体化治疗。安全有效的剂量为不超过 480mg/d。

（1）心绞痛：一般剂量为一次 80～120mg，一日 3 次。肝功能不全者及老年人的安全剂量为一次 40mg，一日 3 次。约在药后 8 小时根据疗效和安全评估决定是否增量。

（2）心律失常：慢性心房颤动服用洋地黄治疗的患者，一日总量为 240～320mg，一日 3

次或 4 次。预防阵发性室上性心动过速（未服用洋地黄的患者）成人的一日总量为 240～480mg，一日 3 次或 4 次。1～5 岁儿童：一日量 4～8mg/kg，分 3 次服用；或每隔 8 小时给药 40～80mg。5 岁以上儿童：每隔 6～8 小时给药 80mg。

（3）原发性高血压：一般起始剂量为 80mg，一日 3 次。使用剂量可达一日 360～480mg。对低剂量即有反应的老年人或体型瘦小者，应考虑起始剂量为 40mg，一日 3 次。

2. 静脉给药

（1）必须在持续心电监测和血压监测下，缓慢静脉注射至少 2 分钟。本品注射液与林格氏液、5% 葡萄糖注射液或氯化钠注射液均无配伍禁忌。因无法确定重复静脉给药的最佳给药间隔，必须个体化治疗。一般起始剂量为 5～10mg（或按体重 0.075～0.15mg/kg），稀释后缓慢静脉推注至少 2 分钟。如果初反应不佳，首剂 15～30 分钟后再给一次 5～10mg 或 0.15mg/kg。

（2）静脉滴注给药，5～10mg/h，加入氯化钠注射液或 5% 葡萄糖注射液中静滴，一日总量不超过 50～100mg。

3. 严重肝功能不全时　维拉帕米的清除半衰期延长至 14～16 小时，该类患者只需服用正常剂量的 30%。

【临床应用注意】

1. 妊娠早期、中期女性禁用；妊娠晚期不应使用，除非用药的益处大于其危险性。

2. 维拉帕米可增加地高辛、卡马西平、环孢素和茶碱的药物浓度。

3. 常见不良反应包括抑制心脏收缩功能和传导功能，有时也会出现牙龈增生。

4. 禁忌或慎用

（1）由于维拉帕米主要减慢窦房结的自律性和抑制房室结传导，故病窦综合征患者和二度或三度房室传导阻滞患者禁用，窦性心动过缓和一度房室传导阻滞患者慎用。

（2）心房扑动、心房颤动伴显性预激综合征患者禁用。

（3）因维拉帕米的负性肌力作用，对于严重左心室功能不全和低血压患者应禁用。

【常用制剂与规格】　片剂：40mg。缓释片剂：120mg；180mg；240mg。缓释胶囊剂：120mg；180mg；240mg。注射用粉针剂：5mg；10mg。注射液：2ml∶5mg。

第二节　抗高血压药

高血压是严重危害人类健康的常见病，高血压是不同原因或疾病引起的临床表现，其发病机制尚不完全明了。血压形成的基本因素为心排血量和外周血管阻力，参与血压调节的器官主要为脑、心脏、血管、肾，而心血管活动的调节涉及神经、体液等因素。抗高血压药通过作用于上述器官，调节神经、体液紊乱，减少心排血量和（或）降低外周血管阻力而发挥降压作用。

常用抗高血压药根据药理作用不同分为6类：钙通道阻滞剂（CCB）、血管紧张素转换酶抑制剂（ACEI）、血管紧张素受体拮抗剂（ARB）、利尿剂、血管紧张素受体脑啡肽酶抑制剂（ARNI）和β受体拮抗剂。常用降压药种类的临床选择参见表5－2。妊娠高血压的药物治疗常用的口服药物有拉贝洛尔、甲基多巴和硝苯地平，必要时可考虑小剂量噻嗪类利尿剂。妊娠期间禁用ACEI和ARB，有妊娠计划的慢性高血压患者，也应停用上述药物。我国批准的儿童降压药有卡托普利、氨苯蝶啶、氯噻酮、氢氯噻嗪、呋塞米、氨氯地平、普萘洛尔、阿替洛尔及哌唑嗪。

本节主要介绍血管紧张素转化酶抑制剂、血管紧张素Ⅱ受体拮抗剂、钙通道阻滞剂、β受体拮抗剂和其他降压药，利尿剂和血管紧张素受体脑啡肽酶抑制剂参见其他相关章节。常用的各种降压药的用量和不良反应见表5－3；常见单片复方制剂的用量和不良反应见表5－4。

表5－2　常用降压药种类的临床选择

分类	适应证	禁忌证	
		绝对禁忌证	相对禁忌证
二氢吡啶类CCB	老年高血压、周围血管病、单纯收缩期高血压、稳定型心绞痛、颈动脉粥样硬化、冠状动脉粥样硬化	无	快速型心律失常、心力衰竭
非二氢吡啶类CCB	心绞痛、颈动脉粥样硬化、室上性快速心律失常	二度至三度房室传导阻滞、心力衰竭	
ACEI	心力衰竭、冠心病左心室肥厚、左心室功能不全、心房颤动预防、颈动脉粥样硬化、非糖尿病肾病、糖尿病肾病、蛋白尿/微量白蛋白尿、代谢综合征	妊娠、高血钾、双侧肾动脉重度狭窄	
ARB	糖尿病肾病、蛋白尿/微量白蛋白尿、冠心病、心力衰竭、左心室肥厚、心房颤动、预防ACEI引起的咳嗽、代谢综合征	妊娠、高血钾、双侧肾动脉重度狭窄	
ARNI	心力衰竭、心肌梗死后、左心室肥厚、慢性肾脏病、老年高血压	妊娠、高血钾、双侧肾动脉重度狭窄、重度肾功能损害	中度肝功能损害
噻嗪类利尿剂	心力衰竭、老年高血压、高龄老年高血压、单纯收缩期高血压	痛风	妊娠
袢利尿剂	肾功能不全、心力衰竭		
盐皮质激素受体拮抗剂	心力衰竭、心肌梗死后	心力衰竭、心肌梗死后	肾功能衰竭、高血钾
β受体拮抗剂	心绞痛、心肌梗死后、快速性心律失常、慢性心力衰竭	二度至三度心脏传导阻滞、哮喘	慢性阻塞性肺疾病、周围血管病、糖耐量异常、运动员
α受体拮抗剂	前列腺增生、高脂血症	体位性低血压	心力衰竭

表5-3 常用的各种降压药的用量和不良反应

口服降压药物		每日剂量（起始剂量~足量）（mg）	每日服药次数	主要不良反应
二氢吡啶类CCB	硝苯地平	10~30	2~3	踝部水肿、头痛、潮红
	硝苯地平缓释片	10~80	2	
	硝苯地平控释片	30~60	1	
	氨氯地平	2.5~10	1	
	左旋氨氯地平	2.5~5	1	
	非洛地平	2.5~10	2	
	非洛地平缓释片	2.5~10	1	
	拉西地平	4~8	1	
	尼卡地平	40~80	2	
	尼群地平	20~60	2~3	
	贝尼地平	4~8	1	
	乐卡地平	10~20	1	
	马尼地平	5~20	1	
	西尼地平	5~10	1	
	巴尼地平	10~15	1	
非二氢吡啶类CCB	维拉帕米	80~480	2~3	房室传导阻滞、心功能抑制
	维拉帕米缓释片	120~480	1~2	
	地尔硫䓬胶囊	90~360	1~2	
噻嗪类利尿剂	氢氯噻嗪	6.25~25	1	血钾降低、血钠降低、血尿酸升高
	氯噻酮	12.5~25	1	
	吲达帕胺	0.625~2.5	1	
	吲达帕胺缓释片	1.5	1	
袢利尿剂	呋塞米	20~80	1~2	血钾减低
	托拉塞米	5~10	1	
保钾利尿剂	阿米洛利	5~10	1~2	血钾增高
	氨苯蝶啶	25~100	1~2	
醛固酮受体拮抗剂	螺内酯	20~60	1~3	血钾增高、男性乳房发育
	依普利酮	50~100	1~2	
β受体拮抗剂	比索洛尔	2.5~10	1	支气管痉挛、心功能抑制
	美托洛尔平片	50~100	2	
	美托洛尔缓释片	47.5~190	2	
	阿替洛尔	12.5~50	1~2	
	普萘洛尔	20~90	2~3	
	倍他洛尔	5~20	1	

续表

口服降压药物		每日剂量（起始剂量~足量）（mg）	每日服药次数	主要不良反应
α、β受体拮抗剂	拉贝洛尔	200~600	2	体位性低血压、支气管痉挛
	卡维地洛	12.5~50	2	
	阿罗洛尔	10~20	1~2	
ACEI	卡托普利	25~300	2~3	咳嗽、血钾升高、血管神经性水肿
	依那普利	2.5~40	2	
	贝那普利	5~40	1~2	
	赖诺普利	2.5~40	1	
	雷米普利	1.25~20	1	
	福辛普利	10~40	1	
	西拉普利	1.25~5	1	
	培哚普利	4~8	1	
	咪达普利	2.5~10	1	
ARB	氯沙坦	25~100	1	血钾升高、血管性神经水肿（罕见）
	缬沙坦	80~160	1	
	厄贝沙坦	150~300	1	
	替米沙坦	20~80	1	
	坎地沙坦	4~32	1	
	奥美沙坦	20~40	1	
	阿利沙坦酯	240	1	
α受体拮抗剂	多沙唑嗪	1~16	1	体位性低血压
	哌唑嗪	1~10	2~3	
	特拉唑嗪	1~20	1~2	
中枢作用药物	利血平	0.05~0.25	1	鼻充血、抑郁、心动过缓、消化性溃疡
	可乐定	0.1~0.8	2~3	低血压、口干、嗜睡
	可乐定贴片	0.25	1/周	皮肤过敏
	甲基多巴	250~1000	2~3	肝功能损害、免疫失调
直接血管扩张药	米诺地尔[a]	5~100	1	多毛症
	肼屈嗪[b]	25~100	2	狼疮综合征
肾素抑制剂	阿利吉仑	150~300	1	腹泻、高钾血症
ARNI	沙库巴曲缬沙坦钠	100~400	2	肾小球滤过率下降、高钾血症、胎儿畸形、少见血管神经性水肿

注：[a]表示欧美国家上市，中国未上市；[b]表示中国已批准注册。

表5-4　常见单片复方制剂的用量和主要不良反应

主要组分与每片剂量	每日服药片数	每日服药次数	主要不良反应
氯沙坦钾/氢氯噻嗪			
氯沙坦钾50mg/氢氯噻嗪12.5mg	1	1	偶见血管神经性水肿、血钾异常
氯沙坦钾100mg/氢氯噻嗪12.5mg	1	1	
氯沙坦钾100mg/氢氯噻嗪25mg	1	1	

续表

主要组分与每片剂量	每日服药片数	每日服药次数	主要不良反应
缬沙坦/氢氯噻嗪			
缬沙坦 80mg/氢氯噻嗪 12.5mg	1~2	1	偶见血管神经性水肿、血钾异常
厄贝沙坦/氢氯噻嗪			
厄贝沙坦 150mg/氢氯噻嗪 12.5mg	1	1	偶见血管神经性水肿、血钾异常
替米沙坦/氢氯噻嗪			
替米沙坦 40mg/氢氯噻嗪 12.5mg	1	1	偶见血管神经性水肿、血钾异常
替米沙坦 80mg/氢氯噻嗪 12.5mg	1	1	
奥美沙坦/氢氯噻嗪			
奥美沙坦 20mg/氢氯噻嗪 12.5mg	1	1	偶见血管神经性水肿、血钾异常
卡托普利/氢氯噻嗪			
卡托普利 10mg/氢氯噻嗪 6mg	1~2	1~2	咳嗽、偶见血管神经性水肿、血钾异常
赖诺普利/氢氯噻嗪片			
赖诺普利 10mg/氢氯噻嗪 12.5mg	1	1	咳嗽、偶见血管神经性水肿、血钾异常
复方依那普利片			
依那普利 5mg/氢氯噻嗪 12.5mg	1	1	咳嗽、偶见血管神经性水肿、血钾异常
贝那普利/氢氯噻嗪			
贝那普利 10mg/氢氯噻嗪 12.5mg	1	1	咳嗽、偶见血管神经性水肿、血钾异常
培哚普利/吲达帕胺			
培哚普利 4mg/吲达帕胺 1.25mg	1	1	咳嗽、偶见血管神经性水肿、血钾异常
培哚普利/氨氯地平			
精氨酸培哚普利 10mg/苯磺酸氨氯地平 5mg	1	1	头晕、头痛、咳嗽
氨氯地平/缬沙坦			
氨氯地平 5mg/缬沙坦 80mg	1	1	头痛、踝部水肿、偶见血管神经性水肿
氨氯地平/替米沙坦			
氨氯地平 5mg/替米沙坦 80mg	1	1	头痛、踝部水肿、偶见血管神经性水肿
氨氯地平/贝那普利			
氨氯地平 5mg/贝那普利 10mg	1	1	头痛、踝部水肿、偶见血管神经性水肿
氨氯地平 2.5mg/贝那普利 10mg	1	1	头痛、踝部水肿、偶见血管神经性水肿
复方阿米洛利			
阿米洛利 2.5mg/氢氯噻嗪 25mg	1	1	血钾异常、尿酸升高
尼群地平/阿替洛尔			
尼群地平 10mg/阿替洛尔 20mg	1	1~2	头痛、踝部水肿、支气管痉挛、心动过缓
尼群地平 5mg/阿替洛尔 10mg	1~2	1~2	
复方利血平片			
利血平 0.032mg/氢氯噻嗪 3.1mg			消化性溃疡、困倦
双肼屈嗪 4.2mg/异丙嗪 2.1mg	1~3	2~3	

续表

主要组分与每片剂量	每日服药片数	每日服药次数	主要不良反应
复方利血平氨苯蝶啶片			
利血平 0.1mg/氨苯蝶 12.5mg	1	1	消化性溃疡、头痛
氢氯噻嗪 12.5mg/双肼屈嗪 12.5mg	1~2	1	
珍菊降压片			
可乐定 0.03mg/氢氯噻嗪 5mg	1~3	2~3	低血压、血钾异常
依那普利/叶酸片			
依那普利 10mg/叶酸 0.8mg	1~2	1~2	咳嗽、恶心、偶见血管神经性肿、头痛、踝部水肿、肌肉疼痛
氨氯地平/阿托伐他汀			
氨氯地平 5mg/阿托伐他汀 10mg	1		转氨酶升高
坎地沙坦酯/氢氯噻嗪			
坎地沙坦酯 16mg/氢氯噻嗪 12.5mg	1	1	上呼吸道感染、背痛、血钾异常

第一亚类　肾素－血管紧张素系统抑制药

肾素－血管紧张素系统（RAS）是由肾素、血管紧张素及其受体构成的重要体液系统，在心血管活动和水、电解质平衡调节中起着十分重要的作用。RAS 不仅存在于循环系统，而且还存在于心脏、肾脏、脑及血管局部。循环系统与局部 RAS 活性变化与高血压、充血性心力衰竭、心肌梗死和糖尿病肾病等心血管疾病的发生、发展关系密切。血管紧张素原在肾素（蛋白水解酶）的作用下转变为血管紧张素 I（Ang I），后者在血管紧张素 I 转化酶（ACE）作用下转变为血管紧张素 II（Ang II）。Ang II 与受体结合，通过增加总外周阻力使血压迅速升高，这有利于机体在面临急性低血压时维持动脉血压；也能通过降低肾分泌功能引起慢升压反应，利于动脉压长时间维持稳定；还可刺激心血管系统重塑，促进血管和心肌细胞肥大，加速心肌成纤维细胞的胶原合成和沉着。Ang II 生成除了 ACE 途径外，还可以通过糜酶途径生成。Ang I 或 Ang II 可直接转化为 Ang III。Ang III 的生物学效应与 Ang II 相似，其缩血管效应弱于 Ang II，但促使醛固酮分泌作用较强。

一、药物分类

肾素－血管紧张素系统抑制药根据作用机制分为 3 种：血管紧张素转化酶抑制剂（ACEI）；血管紧张素 II 受体拮抗剂（ARB）；肾素抑制药。

二、药理作用与作用机制

1. ACEI 类　作用机制是抑制血管紧张素转换酶，阻断肾素血管紧张素 II 的生成，抑制激肽酶的降解而发挥降压作用；而在心脏预防与逆转心肌肥厚，对缺血心肌具有保护作用，从而改善心脏的收缩和舒张功能；舒张血管从而减低外周阻力，抑制血管肥厚；可以减低血管僵硬程度，改善动脉顺应性，改善血管内皮功能；促进水钠排泄，减轻水钠潴留。临床用于高血压，心力衰竭、冠心病、左室肥厚、左心室功能不全、心房颤动预防、颈动脉粥样硬化、非糖尿病肾病、糖尿病肾病、蛋白尿/微量白蛋白尿、代谢综合征。

2. ARB 类　Ang II 生成除了 ACE 途径外，还可以通过糜酶途径生成。循环系统以 ACE 途径为主，而组织中以糜酶途径为主。ACE 途径不能抑制糜酶途径，而本类药物能够阻断不同途径生成的 Ang II 与受体 AT_1 结合，避免 AT_1 受体激活产生对心血管损害的作用。此外，ACEI 类药可导致缓激肽、P 物质堆积，引起咳嗽等不良反应，但 ARB 类药物一般无咳嗽、血管神经水肿的不良反应。本类药物对心脏、血管、肾脏的药理作用与 ACEI 类药相似。临床应用于高血压，心力衰竭、冠心病、左心室肥厚、心房颤动预防、糖尿病肾病、蛋白尿/微量白蛋白尿、代谢综合征，尤其是不能耐受 ACEI 引起咳嗽的患者。

3. 肾素抑制药　作用机制是直接抑制肾素，继而减少血管紧张素 Ⅱ 的产生，可显著降低高血压患者的血压水平。

三、临床用药评价

（一）作用特点

1. ACEI 类　除卡托普利的半衰期较短，需一日给药 2~3 次，多数 ACEI 可一日给药 1 次，对于使用依那普利、贝那普利和雷米普利较大剂量的患者，可一日分 2 次给药，以维持 24 小时的有效作用。许多 ACEI 是含酯的前药，虽活性减少 100~1000 倍，但口服生物利用度提高。多数 ACEI 的起效时间在 1 小时，作用时间可以维持 24 小时。大部分 ACEI 及其代谢产物主要经肾排泄，故肾功能异常时（肌酐清除率 ≤ 30ml/min，部分 < 60ml/min）需要调小剂量或禁止使用；福辛普利经肝和肾排泄，肾功能不全时无需调整剂量。赖诺普利、培哚普利肝功能损害无需调整剂量。

2. ARB 类

（1）除厄贝沙坦（60%~80%）和替米沙坦（42%~57%）外，其他药的口服生物利用度都较低（15%~33%）。大部分的 ARB 药物因生物利用度低、脂溶性较差和吸收不完全等原因，多以原型药物排出。所有的 ARB 起效时间在 2 小时左右、蛋白结合率大于 96%，作用持续时间在 24 小时以上，可以一日给药 1 次或 2 次。血浆药物浓度峰值时间 6 小时左右，坎地沙坦和替米沙坦较其他 ARB 药物时间略长。替米沙坦几乎完全经粪便排泄，其他药物都是经双通道排泄，其中坎地沙坦酯、奥美沙坦酯和氯沙坦经肾脏排泄的比例更大些。

（2）坎地沙坦、奥美沙坦和氯沙坦是仅有的 3 个有活性代谢物的 ARB 药物；坎地沙坦和奥美沙坦酯化后成前药，它们在经过胃肠道吸收过程中完全去酯化，代谢成为具活性的坎地沙坦和奥美沙坦。氯沙坦可被肝药酶 CYP2C9 和 CYP3A4 代谢，在体内约 14% 的氯沙坦上的

羟甲基可被肝脏氧化代谢为甲酸类的衍生物，它是一个非竞争性的 AT_1 受体拮抗剂，其活性是氯沙坦的 10~40 倍。

（3）肝脏轻、中度功能障碍患者，替米沙坦血浆药物浓度明显增加，使用初始剂量宜小，一日用量不应超过 40mg，重度肝损害或胆道阻塞性疾病患者应该避免使用替米沙坦；氯沙坦钾用于老年患者或肾损害患者、透析患者时，不必调整起始剂量，肝损害患者考虑使用较低剂量。厄贝沙坦用于肾功能损伤的患者无需调整剂量，但是对血液透析患者初始剂量可考虑为 75mg。缬沙坦用于轻中度肾损伤患者时无需调整起始剂量，但肌酐清除率小于 30ml/min 时禁止使用，非胆管源性、无胆汁淤积的轻中度肝损伤无须调整起始剂量。奥美沙坦用于中度到明显的肝肾功能损害时，无须调整剂量，但是可以考虑较低的起始剂量，在周密的监护下使用。

（二）典型不良反应和禁忌

1. 不良反应

（1）ACEI 类最常见不良反应为干咳，多见于用药初期，症状较轻者可坚持服药，不能耐受者可改用 ARB 类。其他不良反应有低血压、皮疹，ARB 类不良反应少见，偶有腹泻。

（2）严重不良反应为血管神经性水肿。

（3）长期应用有可能导致血钾升高，应定期监测血钾和血肌酐水平。

2. 禁忌

（1）双侧肾动脉狭窄。

（2）高钾血症。

（3）妊娠期女性。

（三）药物相互作用

1. 与其他抑制血管紧张素 Ⅱ 及其作用的药物一样，本品与保钾利尿剂、钾盐或含高钾的低盐替代品可加重 ACEI 引起的高钾血症，故应避免联合。但 ACEI 与螺内酯合用对严重心力衰竭治疗有益，但需临床紧密监测。

2. 与其他影响锂排泄的药物一样，锂的排泄可能会减少。因此如果锂盐和血管紧张素 Ⅱ 受体拮抗剂合用，应仔细监测血清锂盐水平。

3. 不推荐 ACEI 类和 ARB 类药物联合应用，

可能导致进一步的肾功能损害。包括可能发生急性肾功能衰竭。两药合用弊大于利。

四、代表药品

卡托普利
Captopril

【适应证】 用于高血压、心力衰竭、高血压急症。

【用法用量】

（1）口服：①成人：用于高血压，初始剂量一次 12.5mg，一日 2~3 次，按需要 1~2 周内增至一次 50mg，一日 2~3 次；用于心力衰竭，初始剂量一次 12.5mg，一日 2~3 次，根据耐受情况逐渐增至一次 50mg，一日 2~3 次，近期大量服用利尿剂者初始剂量一次 6.25mg，一日 3 次。②儿童：用于降压与治疗心力衰竭，初始剂量一次 0.3mg/kg，一日 3 次，必要时每 8~24 小时增加 0.3mg/kg。

（2）静脉注射：需个体化给药，常用量一次 25mg，溶于 10% 葡萄糖注射液 20ml，缓慢静脉注射 10 分钟，随后用 50mg 溶于 10% 葡萄糖注射液 500ml，静脉滴注 1 小时。

【临床应用注意】

1. 肾功能不全时慎用并监测；更易出现高钾血症或其他不良反应。初始剂量为一次 12.5mg，一日 2 次。

2. 本品可由乳汁中分泌，哺乳期女性需权衡利弊。

3. 慎用：自身免疫性疾病如严重系统性红斑狼疮、骨髓功能抑制、脑动脉或冠状动脉供血不足、血钾过高、肾功能不全、主动脉瓣狭窄、严格饮食限制钠盐或进行透析者。

4. 儿童仅限于其他降压治疗无效时。

5. 老年人对降压作用较敏感，应用本品须酌减剂量。

6. 用药期间应定期监测白细胞计数和分类计数，最初 3 个月每 2 周监测 1 次，每月查 1 次尿蛋白。

7. 食物可使本品吸收减少 30%~40%，宜在餐前 1h 服药。

8. 卡托普利起效快，作用时间较短，适用于高血压急症。使用卡托普利者应定期检查全血细胞计数，防止出现中性粒细胞减少，尤其是对肾功能减退的患者。

9. 本品可使血尿素氮、肌酐浓度增高，常为暂时性，在有肾病或长期严重高血压而血压迅速下降后易出现，偶有肝酶增高。

10. 本品可加重高钾血症，与留钾利尿剂合用时尤应注意监测血钾。

11. 用本品时如蛋白尿逐渐增多，暂停用本品或减少用量。

12. 若白细胞计数过低，暂停用本品。

13. 若出现血管神经性水肿，应停用本品，迅速皮下注射肾上腺素 0.3~0.5ml。

【常用制剂与规格】 片剂：12.5mg；25mg。胶囊剂：25mg。滴丸剂：6.25mg。注射液：1ml：25mg；2ml：50mg。注射用粉针剂：12.5mg；25mg；50mg。

福辛普利
Fosinopril

【适应证】 用于高血压、心力衰竭。

【用法用量】 口服：①用于高血压，初始剂量一次 10mg，一日 1 次，4 周后根据需要加量，维持剂量 10~40mg/d。同时服用利尿剂时提前 2~3 日停用利尿剂或在给予本品后监测几小时直至血压稳定。②用于心力衰竭，初始剂量一次 10mg，一日 1 次，并严密监测反应，根据耐受情况渐增剂量至一次 20~40mg，一日 1 次。

【临床应用注意】

1. 慎用：自身免疫性疾病、骨髓功能抑制、脑或冠状动脉供血不足、血钾过高、肾功能障碍、肝功能障碍、严格饮食限制钠盐或进行透析治疗者。

2. 不推荐用于儿童。

3. 老年患者不需要降低剂量。

4. 在用药期间随访检查，对有肾功能不全或有白细胞缺乏者，最初 3 个月内每 2 周检查白细胞计数及分类计数 1 次，此后定期检查；尿蛋白检查，每月 1 次。

5. 对原用利尿剂治疗者，开始用本品前需停用利尿剂 2~3 日，但患严重或恶性高血压病时例外，宜从小剂量开始使用本品，并在密切观察下谨慎增加剂量。

【常用制剂与规格】 片剂：10mg；20mg；40mg。

缬沙坦
Valsartan

【适应证】 用于轻、中度原发性高血压。

【用法用量】 口服：一次 80mg，一日 1 次。降压不佳者，一次 160mg，一日 1 次，或加用利尿剂。缬沙坦氢氯噻嗪一次 1 片（80mg/12.5mg），一日 1 次。

【临床应用注意】

1. 肝功能不全时无需调整剂量，胆道梗阻患者因排泄减少使用时应谨慎。

2. 肾功能不全时无需调整剂量，但肌酐清除率 <10ml/min 时需要注意。

3. 哺乳期女性不宜使用。

4. 低钠及血容量不足患者注意避免出现低血压。

【常用制剂与规格】 胶囊剂：40mg；80mg；160mg。片剂：40mg。分散片剂：40mg；80mg。复方胶囊剂及片剂：缬沙坦 80mg，氢氯噻嗪 12.5mg。

厄贝沙坦
Irbesartan

【适应证】 用于原发性高血压。

【用法和用量】 口服：空腹或进餐时使用。初始剂量一次 150mg，一日 1 次。根据病情可增至一次 300mg，一日 1 次。进行血液透析和年龄超过 75 岁的患者，初始剂量一次 75mg，一日 1 次。单独使用氢氯噻嗪或厄贝沙坦 150mg 不能有效控制血压的患者，可用厄贝沙坦氢氯噻嗪 150mg/12.5mg，一日 1 次。单独使用厄贝沙坦 300mg 或使用 150mg/12.5mg 复方不能有效控制血压的患者可用本品 300mg/12.5mg 复方制剂，一日 1 次。不推荐一日剂量大于 300mg/25mg。

【临床应用注意】

1. 肾功能损害患者无需调整剂量；进行血液透析的患者，初始可考虑使用低剂量（75mg），并定期监测血清钾和肌酐。

2. 妊娠初始 3 个月内不宜使用本品。

3. 慎用：血容量不足患者，肾血管性高血压，主动脉和二尖瓣狭窄，肥厚型梗阻性心肌病。

4. 不推荐原发性醛固酮增多症的患者使用本品。

5. 本品用于儿童的安全性和疗效尚不明确。

6. 75 岁以上老年人通常无需调整剂量，必要时可考虑起始剂量为低剂量（75mg）。

7. 肾功能损害和肾移植者推荐对血清钾和肌酐进行监测。

【常用制剂与规格】 片剂：75mg；150mg；300mg。分散片剂：75mg。胶囊剂：75mg；150mg。复方胶囊剂：厄贝沙坦 150mg，氢氯噻嗪 12.5mg。复方片剂：厄贝沙坦 150mg，氢氯噻嗪 12.5mg；厄贝沙坦 300mg，氢氯噻嗪 12.5mg。

奥美沙坦
Olmesartan

【适应证】 用于高血压的治疗。

【用法用量】 口服：①通常推荐起始剂量为 20mg，一日 1 次。对经 2 周治疗后仍需进一步降低血压的患者，剂量可增至 40mg。剂量大于 40mg 未显示出更大的降压效果。当日剂量相同时，一日 2 次给药与一日 1 次给药相比未显示出优越性。②无论进食与否，本品都可以服用。本品可以与其他利尿剂合用，也可以与其他抗高血压药物合用。③对老年人、中度到明显的肝肾功能损害（肌酐清除率 <40ml/min）的患者服用本品，无需调整剂量。

【临床应用注意】 对可能的血容量不足的患者（如：接受利尿剂治疗的患者，尤其是肾功能损害的患者）必须在周密的医学监护下使用奥美沙坦酯，且应考虑使用较低的起始剂量。奥美沙坦酯不通过肝脏细胞色素 P450 系统代谢，对 CYP450 酶没有影响。因此，不会出现与这些酶抑制、诱导或者代谢相关的药物相互作用。

【常用制剂与规格】 片剂：20mg。

阿利吉仑
Aliskiren

【适应证】 用于高血压。

【用法用量】 口服：一次 150～600mg，一日 1 次。

【临床应用注意】

1. 对正在进行血压透析、手术患者，应监测电解质水平。

2. 妊娠及哺乳期女性慎用。

3. RAS 的功能十分复杂，不但最终的活性介质——血管紧张素的合成路线具有经典和旁路途径，且存在多层次的反馈调节机制，因此，阻断单一环节均不能完全阻断 RAS 全部功能，迄今为止，尚无临床研究证实阿利吉仑疗效可超越任何一类抗高血压药。鉴于此，依据高血压的分层和合并症联合多药治疗不失为最佳选择。

【常用制剂与规格】 片剂：150mg。复方片剂：阿利吉仑 150mg，缬沙坦 160mg；阿利吉仑 300mg，缬沙坦 320mg。

第二亚类　钙通道阻滞剂

国际药理学联合会按药物的作用部位，将电压调控的 Ca^{2+} 通道阻滞剂（CCB）分为 3 类：①Ⅰ类是选择作用于 L 型钙通道的药物，又根据药物与动脉血管和心脏的亲和力及作用，将其分为二氢吡啶类 CCB 与非二氢吡啶类 CCB，二氢吡啶类 CCB 主要作用于动脉，而非二氢吡啶类 CCB——苯烷胺类（如维拉帕米）和苯噻嗪类（如地尔硫䓬）的血管选择性差，对心脏具有负性变时、负性传导及负性变力作用。②Ⅱ类选择作用于其他型（T、N 及 P）钙通道的药物。③Ⅲ类非选择性 Ca^{2+} 通道阻滞剂。本节主要介绍二氢吡啶类 CCB。

一、药理作用与作用机制

1. 对心肌的作用 负性肌力作用明显降低心肌收缩性，使心脏兴奋 - 收缩脱偶联，降低心肌耗氧量。非二氢吡啶类 CCB 对窦房结和房室结处的钙通道具有选择性，其扩张血管强度弱于二氢吡啶类 CCB，但是负性频率和负性传导、降低交感神经活性作用是二氢吡啶类 CCB 不具备的。代表药品为维拉帕米和地尔硫䓬，临床上用于心律失常、心绞痛、高血压的治疗。

2. 对平滑肌的作用

（1）血管平滑肌：血管平滑肌的肌浆网发育较差，血管收缩时所需要的 Ca^{2+} 主要来自细胞外，故血管平滑肌对钙通道阻滞剂的作用很敏感。该类药物能明显舒张血管，主要舒张动脉，对静脉影响较小，因此可以用于降低血压。动脉中又以冠状血管较为敏感，能舒张大的输送血管和小的阻力血管，增加冠脉流量及侧支循环量，治疗心绞痛有效。脑血管也较敏感，尼莫地平舒张脑血管作用较强，能增加脑血流量。钙通道阻滞剂也可舒张外周血管，解除其痉挛，可用于治疗外周血管痉挛性疾病。二氢吡啶类 CCB 主要作用于血管平滑肌上的 L 型钙通道，发挥舒张血管和降压作用。不同制剂的二氢吡啶类 CCB 作用持续时间、对不同血管的选择性及药代动力学不同，其降压效果和不良反应存在一定差异。是目前临床上常用的降压药物之一。

（2）其他平滑肌：钙通道阻滞剂对支气管平滑肌的松弛作用较为明显，较大剂量也能松弛胃肠道、输尿管及子宫平滑肌。

3. 抗动脉粥样硬化作用 Ca^{2+} 参与动脉粥样硬化的病理过程，如平滑肌增生，脂质沉淀和纤维化，钙通道阻滞剂可以干扰这些过程的发生发展。用于心绞痛的治疗。

4. 对红细胞和血小板结构与功能的影响 可以减轻 Ca^{2+} 超载对红细胞的损伤，抑制血小板活化。

5. 对肾脏功能的影响 对肾脏具有保护作用。

二、临床用药评价

（一）作用特点

根据 CCB 在体内的药代动力学和药效动力学特点将每一亚型的药物分为第一、二、三代。

（1）第一代 CCB：多为短效，生物利用度低，药物血浆浓度波动大，用药后快速导致血管扩张和交感神经系统激活，易引起反射性心动过速、心悸和头痛（如硝苯地平片）；由于此类药物的半衰期短、清除率高，作用持续时间短，使其对血压的控制时间短，很难实现 24 小时有效覆盖。

（2）第二代 CCB：通过改革为缓释或控释剂型而使药代动力学特性有了明显改善。如硝苯地平控释片，以独特的胃肠膜控制技术和零级释放模式使药物 24 小时均匀释放，保证了药物治疗的长效性和平稳性。

（3）第三代 CCB：包括氨氯地平、左旋氨氯地平、乐卡地平和拉西地平。氨氯地平和左旋氨氯地平血浆半衰期较长。乐卡地平和拉西地平与血管平滑肌细胞膜的磷脂双分子层紧密结合，因此具有"膜控"特点，作用时间较长。第三代CCB均具有起效平缓、作用平稳、持续时间久、抗高血压谷峰比值高的特点，因此患者血压波动小。一般来说第二代的硝苯地平控释片和第三代的CCB都具有一日1次、有效平稳降压的作用。

（二）典型不良反应和禁忌

1. 不良反应　钙通道阻滞剂相对比较安全，但是由于选择性相对较低，不良反应与其阻滞钙通道导致的血管扩张，心肌抑制有关。二氢吡啶类钙通道阻滞剂常见不良反应包括：反射性交感神经激活导致心跳加快、面部潮红、脚踝部水肿、牙龈增生等。

2. 禁忌　二氢吡啶类CCB没有绝对禁忌证，但心动过速与心力衰竭患者应慎用。

三、代表药品

硝苯地平
Nifedipine

【适应证】　用于高血压、冠心病、心绞痛。

【用法用量】

（1）口服：①片剂、胶囊剂、胶丸：初始剂量一次10mg，一日3次，维持剂量一次10~20mg，一日3次；冠脉痉挛者可一次20~30mg，一日3~4次，单次最大剂量30mg，一日最大剂量120mg。②缓释片剂、缓释胶囊剂：一次10~20mg，一日2次，单次最大剂量40mg，一日最大剂量120mg。③控释片剂：一次30mg，一日1次，缓、控释制剂不可掰开或嚼服。

（2）静脉滴注：一次2.5~5mg，加入5%葡萄糖注射液250ml稀释后在4~8小时内缓慢滴入，最大剂量一日15~30mg，可重复使用3日，以后改为口服制剂。

【临床应用注意】

1. 严重肝功能不全时减小剂量。
2. 老年人用药应从小剂量开始。
3. 严重主动脉瓣狭窄慎用。
4. 终止服药应缓慢减量。
5. 影响驾车和操作机械的能力。

6. 不得与利福平合用。

【常用制剂与规格】　片剂：5mg；10mg。缓释片剂：10mg；20mg。控释片剂：30mg；60mg。胶囊剂：5mg；10mg。缓释胶囊剂：20mg。胶丸剂：5mg；10mg。注射液：5ml∶2.5mg。

非洛地平
Felodipine

【适应证】　高血压、稳定型心绞痛。

【用法用量】　口服：成人服药应在早晨，用水吞服，药片不能掰、压或嚼碎。

（1）治疗高血压：建议以一次5mg，一日1次作为初始治疗剂量，常用维持剂量为一次5mg或10mg，一日1次。对某些患者，如老年患者一次2.5mg，一日1次可能就足够。剂量通常不超过一次10mg，一日1次。

（2）治疗心绞痛：建议以一次5mg，一日1次作为初始治疗剂量，常用维持剂量为一次5mg或10mg，一日1次。

（3）肝功能不全：肝功能损害的患者，一次2.5mg，一日1次。

【临床应用注意】

1. 非洛地平缓释片含有乳糖。有以下罕见遗传疾病的患者应禁忌使用：半乳糖不耐受症，乳糖酶缺乏症、葡萄糖－半乳糖吸收不良。

2. 非洛地平是CYP3A4的底物。抑制或诱导CYP3A4的药物对非洛地平血药浓度会产生明显影响。

（1）细胞色素P450诱导剂：通过诱导P450而增加非洛地平代谢的药物，如卡马西平、苯妥英、苯巴比妥、利福平和圣约翰草（hypericum perforatum），当本品与卡马西平、苯妥英、苯巴比妥合用时，非洛地平的AUC降低93%，C_{max}降低82%。与CYP3A4诱导剂的合用应避免。

（2）细胞色素P450抑制剂：肝药酶CYP3A4抑制剂，如吡咯类抗真菌药（伊曲康唑、酮康唑），大环内酯类抗生素（红霉素）和HIV蛋白酶抑制剂。合用伊曲康唑可使非洛地平C_{max}增加6倍，AUC增加6倍。合用红霉素导致非洛地平C_{max}和AUC升高约2.5倍。与强的CYP 3A4抑制剂的合用应避免。

（3）同时服用非洛地平和葡萄柚汁导致 C_{max} 和 AUC 升高约 2 倍。这种合用应避免。

【常用制剂与规格】　片剂：5mg。缓释片 2.5mg；5mg；10mg。

氨氯地平
Amlodipine

【适应证】　用于高血压，稳定型心绞痛和变异型心绞痛。

【用法用量】　口服：初始剂量一次 5mg，一日 1 次，最高剂量一次 10mg，一日 1 次。与其他抗高血压药合用时，一次 2.5mg，一日 1 次。

【临床应用注意】

1. 与二氢吡啶类药物同用可能引发交叉过敏。

2. 肝功能不全时，血浆半衰期延长，应慎用。

3. 对肾功能损害者可采用正常剂量。

4. 妊娠期女性仅在非常必要时使用。

5. 哺乳期女性用药应暂停哺乳。

6. 心力衰竭者慎用。

7. 老年人宜从小剂量开始，渐增剂量。

【常用制剂与规格】　片剂：2.5mg；5mg；10mg。胶囊剂：5mg。

拉西地平
Lacidipine

【适应证】　用于高血压。

【用法用量】　口服：①初始剂量，一次 4mg，一日 1 次，晨服更佳；根据患者反应，3~4 周后可加量至一次 6~8mg，一日 1 次。②肝功能不全时慎用，需减小剂量，初始剂量一次 2mg，一日 1 次。肾功能不全者无需调整剂量。③老年人初始剂量为一次 2mg，一日 1 次，必要时可增至一日 4~6mg，一日 1 次。

【临床应用注意】

1. 妊娠期女性应权衡利弊，临分娩期女性慎用。本品可经乳汁分泌，哺乳期女性避免使用。

2. 慎用：新发心肌梗死、不稳定型心绞痛、心脏储备力差、Q-Tc 间期延长者。

【常用制剂与规格】　片剂：4mg；6mg。

第三亚类　β受体拮抗剂

根据药物的受体选择特点分为 3 类：非选择性 β 受体拮抗剂；选择性 $β_1$ 受体拮抗剂；$α_1$ 和 β 受体拮抗剂。

一、药理作用与作用机制

（一）药理作用

1. β受体拮抗作用

（1）心脏：为 β 受体拮抗剂的主要作用部位。可使处于静息状态的人心率减慢，心排血量和心肌收缩力下降，血压稍有下降。β 受体拮抗剂对于交感神经张力较高时（如激动、高血压、心绞痛时）的心脏作用比较显著。β 受体拮抗剂可减慢窦性节律，减慢心房和房室结的传导，延长房室结的功能性不应期，因此可用于治疗心律失常。所有 β 受体拮抗剂在治疗抗心律失常和心肌缺血上作用相同，但是药物之间在 β 受体选择性、内在的拟交感活性、血管扩张作用以及膜稳定性上存在差别。

（2）血管与血压：β 受体拮抗剂对正常人血压影响不明显，而对高血压患者具有降压作用。本类药物用于治疗高血压，疗效可靠，但其降压机制复杂，可能涉及药物对多种系统 β 受体拮抗的结果。

（3）支气管：非选择性的 β 受体拮抗剂，拮抗支气管平滑肌的 $β_2$ 受体，引起支气管平滑肌收缩，这一作用对正常人作用弱，对支气管哮喘者作用强。因此支气管哮喘者禁用非选择性 β 受体拮抗剂，应用选择性 $β_1$ 受体拮抗剂也需慎重。

（4）代谢：人类肝糖原分解与 α 和 $β_2$ 受体都有关系；人在低血糖时会促进儿茶酚胺释放，产生心悸、手抖等低血糖症状，同时儿茶酚胺增加肝糖原分解，可在低血糖时动员葡萄糖，促进低血糖恢复。β 受体拮抗剂一般不影响正常人的血糖水平，也不影响胰岛素的降糖作用，但是可以延缓应用胰岛素的低血糖恢复，掩盖低血糖症状。非选择性的 β 受体拮抗剂影响脂肪代谢，增加冠状动脉粥样硬化性心脏病危险，$β_1$ 受体拮抗剂对血脂作用较弱。

（5）肾素：$β_1$ 受体拮抗剂可以减少交感神经兴奋所致肾素释放。

（6）眼：部分药物可以降低眼内压。

2. 膜稳定作用 部分β受体拮抗剂具有局部麻醉作用，在局部应用治疗青光眼时，会出现这一不良反应。

3. 内在拟交感活性 具有内在拟交感活性的药物对心脏抑制作用和血管平滑肌收缩作用弱，增加剂量或体内儿茶酚胺处于低水平状态时，可产生心率加快和心排血量增加。具有内在拟交感活性的药物，如吲哚洛尔。

（二）作用机制

β受体有β₁、β₂、β₃受体三种亚型，分布在不同的组织和器官，产生不同的生理效应，不同亚型受体激动后的作用如下。

1. β₁受体 激动后增加心率和心肌收缩力。

2. β₂受体 激动后支气管扩张，血管扩张，内脏平滑肌松弛，肝糖原分解，肌肉震颤。

3. β₃受体 激动后脂肪分解。

β受体拮抗剂的结构与儿茶酚胺相似，故能选择性地结合β肾上腺素能受体（β受体），竞争性和可逆性地拮抗内源性β受体刺激物（去甲肾上腺素和肾上腺素）对不同器官的作用。药物对不同受体亚型的选择性是相对的而非绝对的，比如选择性的β1受体拮抗剂，也会有部分β₂受体拮抗作用而产生支气管收缩的副作用。

二、临床用药评价

（一）作用特点

1. 药动学 ①脂溶性β受体拮抗剂，如美托洛尔、普萘洛尔、噻吗洛尔，可迅速被胃肠道吸收，并在胃肠道和肝脏被广泛代谢（首关效应），口服生物利用度低（10%~30%），当肝血流下降（如老年人、心力衰竭和肝硬化）时药物容易蓄积。脂溶性药物较易进入中枢神经系统，可致神经系统不良反应。②水溶性β受体拮抗剂阿替洛尔胃肠道吸收不完全，以原型药物或活性代谢产物从肾脏排泄，与其他肝代谢药物无相互作用，很少穿过血-脑屏障，当肾小球滤过率下降（老年人、肾功能障碍）时，半衰期延长。③水脂双溶性β受体拮抗剂，如比索洛尔，既有水溶性β受体拮抗剂首关效应低、半衰期长的优势，又有脂溶性β受体拮抗剂口服吸收率高的优势，中度透过血-脑屏障，既发挥拮抗部分β₁受体的作用，也减少中枢神经系统的不良反应。常用β受体拮抗剂的药学特点及用法见表5-5。

2. 临床应用特点

（1）心律失常。β受体拮抗剂对多种原因引起的室上性和室性心律失常均有效，尤其对运动或情绪紧张、激动所致心律失常或心肌缺血、强心苷中毒引起的心律失常疗效好，也是高血压心率管理最重要的药物。

（2）治疗高血压的基础药物。可以单独使用，也可以和利尿剂、钙通道阻滞剂等联合使

表5-5 常用β受体拮抗剂的药学特点及用法

药物名称	受体选择性	溶解性	周围血管扩张	半衰期（h）	主要清除脏器	服用方法
普萘洛尔	非选择性β受体拮抗剂	脂溶性	–	2~3	肝、肾	10~30mg，一日2~3次
阿替洛尔	选择性β₁受体拮抗剂	水溶性	–	6~7	肾	6.25~100mg，一日1~2次
比索洛尔	选择性β₁受体拮抗剂	水脂双溶性	–	10~12	肝、肾	2.5~10mg，一日1次
美托洛尔（普通片）	选择性β₁受体拮抗剂	脂溶性	–	3~4	肝	12.5~100mg，一日2次
美托洛尔（缓释片）	选择性β₁受体拮抗剂	脂溶性	–	作用持续20h	肝	23.75~190mg，一日1次
卡维地洛	α₁和β受体拮抗剂	脂溶性	+	6~10	肝	6.25~25mg，一日2次
阿罗洛尔	α₁和β受体拮抗剂	脂溶性	+	10~12	肝、肾	5~15mg，一日2次
拉贝洛尔	α₁和β受体拮抗剂	脂溶性	+	6~8	轻度肝、肾	100~400mg，一日2~3次

用。可以提高疗效，并能减轻其他药物引起的心率加快、水钠潴留等不良反应。在一般的高血压患者中，β受体拮抗剂主要适用于中青年患者，而在老年患者中其临床疗效劣于其他类别降压药物，因此无合并症的老年高血压患者一般不首选β受体拮抗剂。不宜首选β受体拮抗剂的高血压人群还包括糖脂代谢异常者。高血压治疗中不建议大剂量β受体拮抗剂与大剂量利尿剂联合，无合并症的高血压患者不推荐β受体拮抗剂与 ACEI 或 ARB 联合。β受体拮抗剂联合 ACEI 或 ARB 适用于高血压合并冠心病或心力衰竭患者。

（3）心绞痛。可以减少心绞痛发作，改善运动耐量，可以减少心梗患者的复发和猝死。国内外冠心病指南均指出β受体拮抗剂是治疗冠心病的推荐药物，尤其对于合并心绞痛、心肌梗死的患者。

（4）治疗慢性心功能不全的药物。对扩张型心肌病的心力衰竭有明显的治疗作用，推荐采用琥珀酸美托洛尔缓释片、比索洛尔或卡维地洛。

（二）典型不良反应和禁忌

1. 不良反应

（1）常见的不良反应有疲乏、肢体冷感、激动不安、胃肠不适等，糖脂代谢异常时一般不首选β受体拮抗剂，必要时也可慎重选用高选择性β受体拮抗剂。

（2）长期应用者突然停药可发生反跳现象，即原有的症状加重或出现新的表现，较常见有血压反跳性升高，伴头痛、焦虑等，称之为撤药综合征。

2. 禁忌
二度或三度房室传导阻滞、病态窦房结综合征患者禁用。

三、代表药品

普萘洛尔
Propranolol
【适应证】

（1）作为二级预防，降低心肌梗死死亡率。

（2）高血压（单独或与其他抗高血压药合用）。

（3）劳力型心绞痛。

（4）①控制室上性快速心律失常、室性心律失常，特别是与儿茶酚胺有关或洋地黄引起的心律失常。②可用于洋地黄疗效不佳的房扑、房颤心室率的控制。③也可用于顽固性期前收缩，改善患者的症状。

（5）减低肥厚型心肌病流出道压差，减轻心绞痛、心悸与晕厥等症状。

（6）配合α受体拮抗剂用于嗜铬细胞瘤患者控制心动过速。

（7）用于控制甲状腺机能亢进症的心率过快，也可用于治疗甲状腺危象。

【用法用量】

（1）口服：①高血压：初始剂量一次10mg，一日3~4次，可单独使用或与利尿剂合用。剂量应逐渐增加，日最大剂量200mg。②心绞痛：开始时一次5~10mg，一日3~4次；每3日可增加10~20mg，可渐增至200mg/d，分次服。③心律失常：10~30mg/d，分3~4次服用。餐前、睡前服用。④心肌梗死：30~240mg/d，分2~3次服用。⑤肥厚型心肌病：一次10~20mg，一日3~4次。按需要及耐受程度调整剂量。⑥嗜铬细胞瘤：一次10~20mg，一日3~4次。术前用3日，一般应先用α受体拮抗剂，待药效稳定后加用普萘洛尔。

（2）静脉注射：①成人：缓慢注射一次1~3mg，必要时5分钟后可重复，总量5mg。②儿童：一次0.01~0.1mg/kg，缓慢注入（大于10分钟），不宜超过1mg。

【临床应用注意】

1. 长期用本品者撤药须逐渐递减剂量，至少经过3日，一般为2周。

2. 相互作用

（1）与抗高血压药物相互作用：本品与利血平合用，可导致体位性低血压、心动过缓、头晕、晕厥。与单胺氧化酶抑制剂合用，可致极度低血压。

（2）与洋地黄合用：可发生房室传导阻滞而使心率减慢，需严密观察。与钙拮抗剂合用，特别是静脉注射维拉帕米，要十分警惕本品对心肌和传导系统的抑制。

（3）与肾上腺素、苯福林或拟交感胺类合用：可引起显著高血压、心率过慢，也可出现房室传导阻滞。

（4）与异丙肾上腺素或黄嘌呤合用：可使后者疗效减弱。

（5）与氟哌啶醇合用：可导致低血压及心脏停搏。

（6）与氢氧化铝凝胶合用：可降低普萘洛尔的肠吸收。

（7）乙醇可减缓本品吸收速率。

3. 常见不良反应为眩晕、神志模糊、精神抑郁、反应迟钝、头晕、心率过慢。严重的不良反应为雷诺氏征样四肢冰冷、腹泻、倦怠、眼口或皮肤干燥、恶心、指趾麻木、异常疲乏等。

4. 禁忌：①支气管哮喘。②心源性休克。③心脏传导阻滞（二度至三度房室传导阻滞）。④重度或急性心力衰竭。⑤窦性心动过缓。

【常用制剂与规格】 片剂：10mg。缓释片剂：40mg；80mg。缓释胶囊剂：40mg。注射液：5ml：5mg。注射用粉针剂：2mg；5mg。

美托洛尔
Metoprolol

【适应证】 用于高血压、心绞痛、心肌梗死、肥厚型心肌病、主动脉夹层、心律失常、心房颤动控制心室率、甲状腺功能亢进、心脏神经症、慢性心力衰竭、快速型室上性心律失常，预防和治疗急性心肌梗死患者的心肌缺血、快速型心律失常和胸痛。

【用法用量】

（1）口服：①用于高血压，普通制剂一次100~200mg，一日2次；缓释制剂一次47.5~95mg，一日1次；控释制剂100mg/d，早晨顿服或遵医嘱。②用于心绞痛、心律失常、肥厚型心肌病及甲状腺功能亢进，普通制剂一次25~50mg，一日2~3次，或一次100mg，一日2次；缓释制剂一次95~190mg，一日1次；控释制剂0.1g/d，早晨顿服。③用于心力衰竭，应在使用强心苷类或利尿剂、ACEI等抗心力衰竭治疗基础上使用本品。

（2）静脉注射：由于注射给药易出现心率、血压及心搏出量的急剧变化，故应在心电监测下慎用。①用于急性心肌梗死、不稳定型心绞痛，立即静脉给药一次5mg，可在间隔2分钟

后重复给予，直到最大剂量一次15mg。之后15分钟开始口服本品，一次25~50mg，每隔6~12小时给予1次，共24~48小时，以后一次50~100mg，一日2次。有下列情况的患者不能立即静脉给药：心率<70次/分，收缩压<110mmHg，或一度房室传导阻滞。②用于室上性快速型心律失常，初始以1~2mg/min的速度静脉注射，一次5mg；如病情需要，可隔5分钟重复注射，总剂量10~15mg，注射后4~6小时，心律失常已经控制，改用口服制剂维持，一日2~3次，一次剂量不超过50mg。

【临床应用注意】

1. 慎用：肝功能不全、低血压、心脏功能不全、慢性阻塞性肺疾病。

2. 对胎儿和新生儿可产生不利影响，尤其是心动过缓，妊娠期女性不宜使用。

3. 嗜铬细胞瘤应先行使用α受体拮抗剂。

4. 对于要进行全身麻醉的患者，至少在麻醉前48小时停用本品。

【常用制剂与规格】 片剂：25mg；50mg；100mg。缓释片剂（琥珀酸美托洛尔）：23.5mg；47.5mg；95mg；190mg。注射液：2ml：2mg；5ml：5mg。注射用粉针剂（酒石酸美托洛尔）：2mg；5mg。

比索洛尔
Bisoprolol

【适应证】 用于高血压、冠心病、期前收缩、快速型室上性心动过速、中至重度慢性稳定型心力衰竭。

【用法用量】 口服：①用于高血压或心绞痛，一次5mg，一日1次，轻度高血压患者可以从2.5mg开始，可增至一次10mg，一日1次。②用于慢性稳定型心力衰竭，一次1.25mg，一日1次，每隔1周渐增剂量至5mg，然后每隔4周渐增剂量至10mg维持治疗，最大剂量为10mg/d。

【临床应用注意】

1. 本品可能增加人体对过敏原的敏感性和加重过敏反应，此时肾上腺素治疗不一定会产生预期的治疗效果。

2. 比索洛尔可能损害妊娠期女性或胎儿（新生儿），一般情况下β受体拮抗剂能够降低

胎盘灌注，而胎盘灌注与发育迟缓、子宫内死亡、早产有关。在胎儿和新生儿，可能发生低血糖和心动过缓等不良反应。娠期女性非必要不应使用比索洛尔。如果必须使用，应监测子宫胎盘血流量和胎儿的生长情况。一旦发现对妊娠期女性和胎儿产生有害的作用，应该选择其他的治疗方法。必须对新生儿进行严密监测，出生后的前 3 日最易发生低血糖和心动过缓等症状。

3. 不建议哺乳期女性使用。

4. 慎用：支气管痉挛、与吸入型麻醉剂合用、血糖浓度波动较大的糖尿病患者及酸中毒患者、严格禁食者、有严重过敏史，正在进行脱敏治疗、一度房室传导阻滞、变异型心绞痛、外周动脉阻塞型疾病、患有银屑病或有银屑病家族史的患者。嗜铬细胞瘤患者仅在使用 α 受体拮抗剂后才能服用本品。

5. 儿童应用本品的安全性尚不明确，应避免使用。

6. 老年患者用药时无需调整剂量。

7. 使用本品可能掩盖甲状腺毒症的症状。

8. 由于本品的降压作用存在个体差异，应用本品可能会减弱患者驾车或操纵机器的能力，尤其在开始服药、增加剂量以及与乙醇同服时更应注意。

9. 使用本品时不得突然停药。

【常用制剂与规格】　片剂：2.5mg；5mg。胶囊剂：2.5mg；5mg。

卡维地洛
Carvedilol

【作用机制】　卡维地洛在治疗剂量范围内，兼有 α₁ 和非选择性 β 受体拮抗作用，无内在拟交感活性。本品拮抗突触后膜 α₁ 受体，从而扩张血管、降低 1 外周血管阻力；拮抗 β 受体，抑制肾脏分泌肾素，阻断肾素 - 血管紧张素 - 醛固酮系统，产生降压作用。卡维地洛降压迅速，可长时间维持降压作用。对左室射血分数、心功能、肾功能、肾血流灌注、外周血流量、血浆电解质和血脂水平没有影响，不影响心率或使其稍微减慢，极少产生水钠潴留。

【适应证】　①原发性高血压：可单独用药，也可和其他降压药合用，尤其是噻嗪类利尿剂。②心功能不全：轻度或中度心功能不全 NYHA 分级 Ⅱ 级或 Ⅲ 级，合并应用洋地黄类药物、利尿剂和血管紧张素转换酶抑制剂 ACEI。也可用于 ACEI 不耐受和使用或不使用洋地黄类药物、肼屈嗪或硝酸酯类药物治疗的心功能不全者。

【用法用量】　口服。

（1）高血压：推荐起始剂量一次 6.25mg，一日 2 次，如果可耐受，以服药后 1 小时的立位收缩压作为指导，维持该剂量 7～14 日，然后根据谷浓度时的血压，在需要的情况下增至一次 12.5mg，一日 2 次。同样，剂量可增至一次 25mg，一日 2 次。一般在 7～14 日内达到完全的降压作用。总量不得超过 50mg/d。本品须和食物一起服用，以减慢吸收，降低体位性低血压的发生风险。

（2）心功能不全：在使用本品之前，洋地黄类药物、利尿剂和 ACEI 如果应用，剂量必须稳定。推荐起始剂量一次 3.125mg，一日 2 次，服用 2 周，如果可耐受，可增至一次 6.25mg，一日 2 次。此后可每隔 2 周剂量加倍至患者可耐受的最大剂量。每次应用新剂量时，需观察患者有无眩晕或轻度头痛 1 小时。推荐最大剂量：体重 <85kg 者，一次 25mg，一日 2 次；体重 ≥85kg 者，一次 50mg，一日 2 次。

【临床应用注意】

1. 妊娠期人体研究尚不充分，只有卡维地洛对胎儿的有益性大于危险性时，方可用于妊娠期女性。哺乳期女性禁用。

2. 卡维地洛治疗一般需长期使用。治疗不能骤停，必须逐渐减量。这对合并冠心病的患者特别重要。

3. 本药主要在肝脏代谢，严重肝脏功能损害者可出现血液浓度持续升高的现象，而老年患者多伴有肝脏功能低下，所以，老年患者应从低剂量（10mg）开始用药，并注意密切观察。

4. 卡维地洛可能会增强胰岛素或口服降糖药的作用，而低血糖的症状和体征（尤其是心动过速）可能被掩盖或减弱而不易被发现，因此建议定期监测血糖水平。

5. 常见的不良反应为头晕、头痛、乏力、心动过缓、体位性低血压。严重的不良反应为完全性房室传导阻滞或进展性心衰、肾功能衰竭。

6. 禁忌：①对本品任何成分过敏者。②纽约心脏病协会分级为Ⅳ级的失代偿性心力衰竭，需使用静脉正性肌力药物。③哮喘、伴有支气管痉挛的慢性阻塞性肺疾病（COPD）、过敏性鼻炎。④肝功能异常。⑤二度至三度房室传导阻滞、严重心动过缓（心率小于 50 次/分）、病窦综合症（包括窦房传导阻滞）。⑥心源性休克。⑦严重低血压（收缩压小于 85mmHg）。⑧手术前 48 小时内。

【常用制剂与规格】　片剂：10mg。

第四亚类　其他抗高血压药

硝普钠
Sodium Nitroprusside

【适应证】　用于高血压急症（高血压危象、高血压脑病、恶性高血压、嗜铬细胞瘤手术前后阵发性高血压、外科麻醉期间进行控制性降压），急性心力衰竭，急性肺水肿。

【用法用量】　静脉滴注：用前将本品 50mg 溶解于 5% 葡萄糖注射液 5ml 中，再稀释于 5% 葡萄糖注射液 250～1000ml 中，在避光输液瓶中静脉滴注。溶液的保存与应用不应超过 24 小时。溶液内不宜加入其他药品。

（1）成人：开始 0.5μg/（kg·min），根据治疗反应以 0.5μg/（kg·min）递增，逐渐调整剂量，常用剂量为每 3μg/（kg·min），极量为 10μg/（kg·min），总量为 3500μg/kg。

（2）儿童：常用量 1.4μg/（kg·min），按效应逐渐调整用量。

（3）老年人：用本品须注意肾功能减退对本品排泄的影响，老年人对降压反应也比较敏感，故用量宜酌减。

【临床应用注意】

1. 肾功能不全而应用本品超过 48～72 小时者，每日须测定血浆中氰化物或硫氰酸盐，保持硫氰酸盐不超过 100μg/ml；氰化物不超过 3μmol/ml。

2. 慎用：脑血管或冠状动脉供血不足；麻醉中控制性降压时，应先纠正贫血或低血容量；脑病或其他颅内压增高；肝、肾功能不全；甲状腺功能过低；肺功能不全；维生素 B_{12} 缺乏。

3. 本品不可静脉注射，应缓慢静脉滴注或使用微量输液泵。本品对光敏感，溶液稳定性较差，滴注溶液应新鲜配制并迅速将输液瓶用黑纸或铝箔包裹避光。新配溶液为淡棕色，如变为暗棕色、橙色或蓝色，应弃去。溶液的保存与应用不应超过 24 小时。溶液内不宜加入其他药品。

4. 在用药期间，应经常监测血压，急性心肌梗死患者使用本品时须监测肺动脉舒张压或楔压。

5. 药液有局部刺激性，谨防外渗。

6. 如静脉滴注已达 10μg/（kg·min），经 10 分钟降压仍不满意，应考虑停用本品。

7. 左心衰竭伴低血压时，应用本品须同时加用心肌正性肌力药，如多巴胺、多巴酚丁胺。

8. 偶尔出现耐受性，视为氰化物中毒先兆，减慢滴速即可消失。

【常用制剂与规格】　注射用粉针剂：50mg。

第三节　调节血脂药

心血管疾病（CVD）是全球范围内威胁人类生命健康的最主要的慢性非传染性疾病之一。动脉粥样硬化性心血管疾病（ASCVD）为主的 CVD（如缺血性心脏病和缺血性脑卒中等）是我国城乡居民第一位死亡原因，占死因构成的 40% 以上。近年来，我国 ASCVD 的疾病负担仍继续增加，防控工作形势严峻。

血脂是血清中的胆固醇、甘油三酯（TG）和类脂（如磷脂）等的总称，与临床密切相关的血脂主要是胆固醇和 TG。血脂不溶于水，必须与特殊的蛋白质，即载脂蛋白（Apo），结合形成脂蛋白才能溶于血液，被运输至组织进行代谢。载脂蛋白能够保持脂蛋白结构的稳定性，也可作为脂蛋白 - 受体相互作用中的配体，或者作为调解脂蛋白代谢酶促过程的辅因子。国内诸多大型医院开展了临床意义比较明确的载脂蛋白 A1（ApoA1）和载脂蛋白 B（ApoB）的检测。

脂蛋白包括乳糜微粒（CM）、极低密度脂蛋白（VLDL）、中间密度脂蛋白（IDL）、低密度脂蛋白（LDL）、高密度脂蛋白（HDL）、脂蛋白（a）[Lp（a）]。所谓的总胆固醇（TC）是指血液中各脂蛋白所含胆固醇之总和。TG 与胆固醇一样，存在于各种脂蛋白中，血液中甘油三酯的量则是所有脂蛋白中甘油三酯的总和。

临床上血脂检测的常规项目为 TC、TG、低密度脂蛋白胆固醇（LDL-C）和高密度脂蛋白胆固醇（HDL-C）。和 ApoA1、ApoB 一样，Lp（a）已被越来越多临床实验室作为血脂检测项目。从实用角度出发，血脂异常可进行简易的临床分类，包括高胆固醇血症，高甘油三酯血症，混合型高脂血症和低高密度脂蛋白胆固醇血症。

流行病学、遗传学和临床干预研究证据充分证实，LDL-C 是 ASCVD 的致病性危险因素。新近研究还提示，其他含有 ApoB 的脂蛋白，富含甘油三酯的脂蛋白（TRL）及其残粒，以及 Lp（a），也参与 ASCVD 的病理生理过程。

第一亚类　主要降胆固醇的药物

一、药物分类

主要降胆固醇的药物包括他汀类药物、胆固醇吸收抑制剂、前蛋白转化酶枯草溶菌素 9（PCSK9）抑制剂、普罗布考、胆酸螯合剂及其他降脂药（脂必泰、多廿烷醇）等。目前国内他汀类药物临床上有洛伐他汀、辛伐他汀、普伐他汀、氟伐他汀、阿托伐他汀、瑞舒伐他汀和匹伐他汀。血脂康虽被归类为降脂中药，但其降脂机制与他汀类药物相似，系按照药品生产质量管理规范（GMP）标准工艺，由特制红曲加入稻米生物发酵精制而成，主要成分为 13 种天然复合他汀，系无晶型结构的洛伐他汀及其同类物，并含有麦角甾醇、多种微量元素和黄酮类物质等。

二、药理作用与作用机制

这类药物的主要作用机制是抑制肝细胞内胆固醇的合成和（或）增加肝细胞 LDL 受体（LDLR），或减少肠道内胆固醇吸收，或加速 LDL 分解代谢。主要降胆固醇药物的作用机制和药理作用见表 5-6。

三、临床用药评价
（一）他汀类药物

他汀类药物口服后在小肠吸收，吸收差异较大。除辛伐他汀和洛伐他汀以无活性的内酯形式给药，须在肝脏中水解成开环 β-羟基酸型方有药理活性。其余他汀类均以活性的 β-羟基酸形式给药。不同他汀类药物的组织分布存在一定差异，这与其亲脂/亲水特性相关，从而导致疗效和不良反应的差异。洛伐他汀和辛伐他汀属于脂溶性他汀，口服吸收率较低。水

表 5-6　主要降胆固醇药物的作用机制和药理作用

药物类别	作用机制	药理作用
他汀类药物	他汀类药物降低 LDL-C 的主要机制是通过甲羟戊酸样结构竞争性抑制胆固醇合成限速酶，即 3 羟基 3 甲基戊二酰辅酶 A（HMG-CoA）还原酶，减少 HMG-CoA 转化为甲羟戊酸，而减少胆固醇合成。他汀类药物还能够增加 LDLR 合成，减少 LDLR 降解，使肝细胞表面的 LDLR 增加，血液中 LDL-C 清除增加，从而降低 LDL-C 水平	显著降低 TC、LDL-C 和 ApoB 水平，也能轻度降低 TG 水平和升高 HDL-C 水平
胆固醇吸收抑制剂	在肠道刷状缘水平通过与 NPC1L1 相互作用从而抑制饮食和胆汁胆固醇在肠道的吸收	降低 TC、LDL-C 和 ApoB 水平
PCSK9 抑制剂	PCSK9 是肝脏合成的分泌型丝氨酸蛋白酶，可与 LDLR 结合并使其降解，从而减少 LDLR 对血清 LDL-C 的清除。通过抑制 PCSK9，可阻止 LDLR 降解，促进 LDL-C 的清除，降低 LDL-C 水平	降低血清 TC、LDL-C 和 TG 水平，升高 HDL-C 水平
普罗布考	普罗布考通过掺入 LDL 颗粒核心中，影响脂蛋白代谢，使 LDL 易通过非受体途径被清除	降低血清 TC、LDL-C 水平
胆酸螯合剂	胆酸螯合剂为碱性阴离子交换树脂，可阻断肠道内胆汁酸中胆固醇的重吸收	降低血清 TC、LDL-C，增加 TG 水平

溶性（普伐他汀和瑞舒伐他汀）较强或兼具脂溶性和水溶性（氟伐他汀、阿托伐他汀和匹伐他汀）的他汀类药物，具有较高的吸收率，吸收一般不受食物影响。与脂溶性他汀相比，水溶性他汀不易透过细胞膜的脂质层，但可以通过肝细胞表面的输送载体，选择性进入肝细胞。因此，水溶性他汀能够选择性抑制肝脏胆固醇合成，而对肾上腺、性腺、心脏、大脑等部位的胆固醇合成影响极低。这样，既有效降低了血清胆固醇水平，又避免了肝外组织不良反应的发生。

所有他汀类药物都有广泛的首过肝摄取，其主要由有机阴离子转运体 OATP1B1 调节。由于存在广泛的肝摄取，他汀类药物和它们的肝脏代谢产物的全身生物利用度在服用剂量的 3% ~ 30% 之间。在血浆中超过 95% 的他汀类及其代谢产物都是与蛋白结合的，而瑞舒伐他汀及其代谢产物的蛋白结合率约为 90%，普伐他汀及

其代谢产物只有 50% 与蛋白结合。多数他汀类药物通过肝脏细胞色素 P450 同工酶（CYP）代谢，其中在药物代谢中最重要的亚家族有 CYP2C，CYP2D 和 CYP3A。他汀类药物主要通过 CYP3A4（CYP3A 亚家族的主要成员）或 CYP2C9（CYP2C 亚家族的主要成员）代谢，普伐他汀不经过 CYP450 酶进行代谢，而是在肝细胞浆内经硫酸酯化代谢。肝脏胆固醇合成在午夜到凌晨 2 点间达最高峰，因此血浆半衰期为 4 小时或更短的他汀类药物在晚间服用效果更好。他汀类药物的药动学数据详见表 5 - 7。

不同种类与剂量的他汀类药物降胆固醇幅度有一定差别，不同他汀类药物以 LDL - C 降幅为主要指标，其降胆固醇强度见表 5 - 8。任何一种他汀类药物剂量倍增时，LDL - C 进一步降低幅度仅约 6%，即所谓"他汀类药物疗效 6% 效应"。他汀类药物尚可使 TG 水平降低 7% ~ 30%，HDL - C 水平升高 5% ~ 15%。

表 5 - 7　他汀类药物的药动学数据

项目	洛伐他汀	辛伐他汀	普伐他汀	氟伐他汀	阿托伐他汀	瑞舒伐他汀	匹伐他汀
主要代谢的 CYP450 酶	CYP3A4	CYP3A4	无	CYP2C9	CYP3A4	CYP2C9	CYP2C9
脂溶性	是	是	否	是	是	否	是
蛋白结合率%	>95	95 ~ 98	- 50	>90	96	88	>96
生物利用度（%）	<5	<5	18	29	12	20	51
经胆汁/尿排泄（%）	70/10	60/13	70/20	95/5	98/2	90/10	- 100/< 2
血药达峰时间（h）	2.0 ~ 2.9	1.4 ~ 3.0	1.0 ~ 1.3	0.5 ~ 1.0	1.0 ~ 2.0	3.0 ~ 5.0	1.0
代谢物有活性	是	是	否	否	是	是	是
血浆清除半衰期（h）	3 ~ 4	3	2	1	11 ~ 14	20	12

表 5 - 8　不同他汀类药物降胆固醇强度和对应的日剂量

药物名称	降胆固醇强度	
	高强度（每日剂量可降低 LDL - C≥50%）	中等强度（每日剂量可降低 LDL - C 25% ~ 50%）
阿托伐他汀	40 ~ 80mg	10 ~ 20mg
瑞舒伐他汀	20mg	5 ~ 10mg
氟伐他汀	-----	80mg
洛伐他汀	-----	40mg
匹伐他汀	-----	1 ~ 4mg

续表

药物名称	降胆固醇强度	
	高强度（每日剂量可降低 LDL－C ≥50%）	中等强度（每日剂量可降低 LDL－C 25%～50%）
普伐他汀	....	40mg
辛伐他汀	....	20～40mg
血脂康	....	1.2g

（二）典型不良反应与禁忌

1. 他汀类药物的不良反应 他汀类药物的不良反应是临床应用中备受关注的问题。目前报道的主要包括肝功能异常、他汀类药物相关肌肉并发症及新发糖尿病。他汀类药物的其他不良反应还包括头痛、失眠、抑郁以及消化不良、腹泻、腹痛、恶心等消化道症状。

肝酶异常主要表现为转氨酶升高，发生率约 0.5%～3.0%，呈剂量依赖性。服用他汀药物期间出现肝酶异常，首先需查明并纠正引起肝酶异常的其他原因，如考虑确由他汀类药物引起，则临床处理中需采取个体化原则：对于血清 ALT 和（或）AST 升高达正常值上限（ULN）3 倍及以上，且合并总胆红素升高患者，应酌情减量或停药；对于转氨酶升高在 3×ULN 以内患者，可在原剂量或减量的基础上进行观察，也可换用另外一种代谢途径的他汀类药物，部分患者经此处理转氨酶可恢复正常。

他汀类药物相关肌肉并发症包括肌痛、肌炎、肌病以及横纹肌溶解，发生率 1%～5%（RCT 结果）或 5%～10%（观察性研究结果），横纹肌溶解罕见。当服用他汀类药物期间出现肌肉不适和（或）无力，伴或不伴肌酸激酶（CK）升高，均需首先查明并纠正导致上述情形的其他原因，如临床考虑确由他汀类药物引起，且连续检测 CK 呈进行性升高时，应减少他汀类药物剂量或停药，并定期监测症状及 CK 水平。如需停药，且停药后可以继续服用他汀药物，待症状消失且 CK 恢复正常后可考虑重启他汀类药物，建议换用另外一种代谢途径的他汀类药物。如 CK ＞10×ULN，则需警惕横纹肌溶解可能，需检测有无血红蛋白尿及肾功能损伤，并立即停用他汀类药物并给予水化治疗，连续监测 CK 至正常水平。对于这类患者建议联合用药或换用非他汀类药物。

长期服用他汀类药物有增加新发糖尿病的风险，属他汀类效应。使用高强度他汀类药物时，新发糖尿病发生率高于常规剂量他汀类药物（9%：12%）。他汀类药物对 ASCVD 的总体益处远大于新增糖尿病风险，无论是糖尿病高危人群还是糖尿病患者，有他汀类药物治疗适应证者都应坚持服用此类药物。

2. 他汀类药物的禁忌

（1）胆汁淤积和活动性肝病者。

（2）无法解释的肝脏转氨酶 AST 和 ALT 持续升高者。

（3）妊娠期女性。由于他汀类药物可减少胆固醇及其衍生物的合成，而胆固醇及其生物合成中的其他产物是胎儿发育的必要成分，妊娠期女性禁用。育龄女性只有在采取充分的避孕措施并了解药品的潜在危险的情况下才可用药。如果用药期间妊娠，应停药并告知患者应该对胎儿的潜在危险。

（三）药物相互作用

他汀类药与烟酸（＞1g/d）、贝特类（禁止联合应用的吉非贝齐除外）联用，可使横纹肌溶解和急性肾衰竭的发生率增加。除 CYP 酶系统代谢的药物、草药或食品之外，P－糖蛋白（P－gp）、OATP1B1 和（或）乳腺癌耐药蛋白（BCRP）转运蛋白底物也是影响他汀类药物代谢和生物利用度的重要因素。

临床用药时，应当注意可能影响到 CYP 酶活性的药物，包括酶的共同底物、诱导剂和抑制剂。①洛伐他汀、辛伐他汀和阿托伐他汀主要是通过 CYP3A4 进行代谢，CYP3A4 底物或抑制剂均可使这 3 种药物的血药浓度升高，从而增加发生药物不良反应的风险。②氟伐他汀主要经 CYP2C9 代谢，CYP3A4 影响很小，尚未发现氟伐他汀与其他 CYP3A4 底物（包括葡萄柚汁）发生相互作用。联合应用氟康唑（CYP2C9

和 CYP3A4 抑制剂）后氟伐他汀暴露量和血药浓度峰值均会升高，但尚未发现对临床安全性产生影响，两者联合应用时需谨慎。③瑞舒伐他汀约 10% 的药物发生代谢，是 CYP 的弱底物，而非 CYP 的抑制剂或诱导剂，未发现存在由 CYP 介导的代谢所致的具有临床意义的相互作用。当瑞舒伐他汀与增加其暴露量的药物合用时，如预期暴露量（AUC）增加约 2 倍或更高，则本品的起始日剂量约为 5mg；如 AUC 增幅小于 2 倍，则无需调整起始剂量。但当瑞舒伐他汀的日剂量增加至 20mg 及以上时，则应谨慎联合应用增加其暴露量的药物。④匹伐他汀几乎不被 CYP 代谢（很少量被 CYP2C9 代谢），未发现存在由 CYP 介导的代谢所致的具有临床意义的相互作用。部分他汀类药物相互作用见表 5-9。

四、代表药品

阿托伐他汀
Atorvastatin

【适应证】①各型高胆固醇血症和混合型高脂血症；②冠心病和脑中风的防治；③心肌梗死后不稳定心绞痛及血管重建术后；对急性冠脉综合征可显著减少心血管事件、心绞痛、脑卒中的危险性。

【用法用量】口服：普通认为可在 1 日内的任何时间服用，并不受进餐影响。但最好在晚餐后服用。

（1）成人：一次 10mg，一日 1 次。应根据低密度脂蛋白胆固醇基线水平、治疗目标和患者的治疗效果进行剂量的个体化调整。剂量调整时间间隔应为 4 周或更长。本品最大剂量为一次 80mg，一日 1 次。大剂量的应用主要集中在急性冠脉综合征的临床试验中，目前我国尚缺乏这方面的经验，尤其缺少女性患者的数据。

①原发性胆固醇血症和混合型高脂血的治疗：大多数患者服用阿托伐他汀钙一次 10mg，一日 1 次，其血脂水平可得控制。治疗 2 周内可见明显疗效，治疗 4 周内可见显著疗效。长期治疗可维持疗效。

②杂合子家族性高胆固醇血症：患者初始剂量为 10mg/d，应遵循剂量的个体化原则并每 4 周为时间间隔逐步调整剂量至 40mg/d。如果

表 5-9 部分他汀类药物相互作用举例

药物名称	相互作用药物或食物	干预措施
辛伐他汀	环孢素	禁止联合
	红霉素、克拉霉素	禁止联合
	伊曲康唑、泊沙康唑、伏立康唑	禁止联合
	氨氯地平、地尔硫䓬、维拉帕米	与维拉帕米或地尔硫䓬联合应用，辛伐他汀剂量不能超过 10mg/d；与氨氯地平联合应用，辛伐他汀剂量不能超过 20mg/d
	HIV 蛋白酶抑制剂（安普那韦、茚地那韦、奈非那韦、利托那韦、沙奎那韦）	禁止联合
	达那唑	禁止联合
	胺碘酮	与胺碘酮联合应用，辛伐他汀剂量不能超过 20mg/d
	葡萄柚汁	避免摄入大量（每日超过 1.2L）
阿托伐他汀	环孢素	禁止联合
	克拉霉素	阿托伐他汀剂量不能超过 20mg/d
	伊曲康唑	阿托伐他汀剂量不能超过 20mg/d
	利托那韦	禁止联合
	葡萄柚汁	避免摄入大量（每日超过 1.2L）

仍然未达到满意疗效，可选择将剂量调整至最大剂量80mg/d或以40mg本品配用胆酸螯合药治疗。

③纯合子型家族性高胆固醇血症：对于纯合子家族性高胆固醇血症患者，本品剂量是10~80mg/d，阿托伐他汀钙应作为其他降脂治疗措施（如LDL血浆透析法）的辅助治疗。或当无这些辅助条件时，本品可单独使用。

（2）儿童：①杂合子家族性高胆固醇血症：10~17岁儿童推荐起始剂量为10mg/d。②纯合子型家族性高胆固醇血症：4~17岁儿童推荐起始剂量为10mg/d。

（3）肝功能不全：如果氨基转移酶水平升高，应加以监测直至恢复正常；如果氨基转移酶水平超过正常值3倍，建议减低剂量或停用本品。过量饮酒或有肝病史患者慎用。

（4）肾功能不全：不会对本品的血浆浓度产生影响，也不会对降脂效果产生影响。因此无需调整剂量。

【临床应用注意】

1. 禁止妊娠期女性或计划妊娠的育龄女性服用本品，正常妊娠状态下体内血清胆固醇和甘油三酯水平升高，而胆固醇或胆固醇衍生物是胎儿发育的必需物质。动脉粥样硬化为慢性病变过程。因此原发性高胆固醇血症患者在妊娠期间停用降脂药物治疗对动脉粥样硬化疾病长期转归影响甚微。服用本品的哺乳期女性不应哺乳。

2. 当他汀类药物与环孢素、贝丁酯类、大环内酯类抗生素、唑类抗真菌药和烟酸合用时，肌病发生的危险性增加，在极罕见的情况下，可导致横纹肌溶解，伴有肌球蛋白尿而后继发肾功能不全。阿托伐他汀钙由CYP3A4代谢。鉴于其他HMG-CoA还原酶抑制药的经验，本品与CYP3A4的抑制药（环孢素、大环内酯类抗生素如红霉素、三唑类抗真菌药如伊曲康唑）合用时应谨慎。本品与同工酶的其他底物的相互作用不详，但对治疗指数窄的药物如Ⅲ类抗心律失常药物（胺碘酮）应多加注意。健康受试者服用本品和抑制CYP3A4的红霉素（50mg，一日4次），阿托伐他汀钙的血药浓度增高。本品多剂量与地高辛联合用药时，地高辛的稳态血药浓度增加约20%，服用地高辛的患者应采取适当监测措施。本品与华法林合用，凝血酶原时间在最初几日内轻度减少，15日后恢复正常。即便如此，服用华法林的患者加服本品时应严密监测。

3. 常见不良反应有便秘、胃肠胀气、消化不良、腹痛、头痛、恶心、肌痛、无力、腹泻和失眠。也有报道血清氨基转移酶和血磷酸肌酸激酶（CPK）升高的不良反应。罕见肌炎、肌病、横纹肌溶解、感觉异常、周围神经病变、胰腺炎、肝炎、胆汁淤积性黄疸、厌食、呕吐、脱发、瘙痒、皮疹、阳痿、高血糖症、低血糖症、胸痛、头晕、血小板减少症和过敏反应（包括血管神经性水肿）。

4. 禁忌：①对本品所含任何成分过敏者。②活动性肝病患者。③血清氨基转移酶持续超过正常上限3倍且原因不明者、肌病患者。④老年人。

【常用制剂与规格】 片剂：10mg；20mg；40mg。

瑞舒伐他汀 Rosuvastatin

【适应证】 用于高脂血症和高胆固醇血症[美国FDA批准本品用于成年人混合型血脂异常症（Fredrickson type Ⅱa/Ⅱb）、原发性高胆固醇血症、纯合子家族性高胆固醇血症和高甘油三酯血症]。

【用法用量】 口服：①常规：5~40mg/d。开始治疗时应从10mg/d开始，需要时增至20~40mg/d，不宜开始时直接用40mg/d。②肝功能不全：Child-Pugh评分不高于7分的受试者，瑞舒伐他汀的全身暴露量不升高；Child-Pugh评分为8分和9分的受试者，观察到全身暴露量的升高。应考虑对这些患者的肾功能进行评估。没有在Child-Pugh评分超过9分的患者中使用本品的经验。本品禁用于患有活动性肝病的患者。③肾功能不全：肾功能减退时，本品剂量应减少。轻度和中度肾功能损害的患者无需调整剂量；重度肾功能损害的患者禁用本品的所有剂量。

【临床应用注意】

1. 与环孢素联用，不会影响环孢素的作用，但会使本药的血药浓度增加 7～11 倍。与华法林合用，不会增加华法林的血药浓度，但会增加 INR 比值。

2. 对本品过敏者禁用。

3. 妊娠期女性、哺乳期女性以及未采用适当避孕措施的育龄期女性禁用。

4. 严重的肾功能损害的患者（肌酐清除率＜30ml/min）禁用。

5. 活动性肝病患者，包括原因不明的血清转氨酶持续升高和任何血清转氨酶升高超过 ULN 3 倍的患者。

6. 肌病患者禁用。

【常用制剂与规格】　片剂：5mg；10mg；20mg。胶囊剂：5mg；10mg；20mg。分散片剂：20mg。

辛伐他汀
Simvastatin

【适应证】　用于高脂血症、冠心病和脑卒中的防治。

【用法用量】　口服：①用于高胆固醇血症，初始剂量一次 10～20mg，晚间顿服。②用于心血管事件高危人群推荐初始剂量一次 20～40mg，晚间顿服，调整剂量应间隔 4 周以上。③用于纯合子家族性高胆固醇血症，推荐一次 40mg，晚间顿服；或 80mg/d，分早晨 20mg、午间 20mg 和晚间 40mg 服用。④对杂合子家族性高胆固醇血症的儿童（10～17 岁），推荐初始剂量 10mg/d，晚间顿服。最大剂量为 40mg，应按个体化调整剂量。

【临床应用注意】

1. 慎用于大量饮酒者、肝病史患者。轻、中度肾功能不全者无须调整剂量；严重肾功能不全者（肌酐清除率＜30ml/min）应慎用，起始剂量应为一日 5mg，并密切监测。

2. 血清 AST 及 ALT 升高至正常值上限 3 倍时，须停止本品治疗。

3. 对于有弥散性的肌痛、肌软弱及 CK 升高至正常值 10 倍以上的情况应考虑为肌病，须立即停用本品。

【常用制剂与规格】　片剂：5mg；10mg；20mg。分散片剂：10mg。胶囊剂：5mg。干混悬剂：10mg。

普罗布考
Probucol

【药理作用与机制】　其降脂作用是通过降低胆固醇合成与促进胆固醇分解使血胆固醇和低密度脂蛋白降低，还改变高密度脂蛋白亚型的性质和功能，使血高密度脂蛋白胆固醇减低。其降血高密度脂蛋白胆固醇的临床意义未明。本品对血甘油三酯的影响小但具有显著的抗氧化作用，能抑制泡沫细胞的形成，延缓动脉粥样硬化斑块的形成，消退已形成的动脉粥样硬化斑块。

【适应证】　用于治疗高胆固醇血症。

【用法用量】　口服：成人常用量一次 0.5g，一日 2 次，早、晚餐时服用。

【临床应用注意】

1. 服用本品对诊断有干扰：可使血氨基转移酶、胆红素、肌酸激酶、尿酸、尿素氮短暂升高。

2. 服用本品期间应定期检查心电图 Q-Tc 间期。

3. 本品与可导致心律失常的药物，如三环类抗抑郁药、Ⅰ类及Ⅲ类抗心律失常药和吩噻嗪类药物合用时，应注意不良反应发生的危险性增加。本品能加强香豆素类药物的抗凝血作用。本品能加强降糖药的作用。本品与环孢素合用时，与单独服用环孢素相比，可明显降低后者的血药浓度。

4. 本品最常见的不良反应为胃肠道不适，如腹泻、胀气、腹痛、恶心和呕吐。严重的不良反应为心电图 Q-Tc 间期延长、室性心动过速、血小板减少等。

5. 禁忌：对本品过敏者禁用。本品可引起心电图 Q-Tc 间期延长和严重室性心律失常，故近期心肌损害（如新近心肌梗死者）、严重室性心律失常（如心动过缓者）、有心源性晕厥或有不明原因晕厥者、有 Q-Tc 间期延长者、正在服用延长 Q-Tc 间期的药物、血钾或血镁过低者均禁用。

【常用制剂与规格】　片剂：0.125g；0.25g。

依折麦布
Ezetimibe

【适应证】　用于原发性高胆固醇血症、纯合子家族性高胆固醇血症、纯合子谷甾醇血症。

【用法用量】　口服：成人剂量一次10mg，一日1次。可单独服用或与他汀类联合应用，本品可在一日之内任何时间服用，可空腹或与食物同时服用。

【临床应用注意】

1. 妊娠及哺乳期女性慎用。

2. 慎用于胆道梗阻患者。

3. 本品不受饮食或脂肪影响而相应降低LDL-Ch水平，但剂量超过10mg/d对降低LDL-Ch水平无增效作用。

4. 不能与葡萄柚汁合用，以免因血药浓度升高而发生不良反应。

【常用制剂与规格】　片剂：10mg。复方片剂：依折麦布10mg、辛伐他汀20mg。

依洛尤单抗
Evolocumab

【适应证】　①降低心血管事件的风险：在已有动脉粥样硬化性心血管疾病的成人患者中，降低心肌梗死、卒中以及冠脉血运重建的风险。②原发性高胆固醇血症（包括杂合子型家族性高胆固醇血症）和混合型血脂异常。③纯合子型家族性高胆固醇血症：用于成人或12岁以上青少年的纯合子型家族性高胆固醇血症。

【用法用量】　皮下注射。

（1）成人：①降低心血管事件的风险、原发性高胆固醇血症（杂合子家族性和非家族性）或混合型血脂异常：依洛尤单抗的皮下给药剂量为一次140mg，每2周1次；或一次420mg，每月1次。②纯合子型家族性高胆固醇血症：一次420mg，每月1次。

（2）儿童：FDA说明书推荐依洛尤单抗可用于治疗10岁及以上儿童各种高胆固醇血症和混合型血脂异常，国内说明书推荐可用于12岁以上儿童，常用剂型为注射剂，具体用法用量同各种高胆固醇血症和混合型血脂异常的成人常用剂量。

（3）肝功能不全者：轻度至中度肝功能损害（Child-Pugh A或B）患者无须调整剂量。尚无严重肝功能损害患者的数据。

（4）肾功能受损患者：无须调整剂量。

【临床应用注意】

1. 妊娠期哺乳期女性的使用数据尚不明确，需由医生权衡利弊。65岁以及65岁以上老年人较年轻者使用本药安全性与有效性无明显差异。但不能排除部分老年个体对本品的敏感性更高。

2. 禁忌：禁用于对依洛尤单抗中的任何赋形剂有严重超敏反应史的患者。用依洛尤单抗治疗的患者曾发生严重超敏反应，如血管性水肿。如果存在严重超敏反应的体征或症状，应终止使用依洛尤单抗治疗，并根据护理标准进行处理，同时监测患者直至相关体征和症状消退。

3. 常见不良反应包括注射部位发痒和流感样症状。用药后可能出现肌痛、肌肉骨骼疼痛、过敏（如皮疹、荨麻疹）、鼻咽等上呼吸道感染、流感、咳嗽、尿路感染、头晕、头痛、高血压、腹泻、胃肠炎等不良反应。

【常用制剂与规格】　注射液：1ml：140mg

第二亚类　主要降甘油三酯的药物

一、药理作用与作用机制

主要降甘油三酯的药物的药物分类及药理作用见表5-10。

表5-10　主要降甘油三酯的药物的药物分类及药理作用

药物类别	作用机制	对血脂的影响	不良反应
贝特类药物	贝特类药物是过氧化物酶体增殖物激活受体α（PPARα）的激动剂，能显著增加LPL活性，同时减少AopCⅢ的合成，促进血清TG脂解及VLDL清除	降低血清TG水平和升高HDL-C水平	常见不良反应与他汀类药物相似，包括肝脏、肌肉和肾毒性等，血清CK和ALT水平升高的发生率均<1%

续表

药物类别	作用机制	对血脂的影响	不良反应
ω−3 脂肪酸乙酯	ω−3 脂肪酸通过减少 TG 合成与分泌，增强 TG 从 VLDL 颗粒中清除来降低血清 TG 浓度	降低血清 TG 水平	便秘
烟酸类药物	降脂作用与抑制脂肪组织中激素敏感酶活性、减少游离脂肪酸进入肝脏和降低 VLDL 分泌有关	大剂量时具有降低 TC、LDL−C 和 TG 以及升高 HDL−C 的作用	最常见的不良反应是颜面潮红，其他不良反应有皮肤瘙痒、皮疹、肝脏损害、高尿酸血症、高血糖、棘皮症和消化道不适等

二、代表药品

非诺贝特
Fenofibrate

【适应证】 用于高胆固醇血症（Ⅱa 型），内源性高甘油三酯血症，单纯型（Ⅳ）和混合型（Ⅱb 和Ⅲ型）。

【用法用量】 口服：①片剂、咀嚼片剂、胶囊剂，一次 100mg，一日 3 次，维持量一次 100mg，一日 1～2 次。用餐时服。②微粒化胶囊剂，一次 160mg 或 200mg，一日 1 次。本品不可嚼服。③缓释胶囊剂，一次 250mg，一日 1 次。本品不可掰开或嚼服。

【临床应用注意】 当肝脏转氨酶 AST 及 ALT 升高至正常值上限 3 倍以上时，应停用本品。

【常用制剂与规格】 片剂：100mg。咀嚼片剂：100mg；200mg。胶囊剂：100mg。微粒化胶囊剂：100mg；160mg；200mg。缓释胶囊剂：250mg。

阿昔莫司
Acipimox

【适应证】 用于高甘油三酯血症（Ⅳ型高脂蛋白血症）、高胆固醇血症（Ⅱa 型）、高甘油三酯和高胆固醇血症（Ⅱb、Ⅲ及Ⅴ型）。

【用法用量】 口服：一次 250mg，一日 2～3 次，餐中或餐后服用，1 个疗程可长达 3 个月。根据 TG 及 TC 水平调整剂量，总剂量不超过 1200mg/d。肾功能不全患者应酌减剂量、慎用，应根据肌酐清除率调整剂量。肌酐清除率 80～40ml/min 的患者，一日 250mg；肌酐清除率 40～20ml/min 的患者，隔日 250mg。

【临床应用注意】

1. 为减轻本品所致的胃肠道反应，初始服用时应用小剂量，以后逐渐增量，用药期间应低脂、低糖、低胆固醇饮食。

2. 长期应用者，应定期检查血脂及肝肾功能。

3. 偶有皮肤潮红及瘙痒，尤其在刚开始服药时，但继续用药，此现象会很快消失。

【常用制剂与规格】 胶囊剂：250mg。

第四节 抗心绞痛药

心绞痛是缺血性心肌病的常见症状，是冠状动脉供血不足引起的心肌短暂加剧缺血、缺氧综合征，其典型临床症状为阵发性、突发性胸骨后紧缩性或压榨性疼痛，并向心前区或左上肢放射。心绞痛治疗的主要途径是增加冠状动脉血流量。药物还可以通过降低心肌耗氧量产生抗缺血作用。目前，慢性稳定型心绞痛的治疗主要有 2 个目标，一个是预防心肌梗死和猝死，另一个是减轻和缓解症状。抗心绞痛药可以增加心肌供血、供氧量和降低心肌耗氧量，产生抗心绞痛作用。

一、药物分类

具有预防心肌梗死，改善预后的药物包括：①抗血小板药（阿司匹林、氯吡格雷、替格瑞洛）；②抗凝药；③他汀类药物；④ACEI 类或 ARB 类药物；⑤β 受体拮抗剂。

用于缓解心肌缺血和减轻心绞痛症状的药物有 3 类：①硝酸酯类；②β 受体拮抗剂；③钙通道阻滞剂。其中 β 受体拮抗剂兼具改善缺血、减轻症状与预防心肌梗死和改善预后两方面作用。本节重点介绍硝酸酯类药物。其他药物参见相关章节。

硝酸酯类药物包括硝酸甘油、硝酸异山梨酯、单硝酸异山梨酯，戊四硝酸和亚硝酸脂类，后两者目前已少用。硝酸酯类药物均有硝酸多元酯结构，分子中 $-O-NO_2$ 是发挥疗效的关键结构，故作用相似，只是显效快慢和维持时间有所不同。钾通道开放药尼可地尔具有硝酸酯类似的作用。

二、药理作用与作用机制

硝酸酯类药物进入机体部分经肝脏代谢后，在血管平滑肌内经谷胱甘肽转移酶催化释放一氧化氮（NO），NO 与巯基相互作用生成亚硝基巯醇，使 cGMA 生成增多，cGMA 可激活 cGMA 依赖性蛋白激酶，它使钙离子从细胞释放而松弛平滑肌，是本类药物主要的作用机制。对血管平滑肌的直接松弛作用，是其主要的作用基础，此类药以扩张静脉为主，减低前负荷，兼有轻微的扩张动脉的作用，使心肌耗氧量减少，同时也可直接扩张冠状动脉。具体药理作用如下。

（1）改变血流动力学，减少心肌氧耗量。

（2）改变心肌血液的分布，增加缺血区血液供应。增加心肌膜下区域的血液供应，选择性舒张心外膜下较大的输送血管，增加缺血区域的血流量，开放侧支循环。

（3）保护心肌细胞，减轻缺血性损伤。

（4）轻微的抗血小板作用。

三、临床用药评价

（一）作用特点

1. 此类药物作用相似，但显效快慢和维持时间不同。

（1）硝酸甘油是硝酸酯类的代表药，起效最快，2~3 分钟起效，5 分钟达最大效应。作用持续时间也最短，20~30 分钟，半衰期仅为数分钟。硝酸甘油舌下含服吸收迅速完全，生物利用度可达 80%，在肝脏被迅速代谢为两个几乎没有活性的中间产物，1,2 - 二硝酸甘油和 1,3 - 二硝酸甘油，经肾脏排出，血液透析清除率低。硝酸甘油有舌下含片、注射液、口腔喷剂和透皮贴片等多种剂型供临床选用。

（2）硝酸异山梨酯作用持续时间 2~6 小时，比硝酸甘油长，属于中效药，其普通片剂口服起效时间 15~40 分钟，由于硝酸异山梨酯主要的药理学作用源于肝脏的活性代谢产物 5 - 单硝酸异山梨酯，母药本身活性差，因此影响了该药的使用。

（3）单硝酸异山梨酯为硝酸异山梨酯的代谢产物，作为较新一代的硝酸酯药已大量使用。单硝酸异山梨酯有片剂和缓释剂型，在胃肠道吸收完全，无肝脏首关效应，生物利用度近 100%。由于本身具有药理活性，可于 30~60 分钟起效，作用持续 3~6 小时；缓释片于 60~90 分钟起效，作用持续约 12 小时，血浆半衰期为 4~5 小时。该药在肝脏经脱硝基代谢为无活性产物，主要经肾脏排出。肝病患者无药物蓄积现象，肾功能受损对本品清除亦无影响，可由血液透析清除。

2. 硝酸酯类药物具有起效快、疗效确切、经济和方便等优点，是缓解心绞痛的常用药物，适用于各类心绞痛的治疗。既可用于缓解急性发作，又能预防用药，也可用于诊断性的治疗。目前临床用于预防和治疗心绞痛；充血性心力衰竭；高血压急症，亚急症及部分难治性高血压的治疗。部分老年高血压合并冠心病患者应用此类药物会出现明显的血压下降，应引起关注和重视。

（二）药物相互作用

1. 与乙酰胆碱、去甲肾上腺素、肾上腺素等拟交感活性药物联合应用，疗效可减弱。

2. 与其他血管扩张药或降压药联合应用，可使直立性降压作用增强。

3. 与三环类抗抑郁药同时使用，可加剧抗抑郁药的低血压和抗胆碱作用。

4. 中度或过量饮酒时会导致血压过低。

5. 与 5 型磷酸二酯酶抑制剂（如西地那非）合用，可显著增强硝酸酯类的舒张血管作用，从而发生显著性低血压。

（三）典型不良反应和禁忌

1. 不良反应

（1）主要是继发于其舒张血管作用，舒张血管可引起搏动性头痛、面部潮红或有烧灼感、血压下降、反射性心率加快、晕厥、血硝酸盐水平升高等。但是持续使用一段时间，头痛可以减轻。偶见口唇轻度局部烧灼感或加重胃食管反流病。

（2）硝酸酯类药不合理使用可致耐药性的发生，任何剂型连续使用24小时都有可能。采用偏心给药方法，可以减缓耐药性的发生。

2. 禁忌　对硝酸酯类过敏者；青光眼患者；严重低血压者；已使用5型磷酸二酯酶抑制剂（如西地那非等）者。

四、代表药品

硝酸甘油
Nitroglycerin

【适应证】用于防治心绞痛、充血性心力衰竭和心肌梗死、外科手术所诱导的低血压和控制高血压。

【用法用量】

1. 口腔给药

（1）片剂：舌下含服，一次0.25～0.5mg，每5分钟可重复1片，如15分钟内总量达3片后疼痛持续存在，应立即就医。可在活动前5～10分钟预防性使用。

（2）控释口颊片剂：置于口颊犬齿龈上，一次1mg，一日3～4次。效果不佳时，可一次2.5mg，一日3～4次。勿置于舌下、咀嚼或吞服，避免睡前使用。

（3）气雾剂：舌下喷雾，一次0.5～1mg（1～2喷），效果不佳可在10分钟内重复给药。

2. 静脉滴注　注射液用5%葡萄糖注射液或氯化钠注射液稀释。静脉滴注：初始剂量5μg/min；降低血压或治疗心力衰竭时，可每3～5分钟增加5μg/min，在每20μg/min无效时可以10μg/min递增，以后可20μg/min。

3. 外用　贴片贴于左前胸皮肤，一次2.5mg（1片），一日1次。

【临床应用注意】

1. 仅确有必要时，方可用于妊娠期女性。

2. 慎用：血容量不足、收缩压过低、严重肝肾功能不全者及哺乳期女性。

3. 可使肥厚性梗阻型心肌病引起的心绞痛恶化。

4. 不应突然停止用药，以避免反跳现象。

【常用制剂与规格】　片剂：0.5mg。控释口颊片剂：1mg；2.5mg。气雾剂：200撳（每喷0.5mg），14g：0.1g。注射液：1ml：1mg；1ml：2mg；1ml：5mg；10ml：10mg。硝酸甘油氯化钠注射液：100ml：10mg，氯化钠0.9g；100ml：20mg，氯化钠0.9g。硝酸甘油葡萄糖注射液：100ml：10mg，葡萄糖5g；100ml：20mg，葡萄糖5g。贴片剂：25mg。

硝酸异山梨酯
IsosorbideDinitrate

【适应证】用于冠心病的长期治疗，心绞痛的预防，心肌梗死后持续心绞痛，与洋地黄、利尿剂联合用于慢性心力衰竭，肺动脉高压。

【用法用量】

1. 口服或舌下含服

（1）片剂：①用于预防心绞痛，一次5～10mg，一日2～3次，一日总量10～30mg。②用于缓解症状，舌下含服，一次5mg。用于治疗心力衰竭，一次5～20mg，每隔6～8小时给予1次。

（2）缓释片、缓释胶囊：一次20～40mg，一日2次，需个体化调整剂量。

2. 喷雾

①气雾剂：舌下喷雾，一次2.5mg（4喷）。喷药时避免吸气，10秒内不得吞咽。②喷雾剂：舌下喷雾，根据发作程度一次1.25～3.75mg（1～3喷）。

3. 静脉注射或滴注　初始剂量可从1～2mg/h开始，根据个体需要进行调整，最大剂量不超过8～10mg/h。心力衰竭时有时需要大剂量达10mg/h，个别可至50mg/h。注射常用浓度为50μg/ml或100μg/ml，需要限制液体摄入时的浓度为200μg/ml。

4. 外用　乳膏剂涂于皮肤，从小剂量开始，每格相当硝酸异山梨酯0.2g。将乳膏按刻度挤出所需长度，均匀涂布于所给印有刻度的纸上（即5cm×5cm），贴在左胸前区，一日1次，必要时8小时给予1次，可睡前贴用。

【临床应用注意】参见硝酸甘油。

【常用制剂与规格】　片剂：5mg；10mg。缓释片剂：20mg；40mg。缓释胶囊剂：20mg。气雾剂：9.1g：125mg；12.5g：125mg（每喷0.625mg）。喷雾剂：5ml：90mg；10ml：96.2mg；

10ml：180mg；20ml：250mg（每喷1.25mg）。乳膏剂：10g：1.5g。注射用粉针剂：2.5mg；5mg；10mg；20mg；25mg。注射液：5ml：5mg；10ml：10mg；50ml：50mg。硝酸异山梨酯氯化钠注射液：100ml：10mg，氯化钠0.9g；200ml：20mg，氯化钠1.8g。硝酸异山梨酯葡萄糖注射液：100ml：10mg，葡萄糖5g；250ml：25mg，葡萄糖12.5g。

单硝酸异山梨酯
IsosorbideMononitrate

【适应证】用于冠心病的长期治疗，心绞痛的预防，心肌梗死后持续性心绞痛的治疗，与洋地黄、利尿剂联合治疗慢性心功能衰竭。

【用法用量】口服：①片剂、分散片剂、胶囊剂、胶丸剂，一次10～20mg，一日2～3次，严重病例可一次40mg，一日2～3次。②缓释片剂、缓释胶囊剂于晨服，初始剂量一次50mg或60mg，一日1次，需个体化给药。

【常用制剂与规格】片剂：10mg；20mg；40mg。胶囊剂：10mg；20mg。胶丸剂：10mg；20mg。缓释片剂：50mg；60mg。缓释胶囊剂：50mg。

第五节　抗心力衰竭药

慢性心功能不全是多种病因所致的各种心脏疾病的终末阶段，既是一种超负荷心肌病，也是心功能异常状态下的病理生理反应。绝大多数情况下，心肌细胞收缩力减弱使心排血量不能满足机体代谢需要，器官、组织血液灌注不足，同时出现肺循环和（或）体循环淤血。目前药物治疗仍然是主要治疗手段。

目前临床治疗药物主要有以下8类。

（1）利尿剂：促进水钠排出，缓解心力衰竭症状（呼吸困难、水肿等），改善运动耐量，降低住院风险。根据患者的液体潴留情况、血压和肾功能选择利尿剂和调整剂量，并监测尿量和体重。注意电解质失衡、低血压、肾功能恶化的风险，适当监测。

（2）肾素－血管紧张素－醛固酮系统（RAAS）抑制剂（ARNI/ACEI/ARB）：改善射血分数降低的心衰患者心脏重构，降低其心血管死亡和住院风险：ACEI抑制血管紧张素转化酶，降低血管紧张素Ⅱ水平、扩张血管、减少水钠潴留，降低血压，延长生存期；ARNI同时作用于血管紧张素受体和脑啡肽酶，有助于降低心脏负荷，加强心脏保护作用；与依那普利比较，沙库巴曲缬沙坦钠使心血管死亡和心力衰竭住院风险降低20%，心脏猝死减少20%；ARB阻断血管紧张素Ⅱ与其受体结合，与ACEI效果类似，但不增加咳嗽的风险。

（3）β受体拮抗剂：抑制交感神经，降低心率、降低血压，减少心脏氧耗，延长生存期。具有适应证的射血分数降低性心衰（HFrEF）患者，应尽早使用β受体拮抗剂，以小剂量起始，逐渐滴定至目标剂量或最大耐受剂量后长期维持使用。

（4）盐皮质激素受体拮抗剂（MRA）：包括螺内酯和依普利酮。能够拮抗醛固酮受体，减少水钠潴留，降低血压，在ARNI/ACEI/ARB和β受体拮抗剂治疗的基础上加用MRA可使NYHA心功能Ⅱ～Ⅳ级的HFrEF患者获益，延长生存期。对于有症状的HFrEF患者，推荐使用MRA以降低心衰住院和死亡风险，除非存在禁忌证或不可耐受。使用MRA期间应避免同时使用补钾剂，除非出现低钾血症。启动MRA治疗后3日和1周应监测血钾和肾功能，前3个月每月监测1次，后续每3个月监测1次。

（5）钠－葡萄糖协同转运蛋白2抑制剂（SGLT-2i）：促使肾脏排出更多的葡萄糖和钠，降低血糖，可降低射血分数降低的心衰患者心衰住院和心血管死亡风险。

（6）可溶性鸟苷酸环化酶（sGC）刺激剂：维立西呱是一种口服sGC刺激剂，直接刺激sGC，增加cGMP合成，增加其对内源性一氧化氮（NO）的敏感性，通过修复受损的NO-sGC-cGMP通路，改善心肌重构和肾脏血流。研究显示维立西呱可降低近期发生心衰加重事件的慢性HFrEF患者的心血管死亡或心衰住院风险，且安全性、耐受性良好。对于近期发生过心衰加重事件（如住院、急诊应用静脉利尿剂）的有症状的HFrEF患者（LVEF<45%），可考虑在现有指南推荐的心衰治疗的基础上加用维立西呱，以降低心血管死亡或心衰住院风险。禁忌证：①妊娠期女性。②eGFR<15ml/（min·1.73m^2）。

（7）伊伐布雷定：①用于已使用 ACEI/ARB/ARNI、β 受体拮抗剂、醛固酮受体拮抗剂，β 受体拮抗剂已达到目标剂量或最大耐受剂量，心率仍 ≥70 次/分者；②用于心率 ≥70 次/分，对 β 受体拮抗剂禁忌或不能耐受者。

（8）洋地黄类：地高辛可减轻症状和改善心功能。

本节重点介绍洋地黄类药物、伊伐布雷定和 ARNI 类药物沙库巴曲缬沙坦钠，其他药物见相关章节。

第一亚类 强心苷类

一、药物分类

代表药品有去乙酰毛花苷、地高辛和毒毛花苷 K。目前临床主要应用前两种药物。

二、药理作用与作用机制

1. 通过抑制衰竭心肌细胞膜上 Na^+,K^+ - ATP 酶，使细胞内 Na^+ 水平升高，促进 Na^+ - Ca^{2+} 交换，提高细胞内 Ca^{2+} 水平，从而发挥正性肌力作用。

2. 使副交感神经 Na^+,K^+ - ATP 酶受抑制，提高位于心脏、主动脉弓、颈动脉窦的压力感受器的敏感性。抑制传入冲动的数量增加，使中枢神经下达的交感兴奋减弱。

3. 肾脏 Na^+,K^+ - ATP 酶受抑制，可减少肾小管对钠的重吸收，增加钠向远曲小管的转移，使肾脏分泌肾素减少。

三、临床用药评价
（一）作用特点
1. 药动学

（1）地高辛：是一种中效强心苷。其剂型多样，口服地高辛的起效时间为 1~2 小时，血浆浓度达峰时间为 2~3 小时，消除半衰期为 36 小时，生物利用度约为 80%，主要以原型药物从尿液中排出，肾衰竭者其半衰期可以延长 3 倍。静脉注射后 5~30 分钟起效，达峰时间为 1~4 小时，持续时间为 6 小时。

（2）洋地黄毒苷：起效时间为 1~4 小时，达峰时间为 8~14 小时，半衰期为 7 日以上，

本品主要经肝脏代谢，受肾功能影响小，可用于肾功能不全患者。体内消除缓慢，有蓄积性。

（3）去乙酰毛花苷（曾用名：西地兰）：给药后在体内失去葡萄糖基和乙酸转化为地高辛。作用较洋地黄、地高辛快，但比毒毛花苷 K 稍慢。主要经肾脏排泄。因为其溶解性和稳定性都好于后者，现已经取代后者成为常用的强心苷类注射液。注射后 10~30 分钟即可起效，血浆达峰时间为 1~3 小时，作用维持时间为 2~3 小时，为速效强心苷。

（4）毒毛花苷 K：也属于速效强心苷。口服不易吸收，主要采用静脉给药。起效时间为 10~15 分钟，作用持续时间为 2~3 小时，均比去乙酰毛花苷更快，排泄也快。该药在体内不被代谢，以原型药物经肾脏排出，蓄积性低。为速效、短效型强心苷。

2. 临床应用特点
强心苷类在心力衰竭治疗中的意义在于改善症状，提高生活质量，但尚无提高存活率和改善预后的有力证据。用于心力衰竭的主要治疗获益是减轻症状和改善心功能，适用于已经使用利尿剂、ACEI（或 ARB）和 β 受体拮抗剂治疗而仍持续有症状的慢性收缩性心力衰竭或合并心室率快的心房颤动患者。地高辛口服制剂是唯一经过安慰剂对照临床试验评估，也是唯一被美国 FDA 确认能有效治疗慢性心力衰竭的正性肌力药。地高辛降低心力衰竭患者住院率，减少心力衰竭患者致残率；慢性稳定性心力衰竭患者能够从地高辛治疗中获益，撤用地高辛后伴有血流动力学紊乱和病情恶化，患者运动耐量下降。

目前，地高辛作为心力衰竭治疗的辅助药，更适用于心力衰竭伴有快速心室率的心房颤动患者。一般而言，急性心力衰竭并非地高辛的应用指征，除非伴有快速心室率的心房颤动。急性心力衰竭应采用其他合适的治疗措施（常为静脉给药），地高辛仅可作为长期治疗措施的开始阶段而发挥部分作用。目前使用的强心苷类中，常用注射液是毛花苷丙，能轻度增加急性心力衰竭者心排血量和降低左心室充盈压；主要适用于并发快速心室率诱发的慢性心力衰竭急性失代偿，有助于尽快控制心室率，缓解症状。

（二）药物相互作用

由于强心苷类具有治疗指数窄的特点，易发生中毒。因此即使轻微的血浆药物浓度变化，也会产生很严重的结果。

1. 地高辛与胺碘酮合用，血清地高辛浓度增加 70% ~ 100%。地高辛是 P-gp 的底物，P-gp 作为地高辛的转运蛋白，将地高辛转运到细胞外；地高辛的肾脏排泄也是由该蛋白介导。抑制 P-gp，导致肾脏及非肾脏的清除率降低，增加血清地高辛浓度，剂量应减半。

2. 由于噻嗪类和袢利尿剂可以引起低钾血症和低镁血症，会增加洋地黄中毒的危险，应监测并及时纠正电解质紊乱。

3. 地高辛可在肠道内寄生的迟缓真杆菌的作用下转化为无强心作用的双氢地高辛和双氢地高辛苷元，约有 10% 地高辛使用者主要以该种方式代谢地高辛。而口服红霉素、克拉霉素和四环素等抗菌药物改变肠道内寄生菌群的生长，使迟缓真杆菌的转化作用受到抑制，减少地高辛的转化，生物利用度和血清药物浓度增加。

4. 普罗帕酮可减少地高辛的肾脏及肾脏外的清除率，导致血清地高辛浓度增加 30% ~ 40%。因此，合用时地高辛需减量。

5. 螺内酯与地高辛合用可使后者的血浆药物浓度增加 25% 以上。具体作用机制复杂，可能与降低地高辛的肾和非肾脏清除率，减少地高辛的分布容积等有关。

6. 维拉帕米可抑制地高辛的转运蛋白，导致地高辛的肾和非肾脏清除率降低，血清地高辛浓度增加 70% ~ 100%。合用时需监测本品血浆浓度，并按需要酌情调整，剂量减半；或选用其他钙通道阻滞剂。

7. 洋地黄同时静脉应用硫酸镁可发生心脏传导阻滞，尤其是同时静脉注射钙盐时。

8. 环孢素可使地高辛的血浆浓度增加而致中毒。

（三）典型不良反应和禁忌

1. 不良反应（其中毒症状） 主要见于大剂量应用时，常出现在血清地高辛浓度 > 2ng/ml 时；但也可见于地高辛水平较低时，尤其是老年患者和低血钾、低血镁、甲状腺功能减退者。主要表现为心律失常，最多见的是室性早搏、室性心动过速，很少引起心房颤动或心房扑动。常见的还有房室传导阻滞和心电图的改变，包括 ST 段压低，T 波倒置，Q-Tc 间期缩短。中毒剂量的地高辛可以影响心肌收缩，加重心力衰竭。洋地黄静脉快速给药时可使血压一过性升高。神经系统不良反应还包括意识丧失、眩晕、嗜睡、烦躁不安、神经异常、亢奋和罕见癫痫。其他如三叉神经痛、梦魇、器质性脑病综合征、学习和记忆力减退（包括长期和短期的记忆）等也有报道。这些神经症状可能与强心苷抑制神经系统 Na^+，K^+-ATP 酶有关。感官系统可见色觉异常（红-绿、蓝-黄辨认异常），在洋地黄中毒情况下更为常见。

2. 强心苷中毒易感因素 ①肾功能损害；②肝功能不全者应选用不经肝脏代谢的地高辛。③电解质紊乱尤其是低钾血症、低镁血症、高钙血症可加大地高辛中毒的危险，发生心律失常。④老年患者伴随年龄的增加，分布容积加大，消除半衰期延长。⑤甲状腺功能减退者，由于基础代谢降低，洋地黄易在患者体内蓄积。

3. 监护临床中毒的症状 ①强心苷中毒症状主要表现为胃肠道反应、中枢神经系统反应和心脏毒性 3 个方面。恶心、呕吐或腹泻是强心苷中毒最常见的早期症状；视物模糊或"色视"（如黄视症、绿视症）等中枢神经系统反应是强心苷中毒的指征；各类心律失常是最严重的中毒反应。疑有强心苷中毒时，应做地高辛血药浓度测定。②各种心律失常都有发生的可能，但提示洋地黄中毒特异性较高的是非阵发性结性心动过速、阵发性房性心动过速伴传导阻滞、双向性室性心动过速。③药物过量，可以表现为心力衰竭症状，注意鉴别，防止误判为用药未达足量而继续加量，导致症状进一步加重，发生致命的危险。④及时进行地高辛过量者的救治，对轻度中毒者可及时停药，并应用利尿剂；对严重心律失常者可静脉滴注氯化钾、葡萄糖注射液；对异位心律者可静脉注射苯妥英钠 100 ~ 200mg；对心动过缓者可静脉注射阿托品 0.5 ~ 2mg。

4. 辨证对待治疗药物浓度监测　①强心苷类的选择与剂量调整应当以临床症状、体征改善为依据，不能仅凭治疗药物监测来判断。药物浓度测定仅有助于洋地黄中毒的评估，不作为临床上指导剂量的选择。血清地高辛的浓度为 0.5～1.0ng/ml 是相对安全的。②血清地高辛浓度在中毒与非中毒的临床表现十分相似，故也不能单凭药物浓度来判定是否中毒，应结合临床症状。③考虑到地高辛的分布时相，因此，无论口服，还是静脉给药，地高辛测定的血样应在最近一次给药后 6 小时或更长时间（最好 12 小时）采取。

5. 禁忌　①预激综合征伴心房颤动或扑动者。②伴窦房传导阻滞、二度或三度房室传导阻滞又无起搏器保护者。③肥厚型梗阻性心肌病、单纯的重度二尖瓣狭窄伴窦性心律者。④室性心动过速、心室颤动者。⑤急性心肌梗死后患者，特别是有进行性心肌缺血者，应慎用或不用地高辛。

（四）特殊人群用药

强心苷类可透过胎盘屏障进入胎儿体内，通常胎儿体内的药物浓度低于治疗浓度，因此，尚未发现药物对胎儿或新生儿造成不良影响。但有地高辛导致胎儿死亡的报告。

四、代表药品

地高辛
Digoxin

【适应证】　用于急、慢性心力衰竭，控制心房颤动，心房扑动引起的快速心室率，室上性心动过速。

【用法用量】

（1）口服：①成人常用量：一次 0.125～0.5mg，一日 1 次，7 日可达稳态血浆浓度，若快速负荷量，可一次 0.25mg，每隔 6～8 小时给予 1 次，总剂量 0.75～1.25mg/d；维持量一次 0.125～0.5mg，一日 1 次。②儿童一日总量：早产儿 0.02～0.03mg/kg；新生儿 0.03～0.04mg/kg；1 个月～2 岁幼儿 0.05～0.06mg/kg；2～5 岁儿童 0.03～0.04mg/kg；5～10 岁儿童 0.02～0.035mg/kg；10 岁或 10 岁以上，按成人常用量。总量分 3 次或每隔 6～8 小时给予 1 次

给予，维持剂量为总量的 1/5～1/3，分 2 次，每 12 小时给予 1 次或一日 1 次。

（2）静脉注射：①成人常用量：一次 0.25～0.5mg，用 5% 葡萄糖注射液稀释后缓慢注射，以后可用 0.25mg，每隔 4～6 小时按需注射，但一日总量不超过 1mg；不能口服者需静脉注射，维持量 0.125～0.5mg，一日 1 次。②儿童：按下列剂量分 3 次或每 6～8 小时给予。早产新生儿 0.015～0.025mg/kg；足月新生儿 0.02～0.03mg/kg；1 个月～2 岁幼儿 0.04～0.05mg/kg；2～5 岁儿童 0.025～0.035mg/kg；5～10 岁 0.015～0.03mg/kg；10 岁或 10 岁以上儿童按成人常用量。

【临床应用注意】

1. 本品可透过胎盘屏障，妊娠后期母体用量可能增加，分娩后 6 周须减量。

2. 本品可排入乳汁，哺乳期女性应用须权衡利弊。

3. 慎用于低钾血症、不完全性房室传导阻滞、高钙血症、甲状腺功能减退、缺血性心脏病、急性心肌梗死早期、心肌炎活动期及肾功能不全者。

4. 新生儿对本品的耐受性不定，其肾清除减少；早产儿与未成熟儿对本品敏感，按其不成熟程度而减少剂量。按体重或体表面积，1 月以上婴儿比成人用量略大。

5. 老年人应用时，因肝肾功能不全，表观分布容积减小或电解质平衡失调者，对本品耐受性低，必须减少剂量。

6. 用药期间，应定期监测地高辛血浆浓度、血压、心率及心律，心电图，心功能，电解质尤其是血钾、钙、镁及肾功能。疑有洋地黄中毒时，应作地高辛血浆药物浓度测定。过量时，由于蓄积性小，一般停药后 1～2 日中毒表现可以消退。

7. 应用本品剂量应个体化。

8. 不能与含钙注射液合用。

9. 在紧急情况下可以静脉给药，因肌内注射可致疼痛和损伤组织，一般不予采用。地高辛具有局部刺激作用，也避免皮下给药。

10. 如漏服地高辛，发觉后尽快服药弥补，

如果漏服的时间超过 12 小时，就不要补服。以免于下次服用时间靠得太近增加中毒危险。

【常用制剂与规格】 片剂：0.25mg。注射液：2ml：0.5mg。

米力农
Milrinone

【适应证】 用于对洋地黄、利尿剂、血管扩张剂治疗无效或欠佳的急、慢性顽固性充血性心力衰竭。

【用法用量】 静脉注射：负荷量 25～75μg/kg，5～10min 缓慢静脉注射，以后0.25～1.0μg/（kg·min）速度维持。最大剂量1.13mg/（kg·d）。

【临床应用注意】

1. 慎用：肝肾功能损害、低血压、心动过速、急性心肌梗死、急性缺血性心脏病、妊娠期及哺乳期女性、儿童。不宜用于严重瓣膜狭窄病变，肥厚型梗阻性心肌病。

2. 本品仅限于短期使用，长期使用可增加死亡率。

3. 用药期间应监测心率、心律、血压、必要时调整剂量。

4. 对心房扑动、心房颤动患者，因可增加房室传导作用导致心室率增快，宜先用强心苷制剂控制心室率。

5. 合用强利尿剂时，可使左室充盈压过度下降，且易引起水、电解质失衡。

【常用制剂与规格】 注射用粉针剂：5mg；10mg；20mg。注射液：5ml：5mg；10ml：10mg。复方注射液：100ml：20mg，葡萄糖5.45g。米力农氯化钠注射液：100ml：20mg，氯化钠 0.86g。乳酸米力农注射液：10ml：10mg；20ml：20mg。

第二亚类 其他治疗药物
伊伐布雷定
Ivabradine

【作用机制】 伊伐布雷定是一种单纯降低心率的药物，通过选择性和特异性抑制心脏起搏 If 电流（If 电流控制窦房结中自发的舒张期去极化并调节心率）而降低心率。伊伐布雷定只特异性对窦房结起作用，对心房、房室或者心室传导时间未见明显影响，对心肌的收缩性

或者心室复极化未见明显影响。

【适应证】 用于窦性心律且心率≥75 次/分、伴有心脏收缩功能障碍的 NYHA Ⅱ～Ⅳ级慢性心力衰竭患者，与标准治疗包括 β–受体拮抗剂联合用药，或者用于禁忌或不能耐受 β–受体拮抗剂治疗时。

【用法用量】 口服：成人一日 2 次，早、晚进餐时服用。

（1）本品起始治疗仅限于稳定型心力衰竭患者。建议在有慢性心力衰竭治疗经验的医生指导下使用。通常推荐的起始剂量为5mg，一日2次。治疗2周后，如果患者的静息心率持续高于60次/分，将剂量增加至7.5mg，一日2次；如果患者的静息心率持续低于50次/分或出现与心动过缓有关的症状，例如头晕、疲劳或低血压，应将剂量下调至2.5mg（半片5mg片剂），一日2次；如果患者的心率在50～60次/分之间，应维持5mg，一日2次。

（2）治疗期间，如果患者的静息心率持续低于50次/分，或者出现与心动过缓有关的症状，应将7.5mg或5mg，一日2次的剂量下调至下一个较低的剂量。如果患者的静息心率持续高于60次/分，应将2.5mg或5mg，一日2次的剂量上调至上一个较高的剂量。如果患者的心率持续低于50次/分或者心动过缓症状持续存在，则必须停药。

（3）肝功能不全：轻度肝损害患者无需调整剂量，中度肝损害患者使用本品时需谨慎。尚无重度肝功能不全患者使用本品的研究，此类患者使用本品后，全身暴露量可能明显增加，重度肝功能不全患者禁用本品。

（4）肾功能不全：肾功能不全且肌酐清除率大于 15ml/min 的患者无需调整剂量。尚无肌酐清除率低于 15ml/min 的患者使用本品的临床资料，此类人群用药时需谨慎。

【临床应用注意】

1. 妊娠期和哺乳期女性禁用。

2. 本品含乳糖，患有罕见的遗传性半乳糖不耐受症、原发性肠乳糖酶缺乏或葡萄糖–乳糖吸收不良的患者不应使用本品。

3. 伊伐布雷定仅通过 CYP3A4 代谢，也是该细胞色素酶的弱抑制剂。CYP3A4 的抑制剂和诱导剂，易与本品发生相互作用，对本品代谢

和药代动力学的影响有临床意义。药物相互作用研究证实，CYP3A4抑制剂增加本品的血浆药物浓度，而CYP3A4诱导剂则降低本品的血浆药物浓度。伊伐布雷定血浆药物浓度升高可能与过度心动过缓的风险相关。

（1）CYP3A4抑制剂：①禁止与强效CYP3A4抑制剂合并使用。例如唑类抗真菌药物（酮康唑、伊曲康唑），大环内酯类抗生素（克拉霉素、口服红霉素、交沙霉素、泰利霉素），HIV蛋白酶抑制剂（奈非那韦、利托那韦）和萘法唑酮。②慎重与中效CYP3A4抑制剂合并使用：当患者的静息心率大于70次/分，并且对心率进行监测的情况下，可以考虑伊伐布雷定与其他中效CYP3A4抑制剂（例如氟康唑）合并用药，起始剂量为2.5mg，一日2次。

（2）CYP3A4诱导剂：CYP3A4诱导剂（例如利福平、巴比妥类、苯妥英、贯叶金丝桃）降低伊伐布雷定的暴露和活性。与具有CYP3A4诱导作用的药物合并使用时，可能需要对本品的剂量进行调整。伊伐布雷定10mg，一日2次与贯叶金丝桃合并使用时，伊伐布雷定的AUC减少一半。在伊伐布雷定治疗期间应限制贯叶金丝桃的摄入。

（3）西柚汁：本品与西柚汁同服会导致伊伐布雷定的暴露量增加2倍。因此，应该避免西柚汁的摄入。

4. 常见的闪光现象（光幻视）和心动过缓的不良反应，为剂量依赖性。严重的不良反应为心房颤动，传导阻滞。

5. 禁忌：①对本品活性成份或者任何一种辅料过敏者。②治疗前静息心率低于70次/分。③心源性休克。④急性心肌梗死。⑤重度低血压（＜90/50mmHg）。⑥重度肝功能不全。⑦病窦综合征。⑧窦房传导阻滞。⑨不稳定或急性心力衰竭。⑩依赖起搏器起搏者（心率完全由起搏器控制）。⑪不稳定型心绞痛。⑫三度房室传导阻滞。⑬禁止与具有降低心率作用的钙拮抗剂，例如维拉帕米或者地尔硫草联合使用。

【常用制剂与规格】 片剂：5mg；7.5mg

沙库巴曲缬沙坦钠
Sacubitril Valsartan Sodium

【药理作用与机制】 沙库巴曲缬沙坦钠含有脑啡肽酶抑制剂沙库巴曲和血管紧张素受体拮抗剂缬沙坦。沙库巴曲缬沙坦钠通过LBQ657（前药沙库巴曲的活性代谢产物）抑制脑啡肽酶（中性肽链内切酶；NEP），同时通过缬沙坦拮抗血管紧张素Ⅱ的1型受体（AT$_1$）。通过LBQ657增加脑啡肽酶所降解的肽类水平（例如利钠肽），同时通过缬沙坦抑制血管紧张素Ⅱ作用，在心力衰竭患者中沙库巴曲缬沙坦钠可产生心血管和肾脏作用。缬沙坦可通过选择性拮抗AT$_1$受体抑制血管紧张素Ⅱ作用，还可抑制血管紧张素Ⅱ依赖性醛固酮释放。ARNI抑制脑啡肽酶对利钠肽的降解，发挥利尿、利钠和扩血管、抗交感神经的效应，其血管紧张素受体拮抗作用可避免脑啡肽酶被抑制后对RAS的代偿激活，起到协同降压的作用。

【适应证】 用于射血分数降低的慢性心力衰竭（NYHA Ⅱ～Ⅳ级，LVEF≤40%）成人患者，降低心血管死亡和心力衰竭住院的风险；原发性高血压。

【用法用量】 口服。

（1）本品可以与食物同服，或空腹服用。如果从ACEI转换成本品，必须在停止ACE抑制剂治疗至少36小时之后才能开始应用本品。

（2）推荐本品起始剂量为一次100mg，一日2次。在目前未服用ACEI或ARB的患者或服用低剂量上述药物的患者中，用药经验有限，推荐本品的起始剂量为一次50mg，一日2次。根据患者耐受情况，本品剂量应该每2～4周倍增1次，直至达到一次200mg，一日2次的目标维持剂量。

（3）血钾水平＞5.4mmol/L的患者不可开始给予本品治疗。收缩压SBP＜100mmHg的患者，开始给予本品治疗时需慎重，注意监测血压变化。对于收缩压在100～110mmHg的患者，应考虑起始剂量为一次50mg，一日2次。

（4）如果患者出现不耐受本品的情况（收缩压≤95mmHg、症状性低血压、高钾血症、肾功能损害），建议调整合并用药，暂时降低本品剂量或停用本品。

（5）肝功能不全：①轻度肝功能损害（Child-Pugh A级）患者不需要调整起始剂量。②中度肝功能损害（Child-Pugh B级）患者的推荐起始剂量为一次50mg，一日2次。在患者能够耐受的情况下，可以每2~4周倍增一次本品剂量，直至达到目标维持剂量一次200mg，一日2次。③不推荐重度肝功能损害（Child - Pugh C级）患者应用本品。

（6）肾功能不全：①轻度肾功能损害 [eGFR 60~90ml/（min·1.73m²）] 患者不需要调整起始剂量。②中度肾功能损害 [eGFR 30~60ml/（min·1.73m²）] 患者应考虑起始剂量为一次50mg，一日2次。由于在重度肾功能损害患者 [eGFR <30ml/（min·1.73m²）] 中的用药经验非常有限，因此这类患者应慎用本品，推荐起始剂量为一次50mg，一日2次。③没有在终末期肾病患者中的使用经验，因此不建议此类患者使用本品。

【临床应用注意】

1. 发现妊娠时，应考虑停用本药并改用替代药物治疗。但是，如果没有作用于肾素-血管紧张素系统的适当的替代药物，且认为本品可挽救母亲生命，应告知妊娠期女性本品对胎儿的潜在风险。哺乳女性在本品治疗期间不推荐哺乳。

2. 可使阿托伐他汀及其代谢产物峰浓度最高增加至2倍，AUC最高增加至1.3倍。谨慎合用。合用OATP1B1、OATP1B3、OAT3抑制剂（例如利福平，环孢菌素）或MRP2抑制剂（例如利托那韦）时可能增加LBQ657或缬沙坦的全身暴露量。在开始或结束合用这类药物时需谨慎。

3. 常见不良反应为低血压、高钾血症、咳嗽、头晕。严重的不良反应为血管性水肿。

4. 禁忌：①禁用于对本品活性成份（沙库巴曲、缬沙坦）或任何辅料过敏者。②禁止与ACEI合用。③禁用于存在ACEI或ARB治疗相关的血管性水肿既往病史的患者。④禁用于遗传性或特发性血管性水肿患者。⑤在2型糖尿病患者中，禁止本药与阿利吉仑合用。⑥禁用于重度肝功能损害、胆汁性肝硬化和胆汁淤积。⑦禁用于中期和晚期妊娠女性。

【常用制剂与规格】 片剂：50mg；100mg；200mg。

（马英杰）

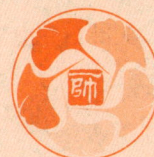

第六章　血液系统用药

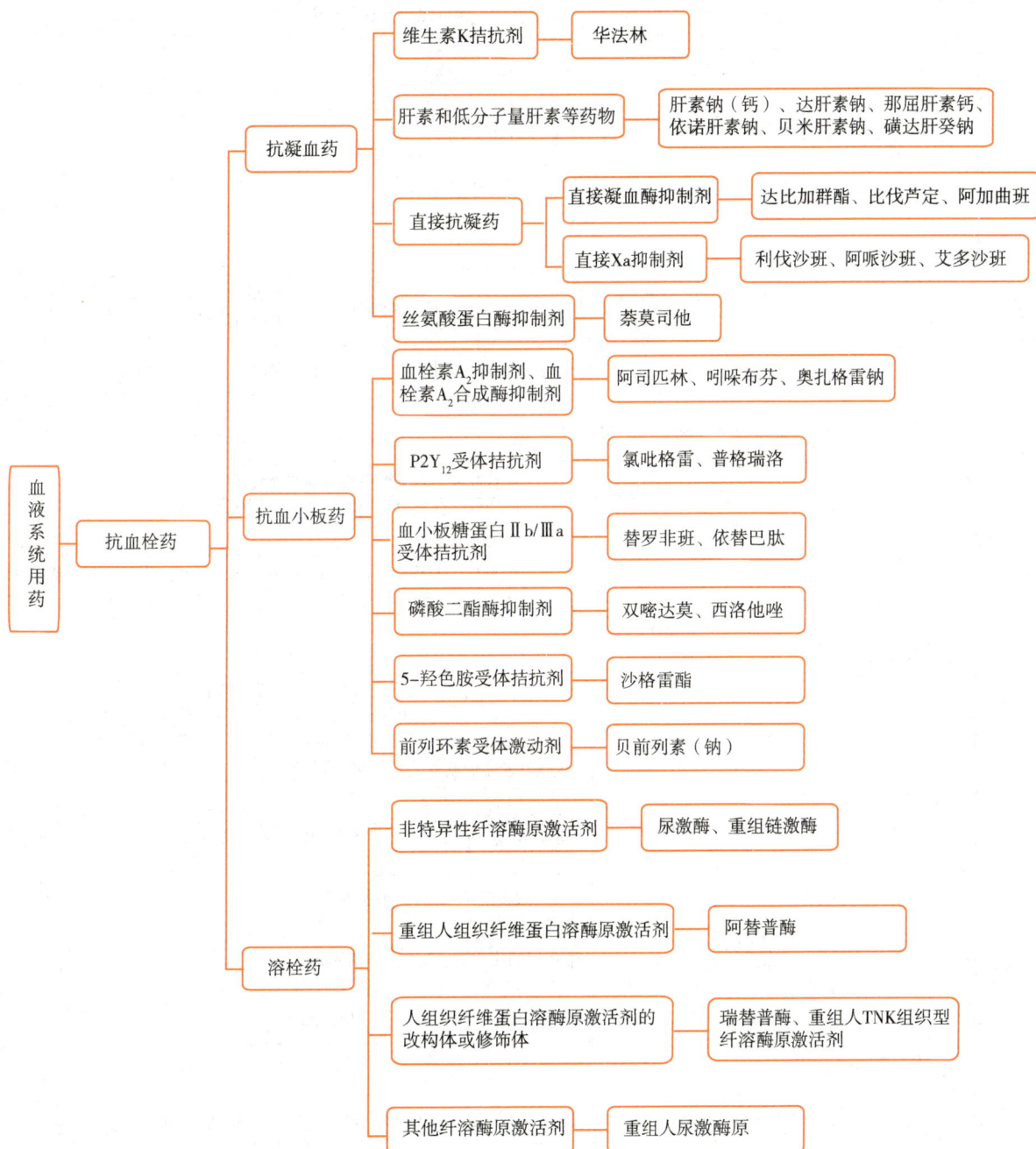

血液系统用药

- 抗血栓药
  - 抗凝血药
    - 维生素K拮抗剂 —— 华法林
    - 肝素和低分子量肝素等药物 —— 肝素钠（钙）、达肝素钠、那屈肝素钙、依诺肝素钠、贝米肝素钠、磺达肝癸钠
    - 直接抗凝药
      - 直接凝血酶抑制剂 —— 达比加群酯、比伐芦定、阿加曲班
      - 直接Xa抑制剂 —— 利伐沙班、阿哌沙班、艾多沙班
  - 抗血小板药
    - 丝氨酸蛋白酶抑制剂 —— 萘莫司他
    - 血栓素A_2抑制剂、血栓素A_2合成酶抑制剂 —— 阿司匹林、吲哚布芬、奥扎格雷钠
    - $P2Y_{12}$受体拮抗剂 —— 氯吡格雷、普格瑞洛
    - 血小板糖蛋白Ⅱb/Ⅲa受体拮抗剂 —— 替罗非班、依替巴肽
    - 磷酸二酯酶抑制剂 —— 双嘧达莫、西洛他唑
    - 5-羟色胺受体拮抗剂 —— 沙格雷酯
    - 前列环素受体激动剂 —— 贝前列素（钠）
  - 溶栓药
    - 非特异性纤溶酶原激活剂 —— 尿激酶、重组链激酶
    - 重组人组织纤维蛋白溶酶原激活剂 —— 阿替普酶
    - 人组织纤维蛋白溶酶原激活剂的改构体或修饰体 —— 瑞替普酶、重组人TNK组织型纤溶酶原激活剂
    - 其他纤溶酶原激活剂 —— 重组人尿激酶原

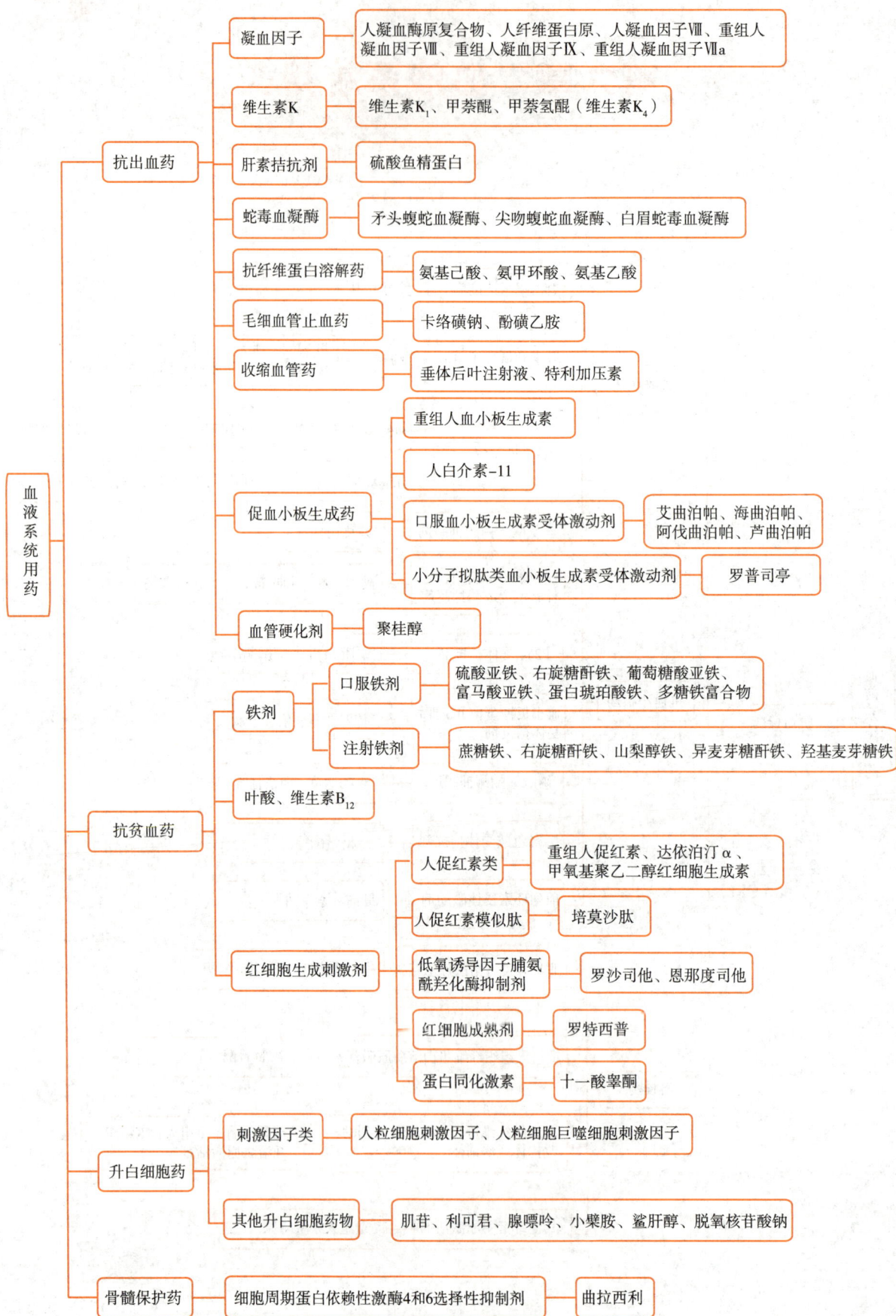

血液系统用药
├─ 抗出血药
│ ├─ 凝血因子 ── 人凝血酶原复合物、人纤维蛋白原、人凝血因子Ⅷ、重组人凝血因子Ⅷ、重组人凝血因子Ⅸ、重组人凝血因子Ⅶa
│ ├─ 维生素K ── 维生素K_1、甲萘醌、甲萘氢醌（维生素K_4）
│ ├─ 肝素拮抗剂 ── 硫酸鱼精蛋白
│ ├─ 蛇毒血凝酶 ── 矛头蝮蛇血凝酶、尖吻蝮蛇血凝酶、白眉蛇毒血凝酶
│ ├─ 抗纤维蛋白溶解药 ── 氨基己酸、氨甲环酸、氨基乙酸
│ ├─ 毛细血管止血药 ── 卡络磺钠、酚磺乙胺
│ ├─ 收缩血管药 ── 垂体后叶注射液、特利加压素
│ ├─ 促血小板生成药
│ │ ├─ 重组人血小板生成素
│ │ ├─ 人白介素-11
│ │ ├─ 口服血小板生成素受体激动剂 ── 艾曲泊帕、海曲泊帕、阿伐曲泊帕、芦曲泊帕
│ │ └─ 小分子拟肽类血小板生成素受体激动剂 ── 罗普司亭
│ └─ 血管硬化剂 ── 聚桂醇
├─ 抗贫血药
│ ├─ 铁剂
│ │ ├─ 口服铁剂 ── 硫酸亚铁、右旋糖酐铁、葡萄糖酸亚铁、富马酸亚铁、蛋白琥珀酸铁、多糖铁富合物
│ │ └─ 注射铁剂 ── 蔗糖铁、右旋糖酐铁、山梨醇铁、异麦芽糖酐铁、羟基麦芽糖铁
│ ├─ 叶酸、维生素B_{12}
│ └─ 红细胞生成刺激剂
│   ├─ 人促红素类 ── 重组人促红素、达依泊汀α、甲氧基聚乙二醇红细胞生成素
│   ├─ 人促红素模似肽 ── 培莫沙肽
│   ├─ 低氧诱导因子脯氨酰羟化酶抑制剂 ── 罗沙司他、恩那度司他
│   ├─ 红细胞成熟剂 ── 罗特西普
│   └─ 蛋白同化激素 ── 十一酸睾酮
├─ 升白细胞药
│ ├─ 刺激因子类 ── 人粒细胞刺激因子、人粒细胞巨噬细胞刺激因子
│ └─ 其他升白细胞药物 ── 肌苷、利可君、腺嘌呤、小檗胺、鲨肝醇、脱氧核苷酸钠
└─ 骨髓保护药 ── 细胞周期蛋白依赖性激酶4和6选择性抑制剂 ── 曲拉西利

第一节　抗血栓药

人体内存在着复杂的止血、凝血、抗凝及纤溶机制，是处于动态平衡的，其中抗凝系统和凝血系统共同构成既对立又统一的功能系统，机体才可在出血时有效地止血，又可防止血块堵塞血管，从而使血液保持液态，但当平衡偏向凝血一侧后，就会出现血栓。

血栓由聚集的血小板、纤维蛋白和被阻隔、沉积在其中的红细胞组成，血栓形成过程中，血小板活化聚集和纤维蛋白的形成是最重要的步骤，针对血栓形成和溶解的关键环节，特别是与纤维蛋白原、纤维蛋白和血小板有关的环节，研发了多种类的抗血栓药，主要包括：①减弱纤维蛋白形成的抗凝药；②抑制血小板活化、聚集的抗血小板药；③加快纤维蛋白降解的溶栓药。其中的抗凝药包括：维生素K拮抗剂、肝素类药物、直接抗凝药和丝氨酸蛋白酶抑制剂。

第一亚类　维生素K拮抗剂

维生素K拮抗剂（VKA）的代表药品是华法林，华法林属于香豆素类药物，市售药品成分是华法林钠，化学名称是 $3-(\alpha-$ 丙酮基苄基$)-4-$ 羟基香豆素钠盐，分子式 $C_{19}H_{15}NaO_4$，分子量：330.31。

一、药理作用与作用机制

华法林通过抑制维生素K-依赖凝血因子（即Ⅱ、Ⅶ、Ⅸ和Ⅹ因子），以及抗凝蛋白C、S的合成，发挥抗凝作用。Ⅱ、Ⅶ、Ⅸ和Ⅹ因子在肝脏合成时，需要维生素K作为 $\gamma-$ 谷胺酰羧化酶（维生素K依赖性羧化酶）的辅酶参与 $\gamma-$ 羧化反应。参与 $\gamma-$ 羧化反应后，维生素K变为维生素K环氧化物，经维生素K环氧化物还原酶复合体1（VKOR1）的作用，再生为维生素K，循环参与新的 $\gamma-$ 羧化反应，华法林能抑制VKOR1，阻断维生素K的再生循环，抑制维生素K-依赖凝血因子的合成。

华法林对已经完成 $\gamma-$ 羧化反应、功能正常的凝血因子无影响，而随着凝血因子的消耗和无活性凝血因子比例的增加，抗凝药效会逐渐显现，这个过程常需要数日。

华法林对已形成的血栓没有直接作用，也不能逆转缺血组织的损伤。血栓形成后，使用华法林抗凝的目的是防止已形成血栓的进一步扩大，并预防可能导致严重甚至致命后果的继发性血栓栓塞。

二、临床用药评价

（一）作用特点

1. CYP2C9 和 VKORC1 基因多态性对药效的影响：华法林是由 $S-$ 对映体和 $R-$ 对映体组成的消旋体，活性更高的华法林 $S-$ 对映体（抗凝活性是 $R-$ 对映体的 $3\sim5$ 倍）由 CYP2C9 代谢，而 $R-$ 对映体则由 CYP1A2 和 3A4 代谢，因此 CYP2C9 的基因多态性对华法林药效的影响更大。CYP2C9 具有高度的遗传多态性，截至目前至少有 50 种 CYP2C9 编码区的单核苷酸多态性（SNPs）被发现且被人类细胞色素 P450 等位基因命名委员会命名。其中最常见的是 CYP2C9 * 1 野生型等位基因，而 CYP2C9 * 2（430T > C）是第一个被鉴定的等位基因突变。我国汉族人群中，除了野生型 CYP2C9 * 1，出现频率最高的等位基因为 CYP2C9 * 3，基因频率约为 2.94%，而 CYP2C9 * 2 的出现频率仅为 0.14%。

有研究指出，VKORC1 基因多态性比 CYP2C9 更能解释华法林个体用药的差异性，是个体间用药差异的决定性因素。VKORC1 编码区和非编码区存在大量的多态性位点，其中 1639 位置 G > A 和 1173 位置 C > T 的变异型会影响华法林使用剂量。VKORC1 的基因多态性存在显著的种族间差异。来自中国与日本的研究显示纯合基因型（VKORC1 - 1639AA 和 VKORC1 - 1173TT）的出现率都在 80% 以上，而一份与高加索人有关的报道显示纯合基因型的出现率仅为 14%。与野生型 VKORC1 - 1639GG 和 VKORC1 - 1173CC 相比，携带单突变基因的患者所需华法林剂量较低，而纯合突变患者所需要的华法林剂量则更低。

VKORC1 和 CYP2C9 基因变异通常能够解释大部分已知的对华法林剂量需求的变异和个体间差异，如果能够获得 CYP2C9 和 VKORC1 基因型的信息，可有助于华法林的初始剂量的选择。

基于基因多态性和华法林药效、剂量关联性的研究，目前华法林的说明书相比早期版本有大篇幅的更新：在早期"华法林钠片"的说明书中，用法用量的原文是"成人常用量：避免冲击治疗，口服第 1～3 天，每日 3～4mg（年老体弱及糖尿病患者半量即可），3 天后可给维持量一日 2.5～5mg（可参考凝血时间调整剂量使 INR 值达 2～3）"；目前的说明书增加了 CYP2C9 和 VKORC1 基因型相关内容和"基于 CYP2C9 和 VKORC1 基因型的预期维持日剂量范围"推荐方案（表 6-1），推荐按"基因型未知"和"基因型已知"2 种情况，采用不同的用法用量方案，当已知患者的 CYP2C9 和 VKORC1 基因型后，应依据表6-1给出的预期维持日剂量推荐方案用药。

2. 所有接受华法林钠治疗的患者应定期监测国际标准化比率（INR），根据各适应证对应的 INR 目标值范围，结合患者用药后 INR 水平和临床情况，对剂量进行调整。而出血时间（BT）和凝血时间（CT）并不是监测华法林治疗效果的有效指标。

（二）药物、食物相互作用

药物可能通过药效动力学或药代动力学机制与华法林产生相互作用：①药物与华法林相互作用的药效动力学机制有协同作用（止血功能受损、凝血因子合成减少）、竞争性拮抗作用（维生素 K）和改变维生素 K 代谢的生理控制通路（遗传耐药性）；②药物与华法林相互作用的药代动力学机制主要有酶诱导、酶抑制和血浆蛋白结合减少。如 CYP2C9、1A2 和 3A4 的抑制剂，有可能通过增加华法林的暴露量来增强华法林的活性，导致 INR 增加。值得注意的是，有些药物可能通过多种机制与华法林相互作用。

食物中维生素 K 的含量可能会影响华法林的治疗作用。建议服用华法林的患者保持正常均衡饮食，以保持维生素 K 的稳定摄入量。服用华法林的患者应避免饮食习惯的剧烈变化，如大量食用绿叶蔬菜。

（三）典型不良反应

出血是最常见的不良反应，临床症状多样，包括皮下瘀斑、牙龈出血、消化道出血或颅内出血。

其他典型不良反应包括：组织坏死、钙化防御、急性肾损伤、全身性动脉粥样硬化栓塞和胆固醇微栓塞、肝素诱导性血小板减少症（HIT）和肝素诱导性血小板减少症伴血栓综合征（HITTS）患者出现肢体缺血/坏死及坏疽、高血栓栓塞风险的带有机械心脏瓣膜的妊娠期女性使用华法林后引起的胎儿伤害。

（四）特殊人群用药

华法林不能用于妊娠期女性，具有高血栓栓塞风险的机械心脏瓣膜的妊娠期女性除外。根据已公布的哺乳期女性的数据，在母乳中没有检测出华法林。

华法林几乎完全通过肝脏代谢失活，肾功能不全患者无需调整剂量。中度至重度肝损伤可通过降低凝血因子的合成和华法林的代谢来增强对华法林的反应，中度至重度肝损伤患者使用华法林钠时，对出血征象应进行更频繁的监测。

三、代表药品

华法林钠
Warfarin Sodium
【警示语】

·华法林钠片可引起大出血或致命性出血。

·所有接受华法林钠片治疗的患者应定期监测国际标准化比率（INR）。

表6-1 基于 CYP2C9 和 VKORC1 基因型的华法林钠预期维持日剂量范围

| VKORC1 | CYP2C9 | | | | | |
	*1/*1	*1/*2	*1/*3	*2/*2	*2/*3	*3/*3
GG	5～7mg	5～7mg	3～4mg	3～4mg	3～4mg	0.5～2mg
GA	5～7mg	3～4mg	3～4mg	3～4mg	0.5～2mg	0.5～2mg
AA	3～4mg	3～4mg	0.5～2mg	0.5～2mg	0.5～2mg	0.5～2mg

·在接受华法林钠片治疗时，药物、饮食变化和其他因素会影响INR水平。

·指导患者采取预防措施，尽量减少出血风险，并报告出血的症状和体征。

【适应证】　①预防和治疗深静脉血栓形成（DVT）、肺栓塞（PE）；②预防和治疗心房颤动（AF）和（或）心脏瓣膜置换术后血栓栓塞并发症；③降低心肌梗死后死亡、心肌梗死复发和血栓栓塞（如卒中或体循环栓塞）事件的风险。

【用法用量】

1. 个体化用药　必须根据每个患者用药后的国际标准化比率（INR）水平和临床情况，对华法林钠片的给药剂量和疗程进行个体化调整。对大多数患者，INR > 4.0没有额外的治疗获益，并且可能带来更高的出血风险。建议参阅最新的临床指南，根据具体情况，选择用药时间和使用剂量。

2. 用法用量

（1）静脉血栓栓塞（包括DVT和PE）：推荐INR的目标值为2.5（范围：2.0~3.0）。

（2）心房颤动：①非瓣膜性房颤，推荐INR目标值为2.5（范围：2.0~3.0）。②人工心脏瓣膜置换术后的房颤，根据瓣膜类型和位置以及其他患者自身因素，可以提高华法林治疗的INR目标值，并联合使用阿司匹林。

（3）机械瓣膜和生物瓣膜：①主动脉双叶机械瓣植入或Medtronic Hall（MN）侧倾碟瓣植入的患者，若其为窦性心律且没有左心房扩张，推荐INR的目标值为2.5（范围：2.0~3.0）；②二尖瓣侧倾碟瓣和双叶机械瓣植入的患者，推荐INR的目标值为3.0（范围：2.5~3.5）；③笼球瓣或者笼碟瓣植入的患者，推荐INR的目标值为3.0（范围：2.5~3.5）；④对于二尖瓣生物瓣膜植入的患者，建议在植入瓣膜后的最初3个月使用华法林治疗，推荐INR目标值为2.5（范围：2.0~3.0）。

（4）心肌梗死后：对于高风险的心肌梗死患者（如前壁大面积心肌梗死、严重心力衰竭、经胸超声心动图显示心内血栓、房颤以及有血栓栓塞史），推荐使用中等强度的华法林（INR：2.0~3.0）联合小剂量的阿司匹林（≤100mg/d）进行至少3个月的治疗。

（5）复发性体循环栓塞及其他适应证：对于合并房颤的瓣膜病患者、二尖瓣狭窄患者、不明原因的复发性体循环栓塞患者，尚未通过临床试验对华法林的抗凝治疗作用进行充分评价。然而，中等剂量方案（INR：2.0~3.0）可能适用于这些患者。

3. 初始剂量和维持剂量　不同患者使用华法林钠片的初始剂量差异很大，影响初始剂量的因素包括年龄、种族、体重、性别、伴随用药和伴随疾病等临床因素，以及CYP2C9和VKORC1基因型等遗传因素。对于老年和（或）体弱患者以及亚洲患者应考虑更低的初始和维持剂量。因可增加出血风险并导致其他并发症，且不能快速抑制血栓形成，故不建议在上述人群中使用常规负荷剂量。

（1）基因型未知：如患者的CYP2C9和VKORC1基因型未知，通常初始剂量为2~5mg，一日1次。通过密切监测INR水平，结合具体适应证，确定每位患者的所需剂量。常见维持剂量是一日2~10mg。

（2）基因型已知：如果已知患者的CYP2C9和（或）VKORC1基因型，在选择初始剂量时应参考表6-1。携带CYP2C9 *1/*3、*2/*2、*2/*3和*3/*3基因的患者与不携带这些CYP变异（突变）的患者相比，在相同剂量方案下，可能需要更长时间（2~4周）来达到最大INR效果。

4. 监测INR以实现最佳抗凝　华法林治疗窗较窄，其活性可能受多种因素影响，使用华法林治疗过程中必须对抗凝效果进行严密监测。给予初始剂量后，必须每日测定INR，直到INR稳定在目标范围内。INR稳定后，应定期测定INR，维持剂量在治疗范围内。应基于临床情况确定INR的检测频率，但一般可接受的INR测定间隔为1~4周。

5. 漏服　华法林的抗凝效果持续24小时以上。如果患者在某天的规定服药时间未服用规定剂量的华法林钠片，患者应该在当天尽快服用该剂量，而不应该在次日通过剂量加倍来弥补漏服的剂量。

【禁忌】

1. 妊娠　华法林不能用于妊娠期女性，具有高血栓栓塞风险的机械心脏瓣膜的妊娠期女性除外。用于妊娠期女性时，可能会对胎儿造成伤害。妊娠期间服用华法林会引起一种公认的、严重的先天畸形（华法林胚胎病和胎儿毒性），致命的胎儿出血，以及增加流产和胎儿死亡的风险。华法林胚胎病的特点是伴或不伴点状骨骺发育不良（软骨发育不良）的鼻腔发育不全和生长迟缓（包括低出生体重）。也有中枢神经系统和眼睛发育异常的相关报道。

2. 其他禁用情况

（1）出血倾向或恶血质。

（2）近期或预期开展中枢神经系统、眼部或导致大面积开放性创面的创伤性手术患者。

（3）与以下相关的出血倾向：①胃肠道、泌尿生殖道或呼吸道的活动性溃疡或明显出血；②中枢神经系统出血；③脑动脉瘤、主动脉夹层动脉瘤；④心包炎、心包积液；⑤感染性心内膜炎。

（4）先兆流产、子痫和先兆子痫。

（5）无监护的潜在依从性差的患者。

（6）脊椎穿刺及其他可能导致无法控制出血的诊断措施或治疗方法。

（7）主要区域阻滞麻醉或腰椎麻醉。

（8）恶性高血压。

【常用制剂与规格】 片剂（以华法林计）：1mg；2.5mg；3mg；5mg。

第二亚类　肝素和低分子量肝素等药物

肝素类药物是常用的抗凝药，包括普通肝素（UFH）和低分子量肝素（LMWH），它们具有相近但并不完全相同的作用机制、药代动力学、疗效和安全性特征。

普通肝素（UFH），简称肝素，国内市售的药品肝素钠或肝素钙，是自猪肠黏膜中提取的硫酸氨基葡聚糖的钠盐或钙盐。肝素是由不同分子量的糖链组成的混合物，由 a – D – –氨基葡萄糖（N硫酸化，O – 硫酸化或 N – 乙酰化）和 O – 硫酸化糖醛酸（α – L – 艾杜糖醛酸或 β – D 葡萄糖醛酸）交替连接形成的聚合物，肝素具有延长血凝时间的作用。

低分子量肝素（LMWHs）是普通肝素经酶或化学解聚后衍生物的统称，药品包括达肝素钠、那屈肝素钙、依诺肝素钠和贝米肝素钠。

一、药理作用与作用机制

1. 肝素　肝素是由肥大细胞的分泌颗粒释放的氨基葡聚糖，并没有独立的抗凝活性，而是通过增强抗凝血酶的活性间接发挥抗凝药效的。抗凝血酶（AT）曾称为抗凝血酶Ⅲ（AT – Ⅲ），是血浆中重要的生理性抗凝因子，其作用约占抗凝系统总活性的70%～80%，AT可以立体嵌合并失活凝血途径中的各种丝氨酸蛋白酶，如凝血酶（即Ⅱa）、Ⅸa、Ⅹa、Ⅺa、Ⅻa等。肝素可诱导抗凝血酶发生构象改变，使其更易与凝血酶结合，大大提升抗凝血酶的抗凝作用。现行版《中华人民共和国药典》规定用抗Ⅱa活性的效价标示肝素的剂量，并规定肝素的抗Ⅹa效价与抗Ⅱa的效价比应为0.9～1.1，欧洲是最早使用抗Ⅹa的效价标示肝素剂量的，美国在2009年以后和欧洲保持一致，也采用抗Ⅹa效价。

2. 低分子量肝素　同样通过增强 AT – Ⅲ的活性发挥药效，但药效主要体现在对Ⅱa 和Ⅹa 的抑制，而且抑制Ⅹa 的能力是抑制Ⅱa 能力的数倍。包括我国在内的各国都用抗Ⅹa（AⅩa）的效价标示低分子量肝素的剂量，但现行版《中华人民共和国药典》（二部）暂未收载低分子量肝素。肝素和低分子量肝素药学特点对比见表6 –2。

表6 – 2　肝素和低分子量肝素药学特点对比

分类	肝素	低分子量肝素	磺达肝癸钠
效价定义（中国）	抗Ⅱa活性	抗Ⅹa活性（AⅩa活性）	–
剂量单位	单位（U）	国际单位（IU）	毫克（mg）
来源	猪肠黏膜提取	普通肝素解聚后的衍生物	人工合成
平均分子量	约15000Da（3000Da～30000Da）	约4000Da～5000Da	1728.08
结合位点	抗凝血酶	抗凝血酶	抗凝血酶
作用特点	同时抑制Ⅱa、Ⅸa、Ⅹa、Ⅺa、Ⅻa	主要抑制Ⅱa 和Ⅹa，且抗Ⅹa 效价＞抗Ⅱa效价	只抑制Ⅹa
生物利用度（皮下注射）	15%～30%	90%	100%

3. 磺达肝癸钠 是人工合成的选择性 Xa 抑制剂，也是通过增强抗凝血酶活性间接发挥抗凝作用。磺达肝癸钠通过与抗凝血酶的活化部位特异性结合，特异性增强了抗凝血酶对 Xa 的中和活性，使Xa被快速抑制。磺达肝癸钠不影响Ⅱa 活性，也不影响血小板的聚集。该药物可以皮下注射，也可以静脉给药，消除半衰期长达 17 小时。

二、临床用药评价

1. 肝素可静脉注射、静脉滴注或深部皮下注射给药（注射到皮下脂肪内，如腹部或髂脊的皮下脂肪内），皮下给药后 2～4 小时血浆浓度和药效达峰。肝素主要由肝脏清除，也在网状内皮细胞的介导下被摄取到血管外间隙。肝素的血浆半衰期是剂量依赖性的，随着剂量增加，消除半衰期延长，消除半衰期为 0.5～2 小时。肾功能不全或肾衰竭者通常不需要调整剂量。

肝素类药物和磺达肝癸钠药学特点对比见表 6-3。

2. 低分子量肝素可静脉注射给药和皮下注射给药，血液透析时可注入血管，也可注射到血液体外循环的管路中。达肝素钠和贝米肝素钠主要以原型经肾脏排泄，那曲肝素钙和依诺肝素钠大部分在肝脏代谢，也有少量以原型经肾脏排泄。低分子量肝素的体内消除半衰期比

肝素长，肾功能不全时，低分子量肝素的清除速率降低，消除半衰期延长，以达肝素钠为例，透析患者静脉注射后，代表达肝素钠药效的血中抗 Xa 活性的半衰期是 5.7 小时，而正常人群是 2.1～2.3 小时，前者明显延长。肾功能重度不全或肾衰竭者需要按照各产品说明书的规定调整剂量或避免使用（见表 6-3）。

3. 不同品种的低分子量肝素的平均分子量、抗 Xa/抗 Ⅱa 效价比、代谢途径和消除半衰期有差别，随着平均分子量的降低，抗 Xa/抗 Ⅱa 效价比逐渐升高（见表 6-3）。

4. 肝素和低分子量肝素的优缺点对比，决定了各自的应用场景。评估肝素药效的常用指标是活化部分凝血活酶时间（APTT），尽管抗 Xa 活性的检测比 APTT 能更准确地评价肝素药效，但我国抗 Xa 活性检测还有待普及。低分子量肝素对 APTT 的影响不明显，需要监测低分子量肝素的药效时，应使用抗 Xa 活性检测（见表 6-4）。

5. 各低分子量肝素产品的适应证略有差异，可参见表 6-5，在外科手术前和术后预防静脉血栓栓塞时，特别是骨科术后预防深静脉血栓时，抗凝治疗须持续到患者可活动为止，一般需 5～7 日或更长，具体时间参考说明书相关规定。有高度血栓发生风险者，如全髋关节置换术后，即使患者已可活动，抗凝治疗还应持续数周。

表 6-3 肝素类药物和磺达肝癸钠药学特点对比

通用名	平均分子量	抗 Xa/抗 Ⅱa 效价比	消除半衰期	主要代谢或排泄途径	肾功能不全者注意事项
肝素	15000Da	1:1	0.5～2h（随剂量增加，半衰期延长）	主要在肝脏代谢消除	无需调整
达肝素钠	6000Da	2.7:1	3～4h	肾脏	慎用于严重肾功能不全者
那屈肝素钙	4500Da	3.2:1	3.5h	肝脏代谢；原形药物经肾脏排泄的比例<10%	CrCl 30～50ml/min 时剂量减少 25%～33%；重度肾功能不全者禁用
依诺肝素钠	4200Da	3.6:1	单次4h；多次给药后约7h	肝脏代谢；原形药物经肾脏排泄的比例约为10%	CrCl<30ml/min 需要减量
贝米肝素钠	3600Da	8:1	5～6h	以原型经肾脏排泄的可能性大	肾脏衰竭者慎用
磺达肝癸钠	1728	1:0	17h（年轻人）；21h（老年人）	64%～77%以原形从肾脏排泄	CrCl<20ml/min 禁用

表6-4 肝素和低分子量肝素优缺点对比

分类	肝素	低分子量肝素
优点	①起效快、消除快，可根据需要更加灵活地调整剂量或停药（如外科手术或出血时） ②可用活化部分凝血活酶时间（APTT）监测肝素效果，该检验项目已普遍开展，也可用抗Ⅹa活性进行监测 ③可以用于肾衰竭或严重肾功能不全患者 ④可使用硫酸鱼精蛋白迅速逆转其作用 ⑤静脉或皮下给药均可	①皮下给药时，生物利用度高于普通肝素 ②皮下给药便于在门诊和居家使用 ③抗凝作用持续时间较长，一日给药1～2次即可 ④剂量与抗凝药效之间相关性更好，可以固定剂量给药，多数情况下，无需实验室监测 ⑤肝素诱导的血小板减少（HIT）发生风险较低，骨质疏松发生率较低 ⑥与普通肝素相比，低分子量肝素不会通过胎盘，是妊娠期首选的抗凝药
缺点	①治疗窗窄，实现充分抗凝又不发生出血的难度较大 ②剂量－反应关系差异较大，需要频繁进行实验室监测，达到或维持治疗浓度（根据APTT或抗Ⅹa活性）常常较为困难 ③潜在不良反应多，如肝素诱导的血小板减少（HIT）、皮肤不良反应和长期用药引起的骨质疏松 ④不适合门诊患者居家使用	①低分子量肝素过量后，用硫酸鱼精蛋白解救的效果可能不佳 ②肾衰竭时，消除半衰期延长，尤其是依诺肝素 ③无法用APTT监测药效，而能开展抗Ⅹa活性检测的医疗机构少

表6-5 低分子量肝素的适应证

适应证	达肝素钠	那屈肝素钙	依诺肝素钠	贝米肝素钠
治疗已形成的深静脉血栓	200IU/kg，qd（最大日剂量18000 IU）出血风险高者100IU/kg，bid	85IU/kg，q12h	150IU/kg，qd或100IU/kg，bid	150IU/kg，qd
治疗不稳定型心绞痛和非Q波型心肌梗死（联合阿司匹林）	120IU/kg，bid（单次最大剂量10000IU）	85IU/kg，q12h	100IU/kg，q12h	无适应证
治疗急性ST段抬高型心肌梗死，与溶栓药联用，或与PCI（经皮冠状动脉介入治疗）联用	无适应证	无适应证	初始静注3000IU，15min后皮下注射100IU/kg	无适应证
在外科患者中，预防静脉血栓栓塞性疾病（中度血栓风险者）	2500IU，qd首剂术前1～2h给药	2850IU，qd首剂术前2h给药	2000IU或4000IU，qd首剂术前2h给药	2500IU，qd首剂术前1～2h或术后6h给药
在外科患者中，预防静脉血栓栓塞性疾病（高度血栓风险的患者）	5000IU，qd首剂术前12h给药	38IU/kg，qd首剂术前12h给药，术后12h第二剂，以后每日使用，一直到术后第3d，从术后第4d起剂量调整为57IU/kg	4000IU，qd首剂术前12h给药	3500IU，qd首剂术前1～2h或术后6h给药
在内科治疗患者中，预防静脉血栓栓塞性疾病	无适应证	无适应证	4000IUqd	2500IU，qd或3500IU，qd

续表

适应证	达肝素钠	那屈肝素钙	依诺肝素钠	贝米肝素钠
预防血液透析时体外循环中发生血栓	5000IU	65IU/kg	100IU/kg	2500IU（体重 > 60kg者使用3500IU）
预防血液过滤时体外循环中发生血栓	5000IU	无适应证	无适应证	无适应证

6. 磺达肝癸钠的适应证包括：①进行下肢重大骨科手术如髋关节骨折、重大膝关节手术或者髋关节置换术等患者，预防静脉血栓栓塞事件的发生；②无指征进行紧急 PCI 治疗的不稳定型心绞痛或非 ST 段抬高心肌梗死；③使用溶栓或初始不接受其他形式再灌注治疗的 ST 段抬高心肌梗死。

（二）药物相互作用

1. 鱼精蛋白能中和普通肝素，也能部分中和低分子量肝素。

2. 同时应用影响止血的药物，例如抗血小板药、溶栓药、非甾体抗炎药、血小板糖蛋白 IIb/IIIa 受体拮抗剂、维生素 K 拮抗剂，可能加强肝素类药物的抗凝血效果，增加出血危险。

（三）典型不良反应和禁忌

1. 肝素 ①出血较常见，是剂量依赖性不良反应，特别是皮肤、黏膜、伤口、胃肠道和泌尿生殖系统出血容易出现。②偶见轻度血小板减少症，也可能发生严重的肝素诱导性血小板减少（HIT）。③骨质疏松：长时间（数月）使用肝素者可能发生骨质疏松尤其是在易患人群。④在出血高危的情况下，如出血性体质、细菌性心内膜炎、胃肠道活动性溃疡、出血性脑卒中、脊椎或眼科手术、合用其他抗凝药和血小板抑制剂等，使用肝素需非常谨慎。⑤不能肌内注射，肌内注射部位有血肿的风险。

2. 低分子量肝素 ①禁止肌内注射，而且由于存在血肿风险，使用较大剂量的低分子量肝素期间应避免肌内注射其他药物。②下列情况禁用：出血或严重的凝血障碍相关的出血（与肝素治疗无关的弥漫性血管内凝血除外）；有确定或怀疑患有 HIT 病史者；活动性消化道溃疡；脑出血或其他活动性出血；急性感染性心内膜炎、脓毒性心内膜炎；近期有中枢神经

系统、眼和耳损伤或手术。

3. 磺达肝癸钠 常见不良反应是出血和紫癜，该药物也不能通过肌内注射给药。使用禁忌包括：具有临床意义的活动性出血、急性细菌性心内膜炎和肌酐清除率 < 20ml/min 的严重肾脏损害患者。

当患者使用肝素后出现急性 HIT 合并血栓形成时，可使用磺达肝癸钠或直接凝血酶抑制剂抗凝。

（四）特殊人群用药

1. 华法林有致畸性，肝素可作为妊娠期安全而重要的抗凝替代药品。与普通肝素相比，低分子量肝素给药相对容易且不会通过胎盘屏障，是妊娠期首选的抗凝药。普通肝素和低分子量肝素均不会在乳汁中积聚，所以哺乳期女性可以使用。

2. 磺达肝癸钠不应用于妊娠期女性。尚不知磺达肝癸钠是否能分泌入人乳中，在使用期间不推荐哺乳，然而作为需注射给药的药物，婴儿不太可能通过口服吸收磺达肝癸钠。

三、代表药品

肝素
Heparin

【适应证】 用于防治血栓形成或栓塞性疾病（心肌梗死、血栓性静脉炎、肺栓塞等）；各种原因引起的弥漫性血管内凝血（DIC）；也用于血液透析、体外循环、导管术、微血管手术等操作中及某些血液标本或器械的抗凝处理。

【用法用量】

1. 成人 ①深部皮下注射：首次 5000 ~ 10000U，以后每 8 小时给药 8000 ~ 10000U 或每 12 小时给药 15000 ~ 20000U；每 24 小时给药总量 30000 ~ 40000U。②静脉注射：首次给药 5000 ~ 10000U 之后，或按体重每 4 小时给药 100U/kg，用氯化钠注射液稀释后应用。③静脉滴注：每日

给药 20000 ~ 40000U，加至氯化钠注射液 1000ml 中持续滴注。滴注前可先静脉注射 5000U 作为初始剂量。④预防性治疗：高危血栓形成患者，大多适用于腹部手术之后，以防止深部静脉血栓。在外科手术前 2 小时先给予 5000U 肝素皮下注射，但应避免采取硬膜外麻醉，然后每隔 8 ~ 12 小时给予 5000U，共约 7 日。

2. 儿童　①静脉注射：按体重一次注入 50U/kg，以后每 4 小时给予 50 ~ 100U；②静脉滴注：按体重注入 50U/kg，以后按体表面积每 24 小时给予 20000U/m^2，加入氯化钠注射液中缓慢滴注。

【临床应用注意】

1. 禁用于对肝素过敏、有自发出血倾向者、血液凝固迟缓者（如血友病、紫癜、血小板减少）、溃疡病、创伤、产后出血者及严重肝功能不全者。

2. 肝素主要不良反应是剂量过大后，可致自发性出血，故每次注射前应测定凝血时间。偶可引起过敏反应及血小板减少，常发生在用药之初的 5 ~ 9 日，故治疗第 1 个月内应定期监测血小板计数。

【常用制剂与规格】　肝素钠注射液：2ml：1000U；2ml：5000U；2ml：12500U。肝素钙注射液：2ml：1000U；2ml：5000U；2ml：12500U。

依诺肝素钠
Enoxaparin Sodium

【适应证】和【用法用量】

预防静脉血栓栓塞性疾病，治疗深静脉栓塞，治疗不稳定型心绞痛及 Q 波心肌梗死时应采用深部皮下注射给予依诺肝素；血液透析体外循环时为血管内途径给药；对于 ST 段抬高型急性心肌梗死，初始的治疗为静脉注射，随后改为皮下注射治疗。

1. 在外科患者中，预防静脉血栓栓塞性疾病：当患者有中度血栓形成危险时（如腹部手术），推荐剂量为 2000A Ⅹ aIU（0.2ml）或 4000A Ⅹ aIU（0.4ml），一日 1 次皮下注射。在普外手术中，应于术前 2 小时给予第 1 次皮下注射，当患者有高度血栓形成倾向时（如矫形外科手术），推荐剂量为术前 12 小时开始给药，

一日 1 次皮下注射 4000A Ⅹ aIU（0.4ml）。依诺肝素治疗一般应持续 7 ~ 10 日。某些患者适合更长的治疗周期，若患者有静脉栓塞倾向，应延长治疗至静脉血栓栓塞危险消除且患者不需卧床为止。在矫形外科手术中，连续 3 周，一日 1 次给药 4000A Ⅹ aIU 是有益的。

2. 在内科治疗患者中，预防静脉血栓栓塞性疾病：推荐剂量为一日 1 次皮下给药 4000A Ⅹ aIU（0.4ml），治疗最短应为 6 日，直到患者不需卧床为止，最长为 14 日。

3. 治疗深静脉栓塞，伴或不伴有肺栓塞：皮下一日 1 次注射 150A Ⅹ aIU/kg 或一日 2 次 100A Ⅹ aIU/kg。当患者为复杂性栓塞性疾病时，推荐一日 2 次给药 100A Ⅹ aIU/kg。对于体重高于 100kg 的患者，依诺肝素的疗效可能轻微降低。对于体重低于 40kg 的患者，出血的风险可能增加。对于这些患者必须进行特殊的临床监测。深静脉血栓治疗期间，除非有禁忌，依诺肝素应尽早替换为口服抗凝药治疗。依诺肝素治疗应该不超过 10 日。

4. 治疗不稳定型心绞痛及非 Q 波心肌梗死：皮下注射推荐剂量为一次 100A Ⅹ aIU/kg，每 12 小时给药 1 次，应与阿司匹林同用（推荐剂量：最小负荷剂量为 160mg，之后一日 1 次口服 75 ~ 325mg）。一般疗程为 2 ~ 8 日，直至临床症状稳定。

5. 用于血液透析体外循环中，防止血栓形成：推荐剂量为 100A Ⅹ aIU/kg。对于有高度出血倾向的血液透析患者应减量，即双侧血管通路给予依诺肝素 50A Ⅹ aIU/kg 或单侧血管通路给予 75A Ⅹ aIU/kg。应于血液透析开始时，在动脉血管通路给予依诺肝素钠。上述剂量药物的作用时间一般为 4 小时。

6. 与溶栓剂联用或同时与经皮冠状动脉介入治疗（PCI）联用，治疗急性 ST 段抬高型心肌梗死：在初始静脉注射给予 3000A Ⅹ aIU 后的 15 分钟内皮下给药 100A Ⅹ aIU/kg，随后每隔 12 小时皮下注射一次 100A Ⅹ aIU/kg（最初 2 次皮下注射剂量最大为 10000A Ⅹ aIU）。首剂依诺肝素应在溶栓治疗前 15 分钟至溶栓治疗（无论是否有纤维蛋白特异性）后 30 分钟之间给予。

【临床应用注意】

1. 尚无临床实验数据证明本品可通过胎盘屏障，妊娠期女性仅在医师认为确实需要时才可使用。由于新生儿原则上不可能对本品有胃肠道吸收，因此哺乳期女性使用依诺肝素治疗并无禁忌，但哺乳期女性接受本品治疗时应停止哺乳。

2. 不良反应：最常见的是出血和肝酶升高，其他不良反应有过敏反应、皮肤反应、注射部位反应（血肿、疼痛）。

3. 意外的过量皮下注射低分子量肝素有导致出血并发症的可能。假如出血，某些患者可能需使用鱼精蛋白治疗，但需考虑，其疗效远低于其用于普通肝素过量时的疗效。鱼精蛋白给药量依赖于：注射的肝素剂量和注射肝素后的时间，如果依诺肝素钠注射已经 12 小时以上，则不需要注射鱼精蛋白。

【常用制剂与规格】 注射液：0.2ml：2000IU 抗 X a；0.4ml：4000IU 抗 X a；0.6ml：6000IU 抗 X a；0.8ml：8000IU 抗 X a；1ml：10000IU 抗Xa。

第三亚类　直接抗凝药

直接抗凝药，按作用机制分为直接凝血酶抑制剂（达比加群酯、比伐芦定和阿加曲班）和直接 X a 抑制剂（利伐沙班、阿哌沙班、艾多沙班）；目前，临床上将达比加群酯、利伐沙班、阿哌沙班和艾多沙班这 4 个口服的药物定义为直接口服抗凝药（DOACs）。

一、药理作用与作用机制

1. 直接凝血酶抑制剂 凝血酶（Ⅱa）是一种丝氨酸蛋白酶，在凝血级联反应中起关键作用，可切割纤维蛋白原，使其成为纤维蛋白单体，并激活凝血因子 X Ⅲ，使其转变为凝血因子 X Ⅲa，从而使纤维蛋白形成共价交联的丝网后稳定血栓。

最初从水蛭中唾液腺中分离出一种多肽，可以抑制凝血酶活性，命名为水蛭素，目前国外有重组水蛭素在售。

比伐芦定是人工合成的水蛭素类似物，与天然水蛭素类似，可以与凝血酶 1∶1 形成复合物后直接抑制凝血酶活性，比伐芦定对凝血酶的抑制是可逆的，静脉注射后的血浆消除半衰期为 25 分钟。

阿加曲班是合成的精氨酸小分子衍生物，是可逆的直接凝血酶抑制剂，静脉注射后的血浆消除半衰期为 45 分钟。

达比加群酯口服后在血浆和肝脏经由酯酶水解为达比加群发挥药效，后者是竞争性、可逆性、直接凝血酶抑制剂，对游离的凝血酶和已经与纤维蛋白结合的凝血酶，以及凝血酶诱导的血小板聚集都有抑制作用。

2. 直接 X a 抑制剂 口服直接 X a 抑制剂通过与 X a 活性位点的结合，阻止了 X a 对凝血酶原的作用，终止了内源性和外源性凝血级联反应。口服直接 X a 抑制剂是竞争性、可逆性的，对 X a 的抑制呈剂量依赖性，随着药物的代谢消除，X a 的活性就能恢复。口服直接 X a 抑制剂不抑制凝血酶，对血小板也没有影响。

二、临床用药评价

（一）特点对比

直接口服抗凝药具有口服给药方便，起效快等特点，目前市售的 4 个直接口服抗凝药在药动学、特殊人群和药物相互作用上有各自特点，见表6-6。

表6-6　直接口服抗凝药药学特点对比

特点	达比加群	利伐沙班	阿哌沙班	艾多沙班
作用靶点	凝血酶	因子Xa	因子Xa	因子Xa
吸收达峰时间	1～2h	2～4h	3～4h	1～2h
用于房颤时的给药频次	一日 2 次	一日 1 次	一日 2 次	一日 1 次
是否建议与食物同服	无需	10mg 无需；15mg、20mg 需要	无需	无需
从肾脏消除的活性药物比例	80%	33%	25%	50%

续表

特点	达比加群	利伐沙班	阿哌沙班	艾多沙班
肾功正常者的消除半衰期	12～18h	5～13h	12～15h	10～14h
肾功能不全时的剂量调整	中度肾功能不全者用低剂量（110mg，一日2次）；CrCl<30ml/min者不推荐使用	GCl<30ml/min者避免使用	CrCl<30ml/min或透析者不推荐使用	肾衰或透析者禁用；中度或重度不全（CrCl 15～50ml/min），剂量减半
肝功能中度不全时的剂量调整	无需	禁忌	无需	重度肝损害不推荐使用
需要关注的药物相互作用	P-gp抑制剂或诱导剂	P-gp/CYP3A4抑制剂或诱导剂	P-gp/CYP3A4抑制剂或诱导剂	P-gp抑制剂或诱导剂

（二）药物相互作用

1. 达比加群酯是P-gp的底物，与强效P-gp抑制剂合用会导致达比加群血药浓度升高。

2. 不推荐利伐沙班或阿哌沙班与CYP3A4和P-gp的强效抑制剂合用。阿哌沙班与CYP3A4及P-gp强效诱导剂利福平合用时，AUC降低54%，平均C_{max}降低42%，阿哌沙班与其他CYP3A4及P-gp强效诱导剂（如苯妥英钠、苯巴比妥或圣约翰草）合用时血药浓度也可能降低。阿哌沙班说明书提示与上述强效CYP3A4及P-gp诱导剂合用时，无需调整阿哌沙班的剂量，但应谨慎给药。

（三）典型不良反应和禁忌

1. 出血是最常见的不良反应，一旦发生过量引起严重出血事件，即使补充新鲜的凝血因子也不能逆转抗凝活性，需要等待药物从体内代谢清除。

2. 患者出现严重出血事件或需要实施紧急手术时，可使用特异性逆转剂快速逆转直接口服抗凝药的药效，目前有两个逆转剂：①依达赛珠单抗，国内已上市，是达比加群酯的专用逆转剂，它是一种人源化单克隆抗体片段（Fab）药物，与达比加群（及其酰基葡萄糖醛酸代谢产物）的亲和力高于达比加群与凝血酶的亲和力，可中和达比加群的抗凝作用；②Andexanet alfa，国外已经上市，国内尚在新药申请中。Andexanet alfa是Xa因子抑制剂的逆转剂，是重组Xa转基因变体，能够替代Xa与利伐沙班、阿哌沙班和艾多沙班结合，恢复Xa的正常凝血功能，同时An-dexanet alfa在结构上将Xa活性位点的丝氨酸用丙氨酸取代，无凝血活性，避免了潜在的促凝血风险。Andexanet alfa在欧美日等国家及地区获批用于利伐沙班和阿哌沙班的逆转，在日本则额外获批用于艾多沙班的逆转。

三、代表药品

达比加群酯
DabigatranEtexilate

【药理作用与作用机制】 口服给药后，达比加群酯口服后，通过酯酶催化水解迅速且完全转化为达比加群，后者是本品在血浆中的活性成分，血中达比加群的血药浓度达到峰时间是0.5～2小时后。进食不会影响达比加群酯的生物利用度，但会使血药浓度达峰时间延后2小时。达比加群主要以原型药经由尿液清除。

【适应证】 预防成人非瓣性房颤患者的卒中和全身性栓塞，治疗深静脉血栓形成或预防其复发，治疗肺栓塞或预防复发。

【用法用量】 口服。成人推荐日剂量为300mg，即一次150mg，一日2次，餐时或餐后服用均可。有出血风险者（如年龄≥75岁，中度肾功能不全，接受强效P-gp抑制剂联合治疗，有胃肠道出血既往史），一日总剂量为220mg，即一次110mg，一日2次。

【临床应用注意】

1. 妊娠期和哺乳期女性禁用。重度肾功能不全者禁用；显著的活动性出血，有大出血显著风险的疾病或状况者禁用。

2. 最常见不良反应是出血，在临床试验中，大约16.5%患者发生不同程度的出血，其中大出血的发生率为2.87%～3.32%。

3. 直接服用胶囊中的颗粒时，口服生物利用度可能会出现最高达 75% 的增加，因此，使用中应始终注意保持胶囊的完整性以避免无意导致达比加群酯生物利用度的增高。在治疗过程中，应当对肾功能进行定期评估。

4. 用药期间，避免合用任何其他抗凝药。达比加群酯是 P-gp 的底物，与强效 P-gp 抑制剂（胺碘酮、维拉帕米、奎尼丁、决奈达隆和克拉霉素）的联合使用会导致达比加群血药浓度升高，禁止合用环孢素、伊曲康唑、他克莫司和决奈达隆。与其他强效 P-gp 抑制剂合用要进行密切的临床监测。与 P-gp 诱导物（利福平、贯叶连翘、卡马西平或苯妥英钠等）联合使用会降低达比加群血药浓度，因此应该避免合用。

【常用制剂与规格】　胶囊剂：110mg；150mg。

利伐沙班
Rivaroxaban

【药理作用与作用机制】

1. 利伐沙班是一种口服的 Xa 抑制剂，其选择性地阻断 Xa 的活性位点，利伐沙班呈现剂量依赖性的抑制 Xa 活性。

2. 利伐沙班主要通过 CYP3A4、CYP2J2 和不依赖 CYP450 酶系的途径代谢，约占给药剂量的 2/3，余下 1/3 的药物以原型通过肾脏排泄，肾功能减退者的利伐沙班血药浓度增加。利伐沙班是 P-gp 和 Bcrp（乳腺癌耐药蛋白）的底物。

【适应证】　①用于择期髋关节或膝关节置换手术成年患者，以预防静脉血栓形成（VTE）。②用于治疗成人深静脉血栓形成（DVT）和肺栓塞（PE），降低初始治疗 6 个月后深静脉血栓形成和肺栓塞复发的风险。③用于具有一种或多种危险因素（充血性心力衰竭、高血压、年龄≥75 岁、糖尿病、卒中或短暂性脑缺血发作病史）的非瓣膜性房颤成年患者，以降低卒中和全身性栓塞的风险。

【用法用量】

1. 各适应证的给药方案

适应证①：一次 10mg，一日 1 次。如（术后）伤口已止血，首次用药时间应在手术后 6～10 小时。对于接受髋关节大手术者，推荐疗程为 35 日。对于接受膝关节大手术者，推荐疗程为 12 日。

适应证②：初始推荐剂量是前 3 周一次 15mg，一日 2 次，之后维持治疗一次 20mg，一日 1 次。

适应证③：推荐剂量是一次 20mg，一日 1 次，该剂量同时也是最大推荐剂量，对于低体重和高龄（>75 岁）的患者，医师可根据患者的情况，酌情使用一次 15mg，一日 1 次。

2. 肾功能中度（肌酐清除率 30～49ml/min）或重度不全（15～29ml/min）者推荐方案

适应证①：中度肾功能不全者无须调整剂量。肌酐清除率 <30ml/min 的患者避免使用利伐沙班。

适应证②：中度肾功能不全者，前 3 周，应接受一次 15mg，一日 2 次剂量。此后，推荐剂量为一次 20mg，一日 1 次，如果评估得出患者的出血风险超过 DVT 复发及 PE 的风险，必须考虑将剂量从一次 20mg，一日 1 次，降为一次 15mg，一日 1 次。肌酐清除率 <30ml/min 的患者避免使用利伐沙班。

适应证③：中度肾功能不全者，推荐剂量为一次 15mg，一日 1 次。

3. 不建议肌酐清除率 <15ml/min 的患者使用利伐沙班。

4. 口服 10mg 时，可与食物同服，也可以单独服用，但 15mg 或 20mg 的片剂应与食物同服。

【临床应用注意】

1. 妊娠期及哺乳期女性禁用。

2. 禁止合用任何其他抗凝药。伴有凝血异常和临床相关出血风险的肝病患者，包括 Child Pugh B 级和 C 级的肝硬化患者禁用。有临床明显活动性出血的患者或具有大出血显著风险的患者禁用。

3. 常见不良反应是出血，也是导致永久性停药的最常见的不良反应；其他常见不良反应有背痛、上腹部疼痛、消化不良等。

4. 口服利伐沙班 10mg 时，不管是在空腹还是在饱腹状态下，10mg 片剂的绝对生物利用度高（80%～100%），进食对 10mg 片剂的 AUC 或 C_{max} 无影响。20mg 片剂与食物同服后，与空腹服药相比，平均 AUC 提高 39%，C_{max} 升高 76%，提示几乎完全吸收，有较高的口服生物利用度，因此服用 15mg 和 20mg 剂量时，应与食物同服。

5. 不建议将利伐沙班与吡咯类抗真菌药（例如伊曲康唑、伏立康唑和泊沙康唑）或 HIV 蛋白酶抑制剂全身用药时合用，这些药物是 CYP3A4 和 P-gp 的强效抑制剂。氟康唑（一次

400mg，一日 1 次，中度 CYP3A4 抑制剂）导致利伐沙班平均 AUC 升高 1.4 倍，平均 C_{max} 升高 1.3 倍，这种升高被认为不具有临床意义。强效 CYP3A4 诱导剂利福平与利伐沙班合用时，使利伐沙班的平均 AUC 下降约 50%，同时药效也平行降低。利伐沙班与其他强效 CYP3A4 诱导剂（例如苯妥英、卡马西平、苯巴比妥或圣约翰草）合用，也可能使利伐沙班血药浓度降低。因此，除非对患者的血栓形成的体征和症状进行密切观察，否则应避免同时使用强效 CYP3A4 诱导剂。

6. 由于利伐沙班的血浆蛋白结合率较高，因此利伐沙班不易被透析清除。

【常用制剂与规格】 片剂：10mg；15mg；20mg。

第四亚类 丝氨酸蛋白酶抑制剂

甲磺酸萘莫司他（Nafamostat mesilate）是人工合成的丝氨酸蛋白酶抑制剂，对凝血纤溶系统（凝血酶、XIIa、Xa、VIIa、纤维蛋白溶酶）、激肽释放酶 – 激肽系统（激肽释放酶）、补体系统（C1r –、C1s –、B、D –）及胰酶（胰蛋白酶、胰激肽释放酶）、磷脂酶 A_2 等具有很强的抑制作用，可延长凝血时间、抑制血小板凝集及补体溶血反应。

甲磺酸萘莫司他是我国首个用于预防血液体外循环时灌流血液凝固的药物，用法是将药物稀释后注入血液透析或血浆置换的血液体外循环回路中。甲磺酸萘莫司他的作用机制与其他现有抗凝剂均不同，仅在体外循环回路中发挥抗凝作用，具有在体外循环回路中发挥抗凝作用、在体内迅速失活的优势，40% 药物在滤器中消除，剩余药物通过血液和肝脏双通道代谢，体内消除半衰期 8 分钟，代谢产物无活性，出血风险低。由于能被肝脏的羧酸酯酶迅速降解而不影响凝血功能，也能够通过透析或者滤过被清除，从而能够实现抗凝治疗的安全管理，出血性并发症较少。对计划接受血液透析或血浆置换的凝血功能障碍患者，如不适合使用肝素或者枸橼酸抗凝时，可选用甲磺酸萘莫司他。

第五亚类 抗血小板药

血小板聚集形成血栓的过程中，首先是血管内皮损伤引起胶原蛋白暴露，随后在血小板膜的糖蛋白受体VI（GPVI）、糖蛋白Ib – IX – V复合物和血管内皮细胞释放的血管性血友病因子（VMF）相互作用下，血小板附着在胶原蛋白上转变为活化血小板，然后在整合素 αIIbβ3 的介导下，纤维蛋白原的两端通过桥联的方式与不同的 αIIbβ3 结合，促成血小板的大量激活，激活的血小板还会释放内源性二磷酸腺苷和血栓素 A_2，最终导致更多血小板的活化与聚集，形成血栓来止血。上述过程的各个环节都是抗血小板药物研发的靶点。

抗血小板药物包括血栓素 A_2 抑制剂、P2Y$_{12}$ 受体拮抗剂、血小板糖蛋白 IIb/IIIa 受体拮抗剂、磷酸二酯酶（PDEs）抑制剂等。其分类和对比见表 6 – 7。

表 6 – 7 抗血小板药的分类和对比

分类	代表药品	给药途径	肝功能不全使用禁忌	妊娠期哺乳期
血栓素 A_2 抑制剂	阿司匹林	口服		小剂量可用
	吲哚布芬	口服		禁用
血栓素 A_2 合成酶抑制剂	奥扎格雷钠	注射		禁用
P2Y$_{12}$ 受体拮抗剂	氯吡格雷	口服	肝功能严重损伤者禁用	避免使用
	替格瑞洛	口服		
血小板糖蛋白 IIb/IIIa 受体拮抗剂	替罗非班	注射	重度肝衰竭者禁用	评估利弊
磷酸二酯酶抑制剂	西洛他唑、双嘧达莫	口服		避免使用
5 – 羟色胺受体拮抗剂	沙格雷酯	口服		禁用
前列环素受体激动剂	贝前列素（钠）	口服		禁用

一、药理作用与作用机制

1. 血栓素 A_2 抑制剂（TXA_2 抑制剂）阿司匹林、吲哚布芬和奥扎格雷 血小板能利用花生四烯酸，通过环氧化酶-1（COX-1）合成 TXA_2，阿司匹林不可逆的抑制 COX-1，减少 TXA_2 合成，使血小板无法聚集。

吲哚布芬抗血小板聚集的机制包括：①可逆性的抑制血小板 COX-1，减少 TXA_2 的合成，药物代谢消除后，血小板的 COX-1 活性能恢复。②抑制二磷酸腺苷（ADP）、肾上腺素和血小板活化因子（PAF）、胶原和花生四烯酸诱导的血小板聚集。③降低血小板黏附性和改善红细胞变形能力。

奥扎格雷（钠）是选择性的血栓素 A_2 合成酶抑制剂，通过抑制 TXA_2 合成和促进前列环素 2（PGI_2）合成来改善两者间的平衡失调，具有抗血小板聚集和扩张血管作用，能抑制大脑血管痉挛，增加大脑血流量，改善大脑内微循环障碍和能量代谢异常，从而改善蛛网膜下腔出血术后患者的大脑局部缺血症状和脑血栓（急性期）患者的运动失调。

阿司匹林和吲哚布芬都是血栓素 A_2 合成酶（COX-1）的抑制剂，但在心血管领域习惯将这两个药物称为"血栓素 A_2 抑制剂"，这个称谓不完整也不准确，但本节还是按临床习惯将两个药物称为"血栓素 A_2 抑制剂"。国内奥扎格雷（钠）的说明书用"血栓素 A_2 合成酶抑制剂"介绍其药理机制，但并未明确指出该"血栓素 A_2 合成酶"是否就是 COX-1，所以本节将奥扎格雷称为"血栓素 A_2 合成酶抑制剂"。

2. P2Y$_{12}$ 受体拮抗剂 氯吡格雷和替格瑞洛 人血小板有三种二磷酸腺苷（ADP）受体：$P2Y_1$、$P2Y_{12}$ 和 $P2X_1$，其中的 $P2Y_{12}$ 受体在血小板活化中最重要，$P2Y_{12}$ 受体拮抗剂能拮抗 ADP 对 $P2Y_{12}$ 受体的作用，影响 ADP 介导的血小板糖蛋白 IIb/IIIa 复合物的活化。

噻氯匹定和氯吡格雷都是噻吩并吡啶类药物，对血小板 $P2Y_{12}$ 受体的拮抗是不可逆的。噻氯匹定是第一个上市的 $P2Y_{12}$ 受体拮抗剂，但因不良反应发生率高，目前已经较少使用了。氯吡格雷和噻氯匹定都是前药，需在体内代谢转化为有活性的代谢物。替格瑞洛可直接拮抗 $P2Y_{12}$ 受体，起效更快，而且对 $P2Y_{12}$ 受体的拮抗作用是可逆的。

3. 血小板糖蛋白 IIb/IIIa 受体拮抗剂（GP IIb/IIIa 受体拮抗剂）替罗非班和依替巴肽 血小板质膜上的 GP IIb/IIIa 受体是纤维蛋白原的特异性受体，两者的结合是血小板聚集过程的最后共同途径，GP IIb/IIIa 受体拮抗剂通过与 GP IIb/IIIa 受体结合，抑制血小板聚集。阿昔单抗是嵌合的单克隆抗体，能与 GP IIb/IIIa 受体非特异性结合，最先用于临床（国内未上市），但存在免疫原性（易引起过敏）、对 GPIIb/IIIa 的不可逆抑制和特异性不足等缺点，目前国内使用的 GPIIb/IIIa 受体拮抗剂是替罗非班和依替巴肽。

（1）替罗非班是 GPIIb/IIIa 受体的竞争性、可逆性拮抗剂，对 GPIIb/IIIa 受体特异性高，但亲和力相对较低，替罗非班经肾脏清除，停止用药后，血小板功能可在 4~8 小时内恢复正常。

（2）依替巴肽的分子结构源于一种蛇毒的蛋白结构，是一种由 6 个氨基酸和 1 个巯基丙酰基残基组成的环状七肽，具有与替罗非班相似的作用机制，即对 GPIIb/IIIa 受体特异性高，但亲和力低，也属于可逆性抑制剂，静脉输注给药时，抑制血小板聚集的药效与血药浓度呈线性关系，停止输注后，血小板正常功能约 4 小时后恢复。

4. 磷酸二酯酶（PDEs）抑制剂西洛他唑和双嘧达莫 磷酸二酯酶能水解细胞内第二信使（cAMP，环磷酸腺苷或 cGMP，环磷酸鸟苷），从而终结这些第二信使所传导的生化作用。PDEs 参与血小板内 cAMP 的降解，促进血小板聚集。磷酸二酯酶抑制剂能抑制 PDEs 活性，使血小板的 cAMP 含量增加，抑制血小板聚集。除了抑制血小板聚集，西洛他唑还可使血管平滑肌细胞内的 cAMP 浓度上升，使血管扩张，增加末梢动脉血流量，适应证：①改善由于慢性动脉闭塞症引起的溃疡、肢痛、冷感及间歇性跛行等缺血性症状，②预防脑梗死复发（心源性脑梗死除外）。

双嘧达莫有多种作用机制，包括：①剂量依赖性地抑制血小板、上皮细胞和红细胞摄取腺苷，导致局部腺苷浓度增高。腺苷作用于血小板的血栓素 A_2 受体，激活腺苷酸环化酶，使血小板内 cAMP 水平升高，使血小板聚集受到抑制。②抑制多种组织中的磷酸二酯酶（PDE）。③抑制血栓素 A_2 的合成。④增强内源性 PGI2 的作用，但双嘧达莫的抗血小板活性低于阿司匹林和 $P2Y_{12}$ 受体拮抗剂。

5. 5 - HT 受体拮抗剂　沙格雷酯对血小板以及血管平滑肌的 $5 - HT_2$ 受体具有特异性拮抗作用，可抑制 5 - HT 和胶原蛋白引起的血小板聚集，还可抑制 5 - HT 引起的血管平滑肌收缩。

6. 前列环素受体激动剂　贝前列素（钠）与前列环素（PGI_2）的结构和生理活性类似，作用于血小板和血管平滑肌的前列环素受体，激活腺苷酸环化酶，使细胞内 cAMP 浓度升高，抑制血栓素 A_2 生成和 Ca^{2+} 流入，有抗血小板和扩张血管的作用。

二、临床用药评价

（1）阿司匹林和氯吡格雷都能不可逆的抑制血小板的 COX - 1 酶，即使停药后药物从体内消除，受影响的血小板 COX - 1 的活性也无法恢复。血小板平均寿命是 7 ~ 14 日，人体每日约更新 1/10 的血小板，随着新生血小板的补充，在停药 7 ~ 10 日后，人体血小板的聚集功能可恢复到用药前的基线水平。

（2）肠溶剂型的阿司匹林建议餐前空腹服用，餐后服用肠溶剂型，药物可能被食物阻隔在胃中不能及时进入肠道，可能提前在胃内溶解，增加局部刺激性。

（3）CYP2C19 基因多态性对氯吡格雷药效的影响 CYP2C19 的基因多态性对代谢能力的影响大。携带野生型 CYP2C19 * 1/ * 1 基因的个体，CYP2C19 活性正常，属于快代谢型人群。携带 CYP2C19 * 17/ * 17 突变基因的个体，

CYP2C19 活性更强，称为超快代谢型（表 6 - 8）。CYP2C19 基因型的分布有人种差异，我国 CYP2C19 慢代谢型人群的占比较高，约占 14%，而白种人和非洲裔人群的慢代谢型占比分别只有 2% 和 4%。

氯吡格雷是前药，经 CYP3A4 或 CYP2C19 2 个代谢途径，分别转化为非活性代谢物和有抗血小板活性的活性代谢物，CYP2C19 慢代谢型患者使用氯吡格雷后，更多比例的药物经 CYP3A4 代谢为非活性代谢物，而经 CYP2C19 转化的活性代谢物比例不足，可能导致药效差异，如一项针对 CYP2C19 不同代谢型（超快代谢、快代谢、中等代谢、慢代谢）的研究发现，在超快、快和中等代谢型的受试者之间没有观察到氯吡格雷活性代谢物血药浓度和血小板聚集抑制率的明显差异，而慢代谢型受试者的活性代谢物血药浓度比快代谢型者低 63% ~ 71%，前者的血小板聚集抑制率降低。目前在我国普遍开展了 CYP2C19 的基因型检测，可以预判药效，提高用药安全。

（4）适应证的差异：抗血小板药物的适应证差别大，如阿司匹林的适应证最多，可用于心血管疾病的一、二、三级预防；西洛他唑的医保适应证是"限有慢性动脉闭塞症诊断且明确的溃疡、间歇性跛行及严重疼痛体征的患者"，如果用于"急性冠脉综合征（ACS）患者，或有心肌梗死病史且伴有至少一种动脉粥样硬化血栓形成事件高危因素的患者，降低心血管死亡、心肌梗死和卒中的发生率"时，需要与阿司匹林联合使用；而同为 $P2Y_{12}$ 受体拮抗剂的氯吡格雷除了和阿司匹林合用之外，还可以单独用于"动脉粥样硬化血栓形成事件的二级预防"；双嘧达莫适用于"抗血小板聚集，用

表 6 - 8　中国人群 CYP2C19 基因多态性和对应的代谢型

CYP450 酶系	检测结果	酶代谢速度分型
CYP2C19	* 17/ * 17	超快代谢型
	* 1/ * 17	快代谢型或超快代谢型
	* 1/ * 1	快代谢型
	* 1/ * 2、* 1/ * 3、* 2/ * 17、* 3/ * 17	中等代谢型
	* 2/ * 2、* 3/ * 3、* 2/ * 3	慢代谢型

于预防血栓形成"替罗非班的适应证是"与肝素或阿司匹林联用，用于不稳定型心绞痛或非Q波心肌梗塞患者，预防心脏缺血事件，也适用于计划经皮冠脉介入术（PCI）的急性心肌梗死患者"；沙格雷酯的适应证是"改善慢性动脉闭塞症引起的溃疡、疼痛及冷感等缺血症状"；贝前列素（钠）的适应证是"改善慢性动脉闭塞性疾病引起的溃疡、间歇性跛行、疼痛和冷感等症状"；复方制剂阿司匹林双嘧达莫片（每片含阿司匹林75mg，双嘧达莫25mg）适用于"已有短暂脑缺血发作或血栓形成所致缺血性脑卒中患者，降低脑卒中或脑卒中再发的危险"。

（5）特殊人群：严重肝脏损伤者，禁用氯吡格雷、替格瑞洛；重度肝衰竭者禁用替罗非班；除了小剂量阿司匹林，其他抗血小板药都避免（或禁用）于妊娠期和哺乳期。

（6）阿司匹林在妊娠期的使用：妊娠期需要使用阿司匹林的情况包括妊娠期原发性血小板增多症、预防子痫前期早产和宫内生长迟缓风险、人工心脏瓣膜的女性妊娠中晚期、慢性肾脏病患者、妊娠期系统性红斑狼疮患者伴抗磷脂抗体综合征等。如果受孕方式为试管婴儿，移植后需要使用阿司匹林，可提高子宫内膜血液循环速度，防止子宫血栓形成，从而改善子宫环境，利于胚胎在子宫内发育。"妊娠期高血压疾病：ISSHP分类、诊断和管理指南"推荐子痫前期高风险妊娠期女性（子痫前期病史、慢性高血压、孕前糖尿病、妊娠期女性BMI＞30kg/m²、抗磷脂综合征和采用辅助生殖技术妊娠期女性）在妊娠期的前16周，每日使用75～162mg的小剂量阿司匹林预防子痫前期。

三、代表药品

阿司匹林
Aspirin

【药理作用与作用机制】①阿司匹林口服吸收迅速，并迅速降解为主要代谢产物水杨酸，水杨酸没有抑制血小板的能力。②阿司匹林和水杨酸是非甾体药物，具有解热、镇痛、消炎的特性。口服0.3～0.5g阿司匹林主要用于缓解疼痛和退热，如感冒和流感，可解除关节肌肉疼痛和降低体温。阿司匹林也可应用于慢性、

急性炎症如风湿性关节炎、骨关节炎、强直性脊柱炎。

【适应证】0.3g和0.5g规格的药品作为解热镇痛药使用，用于退热，也用于缓解轻至中度疼痛，如头痛、牙痛、神经痛、肌肉痛、痛经及关节痛等。

≤100mg规格药品作为抗血小板药使用，适应证包括：①降低急性心肌梗死疑似患者的发病风险；②预防心肌梗死复发；③中风的二级预防；④降低短暂性脑缺血发作（TIA）及其继发脑卒中的风险；⑤降低稳定型和不稳定型心绞痛患者的发病风险；⑥动脉外科手术或介入手术后，如经皮冠脉腔内成形术（PTCA），冠状动脉旁路术（CABG），颈动脉内膜剥离术，动静脉分流术；⑦预防大手术后深静脉血栓和肺栓塞；⑧降低心血管危险因素者（冠心病家族史、糖尿病、血脂异常、高血压、肥胖、抽烟史、年龄大于50岁者）心肌梗死发作的风险；⑨卒中急性期。

【用法用量】口服。

（1）0.5g规格药品：≥16岁青少年及成人每次服用0.5g，若持续发热或疼痛，可间隔4～6小时重复用药一次，24小时总量不超过2g。

（2）≤100mg规格药品：适应证①：建议首次剂量300mg，嚼碎后服用以快速吸收。以后75～100mg/d维持；适应证②～⑥：75～150mg/d；适应证⑦：100～200mg/d；适应证⑧：75～100mg/d；适应证⑨：卒中急性期，未溶栓治疗且无阿司匹林禁忌证的患者，发病后尽早服用阿司匹林150～300mg/d，急性期后按适应证③使用。

【临床应用注意】

1. 易于通过胎盘。动物试验在妊娠期前3个月应用本品可致畸胎，但在人类应用一般治疗剂量尚未发现上述不良反应。阿司匹林可分泌到母乳中。

2. 不良反应：常见有恶心、呕吐、上腹部不适或疼痛等胃肠道反应，小剂量长期使用可增加出血风险，如手术期间的出血，血肿，鼻衄，泌尿生殖器出血，牙龈出血。

3. 阿司匹林可能导致支气管痉挛，并引起哮喘发作或其他过敏反应，危险因素包括：患

支气管哮喘、花粉热、鼻息肉，或慢性呼吸道感染，这一风险警示也适用于对其他物质有过敏反应的患者（例如皮肤反应、瘙痒、风疹）。

4. 禁忌：有水杨酸盐或含水杨酸物质、非甾体抗炎药导致哮喘病史；活动性消化性溃疡；出血体质；严重的肾功能衰竭；严重的肝功能衰竭；严重的心功能衰竭；正在使用剂量≥15mg/周的甲氨蝶呤者。

5. 注意事项：①0.5g 规格药品属于对症治疗，用于退热连续应用不得超过 3 日，用于止痛不得超过 5 日。儿童服用阿司匹林退热时可能会发生阿司匹林相关的瑞氏综合征（Reye's syndrome），瑞氏综合征是一种十分罕见的疾病，可累及肝、脑，并且可能致命，因此，16岁以下的儿童和青少年不宜服用本品，除非有明确的适应证，如用于川崎氏病；②≤100mg 规格药品：由于阿司匹林对血小板聚集的抑制作用可持续数日，可能导致手术中或手术后增加出血，有指南建议为减少出血风险术前需停用阿司匹林 7～10 日。

6. 相互作用：合用布洛芬会干扰阿司匹林对血小板的不可逆抑制作用，会影响阿司匹林的心血管保护作用。

【常用制剂与规格】 口服剂：25mg；40mg；50mg；75mg；100mg；0.3g；0.5g。

氯吡格雷
Clopidogrel

【适应证】 用于以下患者的动脉粥样硬化血栓形成事件的二级预防。

（1）近期心肌梗死患者（从几日到小于 35日），近期缺血性卒中患者（从 7 日到小于 6 个月）或确诊外周动脉性疾病的患者。

（2）急性冠脉综合征：①非 ST 段抬高型急性冠脉综合征（包括不稳定型心绞痛或非 Q 波心肌梗死），包括经皮冠状动脉介入术后置入支架的患者，与阿司匹林合用。②用于 ST 段抬高型急性冠脉综合征患者，与阿司匹林联合，可合并在溶栓治疗中使用。

【用法用量】

推荐剂量为一次 75mg，一日 1 次。口服，与或不与食物同服均可。

（1）适应证（1）推荐剂量为 75mg/d。

（2）急性冠脉综合征：①非 ST 段抬高型急性冠脉综合征（不稳定型心绞痛或非 Q 波心肌梗死）患者，应以单次负荷量氯吡格雷 300mg 或 600mg 开始给药。年龄 <75 岁的患者在拟进行经皮冠状动脉介入治疗时可以考虑服用 600mg 负荷剂。后续氯吡格雷治疗应以一次 75mg，一日 1 次连续服药（合用阿司匹林 75mg～325mg/d）。推荐阿司匹林的每日维持剂量不应超过 100mg。最佳疗程尚无统一观点。临床试验资料支持用药 12个月，用药 3 个月后表现出最大效果。②ST 段抬高型急性心肌梗死：应以负荷量氯吡格雷开始，然后以一次 75mg，一日 1 次，合用阿司匹林，可合用或不合用溶栓剂。对于年龄超过 75 岁的患者，不使用氯吡格雷负荷剂量。在症状出现后应尽早开始联合治疗，并至少用药 4 周。

【临床应用注意】

1. 应避免妊娠期女性使用；本品可由乳汁分泌，服用氯吡格雷治疗时期应停止哺乳。

2. 禁忌：严重的肝脏损害；活动性病理性出血，如消化性溃疡或颅内出血。

3. 常见不良反应有出血（血肿、鼻出血、胃肠出血、瘀斑、注射部位出血）、腹泻、腹部疼痛、消化不良。

4. 相互作用

（1）华法林与氯吡格雷联合使用会增加出血风险。应谨慎联用氯吡格雷和 GP Ⅱ b/Ⅲ a 受体拮抗剂。氯吡格雷与阿司匹林之间可能存在药效学相互作用，使出血危险性增加，所以，两药合用时应注意观察。氯吡格雷不改变肝素对凝血的作用，不必改变肝素的剂量，合用肝素不影响氯吡格雷对血小板聚集的抑制作用，但氯吡格雷与肝素之间可能存在药效学相互作用，使出血危险性增加，所以合用时应注意观察。

（2）不建议与强 CYP2C19 诱导剂（如利福平）合用。CYP2C19 抑制剂将导致氯吡格雷活性代谢物水平的降低。不推荐联合使用强效或中度 CYP2C19 抑制剂，如：奥美拉唑、艾司奥美拉唑、氟伏沙明、氟西汀、吗氯贝胺、伏立康唑、氟康唑、噻氯匹定、卡马西平和依非韦伦。

（3）联合使用阿片类激动剂可能会延迟和

减少氯吡格雷的吸收，可能是因为胃排空速度减慢。急性冠脉综合征患者需要同时使用吗啡或其他阿片类激动剂时，可考虑使用肠外抗血小板药。

5. 如果漏服，在常规服药时间的 12 小时内漏服，应立即补服一次标准剂量，并按照常规服药时间服用下一次剂量；超过常规服药时间的 12 小时后漏服，应在下次常规服药时间服用标准剂量，无需剂量加倍。在需要进行择期手术者，如抗血小板治疗并非必需，则应在术前停用氯吡格雷 7 日以上。

【常用制剂与规格】 口服常释剂型：25mg；75mg。

第六亚类　溶栓药

溶栓药不能直接溶解血栓，但能通过将体内无活性的纤溶酶原（全称：纤维蛋白溶酶原）激活转化为活性的纤溶酶（即纤维蛋白溶酶），利用后者溶解血栓中的纤维蛋白。

血浆中的纤溶酶原没有活性，只有遇到激活剂（物）后，才转化为有溶栓活性的纤溶酶，人体内和微生物来源的天然激活剂有 4 类：①某些细菌含有的能激活纤溶酶原的非特异性纤溶酶原激活剂，如来自链球菌的链激酶，来自葡萄球菌的葡激酶；②尿激活剂，是尿液中含有的天然激活剂，也称尿激酶，由肾脏及泌尿道上皮细胞释放；③人组织纤维蛋白溶酶原激活剂（t－PA），t－PA 存在于多种组织细胞内，以子宫、甲状腺和淋巴结等组织含量最高，肺和卵巢次之；④血管激活剂，在小血管的内皮细胞中合成后释放入血，当血管内出现血凝块后，血管内皮细胞释放大量这种激活剂。

溶栓药分为：①非特异性纤溶酶原激活剂：尿激酶、重组链激酶；②重组人组织纤维蛋白溶酶原激活剂：阿替普酶；③人组织纤维蛋白溶酶原激活剂的改构体或修饰体：瑞替普酶和重组人 TNK 组织型纤溶酶原激活剂；④非组织型纤溶酶原激活剂：重组人尿激酶原。

一、药理作用与作用机制

1. 尿激酶（UK） 是从健康人尿中分离的，或从人肾组织培养中获得的一种酶蛋白，

自 20 世纪 50 年代在人尿中发现尿激酶，并用于临床，可用于多种血栓栓塞性疾病的溶栓治疗，包括急性肺栓塞、心肌梗死、急性期脑血管栓塞、视网膜动脉栓塞和其他外周动脉栓、髂－股静脉血栓塞，也用于人工心瓣手术后预防血栓形成，保持血管插管和胸腔及心包腔引流管的通畅等，给药时需要持续静脉滴注。

2. 重组链激酶 "注射用链激酶"最初是从乙型溶血性链球菌培养液提取的，但易导致过敏，目前市售的药品均为基因工程技术生产的"注射用重组链激酶"，致敏性明显降低。

3. 阿替普酶 曾用名："注射用重组人组织纤维蛋白溶酶原激活剂（rt－PA）"，结构与天然的人组织纤维蛋白溶酶原激活剂（t－PA）高度相似。阿替普酶血浆消除半衰期短（<5 分钟），需持续静脉滴注给药，适用于①症状发生 12 小时内的急性心肌梗死，②血流不稳定的急性大面积肺栓塞和③症状发生 4.5 小时内的急性缺血性脑卒中。阿替普酶经肝脏代谢，血浆消除半衰期为 4～5 分钟，给药方法是静脉滴注给药。

4. 瑞替普酶 曾用名："注射用重组人组织型纤溶酶原激酶衍生物"，是 t－PA 的单链非糖基化缺失变异体，适用于①症状发生 12 小时内的急性心肌梗死，②症状发生 4.5 小时内的急性缺血性脑卒中。瑞替普酶的消除半衰期为 14～16 分钟，消除速度比阿替普酶长，静脉使用时以 18mg＋18mg 分 2 次静脉注射，每次缓慢推注 2 分钟以上，两次间隔为 30 分钟。

5. 重组人 TNK 组织型纤溶酶原激活剂（rhTNK－tPA） 临床习惯称之为替奈普酶，是 t－PA 的多点变异体，适应于①症状发生 6 小时以内的急性心肌梗死，②症状发生 4.5 小时内的急性缺血性脑卒中，rhTNK－tPA 的消除半衰期 20～24 分钟，因半衰期更长，溶栓时单次注射 16mg 即可。

6. 重组人尿激酶原（rhPro－UK） 归类为非组织型纤溶酶原激活剂，用于发病 6 小时内的急性 ST 段抬高性心肌梗死患者的溶栓治疗，给药剂量是 50mg 时，消除半衰期为 0.67 小时。溶栓时分两步给药，首先是在 3 分钟内静脉推注 20mg，此后 30 分钟内持续静脉滴注 30mg。溶栓药作用特点对比见表 6－9。

表 6 - 9　溶栓药作用特点对比

药物	适应证	急性心肌梗死的溶栓方案	血浆消除半衰期	纤维蛋白特异性	纤维蛋白原消耗
尿激酶	血栓栓塞性疾病的溶栓治疗、人工心瓣手术后预防血栓形成，保持血管插管、引流管的通畅等	6000IU/kg 体重（ivgtt）	≤20min	否	明显
重组链激酶	1	150 万 IU，ivgtt	5～30min	否	明显
阿替普酶	1、2、3	100mg，ivgtt	4～5min	有	轻度
瑞替普酶	1、3	18mg，iv＋18mg，iv	14～16min	有	中度
重组人 TNK 组织型纤溶酶原激活剂	1、3	30～50mg（依据体重）	20～24min	有	极小
重组人尿激酶原	1	20mg iv＋30mg，ivgtt	0.67h	有	小

注：适应证1：症状发生12小时内的急性心肌梗死；适应证2：血流不稳定的急性大面积肺栓塞；适应证3：症状发生4.5h 内的急性缺血性脑卒中。

二、临床用药评价

1. 溶栓药的纤维蛋白特异性　20 世纪 50 年代在人尿中发现尿激酶（UK），并开始将尿激酶用于各种血栓性疾病，该药物目前获批的适应证最多，但和链激酶一样，尿激酶的纤溶作用都是非特异性，在激活血栓部位纤溶酶原的同时也将血液循环中的纤溶酶原激活为纤溶酶，会过度消耗血液中的纤维蛋白原，引起低纤维蛋白原血症，继而发生凝血紊乱，出现全身性出血或重要脏器（如颅内）的出血。

阿替普酶、瑞替普酶、重组人 TNK 组织型纤溶酶原激活剂和重组人尿激酶原都具有纤维蛋白特异性，静脉给药后，由于血液循环中缺乏纤维蛋白，药物在血液循环中表现为相对非活性状态，一旦与血栓部位的纤维蛋白结合后，药物被激活，可诱导纤溶酶原转化为纤溶酶，导致纤维蛋白降解，血块溶解。药物在体循环中会表现为相对的非活性状态。纤维蛋白特异性降低了溶栓药对非血栓部位纤溶酶原的活化，减少了溶栓时全身纤维蛋白原的降解和出血风险。基于 t - PA 结构开发的溶栓药，因具有纤维蛋白特异性，已经逐渐替代了尿激酶成为首选的静脉溶栓药。

2. 溶栓治疗时间窗　溶栓是恢复器官供血的重要措施之一，但随着血栓发病时间的延长，溶栓治疗的临床获益会降低，各适应证的溶栓治疗时间窗不同。

（1）通常认为 12 小时以内是心肌梗死溶栓的治疗时间窗，如果患者已经发病 12～24 小时，仍有持续或者反复发作的缺血性胸痛，以及心电图表现 ST 段持续抬高，如果不能尽快地接受介入治疗，仍可推荐接受溶栓治疗。

（2）急性肺栓塞的溶栓时间窗，通常是在 14 天以内，但是可以根据患者的具体情况适当调整。

（3）通常认为，急性缺血性脑卒中静脉溶栓的时间窗为发病 4.5 小时内，各溶栓药的说明书也依此规定。2024 年 12 月 31 日，国家卫生健康委发布《脑血管病防治指南》（2024 年版）中明确，针对一些急性缺血性卒中患者，使用溶栓药抢救时间窗可从 4.5 小时扩展至 24 小时。

3. 溶栓后的出血风险和禁忌证　在使用溶栓药时，为改善高凝状态，减少血栓再发生，常常需要同期使用肝素（或低分子量肝素）和抗血小板药物，多重用药对凝血功能的叠加影响增加了出血风险，因此出血也是所有溶栓药最常见的并发症，轻者会发生穿刺部位出血，严重者可出现消化道出血、咯血和颅内出血等严重内出血。溶栓药说明书规定的禁忌证，大多数与溶栓后出血的风险评估相关。

三、代表药品

阿替普酶
Alteplase

【适应证】 ①急性心肌梗死。②血流动力学不稳定的急性大面积肺栓塞。③急性缺血性脑卒中。

【用法用量】

1. 心肌梗死

（1）对于症状发生6小时以内的患者，采取90分钟加速给药法，首先15mg静脉注射，随后30分钟持续静脉滴注50mg，最后剩余的35mg在60分钟内持续静脉滴注。体重在65kg以下的患者，给药总剂量应按体重调整（调整方案详见说明书）。

（2）对于症状发生6～12小时以内的患者，采取3小时给药法，首先10mg静脉注射，随后1小时持续静脉滴注50mg，最后剩余的剂量（40mg）每30分钟静脉滴注10mg，直至滴注完计划的全部剂量，最大剂量100mg。体重在65kg以下的患者，给药总剂量不应超过1.5mg/kg。

2. 肺栓塞 剂量100mg，持续2小时静脉滴注方案，首先10mg静脉注射，随后将90mg在2小时内持续静脉滴注。

3. 急性缺血性脑卒中，推荐剂量为0.9mg/kg（最大剂量为90mg），总剂量的10%先从静脉推入，剩余剂量在随后60分钟持续静脉滴注。急性缺血性脑卒中的阿替普酶治疗应在症状发作后的3小时内开始。

【临床应用注意】

1. 禁忌 ①有高危出血倾向者禁用，如目前或过去6个月中有显著的出血疾病、口服抗凝药、最近3个月有胃肠溃疡史或食管静脉曲张、严重的肝病（包括肝衰竭、肝硬化、门静脉高压等）；②针对3个适应证，说明书还列出了每个适应证的补充禁忌证，如治疗急性心肌梗死时的补充禁忌证是：出血性脑卒中病史或不明起因的脑卒中病史、过去6个月中有缺血性脑卒中或短暂性脑缺血发作的病史等。③阿替普酶不能用于18岁以下及80岁以上的急性脑卒中患者。

2. 不良反应 十分常见的是出血，包括血管损伤处出血（如血肿）、注射部位处出血、颅内出血，呼吸道出血、胃肠道出血、皮肤瘀斑和泌尿生殖道出血（如血尿、泌尿道的出血）；很常见的是血压下降、再缺血/心绞痛、低血压和心力衰竭/肺水肿，再灌注后心律失常。常见的是恶心、呕吐、心脏停搏、心源性休克和再梗死等。

【常用制剂与规格】 注射用粉针剂：10mg；20mg；50mg。

第二节 抗出血药

血管、血小板和凝血因子异常，以及纤维蛋白溶解亢进都可导致异常出血，常用抗出血药针对上述各种因素发挥恢复正常生理止血的功效。（表6-10）

表6-10 抗出血药分类和代表药品

类别	代表药品
凝血因子	人凝血酶原复合物、人纤维蛋白原、人凝血因子Ⅷ、重组人凝血因子Ⅷ、重组人凝血因子Ⅸ、重组人凝血因子Ⅶa
维生素K	维生素K_1、甲萘醌、甲萘氢醌（维生素K_4）
肝素拮抗剂	硫酸鱼精蛋白
蛇毒血凝酶	矛头蝮蛇血凝酶、尖吻蝮蛇血凝酶、白眉蛇毒血凝酶
抗纤维蛋白溶解药	氨基己酸、氨甲环酸、氨甲苯酸

续表

类别	代表药品
毛细血管止血药	卡络磺钠、酚磺乙胺
收缩血管药	垂体后叶（注射液）、特利加压素
促血小板生成药	重组人血小板生成素、人白介素－11、艾曲泊帕、海曲泊帕、阿伐曲泊帕、芦曲泊帕、罗普司亭
血管硬化剂	聚桂醇

一、药理作用与作用机制

1. 凝血因子　凝血因子来自健康人血浆或用基因工程技术生产，能为凝血因子过度消耗者或功能缺陷者补充正常凝血因子。人凝血酶原复合物是从健康人血浆中提取的多种凝血因子混合物，主要含有 4 种维生素 K－依赖凝血因子，即因子Ⅱ、Ⅶ、Ⅸ和Ⅹ。人凝血因子Ⅷ和重组人凝血因子Ⅷ适用于血友病 A（也称甲型血友病，即缺乏因子Ⅷ）。重组凝血因子Ⅸ适用于血友病 B（也称乙型血友病，即缺乏因子Ⅸ）。重组人凝血因子Ⅶa 含有活化的因子Ⅶ，主要用于凝血因子Ⅷ或Ⅸ的抑制物 >5BU 的先天性血友病患者出血或外科手术出血的防治，也适合先天性因子Ⅶ缺乏症患者。

2. 维生素 K　维生素 K 与血液凝固有关，它是参与凝血级联反应的 7 种蛋白质转录后修饰所必需的辅酶，因此维生素 K 能逆转华法林的药效，也可用于救治香豆素类鼠药中毒。维生素 K 不是一个单一的化合物，而是一个通用术语，涵盖天然植物和动物来源的维生素 K（K_1和 K_2）以及人工合成的同系物（K_3和 K_4），它们有一个共同的结构，即 2－甲基－1，4－萘醌结构。维生素 K_1在绿色十字花科蔬菜中含量最高，其他蔬菜可食用的绿色部分的含量也很丰富，植物油，如大豆油、菜籽油和橄榄油也是人体维生素 K_1的重要来源；维生素 K_2可以由人体肠道细菌合成，也可以从动物制品和发酵食品中获得，如肉、蛋、奶、发酵豆类的食物，但目前无市售的维生素 K_2药品；人工合成的维生素 K 药物包括甲萘醌（曾用名：维生素 K_3）和甲萘氢醌（也称：维生素 K_4）。维生素 K_1和 K_2是脂溶性的，甲萘醌和甲萘氢醌是水溶性的。

3. 肝素拮抗剂　硫酸鱼精蛋白是一种碱性蛋白，可与强酸性的肝素结合形成无活性的稳定复合物，使肝素失去抗凝活性。硫酸鱼精蛋白可用于肝素过量所致出血，或用于心血管手术、体外循环或血液透析在结束时，中和术前用肝素抗凝后体内残余肝素，例如体外循环结束后，需中和残余肝素时，按每 1.5mg 硫酸鱼精蛋白中和 100U 肝素计算总剂量后，先缓慢静脉推注初量 25 ~ 50mg，余量持续输注 8 ~ 16 小时。

4. 蛇毒血凝酶　矛头蝮蛇血凝酶、尖吻蝮蛇血凝酶和白眉蛇毒血凝酶是从这 3 种蝮蛇的蛇毒中提纯的血凝酶，作用机制与人凝血酶类似，可促进纤维蛋白原转化为纤维蛋白发挥止血作用。蛇毒血凝酶常用于围手术期防治出血，可静脉注射、肌内注射或皮下注射，也可用于局部止血（如腹腔术中喷洒到手术部位），全身给药时，一次给药的药效可维持 2 ~ 3 日。

5. 抗纤维蛋白溶解药　氨基己酸、氨甲环酸和氨甲苯酸都是赖氨酸类似物，对纤溶酶原和纤溶酶上赖氨酸结合部位有高亲和力，可竞争性抑制纤维蛋白与纤溶酶的结合，阻断纤维蛋白凝块的溶解，从而达到止血作用，主要用于因原发性纤维蛋白溶解过度所引起的出血，以及内脏于术后的出血，术中早期用药或术前用药，可减少手术中渗血。

6. 毛细血管止血药　卡络磺钠能稳定血管及其周围组织中的酸性黏多糖，降低毛细血管的通透性，增进毛细血管断裂端的回缩作用，增加毛细血管对损伤的抵抗力，常用于因毛细血管通透性增加而导致的出血。酚磺乙胺能使血管收缩，降低毛细血管通透性，并能增强血小板聚集性和粘附性，促进血小板释放凝血活性物质，缩短凝血时间，达到止血效果。

7. 收缩血管药　垂体后叶注射液是从牛、

猪的垂体后叶中提取的粗制品，主要成分是缩宫素和血管加压素，血管加压素可直接兴奋血管平滑肌，使肺小动脉、毛细血管收缩，减少肺循环血流量，降低肺循环阻力，利于血管破裂处血栓形成而发挥止血作用。垂体后叶注射液可用于肺、支气管出血（如咯血）及消化道出血（呕血、便血），也适用于产科催产及产后收缩子宫、止血等。特利加压素适用于治疗食管静脉曲张出血。特利加压素是一种长效血管加压素，但它是无活性的前物，给药后缓慢转化为有活性的赖氨酸－加压素，能增加内脏血管和血管外平滑肌细胞的张力，由于终末动脉血管的阻力增加，内脏的血流量降低，因此可减少门静脉区的血流，降低门静脉高压，此外还能收缩食管壁平滑肌来压迫食管静脉曲张的出血部位。

8. 促血小板生成药　重组人血小板生成素（rhTPO）、人白介素－11（IL－11）和血小板生成素受体激动剂（TPO－RA）

血小板由骨髓造血组织中的巨核细胞产生，是从成熟的巨核细胞胞浆裂解脱落下来的小块胞质。促血小板生成药能特异性作用于巨核细胞的血小板生成素（TPO）受体，调节巨核细胞增殖、分化与成熟，促进血小板生成。

（1）重组人血小板生成素（rhTPO）：是基因工程技术生产的TPO，与天然TPO具有同源性，rhTPO以300U/kg皮下注射时，人体内消除半衰期为（40.2±9.4）小时，每日或隔日给药1次即可。

（2）人白介素－11（IL－11）：是应用基因工程技术生产的一种促血小板生长因子，可直接刺激造血干细胞和巨核祖细胞的增殖，诱导巨核细胞的成熟分化，增加体内血小板的生成，从而提高血液血小板计数。适用于实体瘤、非髓系白血病化疗后Ⅲ、Ⅳ度血小板减少症的治疗，或既往有化疗后发生Ⅲ、Ⅳ度血小板减少症病史患者再次化疗前的预防给药，每日皮下注射1次。

（3）口服血小板生成素受体激动剂（口服TPO－RA）：口服TPO－RA是小分子的血小板生成素受体激动剂，可诱导髓系祖细胞和巨核细胞的增殖和分化，增加血小板的生成，但口服TPO－RA不与内源性TPO竞争结合TPO受体，在血小板生成上与TPO具有累加效应。口服TPO－RA包括艾曲泊帕、海曲泊帕、阿伐曲泊帕和芦曲泊帕，都是每日口服1次。

（4）小分子拟肽类血小板生成素受体激动剂：罗普司亭是利用基因工程技术生产的小分子拟肽类药品，是由2个相同的、各含269个氨基酸残基的亚基分子构成的蛋白质，每个亚基分子的第229~269位的短肽结构能高度特异性的结合并激活TPO受体。罗普司亭在我国获批用于慢性免疫性血小板减少症（ITP）的治疗，其消除半衰期为120~140小时，每周皮下注射给药1次。

9. 血管硬化剂　聚桂醇注射到曲张静脉旁能使曲张静脉周围纤维化，压迫曲张静脉，达到止血目的。静脉注射聚桂醇后，可损伤血管内皮、促进血栓形成、堵塞血管，从而起到止血作用。

二、临床用药评价

抑制物是血友病患者接受外源性凝血因子Ⅷ或因子Ⅸ输注后产生的抗因子Ⅷ、抗因子Ⅸ的中和抗体。抑制物是血友病治疗过程中最严重、最棘手的并发症，会表现为凝血因子替代治疗效果不如既往、出血频率增加、关节出血，也会限制患者接受手术操作。一旦患者出现出血，对于高滴度抑制物（≥5BU/ml）的患者，可以选择重组人凝血因子Ⅶa进行旁路制剂治疗。

正常情况下，成人或儿童缺乏维生素K比较罕见，绿叶蔬菜和肠道菌群都可提供维生素K，而且人体会循环利用维生素K。但维生素K缺乏在新生儿中较常见，婴儿出生时常需要肌内注射维生素K_1预防不足。一些广谱抗菌药物可以抑制一些产生维生素K的肠道细菌的生长，增加维生素K缺乏的发生风险。

阿伐曲泊帕和芦曲泊帕是噻唑衍生物，分子结构中无金属离子螯合基团，不受饮食限制，随餐或不随餐服用均可。艾曲泊帕和海曲泊帕是偶氮苯衍生物，分子结构中含有金属离子螯合基团，与抗酸药或含多价阳离子的其他产品（如奶制品和矿物质补充剂）合用时会显著降低药物暴露量，因此需空腹给药，给药前后与食物或其他药品至少间隔 2 小时以上。艾曲泊帕和海曲泊帕具有铁螯合作用，可减少再生障碍性贫血患者因反复输血引起的铁过载，有助于改善器官及骨髓功能。

三、代表药品

维生素 K₁
Vitamin K₁

【适应证】　用于维生素 K 缺乏引起的出血，如梗阻性黄疸、胆瘘、慢性腹泻等所致出血，香豆素类、水杨酸钠等所致的低凝血酶原血症，新生儿出血以及长期应用广谱抗生素所致的体内维生素 K 缺乏。

【用法用量】

（1）注射：①低凝血酶原血症：肌内或深部皮下注射，一次 10mg，一日 1～2 次，24 小时内总量不超过 40mg。②预防新生儿出血：可于分娩前 12～24 小时给母亲肌内注射或缓慢静脉注射 2～5mg。也可在新生儿出生后肌内或皮下注射 0.5～1mg，8 小时后可重复。③本品用于重症患者静脉注射时，给药速度不应超过 1mg/min。④新生儿出血病，肌内或皮下注射，一次 1mg，8 小时后可重复给药。

（2）口服：一次 10mg，一日 3 次。

【临床应用注意】

1. 本品可通过胎盘屏障，故对临产妊娠期女性应尽量避免使用。

2. 注射剂：严重肝脏疾患或肝功能不良者禁用。口服剂：严重梗阻性黄疸、小肠吸收不良所致腹泻等病例，不宜使用。

3. 不良反应：偶见过敏反应。维生素 K₁ 注射液可能引起严重药品不良反应，如过敏性休克，甚至死亡。静脉注射速度过快，超过 5mg/min，可引起面部潮红、出汗、支气管痉挛、心动过速、低血压等，曾有快速静脉注射致死的报道。肌内注射可引起局部红肿和疼痛。新生儿用本品后可能出现高胆红素血症，黄疸和溶血性贫血。

【常用制剂与规格】　片剂：5mg；10mg。注射液：1mg：10mg。

重组人凝血因子Ⅷ
Recombinant Coagulation Factor Ⅷ

【适应证】　适用于甲型血友病（先天性凝血因子Ⅷ缺乏）患者出血的治疗和预防。

【用法用量】　通过静脉给药。给药速率的确定以使患者舒适为宜，最快不应超过 10ml/min。

（1）按需治疗（出血的控制和预防，围手术期应用）：治疗所需的剂量是根据经验（当发生不同出血事件时，相应的血浆因子Ⅷ活性不应低于经验性的活性水平）计算的，如早期关节出血和肌肉出血，需要血浆的凝血因子Ⅷ活性水平为 20～40IU/dl，而威胁生命的出血则需要 60～100IU/dl，大手术需要达到 80～100IU/dl，小手术需要 30～60IU/dl。每千克体重使用 1IU 因子Ⅷ，平均可使血浆因子Ⅷ的活性升高约 2IU/dl。根据经验，按需治疗所需剂量可用下列的公式计算：

需要剂量（IU）＝体重（kg）×因子Ⅷ期望升高值（IU/dl 或 %）×0.5[（IU/kg）/（IU/dl）]

（2）预防用药：对于严重甲型血友病患者出血的长期预防，常规剂量为 20～40IU/kg，给药间隔为 2～3 日。对年龄低于 6 岁的患者，推荐剂量为 20～50IU/kg，每周 3～4 次。

【临床应用注意】　常见不良反应：头痛、发热、产生凝血因子Ⅷ抑制物。因子Ⅷ中和抗体（抑制物）通常是直接针对因子Ⅷ促凝活性的 IgG，既往接受过或未接受过治疗的患者均有产生抑制物的可能。产生因子Ⅷ抑制物的患者可能影响临床疗效。形成抑制物的风险与暴露于因子Ⅷ的程度以及其他遗传和环境因素有关，前 20 个药物暴露日内的风险最高，100 个暴露日后极少产生抑制物。若在推荐剂量下出血未得到控制，应对Ⅷ因子血浆水平进行监控并给予足量的药物以获得满意的临床效果。若患者血浆中的Ⅷ因子水平没有升高到预期水平，或在预计剂量下，出血未得到控制，应怀疑是否存在中和抗体，并对其进行检测。警惕有可能发生过敏/变态反应，变态反应表现过敏性特征，如眩晕、感觉异常、皮疹、皮肤潮红、面部肿胀、荨麻疹和瘙痒。

【常用制剂与规格】　注射用粉针剂：250IU/瓶；500IU/瓶；1000IU/瓶；1500IU/瓶。

重组人凝血因子Ⅸ
Recombinant Coagulation Factor Ⅸ

【适应证】　①控制和预防成人及儿童乙型

血友病（先天性凝血因子Ⅸ缺乏症或 Christmas 病）患者出血。②成人及儿童乙型血友患者围手术期使用。

【用法用量】

（1）使用包装中所附的 0.234%氯化钠稀释液将冻干粉复溶后供静脉注射用。应缓慢注射给予，一般情况下，注射速率不宜超过 4ml/min，给药速度可依据患者舒适度调整。

（2）均需个体化调整剂量。所有因子Ⅸ产品的剂量和治疗持续时间均取决于因子Ⅸ缺乏的严重程度、出血的部位与程度以及患者的临床情况、年龄和因子Ⅸ的活性恢复值。为了确保达到所需因子Ⅸ的活性水平，尤其是对于外科手术，建议用因子Ⅸ活性检测来精确地监测最佳剂量。为了将剂量调整至合适水平，剂量调整时应考虑因子Ⅸ活性、药代动力学参数（如半衰期和因子Ⅸ活性恢复值）以及临床情况等因素。说明书提供了不同应用场景下推荐剂量的计算方法，如重度出血时，体内所需因子Ⅸ活性水平应为 50～100（单位是% 或 IU/dl），以患者给药前的因子Ⅸ活性为基线，按公式（见下文）计算所需药物剂量后，每 12～24 小时给药 1 次。

【临床应用注意】

1. 常见不良反应是全身性超敏反应，包括支气管痉挛性反应，和（或）低血压、过敏反应以及需要使用因子Ⅸ替代治疗以外方法进行治疗的高滴度抑制物形成。最常见不良反应包括头痛、头晕、恶心、注射部位反应、注射部位疼痛及与皮肤相关的变态反应（如皮疹、荨麻疹）。

2. 中和抗体（抑制物）：使用含凝血因子Ⅸ产品的患者中曾检测到活性中和抗体（抑制物）。使用本品也应通过临床观察和检验监测是否出现因子Ⅸ抑制物。如果血浆中因子Ⅸ活性未达预期水平，或预期剂量下未控制出血，应考虑测定因子Ⅸ抑制物的水平，了解中和抗体的情况。

3. 对于既往接受过治疗的成人患者，平均每 kg 体重给予 1IU 本品，能使体内因子Ⅸ的活性平均增加 0.8±0.2IU/dl，成人剂量估算方法中，按每 kg 体重给予本品 1IU，可使因子Ⅸ活性平均增加 0.8IU/dl 计算，具体为：成人因子Ⅸ的需要量（IU）= 体重（kg）×因子Ⅸ期望增加量（% 或 IU/dl）×1.3。

4. 对于儿童患者，剂量估算方法中，按每 kg 体重给予本品 1IU，可使因子Ⅸ活性平均增加 0.7 IU/dl，具体为：儿童因子Ⅸ的需要量（IU）= 体重（kg）×因子Ⅸ期望增加量（% 或 IU/dl）×1.4。

【常用制剂与规格】 注射用粉针剂：250IU；500IU；1000IU；2000IU。

注射用矛头蝮蛇血凝酶
Hemocoagulase Bothrops Atrox for Injection

【适应证】 可用于需减少流血或止血的各种医疗情况，如：外科、内科、妇产科、眼科、耳鼻喉科、口腔科等临床科室的出血及出血性疾病；也可用来预防出血，如手术前用药，可避免或减少手术部位及手术后出血。

【用法用量】 静注、肌内注射或皮下注射，也可局部用药。①一般出血：成人 1～2 单位；儿童 0.3～0.5 单位。②紧急出血：立即静注 0.25～0.5 单位，同时肌内注射 1 单位。③各类外科手术：术前一天晚肌内注射 1 单位，术前 1 小时肌内注射 1 单位，术前 15 分钟静注 1 单位，术后 3 日，每日肌内注射 1 单位；④咯血：每 12 小时皮下注射 1 单位，必要时，开始时再加静注 1 单位，最好是加入 10ml 的 0.9% NaCl 液中，稀释混合后注射；⑤异常出血：剂量加倍，间隔 6 小时肌内注射 1 单位，至出血完全停止。

【注意事项】 本品含自巴西矛头蝮蛇（Brothrops atrox）的蛇毒中分离和纯化的蛇毒血凝酶，不含神经毒素及其他毒素。

弥散性血管内凝血（DIC）及血液病导致的出血不是本品的适应证。血中缺乏血小板或某些凝血因子（如：凝血酶原等）时，本品没有代偿作用，宜在补充血小板或缺乏的凝血因子，或输注新鲜血液的基础上应用本品。在原发性纤溶系统亢进（如：内分泌腺、癌症手术等）的情况下，宜与血抗纤溶酶的药物联合应用。

【常用制剂与规格】 注射剂（粉针剂）：0.5 单位；1 单位；2 单位。

氨基己酸
Aminocaproic

【适应证】 用于预防及治疗血纤维蛋白溶

解亢进引起的各种出血。

【用法用量】

（1）注射液：因氨基己酸排泄快，需持续给药才能维持有效浓度，故一般皆用静脉滴注法。氨基己酸在体内的有效抑制纤维蛋白溶解的浓度至少为 $130\mu g/ml$。对外科手术出血或内科大量出血者，迅速止血，要求迅速达到上述血液浓度。初始量可取 $4 \sim 6g$（$2 \sim 3$ 支）溶于 100ml 0.9%氯化钠溶液或 5% ~ 10%葡萄糖溶液中，于 15 ~ 30 分钟滴完。持续剂量为 1g/h，可口服也可注射。维持 12 ~ 24 小时或更久，依病情而定。

（2）注射液局部应用：0.5%溶液冲洗膀胱用于术后膀胱出血；拔牙后可用 10%溶液漱口和蘸药的棉球填塞伤口；亦可用 5% ~ 10%溶液纱布浸泡后敷贴伤口。

（3）片剂：口服一次 2g，一日 3 ~ 4 次，依病情用 7 ~ 10 日或更久。小儿口服剂量为一次 0.1g/kg，一日 3 ~ 4 次。氨基己酸吸收迅速完全，口服后 1 ~ 2 小时可达血中有效浓度。

【临床应用注意】

1. 有血栓形成倾向或过去有血管栓塞者忌用。

2. 常见的不良反应为恶心、呕吐和腹泻，当每日剂量超过 16g 时，尤易发生。快速静脉注射可出现低血压、心动过速、心律失常，少数人可发生惊厥及心脏或肝脏损害。

3. 氨基己酸排泄快，需持续给药，否则难以维持稳定的有效血药浓度。氨基己酸不能阻止小动脉出血，术中有活动性动脉出血，仍需结扎止血。

【常用制剂与规格】 片剂：0.5g。注射液：10ml：2g；20ml：4g；100ml：4g。

重组人血小板生成素
Recombinant Human Thrombopoietin

【适应证】 本品仅用于血小板减少及临床状态具有增加出血风险的患者，不应用于试图使血小板计数升至正常数值的情况。适用于①治疗实体瘤化疗后所致的血小板减少症，适用对象为血小板低于 $50 \times 10^9/L$ 且医生认为有必要升高血小板治疗的患者，②特发性血小板减少性紫癜（ITP）的辅助治疗，适用对象为血小板低于 $20 \times 10^9/L$ 的糖皮质激素治疗无效（包括初始治疗无效，或有效后复发而再度治疗无效）的未接受脾切除治疗的患者。

【用法用量】 皮下注射。

1. 恶性实体肿瘤化疗时，预计药物剂量可能引起血小板减少及诱发出血且需要升高血小板时，可于给药结束后 6 ~ 24 小时皮下注射本品，剂量为 $300U/(kg \cdot d)$，一日 1 次，连续应用 14 日；用药过程中待血小板计数恢复至 $100 \times 10^9/L$ 以上，或血小板计数绝对值升高 $\geq 50 \times 10^9/L$ 时即应停用。当化疗中还伴发了白细胞严重减少或贫血时，本品可分别与重组人粒细胞集落刺激因子（rhG – CSF）或重组人促红素（rhEPO）合用。

2. 糖皮质激素治疗无效的特发性血小板减少性紫癜（ITP）：可皮下注射本品，剂量为 $300U/(kg \cdot d)$，一日 1 次，连续应用 14 日；若不足 14 日血小板计数已经升至 $\geq 100 \times 10^9/L$ 时则停止使用本品。若出现口、鼻或内脏等部位出血时，可给予输注血小板、抗纤溶止血药等应急处理。

【临床应用注意】

1. 较少发生不良反应，偶见发热、肌肉酸痛、头晕等，一般不需处理，多可自行恢复。

2. 过量或错误使用本品可能会使血小板计数升高到可导致并发血栓形成/血栓栓子的水平。为了使发生血栓形成/血栓栓子的风险降到最低，在应用本品时不应试图使血小板计数达到正常值。使用本品过程中应定期检查血常规，一般应隔日一次，密切注意外周血小板计数的变化，血小板计数达到所需指标时，应及时停药。停药后定期监测至少 2 周。

【常用制剂与规格】 注射液：7500U/1ml；15000U/1ml。

艾曲泊帕乙醇胺
Eltrombopag Olamine

【药理作用与作用机制】 本品是一种口服的小分子血小板生成素（TPO）受体激动剂，可诱导骨髓祖细胞和巨核细胞的增殖和分化。

【适应证】 适用于①免疫性血小板减少症的成人和儿童患者，②难治性重型再生障碍性贫血（SAA）成年患者。

【用法用量】

适应证①：初始方案（成人）建议初始剂量为一次 25mg，一日 1 次，肝功能不全患者应减量用药。监测和剂量调整（成人患者）治疗开始后，必要时调整剂量使血小板计数达到并维持≥50×10^9/L，以减少出血的风险。剂量不得超过一日 75mg。治疗过程中，应定期监测血象和肝功能，并按照说明书（本书略）所列的剂量调整方案，根据血小板计数调整本品剂量。本品标准的剂量调整方法，无论是加量还是减量，每次增减 25mg，一日 1 次。治疗期间，应每周评估全血细胞计数（CBC），包括血小板计数和外周血涂片，直至达到血小板计数稳定（至少 4 周血小板计数≥50×10^9/L）。此后，应每月检测一次 CBC，包括血小板计数和外周血涂片。如果认为已有肝功能不全的 ITP 患者有必要使用本品，以一次 25mg，隔日 1 次剂量开始本品治疗，肝功能不全患者开始本品治疗后，增加剂量前应等待 3 周。

适应证②：建议起始剂量为一次 25mg，一日 1 次，治疗开始后，达到血液学缓解需要进行剂量滴定，必要时，本品应以 25mg 为单位，每 2 周增加一次剂量，使血小板计数达到≥50×10^9/L。根据血小板计数、血红蛋白值和中性粒细胞计数调整本品剂量，剂量不得超过一日 150mg。达到血液学缓解所需要的最长时间可至 26 周。

【临床应用注意】

1. 应采用能使血小板计数达到并维持≥50×10^9/L 的最低剂量，不得为了使血小板计数达到正常而使用本品。在临床研究中，血小板计数通常在本品治疗开始后 1~2 周内升高，在治疗终止后 1~2 周内下降。以一次 75mg，一日 1 次剂量治疗 4 周后，如血小板计数仍未升高至足以避免临床严重出血的水平，应停止本品治疗。如果出现了明显的肝功能异常，也应考虑停用本品。停药后应继续监测包括血小板计数在内的血常规，一周 1 次，至少 4 周。

2. 严重不良反应为肝毒性和血栓形成/血栓事件。可引起肝功能检查指标异常、严重肝毒性和潜在致命性肝损伤。临床研究表明，与白种人相比，接受本品治疗的 ITP 患者中，黄种人更易出现肝功能检查指标异常。肝病患者应

慎用本品。有肝功能不全的 ITP 患者应采用较低剂量开始本品治疗，最常见的（至少 10% 患者发生）不良反应包括头痛、贫血、食欲减退、失眠、咳嗽、恶心、腹泻、脱发、瘙痒、肌痛、发热、乏力、流感样疾病、无力、寒战和外周水肿。

3. 相互作用：本品与 HMG-CoA 还原酶抑制剂（他汀类）存在相互作用，包括瑞舒伐他汀、阿托伐他汀、氟伐他汀、洛伐他汀、普伐他汀和辛伐他汀，与本品合用时，应考虑他汀类药物减量，并应仔细监测他汀类药物的副作用。本品可与多价阳离子发生螯合作用，如铁、钙、镁、铝、硒和锌。单次服用本品 75mg 和含有多价阳离子的抗酸药（1524mg 氢氧化铝和 1425mg 碳酸镁）时，血浆中本品的 AUC 降低 70%，C_{max} 降低 70%。单次给予本品 50mg 伴标准的含奶制品的高热量、高脂早餐后，本品的血浆 AUC 降低 59%，C_{max} 降低 65%。因此，本品应空腹服用（餐前间隔 1 小时或餐后间隔 2 小时），应在以下产品使用前间隔至少 2 小时或使用后间隔至少 4 小时服用，包括抗酸药、乳制品，或含有多价阳离子（如铝、钙、铁、镁、硒和锌）的矿物质补充剂。不得将本品碾碎后混入食物或液体服用。

【常用制剂与规格】 片剂：25mg；50mg。

第三节 抗贫血药

抗贫血药包括铁剂、叶酸和 B_{12}、红细胞生成刺激剂和其他抗贫血药。

一、药理作用和作用机制

1. 铁剂 铁是红细胞成熟阶段合成血红素必不可少的物质，人体吸收的铁进入骨髓，吸附在有核红细胞膜上并进入细胞内的线粒体，与原卟啉结合，形成血红素，再与珠蛋白结合形成血红蛋白，缺铁会导致红细胞内铁缺乏，表现为缺铁引起的小细胞低色素性贫血。可以用口服铁剂或注射铁剂补铁：口服铁剂可分为无机铁和有机铁 2 类，硫酸亚铁是无机铁剂，有机铁剂包括右旋糖酐铁、葡萄糖酸亚铁、富马酸亚铁、蛋白琥珀酸铁和多糖铁复合物等；

注射铁剂药物包括蔗糖铁、右旋糖酐铁、山梨醇铁、异麦芽糖酐铁和羧基麦芽糖铁。

2. 叶酸和维生素 B_{12}　叶酸和维生素 B_{12} 是细胞合成 DNA 的重要辅酶，任何一种缺乏都会导致 DNA 合成障碍，使原红细胞和幼红细胞的生长及分裂停滞不前，引起巨幼红细胞性贫血。巨幼红细胞性贫血可分为：营养性巨幼红细胞性贫血、恶性贫血和药物性巨幼红细胞性贫血。

（1）营养性巨幼红细胞性贫血：主要是指妊娠期、婴儿期对叶酸的需求量增加所致的叶酸缺乏所致，治疗以补充叶酸为主。

（2）恶性贫血：维生素 B_{12} 缺乏所导致的贫血为恶性贫血，也会引起神经系统病变。对于恶性贫血，需要同时补充维生素 B_{12} 和叶酸，以补充维生素 B_{12} 为主，以补充叶酸为辅。维生素 B_{12} 的衍生物和同类药物也可用于治疗恶性贫血，如甲钴胺和腺苷钴胺。

（3）药物性巨幼红细胞性贫血：叶酸经过肠道吸收以及在向组织转运的过程中，被二氢叶酸还原酶还原成为二氢叶酸，继而还原成为四氢叶酸，以 5 - 甲基四氢叶酸的形式存储在肝脏和分布到其他组织器官。四氢叶酸是体内"一碳单位"转移酶系统中的辅酶，可传递一碳单位，参与嘌呤、嘧啶的合成，对正常血细胞的生成具有促进作用。

二氢叶酸还原酶抑制剂，如抗肿瘤药物甲氨蝶呤、抗疟药乙胺嘧啶和抗菌药甲氧苄啶，都可导致人体叶酸利用障碍，而引起巨幼红细胞性贫血。直接补充叶酸不能纠正药物性巨幼红细胞性贫血，必须使用亚叶酸钙或甲酰四氢亚叶酸钙治疗，这两个药物给药后在体内转变为四氢叶酸后参与血细胞成熟过程。

3. 红细胞生成刺激剂（ESAs）　人促红素（EPO）是由肾脏分泌的一种糖蛋白，作用于骨髓的红系造血祖细胞，促进其增殖和分化。慢性肾功能衰竭时，EPO 的分泌会相对或绝对不足，导致肾性贫血。

（1）人促红素类药物：①重组人促红素（rHuEPO），消除半衰期短，每周需要给药 2 ~ 3 次。②达依泊汀 α，是长效 ESAs 制剂，通过对重组人促红素的分子进行结构改造，新增了两个糖基化位点，明显延长了药物消除半衰期，每周给药 1 次，静脉注射的消除半衰期是 23.4 ~ 25.3 小时，皮下注射则为 48.8 小时，约为重组人促红素的 3 倍。③甲氧基聚乙二醇红细胞生成素，通过将重组人促红素聚乙二醇化，显著延长了药物半衰期，每 2 周给药 1 次，静脉注射和皮下注射的半衰期分别为 134 小时和 137 小时。

（2）人促红素模拟肽（EPO 模拟肽）：化学合成的 EPO 模拟肽能够与细胞表面的 EPO 受体特异性结合，在体内外发挥与 EPO 相似的生物学效应。培莫沙肽是在化学合成的 EPO 模拟肽的结构基础上，再进行聚乙二醇化修饰，延长了消除半衰期，每 4 周给药 1 次，首剂单次皮下注射培莫沙肽后，在非透析的 CKD 患者的消除半衰期是 58.3 ~ 69.7 小时，而在接受透析治疗的 CKD 患者的消除半衰期是 61.6 ~ 74.9 小时。

（3）低氧诱导因子脯氨酰羟化酶抑制剂（HIF - PHI）：低氧诱导因子（HIF）是机体适应氧稳态失衡的核心调节因子，HIF 能与肾脏和肝脏 EPO 基因的 HIF 结合位点特异性结合，促进 EPO 表达，HIF 被特定的脯氨酰羟化酶（PHD）羟化后将进一步降解，针对 PHD 研发的 HIF - PHI 能抑制 PHD 活性，稳定 HIF 的表达，促进 EPO 生成，提高体内 EPO 水平。HIF - PHI 药物有罗沙司他和恩那度司他，罗沙司他消除半衰期为 12.8 小时，通常每周口服 2 ~ 3 次，恩那度司他消除半衰期为 6 小时左右，一日口服 1 次。

（4）红细胞成熟剂：β - 地中海贫血的发病机制是由于 β 珠蛋白肽链合成减少或完全缺如，导致生成的红细胞是脆性增加和可塑性降低的"地贫样红细胞"，这类红细胞容易在微循环中破裂而发生溶血。重度 β - 地中海贫血呈慢性进行性溶血性贫血，患者需依赖于终身输血、祛铁治疗来维持生命。罗特西普是一种人工设计的融合蛋白，作用于红细胞成熟的晚期阶段，与特定的转化生长因子 β（TGF - β）超家族配体结合，调控红细胞成熟过程，使机体能够产生更多正常红细胞，该药适用于输血依

赖型 β – 地中海贫血的成人患者，推荐起始剂量为 1.0mg/kg，每 3 周皮下注射 1 次。

（5）蛋白同化激素：十一酸睾酮是人工合成的雄激素类药，为睾酮的衍生物，有促进男性生长、促进蛋白质合成和减少分解，以及促进红细胞生成的药效，可用于再生障碍性贫血的辅助治疗，初始剂量每日 120～160mg，2 周后每日 40～120mg，分早晚 2 次，餐后口服。

二、临床用药评价

（一）作用特点

1. 铁剂

（1）口服铁剂的胃肠道吸收有自限现象，即铁的吸收率与体内铁储存量有关，正常人的吸收率为 10%，贫血者为 30%。治疗缺铁性贫血时，待血红蛋白恢复正常后，仍需继续服用铁剂 3～6 个月来补充缺失的贮存铁量，有条件进行血清铁蛋白测定时，可在血清铁蛋白上升到 30～50μg/L 后停药。口服无机铁剂的胃肠道不良反应比有机铁剂明显。

（2）注射铁剂适用于以下情况：服药后胃肠道反应严重而不能耐受口服铁剂者；需要迅速纠正缺铁的患者，如妊娠后期严重贫血者；严重消化道疾病，口服铁剂可能加重原发疾病患者，如溃疡性结肠炎或克罗恩病；不易控制的慢性出血，失铁量超过肠道所能吸收的铁量。

（3）用药期间为观察治疗效果，需定期做下列检查：血红蛋白、网织红细胞计数、血清铁蛋白和血清铁。缺铁性贫血者，通常口服铁剂 4～5 日后，血液中网织红细胞数量即可上升，7～12 日达峰。

（4）口服铁剂的规格以铁盐含量标示，而注射铁剂的剂量都以铁元素（Fe）含量标示。

2. 叶酸

治疗恶性贫血应同时使用叶酸和维生素 B_{12}，单纯补充叶酸的治疗是禁忌的，这是因为单用叶酸仅能纠正造血的异常，并不能阻止维生素 B_{12} 缺乏所致的神经损害，若单独给予大剂量叶酸，会由于造血旺盛而消耗更多的维生素 B_{12}，可进一步降低血清维生素 B_{12} 含量，反而导致神经损害向不可逆的方向发展。

3. 维生素 B_{12}

该类药物是唯一的一种需要内因子辅助吸收的维生素，口服后在胃中与胃的壁细胞分泌的内因子形成维生素 B_{12} – 内因子复合物，该复合物进入至回肠末端时与回肠黏膜细胞的微绒毛上的受体结合，通过胞饮作用进入肠黏膜细胞后再吸收进入血液。一些患者缺乏这种内因子，即使膳食中的 B_{12} 来源充足也会发生恶性贫血。

4. 重组人促红素

红细胞生成刺激剂治疗肾性贫血时的给药频次差别较大。

5. rhEPO

长期使用 rhEPO 或其他红细胞生成刺激剂治疗肾性贫血的患者容易发生 EPO 抵抗，这可能与慢性肾脏疾病（CKD）相关炎性反应及氧化应激状态而导致体内对 ESAs 的低反应有关。

6. HIF – PHIs

可从转录水平上增加 EPO 的生成，同时能改善铁代谢，通过促进转铁蛋白、转铁蛋白受体的表达，下调铁调素水平，增加铁转运，促进红细胞生成，改善肾性贫血。

（二）药物相互作用

胃内酸性环境能促进铁剂的吸收，抑酸剂和抗酸药能降低口服铁剂的吸收。铁剂可以和富含维生素 C 的果汁一起服用，但应避免和牛奶、茶、咖啡同用，茶叶中的鞣酸与铁结合成不易吸收的物质，牛奶含磷高，会与铁竞争，影响铁剂的吸收。

（三）典型不良反应和禁忌

餐前空腹服用有利于铁的吸收，但服用时间还需根据个体反应而定，口服铁剂常有胃肠道反应，如胃肠不适、腹痛、腹泻或便秘等副作用，若空腹不能耐受，可改为餐后服用，并将每日用量分 3 次服用。

使用叶酸、维生素 B_{12} 治疗巨幼细胞贫血时，当患者血红蛋白恢复正常时，尤其是严重巨幼细胞贫血的患者，可出现血钾降低，在此期间应注意补钾。

红细胞生成刺激剂有升高血压、促血栓形成和增加心血管不良事件的风险。

三、代表药品

硫酸亚铁
Ferrous Sulfate

【适应证】 各种原因（如慢性失血、营养不良、妊娠、儿童发育期等）引起的缺铁性贫血。

【用法用量】 口服。

（1）成人：①预防一次 0.3g，一日 1 次；②治疗一次 0.3g，一日 3 次。

（2）儿童：①预防量，一日 5mg/kg；②治疗量，1 岁以下儿童一次 60mg，一日 3 次；1 ~ 5 岁儿童一次 120mg，一日 3 次；6 ~ 12 岁儿童一次 0.3g，一日 2 次，均于餐后服用。

【临床应用注意】

1. 肝肾功能严重不全，尤其是伴有未经治疗的尿路感染者禁用。铁负荷过高、血色病或含铁血黄素沉着症患者禁用。非缺铁性贫血（如地中海贫血）患者禁用。

2. 可见胃肠道不良反应，如恶心、呕吐、上腹疼痛、便秘。本品可减少肠蠕动，引起便秘，并排黑便。

3. 硫酸亚铁 1g，相当于元素铁 100mg，产品规格以硫酸亚铁含量标示。

4. 维生素 C 与本品同服，有利于吸收。本品与磷酸盐类、四环素类及鞣酸等同服，可妨碍铁的吸收。本品可减少左旋多巴、卡比多巴、甲基多巴及氟喹诺酮类药物的吸收。

【常用制剂与规格】 片剂：15mg；50mg；0.3g；0.45g。糖浆剂：1ml：40mg；100ml：4g。

右旋糖酐铁
Iron Dextran Injection

【适应证】 用于不能口服铁剂或口服铁剂治疗不满意的缺铁患者。

【用法用量】 右旋糖酐铁溶液可肌内注射、静脉注射或静脉滴注。一日给药 100 ~ 200mg 铁，一周 2 ~ 3 次，疗程根据补铁总量确定。给药前，需要计算铁的总缺少量，对患者进行个体化给药，缺少量的计算公式可按照说明书所列的方法。

主要不良反应为过敏反应，可在给药后的几分钟内发生。因此建议给予首次剂量前，先给予 0.5ml 右旋糖酐铁注射液（相当于 25mg 铁），如 60 分钟后无不良反应发生，再给予剩余的剂量。

具体用法：①静脉滴注：100 ~ 200mg 右旋糖酐铁用 0.9% 氯化钠溶液或 5% 葡萄糖溶液稀释至 100ml。给予首次剂量时，应先缓慢滴注 25mg 至少 15 分钟，如无不良反应发生，可将剩余剂量在 30 分钟内滴注完毕。②静脉注射：将相当于 100 ~ 200mg 铁（2 ~ 4ml）的右旋糖酐铁用 0.9% 氯化钠溶液或 5% 葡萄糖溶液 10 ~ 20ml 稀释后缓慢静脉注射，同样在初次给药时先缓慢注射 25mg（1 ~ 2 分钟），如无不良反应发生，再给予剩余的剂量（0.2ml/min）。③肌内注射无需稀释。④总补铁剂量约 20mg/kg 的右旋糖酐铁也可采用一次性滴注给药的方法。此法应将所给剂量稀释至 0.9% NaCl 或 5% 葡萄糖溶液 250 ~ 1000ml 中，并静脉滴注 4 ~ 6 小时。

【临床应用注意】

1. 不能用于妊娠前 3 个月的女性。

2. 禁忌证包括非缺铁性贫血（如溶血性贫血）、铁超负荷或铁利用紊乱、已知对铁单糖或双糖的过度敏感、代偿失调的肝硬化、传染性肝炎、急慢性感染的患者、哮喘、湿疹或其他特应性变态反应患者。

3. 常见皮肤瘙痒（1.5%）、呼吸困难（1.5%）。急性过敏反应表现为呼吸困难、面部潮红、胸痛和低血压，发生率约为 0.7%，缓慢静脉注射可降低急性严重反应。

【常用制剂与规格】 注射液：2ml：100mg（以 Fe 计）。

叶酸
Folic Acid

【适应证】 ①0.4mg 规格片剂：a. 预防胎儿先天性神经管畸形。b. 妊娠期、哺乳期女性预防用药。②5mg 规格片剂：a. 各种原因引起的叶酸缺乏及叶酸缺乏所致的巨幼细胞贫血。b. 妊娠期、哺乳期女性预防给药。c. 慢性溶血性贫血所致的叶酸缺乏。③注射剂：用于各种原因引起的叶酸缺乏及叶酸缺乏所致的巨幼细胞贫血。

【用法用量】

（1）口服：用于预防胎儿先天性神经管畸形，育龄女性从计划妊娠起至妊娠后 3 个月末，一次 0.4mg，一日 1 次。用于巨幼细胞贫血，成人，一次 5 ~ 10mg，15 ~ 30mg/d，直至血常规恢复正常。儿童，一次 5mg，一日 3 次（或 5 ~ 15mg/d，分 3 次服用）。

（2）肌内注射：用注射用水 1~2ml 溶解后（浓度为≤15mg/ml）肌内注射，5~10mg/d。

【临床应用注意】

1. 禁忌：维生素 B₁₂ 缺乏引起的巨幼细胞贫血不能单用叶酸治疗。

2. 营养性巨幼细胞贫血常合并缺铁，应同时补充铁，并补充蛋白质及其他 B 族维生素。恶性贫血及疑有维生素 B₁₂ 缺乏的患者，不单独用叶酸，因这样会加重维生素 B₁₂ 的负担和神经系统症状。

3. 大剂量叶酸能拮抗苯巴比妥、苯妥英钠和扑米酮的抗癫痫作用，可使癫痫发作的临界值明显降低，并使敏感患者的发作次数增多。因此，这些患者应用的叶酸剂量不应当超过 1mg，主张以不超过 0.4mg 为宜，以免影响病情。口服大剂量叶酸，可以影响微量元素锌的吸收。

【常用制剂与规格】 片剂：0.4mg；5mg。注射用粉针剂：15mg；30mg。

维生素 B₁₂
Vitamin B₁₂

【适应证】 因内因子缺乏所致的巨幼细胞贫血，也可用于亚急性联合变性神经系统病变，如神经炎的辅助治疗。

【用法用量】

（1）肌内注射：①成人，一日 0.025~0.1mg 或隔日 0.05~0.2mg。用于神经炎时，用量可酌增。②儿童用药：肌内注射 25~100μg/次，每日或隔日 1 次。避免同一部位反复给药，且对新生儿、早产儿、婴儿、幼儿要特别小心。

（2）口服：成人一日 25~100μg，或隔日 50~200μg。

【临床应用注意】

1. 不良反应可致过敏反应，甚至过敏性休克，不宜滥用。

2. 有条件时，用药过程中应监测血中维生素 B₁₂ 浓度。痛风患者如使用本品，由于核酸降解加速，血尿酸升高，可诱发痛风发作，应多加注意。治疗巨幼细胞贫血，在起始 48 小时，宜查血钾，以防止低钾血症。

【常用制剂与规格】 口服常释剂型：25μg。注射液：1ml：0.25mg；1ml：0.5mg；1ml：1mg。

重组人促红素（CHO 细胞）
Recombinant Human Erythropoietin（CHO Cell）

【适应证】 ①肾功能不全所致贫血，包括透析及非透析患者。②外科围手术期的红细胞动员。

【用法用量】

适应证①：可皮下注射或静脉注射，每周分 2~3 次给药。给药剂量需依据患者的贫血程度、年龄及其他相关因素调整。治疗期：开始推荐剂量血液透析患者每周 2~3 次，每次 100~150IU/kg，非透析患者每周 75~100IU/kg。若红细胞比容每周增加少于 0.5%，可于 4 周后按 15~30IU/kg 增加剂量，但最高增加剂量每周不可超过 30IU/kg。红细胞比容应增加到 30%~33%（红细胞容积占血液容积的百分比），但不宜超过 36%。维持期：如果红细胞比容达到 30%~33% 或/和血红蛋白达到 100~110g/L，则进入维持治疗阶段。推荐将剂量调整至治疗剂量的 2/3，然后每 2~4 周检查红细胞比容以调整剂量，避免红细胞生成过速，维持红细胞比容和血红蛋白在适当水平。

适应证②：适用于术前血红蛋白在 100~130g/L 的择期外科手术患者（心脏血管手术除外），使用剂量为 150IU/kg，每周 3 次，皮下注射，于术前 10 日至术后 1 日应用，可减轻术中及术后贫血，减少对异体输血的需求，加快术后贫血倾向的恢复。用药期间为防止缺铁，可同时补充铁剂。

【临床应用注意】

1. 未控制的重度高血压患者禁用。

2. 极少数患者用药后可能出现皮疹或荨麻疹等过敏反应，包括过敏性休克。因此，初次使用本品或重新使用本品时，建议先使用少量，确定无异常反应后，再注射全量。常见不良反应是血压升高，另外，也有可能出现高血压性脑病，因此必须密切注意血压、红细胞比容值等的变化而调整用药。

3. 用药期间应定期检查红细胞比容（用药初期每周 1 次，维持期每 2 周 1 次），注意避免过度的红细胞生成（确认红细胞比容在 36% 以下），如发现过度的红细胞生长，或血红蛋白浓度高于 10g/dl, 应采取暂停用药等适当处理。

4. 治疗期间因出现有效造血, 铁需求量增加。通常会出现血清铁浓度下降, 如果患者血清铁蛋白低于 100ng/ml, 或转铁蛋白饱和度低于 20%, 应每日补充铁剂。叶酸或维生素 B_{12} 不足会降低本品疗效。严重铝过多也会影响疗效。

【常用制剂与规格】注射液: 0.5ml: 1000IU; 0.5ml: 2000IU; 0.5ml: 3000IU; 0.5ml: 4000IU; 0.5ml: 5000IU; 0.5ml: 6000IU; 0.5ml: 10000IU; 0.5ml: 120000IU。

第四节 升白细胞药

升白细胞药包括刺激因子类(人粒细胞刺激因子、人粒细胞巨噬细胞刺激因子)和其他升白细胞药物, 包括肌苷、利可君、腺嘌呤、小檗胺、鲨肝醇和脱氧核苷酸钠等。

一、药理作用与作用机制

1. 人粒细胞刺激因子(hG－CSF) 人粒细胞刺激因子是调节骨髓中粒系造血的主要细胞因子之一, 作用于粒系造血祖细胞, 促进其增殖、分化, 并可增加粒系终末分化细胞的功能。重组人粒细胞集落刺激因子(rhG－CSF)属于短效药物, 需每日给药1次, 聚乙二醇化重组人粒细胞刺激因子(PEG－rhG－CSF)是由 rhG－CSF 与 20KD 聚乙二醇交联获得的, 消除半衰期和药效延长, 在每个化疗周期抗肿瘤药物给药结束后, 皮下注射一次固定剂量 6mg 即可。短效 rhG－CSF 主要经肾脏清除, PEG－rhG－CSF 主要经中性粒细胞介导清除。研究显示, 聚乙二醇化修饰增大了 rhG－CSF 的分子量, 降低肾小球滤过率, 延长半衰期, 同时可遮蔽蛋白表面抗原决定簇, 降低免疫原性, 此外还可阻止蛋白酶的水解, 降低蛋白质降解速率。

2. 人粒细胞巨噬细胞刺激因子(hGM－CSF) 粒细胞巨噬细胞刺激因子作用于造血祖细胞, 促进其增殖和分化, 其重要作用是刺激粒、单核巨噬细胞成熟, 促进成熟细胞向外周血释放, 并能促进巨噬细胞及嗜酸性细胞的多种功能。

3. 利可君 是一种噻唑羧酸类升白细胞药,

为半胱氨酸的衍生物, 能分解为半胱氨酸和醛, 具有促进骨髓内粒细胞生长和成熟的作用, 可促进白细胞增生。利可君可用于预防和治疗肿瘤放化疗引起的白细胞减少症。

4. 小檗胺 是从小檗科植物中提取的双苄基异喹啉类生物碱, 其作用广泛, 具有促进白细胞增生、抗炎、降低血压、抗肿瘤、抗心肌缺氧缺血、抗心律失常等作用, 该药可用于防治放化疗患者白细胞减少症。

5. 腺嘌呤(曾用名: 维生素 B_4) 是生物体内辅酶与核酸的组成和活性成分, 具有刺激骨髓白细胞增生的作用, 可用于防治各种原因引起的白细胞减少症、急性粒细胞减少症, 尤其是防治肿瘤放化疗引起的白细胞减少症。单用腺嘌呤治疗肿瘤放化疗引起的白细胞减少症的疗程较长, 临床上一般与其他升白药物联合应用。

6. 鲨肝醇 在动物骨髓造血组织中含量较多, 可能是体内造血因子之一, 具有促进白细胞增生及抗放射线的作用, 一般用于防治因放疗、化疗及苯中毒等引起的白细胞减少症。

7. 脱氧核苷酸钠 是复方制剂, 组分为脱氧核糖胞嘧啶核苷酸、脱氧核糖腺嘌呤核苷酸、脱氧核糖胸腺嘧啶核苷酸和脱氧核糖鸟嘌呤核苷酸钠盐, 具有促进细胞活力的功能, 以及改变机体代谢的作用, 用于急、慢性肝炎, 白细胞减少症, 血小板减少症及再生障碍性贫血等的辅助治疗。

二、临床用药评价

肿瘤化疗、放疗对骨髓造血功能都有不同程度的抑制作用, 表现为白细胞计数减少, 抗感染能力降低, 容易继发感染。临床特别重视化疗期间白细胞降低的情况, 常使用升白细胞药, 最常使用的是 rhG－CSF、PEG－rhG－CSF 和 hGM－CSF。

注意药物相互作用, 如腺嘌呤是核酸前体, 需考虑是否有促进肿瘤发展的可能性, 腺嘌呤与化疗药合用有可能促进肿瘤的发展; 刺激因子类与化疗药合用可影响刺激因子类促白细胞增生的疗效, 应于停用化疗药 1～3 日后再开始刺激因子类药物。

三、代表药品

重组人粒细胞刺激因子
Recombinant Human Granulocyte Colony Stimulating Factor

【适应证】和【用法用量】 按不同适应证的不同给药方案使用，当中性粒细胞数上升超过 $5.0 \times 10^9/L$ 时，酌情减量或停止用药。

（1）肿瘤化疗等原因导致中性粒细胞减少症：①成年患者化疗后，中性粒细胞数降至 $1 \times 10^9/L$（白细胞计数 $2 \times 10^9/L$）以下者，在开始化疗后 $2 \sim 5\mu g/kg$，一日 1 次皮下或静脉注射给药。②儿童患者化疗后中性粒细胞数降至 $0.5 \times 10^9/L$（白细胞计数 $1 \times 10^9/L$）以下者，在开始化疗后 $2 \sim 5\mu g/kg$，一日 1 次皮下或静脉注射给药。

（2）急性白血病化疗所致的中性粒细胞减少症：白血病患者化疗后白细胞计数不足 $1 \times 10^9/L$，骨髓中的原粒细胞明显减少，外周血液中未见原粒细胞的情况下，成年患者 $2 \sim 5\mu g/kg$，一日 1 次皮下或静脉注射给药；儿童患者 $2\mu g/kg$，一日 1 次皮下或静脉注射给药。

（3）骨髓增生异常综合征伴中性粒细胞减少症：成年患者在其中性粒细胞不足 $1 \times 10^9/L$，$2 \sim 5\mu g/kg$，一日 1 次皮下或静脉注射给药。

（4）再生障碍性贫血所致中性粒细胞减少：成年患者在其中性粒细胞低于 $1 \times 10^9/L$ 时，$2 \sim 5\mu g/kg$，一日 1 次皮下或静脉注射给药。

（5）周期性中性粒细胞减少症、自身免疫性中性粒细胞减少症和慢性中性粒细胞减少症：①成年患者中性粒细胞低于 $1 \times 10^9/L$ 时，$1\mu g/kg$，一日 1 次皮下或静脉注射给药。②儿童患者中性粒细胞低于 $1 \times 10^9/L$ 时，$1\mu g/kg$，一日 1 次皮下或静脉注射给药。

（6）用于促进骨髓移植患者中性粒细胞增加：①成人在骨髓移植的第 $2 \sim 5$ 日开始用药，$2 \sim 5\mu g/kg$，一日 1 次皮下或静脉注射给药。②儿童在骨髓移植的第 $2 \sim 5$ 日开始用药，$2\mu g/kg$，一日 1 次，皮下或静脉注射给药。

【临床应用注意】

1. 严重肝、肾、心、肺功能障碍者禁用。骨髓中幼稚细胞未显著减少的髓性白血病及外周血中存在骨髓幼稚细胞的髓性白血病患者。

2. 有发生过敏反应的可能，因此出现过敏反应时，应立即停药并采取适当处置。主要的不良反应有骨痛（胸部、腰部、骨盆痛等）、发热、腰痛、肝功能异常。

3. 对肿瘤化疗引起的中性粒细胞减少症患者，在给予肿瘤化疗药物的前 24 小时内以及给药后的 24 小时内应避免使用本药。

【常用制剂与规格】注射液：0.3ml：75μg；0.6ml：150μg；1.2ml：300μg；3ml：75μg；2ml：300μg。注射用粉针剂：50μg；100μg；250μg；300μg。

重组人粒细胞巨噬细胞刺激因子
Recombinant Human Granulocyte/Macrophage Colony – stimulating Factor

【适应证】 ①预防和治疗肿瘤放疗或化疗后引起的白细胞减少症。②治疗骨髓造血功能障碍及骨髓增生异常综合征。③预防白细胞减少时可能潜在的感染并发症。④使中性粒细胞因感染引起数量减少的回升速度加快。

【用法用量】

（1）肿瘤放、化疗后：放、化疗停止 $24 \sim 48$ 小时后方可使用，皮下注射，一日 1 次，$3 \sim 10\mu g/(kg \cdot d)$，持续 $5 \sim 7$ 日，根据白细胞回升速度和水平，确定维持量。停药后至少间隔 48 小时方可进行下一疗程的放、化疗。

（2）骨髓移植：$5 \sim 10\mu g/kg$，静脉滴注 $4 \sim 6$ 小时，一日 1 次，持续应用至连续 3 日中性粒细胞绝对数 $\geq 1 \times 10^9/L$。

（3）骨髓增生异常综合征/再生障碍性贫血：$3\mu g/(kg \cdot d)$，皮下注射，一日 1 次，需 $2 \sim 4$ 日才观察到白细胞增高的最初效应，以后调节剂量使白细胞计数维持在所期望水平，通常 $< 10 \times 10^9/L$。

【临床应用注意】

1. 自身免疫性血小板减少性紫癜的患者禁用。

2. 最常见的不良反应为发热、寒战、恶心、呼吸困难、腹泻，一般的常规对症处理便可使之缓解。不良反应发生多与静脉注射和快速滴注有关。

3. 本品与化疗药物同时使用，可加重骨髓毒性，因而不宜与化疗药物同时使用，应于化疗结束后 24 ~ 48 小时使用。本品可引起血浆白蛋白降低，因此，同时使用具有血浆白蛋白高结合率的药物应注意调整后者的剂量。注射丙种球蛋白者，应间隔 1 个月以上再使用本品。

【常用制剂与规格】　注射用粉针剂：50μg；75μg；150μg；300μg；400μg。

第五节　骨髓保护药

目前，细胞周期蛋白依赖性激酶（CDK）4和 6 选择性抑制剂（CDK4/6 抑制剂）有 2 类不可适应证的药物：①用于肿瘤的治疗，如瑞波西利、哌柏西利等，通过阻滞肿瘤细胞从 G_1 期进入 S 期，而减少雌激素受体阳性乳腺癌细胞系的细胞增殖作用，这类 CDK4/6 抑制剂用于激素受体阳性、人表皮生长因子受体 2 阴性局部晚期或转移性乳腺癌；②用于肿瘤化疗前预防性给药，以降低化疗引起的骨髓抑制的发生率，代表药物是曲拉西利。

一、药理作用与作用机制

骨髓是人体主要的造血器官，造血干细胞是最原始的造血细胞，造血干细胞可进一步分化成各系造血祖细胞。化疗引起的骨髓抑制包括急性骨髓抑制和潜在骨髓损伤。当化疗药物导致造血祖细胞耗竭时，即出现急性骨髓抑制，此时造血干细胞启动自我更新并增殖分化成造血祖细胞以维持造血系统稳态。但当化学药物引起造血干细胞自我更新能力发生障碍时，将导致潜在骨髓损伤，会引起白细胞、红细胞和血小板三系同时出现减低。

CDK 是细胞周期调控的关键酶。骨髓中造血干细胞和造血祖细胞产生中性粒细胞、红细胞和血小板增殖过程依赖于 CDK4/6 的活性。曲拉西利是 CDK4 和 6 的短暂性抑制剂。在化疗前给药，短暂将骨髓细胞阻滞在 G_1 期，避免化疗损伤，骨髓造血干/祖细胞即逐渐恢复增殖。

曲拉西利适用于既往未接受过系统性化疗的广泛期小细胞肺癌患者，在接受含铂类药物联合依托泊苷方案治疗前预防性给药，以降低化疗引起的骨髓抑制的发生率。建议剂量为 240mg/m^2，在当日化疗给药前 4 小时内经静脉滴注，30 分钟完成。连续多日给予曲拉西利时，2 次给药的间隔时间应不超过 28 小时。

二、临床用药评价

1. 传统药物 G – CSF 等：只能针对单系骨髓损伤。曲拉西利对骨髓的全系不良反应均有保护作用。

2. 曲拉西利药效短暂可逆，半衰期仅 14 小时，用药 32 小时后骨髓造血干/祖细胞即逐渐恢复增殖。

3. 在不同的年龄（范围：19 ~ 80 岁）、性别、种族、轻至中度肾功能不全或轻度肝功能不全人群中，未发现曲拉西利的药代动力学具有显著性临床意义的差异。

（丁庆明）

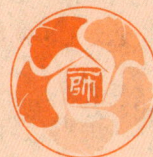

第七章　泌尿系统用药

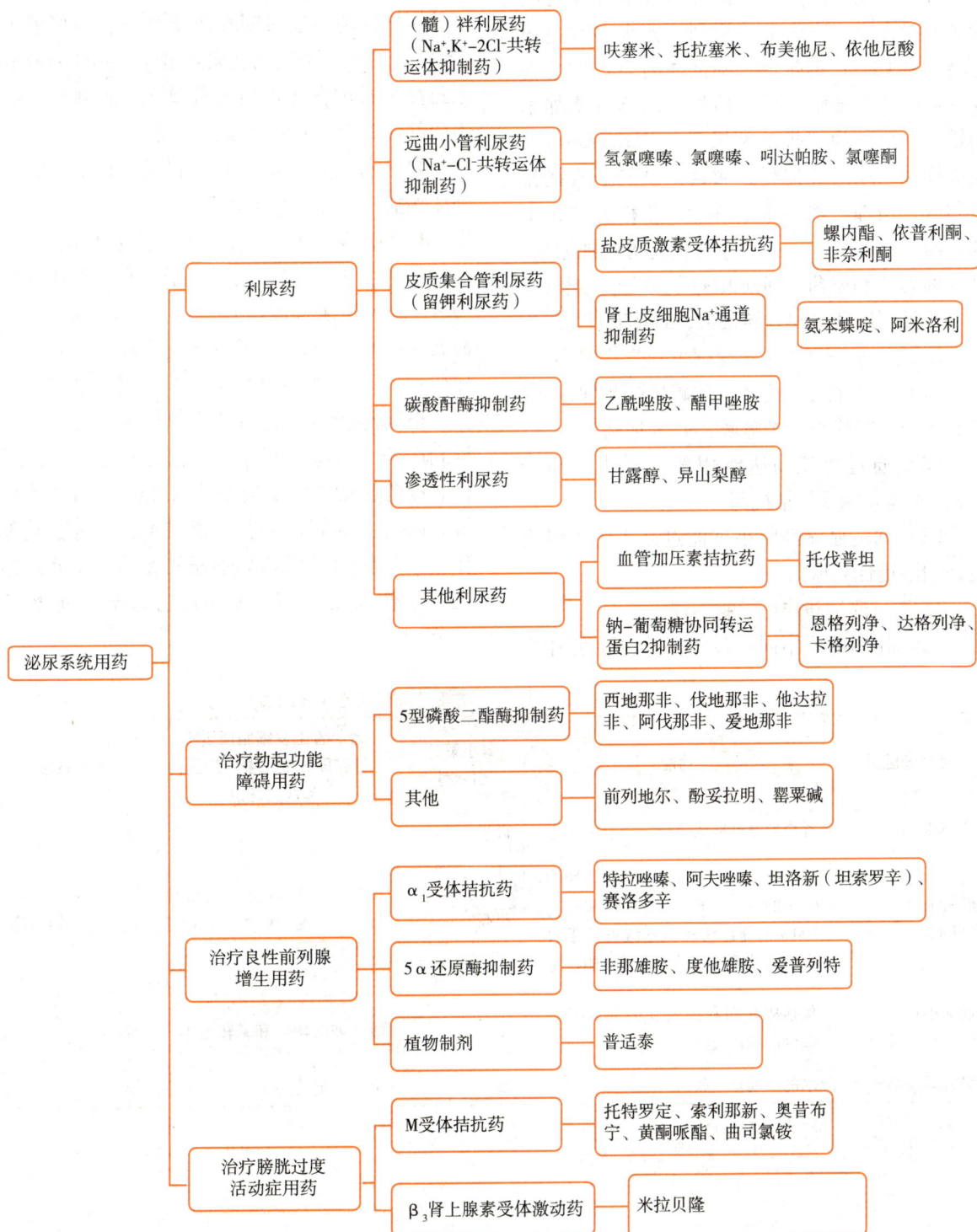

```
泌尿系统用药
├─ 利尿药
│   ├─ （髓）袢利尿药（Na⁺,K⁺-2Cl⁻共转运体抑制药）── 呋塞米、托拉塞米、布美他尼、依他尼酸
│   ├─ 远曲小管利尿药（Na⁺-Cl⁻共转运体抑制药）── 氢氯噻嗪、氯噻嗪、吲达帕胺、氯噻酮
│   ├─ 皮质集合管利尿药（留钾利尿药）
│   │   ├─ 盐皮质激素受体拮抗药 ── 螺内酯、依普利酮、非奈利酮
│   │   └─ 肾上皮细胞Na⁺通道抑制药 ── 氨苯蝶啶、阿米洛利
│   ├─ 碳酸酐酶抑制药 ── 乙酰唑胺、醋甲唑胺
│   ├─ 渗透性利尿药 ── 甘露醇、异山梨醇
│   └─ 其他利尿药
│       ├─ 血管加压素拮抗药 ── 托伐普坦
│       └─ 钠-葡萄糖协同转运蛋白2抑制药 ── 恩格列净、达格列净、卡格列净
├─ 治疗勃起功能障碍用药
│   ├─ 5型磷酸二酯酶抑制药 ── 西地那非、伐地那非、他达拉非、阿伐那非、爱地那非
│   └─ 其他 ── 前列地尔、酚妥拉明、罂粟碱
├─ 治疗良性前列腺增生用药
│   ├─ α₁受体拮抗药 ── 特拉唑嗪、阿夫唑嗪、坦洛新（坦索罗辛）、赛洛多辛
│   ├─ 5α还原酶抑制药 ── 非那雄胺、度他雄胺、爱普列特
│   └─ 植物制剂 ── 普适泰
└─ 治疗膀胱过度活动症用药
    ├─ M受体拮抗药 ── 托特罗定、索利那新、奥昔布宁、黄酮哌酯、曲司氯铵
    └─ β₃肾上腺素受体激动药 ── 米拉贝隆
```

第一节 利尿药

利尿药（Diuretic Agents）是通过作用于肾脏促进钠和水从体内排出，增加尿流速率的药物。利尿药不仅可以改变 Na^+ 的排泄，还可以影响其他阳离子（如 K^+、H^+、Ca^{2+} 和 Mg^{2+}）、阴离子（如 Cl^-、HCO_3^- 和 $H_2PO_4^-$）和尿酸的肾脏排泄。此外，利尿药也可间接地改变肾脏的血流动力学。临床上应用利尿药大多数是通过增加肾脏 Na^+ 的排泄，降低体内 Na^+ 的总含量，从而减少细胞外液的体积。因其可增加水的排泄，故称为"排钠利尿药（natriuretics）"；而渗透性利尿药和抗利尿激素拮抗药是直接排水利尿，增加无溶质水的排泄，故称为"排水利尿药（aquaretics）"。由于它们都可增加尿量，又统称为"利尿药（Diuretics）"。

各类利尿药之间差异很大，具体有：

1. 进入肾小管到达作用部位的方式不同

（1）有机酸分泌途径，如碳酸酐酶抑制药、袢利尿药、噻嗪类（类噻嗪类）利尿药。

（2）通过血流到达作用部位（皮质集合管），如醛固酮受体拮抗药。

（3）通过血流经肾小球滤过进入肾小管官腔，如渗透性利尿药。

2. 作用部位与作用机制不同

（1）作用部位不同：各利尿药的主要作用部位参见表 7-1。此外，利尿药进入作用部位的方式也不同。碳酸酐酶抑制药、袢利尿药、噻嗪类（包括类噻嗪类）利尿药是通过有机酸分泌途径进入肾小管管腔中并到达其作用部位；而醛固酮受体拮抗药通过血流到达其作用部位，即皮质集合管的主细胞（principal cells）顶质膜。

（2）作用机制不同：除甘露醇和血管加压素受体拮抗药是通过间接改变肾小管内尿滤液（原尿）的液量来达到利尿效果外，其余所有利尿药都是通过直接作用于肾单元，阻断肾小管不同部位钠的重吸收而发挥作用。

3. 治疗的适应证不同 利尿药在治疗各种临床疾病中的作用详见表 7-4。

4. 药理学的命名方法不同 基于作用机制命名（渗透性利尿药）；基于分子水平的作用部位命名（碳酸酐酶抑制药）；基于肾单元作用靶点命名（袢利尿药）；基于先导化合物（噻嗪类利尿药）；基于对排钾的影响命名（留钾利尿药）。

根据药理学领域的经典教科书的分类，将袢利尿药、噻嗪类利尿药、留钾利尿药、渗透性利尿药和碳酸酐酶抑制药（CAIs）归类为传统利尿药。本节只重点介绍前4类，对于其他作用于肾脏的利尿药如加压素受体（V_2R）拮抗药仅作简要介绍，更多内容参见其他相关章节。

表 7-1 肾单位的主要区段和功能以及相应的代表药物

肾小管区段	功能	肾小管的透水性	肾小管上皮细胞顶质膜（管腔面）的主要转运蛋白和药物靶点	代表药品
肾小球	肾小球滤过形成原尿	极高	无	无
近曲小管（PCT）	滤液（原尿）中约85%的 $NaHCO_3$；65%的 Na^+、K^+、Ca^{2+} 和 Mg^{2+} 及100%的葡萄糖和氨基酸被重吸收；水的被动重吸收维持渗透压的稳定	很高	Na^+-H^+ 交换体、碳酸酐酶、钠-葡萄糖协同转运蛋白2（SGLT-2）	碳酸酐酶抑制药
近球小管近球直小管	包括尿酸和利尿药在内的有机酸、碱分泌和重吸收	很高	酸（如尿酸）和碱转运体	无
髓袢降支细段	水的被动重吸收	高	水通道蛋白	无

续表

肾小管区段	功能	肾小管的透水性	肾小管上皮细胞顶质膜（管腔面）的主要转运蛋白和药物靶点	代表药品
髓袢升支粗段（TAL）	滤液（原尿）中约85%的NaHCO；65%的Na^+、K^+、Ca^+和Mg^{2+}及100%的葡萄糖和氨基酸被重吸收；水的被动重吸收维持渗透压的稳定	很低	$Na^+ - K^+ - 2Cl^-$共转运体（$NKCC_2$）	袢利尿药
远曲小管（DCT）	受甲状旁腺激素调控，滤液中4%～8%的Na^+、Cl^-和Ca^{2+}被重吸收	很低	$Na^+ - Cl^-$共转运体（NCC）	噻嗪类利尿药
皮质部集合管（CCT）	Na^+的重吸收（2%～5%）与K^+通道、H^+分泌有密切关系	不确定（依加压素活性而定）	Na^+通道、K^+通道、H^+转运体和水通道蛋白	留钾利尿药
髓质部集合管（MCT）	在抗利尿激素调控下水被重吸收（尿浓缩）	不确定（依加压素活性而定）	水通道蛋白	加压素受体拮抗药

一、药理作用与作用机制

（一）钠重吸收的一般机制与肾小管的功能

尿液的生成是通过肾小球滤过、肾小管和集合管的重吸收及分泌而实现的，利尿药通过作用于肾单位的不同部位，增加Na^+和水的排出而产生利尿作用。理解利尿药的作用机制前，首先要了解钠重吸收的一般机制和肾小管的功能。

1. 钠重吸收的一般机制　①钠转运细胞的基侧膜含有$Na^+,K^+ - ATP$酶。其功能是将重吸收的钠送回体循环，使细胞内钠浓度维持在相对较低的水平，同时升高细胞内钾浓度至电化学平衡水平之上，保持细胞内外极化。$Na^+,K^+ - ATP$酶对维持细胞内Na^+浓度尤为重要，因其可使滤过的Na^+通过载体蛋白介导的转运顺浓度梯度进入细胞。②细胞顶膜的钠重吸收过程必须由跨膜载体蛋白或钠通道介导（因带电粒子不能自由穿过细胞膜的脂双层）。利尿药在肾单位的作用部位是其利尿效果的决定因素之一。每个肾单位的不同区段都有一个或多个独特的Na^+进入机制，利尿药特异性抑制钠离子重吸收的能力，证明不同的利尿药发挥作用的肾单位区段不同，滤过的Na^+大多在近端小管（60%～65%）和亨利袢（20%）被重吸收。

2. 肾小管的功能　①经肾小球滤过的原尿不含蛋白；②近曲小管基侧膜上的$Na^+,K^+ - ATP$酶是主要的主动转运蛋白，它为肾小管腔顶膜上的被动转运体提供Na^+浓度梯度（上皮细胞内的Na^+浓度低）化学能，促进Na^+从管液进入（再吸收）上皮细胞内，并用于$Na^+ - H^+$交换。③ 60%～70%过滤后的Na^+和>90%的HCO_3^+在近曲小管中被吸收。④碳酸酐酶是近曲小管$NaHCO_3$重吸收的关键，也是远曲小管尿液酸化的关键。⑤原尿中20%～30%过滤后的NaCl在髓袢升支粗段髓质和皮质部被主动重吸收。该段在尿液的稀释和浓缩机制中具有重要意义。由于此段水不能透过，管腔液中的Na^+和Cl^-被重吸收到间质，水未被重吸收，造成管腔液稀释成低渗状态。肾髓质液则因Na^+、Cl^-等物质的重吸收而成高渗状态，这是集合管浓缩尿液的基础。⑥Na^+通过髓袢升支粗段管腔膜上的$Na^+,K^+ - 2Cl^-$共转运体（NKCC）从管液中被重吸收。袢利尿药可抑制$Na^+,K^+ - 2Cl^-$共转运体。⑦在髓袢升支粗段对钠离子重吸收而使管液稀释，离开髓袢升支粗段的尿滤液呈低渗透性。⑧在远端小管，滤液中5%～10%的Na^+通过$Na^+ - Cl^-$共转运体（可被噻嗪类利尿药抑制）被重吸收。⑨集合管重吸收尿滤液中2%～5%的NaCl，上皮细胞顶膜通过分离的通道转运Na^+和K^+分泌到远端小管、集合小管和集合管的管腔液中。由于集合管管腔中 Na^+ 和 K^+ 的分泌有密切关系。作用于集合管上游的利尿药若增加 Na^+ 的排出，则将促进集合管 K^+ 的分泌。⑩这些上皮 Na^+ 通道被醛固酮激活，并被氨苯蝶啶和阿米洛利抑制。K^+ 或 H^+ 被分泌到小管中，以交换远端区域的 Na^+。

（二）不同利尿药的药理作用与作用机制

所有利尿药主要通过减少肾小管中的 Na^+ 重吸收起作用，而利尿药的肾单位作用部位决定了其各自的功效、药理作用和特定临床适应证。

1. Na^+,K^+-2Cl^- 共转运体抑制药（袢利尿药）

袢利尿药是已知最有效的利尿药，且不易导致酸中毒，故又称为强效利尿药。临床上常用的袢利尿药共有 4 个，其化学结构各不相同，可分为磺胺衍生物和苯氧乙酸衍生物两类。属磺胺衍生物的有呋塞米（furosemide）、布美他尼（bumetanide）和托拉塞米（torasemide）；更确切地说呋塞米和布美他尼都含有磺酰胺结构；托拉塞米含有磺酰脲基团。依他尼酸属于苯氧乙酸衍生物，其活性代谢物的半衰期比它的母药更长。

袢利尿药主要作用部位在髓袢升支粗段，选择性地抑制 NaCl 的重吸收。袢利尿药能使肾小管对 Na^+ 的重吸收由原来的 99.4% 下降为 70%~80%。其利尿作用的机制是：①特异性地与髓袢升支粗段管腔膜上的 Na^+,K^+-2Cl^- 共转运体的 Cl^- 结合而抑制 Na^+ 的重吸收，降低肾的稀释与浓缩功能，排出大量接近于等渗的尿液（每分钟 30~40ml）。②由于 K^+ 的重吸收减少，降低了其再循环引起的管腔正电位，减小了 Ca^{2+}、Mg^{2+} 重吸收的驱动力，从而使它们的重吸收减少，排泄增加。③输送到远曲小管和集合管的 Na^+ 增加促使 Na^+-K^+ 交换增加，从而使 K^+ 的排泄进一步增加。④呋塞米（大剂量）也可以抑制近曲小管的碳酸酐酶活性，使 HCO_3^- 排出增加。人体内有 2 种 Na^+,K^+-2Cl^- 共转运体，其中存在于肾脏中的 $NKCC_2$ 为吸收型。若该转运体的基因发生突变，则易罹患巴特综合征（Bartter syndrome），患者主要表现为低钾性碱中毒。

2. Na^+-Cl^- 共转运体抑制药（噻嗪类和类噻嗪类利尿药）

该类利尿药作用于远曲小管近端，其排 Na^+ 量为滤过量的 23% 左右，又称为中效利尿药。噻嗪类利尿药分子结构中皆含磺酰胺基团，氢氯噻嗪、氯噻嗪同时含有苯并噻二嗪环；吲达帕胺的分子中没有噻嗪环，但有磺酰胺基团，故其利尿作用机制与噻嗪类相似，被称为类噻嗪类利尿药。

噻嗪类与类噻嗪类利尿药增强 NaCl 和水的排出，产生温和持久的利尿作用。其作用机制是：抑制远曲小管近端管壁上 Na^+-Cl^- 共转运体的功能，由此减少了肾小管上皮细胞对 Na^+ 和 Cl^- 的重吸收，促进肾小管液中 Na^+、Cl^- 和水的排出。但需注意，由于转运至远曲小管的 Na^+ 增加，促进了 K^+-Na^+ 交换，使尿中除排出 Na^+ 和 Cl^- 外，K^+ 的排泄也随之增多，长期服用可引起低血钾。此外，该类利尿药对碳酸酐酶有抑制作用，故略增加 HCO_3^- 的排泄，此乃其在近曲小管上的次要作用点。与袢利尿药不同的是，该类药物还可促进远曲小管基侧质膜的 Na^+-Ca^{2+} 交换，并减少尿 Ca^{2+} 含量。

3. 留钾利尿药

留钾利尿药（保钾利尿药）可分为肾上皮细胞 Na^+ 通道（ENaC）抑制药和盐皮质激素受体拮抗药（醛固酮拮抗药）。

（1）肾上皮细胞钠离子通道抑制药：该类药有阿米洛利和氨苯蝶啶，2 个药物结构不同但具有相同的药理作用机制，都略增加 NaCl 的排泄，因此，通常利用其抗利钾（排尿）作用去抵消其他利尿药的外排 K^+ 作用。也因此，氨苯蝶啶、阿米洛利、螺内酯和依普利酮被统称为留钾利尿药。

该类药的具体作用机制：阻滞了肾单位远曲小管末端和集合管的肾上皮细胞 Na^+ 通道。该通道存在于主细胞中，负责 Na^+ 的重吸收。进入主细胞内的 Na^+ 通过基侧膜的 Na^+,K^+-ATP 酶转运进入血液循环。由于 Na^+ 的重吸收超过 K^+ 的分泌，可显著产生管腔负电位。肾上皮细胞 Na^+ 通道的阻滞引起膜的超极化，并阻止管腔负电位的增加，后者有助于 K^+、H^+、Ca^{2+} 和 Mg^{2+} 等阳离子的排泄。

肾上皮细胞 Na^+ 通道抑制药的药效学表现：①略增加 Na^+ 和 Cl^- 的排泄（因为这些离子中

的大部分在到达远端小管和收集管时被重新吸收）。②减少了 K^+、H^+、Ca^{2+} 和 Mg^{2+} 的排泄。长期使用可增加尿酸的排泄。③对肾血流动力学无影响，也不影响管球反馈机制。

（2）盐皮质激素受体拮抗药（MRA）：盐皮质激素通过与特异性盐皮质激素受体（MR）结合，具有滞留水钠的作用，并可增加 K^+ 和 H^+ 的排泄。目前在国内上市的药物有 3 个：螺内酯、依普利酮和非奈利酮。

该类药物药理作用机制是：①醛固酮与远曲小管和集合管（主要是皮质部集合管）上皮细胞质中的盐皮质激素受体结合，形成 MR - 醛固酮复合物。②该复合物移位进入细胞核，从而调节多种基因产物的表达，此类基因产物被称为醛固酮诱导蛋白（AIPs），其作用之一是控制 ENaC 的生成、定位、破坏和激活，而 ENaC 负责远曲小管末端和集合管的 Na^+ 的重吸收，因此，跨上皮细胞的 NaCl 转运增加且管腔负电位的跨上皮细胞电压增大，后一种效应使 K^+ 和 H^+ 向管腔中的分泌增多。③盐皮质激素受体拮抗药与 MR 竞争性结合，形成的 MR - MRA 复合物与 MR - 醛固酮复合物不同，前者不能诱导 AIPs 的合成，即这些药物抑制了醛固酮的作用。因此，螺内酯、依普利酮和非奈利酮也被称为醛固酮受体拮抗药。此外，醛固酮可降低 ENaC 被破坏的程度，该类药物发挥利尿作用的同时，也会抑制醛固酮这一保护作用。

由于盐皮质激素受体拮抗药不与管腔受体结合，仅与细胞质靶点结合，因此它们是唯一不需要分泌到管腔发挥作用的利尿药。

醛固酮受体拮抗药的药效学表现：①利尿作用的最终结果与肾上皮细胞 Na^+ 通道抑制药的作用相同，减少 ENaC 的数量或降低其活性。②当内生醛固酮水平高时，如原发性醛固酮增多症；醛固酮拮抗药的通常有很强的尿排泄作用；③螺内酯可与孕激素受体和雄激素受体有部分亲和力，从而产生如男性乳房发育、性功能降低、月经异常等不良反应。

4. 碳酸酐酶抑制药 碳酸酐酶抑制药主要作用在近球小管（PCT），而集合管是这类药物的次要作用部位，集合管的碳酸酐酶还与 HCO_3^- 和 NH_4^+ 分泌有关。具体药理作用机制见

相关章节。

5. 渗透性利尿药 渗透性利尿药又称脱水药，常用的有甘露醇、（高渗）葡萄糖等。静脉注射给药后，可以产生组织脱水作用和利尿作用。

（1）脱水作用：由于药物的渗透性，当静脉给药后，随着药物在血浆中浓度增加，血浆的渗透压也会增加，使组织间液向血浆转移而产生组织脱水作用，并降低颅压和眼压；同时也有助于降低血液黏度，抑制肾素释放，增加肾血流量和进入肾小管的水量。

（2）利尿作用：渗透性利尿药作用于近曲小管和髓袢。在近曲小管中，渗透性利尿药阻止管液中的水被重吸收，使管液中 Na^+ 的浓度降低，减少了 Na^+ 的重吸收。髓袢是渗透性利尿药的主要作用部位，由于 Na^+ 的管腔浓度降低，尿液稀释，同时也由于肾血流量增加，髓质浓度梯度降低，使髓袢升支细段 Na^+ 的被动重吸收减少。此外，渗透性利尿药可抑制髓袢升支粗段中 Mg^{2+} 的重吸收。

（3）主要药效学表现：①渗透性利尿药可增加包括 Na^+、K^+、Ca^{2+}、Mg^{2+}、Cl^-、HCO_3^- 和磷酸盐几乎所有电解质的尿排泄量。②渗透性利尿药通过多种机制增加肾血流量（RBF），但总肾小球滤过率（GFR）无明显改变。

二、临床用药评价

（一）作用特点

1. Na^+,K^+-2Cl^- 共转运体抑制药（袢利尿药）

（1）利尿作用快速而强大，因抑制 NaCl 的重吸收，降低肾的稀释与浓缩功能，排出大量接近于等渗的尿液；且不易导致酸中毒，是目前最有效的利尿药。袢利尿药还可用于肾功能不全水肿的治疗，是改善其他利尿药无效的肾病综合征水肿的唯一药物。

（2）袢利尿药的利尿作用与剂量反应呈"S"形曲线，剂量效应表现为：①初始给药浓度应该大于利尿阈值效应的浓度。②药物浓度增加的初期，较小浓度即可获得利尿效应快速的增加。③具有"天花板"效应，即持续增加

剂量不会产生更多的利尿效应。因此，在确定有效利尿药量后，每日利尿作用强度应通过增减给药频次来控制。

（3）呋塞米的口服生物利用度受个体差异因素影响很大，若除外该因素，可以对该类药物的利尿作用的效价进行排序，具体顺序是：布美他尼＞托拉塞米＞呋塞米＞依他尼酸。布美他尼的作用强度是呋塞米的 40 倍，即 40mg 呋塞米约等效于 1mg 布美他尼，肾功能受损时，布美他尼的肾外清除率增加，呋塞米与布美他尼的剂量比从 40∶1 下降到 20∶1 左右。托拉塞米的利尿作用是呋塞米的 3 倍，维持作用时间也比呋塞米更长久。

（4）使尿中 Na^+、K^+、Cl^-、Mg^{2+}、Ca^{2+} 排出增多。

（5）短期使用可使尿酸的尿排泄增加，而长期使用则减少尿酸的尿排泄。

（6）只要维持水合状态，袢利尿药就可增加肾血流量。这是由于 Na^+ 传递到入球小动脉末端致密斑的量减少及前列腺素的释放，从而减弱了肾小管－肾小球反馈机制的调节作用。

（7）利尿带来的细胞外液容量的减少和交感神经系统反射性激活，可刺激肾素的释放。

（8）对心力衰竭的患者，其产生有效的静脉血管扩张作用与利尿作用无关。袢利尿药通过对血管的调节作用而影响血流动力学，增加全身静脉血容量，降低左心室充盈压。并通过增强前列腺素合成来降低左心室充盈压。

（9）袢利尿药可诱导参与花生四烯酸合成前列腺素的 COX－2 的表达，这些前列腺素中至少有一种 PGE_2 通过抑制髓袢升支粗段 Na^+ 的转运，从而参与了袢利尿药的肾脏作用。非甾体抗炎药（如吲哚美辛）可通过抑制 COX－2 的活性，减少肾脏中前列腺素的合成，最终减弱袢利尿药的作用。

（10）与噻嗪类利尿药不同，袢利尿药可增加 Ca^{2+} 的排泄和尿流量，用于治疗轻中度高钙血症，属非利尿用途。对于血钙正常者，由于 Ca^{2+} 在远曲小管被重吸收，因此不会导致低钙血症。

（11）袢利尿药的药动学特点：①袢利尿药与血浆蛋白结合率高分布容积较小，因此，通过滤过作用到达肾小管的药量有限。然而，它们可被近曲小管内的有机酸转运系统有效地分泌到管腔内，并与髓袢升支粗段管腔膜上的 Na^+,K^+－$2Cl^-$ 共转运体结合。②袢利尿可口服也可静脉输注给药，后者可立即起效。呋塞米的口服生物利用度不稳定（10%～100%），相较而言，布美他尼和托拉塞米比呋塞米的口服吸收率更稳定（80%～100%），也更适宜口服给药，治疗充血性心力衰竭时，比口服呋塞米更加可靠。因此，从口服呋塞米换为另一种口服袢利尿药（如口服托拉塞米或布美他尼）可获益。但利尿药采用静脉途径给药时，由于生物利用度没有差别，更换药物没有意义。③约有 65% 的呋塞米经尿液中以原型排出体外，其余部分在肾脏中与葡萄糖醛酸结合，因此，肾病患者中呋塞米的代谢半衰期延长；布美他尼和托拉塞米主要经肝脏代谢（50% 和 80%），故在肝病患者中的代谢半衰期延长。④袢利尿药中，除了托拉塞米的半衰期较长（约 3.5 小时），其余药物半衰期普遍较短，呋塞米的半衰期仅为 1.5 小时。因此，使用袢利尿药时若给药间隔太短，则无法在肾小管管腔内维持足够的药物浓度。随着管腔内袢利尿药浓度的降低，肾单位开始加大对 Na^+ 的重新吸收，这一作用可抵消袢利尿药对全身 Na^+ 的影响。这种被称为"利尿后 Na^+ 滞留"的现象可以通过限制饮食中 Na^+ 的摄入或缩短袢利尿药的给药间隔来加以改善。⑤虽然呋塞米的作用时间短，但当患者的药物吸收时间延长或吸收速率减慢时，其作用时间可延长。这种受吸收速率限制的药动力学特点被称为 flip－flop 现象。

2. Na^+－Cl^- 共转运体抑制药（噻嗪类和类噻嗪类利尿药）

（1）所有噻嗪类利尿药都作用于远曲小管，增强 NaCl 和水的排出，产生利尿作用温和而持久，被称为"中效利尿药"。它们的最大利尿作用相同，只是利尿作用效价强度不同（氯噻酮＞吲达帕胺＞氢氯噻嗪＞氯噻嗪），超过常规剂量后，其利尿作用不会进一步增加。

（2）增加肾脏 Na^+、Cl^-、HCO_3^- 和磷酸盐的排泄；

（3）长期使用时可增加 Ca^{2+} 的重吸收，减少尿钙的排泄，而尿中 Mg^{2+} 的排泄略有增加。长期使用该类药物，特别是老年人易发生镁缺乏。

（4）短期给药可增加尿尿酸的排泄，而长期用药可减少尿尿酸的排泄。

（5）不会影响肾小管－肾小球的反馈机制，因此，也不影响肾血流和肾小球滤过率。

（6）降低外周血管阻力噻嗪类利尿药在用药初期（一至数周）通过排 Na^+ 利尿作用，使细胞外液体和血容量减少，从而使心输出量降低、血压下降。长期用药，则通过扩张外周血管而降低血压。

（7）与袢利尿药一样，噻嗪类利尿药的作用依赖于前列腺素的产生，因而也能被非甾体抗炎药抑制。

（8）随着肾功能的下降，噻嗪类药物的疗效降低，如肌酐清除率低于 $30\sim50ml/min$，应避免使用；美托拉宗在肌酐清除率 $10ml/min$ 时仍然有效，并用于水肿伴肾功能衰竭和肾病综合征，也用于治疗心力衰竭相关的水肿。

（9）药动学特点

①该类药口服生物利用度差异显著（65%～95%），当与食物一同服用时，胃排空时间延长，增加药物吸收。

②多数噻嗪类药物的半衰期（$10\sim15$ 小时）较长，需要 $1\sim3$ 周才能发挥最大降压作用。

③大多数噻嗪类利尿药的利尿起效时间为 $1\sim3$ 小时，超过 6 小时后利尿作用逐渐减弱。

④在临床常用的氢氯噻嗪、氯噻酮和吲达帕胺 3 个药物中，氢氯噻嗪是使用最多的噻嗪类利尿药，但该药的半衰期最短（双时相，平均 6 小时），能全部随尿液排出。具有与氢氯噻嗪相同利尿作用的氯噻酮半衰期最长（47 小时），由肾脏（50%～80%）和胆道（10%）双途径排出。吲达帕胺作用强度约为氢氯噻嗪的 20 倍，半衰期介于两者之间（14 小时），该

药通过肝脏代谢，由于该药不干扰脂质或葡萄糖代谢，用于高血压治疗更加安全，因此适用于糖尿病患者。噻嗪类和类噻嗪类利尿药，通常早上给药，一日 1 次，可有效避免夜间起夜而影响睡眠。

3. 留钾利尿药

（1）长期使用留钾利尿药可升高血钾水平。在长期大剂量使用时可导致轻、中度甚至危及生命的高钾血症，尤其是在大剂量使用或肾功能不全患者中，高钾血症更易发生。

（2）留钾利尿药利尿作用相对较弱，通常与噻嗪类利尿药或袢利尿药联用，轻度增加钠排泄，减少钾丢失。并降低 K^+、H^+、Ca^{2+} 和 Mg^{2+} 的排泄率。长期使用可增加尿酸在近曲小管的重吸收，减少尿酸排泄。在留钾利尿药中，阿米洛利利尿作用最强（是氨苯蝶啶的 10 倍）。

（3）醛固酮受体拮抗药的利尿效果与醛固酮水平有关，在大多数水肿状态下，血液中醛固酮水平升高，导致 Na^+ 潴留。当大剂量使用醛固酮拮抗药治疗继发性醛固酮增多症（如肝硬化和肾病综合征）相关的水肿时，其利尿效果非常显著。螺内酯是肝硬化腹腔积液患者的首选利尿药。相反，在醛固酮水平不高的患者中，其利尿作用很小。

（4）螺内酯对孕酮和雄激素受体有一定的亲和力，药理作用具有剂量依赖性，因此会引起包括阳痿、男性乳房发育、月经异常等不良反应。与螺内酯相比，依普利酮和非奈利酮对孕激素和雄激素受体的亲和力很低，上述内分泌不良反应很少发生。

（5）药动学特点：①阿米洛利以原型主要经肾脏排泄。氨苯蝶啶经肝脏代谢，其主要代谢产物（4－羟基氨苯蝶啶的硫酸盐）仍具有活性，并可随尿液排出体外。因此，严重肝肾功能障碍的患者使用氨苯蝶啶时，可能增加药物中毒风险。②阿米洛利和氨苯蝶啶对肾血流动力学没有影响，也不影响肾小管－肾小球的反馈机制（TGF）。③螺内酯和依普利酮口服后都能很好地被吸收。前者能被广泛代谢，坎利酮是其多种活性代谢产物之一。④依普利酮具有

良好的生物利用度；非奈利酮由于肠壁和肝脏的首过代谢作用，口服生物利用度仅为 44%。两个药物绝大部分被 CYP3A4 代谢为无活性代谢产物而清除。

⑤螺内酯口服具有吸收不够充分（< 65%），显著的首过效应、肠肝循环和蛋白结合率高的特点。虽然螺内酯的半衰期较短（1.6 小时），但是其多个活性代谢产物（包括坎利酮）半衰期均较长，在肝硬化的患者中，螺内酯的半衰期可达 9 小时。

4. 渗透性利尿药　具有如下特点：①易经肾小球滤过。②不易被肾小管再吸收。③在体内几乎不被代谢。④无药理活性（利尿作用取决于管液中药物分子产生的渗透压）。⑤不易从血管透入组织液中。⑥这些药物在相同浓度时，分子量愈小，所产生的渗透压愈高，脱水利尿能力愈强。

由于上述特性，临床上可以使用足够大的剂量，以显著增加血浆渗透压和肾小管内液量，从而发挥利尿脱水作用。不同渗透性利尿药的药代谢动力学不尽相同，一般给药后 15 ~ 30 分钟内起效，药效可持续 6 ~ 8 小时。①异山梨醇口服给药后，经肾脏排泄。②临床常用渗透性利尿药甘露醇口服给药胃肠吸收差，可引起渗透性腹泻而非发挥利尿作用。因此，只有通过静脉注射给药才能产生利尿作用。注射后，一般 10 分钟左右起效，经 2 ~ 3 小时，利尿作用达高峰，药效可持续 8 小时。甘露醇自由滤过肾小球，被肾小管重吸收有限，只在肝脏中经

历轻微的糖原代谢。其余大部分（超过 90%）以原型从尿液排泄，消除半衰期为 70 ~ 150 分钟。高渗性的甘露醇一旦入血，迅速提高血浆渗透压，使组织间液向血浆转移而产生组织脱水作用，同时降低血液黏度和血细胞比容。

（二）典型不良反应和禁忌

1. 不良反应

（1）血容量减少导致的短暂脱水和口渴是最为常见的不良反应；其他常见的不良反应主要有头痛、尿频、烦躁不安、虚弱、疲劳和嗜睡等。

（2）在大量或长期使用时，可导致血容量严重不足，出现低血压、头晕和晕厥。

（3）与其他利尿药比较，袢利尿药和留钾利尿药的胃肠道不良反应发生率更高，如恶心、呕吐、便秘、腹泻、厌食和腹痛等。

（4）电解质紊乱是所有利尿药使用有关的不良反应，尤其是袢利尿药、噻嗪类利尿药和留钾利尿药，电解质紊乱已经成为这 3 类常用利尿药长期使用的并发症；利尿药引起的血中电解质改变情况详见表 7 - 2。根据它们的药理作用机制，利尿药在使用过程中导致电解质紊乱的表现特点为：①低钠血症多见于噻嗪类利尿药。②留钾利尿药可引起高钾血症；袢利尿药和噻嗪类利尿药可引起低钾血症。③袢利尿药可引起低钙血症和高尿钙症。④高钙血症多见于噻嗪类利尿药。⑤噻嗪类和袢类利尿药可引起低镁血症和低磷血症。

表 7 - 2　利尿药引起的血中电解质改变情况

利尿药分类	血 Na^+ 浓度	血 K^+ 浓度	血 Cl^- 浓度	血 Mg^{2+} 浓度	血 Ca^{2+} 浓度
碳酸酐酶抑制药	↓	↓	↑↑	-	-
渗透性利尿药	↓↓（↑↑）※	↓↓	↓	-	↓
袢利尿药	↓↓	↓↓↓	↓↓	↓	↓
噻嗪类利尿药	↓	↓↓	↓	↓	↑
留钾利尿药	-	↑	-	-	-

注："※"表示短期大剂量使用（急性中毒状态）降低；长期给药升高；
"↓"表示降低；"↑"表示升高；箭头多少代表变化的大小；"-"表示无变化或极少改变。

（5）留钾利尿药和乙酰唑胺可导致代谢性酸中毒；噻嗪类利尿药和袢类利尿药可导致代谢性碱中毒。

（6）罕见的不良反应有勃起功能障碍、非酮症高渗性高血糖综合征（HHNS）、皮肤反应、再生障碍性贫血、血小板减少症、粒细胞缺乏症、溶血性贫血、肌痉挛和肌痛。

（7）利尿药不良反应发生与用药剂量相关，由于袢利尿药具有强效利尿作用，其不良反应的发生率更高。

传统利尿药的常见不良反应、禁忌和主要药物相互作用见表 7 - 3。

表 7 - 3　传统利尿药的常见不良反应、禁忌和主要药物相互作用

利尿药		常见的不良反应	禁忌	主要药物相互作用
袢利尿药	布美他尼	电解质紊乱、听力下降、过敏反应、粒细胞和血小板减少	对磺胺药物过敏者、痛风患者、妊娠期女性、不可逆转的无尿者	①增加使用氨基糖苷类和顺铂患者耳毒性和肾毒性的发生风险 ②减少锂的肾排泄，增加血浆锂的浓度 ③与可引起低钾血症的药物合用增加心律失常发生风险 ④与非甾体抗炎药合用利尿作用减弱 ⑤与ACEIs合用可引起低血压
	呋塞米	电解质紊乱、听力下降、过敏反应；升高血尿酸、血糖和血脂水平；光敏反应；粒细胞和血小板减少		
	托拉塞米	电解质紊乱；升高血尿酸、血糖和血脂水平		
	依他尼酸	电解质紊乱；听力下降、皮疹；粒细胞和血小板减少		
噻嗪类利尿药	氢氯噻嗪	电解质紊乱；升高血尿酸、血糖和血脂水平；粒细胞和血小板减少	对磺胺药物过敏者、痛风患者、肝功能衰竭和肾功能衰竭者	①与β受体激动剂、茶碱、糖皮质激素和两性霉素等药物合用可增加低钾血症发生风险 ②与洋地黄类药物合用增加洋地黄中毒的发生风险（增加低钾血症发生风险所致） ③与抗凝药和促尿酸排泄药等合用，可降低上述药物的疗效 ④与NSIADs合用利尿作用减弱 ⑤与β受体拮抗剂合用增加高血糖、高脂血症发生风险 ⑥可升高血浆锂的浓度 ⑦可增加袢利尿药的利尿作用
	吲达帕胺	电解质紊乱；升高血尿酸、血糖和血脂水平		
留钾利尿药	阿米洛利	胃肠道反应、高钾血症、粒细胞和血小板减少	高钾血症、同时使用ACEI或ARB者、肾功能衰竭和肝功能衰竭者；妊娠期女性（氨苯蝶啶）	①与ACE抑制剂合用增加高钾血症的发生风险 ②与NSIADs合用利尿作用减弱
	螺内酯	高钾血症、男性乳房发育、毛发增多和勃起功能障碍		
	氨苯蝶啶	胃肠道反应、高钾血症和血液病（粒细胞和血小板减少）		
渗透性利尿药	甘露醇	心力衰竭、恶心、呕吐、肺淤血和肺水肿	充血性心力衰竭、体液容量不足和不可逆转的无尿者	增加其他利尿药的利尿作用
碳酸酐酶抑制药	乙酰唑胺	困倦、嗜睡、低钾血症、升高血糖、代谢性酸中毒、感觉异常、肝功能损害、血尿	对磺胺药物过敏者、代谢性酸中毒、妊娠期女性、肾功能衰竭和肝功能衰竭者	①增加苯丙胺、麻黄碱和奎尼丁等弱碱性药物的血药浓度 ②与水杨酸盐合用血药浓度升高

2. 禁忌 见表 7-3。

（二）药物相互作用

主要药物相互作用见表 7-3。

（三）临床应用

利尿药的临床应用主要从临床治疗（水肿相关疾病与非水肿相关疾病的治疗、诊断）与合理使用（利尿药的联合使用、利尿药抵抗及处理、特殊人群用药）两个方面进行探讨。其中，利尿药在治疗各种临床疾病中的作用参见表 7-4。

1. 治疗水肿相关疾病 因心脏、血管和肾脏疾病引起的有效动脉血容量不足，使肾脏的血流减少，导致水钠潴留，从而增加血容量并最终导致外周或肺水肿。利尿药可以消除组织间隙的水肿。

（1）心力衰竭（HF）：水肿是心力衰竭的典型症状之一，而心力衰竭常引起肺水肿。①袢利尿药由于具有强效的利尿作用被写入国内外心力衰竭治疗指南中，是症状性心力衰竭治疗的基石，其中呋塞米使用最为广泛（尽管托拉塞米具有更好药理学特性，但未得到充分利用，其疗效有待比较试验 TRANSFORM-HF 的验

证）。使用袢利尿药治疗心力衰竭时，应从小剂量开始，监测尿量和体重逐步调整给药剂量（滴定）；当袢利尿药治疗心力衰竭疗效不佳时，应加入噻嗪类利尿药（如氢氯噻嗪、美托拉宗）以提高疗效并改善心力衰竭症状。②盐皮质激素受体拮抗药（MRA）可降低晚期收缩期心力衰竭和射血分数低于 35%（NYHA 的 HF 分类 II ~ IV 类）的患者的发病率和死亡率。因为，ACEI 和 ARB 在长期使用时，体内醛固酮水平出现短暂降低后又恢复或超过治疗前水平，导致血压难以控制（称为醛固酮逃逸），与 MRA 联合使用可免受醛固酮的影响，起到对不同途径的 RAAS 完全阻断。

（2）肝硬化：肝硬化的患者常发生肝硬化腹水，尤其是当腹水变得严重时，需用利尿药治疗。利尿药和限盐已被推荐作为肝硬化腹水的一线治疗方案。但肝硬化患者使用袢利尿药会发生利尿抵抗，使药物利尿作用减弱，这是因为肝硬化患者的醛固酮水平通常会升高，使用袢利尿药治疗时，药物在肾小管液中的分泌较少，故而利尿作用减弱（袢利尿药抵抗）。而螺内酯和依普利酮由于其抗醛固酮作用成为肝

表 7-4 利尿药在治疗各种临床疾病中的作用

疾病	噻嗪类利尿药	袢利尿药	留钾利尿药	渗透性利尿药	碳酸酐酶抑制药
脑水肿	-	-	-	+	-
肝硬化	+	+ +	+	-	-
充血性心力衰竭	+	+ +	+	-	-
尿崩症	+ +	-	-	-	-
癫痫	-	-	-	-	+
青光眼	-	-	-	+	+ +
高山病	-	-	-	-	+
醛固酮增多症	-	-	+	-	-
高钙血症	-	+ +	-	-	-
高血压	+ +	+	-	-	-
低钾血症	-	-	+ +	-	-
肾结石	+ +	-	-	-	-
肾病综合征	+	+ +	-	-	-
肺水肿	+	+ +	-	-	-
肾损伤	+	+ +	-	+	-

注："-"表示"无作用"；"+"表示"有作用"；"++"表示"主要作用"。

硬化腹水初始治疗的首选药物。如果醛固酮受体拮抗药治疗失败,可以联合袢利尿药治疗,或在治疗开始时,两类药物直接联合使用以提高疗效。在肝硬化患者中使用醛固酮拮抗药时,要监测血钾水平,肾功能能障碍时更需谨慎,避免发生高钾血症。同时注意利尿药过度使用,长期大剂量使用可导致血容量不足、低钾血症、代谢性碱中毒及肝肾综合征和肝性脑病。

（3）肾病和肾衰竭:肾功能不全或急性肾损伤可使体液大量潴留并增加死亡率,袢利尿药是首选初始治疗药物。

当肾功能衰竭时（肾小球滤过率 $< 5ml/min$）,肾小球滤过功能不再有利钠排尿作用,使用利尿药剂无效;而严重肾功能不全时（GFR 为 $5 \sim 15ml/min$）,可使用利尿药治疗。利尿药还用于糖尿病或系统性红斑狼疮相关的肾小球疾病患者的水肿或高血压的治疗。

糖尿病肾病等某些肾脏疾病,在轻中度肾功能障碍时期常发生高钾血症（Ⅳ型肾小管性酸中毒的症状）。在这些情况下,可选择噻嗪或袢利尿药治疗,利尿的同时增加 K^+ 的排泄。

肾病患者在选择利尿药时,要注意:①避免使用乙酰唑胺,因为该药可导致 $NaHCO_3$ 排泄,易发生酸中毒。②留钾利尿药可引起高钾血症。③当 GFR $< 30ml/min$ 时使用噻嗪利尿药无效。④对于 GFR 为 $5 \sim 15ml/min$ 的患者,噻嗪类药物可显著减少袢状利尿药的用量,两类药物联合用于透析或透析前患者过量的水潴留的治疗。⑤利尿药可影响肾功能,尤其是已有肾脏疾病患者,避免利尿药过度使用造成严重肾损伤。

（4）脑水肿后颅内压升高:渗透性利尿药主要用于治疗创伤性脑损伤和脑水肿后颅内压升高（ICP）。使用高渗的甘露醇治疗可在 1 小时内迅速降低升高的颅内压和脑容量。甘露醇还用于预防和治疗急性肾衰竭,通过维持有效尿量稀释有毒代谢物其排泄,保护肾小管免于坏死。

（5）特发性水肿（周期性水钠潴留症）:是因内分泌、血管、神经等诸多系统失调,而导致的一种水盐代谢紊乱综合征。在限制盐的摄入和使用压力袜基础上可口服螺内酯治疗。

2. 治疗非水肿相关疾病

（1）高血压:①噻嗪类利尿药具有利尿和轻度血管扩张作用,是各类原发性高血压的有效治疗药物。在临床应用中,氢氯噻嗪的处方量最大,氯噻酮的半衰期和作用时间更长,两药均可显著降低心血管事件的发生风险。最近有研究发现,氯噻酮对慢性肾病 4 期患者仍有降压作用。与氯噻酮比较,吲达帕胺的代谢不良反应更少,该药不影响血糖和血脂的代谢,用于高血压治疗更加安全,适用于糖尿病合并高血压的患者。②袢利尿药通常用于轻度肾功能不全（GFR $< 30 \sim 40ml/min$）或心力衰竭的高血压患者。同时适度限制 Na^+ 的摄入量可以增强利尿药对原发性高血压的降压作用,并减少肾脏 K^+ 的排出。也可以与留钾利尿药联合使用,减少钾离子从尿液中丢失。③噻嗪类利尿药与其他降压药物（如 ACEI 或 ARB）联合使用,增加降压效果。④螺内酯可用于治疗耐药性高血压,而且对透析的患者同样有效。

（2）肾结石:绝大多数的肾结石含有草酸钙或磷酸钙,有许多疾病（甲状旁腺功能亢进症、维生素 D 增多症、结节病、恶性肿瘤等）可引起高钙尿症,并易形成肾结石;此外,肾近端小管 Ca^{2+} 重吸收有缺陷者也容易发生钙性肾结石。噻嗪类利尿药通过增强钙离子在远曲小管的重吸收,从而降低尿钙排泄量,可用于治疗钙性肾结石。噻嗪类利尿药也可用于治疗骨质疏松症。用噻嗪类利尿药治疗期间,应增加液体的摄入量;减少盐的摄入量,以免 NaCl 过量的摄入影响噻嗪类药物的降尿钙的作用。

（3）高钙血症:由于袢利尿药可显著减少 Ca^{2+} 的重吸收,促进尿 Ca^{2+} 排泄,因此用于治疗高钙血症。使用袢利尿药时必须同时静脉滴注生理盐水,以维持有效的尿 Ca^{2+} 排泄作用（避免体液量显著降低时,由于 Ca^{2+} 在近端小管重吸收增加而导致降血钙失败,甚至出现血钙水平升高的情况）。

（4）肾性尿崩症:精氨酸加压素抵抗（AVP - R）的曾用名为肾性尿崩症,是肾脏对抗利尿激素（ADH）作用的部分或完全抵抗。①噻嗪类利尿药配合低溶质膳食可降低 AVP - R 患者的多尿症程度。②留钾利尿药阿米洛利也可能有一定作用,即与噻嗪类利尿药联合使用,或治疗锂剂诱导的肾性尿崩症。③噻嗪类药物作用的机制可能是低血容量诱导的近端小管钠水重吸收增加，从而减少了输送至集合管 ADH 敏感部位的水分，因此降低了尿量。④长期使用治疗双相情感障碍的锂盐可引起 ADH 抵抗，有 20%～40% 的患者出现多尿和烦渴症状。锂盐经集合管顶质膜（管腔面）的 Na^+ 通道进入主细胞，并在细胞中蓄积和影响 ADH 增加水的透过性。对于继续锂盐治疗的患者，推荐同时使用留钾利尿药阿米洛利或氨苯蝶啶，可阻断锂盐进入集合管主细胞，减少其进一步蓄积。乙酰唑胺也可治疗锂盐诱导的 AVP – R 多尿症状，且不良反应更少。

（5）对肾脏和心脏的保护作用：①已证明醛固酮拮抗药对心脏有保护作用，能降低心血管死亡率；此外还可降低糖尿病和微蛋白尿患者的尿蛋白水平。但该类药物在肾功能障碍患者中使用可增加高钾血症的发生风险。②阿米洛利和氨苯蝶啶除具有降压作用外，还可以改善肾病患者的蛋白尿（尿蛋白减少30～40%）。

3. 用于诊断　利尿药除用于治疗外，还可用于临床诊断。呋塞米可用于诊断远端肾小管酸中毒（RTA）（也称为 Ⅰ 型 RTA），即使用呋塞米 – 氟氢可的松试验替代氯化铵尿酸化试验，由于患者口服后者时口感不佳，常引起呕吐，耐受性差。

4. 利尿药的联合使用　两个作用于不同肾单位部位的利尿药联合使用（如噻嗪类利尿药与袢利尿药联合）可产生更强的利尿作用，用于单一利尿药的利尿效果不佳或难治性水肿的治疗。噻嗪类利尿药与袢利尿药联合使用易引起人体严重脱水和电解质紊乱，如需要长期使用这两类利尿药，可分别与留钾利尿药联合使用。

5. 利尿药抵抗及处理　利尿药抵抗即在足够的利尿药治疗方案的前提下，利钠的速率或数量仍然不够。造成利尿药抵抗的原因如下。

（1）利尿药利尿效应减弱：袢利尿药是"阈药物"，只有超过"阈剂量"才能达到治疗效果，而心力衰竭患者较健康人群的"阈剂量"明显提高。①药物的吸收减少。胃肠道淤血和肠壁水肿（心力衰竭患者）影响利尿药物的吸收，生物利用度降低，血药浓度下降，达阈值时间延长，利尿效应减弱。②药效学及药代动力学改变。慢性心力衰竭患者由于药效学及药代动力学的改变，剂量 – 反应曲线向右向下移，利尿药物达到阈值时间延长，利尿效应减弱。③利尿药与 NSAIDs 合用利尿效应减弱。NSAIDs 可通过抑制环氧化酶而减少肾脏合成前列腺素，从而收缩肾小球血管，减少肾脏血流量，进而影响利尿药物进入肾单位的作用部位。④肾源性因素。长期使用袢利尿药会使髓袢对钠的重吸收处于长期抑制，致远曲小管的绿叶中钠的浓度长期处于高水平，而这种高钠的刺激使得远曲小管细胞代偿性肥大增生，最终增强其对水钠的重吸收。

（2）神经内分泌系统的激活：服用利尿药均可以引起钠和水的损失，从而激活 RAAS 和交感神经系统（SNS），使远端小管中尿素被动吸收以及钠吸收增加，最终导致利尿药的疗效降低。此外，由于肾血管收缩，钠传递减少，利钠肽活性形式也减少。

（3）低钠、低蛋白血症：①低钠血症可以引起继发性醛固酮增加，导致水钠潴留，减弱利尿药效应。②利尿药在体内发挥作用必须与白蛋白结合，当发生低蛋白血症时（心力衰竭患者常见症状），会影响利尿药物的吸收和分泌并促进其代谢为无活性产物，从而减弱利尿药的利尿效应。

6. 特殊人群用药　①由于儿童使用利尿药发生液体过量、电解质损失、低血压和休克等不良反应和毒性的风险更大。②在新生儿中呋塞米的消除半衰期延长，因此需增加给药间隔；噻嗪类利尿药可透过胎盘进入胎儿体内。③利尿药可少量分布在母乳中，不建议哺乳期女性服药期间进行哺乳。④运动员禁止使用。在体育运动中，利尿药已被列入世界反兴奋剂机构（WADA）的禁用物质清单，是反兴奋剂实验室例行检查的药品。

三、其他利尿药 加压素受体（V_2R）拮抗药

加压素与位于肾集合管管腔顶质膜上的 V_2 受体结合，可激活这些受体，使管腔上皮细胞

存在的水通道蛋白-2（功能性水通道）表达增加（从而促进水重吸收），同时使顶质膜对水的通透性显著增加，这有助于将血浆渗透压维持在正常范围内。托伐普坦通过对 V_2 受体拮抗，阻断水的重吸收，产生脱水作用，并增加无溶质水的排泄。

已用于临床的加压素拮抗药是托伐普坦。①托伐普坦是 V_2 选择性拮抗药；该类药物也被称为排水利尿药，可以在不损失电解质的情况下增加水的排泄（脱水）。这导致了正的无溶质水的排泄。②临床用于治疗低钠血症，尤其是抗利尿激素分泌失调综合征（SIADH）等多种原因引起的低钠血症。③严重药物不良反应是当快速纠正低钠血症时，可能导致渗透性脱髓鞘综合征。因此，不要与高渗盐水一起使用。其他副作用有低钾血症、脱水、口干、头痛、高血糖和胃肠道不良反应，长期服用托伐普坦会导致肝功能衰竭。

四、代表药品

呋塞米
Furasemide

【适应证】 ①充血性心力衰竭、肝硬化、肾脏疾病（肾炎、肾病及各种原因所致的急、慢性肾衰竭），与其他药物合用治疗急性肺水肿和急性脑水肿等。②高血压危象。③高钾血症及高钙血症。稀释性低钠血症（尤其是当血钠浓度低于 120mmol/L 时）。④预防急性肾衰竭。⑤抗利尿激素分泌过多综合征（SIADH）。⑥急性药物、毒物中毒，如巴比妥类药物中毒等。

【用法用量】

（1）口服：①成人，用于水肿性疾病，起始 20～40mg，一日 1 次，必要时 6～8 小时后追加 20～40mg，直至出现满意利尿效果。最大剂量虽可达 600mg/d，但一般应控制在 100mg/d 以内，分 2～3 次服，以防过度利尿和不良反应的发生。部分患者剂量可减少至一次 20～40mg，隔日 1 次，或一周中连续服药 2～4 日，20～40mg/d。用于高血压，起始 40～80mg/d，分 2 次服用，并酌情调整剂量。用于高钙血症，80～120mg/d，分 1～3 次服。②儿童，治疗水肿性疾病，起始 2mg/kg，必要时 4～6 小时追加

1～2mg/kg。一日最高不超过 40mg。

（2）静脉注射：①成人，用于水肿性疾病，紧急情况或不能口服者，可静脉注射，开始 20～40mg，必要时每 2 小时追加剂量，直至出现满意疗效。维持用药阶段可分次给药。用于急性左心衰竭，起始 40mg 静脉注射，必要时每 1 小时追加 80mg，直至出现满意疗效。用于急性肾衰竭，可 200～400mg 加入 100ml 氯化钠注射液内静脉滴注，滴注速度不超过 4mg/min。有效者可按原剂量重复应用或酌情调整剂量，一日总剂量不超过 1g。利尿效果差时不宜再增加剂量，以免出现肾毒性，对急性肾衰竭功能恢复不利。用于慢性肾功能不全，通常 40～120mg/d。用于高血压危象，起始 40～80mg/d，伴急性左心衰竭或急性肾衰竭时，可酌情增加剂量。用于高钙血症，一次 20～80mg。②儿童，起始量 1mg/kg，必要时每 2 小时追加 1mg/kg。一日最大量可达 6mg/kg。新生儿应延长用药间隔时间。

【临床应用注意】

1. 无尿或严重肾功能不全者慎用，后者因需加大剂量，故用药间隔时间应延长，以免出现耳毒性等不良反应。

2. 糖尿病、高尿酸血症或痛风、急性心肌梗死、胰腺炎或有此病史者、有低钾血症倾向者（尤其是应用洋地黄类药或有室性心律失常者）、系统性红斑狼疮、前列腺增生症者慎用。

3. 存在低钾血症或低钾血症倾向时，应注意补充钾盐。

4. 肠道外用药宜静脉给药、不主张肌内注射。常规剂量静脉注射时间应超过 1～2 分钟，大剂量静脉注射时不超过 4mg/min，静脉用药剂量为口服的 1/2 时即可达到同样疗效。

5. 注射液为加碱制成的钠盐注射液，碱性较高，故静脉注射时宜用氯化钠注射液稀释，而不宜用葡萄糖注射液稀释。

6. 少尿或无尿患者应用最大剂量后 24 小时仍无效时应停药。

7. 为避免夜尿过多，应该白天给药。

8. 肾功能不全者经肝脏代谢增多。本药不被血液透析清除。

9. 大剂量静脉注射过快时，可出现听力减退或暂时性耳聋，故应该缓慢注射。

10. 可导致血糖升高，尿糖阳性，尤其是糖尿病或糖尿病前期患者。过度脱水可使血尿酸和尿素氮水平升高。血钠、钾、镁和氯离子浓度降低。

【常用制剂与规格】 片剂：20mg。注射液：2ml：20mg。

托拉塞米
Torasemide

【适应证】 充血性心力衰竭引起的水肿、肝硬化腹水、肾脏疾病所致水肿、原发性高血压。

【用法用量】

（1）口服：①充血性心力衰竭：初始剂量一次 10mg，一日 1 次，根据病情需要可增至一次 20mg，一日 1 次。②原发性高血压：起始剂量一次 5mg，一日 1 次，4～6 周内降压作用不理想可增至一次 10mg，一日 1 次，若 10mg/d 仍未取得足够的降压作用，可考虑合用其他降压药。

（2）静脉注射：①充血性心力衰竭所致的水肿、肝硬化腹水：一般初始剂量为一次 5mg 或 10mg，一日 1 次，缓慢静脉注射，也可以用 5% 葡萄糖注射液或 0.9% 氯化钠注射液稀释后进行静脉注射；如疗效不满意可增加剂量至一次 20mg，一日 1 次，一日最大剂量为 40mg，疗程不超过 1 周。②肾脏疾病所致的水肿，初始剂量一次 20mg，一日 1 次，以后根据需要可逐渐增加剂量至最大剂量 100mg/d，疗程不超过 1 周。

【临床应用注意】

1. 不良反应 本品不良反应类似呋塞米。但引发失钾程度轻，对尿酸、血糖、血脂影响小。耐受性好。

（1）常见：头痛、头晕、乏力、失眠、鼻炎、咳嗽、腹泻、胸痛、心电图异常、便秘、恶心、消化不良、食欲缺乏、关节痛、咽喉痛、肌肉痛、水肿、神经质、排尿过度；高血糖症、低钾血症（多见于低钾饮食、呕吐、腹泻、肝功能异常等）；偶见瘙痒、皮疹、光敏反应。

（2）罕见：口干、肢体感觉异常、视觉

障碍。

2. 注意事项

（1）哺乳期女性慎用；肝硬化和肝病腹水患者慎用。

（2）本品与醛固酮拮抗剂一起使用可防止低钾血症和代谢性碱中毒。

（3）前列腺增生的患者排尿困难，使用本品尿量增多可导致尿潴留和膀胱扩张。

（4）本品必须缓慢静脉注射，不应与其他药物混合后静脉注射，但可根据需要用 0.9% 氯化钠注射液或 5% 葡萄糖注射液稀释。

（5）如需长期用药，建议尽早从静脉给药转为口服用药，静脉给药疗程限于 1 周。

（6）氯吡格雷可能干扰本品的代谢，其机制在于氯吡格雷高浓度时可抑制 CPY2C9 系统，而本品部分被 CYP2C9 代谢。

3. 相互作用

（1）本品与水杨酸盐在肾小管的分泌存在竞争，合用时可能增加后者的毒性。

（2）本品与血管紧张素转换酶抑制药（ACEIs）合用时可引起体位性低血压。

（3）本品与考来烯胺同服，使口服本品的吸收率下降，故不推荐合用。

（4）与华法林合用时，本品竞争抑制华法林的代谢酶 CYP2C9 活性，使华法林的血药浓度升高，易发生出血。

【常用制剂与规格】 胶囊剂、片剂：5mg；10mg；20mg。注射液：1ml：10mg；2ml：20mg；5ml：50mg。

布美他尼
Bumetanide

【适应证】 ①水肿性疾病如充血性心力衰竭、肝硬化、肾脏疾病（肾炎、肾病及各种原因所致的急慢性肾衰竭），与其他药物合用治疗急性肺水肿和急性脑水肿等。②预防急性肾衰竭，用于各种原因导致的肾脏血流灌注不足，如失水、休克、中毒、麻醉意外以及循环功能不全等，在纠正血容量不足的同时及时应用，可减少急性肾小管坏死的机会。③高血压危象。④高钾血症、高钙血症、稀释性低钠血症（尤其是当血钠浓度低于 120mmol/L 时）。⑤抗利尿激素分泌过多症。⑥急性药物及毒物中毒。

⑦对某些呋塞米无效的病例仍可能有效。

【用法用量】

（1）口服：用于水肿性疾病，成人，初始剂量一次 0.5～2mg，一日 1 次，必要时每隔 4～5 小时重复，最大剂量 10～20mg/d。也可间隔用药，即隔 1～2 日用药 1 日。儿童，一次 0.01～0.02mg/kg，一日 1 次，必要时 4～6 小时给予 1 次。

（2）肌内或静脉注射：成人，起始一次 0.5～1mg，必要时每隔 2～3 小时重复，最大剂量 10mg/d。儿童，一次 0.01～0.02mg/kg，必要时 4～6 小时给予 1 次。静脉注射：用于急性肺水肿及左心衰竭，起始一次 1～2mg，必要时隔 20 分钟重复。

（3）静脉滴注：一次 2～5mg，加入 0.9% 氯化钠注射液 500ml 中稀释后，缓慢静脉滴注，滴注时间不短于 30～60 分钟。

【临床应用注意】

1. 严重的肝、肾功能不全，糖尿病、高尿酸血症或痛风患者，急性心肌梗死、胰腺炎或有此病史者、有低钾血症倾向者、前列腺增生者，以及小儿和老年人慎用。

2. 对磺胺药过敏者，可能对布美他尼或呋塞米过敏；严重的磺胺药过敏者可以选择依他尼酸作为袢利尿药的替代药物。其他见呋塞米。

3. 可增加近曲小管对钙的再吸收，使血钙升高，如同时补充排出的 Na^+，并使每小时尿量达到 500～1000ml，可使每小时 80mg 的 Ca^{2+} 排出、4～8 小时后血清 Ca^{2+} 浓度下降 3%。

4. 可增加尿磷的排泄量，干扰尿磷的测定。

5. 注射液不宜加入酸性溶液中静脉滴注，以免引起沉淀。

【常用制剂与规格】　片剂：1mg。注射液：2ml：0.5mg；2ml：1mg。注射用粉针剂：0.5mg；1mg。

氢氯噻嗪
Hydrochlorothiazide

【适应证】①水肿性疾病：排泄体内过多的钠和水，减少细胞外液容量，消除水肿。常见的包括充血性心力衰竭、肝硬化腹水、肾病综合征、急慢性肾炎水肿、慢性肾功能衰竭早期、肾上腺皮质激素和雌激素治疗所致的钠、水潴留。②高血压：可单独或与其他降压药联合应用，主要用于治疗原发性高血压。③中枢性或肾性尿崩症。④特发性高钙尿症。

【用法用量】　口服：①成人：用于水肿性疾病，一次 25～50mg，一日 1～2 次，或隔日治疗，或一周连服 3～5 日；用于高血压，25～100mg/d，分 1～2 次服用，并按降压效果调整剂量。②儿童：一日 1～2mg/kg 或一日 30～60mg/m²，分 1～2 次服用，并按疗效调整剂量；小于 6 个月的婴儿剂量可达一日 3mg/kg。

【临床应用注意】

1. 与磺胺类药物、呋塞米、布美他尼、碳酸酐酶抑制剂与规格有交叉过敏反应。

2. 无尿或严重肾功能减退者大剂量可致药物蓄积。

3. 严重肝功能损害者，水、电解质紊乱可诱发肝昏迷。

4. 本品能通过胎盘屏障，对妊娠高血压综合征无预防作用，妊娠期女性慎用。

5. 慎用：糖尿病、高尿酸血症或痛风、高钙血症、低钠血症、红斑狼疮、胰腺炎、交感神经切除者、婴儿黄疸、哺乳期女性。

6. 老年人应用本类药物较易发生低血压、电解质紊乱和肾功能损害。

7. 在用药期间，应定期检查血电解质、血糖、血尿酸、血肌酐、尿素氮和血压。

8. 应从最小有效剂量开始用药，以减少副作用的发生，减少反射性肾素和醛固酮分泌。

9. 有低钾血症倾向的患者，应酌情补钾或与补钾利尿药合用。

【常用制剂与规格】　片剂：6.25mg；10mg；25mg；50mg。

吲达帕胺
Indapamide

【适应证】原发性高血压。

【用法用量】　口服：成人常用量，一次 2.5mg，一日 1 次。

【临床应用注意】

1. 注意事项

（1）为减少电解质平衡失调出现的可能，宜用较小的有效剂量，并应定期监测血钾、钠、钙及尿酸等，注意维持水与电解质平衡，尤其是对老年人等高危人群，注意及时补钾。

（2）用于利尿时，最好每日早晨给药一次，以免夜间起床排尿。

（3）对无尿或严重肾功能不全者，可诱发氮质血症。

（4）对糖尿病者，可使其糖耐量更差。

（5）痛风或高尿酸血症患者用药后，血尿酸可进一步增高。

（6）对肝功能不全者，利尿后可促发肝昏迷。

（7）对交感神经切除术后患者，其降压作用会加强。

（8）应用本品而需做手术时，不必停用本品，但须告知麻醉医师。

2. 相互作用

（1）与糖皮质激素合用，可降低本品的利尿排钠作用。

（2）与胺碘酮合用，可因血钾降低而易致心律失常。

（3）与多巴胺合用，可使利尿作用增强。

（4）与拟交感药合用，可减弱降压作用。

（5）与二甲双胍合用易出现乳酸性酸中毒。

【常用制剂与规格】　片剂：2.5mg。缓释片剂、控释片剂：1.5mg。

螺内酯
Spironolactone

【适应证】　①水肿性疾病，与其他利尿药合用治疗充血性水肿、肝硬化腹水、肾性水肿等水肿性疾病，也用于特发性水肿的治疗。②作为治疗高血压的辅助药物。③原发性醛固酮增多症的诊断和治疗。④与噻嗪类利尿药合用，增强利尿作用和预防低钾血症。

【用法用量】　口服：①成人：用于水肿性疾病，40～120mg/d，分2～4次服用，至少连续5日，以后酌情调整剂量。用于高血压，开始40～80mg/d，分2～4次服用，至少2周，以后酌情调整剂量，不宜与血管紧张素转换酶抑制剂合用，以免增加发生高钾血症的机会。用于原发性醛固酮增多症，术前患者100～400mg/d，分2～4次服用。不宜手术的患者，则选用较小剂量维持。用于诊断原发性醛固酮增多症，螺内酯试验，400mg/d，分2～4次服

用，连续3～4周，老年人开始用量宜偏小。用于慢性心力衰竭，初始剂量10mg/d，最大剂量20mg/d。②儿童：用于治疗水肿性疾病，开始一日1～3mg/kg或一日30～90mg/m²，单次或分2～4次服用，连续5日后酌情调整剂量，最大剂量为一日3～9mg/kg或90～270mg/m²。

【临床应用注意】　妊娠期、哺乳期和生育期用药：本药可通过胎盘屏障，美国FDA妊娠期药物安全性分级为口服给药C、D级。妊娠期女性应在医师指导下用药，且用药时间应尽量短。本药的代谢物坎利酮可从乳汁中分泌，哺乳期女性应慎用。

【常用制剂与规格】　片剂：20mg。胶囊剂：20mg。

氨苯蝶啶
Triamterene

【适应证】　用于慢性心力衰竭、肝硬化腹水、肾病综合征、糖皮质激素治疗过程中发生的水钠潴留，特发性水肿，亦用于对氢氯噻嗪或螺内酯无效者。

【用法用量】　口服：①成人：初始剂量一日25～100mg，分2次服用，与其他利尿药合用时，剂量可减少。维持阶段可改为隔日疗法。最大剂量不超过300mg/d。②儿童：初始剂量一日2～4mg/kg或120mg/m²，分2次服用，一日或隔日疗法，以后酌情调整剂量，最大剂量不超过一日6mg/kg或300mg/m²。

【临床应用注意】　常见的不良反应有高钾血症；胃肠道反应如恶心、呕吐、胃痉挛和腹泻等；低钠血症；头晕、头痛和对光敏感。

【常用制剂与规格】　片剂：50mg。复方片剂：含氨苯蝶啶50mg、氢氯噻嗪25mg。

甘露醇
Mannitol

【适应证】　①组织脱水药。用于治疗各种原因引起的脑水肿，降低颅内压，防止脑疝。②降低眼内压。可有效降低眼内压，应用于其他降眼内压药无效时或眼内手术前准备。③渗透性利尿药。用于鉴别肾前性因素或急性肾功能衰竭引起的少尿。亦可应用于预防各种原因引起的急性肾小管坏死。④作为辅助性利尿措施治疗肾病综合征、肝硬化腹水，尤其是当伴

有低蛋白血症时。⑤对某些药物过量或毒物中毒（如巴比妥类药物、锂、水杨酸盐和溴化物等），本药可促进上述物质的排泄，并防止肾毒性。⑥作为冲洗剂，应用于经尿道内作前列腺切除术。⑦术前肠道准备。

【用法用量】

1. 静脉滴注

（1）成人：①利尿：常用量为 1～2g/kg，一般用 20% 溶液 250ml 静脉滴注，并调整剂量使尿量维持在 30～50ml/h。②治疗脑水肿、颅内高压和青光眼：按体重 0.25～2g/kg，配制为 15%～25% 浓度于 30～60 分钟内静脉滴注。当患者衰弱时，剂量应减小至 0.5g/kg。严密随访肾功能。③鉴别肾前性少尿和肾性少尿。按体重 0.2g/kg，以 20% 浓度于 3～5 分钟内静脉滴注，如用药后 2～3 小时以后尿量仍低于 30～50ml/h，最多再试用一次，如仍无反应则应停药。已有心功能减退或心力衰竭者慎用或不宜使用。④预防急性肾小管坏死：先给予 12.5～25g，10 分钟内静脉滴注，若无特殊情况，再给 50g，1 小时内静脉滴注，若尿量能维持在 50ml/h 以上，则可继续应用 5% 溶液静脉滴注；若无效则应立即停药。⑤治疗药物、毒物中毒：50g 以 20% 溶液静脉滴注，调整剂量使尿量维持在 100～500ml/h。

（2）儿童：①利尿：按体重 0.25～2g/kg 或按体表面积 60g/m² ，以 15%～20% 溶液 2～6 小时内静脉滴注。②治疗脑水肿、颅内高压和青光眼：按体重 1～2g/kg 或按体表面积 30～60g/m² ，以 15%～20% 浓度溶液于 30～60 分钟内静脉滴注。患者衰弱时剂量减至 0.5g/kg。

（3）鉴别肾前性少尿和肾性少尿：按体重 0.2g/kg 或按体表面积 6g/m² ，以 15%～25% 浓度静脉滴注 3～5 分钟，如用药后 2～3 小时尿量无明显增多，可再用 1 次，如仍无反应则不再使用。

（4）治疗药物、毒物中毒：按体重 2g/kg 或按体表面积 60g/m² 以 5%～10% 溶液静脉滴注。

2. 口服给药肠道准备　术前 4～8 小时，10% 溶液 1000ml 于 30 分钟内口服完毕。

【临床应用注意】

1. 作肠道准备用，均应静脉内给药。

2. 甘露醇遇冷易结晶，如有结晶，可置热水中或用力振荡待结晶完全溶解后再使用。当甘露醇浓度高于 15% 时，应使用有过滤器的输液器。

3. 根据病情选择合适的浓度，避免不必要地使用高浓度和大剂量。

4. 使用低浓度和含氯化钠溶液的甘露醇能降低过度脱水和电解质紊乱的发生机会。

5. 用于治疗水杨酸盐或巴比妥类药物中毒时，应合用碳酸氢钠以碱化尿液。

6. 老年人应用本药较易出现肾损害应适当控制用量。

7. 随访检查血压、肾功能、血电解质浓度（尤其是 Na^+ 和 K^+）和尿量。

【常用制剂与规格】　注射液：100ml：50g；250ml：100g；2000ml：100g。

第二节　治疗男性勃起功能障碍药

勃起功能障碍（ED）是一种常见的性功能障碍，指男性不能持续获得并维持足够的阴茎勃起以完成满意的性生活，ED 是一种对身心健康产生严重影响的慢性疾病，同时也是罹患其他慢性疾病，尤其是心血管疾病的一个预警信号。

阴茎勃起需要放松阴茎海绵体平滑肌。这种放松使血液以接近动脉的压力流入海绵窦而使阴茎勃起。生活方式的调整、基础疾病的治疗和心理疏导的基础上可以采取药物治疗。

ED 口服治疗药物主要以 5 型磷酸二酯酶（PDE-5）抑制药为主，由于 PDE-5 抑制药的疗效明确，使用方便且不良反应较轻，易被多数患者接受，已成为 ED 治疗的首选方式。其他治疗药物还包括睾酮、罂粟碱、前列腺素 E1 和抗抑郁药等。

第一亚类　5 型磷酸二酯酶抑制药

目前，我国已经批准上市 5 种 5 型磷酸二酯酶抑制药治疗 ED，分别是西地那非、他达拉非、伐地那非、阿伐那非和爱地那非（Aildenafil）。

一、药理作用与作用机制

当性刺激时，阴茎海绵体内神经元和血管内皮细胞上生成的一氧化氮（NO）释放，激活鸟苷酸环化酶可增加 cGMP 水平，使得海绵体内平滑肌松弛，血流灌入而发动和维持阴茎勃起。PDE-5 在阴茎海绵体内高度表达，当该酶活化时，催化 cGMP 降解增加，对 NO-cGMP 通路负性调控，出现阴茎海绵体平滑肌不能松弛，导致阴茎勃起功能障碍。PDE-5 抑制药结构与 PDE-5 催化底物 cGMP 相似，选择性抑制 PDE-5，使 cGMP 降解减少而提高其浓度，促使阴茎勃起，增加了 ED 男性的勃起次数及持续时间。

二、临床用药评价

（一）作用特点

1. 必须要有充分性刺激才能起效 以西地那非为代表的 PDE-5 抑制药治疗男性勃起功能障碍，具有相同药理作用机制、有效率及疗效。使用该类药物后，都需要在充足的环境和心理暗示引起充分的性刺激，进而启动阴茎内的生理变化，起到促进勃起的作用。否则 PDE-5 抑制药将不起作用。各药物在起效时间、作用维持时间、高脂食物对药物吸收的影响、不良反应的发生率和药物相互作用差异见表 7-5。

2. 获得满意的效果还与性活动前给药时间、服药前摄入高脂食物有直接关系。

（1）起效时间和作用持续时间不同：西地那非、伐地那非和他达拉非应该在性行为前 60 分钟使用；伐地那非口腔崩解片（ODT）和阿伐那非起效更快，可在性行为前 30 分钟使用。西地那非、伐地那非和阿伐那非的作用持续时间可达 4~5 小时，但对轻中度 ED 男性的药效可能持续 8~12 个小时。他达拉非的有效作用时间最长可达 36 小时。

（2）西地那非和伐地那非应空腹服用，至少在餐前 2 小时服用，以获得最快的反应，但他达拉非和阿伐那非或伐地那非口腔崩解片的吸收不受食物影响。

表 7-5 PDE-5 抑制药药理作用和临床应用比较

	西地那非	他达拉非	伐地那非	阿伐那非
健康成人的初始剂量	不超过 50mg，一日 1 次，性活动前 1h 按需服用	不超过 10mg，一日 1 次，性活动前 30min 按需服用，或 2.5mg，每日同一时间服用	不超过 100mg，一日 1 次，性活动前 1h 按需服用	不超过 100mg，一日 1 次，性活动前 15min 按需服用
健康成人剂量范围	25~100mg	5~20mg	5~20mg	50~200mg
老年人给药剂量	25mg	10~20mg	5mg	50~200mg
肾功能减退时给药剂量	25mg（严重减退[b]）	5~10mg（中度减退[a]）5mg（严重减退）不推荐每日使用（严重减退）	5~20mg	50~200mg[c]
肝功能障碍时的给药剂量	25mg	10mg[c]	5mg[c]	50~200mg[c]
起效时间（min）	60	30~60	60	15
受高脂膳食影响推迟起效	是	不受影响	是（口崩片不受影响）	不受影响
作用持续时间（h）	4	36	6	6
半衰期（h）	3~4	18	4~6	5

续表

	西地那非	他达拉非	伐地那非	阿伐那非
代谢	CYP3A4（主要） CYP2C9（次要）	CYP3A4	CYP3A4（主要） CYP3A5（次要） CYP2C9（次要）	CYP3A4（主要） CYP2C9（次要）
对 PDE－6 的抑制作用	＋＋＋	－	＋＋	＋

注：ᵃ表示中度肾损伤（CrCl＝31～50ml/min）；ᵇ表示严重肾损伤（CrCl＜30ml/min）；ᶜ表示仅适用于轻中度肝功能障碍，重度禁用。

3. 用药方案

（1）按需使用：常用的治疗方式具体用法用量见表7－5。

（2）规律使用：PDE－5规律服用的时间可以是每日或者每隔几日，主要是根据年龄、剂量和性生活频率等调整。每日使用低剂量他达拉非可消除起效时间和作用持续时间的顾虑。

（二）典型不良反应和禁忌

1. 不良反应

（1）低血压：与该类药物抑制人体其他组织中的PDE同工酶有关，当该类药物抑制存在于外周血管系统的PDE－1，外周血管扩张可降低血压，尤其是服用硝酸盐、α受体拮抗药或抗高血压药物的患者，低血压不良反应更容易发生，并导致颜面潮红、反射性心动过速、鼻塞和眩晕，与西地那非和伐地那非相比，他达拉非和阿伐那非引起低血压不良反应风险更低。

（2）阴茎异常勃起：患有镰状细胞贫血或镰状细胞性状、白血病、骨髓病症（例如多发性骨髓瘤）者是异常勃起高危人群。

（3）视觉反应：①"蓝视"现象：除他达拉非外，西地那非、伐地那非和阿伐那非对视网膜上PDE－6有不同程度的抑制作用，当剂量使用或血药浓度过高时可致男性视觉异常，主要表现为眩光、蓝视。这种现象会持续2～3小时，然后自然消失。②非动脉性缺血性视神经病变（NAION）：这是一种更严重的眼部反应，使用PDE5抑制药后，极少数病例发生。NAION与ED有一些共同的危险因素：年龄＞50岁、高血压、血脂异常和糖尿病。其他眼部不良反应风险可能也会升高，包括严重视网膜脱离（SRD）和视网膜静脉阻塞（RVO）。

（4）听力减退：少数报告显示，西地那非、伐地那非和他达拉非可能引起突发性听力损失。FDA要求所有PDE－5抑制药标签应列入这种潜在风险。听力损失通常累及单侧，发生于用药后最初24小时内，并且在约1/3的患者是短暂发作。

（5）肌痛和背痛：与抑制位于骨骼肌的PDE－11有关。他达拉非对PDE－11的抑制作用最大。

（6）其他：食管下括约肌松弛可引起胃反流和消化不良、恶心、呕吐。

2. 禁忌

所有PDE－5抑制药禁用于：①正在使用硝酸酯类药或利奥西呱（鸟苷酸环化酶刺激剂）者；②在过去1个月内患有心肌梗死、中风或危及生命的心律失常的患者；③低血压（血压＜90/50mmHg）或高血压（血压＞170/100mmHg）的患者；④不稳定型心绞痛、充血性心力衰竭的患者。⑤伐地那非可引起轻度Q－T间期延长，禁忌与Ⅰa类（奎尼丁、普鲁卡因胺）或Ⅲ类（胺碘酮）抗心律失常药合用。对有Q－T间期延长病史患者慎用。阴茎畸形者慎用。

（三）药物相互作用

1. 与硝酸酯类药。PDE－5抑制药禁用于定期或间歇性使用各种硝酸酯类药物的患者，因为联用会导致严重低血压。若使用PDE－5抑制药后出现胸痛，应依据各PDE－5抑制药的药代动力学特点延迟使用硝酸酯类药物治疗。具体延迟时间：阿伐那非至少12小时；西地那非或伐地那非24小时；他达拉非48小时；如果患者伴有肝/肾功能障碍，则上述每种情况应延迟更长时间。

2. CYP3A4 抑制药（西咪替丁、红霉素、克拉霉素、伊曲康唑、利托那韦、茚地那韦、沙奎那韦等）可阻断 CYP3A4，从而影响西地那非的肝代谢，并延长西地那非半衰期，应避免使用其他 PDE-5 抑制药。使用时，应向患者强调潜在不良反应，并减少 PDE-5 抑制药的初始剂量。

3. 与 CYP3A 诱导药如波生坦合用，该类药物的血药浓度降低。

4. α 受体拮抗药常用于治疗良性前列腺增生（BPH），联用 PDE-5 抑制药可能导致症状性低血压。相比多沙唑嗪或特拉唑嗪，优选坦索罗辛和赛洛多辛（无低血压或低血压较轻）。目前常用的 4 种 PDE-5 抑制药的标签均推荐，正在使用某种 α 受体拮抗药的患者在开始使用 PDE-5 抑制药之前应达到稳定剂量，而随后应以最低推荐剂量开始使用 PDE-5 抑制药。反之，对于已使用某种 PDE-5 抑制药的患者，应该从最低剂量开始。

5. 雄激素补充治疗。原发性或继发性男性性腺功能减退患者和中老年男性往往同时存在 ED 和睾酮水平低。对睾酮水平较低的 ED 患者，雄激素补充治疗能改善初次对 PDE-5 抑制药无反应者的勃起功能，且与 PDE-5 抑制药合用有增强效应。目前用于 ED 治疗的口服雄激素主要有十一酸睾酮胶囊、注射剂或贴剂。睾酮治疗禁忌用于红细胞增多症、未治疗的严重睡眠呼吸暂停综合征者，以及严重的肝功能、心功能衰竭患者。BPH 伴有下尿路症状、可能发展为前列腺癌的高危患者是其相对禁忌证。

（四）临床应用

1. 口服 PDE-5 抑制药是 ED 的一线治疗；他达拉非还用于治疗 ED 合并 BPH，改善下尿路症状，剂量为一日 5mg。

2. 西地那非抑制 PDE-5 还可以引起肺血管等其他血管的舒张，故用于改善缺氧性肺血管收缩，治疗肺动脉高压。尤其是严重且治疗不力的儿童患者。西地那非和他达拉非获得美国 FDA 批准治疗肺动脉高压。

3. 年龄 >65 岁，严重肝肾功能障碍、使用 α 受体拮抗药或 CYP3A4 抑制药者建议初始剂量减半。

4. 初始剂量应从小剂量使用，逐渐增加至获得满意效果的耐受剂量。出于安全考量，每天只能给药 1 次，也不要同时使用 2 种 PDE-5 抑制剂。

三、代表药品

西地那非
Sildenafil

【适应证】　用于勃起功能障碍。

【用法与用量】

（1）口服片剂：①18 岁以上成人首次剂量 50mg，在性生活前 1 小时左右服用，根据药效反应，可以对单次剂量进行调整，一般剂量范围为 25 ~ 100mg。24 小时内最多服用一次，单次最大剂量 100mg。②年龄 65 岁以上、肝脏受损、重度肾损害患者的起始剂量以 25mg 为宜。

（2）口崩片：成人在性活动前约 1 小时按需服用。推荐剂量为 50mg。将口腔崩解片置于舌上，待其崩解后，用水吞咽或直接吞咽。

【注意事项】

1. 肝功能不全：肝硬化（Child-Pugh 分级 A 级和 B 级）志愿受试者的西地那非清除率降低，与同年龄组无肝损害的志愿者相比，AUC 和 C_{max} 分别增高 84% 和 47%。故肝受损患者应减少剂量。

2. 轻度和中度肾损害患者药代动力学没有改变，不需调整剂量。重度肾损害患者本品清除率降低，与同年龄组健康志愿者相比，药-时曲线下面积和血浆峰浓度几乎加倍。故应减少剂量。

3. 本品不适用于女性和儿童。

4. 慎用于有心血管疾病的患者，对于存在阴茎解剖性畸形（如阴茎成角、海绵体纤维化或 Peyronie's 病等）和阴茎异常勃起倾向（如镰状细胞贫血、多发性骨髓瘤或白血病等）的患者也应慎用。

5. 健康老年志愿者（≥65 岁）的西地那非清除率降低，游离血药浓度比年青健康志愿者（18 ~ 45 岁）约高 40%。故 65 岁以上老年患者应减少剂量。

6. 当发生药物过量时，应根据需要采取常规支持疗法。因西地那非与血浆蛋白结合率高，故肾脏透析不会增加清除率。

7. 在已有心血管危险因素存在时，用药后性活动有发生非致命性/致命性心脏事件的危险。在性活动开始时如出现心绞痛、头晕、恶心等症状，须终止性活动。

8. 本品上市后，有少量勃起时间延长（超过4小时）和异常勃起（痛性勃起超过6小时）的报告。如持续勃起超过4小时，患者应立即就诊。如异常勃起未得到即刻处理，阴茎组织将可能受到损害并可能导致永久性勃起功能丧失。

【常用制剂与规格】　枸橼酸西地那非片：25mg；50mg；100mg。枸橼酸西地那非口崩片：50mg。

他达拉非
Tadalafil

【适应证】　①治疗勃起功能障碍。②治疗勃起功能障碍合并良性前列腺增生的症状和体征。

【用法与用量】　口服：服用本品不受进食影响；本品需整片服用，切勿掰开。

1. 勃起功能障碍

（1）按需服用：①对于大多数患者，按需服用的推荐起始剂量为10mg，在进行性生活之前服用。②依据个体的疗效和耐受性不同，可将剂量增加到20mg或降低至5mg。对大多数患者推荐的最大服药频率为一日1次。③与安慰剂相比，按需服用能在长达36小时内改善勃起功能。因此，在推荐患者以最佳方式服用时，应考虑此因素。④肾损害，肌酐清除率为30~50ml/min者，建议起始剂量为5mg，一日不超过1次，最大剂量为10mg，每48小时不超过1次。肌酐清除率<30ml/min或血液透析：最大剂量为5mg，每72小时不超过1次。⑤肝损害，轻度或中度（Child Pugh分级A或B）者，剂量不应超过10mg，一日1次。应慎用；重度（Child Pugh分级C）者，不建议使用他达拉非片。

（2）一日1次服用：①推荐起始剂量为2.5mg，每日在大约相同时间服用，无需考虑何时进行性生活。②肾损害，肌酐清除率<30ml/min或血液透析者，不建议一日1次服用。

2. 勃起功能障碍合并良性前列腺增生的症状和体征

（1）一日1次服用：推荐剂量为5mg，每

日大约在同一时间服用，无需考虑何时进行性生活。①肌酐清除率<30ml/min或血液透析者，不建议一日1次服用。②依据个体的疗效和耐受性不同，可将一日1次服用的剂量增加至5mg。③轻度或中度（Child Pugh分级A或B）肝损害者，建议谨慎按此法使用；重度（Child Pugh分级C）肝损害者，不建议使用。

（2）应根据患者具体情况权衡风险获益，选择适宜的治疗方案。

【注意事项】

1. 重度肝功能不全患者使用本品的临床安全性信息有限；应用本品应权衡利弊。

2. 本品不用于女性。未在妊娠期女性中进行他达拉非的研究。大鼠和小鼠给予高达一日1000mg/kg的剂量，未见胚胎致畸、胚胎毒性和胎儿毒性。

3. 慎用：容易发生异常勃起的患者（如镰状细胞贫血、多发性骨髓瘤或白血病），阴茎解剖异常的患者（如阴茎成角、畸形阴茎、海绵体纤维化或Peyronie病），患有心血管病因素或有心血管疾病者，以及正在使用强效的CYP3A4抑制剂（如利托那韦、沙奎那韦、酮康唑、伊曲康唑、红霉素）患者。

4. 18岁以下者不得服用本品。

5. 健康老年受试者（65岁或以上）口服他达拉非清除率较低，使得AUC比19~45岁的健康受试者高25%。这一年龄的影响无临床意义，且无须调整剂量。

6. 正在使用α_1受体拮抗药，如多沙唑嗪的患者，如联合使用本品，部分患者可能发生症状性低血压。

【常用制剂与规格】　片剂：2.5mg；5mg；10mg；20mg。口溶膜剂：2.5mg；5mg；10mg。

第二亚类　其他ED治疗药物

当ED患者口服药物无效时可以考虑阴茎自行注射（ICI）作为ED治疗的二线方案。常用的药物有前列地尔（前列腺素E_1）、罂粟碱、酚妥拉明他们都属于超说明书用药。

1. 前列地尔　前列地尔是通过平滑肌细胞表面受体刺激产生腺苷酸环化酶，促使ATP转化为cAMP，使阴茎海绵体平滑肌细胞内钙离子

浓度下降，导致平滑肌松弛。前列地尔是唯一获得 FDA 批准用于阴茎自行注射的药物。前列地尔也可以经尿道内使用，是一种替代阴茎内注射且侵入性较小的方法。

目前罂粟碱、前列地尔、酚妥拉明 3 种药物联合应用的有效率最高，可达 92%。

2. 罂粟碱　罂粟碱是非特异性磷酸二酯酶抑制剂，通过阻断 cGMP 和 cAMP 降解，使细胞内钙离子浓度下降，导致海绵体平滑肌松弛。单独使用不良反应率较高。

3. 酚妥拉明　酚妥拉明为 α 受体拮抗药，单独使用疗效差，以上 3 个药物常采用联合治疗（如注射复方药剂）的方法，虽然此方法在提高疗效的同时能降低各药物的不良反应，且剂量更易调整，但属于超适应证用药，也会增加阴茎斑块形成的风险。

第三节　治疗良性前列腺增生用药

良性前列腺增生（BPH）是中、老年男性导致下尿路症状（LUTS）的最常见病因。由于前列腺体积增大，膀胱出口梗阻，表现为尿频、尿急、排尿困难、夜尿增多、充盈尿失禁以及急、慢性尿潴留等。药物治疗适用于中度 BPH，或重度 BPH 在术前的临时治疗措施。药物治疗 BPH 的途径主要有：①干扰睾酮对前列腺肿大的刺激作用（减少静态因素）。②松弛前列腺平滑肌（降低动态因素）。③松弛膀胱逼尿肌。主要药物有 α₁ 受体拮抗药、5α 还原酶抑制剂，其他还包括 PDE-5 抑制药、M 受体拮抗药和 β₃ 受体激动药。伴有残余尿量增加不多或伴下

尿路刺激症状的 BPH 男性也会使用 M 受体拮抗剂或 β₃ 受体激动剂与 α₁ 受体拮抗药联合治疗。本节主要阐述 α₁ 受体拮抗药与 5α 还原酶抑制剂，其他内容见相关章节。

第一亚类　α₁ 受体拮抗药

一、药理作用与作用机制

通过拮抗分布在前列腺和膀胱颈部平滑肌表面的肾上腺素能 α₁ 受体，松弛平滑肌，达到缓解膀胱出口动力性梗阻的作用，增加尿流通畅，同时可以缓解储尿期的膀胱刺激症状。

二、临床用药评价

（一）作用特点

1. 是治疗中度 BPH 的一线药物　α₁ 受体拮抗药是中度 BPH 患者的一线治疗药物或重度 BPH 患者在术前的临时治疗措施，主要药物的特点见表 7-6。

（1）所有 α₁ 受体拮抗药改善 BPH 症状具有相同的疗效，由于 α₁ 受体拮抗药对 α₁ 受体的亚型选择性存在差异，导致各药物之间发生的不良反应也不同（见表 7-6）。α₁ 受体拮抗药的疗效大小与不良反应严重程度与给药剂量有关。

（2）α₁ 受体拮抗药治疗后可快速见效，数小时至数天即可改善症状，但采用国际前列腺症状评分（IPSS）评估症状改善应在用药 4~6 周后进行。该类药物不能减小前列腺体积，不能降低血清前列腺特异抗原（PSA）水平，也不能减少急性尿潴留的发生。

表 7-6　各 α₁ 受体拮抗药药效学、药动学及主要不良反应比较

	特拉唑嗪	多沙唑嗪	阿夫唑嗪	坦索罗辛	赛洛多辛
尿路有无选择性	×	×	√（有等效功能）	√（药理性）	√（药理性）
初始给药需要逐渐增加剂量	√	√（速释制剂）	×	×	×
肾功能不全患者	无需减量	无需减量	严重肾功能障碍慎用	当 CrCl > 10ml/min 时无需减量	当 CrCl > 50ml/min 时，无需减量，当 CrCl 为 30~50ml/min 时，4mg/d；当 CrCl < 30ml/min 时，禁用

续表

	特拉唑嗪	多沙唑嗪	阿夫唑嗪	坦索罗辛	赛洛多辛
肝功能障碍时调整剂量	慎用	避免用于严重肝功能障碍者	轻度肝功能障碍者慎用；中、重度肝功能障碍者禁用	轻、中度肝功能障碍者无需调整剂量	轻、中度肝功能障碍者无需调整剂量；重度肝功能障碍者禁用
适宜给药时机	睡前给药	速释制剂和缓释制剂给药时间不限，但速释制剂更适宜睡前给药	为不影响吸收，更适宜餐后给药	空腹给药有利于药物充分吸收，推荐餐后30min给药，吸收减少，进而减少低血压不良反应发生风险	随餐服用可以减少药物吸收，理论上可减少低血压不良反应发生风险
半衰期（h）	12	22	5	10	13
CYP3A4的主要代谢底物	×	√	√	√	√
心血管不良反应	＋＋	＋＋	＋	±	±
射精障碍	＋	＋	＋	＋＋	＋＋

注："×"表示"否"或"无"；"√"表示"是"或"有"；"＋"表示"轻度"；"＋＋"表示"中度"；"±"表示尚未明确。

2. 尿路选择性不同

（1）α_1受体在不同组织器官中的受体亚型有所不同，膀胱颈及前列腺腺体内以α_{1A}亚型为主，而膀胱肌层以α_{1D}亚型为主，α_{1B}亚型主要分布在外周动脉血管平滑肌上。

非选择性α_1受体拮抗药（特拉唑嗪、多沙唑嗪和阿夫唑嗪）对前列腺和外周血管平滑肌上α_1受体都有拮抗作用，因此，在使用过程中易发生体位性低血压、眩晕，甚至有"首剂效应"和出现晕厥。尽管哌唑嗪和特拉唑嗪具有降压作用，但临床不推荐α_1受体拮抗作为BPH合并高血压的单独治疗用药。对于高血压合并中重度LUTS者的治疗，常推荐1个降压药联合1个α_1受体拮抗药的方案。这与早先一项为ALLHAT的研究有关，研究的结果显示，多沙唑嗪与其他抗高血压药物相比，有较高的充血性心力衰竭发生率。

（2）坦索罗辛和赛洛多辛是具有尿路选择性的α_1受体拮抗药，对位于前列腺、尿道和膀胱颈的α_{1A}受体具有显著抑制作用，而对外周血管α_{1B}受体的拮抗作用差，因此，在使用过程中二者很少发生低血压不良反应。与坦索罗辛比

较，赛洛多辛有着更强的尿路选择性，对α_{1A}受体抑制作用更强，更少发生低血压不良反应。

（3）阿夫唑嗪虽然在药理学上不属于尿路选择性α_1受体拮抗药，但是阿夫唑嗪的缓释制剂由于只需要每日给药一次，勿需滴定给药，而且该药在前列腺中的浓度高于血中药物浓度，与特拉唑嗪、多沙唑嗪比较少发生心血管系统不良反应，在临床上具有尿路选择性α_1受体拮抗药的作用特点。

3. 有些α_1受体拮抗药初始给药需要逐步调整剂量 使用特拉唑嗪、多沙唑嗪（常释或缓释制剂）宜从小剂量开始，逐渐增加剂量到常规治疗剂量。与阿夫唑嗪缓释制剂、坦索罗新缓释制剂和赛洛多辛比较，发挥最大作用的时间被延迟。延时制剂初始给药使用常规剂量，无需调整剂量，每日给药1次，可更迅捷达到最佳治疗作用，更少发生低血压的不良反应。

（二）药物相互作用

1. 与PDE-5抑制药（西地那非、伐地那非和阿伐那非）合用低血压的不良反应累加，需要联合使用时应加强血压的监护。当使用他达拉非治疗BPH时不要与α_1受体拮抗药联用。

2. 与其他具有降压作用药物联用时，需慎重。

3. 与强 CYP3A4 抑制药（如西咪替丁、地尔硫草、克拉霉素、伊曲康唑、利托那韦）联用时，减弱药物的代谢，需要谨慎；当与强 CYP3A4 诱导剂（如卡马西平、苯妥英）联用时，增加了肝脏的药物代谢。

4. 赛洛多辛与强 P-gp 抑制药（如环孢素）联用，可使本药血药浓度升高。

5. 阿夫唑嗪可引起 Q-T 间期延长，因此不能与其他导致 Q-T 间期延长的药物联用。

（三）典型不良反应和禁忌

1. 不良反应　α_1 受体拮抗药由于对受体的亚型的选择性存在差异，因此，药物之间的不良反应发生率和严重程度也不尽相同，此外也与给药剂量相关。

（1）体位性低血压：低血压是这类药使用过程中常见的不良反应。该不良反应多见于特拉唑嗪和多沙唑嗪速释制剂，缓释阿夫唑嗪和多沙唑嗪缓释制剂次之，坦索罗辛和西洛多辛很少见。为减少首次使用特拉唑嗪和多沙唑嗪速释制剂产生"首剂效应"，晕厥的风险，第一剂应在就寝时间给药，从小剂量（1mg/d）开始，逐渐增加到最低有效剂量。每次增加剂量之间应间隔 3~7 日。

（2）虹膜松弛综合征（FIS）：多见于使用坦索罗辛者，使用多沙唑嗪、塞洛多辛者也有发生。该不良反应增加术中及术后疼痛，延长恢复时间，降低视力改善的预期。

（3）其他：疲倦、头痛、眩晕、鼻塞和异常射精，所有 α_1 受体拮抗药均可出现这些不良反应，但是在使用坦索罗辛和西洛多辛的患者中更常见。

2. 禁忌　①有严重肝功能障碍者（赛洛多辛禁用 Child-Pugh C 类，阿夫唑嗪禁用 Child-Pugh B/C 类）。②严重肾功能障碍者禁用赛洛多辛。③有 Q-T 间期延长风险者禁用阿夫唑嗪。有排尿晕厥和体位性低血压史者慎用。

（四）特殊人群用药

老年人尤其是体弱老年人使用特拉唑嗪、多沙唑嗪或阿夫唑嗪，体位性低血压和晕厥的发生增加。当与利尿剂、中枢神经系统抑制剂合用时增加不良反应发生。

三、代表药品

坦索罗辛（坦洛新）
Tamsulosin

【适应证】　用于治疗前列腺增生所致的异常排尿症状，如尿频、夜尿增多、排尿困难等。由于本品是通过改善尿道、膀胱颈及前列腺部位平滑肌功能而达到治疗目的，并非缩小增生腺体，故适用于轻、中度患者及未导致严重排尿障碍者，如已发生严重尿潴留时不应单独服用本品。

【用法用量】　口服：成人一次 0.2mg（1粒），一日 1 次，餐后服用。根据年龄、症状的不同可适当增减。

【临床应用注意】

1. 妊娠、哺乳和生育期用药　美国 FDA 的妊娠安全性分级为 B 级。哺乳期女性禁用。

2. 不良反应　常见的不良反应有头痛和眩晕，射精异常，如射精失败、射精减少和逆行射精。

3. 注意事项　①排除前列腺癌诊断之后者可使用本品。②合用降压药时应密切注意血压变化。③体位性低血压患者、肾功能不全、重度肝功能障碍患者慎用。④由于有可能出现眩晕等，因此从事高空作业、汽车驾驶等伴有危险性工作时请注意。

【常用制剂与规格】　缓释胶囊剂：0.2mg。缓释片剂：0.2mg。

赛洛多辛
Silodosin

【适应证】　用于治疗良性前列腺增生症引起的症状和体征。

【用法用量】　口服：成人一次 1 粒（4mg）一日 2 次，早、晚餐后口服，可根据症状酌情减量。

【临床应用注意】

1. 慎用：体位性低血压患者，中度肾功能损害的患者，重度肝功能损害的患者，服用 PDE-5 抑制剂的患者。

2. 本品可能导致射精障碍（逆行性射精等），因此给药过程中应就射精障碍对患者进行充分的解释说明。

3. α受体拮抗药的药理作用可能引起的不良反应：①体位性低血压，请注意变换体位时的血压变化。②头晕，因此高空作业、驾驶等危险操作的患者服药时应给予充分注意。③同时服用降压药的患者要注意血压变化，发现血压降低时要采取减量或中止给药等措施妥善处置。

4. 本品是对症治疗药物，因此当使用本品未取得满意疗效时，可以考虑手术等其他治疗措施。

【常用制剂与规格】 胶囊剂：4mg。

第二亚类 5α还原酶抑制药

一、药理作用与作用机制

雄激素需在5α还原酶的作用下转化为双氢睾酮（DHT）才能发挥雄激素对前列腺的刺激增生作用，因此临床上应用5α还原酶抑制药（如非那雄胺）降低前列腺内DHT的含量或雄激素受体拮抗药（植物制剂普适泰具有这一作用），可明显抑制前列腺的增生，并可使前列腺体积缩小，缓解BPH临床症状。

二、临床用药评价

（一）作用特点

5α还原酶抑制药主要用于中重度前列腺体积较大（>40ml）和（或）血清PSA水平较高（>1.4~1.6ng/ml）BPH的治疗。

与α₁受体拮抗药比较，5α还原酶抑制药起效慢，不适于需要尽快解决急性排尿症状的患者。该类药物3~6个月后见效，获得最大疗效则需要6~12个月，度他雄胺起效相对较快。该类药物性功能障碍不良反应发生率更高，因此，临床作为BPH的二线治疗药物。

长期使用5α还原酶抑制药可缩小前列腺的体积（减小15%~25%），并降低PSA水平；对前列腺体积较大和（或）血清PSA水平较高的患者治疗效果更好。

5α还原酶有两类同工酶，Ⅰ型主要分布在前列腺以外的组织中（如皮肤或肝脏）；Ⅱ型为前列腺内的主要5α还原酶类型，起主要作用。非那雄胺和爱普列特为Ⅱ型5α还原酶抑制药，度他雄胺为Ⅰ型、Ⅱ型5α还原酶抑制药（双重抑制剂）。

非那雄胺与度他雄胺治疗BPH的疗效没有差异。但度他雄安对5α还原酶抑制作用更迅速而完全。

5α还原酶抑制药的药理作用比较见表7-7。

（二）典型不良反应和禁忌

1. 常见不良反应

（1）性功能障碍：如性欲下降、勃起功能障碍、射精障碍。多发生在开始治疗1年后。度他雄安比非那雄胺更多发生该类不良反应。这些不良反应的可能作用机制包括：①通过降低DHT，减少海绵体中的一氧化氮水平，从而导致勃起功能障碍；②透过血脑屏障，抑制负责性冲动的神经递质；③抑制血液流向生殖器，从而导致射精障碍。

（2）非那雄胺用后综合征（PFS）：PFS是患者服用非那雄胺（或度他雄胺）而产生持续的生理和心理方面的不良反应。①生理方面：男性乳房发育；易疲劳、精神萎靡；肌肉疼痛、无力、僵硬、抽搐、溶解、萎缩、肌酸激酶升高；皮脂减少、皮肤干燥；黄褐斑；脂肪萎缩（局部脂肪组织缺失）；耳鸣；脂肪沉积增加、肥胖和体重指数大幅升高；体温下降；HDL胆固醇降低空腹血糖和甘油三酯升高。②心理方面：出现记忆障碍；思维缓慢，理解能力下降；抑郁、焦虑，甚至出现自杀倾向；出现自残行

表7-7 5α还原酶抑制药的药理作用比较

	非那雄胺	度他雄胺	爱普列特
抑制5α还原酶的亚型	Ⅱ型	Ⅰ和Ⅱ型	Ⅱ型
降低血清双氢睾酮水平最大起效时间	6个月	1个月	3~6个月
半衰期	6.2h	5周	7.5h
给药说明	不受食物影响；肾功能障碍时无需减量；主要经肝脏代谢，肝功能障碍时慎用		

为；也有可能出现无情绪波动，对事物毫无兴趣的情况；失眠或者睡眠时出现呼吸暂停。

（3）其他：睾丸痛、皮疹和口唇肿胀。

2. 禁忌　儿童和妊娠期女性或备孕的女性禁用。5α还原酶抑制剂在FDA妊娠用药安全类别中属于X类，可导致男性胎儿外生殖器发育畸形，为妊娠期女性禁忌。妊娠期女性或备妊娠女性不要接触破碎非那雄胺片剂，可能被皮肤吸收继而导致男性胎儿畸形，故也不要接触服用该类药物男性的精液。

（三）临床应用

1. 5α还原酶抑制药　①主要用于良性前列腺增生的治疗，减少尿道腔狭窄相关的静态因素，与α₁受体拮抗药联用改善下尿路症状、减少急性尿潴留的发生风险及减少手术的需求。②优先用于心律失常或心绞痛控制不佳患者，已使用多个降压药的高血压患者，以及对不耐受α₁受体拮抗药的低血压不良反应的患者。对BPH有治疗作用的药物比较见表7-8。③通过抑制前列腺血管内皮生长因子来减少或终止前列腺相关性出血。

2. 非那雄胺　能够促进头发生长，临床上用于治疗男性雄激素性脱发，能促进头发生长并防止继续脱发（规格为1mg/片，一次1片，一日1次）。

3. 其他　服用非那雄胺的男性需在停药1个月后方可献血；而服用度他雄胺的男性需在停药6个月后方可献血。哺乳期女性服药期间（超适应证用药治疗多毛症）不应哺乳。

三、代表药品

非那雄胺
Finasteride

【适应证】①用于治疗和控制BPH以及预防泌尿系统事件，如降低发生急性尿潴留的危险性；降低需进行经尿道切除前列腺（TURP）和前列腺切除术的危险性。②本品可使肥大的前列腺缩小，改善尿流及改善前列腺增生有关的症状。前列腺肥大患者适用于本品治疗。

【用法用量】口服：①成人推荐剂量：一次5mg（1片），一日1次，与或不与食物同服。

②肾功能不全患者剂量：对于不同程度肾功能不全的患者（肌酐清除率低至9ml/min）不需调整给药剂量，因为药代动力学研究证实非那雄胺的体内过程没有任何改变。③老年人剂量：尽管药代动力学研究显示70岁以上患者非那雄胺的清除率有所降低，但不需调整给药剂量。

【临床应用注意】

1. 一般注意事项　①在开始使用本品治疗前，应考虑可能导致类似症状的其他泌尿系统疾病。此外，前列腺癌和BPH可能共存。②对于有大量残留尿和（或）严重尿流减少的患者，应该密切监测其堵塞性尿路疾病。

2. 情绪变化和抑郁　在接受非那雄胺5mg治疗的患者中，有包括情绪低落、抑郁以及自杀意念（频率较低）的情绪变化的报告，应监测患者的精神状况，如果出现这些症状，应建议患者咨询医生。

3. 对精液特性的影响　健康男性志愿者服用非那雄胺5mg 24周后评估其精液参数，未发现非那雄胺对精子浓度、活动性、形态或pH产生任何有临床意义的影响。观察到中位射精量减少了0.6ml（22.1%），每次射精总精子量也有所减少。这些参数保持在正常范围内，并且在停止用药后可以恢复，恢复到基线的平均时间为84周。

4. 药物/实验室检查相互作用　对PSA水平的影响。血清PSA浓度与患者年龄和前列腺体积有关，而前列腺体积又与患者年龄有关。当评价PSA实验室测定结果时，应考虑接受本品治疗的患者PSA水平降低的事实。大多数患者，在治疗的第1个月内PSA迅速降低，随后PSA水平稳定在一个新的基线上。治疗后基线值约为治疗前基线值的1/2。因此，用本品治疗6个月或更长的典型患者，在与未经治疗男性的正常PSA值相比较时PSA值应该加倍。

【常用制剂与规格】片剂：5mg；分散片：5mg。胶囊剂：5mg。

第三亚类　其他

1. 普适泰　植物制剂普适泰（Prostat）作为裸麦花粉提炼出来的一种植物药，作用机制与阻碍体内睾酮转化为二氢睾酮及抑制白三烯、前列腺素合成有关。为治疗BPH和慢性、非细菌性前列腺炎用药。用法为一次1片，一日2次，疗程3～6个月。难以判断具体成分生物活性和疗效的相关性。该药的不良反应很少见。

2. PDE－5 抑制药　除上述药外，PDE－5

抑制药（如他达拉非）和M胆碱受体拮抗药（如奥昔布宁、托特罗定、索利那新）也用于治疗BPH，但很少单独使用，常与α1受体拮抗药联合使用（详见表7－9）。

表7-8　对BPH有治疗作用的药物比较

药物类型	α₁受体拮抗药	5α还原酶抑制药	M胆碱受体拮抗药	磷酸二酯酶-5抑制药（他达拉非）	β₃受体激动药（米拉贝隆）
松弛前列腺平滑肌	√	×	×	√	×
减少前列腺肥大的体积	×	√	×	×	×
用于前列腺肥大	√（依赖于前列腺体积大小，对前列腺体积＜40ml的患者更有效）	√	√	√	×（无BPH适应证）
阻止疾病进展	×	√	×	×	×
缓解排尿症状和改善尿流率作用（缓解膀胱出口梗阻）	＋＋	＋	＋（仅限于有膀胱刺激症状）	＋	＋（仅限于有膀胱刺激症状）
减少BPH合并症的发生率	×	√	×	×	×
减少BPH的手术次数	×	√	×	×	×
每日给药频次	一日1次或2次（与药物和剂型有关）	一日1次	一日1次或2次（与所用药物有关）	一日1次	一日1次
初始给药需逐步增加剂量	√（多沙唑嗪、特拉唑嗪速释制剂）×（坦索罗辛、赛洛多辛、多沙唑嗪缓释制剂、阿夫唑嗪片缓释制剂）	×	√（与所用药物有关）	×	√（部分人不需要）
达最大药效时间	1～6周（依照增加剂量而定）	3～6个月	1～2周	4周	2～8周
降低PSA水平	×	√	×	×	×
心血管不良反应	√（低血压）	×	√（心动过速）	√（轻度低血压）	×（高血压）
性功能障碍	√（射精障碍）	√（性欲减退、勃起功能障碍、射精障碍）	√（勃起功能障碍）	×	×

表 7 - 9　治疗 BPH 的联合治疗方案

联合用药方案	适用下尿路症状	注意事项
α_1 受体拮抗药 + 5α 还原酶抑制药	中、重度 LUTS 且前列腺增大 ≥40ml，或 PSA > 1.4ng/ml 的	患者有发生 BPH 并发症的风险
α_1 受体拮抗药 + M 受体拮抗药，或 5α 还原酶抑制药 + M 受体拮抗药	伴有膀胱刺激症状的中、重度 LUTS，使用 α_1 受体拮抗剂单药治疗无效的；或伴有膀胱刺激症状的中、重度 LUTS，且前列腺增大 ≥40ml 的	正使用有抗胆碱能作用（或不良反应）药物的 BPH 患者慎用 残余尿量 > 100 ~ 150ml 的 BPH 患者避免使用
α_1 受体拮抗药 + β_3 受体激动药，或 5α 还原酶抑制药 + β_3 受体激动药	伴有膀胱刺激症状的中、重度 LUTS，使用 α_1 受体拮抗剂单药治疗无效的；或伴有膀胱刺激症状的中、重度 LUTS，且前列腺增大 ≥40ml 的	优先选用难透过血脑屏障的 M 受体拮抗药（如索利那新），减少发生意识模糊的不良反应
α_1 受体拮抗药 + PDE - 5 抑制药	伴有膀胱刺激症状的中、重度 LUTS，使用 α_1 受体拮抗剂单药治疗无效的；或中、重度 LUTS 伴 ED 的	当使用他达拉非时优先选择与阿呋唑嗪缓释制剂、坦索罗辛或赛洛多辛联合，减少发生低血压的风险
5α 还原酶抑制药 + PDE - 5 抑制药	伴有膀胱刺激或梗阻症状的中、重度 LUTS，且前列腺增大 ≥40ml；使用 5α 还原酶抑制剂单药治疗无效的	PDE - 5 抑制药可以抵消 5α 还原酶抑制剂引起的 ED

第四节　治疗膀胱过度活动症用药

膀胱过度活动症（OAB）是以尿急症为核心，可伴有尿频、夜尿和急迫性尿失禁的症候群。药物治疗 OAB 是在行为治疗之后，当行为治疗效果欠佳时常加入药物治疗。目前国内常用的治疗 OAB 的一线药物包括毒蕈碱型受体（M 受体）拮抗药，有奥昔布宁、托特罗定、索利那新、丙哌维林、曲司氯铵和黄酮哌酯；二线治疗药物 β_3 受体激动剂米拉贝隆（Mirabegron）和三线治疗药物 A 型肉毒毒素（国内未批准该适应证）。药物治疗的主要目的是控制及缓解尿频、尿急及急迫性尿失禁等影响生活质量的症状。

第一亚类　M 受体拮抗药

一、药理作用与作用机制

M 受体拮抗药通过选择性作用于膀胱，阻断乙酰胆碱与调控逼尿肌收缩的 M_3 受体结合，抑制逼尿肌不自主收缩，从而降低膀胱内压力，增加膀胱储尿容量，降低膀胱的收缩频率。目前，已知人体有 5 种 M 受体亚型，各受体亚型在人体主要组织中的分布见表 7 - 10，其中 M_2 和 M_3 受体亚型主要在逼尿肌表达，其中 M_3 受体在

膀胱中是唯一直接参与膀胱收缩的重要受体。因此 M 受体拮抗药对 M_3 受体的选择性对于 OAB 治疗的有效性和安全性就显得作用尤为重要。

二、临床用药评价

（一）作用特点

1. M 受体拮抗药治疗 OAB（伴有急迫性尿失禁），在减少尿失禁（UI）发作、减少每天排尿和增加每次排尿量，提高生活质量方面的临床疗效相同。该类药物产生最佳疗效，需用药 8 周。

2. 奥昔布宁是非选择性 M 受体拮抗药，托特罗定和索利那新是高选择性的 M_3 受体拮抗药，对中枢神经系统中的 M_1 受体影响极小。M_1 受体与认知功能相关，因此索利那新适用于痴呆和认知功能减退的患者。

3. M_3 受体在膀胱、唾液腺、胃肠道、气道和眼睛中都有分布，在膀胱的毒蕈碱受体中占 25% ~ 29%，虽然少于 M_2 受体的数量（71% ~ 75%），但刺激 M_3 受体与发生膀胱刺激症状有关，起主要作用。因高选择性 M_3 受体拮抗物（如索利那新和托特罗定）对广泛分布在其他组织中的 M_3 受体也有拮抗作用而发生口干、便秘和散瞳等不良反应。

4. 曲司氯铵（trospium）是一个季胺类抗

胆碱受体药物，生物利用度低（＜10%），食物可减少口服吸收，须空腹服用（餐前1小时或餐后2小时）。主要代谢途径为酯水解，CYP450对本药的消除不明显。曲司氯铵的治疗作用不低于奥昔布宁速释制剂，但口干的不良反应更少见。75岁及以上的老年患者使用该药更容易发生抗胆碱能不良反应（药效学改变，导致对该药敏感性增加）。

5. 丙哌维林同时具有抗胆碱和钙拮抗作用。丙哌唯林能够有效缓解尿频症状和减少24小时排尿次数，副作用较小，可用于对其他M受体拮抗药不耐受的患者。

6. 黄酮哌酯具有与奥昔布宁相同的作用特点，只是该药的抗胆碱作用很弱；此外，黄酮哌酯还具有抑制腺苷酸环化酶、磷酸二酯酶的作用及拮抗钙离子作用，使平滑肌松弛，消除尿频、尿急、尿失禁及尿道膀胱平滑肌痉挛引起的下腹部疼痛。

7. 托特罗定主要代谢酶是CYP2D6，缺乏该酶的弱代谢者（约7%的人）其主要代谢酶是CYP3A4。由于CYP2D6是一种多态性酶，具有显著的表达变异性，在弱代谢者中，清除率下降导致托特特罗的血清浓度显著升高（约7倍），对于CYP2D6活性低的患者，建议减少初始剂量。

（二）药物相互作用

1. 奥昔布宁、托特罗定和索利那新与其他具有抗胆碱作用的药物（抗组胺药物、三环类

抗抑郁药、吩噻嗪类抗精神分裂症药）合用时可增加抗胆碱作用的不良反应。

2. 与强效CYP3A4抑制药物合用：奥昔布宁、托特罗定与索利那新都是CYP3A4的代谢底物，它们与强效CYP3A4抑制药（如利托那韦、克拉霉素）合用时应使用最小剂量。

3. 对于特罗定的弱代谢人群（CYP3A4为主）合用CYP3A4抑制药（包括氟西汀、舍曲林、氟伏沙明、大环内酯类抗生素、唑类抗真菌药和葡萄柚汁），可影响托特罗定的药物消除，升高托特罗定的血药浓度。

（三）典型不良反应和禁忌

M受体拮抗药都有相似的禁忌证和不良反应，但各个药物透过血脑屏障能力及对M受体的选择性不同导致各药不良反应的发生率和严重程度也不同。

1. **常见不良反应**　当该类药物阻断位于胃肠道、唾液腺、中枢神经系统和眼部的 M_3 受体，可引起相关的不良反应，包括口干、便秘、意识模糊、嗜睡、眩晕、头痛、消化不良、眼干症、认知功能减退、心动过速及视物模糊。老年患者尤其容易发生这些不良反应。用药期间驾驶车辆、开动机器和进行危险作业者应当注意。M受体亚型在体内分布和拮抗M受体后的不良反应见表7-10。

2. **禁忌**　闭角型青光眼、心动过速、胃滞纳和重症肌无力。老年人或有认知障碍、尿潴留和胃动力减弱者慎用。

表7-10　M受体亚型在体内分布和拮抗M受体后的不良反应

M受体	膀胱	大脑	胃肠道	唾液腺	眼睛	房室结
M_1	−	+	+	+	−	−
M_2	+（71%~75%）	−	−	−	−	+
M_3	+（25%~29%）	−	+	−	+	−
M_4	+	+	−	−	−	−
M_5	−	+	−	−	+	−
拮抗后效应（不良反应）	缓解尿频尿急症状	认知功能减退意识模糊	降低胃动力、胃滞留和便秘	口干	瞳孔散大、眼干燥	加快心率

（四）临床应用

M 受体拮抗药治疗 OAB（伴有急迫性尿失禁）时：

1. 应优先选择缓释（长效）制剂，与常释制剂比较缓释（长效）制剂的口干不良反应更少，增加用药的依从性。当缓释（长效）制剂使用受限时（如吞咽困难需压碎服用），可使用常释制剂，给药应逐渐增加剂量。

2. M 受体拮抗药可单独使用，对不能耐受 M 受体拮抗剂口干等不良反应者，米拉贝隆（Mirabegron）可作为替代药物。

3. M 受体拮抗药也能与 β_3 肾上腺素受体激动剂联用，当单独使用 M 受体拮抗药治疗 6 ～ 12 周后，疗效未达预期的难治性 OAB 可联用 β_3 肾上腺素受体激动剂，增加疗效的同时，避免加大 M 受体拮抗药的用量使不良反应增加，提高患者的依从性。

4. 特殊人群用药

（1）当索利那新、托特罗定用于严重肾功能不全（CrCl < 30ml/min）患者时用药应减量；曲司氯铵缓释制剂应停用。

（2）用药的老年人更容易发生药物不良反应。有认知障碍或虚弱的老年人使用该类药物，可引起谵妄和恶化认知功能障碍，增加由体位性低血压和镇静不良反应导致的跌倒风险。因此，美国老年医学会"老年人潜在不适当用药 Beers 标准"建议 65 岁及以上的患者避免服用抗胆碱能药物。此外，还可干扰乙酰胆碱酯酶抑制剂治疗痴呆症的疗效。当使用胆碱酯酶抑制剂（多奈哌齐）治疗痴呆的患者时，需要评价治疗的风险与获益。

三、代表药品

托特罗定
Tolterodine

【适应证】　本品适用于因膀胱过度兴奋引起的尿频、尿急或紧迫性尿失禁症状的治疗。

【用法用量】　应在治疗 2 ~ 3 个月后再次评价治疗效果。口服：①普通片：成人推荐剂量是一次 2mg，一日 2 次。②缓释片：推荐剂量为一次 1 片（4mg），一日 1 次。可以根据个体反应和耐受性，将剂量从每次 2mg 减至 1mg，一日 2 次。

【临床应用注意】

1. 服用本品可能引起视物模糊，用药期间驾驶车辆、开动机器和进行危险作业者应当注意。

2. 肝功能明显低下的患者，每次剂量不得超过 0.93mg。

3. 肾功能低下的患者、自主性神经疾病患者、裂孔疝患者慎用本品。

4. 由于尿潴留的风险，本品慎用于膀胱出口梗阻的患者；由于胃滞纳的风险，也慎用于患胃肠道梗阻性疾病，如幽门狭窄的患者。

5. 尚无儿童用药经验，不推荐儿童使用。

6. 妊娠期女性慎用本品，哺乳期间暂停使用本品。

【常用制剂与规格】　片剂：1mg；2mg。胶囊剂：2mg。缓释片剂：4mg。

奥昔布宁
Oxybutynin

【适应证】　本品为解痉药，用于无抑制性和反流性神经源性膀胱功能障碍患者与排尿有关的症状缓解，如尿急、尿频、尿失禁、夜尿和遗尿等。

【用法用量】　口服本品需随液体吞服，不能嚼碎或压碎。

（1）普通片剂：①成人：常用量为一次 5mg，一日 2 ~ 3 次；最大剂量为一次 5mg，一日 4 次。或遵医嘱。②5 岁以上儿童：常用量为一次 5mg，一日 2 次；最大剂量，一次 5mg，一日 3 次。或遵医嘱。

（2）缓释胶囊：①成人：建议初始剂量为一次 5 ~ 10mg，一日 1 次，然后根据疗效和耐受性逐渐增加剂量，最大剂量为 30mg/d，剂量调整一般需要有约 1 周的时间间隔。②6 岁以上儿童：初始推荐剂量为一次 5mg，一日 1 次，然后根据疗效和耐受性逐渐增加剂量，每次增加 5mg，最大剂量为 20mg/d。

【临床应用注意】

1. 注意事项

（1）司机、机械操作工及高空作业人员等从事危险工作的人员在使用本品时，应告知可能产生视物模糊或瞌睡等症状。

（2）伴有感染的患者，应合并使用相应的抗菌药物。

（3）溃疡性结肠炎患者，大剂量使用可能抑制肠蠕动而产生麻痹性肠梗阻。

（4）甲状腺功能亢进、冠心病、充血性心力衰竭、心律失常、高血压及前列腺增生等患者使用本品后，可加重症状。

2. 慎用

（1）重症肌无力患者、老年人和所有自主神经功能紊乱患者慎用。

（2）肝、肾疾病患者慎用。

（3）伴有食管裂孔疝的消化性食管炎患者慎用。

（4）妊娠期女性慎用，除非医生认为有必要使用。

（5）回肠和结肠造口术患者慎用。

【常用制剂与规格】 片剂：5mg。胶囊剂：5mg。缓释胶囊剂：10mg。

索利那新
Solifenacin

【适应证】 伴有尿急、尿频、急迫性尿失禁的膀胱过度活动症。

【用法用量】 口服：整片用水送服，餐前餐后均可。

①本品的推荐剂量为一次1片（5mg），一日1次，必要时可增至一次2片（10mg），一日1次。②肾功能障碍患者轻、中度肾功能障碍患者（肌酐清除率 > 30ml/min）用药剂量不需要调整。严重肾功能障碍患者（肌酐清除率 ≤ 30ml/min）应谨慎用药，剂量不超过每日5mg。③肝功能障碍患者轻度肝功能障碍患者用药剂量不需要调整。中度肝功能障碍（Child - Pugh评分7~9分）患者应谨慎用药，剂量不超过一次5mg，一日1次。④强力CYP3A4抑制剂与酮康唑或治疗剂量的其他强力CYP3A4抑制剂例如利托那韦、奈非那韦和伊曲康唑同时用药时，本品的最大剂量不超过5mg。

【临床应用注意】 下列患者慎用：①有Q-T间期延长史；②明显的下尿道梗阻，有尿潴留的风险；③胃肠道梗阻性疾病；有胃肠蠕动减弱的危险；④严重肾功能障碍（肌酐清除率 ≤ 30ml/min）；⑤中度肝功能障碍（Child -

Pugh评分7~9分）；⑥食管裂孔疝/胃食管反流和（或）正在服用能引起或加重食管炎的药物（例如二磷酸盐化合物）；⑦同时使用酮康唑等强力CYP3A4抑制剂。

【常用制剂与规格】 琥珀酸索利那新片：5mg。

黄酮哌酯
Flavoxate

【适应证】 用于下列疾病引起的尿频、尿急、尿痛、排尿困难以及尿失禁等症状：①下尿路感染性疾病（膀胱炎、前列腺炎、尿道炎等）。②下尿路梗阻性疾病（早、中期前列腺增生症，痉挛性、功能性尿道狭窄）。③下尿路器械检查后或手术后（前列腺摘除术、尿道扩张、膀胱镜内手术）。④尿道综合征。⑤急迫性尿失禁。

【用法与用量】 口服：一次0.2g，一日3~4次，病情严重时可适当增加用量。

【临床应用注意】

1. 妊娠期女性使用的安全性尚未明确，故应慎用。

2. 12岁以下儿童不宜使用。

3. 青光眼、白内障及残余尿量较多者慎用。

4. 伴有炎症的患者应同时加用抗感染药物。

5. 勿与大量维生素C或钾盐合用。

【常用制剂与规格】 盐酸黄酮哌酯糖衣片：0.2g。

第二亚类　β_3肾上腺素受体激动药

一、药理作用和作用机制

β_3肾上腺素受体激动药通过激动逼尿肌平滑肌细胞上的β_3肾上腺素受体，诱导膀胱逼尿肌松弛，从而改善膀胱储尿功能，增加膀胱容量和延长排尿间隔时间，且基本不影响膀胱排空。

二、临床用药评价

（一）作用特点

1. 米拉贝隆（缓释片）口服生物利用度为29%~35%，约3.5小时血药浓度达峰，7日血药浓度达稳态。该药经多种途径代谢。该药吸收不受食物影响，建议该药餐后服用。米拉贝隆的起始剂量为 25mg，一日 1 次，8 周后可根据疗效和耐受性逐渐调整至 50mg，一日 1 次；严重肾功能损害或中度肝病患者每日限制剂量为 25mg。

2. 膀胱过度活动症和急迫性尿失禁采取药物治疗，对 M 胆碱受体拮抗药不耐者常选择米拉贝隆作为替代药。米拉贝隆可单独使用，也可与 M 胆碱受体拮抗药联用，联合用药治疗效果明显优于各单药的治疗效果。

（二）主要不良反应和禁忌

1. 常见不良反应　除外较少发生口干，该药不良反应与托特罗定缓释制剂相似。不良反应包括高血压、鼻咽炎、尿路感染、头痛和血管性水肿（面部、唇、舌或咽喉部）等。

2. 禁忌　禁用于终末期肾病、严重肝功能损害或控制不佳的严重高血压（≥ 180/110mmHg）患者。用药期间应监测血压升高和发生尿潴留，尤其是膀胱出口梗阻者或正在服用抗胆碱能药物者更需加强监护。

（三）药物相互作用

米拉贝隆是 CYP2D6 中度抑制剂。

1. 与经 CYP2D6 代谢的治疗指数窄的药物（硫利达嗪和普罗帕酮）联用时需慎重，同时加强血药浓度监测。

2. 当美托洛尔与该药联用时，美托洛尔的血药浓度升高。

3. 当与他莫昔芬联用时，可降低他莫昔芬血药浓度。

4. 与地高辛联用时，地高辛应使用最小有效剂量并监测血药浓度。

三、代表药品

米拉贝隆
Mirabegron

【适应证】　成年膀胱过度活动症（OAB）患者尿急、尿频和（或）急迫性尿失禁的对症治疗。

【用法用量】　口服：①成年患者（包括老年患者）推荐剂量为 50mg，一日 1 次，餐后服用。用水送服。由于本品是缓释片，应整片吞服，不得咀嚼、掰开或压碎。②轻中度肾和肝损伤患者，建议剂量降至 25mg；重度肾和肝损伤患者，则不推荐使用本品。

【临床应用注意】

1. 可使 Q－T 间期延长，对心血管疾病患者，应在给药前实施心电图检查等，并在用药期间检测心血管系统状态。

2. 对于合并患有下尿路梗阻疾病的患者，应优先使用 α_1 受体拮抗药。

3. 对青光眼患者给药时，应定期进行眼科检查。

【常用制剂与规格】　缓释片剂：25mg；50mg。

（郎　奕）

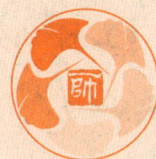

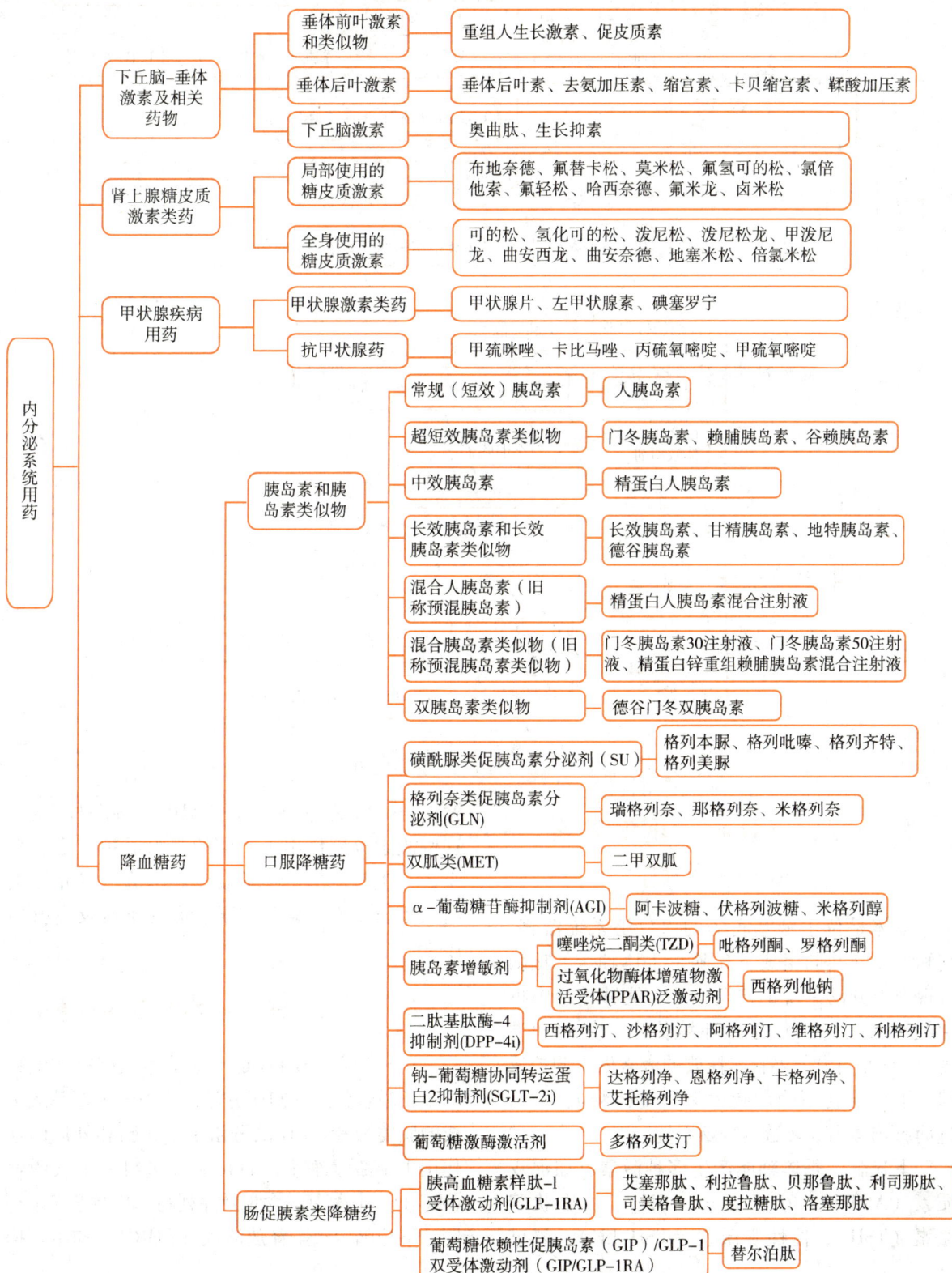

内分泌系统用药
- 下丘脑-垂体激素及相关药物
  - 垂体前叶激素和类似物 —— 重组人生长激素、促皮质素
  - 垂体后叶激素 —— 垂体后叶素、去氨加压素、缩宫素、卡贝缩宫素、鞣酸加压素
  - 下丘脑激素 —— 奥曲肽、生长抑素
- 肾上腺糖皮质激素类药
  - 局部使用的糖皮质激素 —— 布地奈德、氟替卡松、莫米松、氟氢可的松、氯倍他索、氟轻松、哈西奈德、氟米龙、卤米松
  - 全身使用的糖皮质激素 —— 可的松、氢化可的松、泼尼松、泼尼松龙、甲泼尼龙、曲安西龙、曲安奈德、地塞米松、倍氯米松
- 甲状腺疾病用药
  - 甲状腺激素类药 —— 甲状腺片、左甲状腺素、碘塞罗宁
  - 抗甲状腺药 —— 甲巯咪唑、卡比马唑、丙硫氧嘧啶、甲硫氧嘧啶
- 降血糖药
  - 胰岛素和胰岛素类似物
    - 常规（短效）胰岛素 —— 人胰岛素
    - 超短效胰岛素类似物 —— 门冬胰岛素、赖脯胰岛素、谷赖胰岛素
    - 中效胰岛素 —— 精蛋白人胰岛素
    - 长效胰岛素和长效胰岛素类似物 —— 长效胰岛素、甘精胰岛素、地特胰岛素、德谷胰岛素
    - 混合人胰岛素（旧称预混胰岛素）—— 精蛋白人胰岛素混合注射液
    - 混合胰岛素类似物（旧称预混胰岛素类似物）—— 门冬胰岛素30注射液、门冬胰岛素50注射液、精蛋白锌重组赖脯胰岛素混合注射液
    - 双胰岛素类似物 —— 德谷门冬双胰岛素
  - 口服降糖药
    - 磺酰脲类促胰岛素分泌剂（SU）—— 格列本脲、格列吡嗪、格列齐特、格列美脲
    - 格列奈类促胰岛素分泌剂（GLN）—— 瑞格列奈、那格列奈、米格列奈
    - 双胍类(MET) —— 二甲双胍
    - α-葡萄糖苷酶抑制剂(AGI) —— 阿卡波糖、伏格列波糖、米格列醇
    - 胰岛素增敏剂
      - 噻唑烷二酮类(TZD) —— 吡格列酮、罗格列酮
      - 过氧化物酶体增殖物激活受体(PPAR)泛激动剂 —— 西格列他钠
    - 二肽基肽酶-4抑制剂(DPP-4i) —— 西格列汀、沙格列汀、阿格列汀、维格列汀、利格列汀
    - 钠-葡萄糖协同转运蛋白2抑制剂(SGLT-2i) —— 达格列净、恩格列净、卡格列净、艾托格列净
    - 葡萄糖激酶激活剂 —— 多格列艾汀
  - 肠促胰素类降糖药
    - 胰高血糖素样肽-1受体激动剂(GLP-1RA) —— 艾塞那肽、利拉鲁肽、贝那鲁肽、利司那肽、司美格鲁肽、度拉糖肽、洛塞那肽
    - 葡萄糖依赖性促胰岛素（GIP）/GLP-1双受体激动剂（GIP/GLP-1RA）—— 替尔泊肽

钙剂和维生素D及其活性代谢物 ─┬─ 钙剂 ─── 碳酸钙
　　　　　　　　　　　　　　└─ 维生素D及其活性代谢物 ─── 维生素D、骨化三醇、阿法骨化醇、艾地骨化醇

调节骨代谢的药物 ─┬─ 抑制骨吸收药 ─┬─ 双膦酸盐类 ─── 阿仑膦酸钠、唑来膦酸、利塞膦酸钠、伊班膦酸钠、米诺膦酸
　　　　　　　　　│　　　　　　　├─ 雌激素类 ─── 替勃龙、雌激素、微粒化17β-雌二醇
　　　　　　　　　│　　　　　　　├─ RANKL抑制剂 ─── 地舒单抗
　　　　　　　　　│　　　　　　　└─ 其他类 ─── 鲑降钙素、依降钙素、雷洛昔芬
　　　　　　　　　└─ 促进骨形成药 ─── 甲状旁腺激素类似物 ─── 特立帕肽

内分泌系统疾病用药 ─┬─ 调节骨代谢的药物
　　　　　　　　　　├─ 减重药 ─┬─ 脂肪酶抑制剂 ─── 奥利司他
　　　　　　　　　　│　　　　　├─ GLP-1RA ─── 利拉鲁肽、司美格鲁肽、贝那鲁肽
　　　　　　　　　　│　　　　　└─ GLP-1/GIP双受体激动剂 ─── 替尔泊肽
　　　　　　　　　　└─ 性激素类 ─┬─ 雌激素类 ─── 雌二醇、戊酸雌二醇、炔雌醇、雌三醇、尼尔雌醇
　　　　　　　　　　　　　　　　├─ 孕激素类 ─── 黄体酮、甲羟孕酮、地屈孕酮
　　　　　　　　　　　　　　　　└─ 性激素类避孕药 ─┬─ 短效口服避孕药 ─── 左炔诺孕酮、去氧孕烯、孕二烯酮、双炔失碳酯
　　　　　　　　　　　　　　　　　　　　　　　　　├─ 长效避孕药 ─── 氯地孕酮、庚酸炔诺酮、羟孕酮
　　　　　　　　　　　　　　　　　　　　　　　　　└─ 紧急避孕药 ─── 米非司酮

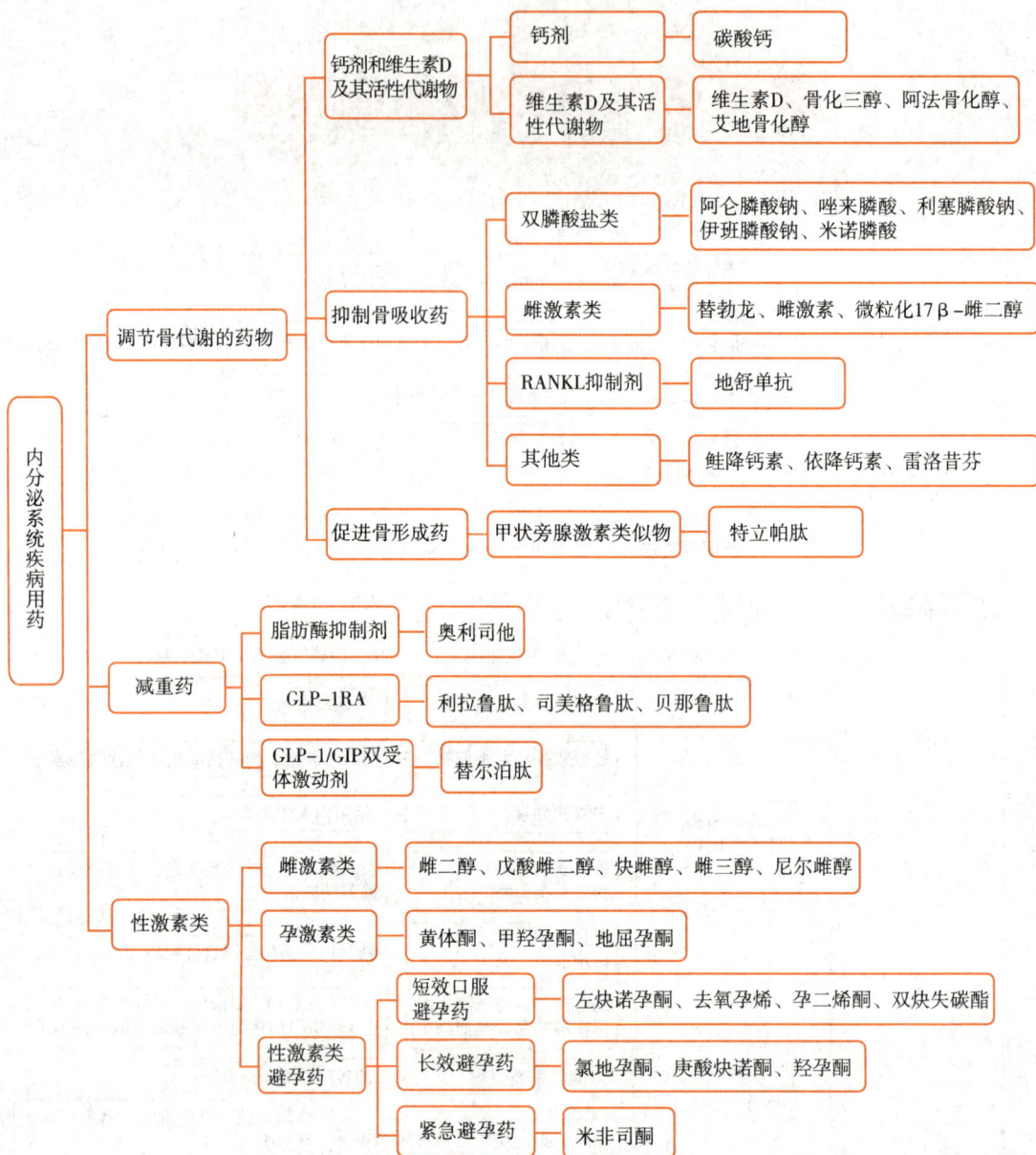

第一节　下丘脑－垂体激素及相关药物

垂体是位于脑基底部的内分泌系统器官，它和下丘脑共同组成下丘脑－垂体轴。下丘脑可视为内分泌系统的协调中心，能够整合中枢神经传入的各类信号和环境信号（如光和温度），对外周内分泌腺体释放的激素做出调控反馈。下丘脑会精确的指挥调控垂体释放激素，进而影响体内大多数内分泌系统。

下丘脑－垂体轴能产生多种激素，如促皮质素（ACTH）、生长激素（GH）、促甲状腺激素（TSH）、促性腺激素（FSH/LH）、泌乳素（PRL）、抗利尿激素（ADH）等多种激素，这些激素分别作用于不同的靶腺或靶器官、组织，产生对应的生物学效应。本节重点介绍重组人生长激素、生长抑素、促皮质素及去氨加压素。

第一亚类　生长激素和生长抑素

生长激素（GH）是由腺垂体含有嗜酸颗粒的生长激素分泌细胞所分泌，为191个氨基酸构成的肽类激素。GH的分泌由下丘脑和外周因素作用于生激素细胞而直接调控重组人生长激素（rhGH），其氨基酸含量及序列与生长激素完全相同。下丘脑生激素释放激素（GHRH）和生长抑

素（SRIH）分别刺激和抑制 GH 的分泌。

一、药理作用与作用机制

（一）生长激素

GH 的主要作用是刺激肝脏合成并分泌胰岛素样生长因子－1（IGF－1），后者是强效的生长和分化因子，是 GH 诱导的一种关键蛋白，与 GH 的大部分促生长作用有关。GH 具有刺激骨骼细胞分化、增殖，通过直接和间接作用于长骨骺板而刺激儿童的身高生长；GH 在成人中也有特异性代谢作用，包括促进全身蛋白质合成，可纠正手术等创伤后的负氮平衡状态，纠正重度感染及肝硬化等所致的低蛋白血症；刺激免疫球蛋白合成，刺激淋巴样组织、巨噬细胞和淋巴细胞的增殖，增强抗感染能力；刺激合成纤维细胞，加速伤口愈合；促进心肌蛋白合成，增加心肌收缩力，降低心肌耗氧量；调节脂肪代谢，促进脂质分解和脂质氧化，动员储存的甘油三酯，降低血清胆固醇、低密度脂蛋白的水平；调控磷酸盐、水和钠潴留，维持骨骼矿化并调控影响成人的代谢功能。

（二）生长抑素

生长抑素遍布于整个人体，生理性生长抑素主要存在于丘脑下部和胃肠道，在大脑皮质、下丘脑、脑干及脊髓等神经组织中尤其丰富。心脏、甲状腺、皮肤、眼和胸腺的神经中也已发现了生长抑素。胃肠道和胰腺富含生长抑素，这些部位通过旁分泌和内分泌样 δ 细胞以及通过肠神经来产生生长抑素。生长抑素作为一种关键调节肽，主要是作为旁分泌介质而发挥作用。生长抑素可抑制生长激素的释放，还可以抑制胃肠道的内分泌功能。生长抑素也可见于多个神经系统部位，它从神经细胞、内分泌细胞和肠内分泌细胞中释放，并通过神经控制多种生理功能。生长抑素在组织和血液中的半衰期较短。在血液中的浓度较低，静脉给药后不到 3 分钟，循环中的 50% 即被清除。多种刺激都可引起生长抑素分泌，膳食摄入和胃酸分泌会使胃 δ 细胞分泌的生长抑素增加；自主神经系统通过儿茶酚胺抑制肽释放和胆碱能介质刺激肽释放来调节胃肠道生长抑素的产生。

二、临床用药评价

（一）临床应用特点

1. 重组人生长激素 重组人生长激素主要用于治疗生长激素缺乏，不同阶段生长激素缺乏症的影响明显不同。在儿童期和青春期，生长激素最重要的作用是影响身高生长，因此需要高剂量的 GH 用于替代治疗。在成人期，生长激素分泌不足可改变身体成分并降低生存质量，只需要很小剂量的 GH 来消除这些影响。

重组人生长激素肌内注射 3 小时后达到平均峰浓度，皮下注射后约 80% 被吸收，4~6 小时后达峰浓度，半衰期约为 4 小时。重组人生长激素皮下或肌内注射两种方式给药的效果相同，皮下注射通常比肌内注射能带来更高的血清 GH 浓度，但所产生的 IGF－1 的浓度却是一致的。GH 吸收通常较慢，血浆 GH 浓度通常在给药后 3~5 小时后达到最高峰；清除半衰期一般为 2~3 小时；GH 通过肝脏、肾脏清除，且成人快于儿童；从尿中直接排除的未经代谢的 GH 极其微量。在血液循环中几乎所有 GH 都与高亲和力的 GH 结合蛋白（hGHBP）结合在一起，这种复合物使 GH 在血清中的半衰期得以延长，在一天中选择注射的时间不同不会影响血清中 GH 的浓度。

2. 生长抑素 生长抑素可抑制胃泌素和胃酸以及胃蛋白酶的分泌，从而治疗上消化道出血，可以明显减少内脏器官的血流量，而又不引起体循环动脉血压的显著变化，因而在治疗食管静脉曲张出血方面有一定的临床价值。生长抑素可减少胰腺的内分泌和外分泌，用于预防和治疗胰腺外科手术后并发症。生长抑素还可以抑制胰高血糖素的分泌，从而有效地治疗糖尿病酮症酸中毒。

生长抑素是人工合成的环状十四氨基酸肽，其与天然生长抑素在化学结构和作用机制上完全相同。健康人内源性生长抑素在血浆中的浓度很低，静脉注射本品后，表现为很短的半衰期，根据放射性免疫测定结果，其半衰期一般为 1.1~3.0 分钟。对肝脏病患者，其半衰期为 1.2~4.8 分钟，对慢性肾衰患者，其半衰期为 2.6~4.9 分钟。当以 $75\mu g/h$ 的速度静脉滴注本品后，血药浓度在 15 分钟内达高峰。代谢清除率约为 1L/min，半衰期约为 2.7 分钟。静脉注射 2μg 的放射性物质标记的生长抑素，4 小时后尿排泄物的放射活性为 40%，24 小时后的放射活性为 70%。生长抑素在肝脏中通过肽链内切酶和氨基肽酶的作用被很快代谢。

（二）典型不良反应和禁忌

1. 生长激素

（1）典型不良反应：①常见注射部位局部一过性疼痛、麻木、红肿等；外周水肿、关节痛或肌痛，这些不良反应发生较早，发生率随用药时间延长而降低。②生长激素可引起一过性高血糖现象，通常随用药时间延长或停药后恢复正常。③长期注射重组人生长激素，在少数患者体内引起抗体产生，抗体结合力低无确切临床意义，但如果预期的生长效果未能达到，则可能有抗体产生，抗体结合力超过 2mg/L，则可能会影响疗效。

（2）禁忌：①已知对人生长激素，或对溶剂中赋形剂过敏的患者。②罹患肿瘤或近 2 年内有恶性肿瘤病史者。③活动性颅内损伤，或有任何进展或复发迹象的原有的颅内损伤患者。④活动性增殖性或重度非增殖性糖尿病视网膜病变患者。⑤骨骺已经闭合的儿童。⑥在心脏直视手术、腹部手术、多发性意外创伤、急性呼吸衰竭或类似情况下有并发症的急性危重病患者不应接受生长激素治疗。⑦患有慢性肾脏疾病的儿童在肾移植时应停用。

2. 生长抑素

（1）典型不良反应：①当滴注本品的速度高于每分钟 50μg 时，可能出现干呕，面部潮红这些现象可以通过缓慢注射加以避免。②可能出现心悸、眩晕、血压升高伴有意识水平下降。③可能出现腹痛、胃痉挛、腹泻以及全身发痒。④由于本品对胰高血糖素的分泌具有阻断作用，因此开始使用本品时会出现血糖降低及有低血糖风险。⑤在使用本品治疗期间，偶见可治愈的呼吸抑制现象、血小板计数显著减少、室性期前收缩、低尿钠、低渗昏迷。

（2）禁忌：①生长抑素禁用于对本品过敏者。②幼儿及 16 岁以下儿童。③妊娠期、围产期及哺乳期女性。

（三）具有临床意义的药物相互作用

1. 生长激素　在生长激素治疗过程中同时使用糖皮质激素可能抑制生长激素的作用；同时使用蛋白同化激素可进一步促进生长速度。

2. 生长抑素　和普萘洛尔联合使用时，可加剧血糖升高；生长抑素能延长环己烯巴比妥导致的睡眠时间，而且增强戊烯四唑的作用；生长抑素在注射或静脉滴注给药时，应单独使用。

（四）特殊人群用药

1. 生长激素

（1）对于进行心脏直视手术、腹部手术、多处意外创伤或急性呼吸衰竭出现并发症时，使用药理安全剂量的短效型生长激素治疗后可能会增加此类患者的死亡率。

（2）生长激素可导致胰岛素耐受，因此必须注意患者是否有葡萄糖耐量减低的现象。治疗期间血糖高于 10mmol/L，则需胰岛素治疗。如需用 150IU/d 以上胰岛素仍不能有效控制血糖，应停用本品。糖尿病患者可能需要调整抗糖尿病药物的剂量。

（3）同时使用皮质激素可能抑制生长激素的促生长作用，因此患促肾上腺皮质激素（ACTH）缺乏症的患者应适当调整其皮质激素的用量，以避免其对生长激素产生的抑制作用。

（4）内分泌疾病（包括生长激素缺乏症）的患者可能发生股骨头骺板滑脱，在生长激素治疗期间若出现跛行现象，应注意评估。

（5）长期在同一部位进行皮下注射，可导致此处脂肪营养不良，需要经常变换注射部位以避免这一现象的发生。

（6）治疗中若出现严重或复发性头痛、视力损害、恶心或呕吐、建议做眼底检查，判断有无视神经乳头水肿，若确认有视神经乳头水肿，应考虑诊断为良性颅内高压，同时终止生长激素治疗。

2. 生长抑素

（1）妊娠期女性不得使用本品，除非无其他安全替代措施。

（2）由于本品抑制胰岛素及胰高血糖素的分泌，在治疗初期会引起短暂的血糖水平下降。

1 型糖尿病患者使用本品后，每隔 3~4 小时应测试一次血糖浓度。

（3）因肿瘤性或炎症性肠病引起的胰瘘或肠瘘需对原发疾病进行治疗。

（4）连续给药通过输液泵输入，换药间隔最好不超过 3 分钟。当两次输液给药间隔超过 5 分钟时，应重新静脉注射 250μg，以确保给药的连续性。

（5）当大出血停止后（一般在 12~24 小时内），应继续治疗 48~72 小时，以防止再次出血。对于上述病例，通常的治疗时间是 120 小时。

三、代表药品

重组人生长激素
Recombinant Human Somatropin

【适应证】　①因内源性生长激素缺乏所引起的儿童生长缓慢；②儿童慢性肾功能不全导致的生长障碍；③成人生长激素缺乏症；特纳氏综合症；④重度烧伤治疗、手术、创伤后高代谢状态（负氮平衡），烧伤，脓毒败血症；⑤已明确的下丘脑－垂体疾病所致的生长激素缺乏症和经至少 2 周不同的生长激素刺激试验确诊的生长激素显著缺乏症。

【用法用量】　皮下注射：①儿童剂量因人而异，推荐剂量为 0.1~0.15IU/（kg·d），一日 1 次，疗程一般为 3 个月至 3 年。②用于重度烧伤治疗推荐剂量为 0.2~0.4IU/（kg·d），一日 1 次，疗程一般 2 周左右。③用于成人替代疗法的剂量通常推荐从低剂量开始，如 0.5IU/d 或最大 0.02IU/（kg·d）；经 1~2 个月调整至 0.04IU/（kg·d）。

【常用制剂与规格】　注射液：3ml：5mg（15IU）；3ml：10mg（30IU）。

生长抑素
Somatostatin

【适应证】　①严重急性食管静脉曲张出血；②严重急性胃或十二指肠溃疡出血，或并发急性糜烂性胃炎或出血性胃炎；③胰腺外科术后并发症的预防和治疗；④胰瘘、胆瘘和肠瘘的辅助治疗；⑤糖尿病酮症酸中毒的辅助治疗。

【用法用量】　静脉注射或滴注：药物冻干粉须在使用前用生理盐水溶解。①静脉给药慢速冲击注射（3~5 分钟）0.25mg 或以 0.25mg/h 的速度连续滴注，用药量为 0.0035mg/（kg·h）。②严重急性上消化道出血：首先缓慢静脉注射，0.25mg（用 0.9% 氯化钠注射液 1ml 配制）作为负荷量，而后立即以 0.25mg/h 的速度持续静脉滴注给药。当出血停止后（一般在 12~24 小时内），继续用药 48~72 小时，以防再次出血。通常的治疗时间是 120 小时。③胰瘘、胆瘘、肠瘘的辅助治疗：以 0.25mg/h 的速度持续静脉滴注给药，直到瘘管闭合（2~20 日），作为全胃肠外营养的辅助措施。瘘管闭合后，应继续给药 1~3 日，而后逐渐停药，以防反跳作用。④胰腺外科手术后并发症：在手术开始时，以 0.25mg/h 速度静脉滴注，术后持续静脉滴注 5 日。⑤糖尿病酮症酸中毒的辅助治疗：以 0.1~0.5mg/h 的速度静脉滴注，作为胰岛素治疗的辅助措施。

【常用制剂与规格】　注射用粉针剂：0.75mg；3mg。

第二亚类　促皮质素

促皮质素（ACTH）是维持肾上腺正常形态和功能的重要激素，由 39 个氨基酸组成。其合成和分泌是腺垂体在下丘脑促皮质激素释放激素（CRH）的作用下，在嗜碱细胞内进行的。促皮质素对肾上腺皮质的主要作用是促进皮质醇的合成而增加其分泌，皮质醇有助于调控机体的糖代谢及利用的方式。糖皮质激素分泌的速率取决于垂体的促皮质激素引起的释放波动。这些促皮质激素则受促皮质激素释放激素（CRH）和精氨酸加压素（AVP）的调节。下丘脑、垂体、肾上腺这三个器官结合起来称为下丘脑－垂体－肾上腺（HPA）轴，其核心作用是调控肾上腺皮质激素的正常合成、分泌及稳定。HPA 轴的调节有 3 个特异的模式：维持类固醇生成基本水平的昼夜节律，由肾上腺皮质类固醇调节的负反馈和应激状态下类固醇的生成明显增高。目前临床使用的促皮质素是从牛、羊、猪的脑垂体中提取的。

一、药理作用与作用机制

人血浆中 ACTH 水平具有规律性昼夜节律变化，一般睡眠后 3～5 小时分泌频率增加，早晨睡醒前及后 1 小时内达最高峰，以后渐减，日中18～23 时最低。人腺垂体一日分泌 ACTH 为 1～5U（5～25μg），应激时分泌量大大增加。ACTH 与肾上腺皮质细胞膜上的受体结合，促进肾上腺皮质细胞增生，并兴奋肾上腺皮质细胞合成及分泌肾上腺皮质激素，主要为糖皮质激素；盐皮质激素在用药初期有所增加，继续用药即不再增多；雄激素的合成和分泌也增多。糖皮质激素对下丘脑及腺垂体起着长负反馈作用，抑制 CRH 及 ACTH 的分泌。在生理情况下，下丘脑、垂体和肾上腺三者处于相对的动态平衡中，ACTH 缺乏，将引起肾上腺皮质萎缩、分泌功能减退。

二、临床用药评价

（一）临床应用特点

ACTH 是以脉冲方式从垂体中释放出来，在血液循环中的半衰期只有 7～12 分钟，血浆浓度波动大变化也很快。脑垂体中储存的 ACTH 量很少，人的垂体约含 50U ACTH，紧张情况下则分泌增加。静脉注射人工合成的 ACTH，在循环中的半衰期为 10～25 分钟。ACTH 在血液中的灭活过程，主要通过酶解，也可能与血清中多种蛋白质结合而灭活。肌内注射后于 4 小时达作用高峰，8～12 小时作用消失。静脉注射后作用迅速，于数分钟内即开始。静脉滴注促皮质素 20～25IU 维持 8 小时，可达到肾上腺皮质的兴奋达到最大限度。ACTH 的毒性除了偶见的过敏反应外，其毒性主要由于增加了皮质类固醇的分泌所致。

（二）典型不良反应和禁忌

1. 典型不良反应　①由于 ACTH 促进肾上腺皮质分泌皮质醇，长期使用可产生糖皮质激素的副作用，可能出现医源性库欣综合征及明显的水钠潴留和相当程度的失钾。②促皮质素致糖尿病、胃肠道反应和骨质疏松，主要通过糖皮质类固醇引起，使用促皮质素时这些副作用的发生较糖皮质激素相对轻。③促皮质素刺激肾上腺皮质分泌雄激素，因而痤疮和多毛的发生率较使用糖皮质类固醇者高。④长期使用促皮质素可使皮肤色素沉着。⑤严重的不良反应包括过敏反应，发热、皮疹、血管神经性水肿，偶可发生过敏性休克，这些反应在垂体前叶功能减退，尤其是原发性肾上腺皮质功能减退者较易发生。

2. 禁忌　对 ACTH 过敏者禁用。

（三）具有临床意义的药物相互作用

1. ACTH 静脉滴注时遇碱性溶液配伍可发生混浊、失效。

2. ACTH 与排钾利尿药合用会加重失钾。

3. 与水杨酸类药物、吲哚美辛等非甾体抗炎药长期合用可发生或加重消化道溃疡。

4. 糖尿病患者使用 ACTH 时，因本药的致高血糖作用，会减弱降糖药物的作用，需根据血糖调整降血糖药方案。

5. ACTH 可使口服抗凝药的作用降低。

（四）特殊人群用药

1. 妊娠期和哺乳期女性慎用。

2. 本品粉针剂使用时不可用氯化钠注射液溶解，也不宜加入氯化钠中静脉滴注。

3. 由于促皮质素能使肾上腺皮质增生，因此促皮质素的停药较糖皮质类固醇容易，但应用促皮质素时皮质醇的负反馈作用，HPA 轴对应激的反应能力降低，突然撤除 ACTH 可引起垂体功能减退，因而停药时也应逐渐减量。

4. 慎用于高血压、糖尿病、结核病、化脓性或真菌感染、胃与十二指肠溃疡及心力衰竭患者。

三、代表药品

促皮质素
Adrenocorticotropine

【适应证】　用于活动性风湿病、类风湿关节炎、红斑性狼疮等结缔组织病；亦用于严重的支气管哮喘、严重湿疹/皮炎等过敏性疾病及急性白血病、霍奇金病等；临床也用于进行促皮质素兴奋试验，评估肾上腺功能。

【用法用量】

（1）肌内注射：一次 25IU，一日 2 次。

（2）静脉滴注：临用前用 5% 葡萄糖注射液

溶解后应用，一次12.5～25IU，一日25～50IU。

（3）促皮质素兴奋试验：用5%葡萄糖注射液500ml溶解注射用促皮质素20～25IU，静脉持续滴注8小时，滴注前后采血测血浆皮质醇，观察其变化，或留滴注促皮质素日尿液测尿游离皮质醇或17-羟皮质类固醇，与前一日对照值相比较。

【常用制剂与规格】 注射用粉针剂：25IU。

第三亚类　抗利尿激素

精氨酸血管加压素（AVP）被称抗利尿激素（ADH），是人体本身存在的九肽，除了有抗利尿、血管收缩、糖原分解和血小板聚集作用外，在促肾上腺皮质激素（ACTH）-肾上腺轴的调节中也起到重要作用。神经垂体包含合成和分泌AVP的完整神经元单元，包括合成AVP的下丘脑视上核和室旁核细胞体、穿过垂体柄的AVP轴突以及垂体后叶，垂体后叶的神经元末梢会将AVP分泌到循环中。AVP在垂体后叶贮存，待需要时释放入血，AVP在此激活ACTH细胞的精氨酸加压素受体1B（AVPR1B），促进ACTH分泌。AVP的释放受血浆渗透压感受器和血浆容量的调节，同时也受到皮质醇的影响，皮质醇可抑制室旁核分泌AVP。皮质醇缺乏会减轻该效应，导致加压素AVP释放持续增加，进而引发体液潴留和低钠血症，因此AVP被认为是调控血容量、尿量、血电解质及血浆渗透压的重要激素。

一、药理作用与作用机制

尿崩症是由于下丘脑-神经垂体功能低下，AVP分泌和释放不足，或者肾脏对AVP反应缺陷而引起的一组临床综合征，主要表现为多尿、烦渴、多饮、低比重尿和低渗透压尿。病变在下丘脑-神经垂体的精氨酸加压素缺乏症，称为中枢性尿崩症；病变在肾脏者，称为肾性尿崩症。神经垂体任意部位的损伤或功能障碍都有可能导致尿崩症，一般只要10%～15%的产AVP神经元功能正常，机体就足以分泌维持正常尿量的AVP。但此时丧失少量残留的有功能神经元就会导致尿量增加和多尿症状。

AVP的受体（AVPR）是一类G蛋白偶联受体，属于加压素/催产素受体家族成员。根据其结构序列、药理学特性与体内分布和功能情况，分为AVPR1A、AVPR1B和AVPR2三个亚型。AVPR2主要分布于肾小管，参与调节体内水代谢，AVPR1B基因突变可导致肾性尿崩症。AVP随血至肾脏远曲小管和集合管，与细胞膜上的AVPR2受体结合，使水的通透性增加，促进水分的再吸收进入血液，平衡血浆渗透压。当某种原因导致血浆渗透压感受器的敏感性受损，或下丘脑视上核、室旁核合成分泌AVP和神经垂体素转运蛋白Ⅱ（NPⅡ）减少或异常，或视上核、室旁核的神经元到垂体后叶的轴突通路受损以及垂体后叶受损时便引起中枢性尿崩症。精氨酸血管加压素（AVP）与AVP的3种受体（AVPR）亚型都能结合，而AVP的衍生物去氨加压素（DDAVP）具有选择性，优先与AVPR2受体结合，而对AVPR1A和AVPR1B的作用有限。临床主要应用醋酸去氨加压素治疗中枢性尿崩症。

二、临床用药评价

（一）临床应用特点

1. 醋酸去氨加压素具有较强的抗利尿作用及较弱的加压作用，其抗利尿作用/加压作用比是精氨酸血管加压素的2000～3000倍，作用维持时间也较精氨酸血管加压素长，对神经垂体功能不足引起的中枢性尿崩症具有良好的抑制作用，可减少尿量，提高尿渗透压，降低血浆渗透压。醋酸去氨加压素的催产素活性弱，仅为精氨酸血管加压素的1.3%～25%。

2. 醋酸去氨加压素经鼻、舌下、口腔或口服给药均能迅速吸收，皮下或肌内注射吸收迅速而完全。本药经鼻给药的生物利用度为10%～20%；经鼻给药1小时产生抗利尿作用。口服给药因大部分药物在胃肠道内被破坏，生物利用度极低，与鼻内醋酸去氨加压素相比，醋酸去氨加压素口服片剂的生物利用度约为5%，与静脉内醋酸去氨加压素相比，生物利用度约为0.08%～0.16%，但能产生足够的抗利尿作用，达到临床治疗效果。口服给药1~2小时产生抗利尿作用，根据尿渗透压升高的测量值，口服4~7小时达最大效应。多次给药，抗利尿作用的持续时间分别为：口服6~12小时、经鼻给药5~24小时。

（二）典型不良反应和禁忌

1. 典型不良反应　①常见头晕、头痛、恶心、胃痛、疲劳、高血压、口腔干燥、背痛；鼻腔副作用可能包括鼻咽炎、鼻部不适或鼻塞、鼻炎、支气管炎、鼻出血、打喷嚏或结膜炎。②少见子宫绞痛、低血钾、过敏反应。③偶见血压升高、发绀、心肌缺血、面部潮红、皮肤红斑、肿胀、烧灼感等。④极少数患者可引起房颤、心肌梗塞、脑血管或冠状血管血栓形成、血小板减少等。⑤大剂量可见疲劳、短暂的血压降低、反射性心率加快及眩晕。药物过量会引起头痛、恶心、水潴留、低钠血症、少尿、惊厥及肺水肿。⑥注射给药时，可致注射部位疼痛、肿胀。

2. 禁忌　①对去氨加压素过及辅料过敏的患者。②中度至重度肾功能不全（定义为肌酐清除率低于50ml/min）的患者。③习惯性或精神性烦渴症者。④代偿失调的心功能不全患者。⑤不稳定型心绞痛患者。⑥因其他疾患需服用利尿剂患者。⑦2B型血管性血友病患者。⑧抗利尿激素分泌异常综合征（SIADH）患者。⑨低钠血症患者。

（三）具有临床意义的药物相互作用

1. 与三环类抗抑郁剂、选择性5-HT再摄取抑制剂、氯丙嗪、卡马西平合用时，这类药物可加强抗利尿作用导致体液潴留危险性升高。

2. 与非甾体抗炎药合用时，可能会引起水潴留和低钠血症。

3. 合用二甲硅油可能会减少醋酸去氨加压素的吸收。

4. 醋酸去氨加压素用药的同时进食会影响药物作用。

（四）特殊人群用药

1. 尽管妊娠期使用该药品的治疗获益可能胜于其潜在危害，但仍应谨慎使用。

2. 母乳喂养不会导致婴儿在母亲给药后出现与临床相关的去氨加压素暴露。根据鼻腔给药后测得的去氨加压素浓度，去氨加压素通过母乳暴露的含量可能相当于给药剂量的0.0001%~0.005%。哺乳期用药应综合考虑对婴儿、母亲双方的利弊后谨慎使用。

3. 女性对于夜尿症，可能需要较低的剂量；治疗夜尿症时，需限制饮水量。

4. 婴儿及老年患者，体液或电解质平衡紊乱，易产生颅内压增高患者慎用。老年患者应谨慎选择剂量。

5. 去氨加压素有导致低钠血症的风险，用药期间需要监测患者的尿量、尿渗透压和血浆渗透压。如出现厌食症、头痛、恶心、呕吐或出现肌肉痉挛和虚弱、精神错乱、抽搐或昏迷，应警惕低钠血症风险。

三、代表药品

醋酸去氨加压素
Desmopressin Acetate

【适应证】　用于治疗中枢性尿崩症；夜间遗尿症（6岁或以上的患者）；肾尿液浓缩功能试验。

【用法用量】　①口服治疗中枢性尿崩症：一般成人和儿童的初始适宜剂量为一次0.1mg，一日3次。再根据患者的疗效调整剂量。根据临床经验，每日的总量在0.2~1.2mg。对多数患者的适宜剂量为一次0.1~0.2mg，一日3次。②静脉给药治疗中枢性尿崩症：一次1~4μg，一日1~2次。③治疗夜间遗尿症：初始适宜剂量为睡前服用0.2mg，如疗效不显著可增至0.4mg，连续使用3个月后停用此药至少1周，以便评估是否需要继续治疗。治疗期间需限制饮水。④肾尿液浓缩功能试验。1岁及以下的婴儿剂量为0.4μg；1岁以上儿童每天1~2μg；成人肌内或皮下注射的常用剂量为4μg。

【常用制剂与规格】　片剂：0.1mg；0.2mg。注射液：1ml：4μg；1ml：15μg；2ml：30μg。鼻喷雾剂：每支250μg（2.5ml，每喷0.1ml，含10μg）。

第二节　肾上腺糖皮质激素类药物

肾上腺皮质激素为一类甾体激素，根据

其分泌部位和主要作用可分为 3 类：①由肾上腺皮质中层的束状带所分泌的可调节糖、蛋白质、脂肪代谢的糖皮质激素。②由肾上腺皮质的最外层的球状带所分泌的可调节水、电解质代谢的盐皮质激素。③由肾上腺皮质的网状带分泌的，作用于性器官的氮皮质激素，如孕激素、雌激素和雄激素。临床常用的肾上腺糖皮质激素分为全身使用和局部使用，个别品种既可全身使用也可以局部使用，本节主要介绍全身应用的肾上腺糖皮质激素类药物，局部使用的肾上腺糖皮质激素类药物参见相关章节。

一、药理作用与作用机制

天然和合成的糖皮质激素（也称为类固醇激素）可用于治疗多种疾病。这类药物大多以药理剂量用于抗炎、抗病毒、抗休克和免疫抑制治疗。肾上腺糖皮质激素类药物在药理作用、用药方法、不良反应等方面有共同特点，同时在药动学和作用强度方面具有差异。血清中大部分皮质醇与皮质类固醇结合球蛋白和白蛋白结合体内的 11β-羟基类固醇脱氢酶 1 型同工酶将无活性的皮质素转化为皮质醇，2 型同工酶将皮质醇转化为皮质素。合成类糖皮质激素经氟化、甲基化或甲基噁唑啉化后可避免被 2 型同工酶氧化灭活。糖皮质激素受体基因多态性可提高或降低机体对糖皮质激素的敏感性，进而影响对外源性糖皮质激素类药物的治疗效应。肾上腺糖皮质激素类药物的共同药理作用具体如下。

（一）抗炎作用

糖皮质激素能抑制炎症，减轻充血、降低毛细血管的通透性，抑制炎症细胞向炎症部位移动，阻止炎症介质，抑制炎症后组织损伤的修复等。

（二）免疫抑制作用

糖皮质激素可影响免疫反应的多个环节，包括可抑制巨噬细胞吞噬功能，降低网状内皮系统消除颗粒或细胞的作用。还可降低自身免疫性抗体水平。基于以上抗炎及免疫抑制作用，可缓解过敏反应及自身免疫性疾病的症状，对抗异体器官移植的排斥反应。

（三）抗毒素作用

糖皮质激素能提高机体对有害刺激的应激能力，减轻细菌内毒素对机体的损害，缓解毒血症症状，也能减少内热原的释放，对感染毒血症的高热有退热作用。

（四）抗休克作用

糖皮质激素能解除小动脉痉挛，增强心肌收缩力，改善微循环，对中毒性休克、低血容量性休克、心源性休克都有对抗作用。

（五）影响代谢

糖皮质激素可增高肝糖原，升高血糖；提高蛋白质的分解代谢；可改变身体脂肪的分布，形成向心性肥胖；可增强钠离子再吸收，并促进钾、钙、磷的排泄。

（六）影响血液和造血系统的作用

糖皮质激素使红细胞和血红蛋白含量增加，大剂量可使血小板增多并提高纤维蛋白原浓度，缩短凝血时间。此外，可使血液中嗜酸细胞及淋巴细胞减少。

（七）其他

糖皮质激素还具有减轻结缔组织病的病理增生、提高中枢神经系统的兴奋性及促进胃酸及胃蛋白酶分解等作用。

人体糖皮质激素的分泌具昼夜节律性，由于皮质醇的分泌呈阵发性，血浆浓度常出现较大的峰形波动。且存在昼夜节律变化。一日上午 8 时左右为分泌高潮，随后逐渐下降，午夜 12 时为低潮，这是由 ACTH 分泌的昼夜节律所引起的。肾上腺皮质激素的降解代谢主要在肝脏进行。主要降解方式有羟基化、氧化、还原和结合等反应，羟基化后的反应产物具高度水溶性。大多数糖皮质激素制剂可经胃肠道迅速吸收，代谢产物经尿液途径排泄的占 90% 以上，其次是粪便，仅微量经汗液和唾液排出。

二、临床用药评价

（一）临床应用特点

糖皮质激素广泛用于各类急危重疾病的救护治疗中。大致分为五大类疾病：①急性或暴发性感染，如肺炎、脑膜炎、病毒性心肌炎、脓毒性休克等；②自身免疫性疾病急性发作，如系统性红斑狼疮、原发性免疫性血小板减少症/特发性血小板减少性紫癜、自身免疫性溶血性贫血等；③过敏性疾病重症或急性发作期，如过敏性休克、过敏性哮喘急性发作、过敏性重症药疹等；④内分泌急症如肾上腺危象和甲状腺危象、亚急性甲状腺炎发作期等；⑤急性创伤性疾病，在进入休克失代偿期后，如外伤骨折、急性脊髓损伤、脂肪栓塞综合征等。在临床应用中，糖皮质激素治疗方案的选择受到多种因素的影响。

1. 人工合成糖皮质激素对糖皮质激素受体及盐皮质激素受体的亲和力差异明显，具体表现在对水盐代谢和糖代谢的影响上，不同糖皮质激素药物的抗炎作用及等效剂量区别也较大。临床应用根据皮质醇分泌的特点，选择最接近于皮质醇生理分泌、最有效的给药方法。常见

的糖皮质激素的药代动力学特征及作用时间见表 8 - 1。

2. **糖皮质激素** 有多种给药途径，包括口服、肌内注射、静脉注射或静脉滴注等全身用药，以及吸入、鼻喷、局部注射、点滴和涂抹等局部用药。由于口服糖皮质激素的生物利用度高，几乎不受进食的干扰，且应用方便，故片剂为最常用的剂型。适用于在较短时间内产生疗效或中、长程治疗者。用于口服的糖皮质激素有氢化可的松、泼尼松、泼尼松龙、地塞米松等。氢化可的松琥珀酸钠、泼尼松龙琥珀酸钠、地塞米松注射剂等可供静脉注射或滴注用，适用于病情危重需迅速从糖皮质激素治疗获益者。局部用药治疗有效者应优先考虑局部给药，能局部使用，不全身应用；能小剂量使用，不选择大剂量；能短期使用，不长期应用。局部外用制剂有软膏、栓剂和气雾剂等，局部应用也要注意某些皮肤表面（面、颈、腋窝、

表 8 - 1 常见的糖皮质激素的药代动力学特征及作用时间

类别	药物	等效剂量（mg）	抗炎强度	潴钠强度	（组织）生物效应（h）
短效	可的松（Cortisone）	25.00	0.8	0.8	8 ~ 12
	氢化可的松（Hydrocortisone）	20.00	1.0	1.0	8 ~ 12
中效	泼尼松（Prednisone）	5.00	4.0	0.8	12 ~ 16
	泼尼松龙（Prednisolone）	5.00	4.0	0.8	12 ~ 16
	甲泼尼龙（Methylprednisolone）	4.00	5.0	0.5	12 ~ 16
	地夫可特（Deflazacort）	7.50	4.0	0.5	12 ~ 16
	氟氢可的松（Fludrocortisone）	2.00	10.0	125.0	12 ~ 24
	曲安西龙（Triamcinolone）	4.00	5.0	0	12 ~ 24
长效	倍他米松（Betamethasone）	0.75	25.0	0	20 ~ 36
	地塞米松（Dexamethasone）	0.75	25.0	–	20 ~ 36
关节腔内注射	醋酸曲安奈德（Triamcinolone acetonide）	4.00	5.0	0	36 ~ 72
	醋酸甲泼尼龙（Methylprednisolone acetate）	4.00	5.0	0.5	36 ~ 72
	帕拉米松（Paramethasone）	2.00	10.0	0	36 ~ 72

注：摘录自《糖皮质激素类药物临床应用指导原则》（2023 版）。表内数据来源：Perez A，Jansen - Chaparro S，Saigi I，etal. Glucocorticoid - induced hyperglycemia. J Diabetes. 2014 Jan；6（1）：9 - 20.

会阴、生殖器）的吸收过量问题。对激素依赖性的支气管哮喘患者，推荐使用糖皮质激素气雾制剂替代口服给药，既可明显减少用药剂量，降低副作用，又不影响疗效；并在吸入后常规漱口，避免残留药物诱发口腔真菌感染和溃疡。对溃疡性结肠炎，可用直肠栓剂或保留灌肠，以减少全身副作用。

3. 糖皮质激素的治疗方案及疗程　糖皮质激素的生物学效价、药物代谢动力学、治疗疗程和剂量、给药方式和 1 日内的给药时机以及代谢个体差异均会影响治疗疗效，并产生各种不良反应。治疗疗程根据用药时间大致可分为冲击治疗，短程、中程和长程治疗，以及替代治疗。

（1）冲击治疗：大部分适用于危重患者的抢救，如重度感染、中毒性休克、过敏性休克、严重哮喘持续状态、过敏性喉头水肿等，使用一般 <5 日。激素使用期间必须配合其他有效治疗措施。冲击治疗因疗程短可迅速停药，若无效可在短时间内重复应用。

（2）短程治疗：适用于应激性治疗，或感染及变态反应类疾病所致的机体严重器质性损伤，如结核性脑膜炎及胸膜炎、剥脱性皮炎或器官移植急性排斥反应等。配合其他有效治疗措施，停药时须逐渐减量以至停药。使用一般 <1 个月。

（3）中程治疗：适用于病程较长且多器官受累性疾病，如风湿热等。治疗剂量起效后减至维持量，逐渐递减直至停药。使用一般 <3 个月。某些特殊疾病，如活动性甲状腺眼病，使用激素每周 1 次冲击治疗，一般维持 12 周。

（4）长程治疗：适用于预防和治疗器官移植后排斥反应及反复发作的多器官受累的慢性系统性自身免疫性疾病，如系统性红斑狼疮、类风湿关节炎、血小板减少性紫癜、溶血性贫血、肾病综合征等。可采用每日或隔日给药。逐步减量至最低有效维持剂量，停药前需逐步过渡到隔日疗法，疗程一般 >3 个月。

（5）替代治疗：①长程替代方案。适用于原发或继发性慢性肾上腺皮质功能减退症；②应急替代方案。适用于急性肾上腺皮质功能不全及肾上腺危象；③抑制替代方案。适用于先天性肾上腺皮质增生症。

4. 糖皮质激素的使用方法　生理剂量和药理剂量的糖皮质激素具有不同作用，应按不同治疗目的选择剂量。

（1）冲击剂量：以甲泼尼龙为例，7.5 ～ 30mg/（kg·d）。

（2）大剂量：以泼尼松为例，>1mg/（kg·d）。

（3）中等剂量：以泼尼松为例，0.5 ～ 1mg/（kg·d）。

（4）小剂量：以泼尼松为例，< 0.5mg/（kg·d）。

（5）长期服药维持剂量：以泼尼松为例，2.5 ～ 15mg/d。

（二）典型不良反应和禁忌

1. 不良反应　糖皮质激素可对多个器官系统造成不良反应，详见表 8-2。

表 8-2　糖皮质激素治疗的不良反应和常见并发症

器官系统	不良反应及风险	诱发条件及特点	注意事项
皮肤和外貌	皮肤变薄和瘀斑（最常见的不良反应）、痤疮、轻度多毛症、面部红斑和皮肤紫纹、类库欣表现（水牛背和满月脸）和体重增加等	较低剂量也会发生这些不良反应	停药后多逐渐自行消失或减轻
眼部	长期应用会增加白内障和青光眼的发生风险。此外，还可能出现眼球突出和中心性浆液性脉络膜视网膜病变等罕见眼科并发症	长期应用中到大剂量糖皮质激素治疗的患者	应定期眼科检查，及早发现

续表

器官系统	不良反应及风险	诱发条件及特点	注意事项
心血管系统	液体潴留和高脂血症可引起高血压和早发动脉粥样硬化性疾病。血栓栓塞性并发症（肺栓塞和深静脉血栓形成）的发生风险也增高	激素长期应用所致	使用期间应进行心血管病变相关检测，关注血压及容量状况、血流动力学检查、凝血功能检查和血气分析有助于早期发现，必要时可进行预防性抗凝治疗
消化系统	食欲亢进、体重增加或二者兼有；可诱发或加剧胃炎、胃和十二指肠溃疡，甚至导致消化道出血或穿孔，以及严重中毒性肝损伤。少数患者会诱发脂肪肝或胰腺炎	大剂量使用激素时易发生	建议加用胃黏膜保护剂或抑酸药防治
血液系统	致白细胞计数、中性粒细胞增多	治疗剂量的糖皮质激素即可出现	使用激素期间应进行血液细胞分析
骨骼和肌肉	儿童、绝经女性和老人多见骨质疏松，严重者出现自发性骨折。高脂血症引起的血管栓塞会导致骨缺血性坏死（股骨头无菌性坏死）。肌病表现近端肌无力甚至肌萎缩	持续大剂量应用糖皮质激素易引发，发病隐匿，对骨代谢的影响在用药后 1 年内最为明显，停药后可改善。肌病属少见并发症	为防止骨丢失和肌萎缩，可鼓励患者进行负重锻炼，补充钙和维生素 D，必要时加用抗骨质疏松药物。注意采取措施防跌倒，定期进行风险评估。早期规范防治，在病情可控前提下尽可能减少激素暴露
内分泌和代谢	糖皮质激素会引发糖代谢紊乱造成糖耐量受损或糖尿病。还可因增高血浆胆固醇和促使皮下脂肪分解影响脂肪代谢。此外使用糖皮质激素可抑制 HPA 轴，持续大剂量可引发医源性库欣综合征；停药过快可引发撤药性肾上腺皮质功能不全	持续大剂量应用糖皮质激素	使用激素期间应监测电解质、血糖和血脂等，酌情对症处理。应注意撤药方法，避免减量过快或突然停用
神经精神症状	包括睡眠紊乱、谵妄、意识模糊或定向障碍等神经症状和情绪不稳、轻躁狂、抑郁等精神病性症状	用药早期易出现；大剂量冲击治疗易发生	大部分患者的精神和认知症状轻微且可逆。治疗期间应谨慎监控
免疫系统	金黄色葡萄球菌、病毒和真菌感染，以及结核等不常见病原体感染。吸入性和外用糖皮质激素通常不增加全身感染风险，可能出现局部感染风险增加	全身性应用糖皮质激素会影响固有和获得性免疫，造成的感染风险呈剂量依赖性增加	可通过局部给药、隔日给药和预防感染等措施以降低感染风险

2. 禁忌　①严重精神病或癫痫病史者、活动性消化性溃疡病或新近接受胃肠吻合术的患者、骨折患者、创伤修复期患者、角膜溃疡者、肾上腺皮质功能亢进者、严重高血压、糖尿病患者。②妊娠早期女性。③抗感染药物未能控制的结核、细菌、病毒和真菌感染者。

（三）具有临床意义的药物相互作用

1. 苯巴比妥、苯妥英钠、卡马西平、利福平等肝药酶诱导剂可加快糖皮质激素代谢，合用这些药物应适当增加糖皮质激素的剂量。利福平诱导 CYP3A4 活性而影响地塞米松抑制试验结果，因此进行地塞米松抑制试验时应避免合用利福平。

2. 克拉霉素、奈法唑酮、地尔硫䓬、酮康唑和伊曲康唑能够抑制 CYP3A4 活性，从而升高甲泼尼龙的血浆浓度，增强其肾上腺抑制作用，合用时注意减少激素用量；伊曲康唑对吸入的布地奈德也有类似影响。

3. 糖皮质激素与噻嗪类利尿剂或两性霉素 B 合用时注意发生低血钾。

4. 糖皮质激素与水杨酸盐合用更易致消化性溃疡。

5. 泼尼松龙可能加快口服避孕药和西罗莫司的代谢而降低其疗效，合用需谨慎。

6. 甘草制剂中的甘草甜素和甘草次酸能抑制 5α 还原酶、5β 还原酶和 11β - 羟化类固醇脱氢酶，影响泼尼松等激素的代谢。

（四）特殊人群用药

1. 儿童　长期应用糖皮质激素应严格掌握指征和选用合理的治疗方法。应根据年龄、体重（或体表面积）、疾病严重程度和患儿对治疗的反应确定治疗方案。由于可能使儿童生长迟缓和肾上腺皮质功能受抑制，接受糖皮质激素的儿童中生长障碍最常见，尤其在接受长程每日疗法时。儿童应定期监测生长和发育情况。

2. 妊娠期　妊娠期应用糖皮质激素应严格掌握指征和选用合理的治疗方法。使用最低有效剂量，最常用的短中效糖皮质激素是泼尼松、泼尼松龙和甲泼尼龙。最常用的长效药物是地塞米松和倍他米松。对有早产风险的女性给予产前糖皮质激素治疗（ACS）能显著降低新生儿呼吸窘迫综合征、脑室内出血、坏死性小肠结肠炎、脓毒症及新生儿死亡的发生率。

3. 哺乳期　母乳中的糖皮质激素浓度很低，生理或维持剂量的糖皮质激素对婴儿一般无严重不良影响。接受超生理剂量或进行冲击治疗时，由于母乳中药物浓度在用药后 2 小时达到峰值，建议丢弃用药后 4 小时内的母乳。哺乳期女性接受中等以上剂量的糖皮质激素不推荐哺乳。

4. 糖皮质激素　一般感染不要应用糖皮质激素，因为本类药物抑制炎性反应和免疫反应，降低机体防御功能，反而有可能使潜在的感染灶活动和扩散。急性细菌感染中毒时，必须与足量的有效抗菌药物配合应用，对重度结核病应合并使用足量的抗结核药，并应掌握病情，及时减量和停药。对病毒性感染应慎用，因目前尚缺乏对病毒确实有效的药物。使用皮质激素抑制了机体免疫功能，可使病毒感染扩散和加重。新型冠状病毒感染患者氧合指标进行性恶化、影像学进展迅速、机体炎症反应过度激活状态的重型或危重型新型冠状病毒感染患者，

酌情短期内（不超过 10 日）使用糖皮质激素。可选择地塞米松、甲泼尼龙、泼尼松、氢化可的松。

5. 老年人　长期使用需要预防消化道溃疡、感染、骨质疏松症和高血压等。

6. 有精神病史的患者　避免使用。

7. 肝功能不全者　可的松和泼尼松为前药，需在肝内分别转化为氢化可的松和泼尼松龙而生效，故严重肝功能不全者宜选择氢化可的松或泼尼松龙。

8. 治疗注意事项　①在确保达到治疗目标情况下使用最小剂量和最短持续时间。②治疗已有的合并症，避免因合并症的存在加剧激素不良反应的发生风险。③药物使用期间严密监测相关不良反应，长期使用须定期监测血糖和尿糖；注意白内障、青光眼或眼部感染、血清电解质紊乱、大便隐血、血压变化及骨质疏松等情况并及时处理。

9. 评估并发症的危险因素　开始应用糖皮质激素前，必须权衡利弊。只要合理应先采用局部而非全身用药。应在尽可能短的时间内应用最低有效剂量；只有在危及生命的情况下才可应用大剂量糖皮质激素。在开始糖皮质激素治疗前，需要评估和治疗的已有疾病包括：糖尿病、控制不佳的高血压、心力衰竭和外周性水肿、白内障或青光眼、消化性溃疡病、感染、骨密度低或骨质疏松、非甾体抗炎药或抗凝药物的使用。

10. 停药反应　①长期使用大剂量糖皮质激素会抑制体内 HPA 轴，自身糖皮质激素分泌能力严重下降。因此，减量过快或突然停用可出现肾上腺皮质功能减退样症状，轻者表现为精神萎靡、乏力、食欲减退、骨骼和肌肉疼痛，重者可出现发热、恶心、呕吐、低血压等，危重者甚至发生肾上腺皮质危象，须及时抢救。②停药时应逐渐减量，不宜骤停，以免复发或出现肾上腺皮质功能不足症状。长期应用本类药物，在病情控制后，可由原来的每日数次给药改为每日上午 6~8 时 1 次或隔日上午 1 次给药，用此方法不易发生库欣综合征等不良反应，疗效亦不降低。皮质激素引起的肾上腺抑制不仅与全身治疗有关，也与局部应用特别是强效

皮质激素制剂有关。③停药时宜缓慢：停用糖皮质激素时应逐渐减量，不宜骤停，以免复发或出现肾上腺皮质功能不足症状。肾上腺皮质功能恢复的时间与用药剂量、疗程和个体差异有关：停用激素后，垂体分泌 ACTH 的功能需经 3~5 个月才恢复，而肾上腺皮质对 ACTH 起反应功能的恢复需 6~9 个月或更久。

11. 反跳现象　长期使用糖皮质激素时，突然停药或减量过快导致原发病复发或加重，应恢复糖皮质激素治疗并重新调整剂量。

三、代表药品

泼尼松
Prednisone

【适应证】　用于治疗结缔组织病、系统性红斑狼疮、严重的支气管哮喘、皮肌炎、血管炎等过敏性疾病，以及急性白血病、恶性淋巴瘤等病症。

【用法用量】　口服：①一般一次 5~10mg，10~60mg/d。②对于系统性红斑狼疮、胃病综合征、溃疡性结肠炎、自身免疫性溶血性贫血等自身免疫性疾病，可 40~60mg/d，病情稳定后逐渐减量。③对药物性皮炎、荨麻疹、支气管哮喘等过敏性疾病，可给泼尼松20~40mg/d，症状减轻后减量，每隔1~2日减少 5mg。④防止器官移植排异反应，一般在术前 1~2 日开始口服 100mg/d，术后 1 周改为 60mg/d，以后逐渐减量。⑤治疗急性白血病、恶性肿瘤，口服 60~80mg/d，症状缓解后减量。

【常用制剂与规格】　片剂：5mg。乳膏剂：0.1%；0.5%；1%。眼膏剂：0.5%。

甲泼尼龙
Methylprednisolone

【适应证】　血管炎、哮喘发作、严重急性感染、防止癌症化疗引起的呕吐、危重型系统性红斑狼疮、重症多肌炎、皮肌炎；用于器官移植的抗排异反应。

【用法用量】

（1）静脉注射、静脉滴注或肌内注射：①用于危重疾病的急救用药，推荐剂量一次 30mg/kg，静脉给药时间不得少于 30 分钟。此剂量可在 48 小时内，每 4~6 小时重复给药 1 次。②用于风湿

性疾病，1g/d，静脉给药 1~4 日；或 1g/d，使用 6 个月。用于系统性红斑狼疮，1g/d，静脉给药 3 日；用于多发性硬化症，1g/d，静脉注射 3 或 5 日；用于肾盂肾炎、肾炎性狼疮等症，30mg/kg，隔日静脉给药 1 次，连续 4 日。③用于防止癌症化疗引起的恶心和呕吐，对轻、中度性呕吐，化疗前 1 小时、化疗初始之际及患者出院时，各以 5 分钟以上时间，静脉给予 250mg；对严重性呕吐，于化疗前 1 小时，给予 250mg 本品及适当剂量的甲氧氯普胺，然后于化疗期间及出院时，再各静脉注射 250mg 本品。④用于脏器移植，40~80mg/d，一日 1 次或数次。肾移植可在 24~48 小时内给药 0.5~2g，并继续治疗，直至病情稳定，一般不超过 48~72 小时；用于其他适应证，剂量可为 10~500mg，依病情决定。病情危重时，可在短期间内用较大剂量。婴儿及儿童剂量可酌减。每 24 小时，用量不低于 0.5mg/kg。

（2）口服：初始一次 4~24mg，一日 1~2 次，维持量一次 4~8mg，一日 2 次。

【常用制剂与规格】　片剂：2mg；4mg。注射液（甲泼尼龙醋酸酯）：1ml∶20mg；1ml∶40mg。注射用粉针剂（甲泼尼龙琥珀酸钠）：40mg；500mg。

地塞米松
Dexamethasone

【适应证】　①主要用于过敏性与自身免疫性炎症性疾病，如严重的支气管哮喘、皮炎等过敏性疾病，以及结缔组织病、溃疡性结肠炎、急性白血病、恶性淋巴瘤等。②用于诊断肾上腺皮质疾病的地塞米松抑制试验。

【用法用量】

（1）静脉滴注：用于各种危重病例的抢救，一次 2~20mg，每隔 2~6 小时重复给药，直至病情稳定；用于预防妇科手术硬膜外麻醉所引起的恶心和呕吐，于术后注射 5~10mg；用于治疗恶性肿瘤所致的脑水肿，首剂静脉注射 10mg，随后每隔 6 小时肌内注射 4mg；儿童负荷量 1.5mg/kg，随后以 1.5mg/（kg·d）维持，连续 5 日；用于急性非淋巴细胞白血病，一次 2mg/m²，每隔 8 小时重复给药 1 次，连续 12 次。

（2）肌内注射：用于恶性疟疾所致的脑水肿，1 次 3~10mg，每隔 8 小时重复给予 1 次；

用于过敏性休克或过敏性疾病，一次 2～6mg，严重者每隔 2～6 小时重复给药。

（3）关节腔内注射：一次 0.8～4mg，剂量可视关节腔大小酌情而定。

（4）口服：初始一次 0.75～3mg，一日 2～4 次，维持量 0.75mg/d，剂量可视病情酌情而定。

【常用制剂与规格】 片剂：0.75mg。注射液（地塞米松磷酸钠）：1ml∶1mg；1ml∶2mg；1ml∶5mg。注射液（醋酸地塞米松）：0.5ml∶2.5mg；1ml∶5mg；5ml∶25mg。

第三节　甲状腺激素类药物与抗甲状腺药物

甲状腺为人体内最表浅的内分泌腺体。正常成人的甲状腺形如"H"，可分为左右两个侧叶，中间以峡部相连，大多数人尚有锥状叶，为一舌状的突出，由峡部向上伸展形成。甲状腺分泌甲状腺激素（TH），主要调节体内的各种代谢并影响机体的生长和发育。

在婴儿的脑部和躯体发育及成人的代谢活动中，甲状腺激素会影响几乎所有器官系统的功能。甲状腺激素在甲状腺中合成并储存，甲状腺受到下丘脑－垂体－甲状腺轴的调控，根据机体需求释放甲状腺激素，维持机体各个器官系统的生理功能和新陈代谢稳定。

第一亚类　甲状腺激素类药

甲状腺激素类药物主要包括甲状腺片、左甲状腺素钠、左旋三碘甲状腺原氨酸，主要用于治疗甲减、单纯性甲状腺肿及甲状腺癌手术后甲减的辅助治疗，亦可用于诊断甲状腺功能亢进的抑制试验。

一、药理作用与作用机制

甲状腺内囊状小泡分泌的甲状腺激素包括甲状腺素（四碘甲状腺原氨酸，T_4）和三碘甲状腺原氨酸（T_3）。循环中的甲状腺素（T_4）和三碘甲状腺原氨酸（T_3）通过扩散进入细胞，在某些组织中（如脑部）则通过主动转运进入细胞。T_4 要转变为 T_3 才能发挥作用，大多数 T_3

是在外周组织中由 T_4 脱碘转化而来，少部分 T_3 是由甲状腺直接分泌。总体来看，人体中循环的 T_3 约有 80% 是来自甲状腺外由 T_4 转化为 T_3，约 20% 是由甲状腺直接分泌。T_3 含量是 T_4 含量的 1/80～1/50，但 T_3 的生物活性是 T_4 的 5～10 倍。

甲状腺激素的生物学效应主要是 T_3 同结合到 DNA 基因调节部位的甲状腺激素核受体（TR）及其与相关蛋白的相互作用，通过调控靶基因的转录和蛋白质的表达而实现的。T_3 是主要的生理活性物质，通过调节几乎所有组织中的基因转录而改变蛋白质合成率和底物转化率，进而影响组织器官的功能。T_3 在不同组织中有不同的作用，这些差异由 T_3 局部生成的差异以及 TR 亚型的组织分布和含量差异所决定。甲状腺激素的主要靶点是神经、骨骼、心脏和代谢调节。

甲状腺激素是神经细胞分化、增殖、移行、神经树突和触突、神经鞘膜等发育和生长的必需激素之一，其主要作用是维持正常生长发育，促进生长。神经细胞和胶质细胞的生长、神经系统功能的发生与成熟、脑血流量的正常供应等均有赖于正常水平的 TH；骨的生长发育也依赖 TH 的刺激；长骨的二次骨化中心出现时间、骨化速度均受 TH 的调控。心脏是 TH 的最重要靶器官。TH 过多可降低周围血管阻力，增加心肌收缩力，心率加速，心输出量增加。TH 的上述作用是由于 T_3 调节心脏特异基因表达，影响血流动力学的结果，但也与 TH 的交感兴奋作用有关。T_3 可增加心输出量，降低体循环和肺循环阻力。胃肠蠕动和消化吸收功能均受 TH 的影响。TH 对胃肠功能的影响多是通过神经系统、胃肠激素或其他内分泌功能而发挥作用的。

TH 使糖代谢速率加快，促进糖的吸收、利用，糖原的合成与分解均加速。生理量的 TH 促进 mRNA 转录，也促进氨基酸向细胞内转运，增加蛋白质（包括酶类、受体等）的合成，机体呈氮的正平衡。TH 能加速脂肪代谢，T_3 可诱导多种脂肪代谢酶的合成，胆固醇的合成和分解均加快，但分解大于合成。故甲亢者的血总胆固醇降低；反之，甲减时则升高。上述作用的整体效应是提高组织的耗氧量，增强生物氧化提高代谢率，促进新陈代谢和增加产热。

TH 使肾上腺素能受体表达增加，提高交感肾上腺系统的感受性，这种作用在 TH 过多时表现得较突出。例如甲亢时的心动过速、心悸、出汗、不耐热、脉压差增大、第一心音亢进、手抖及部分眼征等均与 TH 的这一作用有关。

二、临床用药评价

（一）临床应用特点

1. 左甲状腺素（L‑T₄）为人工合成的四碘甲状腺原氨酸，常用其钠盐，此药制剂稳定，价格便宜。

（1）口服 L‑T₄ 吸收约 70%，半衰期约为 7 日，每日可 1 次顿服，通常首选早餐前 30 ~ 60 分钟服用，次选睡前服用；其作用较慢而持久，服药后 1 个月疗效明显。

（2）合成的左甲状腺素与甲状腺自然合成的甲状腺素相同，人体不能够区分内源性或外源性的左甲状腺素。外源性 L‑T₄ 与内源性 T₄ 一样，在外周被转化为 T₃，然后通过与 T₃ 受体结合发挥其特定作用。

（3）L‑T₄ 替代治疗后 4 ~ 8 周需监测血清促甲状腺激素（TSH），治疗达标后，每 6 ~ 12 个月复查 1 次，或根据临床需要决定监测频率。原发性甲减根据 TSH 水平调整 L‑T₄ 剂量，治疗目标个体化。中枢性甲减依据总甲状腺素（TT₄）、游离甲状腺素（FT₄）水平，而非 TSH 水平调整治疗剂量。替代治疗过程中要注意避免用药过量导致临床或亚临床甲状腺功能亢进症。

2. 碘塞罗宁（liothyronine sodium）是人工合成的三碘甲状腺原氨酸钠（T₃），作用快，持续时间短，适用于黏液性水肿昏迷的抢救。干甲状腺片是动物甲状腺的干制剂，因其甲状腺激素含量不稳定和 T₃ 含量过高，已很少使用。

（二）典型不良反应和禁忌

1. 典型不良反应　①使用甲状腺素治疗开始时可能出现心动过速、心悸、心律不齐、心绞痛、头痛、肌肉无力和痉挛、潮红、发热、呕吐、月经紊乱、震颤、坐立不安、失眠、多

汗、体重下降和腹泻。出现上述情况，应该减少患者的每日剂量或停药几日。待上述症状消失后，可逐渐恢复药物治疗。②可能会出现暂时性低血压、月经紊乱、体重减轻、骨骼肌痉挛、肌无力；偶见骨质疏松症。③对部分超敏患者，可能会出现过敏反应。④过量给药可出现甲状腺功能亢进症、甲状腺肿大，重复给药可引起抗体形成、促甲状腺素假性升高或对以后给予的促甲状腺素产生抗药性。

2. 禁忌　①甲状腺激素类药物禁用于冠心病、动脉粥样硬化、高血压、垂体功能不足、肾上腺功能不足和自主性高功能性甲状腺腺瘤。②急性心肌梗死、急性心肌炎、急性全心炎、非甲状腺功能减退性心力衰竭和快速型心律失常患者。③对 L‑T₄ 或其辅料成分过敏者。④未经治疗的肾上腺功能减退、垂体功能不全、甲状腺毒症。

（三）具有临床意义的药物相互作用

1. 左甲状腺素可能降低降糖药的降血糖效应。

2. 左甲状腺素能够取代抗凝药与血浆蛋白的结合，从而增强香豆素衍生物作用。应定期监测凝血指标，必要时应调整抗凝药的剂量。

3. 丙硫氧嘧啶、糖皮质激素、β‑拟交感神经药、胺碘酮和含碘造影剂抑制外周 T₄ 向 T₃ 的转化。

4. 氢氧化铝、碳酸钙、考来烯胺、硫糖铝、硫酸亚铁等均可影响小肠对 L‑T₄ 的吸收

5. 苯巴比妥、苯妥英钠、卡马西平、利福平、异烟肼、洛伐他汀、胺碘酮、舍曲林、氯喹等药物可以加速 L‑T₄ 的清除，升高血清 TSH 的水平。

6. 含大豆物质、高纤维素和高蛋白的食物或膳食纤维添加剂可能会降低本品在肠道中的吸收量。口服甲状腺素制剂时，空腹服药后至少 30 分钟后才能进食。

（四）特殊人群用药

1. 妊娠期甲减患者 L‑T₄ 剂量起始 50 ~ 100μg/d，应尽快增至治疗剂量。妊娠期需要规律监测甲状腺功能。

2. L－T$_4$由乳汁分泌甚微，故哺乳期女性服用适量甲状腺素对婴儿无不良影响。

3. 老年患者对甲状腺激素较敏感，超过60岁者甲状腺激素替代需要量比年轻人约低25%。老年人、有心脏病者宜小剂量起始12.5μg/d，每1~2周增加12.5μg，缓慢增加剂量。

4. 慎用：①对合并冠心病、心功能不全或者心动过速性心律失常的患者必须注意避免应用左甲状腺素引起的甲亢症状。应该经常对这些患者进行甲状腺激素水平的监测。②病程长、病情重的甲状腺功能减退或黏液性水肿患者使用本类药应谨慎，开始用小剂量，以后缓慢增加直至生理替代剂量。③伴有腺垂体功能减退或肾上腺皮质功能不全者应先用皮质类固醇，待肾上腺皮质功能恢复正常后再用本类药。④本品服用后起效较慢，几周后才能达到最高疗效。停药后药物作用仍能存在几周。

三、代表药品

左甲状腺素
Levothyroxine Sodium

【适应证】　①治疗非毒性甲状腺肿（甲状腺功能正常）；②甲状腺肿切除术后服用，以预防甲状腺肿复发；③治疗各种原因引起的甲状腺功能减退；④甲状腺功能亢进症患者，药物治疗甲状腺功能正常时联合应用本药；⑤甲状腺癌甲状腺切除术后；⑥用于甲状腺抑制试验。

【用法用量】　口服：①一般开始剂量25~50μg/d，每2周增加25μg，直到完全替代剂量，一般为100~150μg/d，成人维持量为75~125μg/d。②高龄患者、心功能不全者及严重黏液性水肿患者开始剂量应减为12.5~25μg/d，以后每2~4周递增25μg，不必要求达到完全替代剂量，一般75~100μg/d即可。③婴儿及儿童甲状腺功能减退症者，一日完全替代剂量为：6个月以内为6~8μg/kg；6~12个月为6μg/kg；1~5岁为5μg/kg；6~12岁为4μg/kg。开始时应用完全替代量的1/3~1/2，以后每2周逐渐增量。

【常用制剂与规格】　片剂：25μg；50μg；100μg。

第二亚类　抗甲状腺药

甲状腺功能亢进症（hyperthyroidism）简称甲亢，系指甲状腺腺体肿大增生，功能亢进，不适当地持续合成和分泌过多甲状腺激素而引起的内分泌疾病。甲亢病因复杂，临床表现各异，由于甲状腺合成和分泌甲状腺激素增加所致甲状腺毒症，常以代谢亢进和神经、循环、消化等系统兴奋性增高为主要临床表现，其典型症状有易激惹、烦躁、失眠、心悸、乏力、怕热、多汗、消瘦、食欲亢进、大便次数增多或腹泻等。女性月经稀少，甚至闭经；男性性欲减退、阳痿。可伴低钾性周期性麻痹和近端肌肉进行性无力、萎缩。而淡漠型甲亢多见于老年人，高代谢症状不典型，主要表现为明显消瘦、乏力、心悸、厌食、腹泻、神志淡漠等。甲亢是一种临床综合征，而非具体的疾病，其中以毒性弥漫性甲状腺肿（Graves病）最为常见，约占甲亢所有类型的80%。通常所指的能消除甲亢症状的药物被称为抗甲状腺药（ATD），临床上常用的抗甲状腺药主要包括硫氧嘧啶类和咪唑类，前者的代表药品是丙硫氧嘧啶（PTU），后者的代表药品是甲巯咪唑（MMI）和卡比马唑；此外碘制剂也在甲亢治疗中具有重要作用。

一、药理作用与作用机制

咪唑类和硫氧嘧啶类抗甲状腺药ATD的作用机制相同，都可抑制TH合成，抑制甲状腺过氧化物酶活性，抑制碘化物形成活性碘，影响酪氨酸残基碘化，抑制单碘酪氨酸碘化为双碘酪氨酸及碘化酪氨酸偶联形成各种碘甲状腺原氨酸。

PTU能抑制过氧化酶系统，使摄入甲状腺细胞内的碘化物不能氧化成活性碘，酪氨酸不能碘化；一碘酪氨酸和二碘酪氨酸的缩合过程受阻，以致不能生成甲状腺激素。由于本品不能直接对抗甲状腺激素，待储备的甲状腺激素耗竭后才能产生疗效，故作用较慢。PTU通过抑制脱碘酶活性而减少甲状腺外组织中的T$_4$转化为T$_3$，但肝毒性大于MMI，故除严重病例、甲状腺危象、孕早期或对MMI过敏者首选PTU

治疗外，其他情况 MMI 应列为首选药物。

MMI 通过抑制甲状腺素的合成来治疗甲状腺功能亢进症，MMI 并不阻断甲状腺和血液循环中已有的甲状腺素（T₄）和三碘甲状腺原氨酸（T₃）的作用。卡比马唑在体内逐渐水解，游离出 MMI 而发挥作用，故作用起效较慢、维持时间较长。在疗效与不良反应方面优于其他硫脲类药，但不适用于甲状腺危象，因此卡比马唑在国内很少使用。

大剂量的碘有抗甲状腺的作用，可用于甲亢危象患者治疗；甲亢外科手术治疗前使用大剂量碘剂，如碘化钾溶液、饱和碘化钾溶液或无机碘，可减少甲状腺血供及术中出血硬化甲状腺腺体，术前服用碘剂，以便于手术操作。随着 ATD 的临床应用，许多国家已经对碘剂不作常规推荐。碘剂在术前准备中的权重正在降低，手术前碘准备的主要目的已经从控制甲亢症状，减少甲状腺血流，逐渐演变成为更加注重功能的保护，如降低喉返神经损伤及甲状旁腺功能损伤发生率，减少术后血肿形成。但由于其作用时间短暂（最多维持 2 周），且服用时间过长时，不仅作用消失，且可使病情加重，因此不能作为常规的抗甲状腺药。

二、临床用药评价

（一）临床应用特点

1. 抗甲状腺药的优点　①疗效较肯定；②不会导致永久性甲减；③方便、经济、使用较安全。

2. 抗甲状腺药的缺点　①ATD 的疗程长，常分为初始治疗阶段、治疗减量阶段和维持治疗三个阶段，一般全程需 1.5～2 年，有时长达数年；②ATD 过早停药或者疗程不足时，甲亢复发率较高，并存在原发性或继发性失败可能；③ATD 可伴发肝损害或粒细胞减少症，缺乏可预测性；治疗期间也可能出现过敏和严重的药疹等不良反应所致停药。

3. 丙硫氧嘧啶　口服易吸收，分布于全身，服后 20～30 分钟达甲状腺。60% 在肝内代谢。半衰期为 2 小时，约 35% 的药物在 24 小时内以完整和结合物形式通过尿液排出。本品可通过胎盘和乳汁排出。

4. 甲巯咪唑　口服后由胃肠道迅速吸收，吸收率 70%～80%，广泛分布于全身，但浓集于甲状腺，在血液中不与蛋白质结合，分布半衰期约为 0.17 小时，消除半衰期约为 5.3 小时，其生物学效应能持续相当长时间。甲巯咪唑及其代谢物 75%～80% 经尿液排泄，易通过胎盘屏障并能经乳汁分泌。甲巯咪唑较丙硫氧嘧啶作用稍强，且起效快而代谢慢，可一日 1 次顿服给药，维持治疗作用时间较长。

（二）典型不良反应和禁忌

1. 丙硫氧嘧啶

（1）典型不良反应：①常见不良反应有头痛、眩晕、关节痛、唾液腺和淋巴结肿大以及胃肠道反应。②有皮疹、药热等过敏反应，有的皮疹可发展为剥落性皮炎。③偶发的严重不良反应有粒细胞减少症、粒细胞缺乏症、贫血、再生障碍性贫血和血小板减少症。粒细胞减少通常没有明显的临床症状；服用丙硫氧嘧啶可能在治疗开始后数周至数月内出现，故用药期间应定期监测血常规，一旦发现应建议患者马上停止服药。④丙硫氧嘧啶可引起中性粒细胞胞浆抗体相关性血管炎，发病机制为中性粒细胞聚集，诱导中性粒细胞胞浆抗体。以肾脏受累多见，主要表现为蛋白尿、进行性肾损伤、发热、关节痛、肌痛、咳嗽、咯血等，通常可在停药后缓解，但严重病例需要大剂量糖皮质激素治疗。⑤丙硫氧嘧啶在体内活性代谢物具有肝细胞毒性，可引起不同程度的肝细胞坏死，应注意监测肝功能，个别患者可致黄疸和中毒性肝炎。

（2）禁忌：①丙硫氧嘧啶禁用于已知对丙硫氧嘧啶或本品任何其他成分有超敏反应的患者。②严重肝功能损害、白细胞严重缺乏、对硫脲类药物过敏者禁用。

2. 甲巯咪唑

（1）典型不良反应：①常见不良反应有不同程度的过敏性皮肤反应（瘙痒症、皮疹、风疹）。这些皮肤反应大部分是轻微的，经常在继续治疗期间缓解。②少见严重的粒细胞缺乏症；可能出现再生障碍性贫血；致味觉减退、恶心、呕吐、上腹部不适、关节痛、头晕头痛、脉管炎、红斑狼疮样综合征。③罕见肝炎、间质性肺炎、肾炎和累及肾脏的血管炎，少见致血小板减少、凝血酶原减少或因子Ⅶ减少。④甲巯咪唑罕见引起胰岛素自身免疫综合征，诱发产生胰岛素自身抗体，因分泌的胰岛素与胰岛素自身抗体结合不能发挥其生理作用，于是血糖升高进一步刺激胰岛细胞分泌胰岛素，胰岛素又继续与抗体相结合，使血清中有大量与胰岛素自身抗体结合的胰岛素，但与抗体结合的胰岛素极易解离，在进食后血糖高峰过后，胰岛素逐渐解离，而导致高游离胰岛素血症，诱发低血糖反应。

（2）禁忌：①对甲巯咪唑、其他硫脲类衍生物、硫酰胺衍生物或本品任何辅料过敏者禁用；②中重度中性粒细胞减少患者禁用；③严重肝功能损害者及已有的并非由甲状腺功能亢进症导致的胆汁淤积者禁用；④在接受甲巯咪唑或卡比马唑或丙硫氧嘧啶治疗后，曾出现粒细胞缺乏或严重骨髓抑制者禁用。⑤既往给予甲巯咪唑或卡比马唑后，曾出现急性胰腺炎者禁用。⑥在妊娠期间，禁忌应用甲巯咪唑与甲状腺激素联合治疗。⑥结节性甲状腺肿伴甲状腺功能亢进者。

（三）具有临床意义的药物相互作用

1. PTU 与口服抗凝药合用可致后者疗效增加。

2. 磺胺类、对氨基水杨酸、保泰松、巴比妥类、酚妥拉明、妥拉唑林、维生素 B_{12}、磺酰脲类等都有抑制甲状腺功能和致甲状腺肿大的作用。

3. 高碘食物或药物的摄入可使甲亢病情加重，使抗甲状腺药需要量增加或用药时间延长。

4. 由于抗甲状腺药可能诱发白细胞减少症，丙硫氧嘧啶、甲巯咪唑和卡比马唑均可引起粒细胞减少症，合用能减少粒细胞的药物可增加粒细胞缺乏症的危险。

（四）特殊人群用药

1. 妊娠期：MMI 致胎儿发育畸形已有报告，主要是皮肤发育不全和甲巯咪唑相关的胚胎病，包括鼻后孔闭锁、食道闭锁、颜面畸形等。妊娠 6～10 周是 ATD 导致出生缺陷的危险窗口期，MMI 和 PTU 均有影响，PTU 相关

畸形发生率与 MMI 相当，只是程度较轻。所以在妊娠前和妊娠早期优先选择 PTU。美国 FDA 报告，PTU 可能引起肝脏损害，甚至导致急性肝脏衰竭，建议仅在妊娠早期使用 PTU，以减少造成肝脏损伤的概率。在 PTU 和 MMI 转换时应当注意监测甲状腺功能变化及药物不良反应，特别是血常规和肝功能。

2. 哺乳期：研究证实只有非常少量的 PTU 可从母体血清进入乳汁。服用 PTU 200mg 的女性，每天婴儿乳汁暴露量喂服 PTU 149μg。这个剂量远低于治疗剂量，对母乳喂养的婴儿没有风险。MMI 转移到母乳中的药物比例较 PTU 高 4～7 倍。大约 MMI 服用剂量的 0.1%～0.2% 进入母乳中。MMI 单一剂量为 40mg 时，约有 70μg 进入母乳喂养的婴儿体内。上述研究提示，服用低至中等剂量 PTU 和 MMI 对母乳喂养儿是安全的。正在哺乳的甲亢患者如需使用 ATD 应权衡用药利弊。建议最大剂量为 MMI 20mg/d 或 PTU 300mg/d；ATD 应当在每次哺乳后服用。

3. 儿童用药应根据病情调节用量，老年人尤其肾功能减退者，用药量应减少。

4. 结节性甲状腺肿合并甲状腺功能亢进症者、甲状腺癌患者忌用。外周血白细胞数偏低、对硫脲类药物过敏者慎用。如出现粒细胞缺乏或肝炎的症状和体征，应停止用药。

5. 治疗中应监测甲状腺激素水平，出现甲状腺功能减退或甲状腺明显增大时，可酌情谨慎加用左甲状腺素或甲状腺片。

6. 服药期间应避免摄入高碘食物或含碘药物。

7. 治疗开始或在其后数周或数月突然出现咽喉痛、吞咽困难、发热、口腔黏膜炎症或疖肿，应谨慎粒细胞缺乏症可能。

8. 硫脲类抗甲状腺药物之间存在交叉过敏现象。

三、代表药品

丙硫氧嘧啶
Propylthiouracil

【适应证】①适用于轻症和不适宜手术或放射性碘治疗者，如儿童、青少年及手术后复

发而不适于放射性碘治疗者，也可作为放射性碘治疗时的辅助治疗。②用于甲状腺危象的治疗，除应用大剂量碘剂和采取其他综合措施外，大剂量本品可作为辅助治疗以阻断 T_4 转化为 T_3。③用于术前准备，为减少麻醉和术后并发症，防止术后发生甲状腺危象，术前应先服用本品使甲状腺功能恢复到正常或接近正常，然后术前 2 周左右加服碘剂。

【用法用量】　口服：①用于成人甲状腺功能亢进症，常用量 300～450mg/d，分 3 次服用，极量一次 200mg，600mg/d。1～3 周后可见症状缓解，1～2 个月后症状可以得到控制，患者甲状腺功能正常后，应渐减量至维持量，通常 50～100mg/d。儿童开始剂量，一日 4mg/kg，分 3 次服用，维持量酌减。②用于甲状腺危象，400～800mg/d，分 3～4 次服用，疗程不超过 1 周，作为综合治疗措施之一。③用于甲亢术前准备，术前服用本品，一次 100mg，一日 3～4 次，使甲状腺功能恢复到正常或接近正常，然后加服两周碘剂再进行手术。

【常用制剂与规格】　片剂：50mg；100mg。

甲巯咪唑
Thiamazole

【适应证】　①用于轻症和不适宜手术或放射性碘治疗者。②用于甲状腺危象的治疗。③用于术前准备，为减少麻醉和术后并发症，防止术后发生甲状腺危象。

【用法用量】　口服：①成人初始时一日 30mg，按病情轻重调节为 15～40mg/d，最大剂量 60mg/d，分 3 次口服，病情控制后逐渐减量，维持量 5～15mg/d，疗程一般 12～18 个月。②儿童开始时剂量为一日 0.4mg/kg，分次口服。维持量约减半或按病情轻重调节。③肾功能不全者用药无需调整剂量。

【常用制剂与规格】　片剂：5mg；10mg；20mg。肠溶片：10mg。

第四节　胰岛素与其他影响血糖的药物

糖尿病是以慢性血糖升高为特征的一组代谢性疾病，是由胰岛细胞分泌的胰岛素出现相对或绝对的缺乏和（或）胰岛素作用缺陷所引起。采用 WHO（1999 年）的糖尿病病因学分型体系，根据病因学证据将糖尿病分为 4 种类型，即 1 型糖尿病（T1DM）、2 型糖尿病（T2DM）、特殊类型糖尿病和妊娠期糖尿病。T1DM、T2DM 和妊娠期糖尿病是临床常见类型。T1DM 病因和发病机制尚未完全明了，其显著的病理学和病理生理学特征是胰岛 β 细胞数量显著减少乃至消失所导致的胰岛素分泌显著下降或缺失。T2DM 的病因和发病机制目前亦不明确，其显著的病理生理学特征为胰岛素调控葡萄糖代谢能力的下降（胰岛素抵抗）伴胰岛 β 细胞功能缺陷所导致的胰岛素分泌减少（相对减少）。T1DM 患者必须用胰岛素终身治疗来维持生命，同时也须使用胰岛素控制血糖而减少糖尿病并发症发生的风险。T2DM 患者当口服降糖药失效或存在口服降糖药的禁忌证时，仍需使用胰岛素控制高血糖，以消除糖尿病的高血糖症状和减少糖尿病并发症发生的风险。妊娠期糖尿病（GDM）是指妊娠期间发生的糖代谢异常，但血糖未达到显性糖尿病的水平，占妊娠期高血糖的 83.6%。

胰岛素和胰岛素类似物

高血糖的药物治疗多基于纠正导致人类血糖升高的两个主要病理生理改变：胰岛素抵抗和胰岛素分泌受损。由于胰岛素是体内唯一的降血糖的激素，因此对于糖尿病患者而言，胰岛素可以被用于治疗所有类型的糖尿病患者。选择胰岛素治疗最终需要取决于胰岛功能，即胰岛素对于葡萄糖依赖性分泌调节能和胰岛素抵抗之间的平衡。所有 T1DM 患者均需终身接受胰岛素治疗，除非其进行胰岛移植或全胰腺器官移植；大部分 T2DM 患者胰岛细胞的功能随着病程延长最终需接受胰岛素治疗。因此胰岛素治疗是控制高血糖的重要手段。

临床常用的胰岛素品种繁多，可按来源、制备工艺、作用时间等不同进行分类。①根据来源和化学结构的不同，胰岛素可分为动物胰岛素、人胰岛素和胰岛素类似物。②根据作用特点的差异，胰岛素又可分为超短效胰岛素类似物、常规（短效）胰岛素、中效胰岛素、长效胰岛素、长效胰岛素类似物、混合人胰岛素

（旧称预混胰岛素）、混合胰岛素类似物（旧称预混胰岛素类似物）以及双胰岛素类似物。胰岛素类似物与人胰岛素相比控制血糖的效能相似，但在模拟生理性胰岛素分泌和减少低血糖发生风险方面优于人胰岛素。

一、药理作用与作用机制

胰岛素可增加葡萄糖的利用，能加速葡萄糖的无氧酵解和有氧氧化，促进肝糖原和肌糖原的合成和贮存，抑制糖原分解和糖异生，因而能使血糖降低。此外，还能促进脂肪的合成，抑制脂肪分解，使酮体生成减少，纠正酮症酸血症的各种症状。能促进蛋白质的合成，抑制蛋白质分解。胰岛素和葡萄糖合用时，还可促使钾从细胞外液进入组织细胞内。胰岛素主要用于糖尿病，特别是 T1DM 的治疗，在降低血糖的同时还可纠正细胞内钾离子的缺乏。

胰岛素几乎直接或间接地影响着机体每个组织的功能，胰岛素对三大主要能量储存组织，肝脏、肌肉和脂肪组织发挥糖代谢调控效应，主要包括：①抑制糖原分解和糖异生；② 增加葡萄糖转运入脂肪和肌肉；③增强脂肪和肌肉中的糖酵解；④刺激糖原合成。

多年以来的研究逐渐证实，胰腺 β 细胞释放胰岛素入血后，胰岛素在身体各个器官组织的靶细胞上和胰岛素受体结合。后促使胰岛素受体自行磷酸化，并引起一系列酶共价修饰的瀑布级联反应，磷酸化的胰岛素受体从磷酸化胰岛素受体底物 IRS_1 和 IRS_2 开始，依次磷酸化其他蛋白底物，随着胰岛素信号通路的激活，并通过磷酸化网络进行级联传递，影响到其他的细胞内物质。胰岛素不但作为代谢功能的调节因子发挥糖代谢调控作用，还通过胰岛素受体介导激活的丝裂原活化的蛋白（MAP）激酶通路在细胞生长和增殖方面发挥作用。

胰岛素在葡萄糖代谢过程中发挥多种作用，包括：抑制糖原分解和糖异生，促进葡萄糖转运进脂肪和肌肉，增强脂肪和肌肉中的糖酵解，以及刺激糖原合成。胰岛素可协调体内其他能源物质（葡萄糖和游离脂肪酸），以满足机体在进食与空腹的循环中及运动时的能量需求。胰岛素还可促进氨基酸转运进肝细胞、骨骼肌和成纤维细胞，使蛋白质合成增多。胰岛素的分泌释放，对分泌胰高血糖素的 α 细胞和分泌生长抑素的 δ 细胞，具有旁分泌效应；加之胰岛素分泌的刺激因素，如血糖升高和氨基酸浓度升高等，也可直接改变其他激素的分泌。上述这些微观机制协同配合，对机体的能量代谢调控起到了重要作用。

二、临床用药评价

（一）临床应用特点

1. 短效胰岛素（RI）　短效胰岛素目前主要有动物来源和人胰岛素来源 2 种。短效胰岛素外观为无色透明溶液，可在病情紧急情况下静脉输注，又称为"普通胰岛素""常规胰岛素""中性胰岛素"。目前临床中人胰岛素注射液使用广泛，已经完全替代了动物来源的胰岛素产品。

2. 超短效胰岛素类似物　利用重组 DNA 技术，通过对人胰岛素的氨基酸序列进行修饰生成的、具有胰岛素功能、可模拟正常胰岛素分泌时相和作用的一类物质。目前已经用于临床的有门冬胰岛素、赖脯胰岛素和谷赖胰岛素，其优点是和常规胰岛素相比，皮下注射吸收较人胰岛素快，起效迅速，持续时间短，能更加有效地控制餐后血糖，因此在其他相关资料中也被称为"速效胰岛素类似物"。此外，用药时间较短效胰岛素灵活，即便是临近餐前或餐后立刻给药也可以迅速达到有效的降血糖效果。

3. 中、长效人胰岛素及长效胰岛素类似物　中效胰岛素（NPH）和长效胰岛素（PZI）是在人胰岛素基础上通过添加不同比例的鱼精蛋白及锌离子，使其更加接近人的体液 pH 值，溶解度降低，释放更加缓慢，从而使胰岛素作用持续时间有不同程度的延长。

临床中通常使用中、长效胰岛素作为基础胰岛素，控制基础血糖水平。但中效胰岛素使用相对广泛，长效胰岛素使用较少。临床中经常使用的精蛋白人胰岛素注射液（旧称：精蛋白重组人胰岛素注射液、精蛋白锌重组人胰岛素注射液）属于中效胰岛素。

甘精胰岛素、地特胰岛素和德谷胰岛素利用重组 DNA 技术，延长了胰岛素的治疗时效。

甘精胰岛素 U100（100U/ml）作用时间可长达 30 小时，地特胰岛素作用时间可长达 24 小时。德谷胰岛素和甘精胰岛素 U300（300U/ml）是两种新的长效胰岛素类似物。德谷胰岛素半衰期为 25 小时，作用时间为 42 小时。甘精胰岛素 U300 半衰期为 19 小时，作用时间为 36 小时，比甘精胰岛素 U100（100U/ml）作用持续更长。这类长效胰岛素类似物降低血糖的时效性长，适于作为基础胰岛素，维持基础血糖的稳定。

4. 混合胰岛素　即"双时相胰岛素"，旧称"预混胰岛素"，是指含有两种不同时效的胰岛素或胰岛素类似物的混合物，可同时具有速效、短效和长效胰岛素的作用。制剂中速/短效成分起效迅速，可以较好地控制餐后高血糖，长效成分缓慢发挥降糖作用，主要起基础胰岛素作用。对应不同的配比，可以适用于胰岛功能不同的 T2DM 患者的治疗需求。

精蛋白人胰岛素混合注射液（30R）的组成为 30% 人胰岛素和 70% 精蛋白人胰岛素；皮下注射 30R 在 0.5 小时内起效，2~8 小时达峰，作用持续约 24 小时。

精蛋白人胰岛素混合注射液（50R）的组成为 50% 人胰岛素和 50% 精蛋白人胰岛素；皮下注射 50R 在 0.5 小时内起效，2~8 小时达峰，作用持续 10~24 小时。

除人胰岛素可以预混配比以外，速效胰岛素类似物和长效胰岛素类似物的混合制剂也在临床广泛应用，例如精蛋白锌重组赖脯胰岛素混合注射液（25R）的组成为赖脯胰岛素 25%，精蛋白锌赖脯胰岛素 75%；皮下注射 0.25 小时内起效，0.50~1.17 小时达峰，作用持续 16~24 小时。

这类混合胰岛素注射液属于混悬剂，通常成白色/乳白色混悬液，久置后可出现白色沉降，因此在用药前应摇匀确保药液呈混悬状。这类混合胰岛素注射液其优点是使用方便，注射次数相对少，并可以减少手工混合两种不同胰岛素可能造成的剂量不准确，还能避免相对较复杂的操作。但需要特别注意混悬型胰岛素注射液（30R、50R、25R 等）禁止静脉注射，只有可溶性胰岛素如短效胰岛素、门冬胰岛素、赖脯胰岛素等可以静脉给药。

5. 胰岛素的治疗时机的和方案选择

（1）起始胰岛素治疗的时机：①T1DM 患者在起病时就需要胰岛素治疗，且需终身胰岛素替代治疗。②新诊断 T2DM 患者如有明显的高血糖症状、酮症或 DKA，首选胰岛素治疗。待血糖得到良好控制和症状得到显著改善后，再根据病情确定后续的治疗方案。③新诊断糖尿病患者分型困难，与 T1DM 难以鉴别时，可首选胰岛素治疗。待血糖得到良好控制、症状得到显著改善、确定分型后再根据分型和具体病情制定后续的治疗方案。④T2DM 患者在生活方式和口服降糖药治疗的基础上，若血糖仍未达到控制目标，即可开始口服降糖药和胰岛素的联合治疗。通常经足量口服降糖药物治疗 3 个月后仍 HbA1c≥7.0% 时，可考虑启动胰岛素治疗。⑤在糖尿病病程中（包括新诊断的 T2DM），出现无明显诱因的体重显著下降时，应该尽早使用胰岛素治疗。

（2）胰岛素的方案选择：通常临床应用胰岛素，短效胰岛素和速效胰岛素类似物主要用于餐前给药，控制餐后高血糖；中效、长效胰岛素及长效胰岛素类似物主要作为基础胰岛素，控制患者基础血糖。混合胰岛素可兼顾餐后高血糖和基础血糖的控制。不同病情的糖尿病患者使用的胰岛素治疗方案差异非常大，胰岛素治疗方案的确定需要基于患者的胰岛功能和治疗目标。患者的胰岛功能差异是决定胰岛素治疗方案的关键，例如：对于口服降糖药能让餐后血糖控制达标，但是未能让基础血糖达标的糖尿病患者，可使用基础胰岛素联合口服降糖药的治疗方案；胰岛素的多次皮下注射和持续皮下胰岛素输注（CSII）方案，则适用于胰岛功能较差，病程较长，并发症相对较多较重的糖尿病患者。临床需要根据患者个体差异和治疗目标选择最佳的胰岛素治疗方案。

（3）胰岛素的治疗方案和剂量也需要根据血糖反应进行调整，直至血糖控制稳定达标。各种类型的胰岛素制剂的给药途径、起效时间和作用持续时间不尽相同，给药方案也各有特点。常用胰岛素制剂种类及其作用特点详见表 8-3。

表8-3 常用胰岛素制剂种类及其作用特点

类别	胰岛素制剂	给药途径	起效时间	峰值时间	作用持续时间	给药方法
短效胰岛素（RI）	人胰岛素注射液#	皮下	15~60min	2~4h	5~8h	餐前30min 皮下注射
		静脉	10~30min	15~30min	0.5~1h	静脉给药用于抢救糖尿病酮症酸中毒和高血糖高渗性昏迷
超短效胰岛素类似物	门冬胰岛素注射液#	皮下	10~20min	40~60min	3~6h	餐前5~10min 或餐后立即给药
	赖脯胰岛素注射液#	皮下	10~20min	1.0~1.5h	2~5h	餐前0~15min
	谷赖胰岛素注射液#	皮下	10~15min	40~120min	4~6h	餐前0~15min 或餐后立即给药
中效胰岛素（NPH）	精蛋白人胰岛素注射液	皮下	1.5~3.0h	3~10h	13~24h	通常一日1次固定时间给药
长效胰岛素（PZI）	长效胰岛素（PZI）	皮下	3~4h	8~24h	最长可持续20~36h	通常每日一次早餐前30~60min 皮下注射，部分患者需晚餐前再注射1次，临床已较少使用
长效胰岛素类似物	甘精胰岛素注射液（U100）	皮下	2~3h	无明显峰	作用持续时间超过24h，可长达30h	通常一日1次固定时间给药
	甘精胰岛素注射液（U300）	皮下	6h	无明显峰	作用持续时间超过24h，可长达36h	一日1次固定时间给药
	地特胰岛素注射液	皮下	3~4h	3~14h	可持续24h	一日1次固定时间给药
	德谷胰岛素注射液	皮下	1h	无明显峰	可持续42h	一日1次固定时间给药
混合人胰岛素*	精蛋白人胰岛素混合注射液（30R）	皮下	30min	2~12h	可持续24h	个体化给药，注射后30min 进食
	精蛋白人胰岛素混合注射液（40R）	皮下	30min	2~8h	可持续24h	个体化给药，注射后30min 进食
	精蛋白人胰岛素混合注射液（50R）	皮下	30min	2~8h	可持续24h	个体化给药，注射后30min 进食
混合胰岛素类似物*	门冬胰岛素30注射液	皮下	10~20min	1~4h	可持续14~24h	个体化给药，注射后10~20min 进食
	门冬胰岛素50注射液	皮下	10~20min	1~4h	可持续14~24h	个体化给药，注射后10~20min 进食
	精蛋白锌重组赖脯胰岛素混合注射液（25R）	皮下	15min	30~90min	可持续16~24h	个体化给药，可在餐前即时注射，注射后15min 应进食
	精蛋白锌重组赖脯胰岛素混合注射液（50R）	皮下	15min	30~90min	可持续16~24h	个体化给药，可在餐前即时注射，注射后15min 应进食

续表

类别	胰岛素制剂	给药途径	起效时间	峰值时间	作用持续时间	给药方法
双胰岛素类似物	德谷门冬双胰岛素注射液	皮下	10～15min（以门冬胰岛素计）	1.2h（以门冬胰岛素计）	持续24h以上（以德谷胰岛素计）	个体化给药，通常随主餐一日1次给药，剂量达到30～40U餐后血糖仍控制不佳，或患者一日有2次主餐时，可改为一日2次给药

注：＊精蛋白人胰岛素混合注射液（30R）的组成为30%人胰岛素和70%精蛋白人胰岛素。
＊精蛋白人胰岛素混合注射液（40R）的组成为40%人胰岛素和60%精蛋白人胰岛素。
＊精蛋白人胰岛素混合注射液（50R）的组成为50%人胰岛素和50%精蛋白人胰岛素。
＊门冬胰岛素30注射液的组成为30%可溶性门冬胰岛素和70%精蛋白门冬胰岛素。
＊门冬胰岛素50注射液的组成为50%可溶性门冬胰岛素和50%精蛋白门冬胰岛素。
＊精蛋白锌重组赖脯胰岛素混合注射液（25R）的组成为25%赖脯胰岛素和75%精蛋白锌重组赖脯胰岛素。
＊精蛋白锌重组赖脯胰岛素混合注射液（50R）的组成为50%赖脯胰岛素和50%精蛋白锌重组赖脯胰岛素。
#可以静脉注射。
△因受胰岛素剂量、吸收、降解等多种因素影响，且患者个体病情差异大，本表所列"起效时间、峰值时间、作用持续时间"源于说明书及指南的资料整理归纳，时间范围仅供参考。

（二）典型不良反应和禁忌

1. 典型不良反应

（1）低血糖反应，一般于注射后发生，首先出现心慌、出汗，并有面色苍白、饥饿感、虚弱、反应迟钝、视力或听力异常、意识障碍、头痛、眩晕、抑郁、心悸、言语障碍、运动失调甚至昏迷。

（2）胰岛素可导致体重增长，开始胰岛素治疗后，应告知患者体重可能增加，并通过调整饮食及生活方式来预防体重增加。如果预计体力活动增加、饮食摄入减少或饮酒，应根据血糖监测降低胰岛素剂量，以避免低血糖和体重增长。体重增长会加剧胰岛素抵抗，导致胰岛素剂量增加，进而形成恶性循环。体重增长的程度取决于胰岛素方案的强度（剂量、频率）和饮食特征。

（3）胰岛素的过敏反应少见，可能是人胰岛素分子的三级结构改变导致其抗原性增加，过敏反应表现有荨麻疹、紫癜、低血压等，罕见危及生命的血管神经性水肿、支气管痉挛甚至过敏性休克或死亡。使用纯度不高的动物胰岛素易出现注射部位皮下脂肪萎缩或肥厚，可能是由于胰岛素中的大分子物质产生的免疫刺激引起的一种过敏反应。局部反应表现为注射部位红肿、灼热、瘙痒、皮疹、水疱或皮下硬结。改用高纯度人胰岛素后可使局部脂肪萎缩恢复正常，同时需要注意每一次注射需要改换不同部位。

（4）胰岛素会导致钾从细胞外转移到细胞内，可能导致低钾血症。未经治疗的低钾血症可能导致呼吸麻痹、室性心律失常和死亡。

2. 禁忌 ①对胰岛素过敏者和低血糖者禁用。②精蛋白锌胰岛素和低精蛋白锌胰岛素含有鱼精蛋白，对鱼精蛋白过敏者禁用。

（三）具有临床意义的药物相互作用

1. 口服抗凝血药、水杨酸盐、磺胺类药及甲氨蝶呤，可与胰岛素竞争血浆蛋白，使血中游离胰岛素升高，增强胰岛素的作用。

2. 抗糖尿病药、ACE抑制剂、血管紧张素Ⅱ受体拮抗剂、丙吡胺、贝特类、氟西汀、单胺氧化酶抑制剂、己酮可可碱、生长抑素类似物（如奥曲肽）等，可能增加胰岛素的低血糖风险。

3. 非典型抗精神病药（如奥氮平和氯氮平）、肾上腺皮质激素、甲状腺素、生长激素、达那唑、利尿剂、雌激素、胰高血糖素、异烟肼、烟酸、口服避孕药、吩噻嗪、孕激素（如口服避孕药）、蛋白酶抑制剂、生长激素、促交感神经药肾上腺素、特布他林等药物能升高血糖，合用时能对抗胰岛素的降血糖作用。

4. β受体拮抗剂可阻断肾上腺素的升高

血糖反应，干扰机体调节血糖功能，掩盖低血糖症，与胰岛素合用时，要注意调整剂量，否则易引起低血糖或延缓低血糖症状的恢复时间。

5. 乙醇能直接导致低血糖，应避免酗酒和空腹饮酒。

（四）特殊人群用药

1. 糖尿病低血糖是指糖尿病患者在药物治疗过程中发生的血糖过低现象，可导致患者不适甚至生命危险，也是血糖达标的主要障碍，应该引起特别重视。低血糖的临床表现为交感神经兴奋（心悸、焦虑、出汗、饥饿感等）和中枢神经症状（神志改变、认知障碍、抽搐和昏迷）。老年患者发生低血糖时常可表现为行为异常或其他非典型症状。低血糖可分为：①严重低血糖：需要有人帮助，常有意识障碍，低血糖纠正后神经系统症状明显改善或消失；②症状性低血糖：血糖≤3.9mmol/L，且有低血糖症状；③无症状性低血糖：血糖≤3.9mmol/L，但无低血糖症状。应用胰岛素或促胰岛素分泌剂，应从小剂量开始，渐增剂量，谨慎地调整剂量。患者应定时定量进餐，如果进餐量减少应相应减少降糖药剂量，有可能误餐时应提前做好准备。运动前应增加额外的碳水化合物摄入。

2. 老年 T2DM 患者在生活方式干预和非胰岛素治疗的基础上，如血糖控制仍未达标，可加用胰岛素治疗。在起始胰岛素治疗前，需要充分考虑老年 T2DM 患者的整体健康状态、血糖升高的特点和低血糖风险等因素，权衡患者获益风险比，个体化选择治疗方案。老年糖尿病患者 HbA1c > 10.0%，或伴有高血糖症状（如烦渴、多尿），或有分解代谢证据（如体重降低），或严重高血糖（空腹血糖 > 16.7mmol/L）时，根据患者的健康状态及治疗目标，可采用短期胰岛素治疗。除自身胰岛功能衰竭外，老年糖尿病患者经短期胰岛素治疗血糖控制平稳、高糖毒性解除后应及时减少胰岛素注射次数并优化与简化降糖方案。

3. 可应用于孕期的胰岛素类型包括所有的人胰岛素（短效、中效及混合人胰岛素）、胰岛素类似物（门冬胰岛素、赖脯胰岛素及地特胰岛素）。妊娠期胰岛素应用方案：①对于空腹及餐后血糖均升高，推荐三餐前短效或超短效胰岛素类似物，联合中效胰岛素或地特胰岛素治疗。②由于孕期胎盘引起的胰岛素抵抗导致的餐后血糖升高更为显著的特点，混合胰岛素或混合胰岛素类似物应用存在局限性，不作为常规推荐。

4. 在我国，儿童及青少年糖尿病仍以 T1DM 为主，占儿童糖尿病的 85% ~ 90%。目前认为儿童和青少年 T1DM 是在遗传易感性的基础上，外界环境因素〔化学和（或）病毒〕引发机体自身免疫功能紊乱，导致胰岛 β 细胞的损伤和破坏，引起胰岛素分泌绝对不足，需要终生胰岛素替代治疗。儿童 T2DM 是胰岛素抵抗与 β 细胞功能减退共同致病。儿童的胰岛 β 细胞功能衰减的速度更快，更早出现糖尿病并发症，如果存在糖尿病症状、严重高血糖，存在酮症或 DKA 则需要胰岛素治疗。

5. 对于有低钾血症风险的患者，如使用降钾药物以及服用对血清钾浓度敏感点药物患者，应监测血钾水平。

6. 未开封使用的胰岛素应在 2 ~ 8℃冷处保存。对于已开封使用的胰岛素注射液，在每次注射后拆除针头密闭保存的条件下，一般可在室温保存至少 4 周、30 日或 5 周（各产品规定不同），无需刻意放回冰箱在 2 ~ 8℃冷藏。随着近年来胰岛素产品质控技术的提高，不同厂家的胰岛素说明书中，存在不同的保存温度上限的差异，也有首次开封后仍可放回冰箱在 2 ~ 8℃冷藏的情况。请在指导患者时，根据具体的胰岛素制剂来明确告知患者该胰岛素的保存条件。

7. 需要特别强调的是误被冷冻后的胰岛素，即便复温融化以后也不可使用。

口服降糖药

高血糖的药物治疗多基于纠正导致人类血糖升高的两个主要病理生理改变，即胰岛素抵抗和胰岛素分泌受损。根据作用效果的不同，口服降糖药可分为主要以促进胰岛素分泌为主要作用的药物和通过其他机制降低血糖的药物，前者主要包括磺酰脲类、格列奈类、二肽基肽酶 - 4

抑制剂（DPP-4i），通过其他机制降低血糖的药物主要包括双胍类、噻唑烷二酮类（TZD）、过氧化物酶体增殖物激活受体（PPAR）全激动剂、α-糖苷酶抑制剂和钠-葡萄糖协同转运蛋白-2抑制剂（SGLT-2i）。我国自主研发的过氧化物酶体增殖物激活受体（PPAR）全激动剂西格列他钠和葡萄糖激酶激活剂多格列艾汀，经国家药品监督管理局批准，分别于2021和2022年上市。

2型糖尿病患者的药物治疗方案可采用单药或者多药联合治疗方案。根据2020版CDS《中国2型糖尿病防治指南》推荐，二甲双胍为T2DM患者控制高血糖的一线用药和药物联合中的基本用药。磺酰脲类药物、格列奈类药物、α-糖苷酶抑制剂、TZD、DPP-4i、SGLT-2i、GLP-1RA和胰岛素是主要联合用药。如没有禁忌证，二甲双胍应一直保留在糖尿病的治疗方案中。不适合二甲双胍治疗者可选择促胰岛素分泌剂或α-葡萄糖苷酶抑制剂。如单独使用二甲双胍治疗而血糖仍未达标，则可加用促胰岛素分泌剂或α-葡萄糖苷酶抑制剂。不适合使用促胰岛素分泌剂或α-葡萄糖苷酶抑制剂者可选用胰岛素增敏剂或DPP-4i。2种口服药联合治疗而血糖仍不达标者，可加用胰岛素治疗（一日1次基础胰岛素或日1~2次预混胰岛素）或采用3种口服药联合治疗，或加用胰高血糖素样肽-1受体激动剂（GLP-1RA）。如基础胰岛素或预混胰岛素与口服药联合治疗控制血糖仍不达标，则应将治疗方案调整为多次胰岛素治疗（基础胰岛素加餐时胰岛素或一日3次预混胰岛素类似物）。采用预混胰岛素治疗和多次胰岛素治疗时应停用胰岛素促分泌剂。

第一亚类　磺酰脲类（SU）促胰岛素分泌药

磺酰脲类促胰岛素分泌是通过刺激胰岛细胞分泌胰岛素，增加体内的胰岛素水平而降低血糖。目前在我国临床常用的磺酰脲类药主要为格列本脲、格列美脲、格列齐特、格列吡嗪和格列喹酮。

一、药理作用与作用机制

磺酰脲类药的受体是胰岛β细胞上ATP敏感的钾离子通道（K^+-ATP通道）的一部分。K^+-ATP通道调控胰岛β细胞释放胰岛素。磺酰脲类药物-受体结合使此类通道受到抑制，从而改变细胞的静息电位，使钙离子内流，刺激胰岛素分泌。磺酰脲类药物可能还具有胰岛外作用，其中之一就是增加组织对胰岛素的敏感性，但这些作用的临床价值有限。去除安慰剂效应后磺酰脲类药物可使HbA1c降低1.0%~1.5%。

二、临床用药评价

（一）临床应用特点

有二甲双胍禁忌证或不能耐受二甲双胍，并且没有已确诊心血管疾病（CVD）的患者，可选择短效磺酰脲类药物如格列吡嗪。仍具有一定胰岛功能的重度高血糖患者，没有酮尿、无明显体重减轻的患者，尽管胰岛素或GLP-1RA是相对优选的初始治疗；但如果患者不愿注射用药，可以选择用大剂量磺酰脲类药物进行初始治疗，也可快速改善度高血糖状态。应用磺酰脲类药物治疗的患者需要有一定的胰岛功能。糖尿病病程较短且能够坚持饮食和运动干预的患者使用磺酰脲类药物治疗可能具有更好的疗效。

第一代磺酰脲类药物氯磺丙脲因为其作用持续时间较长，发生低血糖风险较高，目前已被临床淘汰。格列吡嗪、格列本脲、格列齐特及格列美脲是第二代磺酰脲类药物。不同的磺酰脲类药物在降低血糖方面基本等效，但是这些药物的吸收、代谢及有效剂量有所差异，临床治疗中不能仅仅比较磺酰脲类降糖药的血浆半衰期，因为生物效应的持续时间比半衰期长，引发的降糖效应取决于生物效应。因此出现降低血糖的作用时间也要更长。格列喹酮、格列吡嗪普通剂型属于短效制剂，作用时间较短；格列美脲、格列吡嗪控释剂、格列齐特、格列齐特缓释片、格列本脲为中、长效制剂，作用时间较长。短效药物需要每日3次给药，中、长效药物每日给药1~2次即可。磺酰脲类胰岛素促泌的特征比较见表8-4。

表8-4 磺酰脲类胰岛素促泌的特征比较

通用名	英文名	每片剂量（mg）	剂量范围（mg/d）	作用时间（h）	半衰期（h）
格列本脲	Glibenclamide	2.5	2.5～20.0	16～24	10～16
格列吡嗪	Glipizide	5	2.5～30.0	8～12	2～4
格列吡嗪控释片	Glipizide-XL	5	5.0～20.0	6～12（最大血药浓度）	2～5（末次给药后）
格列齐特	Gliclazide	80	80～320	10～20	6～12
格列齐特缓释片	Gliclazide-MR	30	30～120	—	12～20
格列喹酮	Gliquidone	30	30～180	8	1.5
格列美脲	Glimepiride	1、2	1.0～8.0	24	5

磺酰脲类促胰岛素分泌药的"继发失效"是指患者在使用磺酰脲类降糖药之初的1个月或更长的时间，血糖控制满意，但后来疗效逐渐下降，不能有效控制血糖，以致出现显著的高血糖症，最后不得不换用或加用其他口服降糖药及胰岛素治疗。继发性失效的发生率每年为5%～15%，应用磺酰脲类降糖药治疗5年，30%～40%的患者发生继发性失效。

不同磺酰脲类药物的心血管安全性可能存在差异。格列本脲和胰岛细胞的磺酰脲受体（SUR）1亲和力高，和心肌、血管平滑肌细胞的SUR2A和SUR2B等受体也有较高的亲和力。当格列本脲和心肌细胞的SUR2A相结合时，关闭心肌细胞 K^+ - ATP通道，可削弱心肌缺血预适应的作用，对缺血的心肌可能有害。而格列齐特和格列喹酮对心肌SUR2A的结合力低，对心肌可能无影响或影响很小。包括UKPDS和AD-VANCE等多项大型临床研究结果均证实了磺酰脲类药物在降糖治疗中的心血管安全性。应用第二代磺酰脲类药物发生心血管事件的风险似乎并未升高。荟萃分析结果发现，与格列本脲相比，格列齐特和格列美脲可降低T2DM患者的全因死亡风险，而格列吡嗪、甲苯磺丁脲及氯磺丙脲则无此差异。心血管结局试验CVOT研究显示，格列美脲组与利格列汀组的主要不良心血管事件发生风险差异无统计学意义，但格列美脲组低血糖发生率高于利格列汀组。

（二）典型不良反应和禁忌

1. 典型不良反应

（1）磺酰脲类药物：①最常见的不良反应

为低血糖，特别是在老年患者和肝、肾功能不全者易发生，减量或停药后低血糖反应可以改善；短效磺酰脲类药引发的低血糖事件少于较长效磺酰脲类药。②磺酰脲类药物常见口腔金属味、食欲减退或食欲增强，与食物同服可减少这些反应。③磺酰脲类药物还可导致体重轻度增加。

（2）血液系统常见粒细胞计数减少、血小板减少症等。

（3）其他不常见不良反应包括：恶心、皮肤反应及肝功能检测结果异常，偶见碱性磷酸酶暂时性升高。

（4）罕见黄疸、肝炎、甲状腺功能减退、低钠血症、抗利尿激素异常分泌，因开始治疗时血糖水平变化所致可能引发暂时性视觉障碍。

2. 禁忌
①1型糖尿病、糖尿病低血糖昏迷、酮症酸中毒者。②2型糖尿病伴有酮症酸中毒、昏迷、严重烧伤、感染、外伤和重大手术等应激情况者。③严重的肾或肝功能不全者、晚期尿毒症者。④妊娠期及哺乳期女性。⑤对磺酰脲类、磺胺类或赋形剂过敏者。⑥应用咪康唑全身给药治疗者禁用格列齐特。

（三）具有临床意义的药物相互作用

1. 磺酰脲类药物与非甾体抗炎药（阿司匹林、布洛芬、双氯芬酸）联用时，非甾体抗炎药与磺酰脲类药物竞争血浆蛋白，磺酰脲类药物的游离型血浆浓度升高，降糖作用增强，可导致严重低血糖的发生。

2. 香豆素类衍生物、氯霉素、胰岛素、单胺氧化酶抑制剂、磺胺类药物与磺酰脲类同时用，可加强本药降血糖作用。

3. 磺酰脲类药物经由 CYP2C9 通路代谢。抗真菌药（如氟康唑、伏立康唑）能够抑制 CYP2C9，使磺酰脲类药物代谢减慢，使其降糖作用增强，增加发生低血糖的风险。磺酰脲类药物与唑类抗真菌药必须合用时，应严密监测血糖变化。

4. 利福平为 CYP2C9 酶诱导剂，可加速磺酰脲类药物代谢，使其降糖作用减弱，血糖升高。磺酰脲类药物与利福平必须合用时，应严密监测血糖变化，可能需要适当增加磺酰脲类药物剂量。

5. 磺酰脲类药物与肝素合用时，肝素可激活脂蛋白脂酶，增加脂肪的水解，使游离脂肪酸浓度升高，从而置换与血浆蛋白结合的磺酰脲类药物，使后者游离型血药浓度升高，增强降糖作用，引起低血糖。

6. β 受体拮抗剂（如普萘洛尔、美托洛尔、比索洛尔）可通过抑制交感神经兴奋而掩盖心悸、颤抖等低血糖症状，可增加低血糖的突发风险和严重性。

7. 肾上腺皮质激素、肾上腺素、苯妥英钠、噻嗪类利尿剂、甲状腺素可对抗磺酰脲类降糖药效应，升高血糖水平。

8. 喹诺酮类药物可能导致血糖的波动，和磺酰脲类药物联合使用时，血糖波动明显。

9. 乙醇通过抑制代偿性反应增加低血糖风险，同时可能导致低血糖昏迷发作。应避免乙醇或含有乙醇的药物。

（四）特殊人群用药

1. 磺酰脲类药物在肝功能不全患者中的应用 目前所有磺酰脲类药物说明书均将重度肝功能不全列为禁忌证。重度肝损害时肝脏实质细胞受到损害，此时应禁用磺酰脲类药物。在临床使用中，伴有肝性脑病、腹水或凝血障碍的失代偿肝硬化患者应禁用该类药物以防发生低血糖。

2. 磺酰脲类药物在慢性肾脏病中的应用 格列本脲本身及其代谢产物均具有降糖活性，肾功能不全的 T2DM 患者使用格列本脲容易发生严重的低血糖事件，因此，可能导致慢性肾脏病患者低血糖的风险更高。格列美脲的代谢产物在 GFR 降低的患者中没有额外蓄积风险；其他常用的磺酰脲类药物如格列喹酮、格列齐特及格列吡嗪，代谢产物均为非活性物质，尤其是格列喹酮，其代谢产物只有 5% 经肾脏排泄，受肾功能的影响很小，其可用于轻、中度肾功能不全的糖尿病患者。

3. 老年患者使用磺酰脲类药物 针对老年糖尿病患者，实施个体化药物治疗方案控制血糖并避免或最小化药物相关的不良反应是必要的。老年糖尿病患者对低血糖耐受性差，易出现无症状性低血糖和严重低血糖，在选择降糖药物时，老年患者应着重考虑药物的低血糖风险。若患者既往有严重低血糖史、预期生存期较短、或合并其他严重疾病，如果需要联合磺酰脲类药物治疗，宜选择降糖作用较温和、作用时间较短、低血糖风险小的磺酰脲类药物，避免使用格列本脲。无论选择何种磺酰脲类药物，都应从最小剂量开始，严密监测血糖变化，根据血糖逐步调整至合适剂量，将低血糖的发生风险降至最小。

4. 注意用药监护和管理

（1）对空腹血糖较高者宜选用长效的格列齐特和格列美脲；餐后血糖升高者宜选用格列吡嗪、格列喹酮；格列吡嗪可增强第一时相胰岛素分泌；病程较长，且空腹血糖较高者可选用格列本脲、格列美脲、格列齐特或上述药的控、缓释制剂。

（2）对轻、中度肾功能不全者，宜选用格列喹酮。

（3）对既往发生心肌梗死或存在心血管疾病高危因素者，宜选用格列美脲、格列吡嗪，不宜选择格列本脲；对急性心肌梗死者，急性期可使用胰岛素，急性期后再选择磺酰脲类药。

（4）格列本脲降糖作用强，持续时间长，一旦出现低血糖，纠正起来很困难，需要持续几天的对症处置。因此，在使用格列本脲时一定要注意不可过量，防止出现持久低血糖危及患者。

（5）应激状态如发热、昏迷、感染和外科

手术时，口服降糖药必须换成胰岛素治疗。

（6）促胰岛素分泌药须在进餐前即刻或餐中服用，因为服药后不进餐会引起低血糖。

三、代表药品

格列本脲
Glibenclamide

【适应证】用于轻、中度 2 型糖尿病的治疗。

【用法用量】口服：一般患者开始一次 2.5mg，早餐前或早餐及午餐前各 1 次。轻症者一次 1.25mg，一日 3 次，3 餐前服。用药 7 日后剂量递增（一周增加 2.5mg）。一般用量为 5～10mg/d，最大用量一日不超过 20mg。

【常用制剂与规格】片剂：2.5mg。

格列美脲
Glimepiride

【适应证】用于控制饮食、运动疗法及减轻体重均不能满意控制血糖的 2 型糖尿病。格列美脲片不适用于 1 型糖尿病，糖尿病酮症酸中毒或糖尿病前驱昏迷或昏迷的治疗。

【用法用量】口服：起始剂量一次 1mg，一日 1 次顿服；建议早餐前或早餐中服用，若不进早餐则于第一次正餐前或餐中服用；以适量的水整片吞服；如漏服一次，不能以加大下次剂量来纠正。如血糖控制不满意，可每隔 1～2 周逐步增加剂量至 2mg/d、3mg/d、4mg/d，最大推荐剂量为 8mg/d。

【常用制剂与规格】片剂：1mg；2mg。胶囊剂：2mg。

第二亚类　格列奈类促胰岛素分泌药

格列奈类胰岛素促泌药为非磺酰脲类胰岛素促泌药，也被称为氯茴苯酸类。格列奈类与磺酰脲类药物相比，具有吸收快、起效快和作用时间短的特点，可使 HbA1c 降低 0.5%～1.5%。国内上市的有瑞格列奈、那格列奈和米格列奈。此类药需在餐前即刻服用，可单独使用，也可以与除磺酰脲类外的其他降糖药联合应用。

一、药理作用与作用机制

格列奈类作用靶位与磺酰脲类相同，亦作用于胰岛 β 细胞膜上的磺酰脲受体，但结合的区域不同。与磺酰脲类相比，格列奈类促泌药具有下列特点：

1. 与磺酰脲受体的结合与解离的速度均较迅速，促进胰岛素分泌的作用快而短，降糖起效迅速，口服吸收快，那格列奈和瑞格列奈服药后起效时间分别为 15 分钟和 30 分钟。

2. 此类药物主要通过刺激胰岛素的早时相分泌而降低餐后血糖，也有一定的降空腹血糖作用，作用时间短，有效地模拟生理性胰岛素分泌；既可降低空腹血糖，又可降低餐后血糖，无需餐前 30 分钟服用，可以在就餐前即刻服用，因而又称为"餐时血糖调节剂"。

3. 瑞格列奈无肾脏功能不全者使用的禁忌，在体内无蓄积，适用于老年和糖尿病肾病者。

二、临床用药评价

（一）临床应用特点

格列奈类胰岛素促泌药可以作为初始治疗，用于不能耐受二甲双胍、磺酰脲类药物或存在这些药物的禁忌证的患者，尤其是有低血糖风险的慢性肾脏病患者。格列奈类药物可以作为使用二甲双胍后，血糖控制未达标患者的辅助治疗；尤其是在磺酰脲类药物有禁忌或患者不适宜使用胰岛素时，格列奈类药物具有一定的优势。由于格列奈类在结构上与磺酰脲类药不同，可用于对磺酰脲类药过敏的患者。

瑞格列奈口服后通过胃肠道快速吸收，平均绝对生物利用度为 63%，服药后 1 小时内血浆药物浓度达到峰值。随后血浆药物浓度迅速下降，血浆半衰期约为 1 小时。临床研究发现瑞格列奈的血药浓度个体间差异较大，因此应根据临床反应调整瑞格列奈剂量，但个体间差异不影响药物的有效性。瑞格列奈分布容积为 30L，与细胞内液的分布一致，血浆蛋白结合率大于 98%。服药后瑞格列奈在 4～6 小时内从血中快速清除。瑞格列奈主要通过 CYP2C8 代谢，但也通过 CYP3A4 代谢。瑞格列奈主要由肝脏代谢，代谢物主要通过胆汁排泄。粪便中的原形药物少于 2%，有大约 8% 的药物主要以代谢产物的形式自尿中排出。因此，该药能安全用于慢性肾脏病患者。

那格列奈片餐前服用后迅速吸收，药物浓度平均峰值通常出现在服药 1 小时内。那格列奈口服的绝对生物利用度约为 72%。体外研究表明那格列奈大部分（97%~99%）与血浆蛋白结合，主要是血浆白蛋白和少量的 α_1 酸性糖蛋白。那格列奈主要由 CYP2C9 代谢（70%），部分由 CYP3A4 代谢（30%）。被 [14]C 标记的那格列奈及其代谢产物的清除迅速彻底，服药后 6 小时内约 75% 可在尿中回收；最终有 83% 被 [14]C 标记的那格列奈在尿中排泄，另 10% 在粪便中排泄；所服药物的 6%~16% 以原形在尿中排泄。由于那格列奈由肝脏代谢，活性代谢产物由肾排泄。慢性肝病或重度肾功能不全［eGFR $<15ml/(min \cdot 1.73m^2)$］患者应考虑到严重的慢性肝/肾功能不全时血糖波动风险高，出现低血糖反应的概率增加，因此本类药物在治疗中仍应谨慎。

瑞格列奈、那格列奈和米格列奈的特征比较见表 8-5。

（二）典型不良反应和禁忌

1. 典型不良反应

（1）格列奈类胰岛素促泌药的常见不良反应是低血糖和体重增加。低血糖的风险和程度较磺酰脲类轻微，低血糖症状包括焦虑、头晕、出汗、震颤、饥饿和注意力不集中。可通过给予碳水化合物较易纠正。

（2）常见胃肠道反应有腹痛、消化不良、腹泻、肠道不适等。

（3）可能发生过敏反应，如红斑、瘙痒、皮疹、荨麻疹。

（4）少见肝功能紊乱以及肝酶升高。

（5）糖尿患者群可能同时伴发的如呼吸道感染、头痛、类流感样症状、咳嗽，一般较为轻微。

（6）罕见 2 型糖尿病伴有心血管疾病风险增加，如心肌缺血。罕见心肌梗死、猝死。

2. 禁忌
格列奈类药禁用于 1 型糖尿病、糖尿病酮症酸中毒者；严重肝、肾功能不全者；12 岁以下儿童以及已知对本品过敏者。

（三）具有临床意义的药物相互作用

1. 瑞格列奈应避免与吉非贝齐合用，吉非贝齐会延长瑞格列奈的血浆浓度维持时间。

2. CYP2C8 的强抑制剂（如氯吡格雷）可减少瑞格列奈的清除，从而引起低血糖，两者不应合用。

3. 与环孢素、甲氧苄啶、伊曲康唑、克拉霉素、利福平合用时应谨慎，及时调整瑞格列奈的剂量。

4. 与二甲双胍或 α - 葡萄糖苷酶抑制剂合用则有协同作用，易出现低血糖，即服糖果或饮用葡萄糖水可缓解。

5. 对磺酰脲类敏感性差或效果不佳者不推荐使用，与磺酰脲类不可联合应用。

6. 乙醇可加重或延迟低血糖症状，服用期间不宜大量饮酒。

（四）特殊人群用药

1. 在轻中度肾功能损害（肌酐清除率 31~50ml/min）和非透析的重度（肌酐清除率 15~30ml/min）肾功能损害的糖尿病患者中，那格列奈的生物利用度和半衰期与健康受试者无临床意义上的显著差异。血液透析患者那格列奈的药物浓度峰值（C_{max}）降低 49%，生物利用度和半衰期与健康受试者相当。但出于用药安全考虑，若出现低 C_{max} 的情况应调整剂量。瑞格利奈对肾功能不全患者无需调整起始剂量。严重肾功能损伤或肾功能不全需进行血液透析

表 8-5　瑞格列奈、那格列奈和米格列奈的特征比较

通用名	英文名	每片剂量（mg）	剂量范围（mg/d）	作用时间（h）	半衰期（h）
瑞格列奈	Repaglinide	0.5、1、2	1~16	4~6	1
那格列奈	Nateglinide	120	120~360	1.3	1.25
米格列奈	Mitiglinide	10	30~60	0.23~0.28（峰浓度时间）	1.2

的 2 型糖尿病患者在增加瑞格列奈服用剂量时应谨慎。

2. 在有轻中度肝功能损害的非糖尿病受试者中，那格列奈的生物利用度和半衰期与健康受试者无临床意义上的显著差异。对轻度至中度肝病患者药物剂量不需调整，严重肝病患者不可使用那格列奈。与肝功能正常的患者相比，肝损伤患者可能会暴露于较高浓度的瑞格列奈及代谢产物中。因此，瑞格列奈不应当在重度肝功能异常的患者中使用，肝功能损伤患者应慎用本品。

3. 患者可能出现由低血糖引起的注意力不集中和意识降低。这可能导致在驾驶或操作机械时发生危险。

4. 肾功能不全的糖尿病患者对胰岛素敏感性增强，增加剂量时应谨慎。

5. 瑞格列奈和那格列奈降糖作用呈血糖依赖性，较少引起低血糖，建议餐前 10 ~ 15 分钟给药，可显著降低血浆峰浓度，减少低血糖风险。

三、代表药品

瑞格列奈
Repaglinide

【适应证】　用于饮食控制、减轻体重及运动锻炼不能有效控制其高血糖的 2 型糖尿病患者。当单独使用二甲双胍不能有效控制其高血糖时，瑞格列奈可与二甲双胍合用。

【用法用量】　口服：①在主餐前 15 分钟服用，剂量因人而异。推荐起始剂量为 0.5mg，以后如需要可每周或每 2 周作调整。②接受其他口服降血糖药治疗的患者转用本品时的推荐起始剂量为 1mg；最大的推荐剂量为 4mg，但最大日剂量不应超过 16mg。

【常用制剂与规格】　片剂：0.5mg；1mg；2mg。

第三亚类　双胍类药

双胍类代表药为苯乙双胍和二甲双胍，由于苯乙双胍导致乳酸酸中毒的风险大，已不在临床使用，目前临床上使用的双胍类药主要是二甲双胍。在临床应用中二甲双胍由于具有血糖改善明显、有利于减轻体重、单药不显著增加低血糖风险、具有明确的心血管保护作用等优势，被许多国家和国际组织制定的糖尿病诊治指南中作为 2 型糖尿病患者控制高血糖的一线用药和药物联合中的基本用药。

一、药理作用与作用机制

1. 二甲双胍主要作用于肝脏，抑制糖异生，减少肝糖原输出。二甲双胍也作用于外周肌肉组织和脂肪，改善肌肉糖原合成，具有降低游离脂肪酸水平的抗脂解作用，提高胰岛素的敏感性，增加对葡萄糖的摄取和利用，同时减少糖异生的可用底物。二甲双胍还作用于肠道，抑制肠壁细胞摄取葡萄糖，提高 GLP－1 水平；二甲双胍还可减少食物摄入并轻微的降低体重。

2. 尽管二甲双胍的具体作用机制尚不明确，但现有研究发现其通过抑制特定的线粒体甘油磷酸脱氢酶亚型（mGPD）来阻止甘油参与糖异生。由于抑制 mGPD 可致细胞质中 NADH 蓄积，并减少乳酸盐向丙酮酸盐的转化，从而限制乳酸盐参与肝脏糖异生作用。二甲双胍激活肝细胞中的腺苷酸活化蛋白激酶（AMPK）是二甲双胍降低血脂浓度的机制。在乙酰辅酶 A 羧化酶 Acc1 和 Acc2 的 AMPK 依赖抑制性磷酸化作用下，肝脏及肌肉中的脂肪生成受抑制且细胞脂肪酸合成降低。

二、临床用药评价

（一）临床应用特点

二甲双胍可以使 HbA1c 下降 1% ~ 2%，并可使体重下降。在 500 ~ 2000mg/d 的剂量范围之间，二甲双胍疗效呈现剂量依赖效应，即增加剂量可获得更明显的降糖效果。二甲双胍可降低 2 型糖尿病肥胖患者心血管事件和死亡发生风险。单独使用二甲双胍不导致低血糖，但二甲双胍与胰岛素或促胰岛素分泌药联合使用时可增加低血糖发生的危险性。口服后吸收率仅 50%。达峰时间约为 2 小时，在血浆中不与血浆蛋白结合，二甲双胍主要以原型由肾脏从尿中排出，清除迅速，12 ~ 24 小时大约可清除 90%。

（二）典型不良反应和禁忌

1. 典型不良反应

（1）二甲双胍最常引起消化道不良反应，包括胃胀、乏力、口苦、口中有金属味、轻度厌食、恶心、腹部不适、稀便或腹泻。

（2）少见味觉异常、大便异常、低血糖反应、胸部不适、类流感样症状、心悸等。

（3）由于双胍类药增强糖的无氧酵解，抑制肝糖原生成，极罕见乳酸性血症。二甲双胍本身对肾脏没有损害，肝、肾功能正常者长期应用并不增加乳酸酸中毒风险。

（4）二甲双胍会使多达30%的患者肠道维生素 B_{12} 吸收减少，使 5%～10% 的患者血清维生素 B_{12} 浓度降低，但二甲双胍引起巨幼红细胞性贫血的情况罕见。

2. 禁忌　①对本药及其他双胍类药物过敏者。②2型糖尿病伴有酮症酸中毒、肝肾功能不全、心力衰竭、急性心肌梗死、严重感染或外伤、重大手术以及临床有低血压和缺氧情况者。③酗酒者。④严重心、肺疾病患者。⑤维生素 B_{12}、叶酸和铁缺乏者。⑥营养不良、脱水等全身情况较差者。

（三）具有临床意义的药物相互作用

1. 二甲双胍要避免与含碘造影剂、甲氧氯普胺合用。

2. 经肾小管排泌的阳离子药物，如地高辛、吗啡、普鲁卡因胺、雷尼替丁、氨苯蝶啶、甲氧苄啶和万古霉素，可能与二甲双胍竞争肾小管转运系统，发生相互作用。

3. 二甲双胍与引起血糖升高的药物，如噻嗪类药物或其他利尿剂、糖皮质激素、吩噻嗪、甲状腺制剂、雌激素、口服避孕药、钙离子通道阻滞剂和异烟肼等合用时要密切监测血糖，而在这些药物停用后，要密切注意低血糖的发生。

4. 二甲双胍有增加华法林的抗凝血倾向。

5. 树脂类药物与本品同服，可减少二甲双胍吸收。

（四）特殊人群用药

1. 下述临床情况中的肝肾功能正常患者：例如故意过量使用二甲双胍；其他因素所致

急性肾损伤；发生恶心、呕吐或脱水时，禁食或经口摄入不良时；存在母系遗传性糖尿病伴耳聋（MIDD）这种遗传性糖尿病综合征时，二甲双胍诱导乳酸酸中毒的风险增加。因此上述情况时应暂停用二甲双胍，以防乳酸酸中毒。

2. 存在灌注不足和低氧血症的患者更容易发生较严重的乳酸蓄积，这些易感因素包括急性或进行性肾功能损伤、急性或进行性心力衰竭、急性肺失代偿、脓毒症或脱水。由此确定了二甲双胍的标准禁忌证，包括肾功能显著受损、心力衰竭、肝病和酗酒。

3. 二甲双胍可用于10岁及以上儿童；二甲双胍应用于老年人群时并无年龄限定。但因老年患者可能已出现肾功能减退，应在用药前及治疗期间定期检查肾功能，并根据肾功能调整二甲双胍的剂量。

4. 出于安全性的考虑，肾功能不全患者需通过 eGFR 水平调整二甲双胍剂量：eGFR ≥60 ml/（min·1.73m²）无需调整剂量，eGFR 为 45～59ml/（min·1.73m²）需调整剂量，eGFR <45ml/（min·1.73m²）禁用。

5. 肾功能不全患者 eGFR >60ml/（min·1.73m²）应在造影前或检查时停用二甲双胍，在检查完至少48小时且复查肾功能无恶化后可继续用药；eGFR 为 45～59ml/（min·1.73m²）患者使用造影剂及全身麻醉术前48小时应暂时停用二甲双胍，之后还需停药48～72小时，复查肾功能无恶化后可继续用药。

6. 用药前后及用药时应当检查或监测：①用药期间应定期检查空腹血糖、尿糖、尿酮体及肝、肾功能。②对有维生素 B_{12} 摄入或吸收不足倾向的患者，应每2～3年监测一次血清维生素 B_{12} 水平。

7. 单独使用二甲双胍不增加低血糖风险，但二甲双胍与胰岛素或胰岛素促泌剂联合使用时可增加发生低血糖的风险。单独接受本品治疗的患者在正常情况下不会产生低血糖，但与其他降糖药联合使用、饮酒等情况下会出现低血糖。

8. 二甲双胍在患者血清转氨酶超过3倍正常上限时应避免使用。

9. 二甲双胍主要不良反应是胃肠道反应，多出现在治疗后 10 周。随着治疗时间延长，大多数患者可逐渐耐受或症状消失。小剂量起始，逐渐加量，适时调整剂量，非缓释制剂分次随餐服用，或改成一日 1 次的缓释制剂，可减少胃肠道反应。

三、代表药品

二甲双胍
Metformin

【适应证】　首选用于单纯饮食控制及体育锻炼治疗无效的 2 型糖尿病，特别是肥胖的 2 型糖尿病。对磺酰脲类药疗效较差的糖尿病患者与磺酰脲类口服降血糖药合用。

【用法用量】　口服：从小剂量开始渐增剂量。通常起始剂量为一次 0.5g，一日 2 次；或 0.85g，一日 1 次；随餐服用；可每周增加 0.5g，或每 2 周增加 0.85g，逐渐加至 2g/d，分次服用。10~16 岁的 2 型糖尿病患者使用本品的一日最高剂量为 2g；成人一日最大推荐剂量为 2.55g/d；对需进一步控制血糖患者，剂量可以加至 2.55g/d（即一次 0.85g，一日 3 次）；一日剂量超过 2g 时，为了更好地耐受，最好随 3 餐分次服用。

【常用制剂与规格】　片剂：0.25g；0.5g；0.85g。肠溶片：0.25g。

第四亚类　α-葡萄糖苷酶抑制剂

我国的 2 型糖尿病患者中多见 β 细胞功能异常致胰岛素早相分泌缺失，且我国居民饮食结构中碳水化合物摄入占高比例，因此在我国，糖尿病患者常常表现为餐后血糖升高明显。α-糖苷酶抑制剂（AGI）类药物通过延缓碳水化合物吸收达到控制餐后血糖的目的，非常适合我国 2 型糖尿病患者的治疗，曾经被视为"最适合中国人饮食习惯的口服降糖药"。在国内上市的 α-葡萄糖苷酶抑制剂主要有阿卡波糖、伏格列波糖和米格列醇。

一、药理作用与作用机制

糖类是人体最主要的供能物质，食物中的糖包括多糖（淀粉）、双糖（包括麦芽糖、蔗糖等）、单糖（包括葡萄糖、果糖以及半乳糖）。除单糖可以直接由小肠上皮细胞吸收入血外，其余均需经 α-葡萄糖苷酶水解转化成单糖才能利用吸收。α-葡萄糖苷酶并非特指某 1 个酶，而是指肠道中麦芽糖酶、异麦芽糖酶、α-临界糊精酶、蔗糖酶和乳糖酶等一类酶的总称。碳水化合物经口腔唾液和小肠胰液中的 α-淀粉酶分解为双糖后，双糖进一步通过肠道的 α-葡萄糖苷酶分解为单糖，单糖可被直接吸收入血形成血糖。

AGI 可以剂量依赖的方式，在小肠上部通过竞争性抑制 α-葡萄糖苷酶的活性，而减慢淀粉等多糖分解为双糖和单糖，延缓单糖的吸收。AGI 减慢膳食碳水化合物的分解和吸收，可减缓餐后血糖浓度升高，降低餐后血糖峰值，对 1 型和 2 型糖尿病都有益处。对于老年 2 型糖尿病患者，阿卡波糖还能增加胰岛素敏感性，可能是与改善血糖相关的非特异性作用。

二、临床用药评价

（一）临床应用特点

AGI 类药物适用于糖尿病早期，以碳水化合物为主要食物成分和餐后血糖升高为主的患者。α-葡萄糖苷酶抑制剂可使 HbA1c 下降 0.5%~0.8%，不增加体重，并且有使体重下降的趋势。作为单药治疗或与其他不会引起低血糖的药物联用时，不会引起低血糖。可与磺酰脲类、双胍类、胰岛素增敏剂或胰岛素合用。

AGI 类药物具有下列优势：①在缓解糖尿病患者餐后高血糖方面作用突出，能使血糖高峰与低谷间距缩短，对以碳水化合物摄入多导致餐后血糖快速升高的患者，这一作用能够有效对抗其进食后快速升高的血糖。②AGI 类药物对 α-葡萄糖苷酶有高度亲和性，延缓肠内的双糖、低聚糖和多糖的释放，使餐后的血糖水平上升被延迟或减弱，拉平昼夜的血糖曲线，也对于有明显血糖波动，尤其是易发生低血糖风险的脆性糖尿病患者血糖，起到"消峰去谷"的作用，适用于低血糖风险高的患者和长病程的老年糖尿病患者。③AGI 类药物治疗适合中国及亚洲人群以碳水化合物为主的饮食习惯。与西方饮食人群相比，α-葡萄糖苷酶抑制剂降低东亚饮食人群的 HbA1C 更有效。④对于糖耐量（IGT）异常阶段和糖尿病前期人群进行药物干预，以降低糖尿病发生风险为目的，阿卡波糖有较为充分的长期应用的安全性证据。⑤AGI 类药物通过改变肠道内环境，对肠道内菌群产生直接或间接的影响，其作用包括但不限于促进肠内菌群产生更多的短链脂肪酸（SCFA）；调控 GLP-1 分泌，刺激胰岛素分泌，改善葡萄糖稳态；减少脂多糖水平和影响菌群生长分布因子，对能量代谢、维持肠道完整性、预防内毒素血症及肠道糖异生方面发挥重要作用。⑥AGI 类药物配合胰岛素，可有效改善 T1DM 患者的血糖控制，有助于减少胰岛素的剂量，降低 T1DM 患者的低血糖风险。临床应用 AGI 类药物的对比参见表 8-6。

阿卡波糖是一种生物合成的假性四糖。口服阿卡波糖后，有 1%~2% 的活性抑制剂经肠道吸收，加上被吸收的经消化酶和肠道细菌分解的产物，共占服药剂量的 35%。在肠腔内阿卡波糖被消化酶和肠道细菌分解，其降解产物可于小肠下段被吸收。口服后阿卡波糖及其降解产物迅速完全地自尿中排出。

伏格列波糖是类双糖结构，肠道吸收极少，主要经肠道粪便排泄，缺乏可靠的药代动力学数据。伏格列波糖对猪小肠源性的麦芽糖酶和蔗糖酶的抑制活性，分别约为阿卡波糖的 20 倍和 30 倍；对大鼠小肠源性的麦芽糖酶和蔗糖酶的抑制活性，分别约为阿卡波糖的 270 倍和 190 倍；但对猪和大鼠的 α-胰淀粉酶的抑制作用，本品约为阿卡波糖的 1/3000。

米格列醇的吸收在高剂量时具有饱和性，25mg 的药物可被完全吸收；100mg 的药物仅有 50%~70% 被吸收。对于所有剂量而言，药物浓度在 2~3 小时达到峰值。米格列醇的蛋白结合率 <4%，在体内不被代谢，以原型经肾脏清除。口服给予米格列醇 25mg，超过 95% 的药物于 24 小时内在尿液中发现；但在较高的剂量下，由于生物利用不完全，药物从尿液中的累积回收率会进一步降低。

（二）典型不良反应和禁忌

1. 典型不良反应

（1）α-葡萄糖苷酶抑制剂的常见不良反应为胃肠道反应，最常见胃胀、腹胀、排气增加、腹痛、胃肠痉挛性疼痛、肠鸣响。

（2）少见肝酶升高；偶见腹泻、便秘、肠梗阻、肠鸣音亢进；α-葡萄糖苷酶抑制剂服后使未消化的碳水化合物停滞于肠道，由于肠道细菌的酵解，使气体产生增多，因此常致胀气和引起腹泻，其可通过缓慢增加剂量和控制饮食而减轻反应的程度，或多在继续用药中消失。

（3）阿卡波糖和伏格列波糖可能导致血清转氨酶水平升高，血清转氨酶升高似乎与剂量有关，停药或减量后可改善；米格列醇未见相关报道。

（4）伏格列波糖和阿卡波糖导致的严重肝损伤罕见，有报道阿卡波糖及伏格列波糖引起的伴有严重胆汁淤积的肝炎，目前机制未明确。

（5）米格列醇初始治疗时可能会出现皮疹，发病率约为 4.3%，通常为暂时或一过性。米格列醇常见腹痛、腹泻、胀气、腹胀等胃肠道反应。

（6）使用米格列醇的患者血清铁含量降低，但是大多数患者都是暂时性的且未伴见血色素降低和其他血液学指标的异常。

表 8-6　阿卡波糖、伏格列波糖和米格列醇的特征比较

通用名	英文名	每片（支）剂量（mg）	剂量范围（mg/d）	作用时间（h）	半衰期（h）
阿卡波糖	acarose	50、100	100~300	4~6	3.7~9.6
伏格列波糖	voglibose	0.2	0.2~0.9	2~4	6~8
米格列醇	miglitol	50	100~300	0.5~2	2~3

2. 禁忌

（1）阿卡波糖禁用于：①有明显的消化和吸收障碍的慢性胃肠功能紊乱患者；②由于肠胀气而可能恶化的疾患，如胃心综合征（Roernheld综合征）、严重的疝气、肠梗阻和肠溃疡者；③严重肾功能不全者（CrCl < 25ml/min）；④糖尿病酮症酸中毒患者；⑤严重肝病（严重肝功能不全）和肝硬化患者。

（2）伏格列波糖禁用于：①严重酮体症、糖尿病昏迷或昏迷前的患者。②严重感染的患者、手术前后的患者或严重创伤的患者。③对本品的成份有过敏史的患者。

（3）米格列醇禁用于：①糖尿病酮症酸中毒者；②炎性肠病，结肠溃疡，部分性肠梗阻，易感染性肠梗阻者；③慢性肠道疾病伴有明显胃肠功能失调，或进一步加重出现肠胀气炎性肠病者；④对该药物或其成分过敏者。

（三）具有临床意义的药物相互作用

1. 服用 α-葡萄糖苷酶抑制剂期间，应避免同时服用抗酸剂、消胆胺、肠道吸附剂和消化酶类制剂，以免影响本品的作用。

2. 由于结肠内碳水化合物酵解增加，蔗糖或含有蔗糖的食物常会引起腹部不适，甚至导致腹泻。

3. α-葡萄糖苷酶抑制剂具有抗高血糖的作用，但它本身不会引起低血糖。如果本品与磺酰脲类药物、二甲双胍或胰岛素一起使用时，可能会出现低血糖，需减少其他药物剂量。

4. 阿卡波糖可影响地高辛的生物利用度，因此需调整地高辛的剂量。

5. 同时服用新霉素可使餐后血糖更为降低，并使本品胃肠反应加剧。

（四）特殊人群用药

1. 妊娠期女性不建议使用 AGI 类药物治疗；哺乳期女性建议避免使用 AGI 类药物。

2. 伏格列波糖罕见严重的肝损害，但在使用中可能有患者出现肝酶升高，阿卡波糖也有罕见发生的无症状肝酶升高，因此用药后 6~12 个月建议监测肝酶的变化，通常患者再停药后肝酶可恢复正常。

3. 通常 AGI 类药物单独服用一般不出现低血糖，联合其他降糖药物时可能出现低血糖。

4. AGI 类具有消峰去谷的特点，对于易发餐后低血糖的患者，该降糖方案可作为有效的防范策略；阿卡波糖可使蔗糖分解为果糖和葡萄糖的速度更加缓慢，因此如果发生急性的低血糖，不宜使用蔗糖，而应该使用需要使用葡萄糖或蜂蜜解救，常规的含淀粉、双糖的碳水化合物纠正效果不佳。

三、代表药品

阿卡波糖
Acarbose

【适应证】 配合饮食控制用于 2 型糖尿病；降低糖耐量异常者的餐后血糖。

【用法用量】 用餐前即刻整片吞服或与前几口食物一起咀嚼服用，剂量因人而异。一般推荐剂量为：起始剂量为一次 50mg，一日 3 次。以后逐渐增加至一次 0.1g，一日 3 次。个别情况下，可增至一次 0.2g，一日 3 次。

【常用制剂与规格】 片剂：50mg。胶囊剂：50mg；100mg。

第五亚类　胰岛素增敏剂

过氧化物酶体增殖物激活受体（PPAR）是体内核受体家族中的一组核受体蛋白，包含 α、γ 和 δ 3 种亚型，被特定配体或激活剂激活后，可启动核内靶基因的转录，对糖脂及能量代谢等进行调控。传统胰岛素增敏剂噻唑烷二酮类（TZD）降糖药通过激活 PPAR-γ，增加靶细胞对胰岛素的敏感性，从而起到改善胰岛素抵抗、降低血糖的作用噻唑烷二酮类（TZDs）主要效果为改善组织对胰岛素的作用敏感性。目前在我国上市的噻唑烷二酮类（TZDs）药物有吡格列酮和罗格列酮。2021 年我国原研的新型胰岛素增敏剂西格列他钠获批上市，该药能同时适度激活 PPAR-α、PPAR-γ 和 PPAR-δ 受体，有效控制血糖并改善 T2DM 患者常伴发的血脂及能量代谢紊乱。

一、药理作用与作用机制

PPAR-γ 主要存在于脂肪组织、胰岛 β 细胞、血管内皮、巨噬细胞和中枢神经系统

（CNS）中；而 PPAR-α 主要表达于肝脏、心脏、骨骼肌和血管壁。不同的噻唑烷二酮类药物对 PPAR-γ 和 PPAR-α 的作用不同。肥胖和糖尿病患者骨骼肌中 PPAR-γ 浓度增加；其增加的浓度与血清胰岛素浓度密切相关。

第一代胰岛素增敏剂噻唑烷二酮类药物通过作用于脂肪、肌肉及肝脏来增加胰岛素敏感性，从而增加葡萄糖利用和减少葡萄糖生成。这类药物可与 1 种或多种过氧化物酶体增殖物活化受体（PPAR）结合并使其激活，PPAR 通过与配体结合调节基因表达进而影响代谢。噻唑烷二酮类药物可能是通过促进葡萄糖的转运，从而增加肌糖原合成率和葡萄糖氧化率，来改善骨骼肌的胰岛素反应性。罗格列酮是单纯的 PPAR-γ 受体激动剂，而吡格列酮同时发挥一定的 PPAR-α 激动剂作用。在人类脂肪细胞中，TZD 类药物可增加促进脂质储存相关基因的表达，而减少炎症（如 IL-6）相关基因的表达。TZD 类的胰岛素增敏效应可能是在一定程度上激活了 PPAR-γ 而调节脂肪组织产生脂肪因子。在 CNS 中 PPAR-γ 激活可能通过促进进食而介导体重增加，这也在一定程度上解释了 TZD 类治疗为什么易导致体重增加。

新一代的胰岛素增敏剂西格列他钠是一种 PPAR 全激动剂，能够同时激活 PPAR-α、PPAR-γ 和 PPAR-δ 3 种受体亚型，并诱导下游与胰岛素敏感性、脂肪酸氧化、能量转化、和脂质转运等功能相关的靶基因表达，还抑制与胰岛素抵抗相关的 PPAR-γ 受体磷酸化。上述效应选择性地改变一系列与胰岛素增敏相关基因的表达，不但可以控制血糖，还可以治疗患者通常因糖尿病而伴发的脂代谢紊乱和血压异常。

二、临床用药评价

（一）临床应用特点

罗格列酮是单纯的 PPAR-γ 受体激动剂，而吡格列酮同时发挥一定的 PPAR-α 激动剂作用。由于噻唑烷二酮类药物提高细胞对葡萄糖的利用而发挥降低血糖的疗效，可明显降低空腹血糖及胰岛素和 C 肽水平，对餐后血糖和胰岛素亦有降低作用。噻唑烷二酮类药物作为单

药治疗时有效性与二甲双胍相似，噻唑烷二酮类药物可使 HbA1c 下降 0.7%~1.0%。TZD 可单独使用，也可与二甲双胍或磺酰脲类药联合应用。

吡格列酮口服后的血浆达峰浓度时间约为 2 小时，血浆半衰期为 3~7 小时，总吡格列酮的血浆半衰期为 16~24 小时，进食不改变吸收率，但达峰时间延迟 3~4 小时，血浆蛋白结合率大于 99%。通过羟基化和氧化作用代谢，部分代谢产物有活性。

罗格列酮的口服生物利用度为 99%，血浆达峰浓度时间为 1 小时，血浆半衰期为 3~4 小时，进食对吸收总量无明显影响，但达峰时间延迟 2.2 小时，峰值降低 20%，99.8% 与血浆蛋白结合。部分经肝药酶代谢，64% 以原型药物经肾排出体外。

使用噻唑烷二酮类药物预防糖尿病有可能最终弊大于利。且因为噻唑烷二酮类药物的现存风险，一般不作为 2 型糖尿病优选的初始治疗。而患者有二甲双胍或磺酰脲类药物的禁忌证时，则可选择吡格列酮作为初始治疗。

西格列他钠单剂量服药后吸收较为迅速，血药达峰时间（T_{max}）中位值约为 4~5 小时，体内消除半衰期为 9~12 小时。西格列他钠在体内分布广泛，血浆蛋白结合率 99.5%。西格列他钠在人体内代谢为多种产物，但在血浆中以原形药为主，CYP3A4 和 CYP3A5 为西格列他钠代谢的主要通路。T2DM 患者连续口服西格列他钠片 48mg 达稳后的平均消除半衰期约为 10 小时，清除率约为 6L/h。西格列他钠的放射性标记物约 90% 经粪便排出体外，粪便中绝大部分为西格列他钠原形药，约占总给药量的 52.36%，仅少量药物经肾脏由尿液排出体外。西格列他钠单药适用于配合饮食控制和运动，改善成人 2 型糖尿病患者的血糖控制，但是由于该药上市应用经验相对少，且该药对 PPAR 受体 3 种类型的亚型都有激动作用，治疗期间可能导致水肿和体重增加，尤其是潜在的心血管及骨代谢等相关风险，其安全性仍需更多的临床观察来评估。

（二）典型不良反应和禁忌

1. 典型不良反应

（1）噻唑烷二酮（TZD）类药物：①常见贫血、血红蛋白降低、血容量增加、血细胞比容降低、血红蛋白降低，在开始治疗后4～12周更为明显。②TZD类药物可导致液体潴留和体重增加。体重增加和水肿是TZD的常见不良反应，这种不良反应在与胰岛素联合使用时表现更加明显。③TZD类药物可能增加心力衰竭的风险。④吡格列酮可能小幅度升高膀胱癌风险。⑤TZD类药物治疗期间可出现背痛、肌痛、肌酸激酶增高；并可增加女性骨折的风险。⑥罗格列酮可能因为改变血脂水平而引起不良的致动脉粥样硬化效应。⑦TZD类药物治疗的患者出现黄斑水肿的风险增加。

（2）西格列他钠：①可能出现轻度到中度外周水肿、局部水肿、面部水肿和眼睑水肿。②可能出现体重增加。③可能出现轻度低血糖，和其他降糖药联合低血糖风险增加。④可能出现贫血。

2. 禁忌

（1）噻唑烷二酮类药物禁用于：①心功能Ⅲ级和Ⅳ级的心力衰竭者，或有心力衰竭史者；②严重肾功能障碍、感染者；③儿童和未满18岁的青少年；④2型糖尿病有活动性肝脏疾患的临床表现或AST及ALT升高大于正常上限2.5倍时；⑤对本品过敏者；⑥膀胱癌病史或活动性膀胱癌；⑦妊娠期女性；⑧黄斑水肿

（2）西格列他钠禁用于：①对西格列他钠中任何成分过敏者。②1型糖尿病患者、糖尿病酮症酸中毒患者。

（三）具有临床意义的药物相互作用

1. TZD类药物

（1）单独使用时不导致低血糖，但与胰岛素或促胰岛素分泌剂联合使用时可增加低血糖发生的风险。

（2）吉非罗齐抑制CYP2C8介导吡格列酮、罗格列酮的代谢，吉非罗齐可显著增加吡格列酮、罗格列酮的血药浓度。如需要和吉非罗齐合用，应减少TZD类药物剂量。

（3）利福平诱导CYP2C8的代谢，合用TZD可能导致其加快代谢，血药浓度下降。临床应该谨慎合用，密切注意患者的血糖水平，根据血糖监测结果及时调整TZD类药物的剂量。

2. 西格列他钠

利福平对西格列他钠的药代动力学有显著影响，在联合用药后，西格列他钠的C_{max}和AUC值分别增加了约92%和51%。建议谨慎使用本品和利福平的联合用药。

（四）特殊人群用药

1. TZD类药物

（1）妊娠期女性应权衡利弊使用；哺乳期女性不宜使用。

（2）胰岛素增敏剂仅在有胰岛素存在的情况下才发挥抗高血糖的作用，不适用于1型糖尿病或糖尿病酮症酸中毒患者。

（3）建议在TZD类药物治疗前、治疗后定期监测肝功能，如出现恶心、呕吐、腹部疼痛、疲乏、尿色变化应立即就医；如出现黄疸则停药就诊。

（4）定期测定血糖和HbA1c以确认治疗效果反应。

（5）用药期间规律评估患者有无体重增加、水肿、骨折风险及其他心力衰竭征象。

2. 西格列他钠

（1）服药过程中，可能会出现水肿，包括外周水肿、局部水肿、面部水肿和眼睑水肿。在服用本品期间，应注意有无以上情况出现。如有发生，应咨询医生，减少服药剂量或停药。

（2）服药期间会出现体重增加情况。除PPAR-γ激动剂可导致水肿使体重增加外，中枢神经系统PPAR-γ活性增强也可能促进食欲，进而可能因进食量增加而出现体重增加。服药期间，除关注水肿等相关症状和体征外，也应尽量控制摄食量。如果体重增加明显应控制饮食和加强运动，同时咨询医生，减少服药剂量或停药。

（3）PPAR-γ激动剂TZD类药物有导致或加重充血性心力衰竭的风险。尽管在西格列他钠的临床试验中，尚未观察到心力衰竭事件。但建议治疗期间，仍应关注心力衰竭的症状和体征（包括呼吸困难和（或）明显水肿）。如果出现上述症状和体征，应停止用药尽快就诊。

三、代表药品

吡格列酮
Pioglitazone

【适应证】　用于 2 型糖尿病。也可与磺酰脲类或双胍类药合用治疗单用时血糖控制不佳者。

【用法用量】　口服：①单药治疗，初始剂量可一次 15mg 或 30mg，一日 1 次，反应不佳时可加量直至 45mg，一日 1 次。②与磺酰脲类药合用，本品可为 15mg 或 30mg，一日 1 次，当开始本品治疗时，磺酰脲类药剂量可维持不变；当患者发生低血糖时，应减少磺酰脲用量。③与二甲双胍合用：本品可为 15mg 或 30mg，一日 1 次。④与胰岛素合用：本品为 15mg 或 30mg，一日 1 次，出现低血糖时可降低胰岛素量。最大推荐量不应超过一次 45mg，一日 1 次；联合用药勿超过一次 30mg，一日 1 次。

【常用制剂与规格】　片剂：15mg；口腔崩解片：15mg。

西格列他钠
Chiglitazar Sodium

【适应证】　适用于配合饮食控制和运动，改善成人 2 型糖尿病患者的血糖控制。

【用法用量】　口服：本品单药治疗的推荐剂量为一次 2 片（32mg），一日 1 次，服药时间不受进餐影响。对于需要加强血糖控制且耐受一次 32mg，一日 1 次的患者，本品剂量可增加至 3 片（48mg），一日 1 次。

【常用制剂与规格】　片剂：16mg。

第六亚类　二肽基肽酶 - 4 抑制剂

二肽基肽酶 - 4（DPP - 4）抑制剂和胰高血糖素样肽 1 受体激动剂（CLP - 1RA）都是基于 GLP - 1，通过增强葡萄糖依赖性胰岛素分泌、减慢胃排空，以及减少餐后胰高血糖素分泌和进食量等多种机制改善血糖。本章主要介绍二肽基肽酶 - 4 抑制剂，目前在国内上市的 DPP - 4 抑制剂有西格列汀、沙格列汀、维格列汀、利格列汀和阿格列汀。

一、药理作用与作用机制

当进食后血糖高时，人体的胃肠分泌细胞分泌两种肠促胰岛素，即 GLP - 1 和葡萄糖依赖性促胰岛素释放多肽（GIP），两种肽均可促进分泌胰岛素，从而控制血糖的升高，但两种肽均可迅速被 DPP - 4 降解。DPP - 4 在大多数类型的细胞表面表达，可灭活其他多种具有生物活性的肽；因此，抑制该酶可通过多种作用影响血糖调节。DPP - 4 抑制剂通过抑制 DPP - 4 而减少 GLP - 1 在体内的失活，使内源性 GLP - 1 的水平升高。而 DPP - 4 抑制剂可高选择性抑制 DPP - 4，减少 GLP - 1 的降解，延长其活性，GLP - 1 以葡萄糖浓度依赖的方式增强胰岛素分泌，抑制胰高糖素分泌，并能减少肝葡萄糖的合成，单药或联合应用可控制对胰岛素敏感的糖尿病者的血糖水平。但与使用 GLP - 1 受体激动剂相比，DPP - 4 抑制剂对 GLP - 1 的水平与活性影响轻微。因此，临床上 DPP - 4 抑制剂的降血糖效果也相对弱。

二、临床用药评价

（一）临床应用特点

DPP - 4 抑制剂可作为单药治疗，用于不能耐受或禁用二甲双胍、磺酰脲类和噻唑烷二酮类药物的患者，例如合并慢性肾脏病或低血糖风险特别高的患者。此外也可作为辅助治疗药物，用于二甲双胍、噻唑烷二酮类或磺酰脲类控制血糖欠佳的患者。

DPP - 4 抑制剂作用强度中等，可稳定地降低糖化血红蛋白 HbA1c 水平 0.8% ~ 1%。尤其对临床应用双胍、磺酰脲类促胰岛素分泌药治疗后的空腹、餐后血糖下降不明显者，可有效降低血糖和糖化血红蛋白。DPP - 4 抑制剂既可单药治疗亦可联合应用，能与双胍类、磺酰脲类、非磺酰脲类、噻唑烷二酮类、胰岛素类药任意搭配，刺激胰岛素分泌具有血糖依赖性，发生低血糖反应较少，对体重、血压几乎无影响。不同 DPP - 4 抑制剂的降糖效果基本接近，常见 DPP - 4 抑制剂的临床应用特征比较见表 8 - 7。

表 8 – 7　常见 DPP₄ 抑制剂的临床应用特征比较

通用名	英文名	每片剂量（mg）	剂量范围（mg/d）	作用时间（h）	半衰期（h）
西格列汀	Sitagliptin	100	100	24	12.4
沙格列汀	Saxagliptin	5	5	24	2.5
维格列汀	Vildagliptin	50	100	24	2
利格列汀	Linagliptin	5	5	1.5（达峰时间）	12
阿格列汀	Alogliptin	25	25	1~2（达峰时间）	21

沙格列汀治疗时，若患者伴中至重度慢性肾病［GFR≤45ml/（min·1.73m²）］或使用强效 CYP3A4/5 抑制剂（如酮康唑），推荐剂量为 2.5mg。

维格列汀治疗时轻度肾功能受损（Ccr≥50ml/min）的患者不必调整剂量，中度或重度肾功能受损患者的剂量为一次 50mg，一日 1 次。

利格列汀主要经肠肝系统消除，肝/肾功能受损的患者不必调整剂量。

阿格列汀常用剂量为一次 25mg，一日 1 次；Ccr 为 30~60ml/min 的患者减量至一次 12.5mg，一日 1 次；Ccr <30ml/min 或接受透析的患者减量至一次 6.25mg，一日 1 次。

（二）典型不良反应和禁忌证

DPP – 4 抑制剂总的耐受性良好，虽然 DPP–4 抑制剂对 GLP – 1 相对具有特异性，但尚不清楚长期使用 DPP–4 抑制剂的后果及其对其他 DPP – 4 底物的影响。由于 DPP 底物普遍存在，而 DPP–4 抑制剂的特异性不一，所以要逐一仔细审查每种 DPP 抑制剂的特有副作用。选择性低的 DPP – 4 抑制剂副作用风险可能更高。

1. 典型不良反应　①常见咽炎、鼻炎、上呼吸道感染、泌尿道感染。另可常见腹泻、肌痛、头晕、头痛、高血压。②偶见轻度肝酶升高、碱性磷酸酶降低。西格列汀的胃肠道副作用风险稍增加。③使用 DPP – 4 抑制剂可能诱发急性坏死性胰腺炎。如果患者出现持续重度腹痛、伴或不伴恶心，应考虑胰腺炎，并停用 DPP – 4 抑制剂。一旦确诊胰腺炎，就不要重新使用 DPP – 4 抑制剂。④DPP – 4 抑制剂对体重的作用为中性或轻度增加。⑤严重超敏反应包括全身性过敏反应、血管性水肿和皮肤水疱性病

变、剥脱性皮炎以及 Stevens – Johnson 综合征，在临床治疗中需要加以关注。⑥部分 DPP – 4 抑制剂（西格列汀、维格列汀、沙格列汀）可出现重度关节痛。其他已报道的肌肉骨骼副作用包括肌痛、肌无力和肌肉痉挛。在使用 DPP – 4 抑制剂时发生重度持续性关节痛，应停药评估患者的症状是否和 DPP – 4 抑制剂存在关联性，如果症状消退，则应该给予其他类型的降糖药物。

2. 禁忌　①1 型糖尿病患者、糖尿病酮症酸中毒者以及糖尿病昏迷或有前兆的患者。②对 DPP – 4 抑制剂及其敷料成分过敏者。尤其是对药物有严重超敏反应（如过和血管性水肿、剥脱性皮肤病或荨麻疹）的患者。③有胰腺炎病史的患者不应启用 DPP – 4 抑制剂。④支气管高敏反应的患者。

（三）具有临床意义的药物相互作用

1. 阿格列汀与血管紧张素转化酶抑制剂以及 TZD 类降糖药合用时，增加发生水肿的风险。

2. 利格列汀是一种 P – 糖蛋白底物，在高浓度下，可以抑制 P – 糖蛋白介导的地高辛转运。CYP3A4 或 P – 糖蛋白的诱导剂（如利福平）可降低利格列汀的效果。若患者需要使用上述药物，则应选择利格列汀以外的药物。

3. CYP3A4/5 强抑制剂酮康唑显著提高沙格列汀的暴露量。应用其他 CYP3A4/5 强抑制剂（如阿扎那韦、克拉霉素、茚地那韦、伊曲康唑、奈法唑酮、奈非那韦、利托那韦、沙奎那韦和泰利霉素）也会升高沙格列汀的血浆药物浓度。与 CYP3A4/5 强抑制剂合用时，应将沙格列汀剂量限制在 2.5mg。

（四）特殊人群用药

1. 妊娠期女性不建议使用；哺乳期女性不

宜应用。

2. 单独使用 DPP - 4 抑制剂不增加低血糖发生的风险。本品与其他降血糖药物联用时，为减少发生低血糖风险，应根据血糖监测调整降糖方案。

3. 在有肾功能不全的患者中使用西格列汀、沙格列汀、阿格列汀和维格列汀时，应注意按照药物说明书来减少药物剂量。

4. 维格列汀和阿格列汀使用者的肝功能障碍（肝酶升高、肝炎）虽少见，但已有报道。因此，应在开始使用维格列汀及阿格列汀前检测肝功能，并且在治疗的第 1 年里每 3 个月复测 1 次。

5. 用 DPP - 4 抑制剂的炎症性肠病风险高于其他降糖药。

6. 沙格列汀和阿格列汀可能增加心力衰竭住院风险。

三、代表药品

西格列汀
Sitagliptin

【适应证】　用于经生活方式干预无法达标的 2 型糖尿病患者。可采用单药治疗或与其他口服降糖药联合治疗。

【用法用量】　口服：①本品单药治疗的推荐剂量为一次 100mg，一日 1 次。②轻度肾功能不全者不需调整剂量，中度肾功能不全者（30ml/min < Ccr ≤ 50ml/min）调整为 50mg/d，重度肾功能不全者（Ccr ≤ 30ml/min）调整为 25mg/d。

【常用制剂与规格】　片剂：100mg。

第七亚类　钠－葡萄糖协同转运蛋白 2 抑制剂

钠－葡萄糖协同转运蛋白 2（SGLT - 2）抑制剂是一类近年受到高度重视的新型口服降糖药物，可抑制肾脏对葡萄糖的重吸收，降低肾糖阈，从通过增加尿液排泄的葡萄糖来降低血糖浓度。目前在我国被批准临床使用的 SGLT - 2 抑制剂为达格列净、恩格列净、卡格列净和艾托格列净。由于在合并心血管或肾脏疾病的患者中，SGLT - 2 抑制剂对心血管和肾脏结局有益，其临床地位逐渐提升。

一、药理作用与作用机制

SGLT - 2 抑制剂是近年来上市的新型口服降糖药物。SGLT - 2 表达于肾近端小管，介导近 90% 滤过葡萄糖负荷的重吸收。SGLT - 2 抑制剂促进肾脏对葡萄糖的排泄，因此可轻度降低 2 型糖尿病患者升高的血糖水平。SGLT - 2 抑制剂只能通过阻断滤过葡萄糖的重吸收而降低血浆葡萄糖水平，滤过葡萄糖水平随着血糖水平下降而下降。

二、临床用药评价

（一）临床应用特点

SGLT - 2 抑制剂降低血糖和糖化血红蛋白的能力受滤过的葡萄糖负荷和这类药物引起的渗透性利尿的限制。SGLT - 2 抑制剂的降糖作用不依赖于胰岛 β 细胞功能及胰岛素敏感性。SGLT - 2 抑制剂是相对弱效的降糖药物，单药治疗能降低 HbA1c 0.5% ~ 1.2%；在二甲双胍基础上联合治疗可降低 HbA1c 0.4% ~ 0.8%。SGLT - 2 抑制剂还有一定的减轻体重和降压作用。SGLT - 2 抑制剂可使体重下降 0.6 ~ 3.0kg，降低收缩压 3 ~ 5mmHg。

SGLT - 2 抑制剂可单用或联合其他降糖药物治疗成人 2 型糖尿病，目前在 1 型糖尿病、青少年及儿童中无适应证。SGLT - 2 抑制剂单药治疗不增加低血糖风险，但与胰岛素或胰岛素促泌剂联用时则增加低血糖风险。因此，SGLT - 2 抑制剂与胰岛素或胰岛素促泌剂联用时应下调胰岛素或胰岛素促泌剂的剂量。SGLT - 2 抑制剂在轻、中度肝功能受损（Child - Pugh A、B 级）患者中使用无需调整剂量，在重度肝功能受损（Child - Phgh C 级）患者中不推荐使用。

SGLT - 2 抑制剂在中度肾功能不全的患者可以减量使用，在重度肾功能不全患者中，例如 eGFR < 30ml/（min·1.73m^2）的患者，因降糖效果显著下降不建议使用。

达格列净口服后快速吸收，达峰时间 T_{max} 为 1 ~ 2 小时，蛋白结合率为 91%，口服生物利用度约为 78%，血浆终末半衰期为 12.9 小时。口服后药物主要在肝脏经尿苷二磷酸葡萄糖苷酸基转移酶1A9（UGT1A9）代谢为无活性的代谢物，较小部分经细胞色素450酶系代谢，对细胞色素P450酶系没有抑制或诱导作用。药物原型和相关代谢物75%经尿排泄，21%经粪便排泄。

恩格列净在口服给药后1.5小时达到血浆峰浓度。终末消除半衰期为5.6～13.1小时，表观口服清除率为10.6L/h。恩格列净大约95.6%的药物相关放射性随粪便（41.2%）或尿液（54.4%）消除。粪便中回收的绝大多数药物相关放射性为药物原型，随尿液排泄的大约一半药物相关放射性为药物原型。

卡格列净口服生物利用度约为65%。本品与血浆蛋白结合率为99%，主要与白蛋白结合。蛋白结合不依赖于卡格列净的血药浓度。

空腹状态下单次口服艾托格列净后，1小时达到峰值血浆浓度（T_{max}）；多次给药艾托格列净的血浆C_{max}和AUC随剂量成比例增加。尽管高脂高热量餐时给药与空腹状态相比，艾托格列净的C_{max}有所下降，T_{max}也有延迟，但AUC不变。食物对艾托格列净药代动力学的影响无临床意义，可与或不与食物同服。艾托格列净的血浆蛋白结合率为93.6%，艾托格列净的主要代谢途径是UGT1A9和UGT2B7介导的O-葡萄糖醛酸化，CYP介导的艾托格列净（氧化）代谢在人体中所占比重约为12%。肾功能正常的2型糖尿病患者口服艾托格列净的平均消除半衰期为16.6小时；大约分别有40.9%和50.2%的药物相关放射性经粪便和尿液排泄。其中33.8%以原形艾托格列净经粪便排泄，仅有给药剂量的1.5%以原型形式经尿液排泄。

国内上市的4种SGLT-2抑制剂的药代动力学特点比较，见表8-8。

（二）典型不良反应和禁忌

1. 典型不良反应　①SGLT-2抑制剂的常见不良反应为生殖泌尿道感染。②罕见的不良反应包括酮症酸中毒，主要发生在1型糖尿病患者。③罕见急性肾损伤、骨折风险和足趾截肢。④SGLT-2抑制剂单独使用时不增加低血糖发生的风险，SGLT-2抑制剂可降低血压、减轻体重。

2. 禁忌　①SGLT-2抑制剂禁用于对本品有严重超敏反应史者。②1型糖尿病患者和有酮症倾向的2型糖尿病患者。③重度肾损害eGFR < 30ml/（min · 1.73m^2）及终末期肾病（ESRD）或需要透析的患者。

（三）具有临床意义的药物相互作用

1. SGLT-2抑制剂类药物和利尿剂联合治疗可能引发尿量过度增加和尿频，增加了血容量不足的风险。

2. SGLT-2抑制剂类药物和降压药物联合使用可能加强降压作用，引发低血压风险。

3. SGLT-2抑制剂类药物与胰岛素或胰岛素促泌剂联合给药可增加低血糖风险。

4. SGLT-2抑制剂可造成轻度脱水，应谨慎联合使用其他易引起急性肾损伤的药物，如非甾体抗炎药、血管紧张素转化酶抑制剂/血管紧张素Ⅱ受体拮抗剂、利尿剂。

5. SGLT-2抑制剂与锂剂合用可能降低血清锂的浓度。

（四）特殊人群用药

1. 妊娠期女性权衡利弊慎用；哺乳期女性应权衡利弊终止哺乳或停用本品。

2. DKA可发生在血糖轻度升高或正常时，多存在DKA诱发因素或属于DKA高危人群。

表8-8　国内上市的4种SGLT-2抑制剂的药代动力学特点

通用名	英文名	每片剂量（mg）	剂量范围（mg/d）	作用时间（h）	半衰期（h）
达格列净	Dapagliflozin	10	10	24	12.9
恩格列净	Empagliflozin	10	10～25	1.3～3.0（达峰时间）	5.6～13.1
卡格列净	Canagliozin	100/300	100～300	1～2（达峰时间）	10.6～13.1
艾托格列净	Ertugliflozin	5	5～15	无充分数据	16.6

如怀疑 DKA，如任何接受 SGLT-2 抑制剂的患者出现恶心、呕吐或不适，应监测其血清酮类浓度，确诊为酮症酸中毒后应停用 SGLT-2 抑制剂，立即进行治疗。

3. 用药过程中还应警惕急性肾损伤、低血压等和血容量不足相关的风险。

三、代表药品

达格列净
Dapagliflozin

【适应证】　在饮食和运动基础上，本品可作为单药治疗，用于 2 型糖尿病成人患者改善血糖控制。本品不适用于治疗 1 型糖尿病或糖尿病酮症酸中毒。

【用法用量】　口服：①推荐起始剂量为 5mg，一日 1 次，晨服，不受进食限制。对于需加强血糖控制且耐受一次 5mg，一日 1 次的患者，剂量可增加至一次 10mg，一日 1 次。②肾功能不全患者：eGFR 低于 45ml/（min·1.73m^2）不推荐使用本品治疗。轻度肾功能不全患者 eGFR ≥ 60ml/（min·1.73m^2）时无需调整剂量。如果出现 eGFR 在 30～60ml/（min·1.73m^2），不推荐使用本品治疗。如果出现 eGFR 低于 30ml/（min·1.73m^2），禁忌使用本品。③肝功能受损患者无需调整剂量。

【常用制剂与规格】　片剂：5mg；10mg。

第八亚类　葡萄糖激酶激活剂

多格列艾汀为异位变构葡萄糖激酶全激活剂，主要作用于胰岛、肠道内分泌细胞以及肝脏等葡萄糖储存与输出器官中的葡萄糖激酶（GK），可改善 T2DM 患者血糖稳态失调。多格列艾汀片国内已批准上市，用于改善成人 T2DM 患者的血糖控制。可单药或与盐酸二甲双胍联合使用。

一、药理作用与作用机制

GK 主要分布在胰岛细胞和肝细胞，此外在下丘脑、垂体、肠道中也有分布，是血糖调控系统中的传感器，在维持人体葡萄糖稳态中发挥了关键作用。GK 能敏锐感知体内葡萄糖浓度的变化，并进一步启动后续酶促反应，从而调控控糖激素的释放和葡萄糖处置，维持机体血糖稳态。T2DM 患者胰岛 β 细胞与肝细胞中 GK 表达量均显著下降约 40%，肝细胞中 GK 活性下降约 50%。GK 功能的降低引起葡萄糖利用能力降低，导致 T2DM 患者血糖升高。GK 表达量越低，HbA1c 越高。GK 酶活性随葡萄糖浓度的增加而升高，当葡萄糖浓度降低时，GK 酶活性随之相应降低。GK 酶学动力学特点使其能够感知葡萄糖的浓度变化，开启胰腺、肝脏和肠道三大核心血糖调控器官的自主调节，促进或抑制胰岛素分泌、胰高糖素分泌、肝糖原合成等，在全身血糖稳态系统调节中起到重要作用。

多格列艾汀是 GK 激活剂，作用于胰岛、肠道内分泌细胞以及肝脏等器官中的 GK 靶点，通过改善 T2DM 患者受损的 GK 功能，促进葡萄糖刺激胰岛素分泌和 GLP-1 分泌，进而改善 β 细胞功能，减轻胰岛素抵抗，重塑机体血糖平衡生理调节机制。多格列艾汀提高 GK 的酶反应最大速度（V_{max}）来增加 GK 与其底物（葡萄糖）的亲和力，提高 GK 对葡萄糖代谢的催化效率，具有良好的酶动力学特征。多格列艾汀对希尔系数的影响较小，保持了 GK 与葡萄糖之间动力学上的协同性。当葡萄糖浓度低于体内正常血糖下限时，GK 酶对催化葡萄糖磷酸化的作用减弱，减缓了葡萄糖的代谢，因此降低了低血糖风险。相对于其他的酶、受体、离子通道等，多格列艾汀对 GK 具有高度的特异性。

二、临床用药评价

（一）临床应用特点

多格列艾汀单药治疗可改善 2 型糖尿病患者葡萄糖刺激的胰岛素分泌时相，提高胰岛 β 细胞功能指数，胰岛素早相分泌指数和葡萄糖处置指数，降低胰岛素抵抗指数。多格列艾汀显著降低 T2DM 患者的 HbA1c 水平，相较基线降幅 > 1%，降低餐后血糖和空腹血糖，控制患者的 24 小时血糖水平作用持久稳定，可单独用于 T2DM 患者的治疗。

多格列艾汀在健康受试者和 T2DM 患者中的药动学特征相似。口服给药后吸收快速，中位达峰时间（T_{max}）在 2 小时左右，主要吸收部位位于肠道前端的十二指肠、空肠Ⅰ段和空肠Ⅱ段。T2DM 患者一日 2 次口服给药，4 日后达到血浆药动学稳态。多格列艾汀人血浆蛋白结合率为 93.3%，平均表观分布容积为 115L。多格列艾汀主要由 CYP3A4 介导经肝脏代谢。口服多格列艾汀后 1 周内，大部分经粪便（59.20%）和尿液（35.07%）排出，约 8.15% 剂量以原形药物经尿液排出。T2DM 患者单次口服多格列艾汀后的表观终末半衰期为 6.6～8.6 小时。

多格列艾汀与多种其他降糖药物可能具有协同作用。多格列艾汀与二甲双胍、西格列汀或恩格列净联合治疗时可获得较好的降糖效果联合治疗后葡萄糖刺激胰岛素分泌水平均高于各单药治疗，表明联合治疗能够改善患者的 β 细胞功能。

（二）典型不良反应和禁忌

1. 典型不良反应　本品临床试验中观察到的不良反应有肝酶升高、高甘油三酯血症、血脂异常；此外还发现有心电图 T 波异常、白细胞计数降低、血尿酸升高、低 HDL 胆固醇血症、高尿酸血症、高脂血症、上呼吸道感染等不良反应。由于多格列艾汀上市后应用时间短，目前仍需更多临床观察评估。

（1）如出现低血糖，患者如果有未察觉的低血糖，或出现过至少 1 次严重 3 级低血糖或不明原因的 2 级低血糖，建议重新评估血糖控制目标并调整治疗方案，降低未来发生低血糖的风险。

（2）如出现肝酶上升相关的临床表现，需及时监测，并采取保肝治疗。肝酶升高多数为一过性，转氨酶在正常值上限 2.5 倍内，可继续应用，并启动保肝治疗，2 周后复查肝功能。如超过 2.5 倍，可考虑停药，并及时进行保肝治疗。

（3）如出现甘油三酯上升相关的临床表现，需合理控制饮食并关注血甘油三酯的变化，必要时选择降脂药物治疗。

（4）如出现高血压相关的临床表现，需及时给予患者指导和必要的降压治疗。

（5）如出现尿酸上升相关的临床表现，需及时给予指导并进行检测和降尿酸治疗。

2. 禁忌　对本品中任何成份有过敏者禁用。

（三）具有临床意义的药物相互作用

1. 强效 CYP3A4 诱导剂利福平显著降低多格列艾汀暴露量。与中效 CYP3A4 诱导剂（依法韦仑）联合用药可使本品的血药浓度—时间曲线下面积（AUC）及血浆峰浓度（C_{max}）分别降低 51% 和 23%。因此，本品与 CYP3A4 诱导剂（如苯妥英、利福平和卡马西平）合用应谨慎。

2. 强效 CYP3A4 抑制剂伊曲康唑显著提高多格列艾汀暴露量。与中效 CYP3A4 抑制剂（维拉帕米、氟康唑和红霉素）联合用药可使本品的 AUC 和 C_{max} 分别升高至 2.4 和 1.2 倍。因此，本品与强效或中效 CYP3A4 抑制剂（如酮康唑、阿扎那韦、克拉霉素、茚地那韦、伊曲康唑、奈法唑酮、奈非那韦、利托那韦、沙奎那韦、泰利霉素和葡萄柚汁）合用应谨慎。

三、代表药品

多格列艾汀
Dorzagliatin

【适应证】　本品适用于改善成人 2 型糖尿病患者的血糖控制。本品单药可配合饮食控制和运动，改善成人 2 型糖尿病患者的血糖控制。在单独使用盐酸二甲双胍血糖控制不佳时，本品可与盐酸二甲双胍联合使用，配合饮食和运动改善成人 2 型糖尿病患者的血糖控制。本品不适用于治疗 1 型糖尿病、糖尿病酮症酸中毒或高血糖高渗状态。

【用法用量】　口服：本品推荐剂量为一次 75mg，一日 2 次，早餐前和晚餐前 1 小时内任何时间服用。

【临床应用注意】

1. 不推荐妊娠期及哺乳期患者使用。

2. 肾功能不全患者（未进行透析）服用本品时无需调整剂量

3. 轻度肝功能损害（Child-PughA 级）患者无需调整剂量。中度肝功能损害（Child-PughB 级）患者本品的暴露量增加，尚未在重度肝功能损害（Child-PughC 级）患者中开展临床研究。中度和重度肝功能损害（Child-PughB 和 C 级，如中度及以上肝硬化）患者不推荐使用本品。

4.75 岁及以下老年患者无需调整剂量。

【常用制剂与规格】　片剂：75mg。

第九亚类　肠促胰素类降糖药

肠促胰素类降糖药包括胰高糖素样肽-1 受体激动剂（GLP-1RA）和葡萄糖依赖性促胰岛素多肽（GIP）/GLP-1 双受体激动剂（GIP/GLP-1RA）。其中，GLP-1RA 不仅显著降低 2 型糖尿病（T2DM）患者的血糖，还可以改善多种心血管危险因素，部分 GLP-1RA 也被证实具有明确的心血管保护作用。目前国内上市的 GLP-1RA 主要包括艾塞那肽、利拉鲁肽、贝那鲁肽、利司那肽、司美格鲁肽和度拉糖肽。GIP/GLP-1RA 替尔泊肽于 2025 年 1 月已经在我国上市，由于上市时间较短，临床应用相对较少，仍需积累更多临床应用证据。也因此本章仍以 GLP-1RA 的应用介绍为主。

一、药理作用与作用机制

GLP-1 由小肠 L 细胞中的胰高血糖素原基因编码合成。GLP-1 与特定的 GLP-1 受体结合，GLP-1 受体在多种组织中表达，包括胰岛 β 细胞、胰管、胃黏膜、肾、肺、心脏、皮肤、免疫细胞和下丘脑。GLP-1 通过刺激胰岛的葡萄糖依赖性胰岛素释放而发挥其主要作用。由于 DPP$_4$ 对 GLP-1 的 N 端降解作用，内源性 GLP-1 的半衰期非常短，只有 1~2 分钟。人工合成的 GLP-1 受体激动剂可不同程度地抵抗 DPP$_4$ 降解，因此半衰期更长，便于临床应用；长效 GLP-1 受体激动剂可一日 1 次或一周 1 次给药。

GLP-1 受体激动剂以葡萄糖浓度依赖的方式增强胰岛素分泌、抑制胰高血糖素分泌，并能延缓胃排空，通过中枢性的食欲抑制来减少进食量。因此 GLP-1 及其受体激动剂在理论上可减轻体重，即使对于无明显恶心和呕吐的患者也是如此。GLP-1 受体激动剂可以单独使用或与其他口服降糖药联合使用。

葡萄糖依赖性促胰岛素释放肽（GIP）旧称抑胃肽，由小肠 K 细胞产生，与特定的 GIP 受体结合，GIP 受体在多种组织中表达，包括胰岛 β 细胞、胰岛 α 细胞、皮下和内脏脂肪组织、骨骼和心脏。餐后机体会同时分泌 GIP 和 GLP-1，两者可能具有协同作用，增强葡萄糖诱导的胰岛素分泌。但 GIP 对胰高血糖素分泌的作用与 GLP-1 不同。在正常血糖或低血糖状态下，GIP 可增强胰高血糖素活性。GLP-1/GIP 双受体激动剂 Tirzepatide 已经在国外获得批准，用于治疗 2 型糖尿病和肥胖症。

二、临床用药评价

（一）临床应用特点

GLP-1RA 的作用优势明显，其增加葡萄糖依赖性胰岛素分泌，增强外周组织对胰岛素的敏感性；增加胰岛素分泌主基因的表达，有助于增加胰岛素的生物合成；可抑制 2 型糖尿病者不适当的胰高血糖素的分泌，GLP-1RA 类药物可有效降低餐后血糖和 HbA1c。

根据分子结构特点，GLP-1RA 可分为基于人 GLP-1 结构的 GLP-1RA 和基于艾塞那肽结构的 GLP-1RA，前者包括利拉鲁肽、度拉糖肽及贝那鲁肽，其氨基酸序列与人 GLP-1 的同源性较高（≥90%），其中贝那鲁肽与人 GLP-1 的同源性为 100%；后者包括艾塞那肽、艾塞那肽微球（周制剂）、利司那肽及洛塞那肽，其氨基酸序列与人 GLP-1 的同源性约为 50%。由于 GLP-1RA 类药物的结构差异，不同剂量降低 HbA1c 也有一定差异。整体 GLP-1RA 类药物降低 HbA1c 幅度约在 0.8%~1.8%；其中司美格鲁肽降糖作用最强，其次为度拉糖肽和利拉鲁肽。

GLP-1RA 降低血糖的同时能减缓胃排空，抑制不适当的餐后胰高血糖素释放，减少食物摄入量，具有减重作用。与未加用 GLP-1RA 相比，加用 GLP-1RA 治疗可使超重或肥胖（BMI ≥25kg/m²）的 T2DM 患者的体重和体重指数（BMI）下降，腰围缩小。利拉鲁肽、司美格鲁肽已在国外获批减重的适应证。此外，贝那鲁肽和司美格鲁肽也已经在国内被批准用于减重。

在 T2DM 患者中，GLP-1RA 可降低血压和改善血脂谱。基于心血管结局试验（CVOT）数据的分析显示利拉鲁肽、度拉糖肽、艾塞那肽周制及利司那肽可控制患者收缩压，改善心血管功能和降低患者伴随的心血管事件的风险。此外，GLP-1RA 还具有改善血脂谱的作用，可以不同程度地降低 T2DM 患者的总胆固醇、甘油三酯及低密度脂蛋白胆固醇水平。基于目前已完成的 CVOT 研究结果，在国内已获批的 GLP-1RA 中，利拉鲁肽和度拉糖肽显示出了心血管保护作用，而利司那肽和艾塞那肽的心血管效应则为中性，贝那鲁肽和聚乙二醇洛塞那肽目前尚缺乏 CVOT 研究数据。GLP-1RA 对 T2DM 患者心力衰竭（HF）的影响为中性，既未能降低也不增加 HF 住院风险。GLP-1RA 可以用于具有 HF 风险的 T2DM 患者，但不能预防 HF。GLP-1RA 治疗可增加 T2DM 患者的静息状态心率，其机制可能与窦房结中 GLP-1 受体激活或增强交感神经作用有关，因此 T2DM 合并射血分数下降性心力衰竭（HFrEF）患者在失代偿期使用 GLP-1RA 时需谨慎。

慢性肾脏疾病（CKD）与 CVD 发生风险增加密切相关。肾小球滤过率的水平和白蛋白尿的严重程度有助于预测 T2DM 患者的 CKD 进展风险。GLP-1RA 可减少 T2DM 患者尿白蛋白排泄量，从而带来潜在的肾脏获益，GLP-1RA 可显著降低 T2DM 患者不良肾脏结局风险 17%，但其肾脏保护作用主要是由减少尿白蛋白排泄量所驱动的。因此，从心血管保护和改善血糖控制的角度，T2DM 合并 CKD 患者可以考虑使用 GLP-1RA 治疗。

由于 GLP-1RA 类的药物是多肽结构，分子结构的缺陷限制了其给药途径，导致其主要局限于注射给药，这降低了患者用药依从性和便利性，因此，肽类药物剂型改良为口服制剂，能改善依从性，2024 年，司美格鲁肽片经国家药品监督管理局批准上市。司美格鲁肽的口服片剂添加辅料有沙波立沙钠（SNAC），该成分是一种可以促进多肽类药物口服吸收的促进剂。SNAC 通过中和胃酸的 pH 值来提高局部 pH 值，

保护司美格鲁肽免受酶解降解，并促进其单体化，达到被有效吸收的效果。

根据药代动力学特点，GLP-1RA 可分为短效、长效及超长效制剂，短效制剂包括贝那鲁肽、艾塞那肽及利司那肽，一般需要一日 1~3 次皮下注射；长效制剂包括利拉鲁肽，需要一日 1 次皮下注射；超长效制剂包括司美格鲁肽、度拉糖肽、艾塞那肽周制剂及洛塞那肽，一般一周 1 次皮下注射。

艾塞那肽在血糖水平较低时不抑制胰高血糖素的分泌。最大作用出现在用药后 3 小时，作用可持续 5 小时，血浆半衰期为 2.4 小时，主要经肾清除。

利拉鲁肽血浆半衰期为 12~14 小时，一日 1 次皮下给药就能起到良好降糖作用。其血浆浓度达峰时间为 9~13 小时，作用时间可维持 24 小时。

司美格鲁肽皮下注射给药后 1~3 天达到最大浓度，每周一次给药 4~5 周后达到稳态暴露。司美格鲁肽皮下注射给药，在腹部、大腿或上臂可获得相似的暴露水平。司美格鲁肽皮下给药的绝对生物利用度是 89%。司美格鲁肽可与血浆白蛋白广泛结合（＞99%）。司美格鲁肽先经过肽骨架的蛋白酶剪切和脂肪酸侧链的顺序氧化而广泛代谢。中性内肽酶（NEP）可能参与司美格鲁肽的代谢。司美格鲁肽相关物质的主要排泄途径是尿液和粪便；约 2/3 的司美格鲁肽相关物质经尿液排泄，约 1/3 经粪便排泄。约 3% 的司美格鲁肽以原形经尿液排泄。在 2 型糖尿病患者中，司美格鲁肽消除半衰期约为 1 周，末次给药后约 5 周体循环中仍存在有司美格鲁肽。

常见的 GLP-1 受体激动剂药代动力学特点比较见表 8-9。

表 8-9　常见的 GLP-1 受体激动剂药代动力学特点比较

通用名	英文名	规格剂量	剂量范围	达峰时间	半衰期
艾塞那肽	Exenatide	0.3mg/1.2ml，0.6mg/2.4ml	10~20μg/d	2.1h	2.4h
利拉鲁肽	Liraglutide	18mg/3ml	0.6~1.8mg/d	8~12h	13h
贝那鲁肽	Benaglutide	2.1ml：4.2mg	0.3~0.6mg/d	19min	0.25h
利司那肽	Lixisenatide	0.15mg/3ml，0.3mg/3ml	10~20μg/d	1~3.5h	3h

续表

通用名	英文名	规格剂量	剂量范围	达峰时间	半衰期
洛塞那肽	Loxenatide	0.5ml：0.1mg 0.5ml：0.2mg	0.1~0.2mg	67~118h	104~121h
司美格鲁肽	Scmaglutide	1.34mg/ml：3ml	0.25~1mg 一周1次	1~3d	约165h
度拉糖肽	Dulaglutide	0.75mg/支 1.5mg/支	0.75~1.5mg 一周1次	48h	108~112h

（二）典型不良反应和禁忌

1. 典型不良反应

（1）胃肠道反应：恶心、呕吐、腹泻等胃肠道反应较常见，一般随着治疗时间的延长而逐渐减轻。临床使用可从小剂量起始，逐渐加量，不耐受者应停药并及时更改为其他治疗方案。GLP-1RA 所致的胃肠道反应可能会加重 T2DM 合并严重胃肠道疾病（如重度胃轻瘫、炎症性肠病）患者的胃肠道不适，故此类患者不推荐使用。

（2）低血糖：GLP-1RA 单独使用极少发生低血糖，但与其他降糖药物（如 SU、胰岛素）联用时低血糖的发生风险增加。如果患者已经采用不包含 GLP-1RA 在内的二联或三联降糖治疗方案且 HbA1c 已达标，而基于患者的合并症情况（如合并 ASCVD、CKD 或肥胖）需要加用 GLP-1RA 时，可以考虑停用 1 个二甲双胍以外的降糖药物或减少其剂量。

（3）与安慰剂相比，GLP-1RA 治疗并未增加急性胰腺炎的发生风险，但临床使用中曾报告与 GLP-1RA 治疗相关的急性胰腺炎不良事件。因此，出于安全性考虑，不推荐有胰腺炎病史或高风险的 T2DM 患者使用 GLP-1RA。应告知患者急性胰腺炎的特征性症状，包括持续、严重的腹痛。如怀疑发生胰腺炎，应停用本品和其他潜在的可疑药。

2. 禁忌
①1 型糖尿病；糖尿病酮症酸中毒患者。②有个人及家族甲状腺髓样癌病史的患者。③多发性内分泌腺肿瘤综合征 2 型的患者。④已知对 GLP-1RA 本身及其敷料成分敏感的患者。

（三）具有临床意义的药物相互作用

1. GLP-RA 对胃排空的延迟可能会影响同时口服的其他药物的吸收程度和速度，对疗效有浓度依赖的口服药物，如抗生素，建议患者在注射本品前至少 1 小时服用这些药物。如果这些药物需要与食物同服，应建议患者在本品注射的间隔与膳食或点心同时服用。少数患者因使用 GLP-RA 可能出现严重腹泻事件，腹泻可能会影响同时口服的药物的吸收。

2. 由于对降低血糖似乎没有叠加作用，GLP-1 受体激动剂一般不应与 DPP-4 抑制剂联用。

3. 单次给予左旋甲状腺素后，口服司美格鲁肽片使甲状腺素的总暴露量（AUC）增加了 33%，最大暴露量（C_{max}）保持不变。患者在接受司美格鲁肽片治疗的同时接受左旋甲状腺素治疗时，应考虑监测甲状腺功能。

4. 接受华法林或其他香豆素衍生物治疗的患者开始司美格鲁肽片治疗时，建议频繁监测 INR。

三、代表药品

艾塞那肽
Exenatide

【适应证】　用于服用二甲双胍、磺酰脲类、噻唑烷二酮类、二甲双胍和磺酰脲类联用、二甲双胍和噻唑烷二酮类联用不能有效控制血糖的 2 型糖尿病患者的辅助治疗或用于 2 型糖尿病患者的单药治疗。

【用法用量】　本品仅用于皮下注射。应在大腿、腹部或上臂皮下注射给药。本品推荐起始剂量为 5μg，一日 2 次，于早餐和晚餐前 60 分钟内给药，餐后不可给药。治疗 1 个月后，可根据临床反应将剂量增加至 10μg。每一次给药剂量都是固定的，不需要根据血糖水平作随时调整。

【临床应用注意】

1. 妊娠期女性权衡利弊慎用；哺乳期女性慎用本品。

2. 对于胰岛素依赖型患者本品不可以替代胰岛素。本品不适用于 1 型糖尿病患者或糖尿病酮症酸中毒的治疗。

3. 本品可引起胃肠道不良反应，包括恶心、呕吐和腹泻。不推荐本品用于严重胃肠道疾病患者。

4. 罕见有肾功能改变，包括血清肌酐升高，肾功能损伤，慢性肾功能衰竭恶化和急性肾功能衰竭，有些需要血液透析。

【常用制剂与规格】 注射笔：1.2ml：0.3mg（60 剂量/支，每剂 5μg）。

利拉鲁肽
Liraglutide

【适应证】 用于成人 2 型糖尿病患者控制血糖；单用二甲双胍或磺酰脲类药物可耐受剂量治疗后血糖仍控制不佳的患者，与二甲双胍或磺酰脲类药物联合应用。

【用法用量】 本品仅用于皮下注射。应在大腿、腹部或上臂皮下注射给药。一日 1 次，可在日间任意时间注射，但应维持每日用药时间恒定。注射时间与进食无关。开始时 0.6mg/d，从小剂量开始是为了降低本品的胃肠道反应。一周后加量至 1.2mg/d，如血糖控制不佳还可加量至 1.8mg/d。

【临床应用注意】

1. 妊娠期女性禁用；哺乳期女性慎用。

2. 应注意是否有过敏性反应症状和体征。

3. 终末期肾脏病、透析或严重肾功能不全患者慎用。

【常用制剂与规格】 预充多剂量笔：6mg/ml，3ml。

司美格鲁肽
Semaglutide

【适应证】 本品适用于成人 2 型糖尿病患者的血糖控制以及具有体重相关合并症的超重和肥胖症患者：①可作为单药治疗，在饮食和运动基础上改善血糖控制。②在饮食控制和运动基础上，接受二甲双胍和（或）磺酰脲类药物治疗血糖仍控制不佳的成人 2 型糖尿病患者。

③适用于降低伴有心血管疾病的 2 型糖尿病成人患者的主要心血管不良事件（心血管死亡、非致死性心肌梗死或非致死性卒中）风险。④针对初始 BMI≥30kg/m²；或 27～30kg/m²，且存在至少一种体重相关合并症超重和肥胖症患者，一周 1 次给药。

【用法用量】

（1）注射剂：司美格鲁肽的起始剂量为一次 0.25mg，一周 1 次。4 周后，应增至一次 0.5mg，一周 1 次。在以此剂量治疗至少 4 周后，可增至一次 1mg，一周 1 次，以便进一步改善血糖控制水平。本品 0.25mg 并非维持剂量。不推荐一周剂量超过 1mg。当司美格鲁肽用于联合已有的二甲双胍治疗时，可维持当前二甲双胍剂量不变。

（2）片剂：司美格鲁肽片的推荐起始剂量为一次 3mg，一日 1 次，持续 30 日。30 日后，剂量应增加至推荐维持剂量一次 7mg，一日 1 次。按此剂量给药至少 30 日后，如果疗效不佳，可将剂量增加至一次 14mg，一日 1 次。司美格鲁肽片的最大推荐单次给药日剂量为 14mg。

【临床应用注意】

1. 妊娠期女性及哺乳期女性禁用。

2. 肾损害：轻度、中度或重度肾损害患者无需调整剂量。在重度肾损害患者中使用司美格鲁肽的经验有限。使用 GLP-1 受体激动剂可能与胃肠道不良反应有关。在治疗伴肾功能损害患者时，应该考虑到这一点，因为恶心、呕吐和腹泻可能导致脱水，而脱水可能导致肾功能恶化，不推荐终末期肾病患者使用本品。

3. 肝损害：肝损害患者无需调整剂量。在重度肝损害患者中使用司美格鲁肽的经验有限。在用本品治疗该类患者时应慎重。

4. 接受本品联合磺酰脲类药物或胰岛素治疗的患者发生低血糖的风险可能会增高。开始本品治疗后，可以通过减少酰磺脲类药物或胰岛素的剂量来降低低血糖风险。

5. 在接受胰岛素和司美格鲁肽治疗并伴有糖尿病视网膜病变的患者中，观察到发生糖尿病视网膜病变并发症的风险增加。已有糖尿病视网膜病变的患者在接受胰岛素治疗的基础上加用本品时应慎重。

6. 使用 GLP-1 受体激动剂曾有报告严重的过敏反应（如速发过敏反应、血管性水肿）。如发生过敏反应，应停用本品；既往曾对其他 GLP-1 受体激动剂有血管性水肿或速发过敏反应史的患者应慎用本品，因为尚不明确此类患者接受本品治疗后是否更容易发生速发过敏反应。

【常用制剂与规格】 片剂：3mg；7mg；14mg。

第五节　调节骨代谢药物

骨的功能是为肌肉收缩提供附着处及保护内脏等重要的生命器官。而骨细胞在不停地进行着细胞代谢和骨重建。有两种细胞在骨代谢中起着重要的作用，一种是吸收骨基质的破骨细胞，另一种是合成骨基质的成骨细胞。成骨细胞负责骨形成，破骨细胞负责骨吸收。

骨质疏松是在骨代谢过程中骨吸收与骨形成的动态平衡出现缺陷。其特征为骨量降低，骨组织细微结构破坏，骨的力学功能减弱，骨脆性增加，易发生骨折，并引起其他并发症，为老年人致残、致死的主要原因之一。

防治骨质疏松症的药物可分为：①钙剂（如碳酸钙）、维生素 D 及其活性代谢物（如骨化三醇、阿法骨化醇）可促进骨的矿化，对抑制骨的吸收、促进骨的形成也起作用。②抑制骨吸收药：包括双膦酸盐类、RANKL 抑制剂、替勃龙、雌激素类、雷洛昔芬、降钙素等。③刺激骨形成药：包括氟制剂、甲状旁腺激素、生长激素、骨生长因子等。

第一亚类　钙剂、维生素 D 及其活性代谢物

根据骨质疏松症的治疗原则，所有接受药物治疗的患者在开始治疗前，都应有正常的血清钙和 25-羟维生素 D 水平，包括调整生活方式和使用骨健康基本补充剂。如果通过膳食的摄入量不足，则应使用钙和维生素 D 补充剂。

一、药理作用与作用机制

充足的钙摄入对获得理想峰值骨量、缓解骨丢失、改善骨矿化和维护骨骼健康有益。最近发布的中国居民膳食营养素参考摄入量建议：中国居民中青年推荐每日钙摄入量为 800mg（元素钙），50 岁以上中老年、妊娠中晚期及哺乳期人群推荐每日摄入量为 1000～1200mg。尽可能通过膳食摄入充足的钙，饮食中钙摄入不足时，可给予钙剂补充。每日钙摄入量包括膳食和钙补充剂中的元素钙总量，营养调查显示我国居民每日膳食约摄入元素钙 400mg，故尚需补充元素钙 500～600mg/d。不同钙剂中的元素钙含量见表 8-10。

表 8-10　中国营养学会膳食钙参考摄入量
（按元素钙计算）

年龄段	膳食钙参考摄入量（mg/d）
<6 个月	200
7～12 个月	250
1～3 岁	600
4～6 岁	800
7～10 岁	1 000
11～13 岁	1 200
14～17 岁	1 000
18～49 岁	800
>50 岁	1 000
孕早期	800
孕中晚期、哺乳期	1 000

注：引自中国居民膳食营养素参考摄入量速查手册. 中国标准出版社，2014.

不同人群的膳食该参考摄入量见表钙剂选择需考虑钙元素含量、安全性和有效性。对于有高钙血症和高尿钙患者，应充分评估泌尿系结石的风险，确认高钙血症及高尿钙的原因，避免盲目补充钙剂。由于体内钙稳态有代偿调控的上限，可耐受的每日最高元素钙摄入量为 2000mg；因此补充钙剂需适量，超大剂量补充钙剂可能增加肾结石和心血管疾病的风险。对于骨质疏松症患者，钙剂作为基础治疗，通常会和其他药物联合使用；选用钙剂应该根据患者的基础病情和治疗需求进行优选，并需要关

注持续大剂量补充元素钙和联合维生素 D 类药物后可能引发的高钙血症及高尿钙症的风险。常用不同种类钙剂的钙元素含量见表 8－11。

表 8－11　不同钙剂中的元素钙含量

化学名	元素钙含量（％）
碳酸钙	40.00
磷酸钙	38.76
氯化钙	36.00
醋酸钙	25.34
枸橼酸钙	21.00
乳酸钙	18.37
葡萄糖酸钙	9.30

维生素 D 是一种脂溶性维生素。只有很少的食物天然含有维生素 D，因此人体皮肤合成维生素 D 的主要天然来源。来自膳食或皮肤合成的维生素 D 不具有生物活性，需要由酶催化成有活性的代谢产物。维生素 D 在肝脏中被酶催化成 25－羟基维生素 D，这是维生素 D 在血液循环中的主要形式，然后在肾脏中被催化成 1,25－二羟维生素 D，这是维生素 D 的活性形式。维生素 D 及其代谢产物与钙稳态和骨代谢相关。骨化三醇 $[1,25-(OH)_2-D_3]$ 和阿法骨化醇 $(1\alpha-OH-D_3)$，都是维生素 D 在人体内的活性代谢物。

充足的维生素 D 可增加肠钙吸收、促进骨骼矿化、保持肌力、改善平衡和降低跌倒风险等。维生素 D 不足可导致继发性甲状旁腺功能亢进，增加骨吸收，从而引起或加重骨质疏松症。首先建议接受充足的阳光照射。对于维生素 D 缺乏或不足者，应给予维生素 D 补充剂。对于存在维生素 D 缺乏危险因素人群，有条件时应监测血清 25（OH）D 和甲状旁腺激素（PTH）水平以指导维生素 D 补充量。为维持骨健康，建议血清 25（OH）D 水平保持在 20ng/ml（50nmol/L）以上。对于骨质疏松症患者，尤其在骨质疏松症药物治疗期间，血清 25（OH）D 水平如能长期维持在 30ng/ml 以上，则更为理想，但要注意当 25（OH）D 水平超过 150ng/ml 时有可能出现高钙血症。

二、临床用药评价

（一）临床应用特点

维生素 D 摄入量在老年人中往往较低，该人群一般也缺乏规律的有效日照，且随着年龄增加皮肤合成维生素 D 的能力也逐渐减弱。2022 年版《中国居民膳食指南》中推荐 60 岁及以上成人维生素 D 每日摄入量（RNI）为 600IU。对于健康老年人每日至少应摄入 600～800IU 维生素 D；长期处于室内的老年人和其他骨质疏松症高风险人群即使采用这个摄入量也可能存在血清 25（OH）D 不足，此类人群需要摄入更多维生素 D。维生素 D 缺乏或不足者、骨质疏松症和低骨量的高风险的患者可通过膳食或维生素 D_3 补充剂来摄取更多的维生素 D，每日剂量 1000～2000IU。对于存在肠道吸收不良或依从性较差的患者，可考虑使用维生素 D 肌内注射制剂。开始补充维生素 D 后 2～3 个月时检测血清 25（OH）D 水平，如上述补充剂量仍然不能使 25（OH）D 水平达到 30ng/ml 以上，可适当增加剂量；肥胖患者通常需要较大剂量。无论是维生素 D_2 还是维生素 D_3，治疗剂量下几乎都可等效地提升体内 25（OH）D 的水平；也不建议单次口服超大剂量普通维生素 D 的补充治疗方案。

活性维生素 D 对钙、磷代谢的总效果为升高血钙和血磷，使血浆钙和血浆磷的水平达到饱和程度；有利于钙和磷以骨盐的形式沉积在骨组织上促进骨组织钙化，可以比普通维生素 D 更高效的升高血钙，对于快速纠正低钙血症更有利，但是和钙剂联合治疗时也增加高钙血症的风险。活性维生素 D 的骨骼效应明显，但并不能纠正维生素 D 缺乏或不足，也不能提升体内 25（OH）D 的水平。

骨化三醇通过与肠壁细胞内的胞浆受体结合，可促进细胞大量合成钙结合蛋白，从而促进肠细胞的钙转运，使肠钙吸收入血，纠正低血钙，缓解肌肉骨骼疼痛，并有助于恢复或降低过高的血清碱性磷酸酶和甲状旁腺激素的水平。对于手术后甲状旁腺功能低下和假性甲状旁腺功能低下，骨化三醇可缓解低血钙及其临床症状。对于绝经后及老年性骨质疏松症，维生素 D 依赖性佝偻病患者，血中骨化三醇水平降低或缺失，由肾脏合成的内源性骨化三醇不足，使用骨化三醇作为替代治疗具有一定优势。口服单剂骨化三醇 2～6 小时内达血药峰浓度；骨化三醇在肾脏和肝脏中被特定的细胞色素 P450 同工酶 CYP24A1 羟基化和氧化；骨化三醇血浆中的清除半衰期为 5～8 小时。单剂量骨化三醇的药理作用可持续 3～5 日。由于骨化三醇可被分泌进入胆汁并且可能参与肠肝循环，在临床中对于肾性骨病患者，常使用隔日冲击治疗方案。对于肾病综合征或接受血液透析的患者，骨化三醇血药浓度降低，达峰时间延长。

阿法骨化醇，即 $1\alpha - OH - D_3$，作用同骨化三醇，在骨代谢中的作用：①增加小肠和肾小管对钙的重吸收，抑制甲状旁腺增生，减少甲状旁腺激素合成与释放，抑制骨吸收。②增加转化生长因子 - β 和胰岛素样生长因子 - I 合成，促进胶原和骨基质蛋白合成。③调节肌肉钙代谢，促进肌细胞分化，增强肌力，增加神经 - 肌肉协调性，减少跌倒倾向。阿法骨化醇口服经小肠吸收后，在肝内经 25 - 羟化酶作用转化为体内生物活性最强的骨化三醇，参与骨形成和骨吸收的代谢调节。转化后的血骨化三醇高峰值出现于用药后 8～12 小时，半衰期 17.6 小时。

艾地骨化醇为新型活性维生素 D 衍生物，在 1,25 (OH) 2D 化学结构 2β 位引入 3 - 羟丙氧基。上述药物因不需要肾脏 1α 羟化酶羟化即可发挥生理活性，故称为活性维生素 D 及其类似物。此类药物更适用于老年人、肾功能减退及 1α 羟化酶缺乏或减少的患者，具有提高骨密度、减少跌倒、降低骨折风险的作用。

（二）典型不良反应和禁忌

1. 钙剂

（1）典型不良反应：①常见嗳气、便秘、腹部不适等。②因服用牛奶及碳酸钙、或单用碳酸钙，偶可引发"奶 - 碱综合症"，表现为高钙血症、碱中毒及肾功能不全。③大剂量服用或用药过量可出现高钙血症，表现为畏食、恶心、呕吐、便秘、腹痛、肌无力、心律失常。

（2）禁忌：①禁用于高钙血症及高钙尿症患者，以免加重高血钙的病情。②禁用于泌尿系含钙结石或泌尿系结石病史者。③使用钙剂可加重高钙血症，应禁用于结节病患者。④服用强心苷类药物期间。

2. 维生素 D 及活性维生素 D

（1）典型不良反应：①维生素 D 中毒的早期体征与高血钙有关。常见软弱、嗜睡、头痛。少见关节周围钙化、肌肉酸痛、肌无力、骨痛、尿素氮及血肌酐升高。偶见头重、失眠、老年性耳聋、耳鸣、精神紊乱、记忆力下降、血压升高、心律不齐；罕见口渴、困倦。②骨化三醇较普通维生素 D 更易引起高钙血症，高血钙早期肾功能的损害表现为多尿、烦渴、尿浓缩能力降低及蛋白尿。③建议接受维生素 D 及活性维生素 D 治疗后第 4 周、第 3 个月、第 6 个月监测血钙和血肌酐浓度，以后每 6 个月监测 1 次。

（2）禁忌：①维生素 D 及活性维生素 D 禁用于高钙血症有关的疾病。②维生素 D 及活性维生素 D 仅用于有维生素 D 中毒迹象者。③禁用于已知对本品或同类药及其任何赋形剂过敏者。

（三）具有临床意义的药物相互作用

1. 钙剂

（1）与维生素 D、避孕药、雌激素合用能增加钙的吸收。临床在快速纠正低钙血症时，可能使用普通维生素 D 或活性维生素 D，联合钙剂治疗，但也需防范治疗过当引发的高钙血症风险。

（2）钙剂与含铝抗酸药同服，使铝的吸收增多，同时减少钙的吸收。

（3）碳酸钙使苯妥英钠以及四环素的吸收均减少。

（4）钙剂与肾上腺皮质激素、异烟肼会减少钙的吸收，同时也影响异烟肼和肾上腺皮质激素的吸收。

（5）与铁剂合用时，可使铁剂的吸收减少。

（6）与氧化镁等有轻泻作用的抗酸剂合用或交叉应用，可减少嗳气、便秘等不良反应。

（7）碳酸钙应避免与左甲状腺素钠、左氧氟沙星、环丙沙星、吉米沙星合用。

2. 维生素 D 及活性维生素 D

（1）活性维生素 D 与维生素 D 合用，可引发高钙血症。临床可能会因为需要快速纠正低钙血症及严重维生素 D 缺乏状态, 在短期内同时使用活性维生素 D 与普通维生素 D, 甚至在此基础上联合钙剂治疗, 此时应严密监测血钙及尿钙, 必要时监测 24 小时尿钙磷排泄量, 以避免高钙血症的发生。当低钙血症及维生素 D 缺乏纠正后, 应调整治疗方案, 降低治疗强度。

（2）骨化三醇和阿法骨化醇与噻嗪类利尿剂合用时, 因增加肾小管对钙的重吸收, 易发生高钙血症。

（3）对正在进行洋地黄类药物治疗的患者, 应谨慎制定维生素 D 及活性维生素 D 的用量, 因为这类患者如发生高钙血症可能会诱发心律失常。

（4）维生素 D 及活性维生素 D 与含钾药合用时, 应注意血钙和血钾相关的心律失常风险。

（5）因含镁的药物能诱发高镁血症, 对于血液透析的患者在使用骨化三醇时应避免合用含镁的制剂。

（6）与大剂量磷剂（如果糖二磷酸钠）合用, 可诱发高磷血症。

（7）卡马西平、苯妥英钠、苯巴比妥和利福平等酶诱导剂可能会增加骨化三醇的代谢, 降低骨化三醇的疗效。

（8）维生素 D 及活性维生素 D 和激素之间存在功能性拮抗的关系。维生素 D 类制剂能促进钙的吸收, 而激素类制剂则抑制钙的吸收。

（9）胆汁酸螯合剂（包括消胆胺和司维拉姆）能降低脂溶性维生素在肠道的吸收, 故可能削弱维生素 D 及活性维生素 D 在肠道的吸收。

三、代表药品

碳酸钙
Calcium Carbonate

【适应证】 用于预防和治疗钙缺乏症, 如骨质疏松、手足抽搐症、骨发育不全、佝偻病, 以及妊娠期、哺乳期、绝经期女性钙的补充。

【用法用量】 口服: 用于低钙血症, 根据治疗所需, 成人一日补充按元素钙计, 一日 300～1200mg, 分 3 次餐后服用; 对维生素 D 缺乏者需同时服用维生素 D。

【临床应用注意】

1. 妊娠期及哺乳期女性可按需使用。

2. 心肾功能不全者应接受充分评估后慎用钙剂。

3. 对本品过敏者禁用, 过敏体质者慎用。

4. 长期大剂量补充钙剂时, 应监测血钙及尿钙, 避免高钙血症及泌尿系结石的风险。

5. 大量饮用含乙醇和咖啡因的饮料以及大量吸烟, 均会抑制钙剂的吸收。

6. 因钙与纤维素可合成不易吸收的化合物, 大量进食富含纤维素的食物能抑制钙的吸收, 治疗期间应错开服用。

【常用制剂与规格】 片剂: 0.5g; 1.5g。胶囊剂: 1.5g。

骨化三醇
Calcitriol

【适应证】 ①绝经后及老年性骨质疏松。②慢性肾衰竭尤其是接受血液透析患者的肾性骨营养不良症。③术后甲状旁腺功能减退。④特发性甲状旁腺功能减退。⑤假性甲状旁腺功能减退。⑥维生素 D 依赖性佝偻病。⑦低血磷性维生素 D 抵抗型佝偻病等。

【用法用量】

（1）口服: ①用于绝经后骨质疏松症, 推荐成人剂量为一次 0.25μg, 一日 2 次。②用于肾性骨营养不良, 起始日剂量为 0.25μg。最佳用量为 0.5～1.0μg/d。③用于甲状旁腺功能减退和佝偻病, 推荐成人起始剂量为一日 0.25μg, 每隔 2～4 周增加剂量, 每周至少测定血钙浓度 2 次。④婴幼儿: 2 岁以内的婴幼儿, 参考剂量按体重为 0.01～0.1μg/（kg·d）。

（2）静脉注射: 推荐剂量是 0.5μg（0.01μg/kg）, 一周 3 次, 隔日一次。本品可作为静脉推注, 在透析后从血液透析导管给予。如果不能观察到理想的生化指标和临床反应, 每隔 2～4 周可增加剂量 0.25～0.5μg。在这增加剂量期间, 至少每星期检测 2 次血清钙和磷水平, 一旦发现高钙血症, 应该立即停药直到血钙恢复正常。

【临床应用注意】

1. 妊娠期女性应权衡利弊; 哺乳期女性用药期间可哺乳。

2. 肾功能正常者应用本品, 应保证充足的液体摄入, 预防脱水。

3. 儿童应避免使用。

4. 青年患者仅限于特发性和糖皮质激素过多引起的骨质疏松症。

【常用制剂与规格】 软胶囊剂：0.25μg；0.5μg。胶囊剂：0.25μg。注射液：1ml：1μg；1ml：2μg。

第二亚类 抑制骨吸收的药物

抑制骨吸收的药物主要分为双膦酸盐类、雌激素类及其他类。我国目前上市的双膦酸盐类药主要包括阿仑膦酸钠、唑来膦酸、利塞膦酸钠、伊班膦酸钠和米诺膦酸等。雌激素类药物包括：替勃龙，雌激素、微粒化17β-雌二醇。临床尚有RANKL抑制剂、降钙素类、选择性雌激素受体调节剂也用于骨质疏松的治疗。RANKL抑制剂地舒单抗（denosumab）为特异性RANKL的完全人源化单克隆抗体。降钙素是参与钙及骨质代谢的一种多肽类激素，具有32个氨基酸，鱼降钙素比哺乳动物的生物效应更强，目前临床应用来自于鲑鱼的鲑降钙素和来自鳗鱼的依降钙素。选择性雌激素受体调节剂主要是雷洛昔芬用于临床。

一、药理作用与作用机制

双膦酸盐（bisphosphonates）是目前临床上应用最为广泛的抗骨质疏松症药物，是焦膦酸盐的稳定类似物，其特征为含有P-C-P基团，与骨骼羟基磷灰石具有高亲和力，能够特异性结合到骨重建活跃部位，抑制破骨细胞功能，从而抑制骨吸收。不同双膦酸盐抑制骨吸收的效力存在明显差别，临床上不同双膦酸盐药物的使用剂量及用法也有所差异。双膦酸盐类对抗骨吸收的作用机制包括3个方面：①直接改变破骨细胞的形态学，从而抑制其功能，首先阻止破骨细胞的前体细胞黏附于骨组织，进而对破骨细胞的数量和活性产生直接的影响。②与骨基质理化结合，直接干扰骨骼吸收。③直接抑制骨细胞介导的细胞因子如IL-6、TNF的产生。与安慰剂相比，包括阿仑膦酸钠、利塞膦酸钠、唑来膦酸和伊班膦酸钠在内的双膦酸盐类药物均有预防椎体骨折的效果；阿仑膦酸钠、利塞膦酸钠和唑来膦酸还可降低髋骨及其他非椎体骨折的风险。双膦酸盐类药物也可减少男性椎体骨折。

RANKL是TNF配体和受体超家族的一员，对吸收骨的破骨细胞功能至关重要。RANKL与破骨细胞前体细胞上和破骨细胞上的核因子κB受体活化因子（RANK）相互作用，引起破骨细胞系造血干细胞的活化、迁移、分化和融合，从而启动骨质吸收过程。地舒单抗是一种特异性RANKL抑制剂，能够抑制RANKL与其受体RANK结合，减少破骨细胞的形成、功能和存活，从而降低骨吸收、增加骨密度、改善骨强度，降低骨折发生风险。

降钙素是一种钙调节激素，调节钙代谢，具有以下作用：①直接抑制破骨细胞的活性，从而抑制骨盐溶解，阻止钙由骨释出，而骨骼对钙的摄取仍在进行，因而可降低血钙。可对抗甲状旁腺素促进骨吸收的作用并使血磷降低。②抑制肾小管对钙和磷的重吸收，使尿中钙和磷的排泄增加，血钙也随之下降。③可抑制肠道转运钙。④有明显的镇痛作用，对肿瘤骨转移、骨质疏松所致骨痛有明显治疗效果。

选择性雌激素受体调节剂类药物（SERMs）不是雌激素，而是与雌激素受体（ER）结合后，在不同靶组织使ER空间构象发生改变，从而在不同组织发挥类似或拮抗雌激素的不同生物效应。如雷洛昔芬（raloxifene），该药物在骨骼与ER结合，发挥类雌激素的作用，抑制骨吸收，增加骨密度，降低椎体和非椎体骨折发生风险，产生抗骨质疏松作用；而在乳腺和子宫，雷洛昔芬则发挥拮抗雌激素的作用，因而不刺激乳腺和子宫，有研究表明该类药物能够降低雌激素受体阳性浸润性乳腺癌的发生风险。

二、临床用药评价

（一）临床应用特点

1. 双膦酸盐类

（1）阿仑膦酸钠：是第三代氨基双膦酸盐类骨代谢调节剂，其抗骨吸收作用较依替膦酸二钠强1000倍，并且没有骨矿化抑制作用。服后主要在小肠内吸收，但吸收程度很差，生物利用度约为0.7%，且食物和矿物质可显著减少其吸收。阿仑膦酸钠血浆蛋白结合率约为80%；血浆半衰期短，吸收后的药物20%~60%被骨组织迅速摄取，骨中达峰时间约为用药后2小时，其余部分迅速以原型药物经肾脏排泄消除。阿仑膦酸钠在骨内的半衰期长，约10年以上。

（2）唑来膦酸：如果患者有口服双膦酸盐类药物的禁忌证、口服这类药物时消化道不耐受；或无法满足例如服药后直立至少30分钟等条件的患者，则建议选择静脉用双膦酸盐制剂。唑来膦酸主要作用为抑制骨吸收，诱导破骨细胞凋亡，还可通过与骨的结合阻断破骨细胞对矿化骨和软骨的吸收。本药主要以原型经肾脏排泄，终末消除相的时间较长，滴注后 2 ~ 28 日内在血浆中仍保持较低浓度，终末消除半衰期为 146 小时。用于治疗骨质疏松可每年一次静脉给药，通常连续治疗 3 年后停药。重度肾功能损害（Ccr＜35ml/min）者使用会增加肾损害风险，故应禁用，静脉给药输注时间应在 15分钟以上。部分患者首次静脉输注唑来膦酸盐后可能出现一过性发热、骨痛、肌痛等一过性"类流感样"症状，多在用药 3 日内自行缓解，症状明显者可予非甾体类解热镇痛药对症治疗。

（3）利塞膦酸钠：在国内被批准用于预防和治疗绝经后骨质疏松症，美国 FDA 还批准其治疗男性骨质疏松症和糖皮质激素性骨质疏松症（GIOP），利塞膦酸钠可增加骨质疏松症患者腰椎和髋部骨密度，降低椎体、非椎体和髋部骨折风险。和阿仑膦酸钠类似，利塞膦酸钠口服用药，需至少餐前 30 分钟直立位服用，一杯（200ml 左右）温开水送服，服药后 30 分钟内不宜卧床。利塞膦酸钠片口服后由上消化道迅速吸收，血药浓度达峰时间（T_{max}）约为服药后 1 小时。利塞膦酸钠片的平均绝对口服生物利用度约为 0.63%。利塞膦酸钠在体内的血浆蛋白结合率约为 24%，但在人体内无明显代谢。被吸收的利塞膦酸钠主要经肾脏以原型排泄，未吸收的药物以原型随粪便排出。与肾功能正常的人相比，肌酐清除率约为 30ml/min 的患者，利塞膦酸钠片的肾清除率约减少 70%。肌酐清除率＜30ml/min 的严重肾功能损害患者应慎用，肌酐清除率≥30ml/min 的患者不需要调整剂量。

2. RANKL 抑制剂　地舒单抗作为一种 RANKL 的全人源化单克隆抗体，是目前可用于人体治疗的活性最强的 RANKL 抑制剂。其以高亲和力与 RANKL 结合，抑制 RANKL 与 RANK 的相互作用，用于抗骨质疏松在国外应用已超过 10 年。大量的临床证据显示其可持续增加绝经后骨质疏松症的骨密度，并降低椎体、非椎体及髋部骨折的风险。地舒单抗于 2010 年首次在欧盟上市被批准用于治疗骨折高风险的绝经后女性和男性骨质疏松症，于 2020 年 6 月在国内获批上市。地舒单抗不用于绝经前女性和儿童，也不用于预防骨质疏松。

地舒单抗 60mg 皮下注射后，在第 10 日达到最大血清浓度（C_{max}），血清水平在 3 个月（范围 1.5 ~ 4.5 个月）内逐渐下降，半衰期为 26 日（范围 6 ~ 52 日）。证据显示地舒单抗治疗 6 个月时，患者腰椎、全髋和股骨颈的骨密度（BMD）显著增加。与双膦酸盐类药物的作用机制不同，地舒单抗不会在骨基质中沉积，其抑制骨转换的作用具有可逆性，停用地舒单抗会在相对较短时间内导致骨丢失，骨折风险升高，而停用双膦酸盐不会立即导致骨丢失，因此地舒单抗没有"药物假期"的概念。对于正在接受地舒单抗治疗的患者，不应随意停药；若因各种原因需要停用地舒单抗，建议转换至其他抗骨吸收药物治疗，如双膦酸盐类药物以减缓 BMD 下降及骨折风险增加，并需密切监测骨转换指标（BTM）及 BMD 的变化。

3. 降钙素类　降钙素对骨质疏松症相关的疼痛有镇痛作用，可抑制前列腺素的合成；通过中枢神经系统直接发挥中枢镇痛作用；与其具有 β 内啡肽作用有关；降钙素尚能抑制枸橼酸和乳酸溶酶体酶等疼痛因子的释放，并能增强其他止痛剂的效果。它能显著地降低高代谢性骨病的骨钙丢失，诸如骨质疏松症和恶性骨质溶解症。

鲑降钙素肌内或皮下注射后，绝对生物利用度约为 70%，1 小时内达到血浆浓度峰值。皮下注射后，约 23 分钟达到血浆浓度峰值。肌内注射的半衰期大约是 1 小时，皮下注射是 1 ~ 1.5 小时。95% 的鲑降钙素及其代谢物经肾排泄，其中 2% 以原型药物排出，30% ~ 40% 为蛋白结合型。鲑鱼降钙素喷鼻剂的生物活性大约是肌内注射或皮下注射给药的 50%。

依降钙素是人工合成的鳗鱼降钙素多肽衍

生物的无菌水溶液，其主要作用是抑制破骨细胞活性，减少骨的吸收，防止骨钙丢失，同时由于骨骼不断从血浆中摄取钙，导致血钙降低。其降血钙作用比人降钙素高10～40倍。

4. 选择性雌激素受体调节剂　雷洛昔芬对雌激素作用的组织有选择性的激动或拮抗活性。通过与高亲和力的雌激素受体结合，引起不同组织的多种雌激素调节基因的不同表达，因此对骨代谢产生激动效应，能够降低椎体骨折的发生率，保持骨量和增加骨矿盐密度。口服后迅速吸收，大约60%被吸收，进入循环前大量被葡糖醛化。绝对生物利用度为2%。通过肠肝循环维持本品的水平，血浆半衰期为27.7小时。服入体内的本品及其葡糖苷酸代谢物的绝大部分在5日内排泄，主要通过粪便，经尿排出的部分少于6%。

（二）典型不良反应和禁忌

1. 双膦酸盐类

（1）典型不良反应：①少数患者口服双膦酸盐后可能发生轻度胃肠道反应，常见反酸、上腹不适、腹胀、腹痛、腹泻、便秘、消化不良；有症状的胃食管反流病、食管炎及食管溃疡。也可见无症状性血钙降低、低磷酸盐血症、血肌酐升高、口腔炎、咽喉灼烧感。②静脉注射唑来膦酸钠可致"类流感样"反应，表现为高热、肌肉酸痛等症状，可以给予对乙酰氨基酚以解热镇痛治疗。③注射大剂量双膦酸盐时，由于高浓度快速注入，在血液中可能与钙螯合形成复合物，导致肾衰竭。进入血液的双膦酸盐类药物约60%以原形从肾脏排泄，对于肾功能异常的患者，应慎用此类药物或酌情减少药物剂量，若缓慢注射2～4小时，可避免上述风险。特别是静脉输注的双膦酸盐类药物，每次给药前应检测肾功能。④接受双膦酸盐治疗的癌症患者中有发生颌骨坏死的报告，通常与拔牙和（或）局部感染伴愈合延迟相关。颌骨坏死的已知风险因素包括侵入性牙齿治疗（如拔牙、种植牙、骨科手术）、癌症诊断、伴随治疗（如化疗、放疗、皮质类固醇类药物、血管生成抑制剂、吸烟）、口腔卫生差、伴随牙周和牙齿疾病、贫血、凝血病、感染、假牙不合。接触双膦酸盐的时间越长，颌骨坏死的风险也会随之提

高。对于需要接受侵入性牙科手术的患者，停用双膦酸盐治疗可以降低颌骨坏死的风险。对于下颌骨坏死高风险患者应考虑终止双膦酸盐的治疗。在接受双膦酸盐治疗期间，应保持良好的口腔卫生，接受常规的口腔检查，并报告任何口腔症状，如牙齿松动、疼痛或肿胀。⑤在接受双膦酸盐治疗的患者中，曾报告出现非典型的股骨干骨折。有双膦酸盐用药史的患者，如表现出大腿疼或腹股沟疼，则有可能出现了非典型性骨折，应接受评估，以排除不完全股骨骨折。表现出非典型性骨折的患者也应该评估对侧肢体的骨折症状和体征。应依据个体获益/风险评估来判断是否终止双膦酸盐治疗。

（2）禁忌：①中重度肾衰竭者。②骨软化症患者。③妊娠期及哺乳期女性。④未纠正低钙血症者及严重的维生素D缺乏患者，此类患者在充分治疗低钙血症风险改善后才可接受双膦酸盐治疗。⑤口服制剂禁用于存在食管排空延迟的食管异常患者，如食管弛缓不能、食管狭窄者和不能站立或坐直至少30分钟者；食管孔疝、消化性溃疡、皮疹者不宜应用，长期卧床者不能服用。

2. RANKL 抑制剂地舒单抗

（1）典型不良反应：①地舒单抗最常见的不良反应包括：背痛、肢体疼痛和肌肉骨骼疼痛，高胆固醇血症，以及膀胱炎。上市后报告显示，在使用地舒单抗后短则1日，长则数月，有患者报告了骨、关节和（或）肌肉重度疼痛。②地舒单抗相关的严重低钙血症：对于已有低钙血症的患者，在得到纠正之前不应使用地舒单抗。如果患者有发生低钙血症的危险因素，例如CKD、吸收不良综合征或甲状旁腺功能减退，则可能会出现重度低钙血症。FDA对地舒单抗添加黑框警示，即晚期肾病患者使用该药有发生重度低钙血症的风险。血清钙水平最低值大约出现在用药后10日。③与双膦酸盐类似，地舒单抗会抑制骨重塑，可能引发不良结局例如颌骨坏死（ONJ）、非典型股骨骨折。ONJ罕见，建议开始地舒单抗治疗前，对需要进行侵入性牙科治疗的患者给予提醒，必要时评估口腔情况；治疗期间，保持良好的口腔卫生习惯，若非必须应避免进行侵入性牙科治疗。

非典型股骨骨折极罕见，在用药期间需注意有无大腿、髋部或腹股沟区域疼痛症状。④RANKL不仅能够抑制破骨细胞生成，还能在免疫系统中发挥作用。地舒单抗组发生了更多需要住院治疗的感染，例如憩室炎、肺炎、非典型肺炎、阑尾炎、蜂窝织炎等感染，临床研究发现地舒单抗组女性湿疹、需住院治疗的蜂窝织炎发生率显著高于安慰剂组。

（2）禁忌：①对地舒单抗活性成分或任何辅料成分过敏者。②低钙血症患者。

3. 降钙素

（1）典型不良反应：①常见面部及手部潮红、恶心、腹泻、腹痛、关节痛；恶心，呕吐，面部潮红和头晕与剂量有关，且静脉注射比肌内注射或皮下给药更常见。多尿和寒战通常会自发性停止，只有个别情况才有必要暂时减少药物剂量。②偶见面部发热感、胸部压迫感、心悸、视物模糊、咽喉部薄荷样爽快感、低钠血症、全身乏力、指端麻木、手足搐搦、尿频、水肿、哮喘发作。③罕见过敏性休克，注射前应做皮试。④注射部位偶见疼痛。⑤降钙素以大剂量作短期治疗时，少数患者易引起继发性甲状腺功能减退。

（2）禁忌：①妊娠期及哺乳期女性。②对降钙素过敏者。

4. 选择性雌激素受体调节剂雷洛昔芬

（1）典型不良反应：①常见外周水肿、潮热、出汗、下肢痛性痉挛。②罕见头痛、皮疹、类流感样综合征、血压升高。③治疗初始4个月内发生静脉血栓事件的危险性高，发生浅表性静脉血栓性静脉炎的患者少于1%。

（2）禁忌：①妊娠期女性。②对本品过敏者。③罹患以及既往有静脉血栓栓塞性疾病者。④肝功能不全包括胆汁淤积性黄疸者。⑤严重肾功能不全者。⑥难以解释的子宫出血者和有子宫内膜癌症状和体征者。

（三）具有临床意义的药物相互作用

1. 双膦酸盐类

（1）口服双膦酸盐治疗的患者如需联合钙剂治疗，应错开时间服用。钙补充制剂、抗酸药物和或含多价阳离子的口服药物可能会干扰双膦酸盐的吸收，建议口服双膦酸盐后2小时

内应避免食用高钙食品及含矿物质的保健品或抗酸剂，以确保药物的吸收利用。

（2）在临床研究中，同时接受日剂量高于10mg的阿仑膦酸钠和含阿司匹林药物治疗的患者，上消化道不良事件发生率增加。由于非甾体抗炎药会引起胃肠道刺激，可加重口服双膦酸盐的消化道不良反应，同时使用时应该慎重。

（3）由于有增加低钙血症的危险，双膦酸盐与氨基糖苷类抗菌药物同时使用时应谨慎。

（4）唑来膦酸与显著影响肾功能的药物，例如氨基糖苷类或导致脱水的利尿剂合用时应谨慎。

（5）唑来膦酸与沙利度胺合用可增加多发性骨髓瘤患者发生肾功能不全的风险。

（6）唑来膦酸与抗血管生成药合用可使颌骨坏死的发生率升高。

（7）当唑来膦酸与抗血管生成药物合用时应谨慎，因为在合用这些药物治疗的患者中观察到颌骨坏死的发生率增加。

2. RANKL 抑制剂

（1）地舒单抗与特立帕肽联合治疗，可增加腰椎和髋部骨密度，髋部骨密度增加尤为显著，但目前缺乏骨折风险降低的证据，鉴于治疗成本与获益以及未知的潜在不良反应，该联合治疗方案建议酌情用于骨折极高风险患者。

（2）对经 CYP3A4 通路代谢的咪达唑仑，地舒单抗不影响其药代动力学，提示地舒单抗可能不会和经 CYP3A4 代谢的药物产生相互作用。

（3）地舒单抗与糖皮质激素合并治疗是导致低钙血症的额外危险因素。

3. 降钙素

（1）含钙或其他金属离子（铝、镁、铁）药物与鲑降钙素合用，可影响鲑降钙素的吸收。

（2）降钙素与维生素 D 同用可抵消降钙素对高钙血症的疗效。

（3）与氨基糖苷类抗菌药物合用可诱发低血钙症。

（4）与双膦酸盐类骨吸收抑制剂合用，有可能急速降血钙，出现严重低钙血症。

4. 选择性雌激素受体调节剂

（1）同时服用雷洛昔芬和华法林能轻度减少凝血酶原时间，所以当雷洛昔芬与华法林或其他香豆素类衍生物合用时需要监测凝血酶原时间。

（2）雷洛昔芬不宜与消胆胺同时服用，它可显著减少雷洛昔芬的吸收和肠肝循环。

（3）雷洛昔芬可轻度增加激素结合球蛋白的浓度，包括性激素结合球蛋白（SHBG）、甲状腺素结合球蛋白（TBG）和皮质激素结合球蛋白（CBG），使相应的总的激素浓度增高，但并不影响游离激素的浓度。

（四）特殊人群用药

1. 双膦酸盐类

（1）由于双膦酸盐会促进钙元素在骨骼中矿化沉积，增加血钙向骨钙的转移，应用双膦酸盐治疗可能会引发低钙血症，因此接受双膦酸盐类药物治疗前需要纠正低钙血症；且双膦酸盐类药物治疗期间，应确保维生素 D 和元素钙的摄入充分，以保障钙离子可以充分在骨骼重沉积矿化。但需要注意口服双膦酸盐制剂应避免和钙剂同一时间服用，以避免口服钙剂影响双膦酸盐在胃肠道的吸收。

（2）为促进吸收，避免对食管的刺激，口服阿仑膦酸钠宜在早餐前空腹用 200ml 温开水送服，服药后 30 分钟内不宜进食和卧床，持续活动或保持上身直立 30 分钟后才可以躺卧。牛奶、咖啡、茶、矿泉水、果汁和其他含钙饮料，可能影响阿仑膦酸钠的吸收，服药时不宜饮用。如服用阿仑膦酸钠治疗期间发生咽痛、进食困难、吞咽疼痛和胸骨后疼痛，应及时排查胃食管损害，对症治疗。利塞膦酸钠片的服用方法和阿仑膦酸钠片相同。和空腹状态下（给药前 10 小时或之后 4 小时不摄入食物或饮料）相比，早餐前 0.5 小时服用利塞膦酸钠片 30mg 剂量（每片 10mg，共 3 片）的吸收程度下降了 55%。早餐前 1 小时给药相比空腹状态下给药，吸收程度降低了 30%。因此在早餐前至少 30 分钟服用利塞膦酸钠最有效。有消化不良、吞咽困难、胃肠道功能紊乱、胃炎、十二指肠炎、溃疡病患者慎用口服双膦酸盐。

（3）唑来膦酸（5mg）的给药频率为一年

1 次，一次输注须持续至少 15 分钟，而伊班膦酸钠的给药频率为每 3 个月 1 次，用 15～30 秒静脉注射。静脉给予双膦酸盐类药物之前，应通过测定血清钙、25（OH）D 和肌酐水平来评估患者有无低钙血症、维生素 D 缺乏和肾功能损害。静脉给予双膦酸盐类药物治疗的患者也可能发生严重低钙血症，多见于维生素 D 缺乏和钙摄入不足的患者，因此补充维生素 D 和钙可最大程度地降低该风险。25（OH）D < 20ng/ml 的维生素 D 缺乏者应先接受维生素 D 补充治疗，直到血清 25（OH）D 水平 > 20ng/ml 后才可输注双膦酸盐。

（4）对于已知肾功能损害或存在其他危险因素（包括高龄患者、同时使用肾毒性药物或使用利尿剂），或者使用本品后脱水的患者，唑来膦酸有可能引发肾损害。用药前应确保患者处于正常水化状态，对于老年患者和接受利尿剂治疗的患者水化尤为重要。但有心力衰竭风险的患者应避免过度水化。唑来膦酸与其他具有肾毒性的药物合用时应谨慎。每次使用本品之前应检测肌酐清除率。血清肌酐短暂升高在有肾功能损害的患者中可能加重：对于这些有风险患者应考虑给药期间监测血清肌酐。轻、中度肾功能不全者慎用唑来膦酸注射液。

（5）无论口服还是静脉用双膦酸盐类，还需询问患者接下来是否有进行侵入性牙科操作（拔牙、种植牙）的计划，并讨论发生颌骨坏死的危险因素。

（6）唑来膦酸注射液不能与其他钙制剂或其他二价离子注射剂同时使用。

（7）双膦酸盐治疗可能与非典型股转子下和股骨骨干骨折相关，主要是长期接受骨质疏松治疗的患者。此类骨折在微小受力或没有创伤时即可发生，部分患者在出现完全股骨骨折前可以表现为大腿或腹股沟疼痛数周至数月。骨折通常为双侧，因此双膦酸盐治疗后出现股骨骨干骨折的患者应检查对侧股骨。由于这些骨折愈合困难，疑似非典型股骨骨折患者应根据对患者个体的获益风险评估，考虑暂停双膦酸盐治疗。

2. RANKL 抑制剂

（1）动物研究表明，地舒单抗具有生殖毒

性，建议女性患者避免在接受本品治疗期间及治疗结束后至少5个月内妊娠。由于单克隆抗体透过胎盘转运会随着妊娠的进展逐渐增加，妊娠晚期的量最大，因此本品的任何效应可能在妊娠中期和晚期更大，因此妊娠期禁用。由于地舒单抗可能会对哺乳婴儿导致不良反应，哺乳期禁用。

（2）肾功能损害患者不需要调整剂量，但重度肾功能损害患者（肌酐清除<30ml/min）或接受透析的患者发生低钙血症的风险更高。随着肾功能损害程度的加重，低钙血症伴甲状旁腺素水平升高的风险增加。因此地舒单抗治疗期间，摄入足够的钙、维生素D和定期监测钙水平对这类患者尤其重要。

（3）老年（年龄>65岁）用药不需要调整剂量。

（4）建议在应用地舒单抗前，需对患者血钙水平进行评估，已经出现低钙血症的患者要先纠正低钙血症。所有接受地舒单抗治疗的患者，需同时补充足量的钙剂和维生素D，在治疗期间需要监测血钙水平。

（5）颌骨坏死的风险可能会随着地舒单抗治疗时间的延长而增加。建议开始地舒单抗治疗前，对需要进行侵入性牙科治疗的患者给予提醒。治疗期间，嘱患者保持良好的口腔卫生习惯，非必要应避免进行侵入性牙科治疗，如必须行牙科手术应避免临近地舒单抗给药时间，并经由专科医师评估。

（6）建议嘱患者在用药期间需注意有无大腿、髋部或腹股沟疼痛症状，若有上述症状，需进一步评估是否发生了非典型股骨骨折。

3. 降钙素

（1）使用降钙素治疗骨质疏松症时，需要同时补充元素钙和维生素D，以确保血钙向骨钙的转移，钙元素在骨骼中矿化沉积时，不会出现低钙血症。但是降钙素用于治疗高钙血症时，应注意钙剂和维生素D升高血钙，拮抗降钙素降低血钙的作用。

（2）皮下或肌内注射或静脉滴注后可致面部、手部潮红，多见于20%~30%患者。常于注入后几分钟内发生，历时约1小时，少数患者有寒意，偶见有腹泻、尿意频繁。非人类降

钙素可发生抗体和过敏性皮疹，尤以肌内注射者多于皮下注入者。降钙素肌内注射应避开神经走向，左右两侧交替变换注射部位；注射时若有剧痛或血液逆流，应迅速拔针换位注射。

（3）2012年欧洲药品管理局（EMA）通过荟萃分析发现，长期使用（6个月或更长时间）鲑降钙素口服或鼻喷剂型与恶性肿瘤风险轻微增加相关，但无法肯定该药物与恶性肿瘤间的确切关系。鉴于鼻喷剂型鲑降钙素具有潜在增加肿瘤风险的可能，鲑降钙素连续使用时间一般不超过3个月。

（4）降钙素为多肽制剂，有时会引起休克，故应对过敏既往史及药物过敏症等进行详细问诊。鲑降钙素和依降钙素可能诱发哮喘发作，由小剂量开始在2周内逐渐加量，可减轻对于支气管哮喘病史者的刺激。慎用于过敏体质者、有支气管哮喘或病史者、肝功能异常者、有皮疹者。

（5）一般情况下，鲑降钙素治疗前并不需要做皮试，但怀疑对降钙素过敏的患者应考虑在治疗前进行皮肤试验，例如有多种过敏史及对任何药物过于敏感的患者。用药前应使用稀释后的无菌鲑降钙素注射液做皮试。具体方法如下：用T.B注射器，抽取0.2ml本品注射液（50IU/ml），用5%葡萄糖溶液或生理盐水稀释至1.0ml，充分混匀后，在前臂内侧给予0.1ml皮内注射。注射后观察15分钟，出现中度红斑或水疱则视为阳性反应，不适合本品治疗。

（6）鲑降钙素可能导致疲劳、头晕和视觉障碍，这可能影响患者的反应能力。必须告知患者可能会发生上述反应，这种情况下不能驾驶和操作机器。

（7）使用鲑鱼降钙素喷鼻剂的慢性鼻炎患者应定期医疗检查，因为鼻黏膜炎症时，可以增加药物的吸收。

（8）长期使用鲑降钙素鼻喷剂的患者可能产生降钙素抗体，通常并不影响临床疗效。有时长期治疗中所见到的脱逸现象可能是由于结合部位的饱和所致，治疗中断后，患者对鲑鱼降钙素的反应可恢复。

（9）依降钙素在睡前使用或用药前给予抗呕吐药可减轻不良反应。

（10）依降钙素用于骨质疏松症及骨质疏松引起的疼痛时，用药以 6 个月为目标，不得长期使用。

3. 选择性雌激素受体调节剂雷洛昔芬

（1）雌激素受体调节剂雷洛昔芬可能增加静脉血栓栓塞事件的危险性，对正在或既往患有血栓、静脉血栓栓塞性疾病者，包括深静脉血栓、肺栓塞、视网膜静脉血栓者禁用。本品仅用于绝经后女性，不适用于男性患者。

（2）对绝经超过 2 年的女性方可应用。本品不致引起子宫内膜增生，治疗期间如出现子宫出血应及时做妇科检查。

（3）雷洛昔芬无绝经前用药的适应证。本品在绝经前女性用药的安全性特性尚不明确，并不推荐使用。此外，由于存在损伤胎儿的风险，故应考虑育龄女性妊娠期间药物意外暴露的问题。

（4）本品在肝功能不全的患者中用药需谨慎。

（5）有高甘油三酯血症史者使用本品时应监测血清甘油三酯水平。

（6）乳腺癌患者只有已完成针对其乳腺癌的治疗，包括辅助治疗后再应用本品进行骨质疏松症的预防及治疗。

（7）本品对减少血管扩张（潮热）无作用，对其他与雌激素有关的绝经期症状也无效。

三、代表药品

阿仑膦酸钠
Alendronate Sodium

【适应证】 用于治疗绝经后女性的骨质疏松症，以预防髋部和脊柱骨折。治疗男性骨质疏松症，以预防髋部和脊椎骨折。

【用法用量】 口服：用于骨质疏松症，一次 10mg，一日 1 次，一日早餐前至少 30 分钟空腹用 200ml 温开水送服；或一次 70mg，一周 1 次。连续 6 个月为 1 个疗程。

【常用制剂与规格】 片剂：10mg；70mg。

唑来膦酸
Zoledronic Acid

【适应证】 ①用于治疗恶性肿瘤溶骨性骨转移引起的骨痛。②用于治疗多发性骨髓瘤引起的骨骼损害。③用于治疗恶性肿瘤引起的高钙血症。④用于治疗绝经后女性骨质疏松症。⑤用于治疗变形性骨炎（Paget 病）。

【用法用量】

（1）恶性肿瘤溶骨性骨转移引起的骨痛、多发性骨髓瘤引起的骨骼损害。静脉滴注：一次 4mg，每 3 ~ 4 周 1 次。同时，一日口服钙 500mg 和维生素 D 400U。

（2）恶性肿瘤引起的高钙血症。静脉滴注：一次 4mg。再次治疗必须与前一次至少间隔 7 ~ 10 日。

（3）绝经后女性骨质疏松症。静脉滴注：一次 5mg，一年 1 次。

（4）Paget 病。静脉滴注：一次 5mg。用药后 10 日内应补充钙至少 500mg 和足量维生素 D，一日 2 次。Paget 病为终身性疾病，通常需再次治疗，再次治疗可在初次治疗 1 年或更长时间间隔后再次静脉滴注 5mg。

（5）肾功能不全时剂量：①恶性肿瘤溶骨性骨转移和多发性骨髓瘤患者，Ccr > 60ml/min，一次 4mg；Ccr 为 50 ~ 60ml/min，一次 3.5mg；Ccr 为 40 ~ 49ml/min，一次 3.3mg；Ccr 为 30 ~ 39ml/min，一次 3mg。②高钙血症患者：血清肌酸酐 < 400μmol/L（或 4.5mg/dl）者无需调整剂量。③绝经期女性骨质疏松症和 Paget 病患者，Ccr ≥ 35ml/min 者无需调整剂量。

（6）肝功能不全时剂量：肝功能不全者无需调整剂量。

【常用制剂与规格】 注射用唑来膦酸 4mg。唑来膦酸注射液：1ml∶1mg；5ml∶4mg；100ml∶5mg。

地舒单抗
Denosumab

【适应证】 用于骨折高风险的绝经后女性的骨质疏松症。在绝经后女性中，本品可显著降低椎体、非椎体和髋部骨折的风险。用于骨折高风险的男性骨质疏松症。

【用法用量】 皮下注射：本品的推荐剂量为 60mg，单次皮下注射，每 6 个月给药 1 次，注射部位为大腿、腹部或上臂部。皮下给药，应由医务人员实施。在给药前应检查溶液，如果含有颗粒、浑浊或变色，请勿注射。本品禁止摇晃。为避免注射部位不适，应在注射前使预充式注射器达到室温（最高 25°C），并缓慢注射。

请注射预充式注射器中的全部药液。由于未开展相容性研究，本品禁止与其他药品混合。

【常用制剂与规格】 预充式注射器：60mg（1.0ml）/支。

鲑降钙素
Calcitonin

【适应证】 用于绝经后骨质疏松症及老年骨质疏松症，用于乳腺癌、肺或肾癌、骨髓瘤和其他恶性肿瘤骨转移所致的大量的骨溶解和高钙血症，各种骨代谢疾病所致的骨痛，甲状旁腺功能亢进、缺乏活动或维生素D中毒导致的变应性骨炎、变形性骨炎、高钙血症和高钙血症危象。

【用法用量】

（1）皮下或肌内注射：用于绝经后或老年骨质疏松症，一日50~100IU；或隔日100IU。

（2）鼻内用药：一次100IU，一日1~2次；或一次50IU，一日2~4次；或隔日200IU，连续12周为1个疗程。为防止骨质进行性丢失，治疗期间根据病情，一日补充钙剂0.5~1.0g，维生素D 400单位。用于变形性骨炎及骨痛，皮下或肌内注射，一日剂量为100IU，临床和体征改善后，可隔日或一日注射50IU，必要时一日剂量可增至200IU。

（3）静脉滴注：用于高钙血症危象的紧急处理，一日5~10IU/kg，溶于0.9%氯化钠注射液500ml中，静脉滴注至少6小时或将一日剂量分为2~4次缓慢静脉注射，同时补充液体。在紧急处理后，对原发病应进行特殊的治疗。

【常用制剂与规格】 注射用鲑降钙素：50IU；100IU。鲑鱼降钙素鼻喷剂：鼻喷剂50（每喷50IU）；鼻喷剂100（每喷100IU）；鼻喷剂120（每喷120IU）。

雷洛昔芬
Raloxifene

【适应证】 用于预防绝经后女性的骨质疏松症。

【用法用量】 口服：60mg/d，可以在一日中任何时候服用，不受进餐的限制。老年人无需调整剂量。由于疾病的自然过程，本品需要长期使用。

【常用制剂与规格】 片剂：60mg。

第三亚类　促进骨形成的药物

目前基于甲状旁腺激素（PTH）研发出的重组人PTH 1~34的片段特立帕肽是国内唯一被批准的上市药物，可用于治疗绝经后女性骨质疏松，对于男性骨质疏松也有效。

一、药理作用与作用机制

甲状旁腺激素是一种含84个氨基酸的多肽，当血清钙水平发生相对较小的变化时，由甲状旁腺分泌产生，用于调节血清钙水平。PTH的生理学作用包括直接作用于成骨细胞刺激骨骼形成，间接增加肠道钙的吸收，增加肾小管钙的重吸收和增强磷酸盐在肾脏的排泄。PTH的作用在于通过刺激肾小管对钙重吸收和骨吸收，将血清离子型钙浓度波动维持在一个狭窄范围内。长期高血清浓度的PTH会导致骨吸收，而间断给予重组人PTH（全长1~84多肽或1~34片段）刺激骨形成的能力强于骨吸收。

二、临床用药评价

（一）临床应用特点

PTH是一种有效的抗骨质疏松药物，它可以增加骨密度（BMD），并降低骨折风险。考虑PTH的费用、皮下给药途径、长期应用的安全性问题及有其他药物可用，PTH通常不作为治疗或预防骨质疏松的一线药物。

特立帕肽是人内源性甲状旁腺激素的活性片段（1~34），用于治疗骨质疏松。每天一次注射本品可通过优先刺激成骨细胞活性，增加新骨在松质骨和皮质骨表面的积累。本品经肝脏消除并且可在肝外清除；分布容积约为1.7L/kg；皮下给药时本品的半衰期约为1小时。

（二）典型不良反应和禁忌

1. 典型不良反应

（1）常见体重增加、心脏杂音、碱性磷酸酶升高、心悸、低血压；贫血、眩晕、头痛、恶心、呕吐、食管裂孔疝；呼吸困难；出汗增加；肌肉痛性痉挛；高胆固醇血症；抑郁；疲乏、胸痛、无力。

（2）注射部位一过性轻微反应，包括：疼痛、肿胀、红斑、局部擦伤、瘙痒和注射部位轻微出血。

（3）罕见：心动过速；坐骨神经痛；晕厥；肺气肿；痔疮；尿失禁，多尿症，尿频，尿急；肌痛，关节痛；血钙高；高尿酸血症；注射部位红斑、注射部位反应。

（4）严重的过敏反应：急性呼吸困难、面部水肿、全身性荨麻疹、外周水肿。

2. 禁忌

（1）妊娠及哺乳期女性。

（2）高钙血症患者。严重肾功能不全患者。

（3）除原发性骨质疏松和糖皮质激素诱导的骨质疏松以外的其他骨骼代谢疾病。

（4）不明原因的碱性磷酸酯酶升高。

（5）之前接受过外照射或骨骼植入放射性治疗的患者。

（6）原发性或继发性甲状旁腺功能亢进症患者，即使其 BMD 水平较低。

（7）对特立帕肽或本品任何辅料过敏者。

（8）本品的治疗范围应排除骨恶性肿瘤或伴有骨转移的患者。

（三）具有临床意义的药物相互作用

血钙正常的患者注射特立帕肽后发现血钙浓度有一过性的轻微升高。血钙浓度在注射每剂特立帕肽后 4～6 小时达到峰值并在 16～24 小时内回到基线水平。高血钙可能导致患者洋地黄中毒。由于特立帕肽能瞬时提高血钙水平，因此使用洋地黄的患者应慎用本品。

（四）特殊人群用药

1. 肝功能不全患者慎用。

2. 中度肾功能不全的患者应慎用本品。

3. 本品可能导致尿钙排泄量的轻微升高，在活动性或新发尿石症患者中应慎用本品。

4. 可能发生一过性体位性低血压，于最初几次给药时，患者处于俯卧位后可缓解，不妨碍继续治疗。在部分患者中观察到瞬时的体位性低血压或眩晕。这些患者应在症状消失后开车或操作机器。

5. 美国 FDA 已于 2020 年 11 月取消了特立

帕肽导致骨肉瘤的黑框警示及 24 个月的疗程限制。国内目前特立帕肽疗程仍限制在 24 个月，停药后建议序贯骨吸收抑制剂治疗以维持或增加骨密度，持续降低骨折发生风险。

三、代表药品

特立帕肽
Teriparatide

【适应证】　适用于有骨折高发风险的绝经后女性骨质疏松症的治疗。本品可显著降低绝经后女性椎骨和非椎骨骨折风险，但对降低髋骨骨折风险的效果尚未证实。

【用法用量】　皮下注射：本品推荐剂量为一日 20μg，注射部位应选择大腿或腹部。应指导患者使用正确的注射方法。本品总共治疗的最长时间为 24 个月。患者终身仅可接受一次为期 24 个月的治疗。

【常用制剂与规格】　注射液预充注射笔（20μg：80μl，2.4ml／支）；注射粉针剂 200U（20μg）／支。

第六节　减重药

目前我国已成为全球肥胖人口最多的国家，肥胖已成为严重危害居民健康的公共卫生问题。据《中国居民营养与慢性病状况报告》（2020年版）显示，目前已有超过 50% 的成年人和近 20% 的儿童、青少年超重和肥胖。超重即体重超过"正常"范围，而正常范围则由体重指数（BMI）确定。BMI 定义为体重（单位为 kg）除以身高（单位为 m）的平方。当 BMI 为 25～28kg/m² 时，定义为超重；当 BMI≥28kg/m² 时，定义为肥胖。肥胖症是指机体脂肪总含量过多和（或）局部含量增多及分布异常，是由遗传和环境等因素共同作用而导致的慢性代谢性疾病。肥胖的特征包括 3 个方面：脂肪细胞的数量增多、体脂分布的失调以及局部脂肪沉积。由于肥胖会显著增加代谢紊乱和许多健康风险，包括 2 型糖尿病、高血压、血脂异常和冠状动脉性心脏病等，肥胖者应积极减重。

肥胖症治疗目标是预防、治疗或逆转肥胖的并发症，并提高生活质量。对于可能获益于体重减轻者，初始治疗宜采取生活方式综合干预，包括膳食、锻炼和行为改变。所有将获益于体重减轻的患者应当接受关于膳食、锻炼和体重减轻目标的咨询。药物治疗可能对肥胖患者有帮助，通过综合生活方式干预未达到减重目标（3~6个月减去至少5%的总体重）就可考虑药物治疗。

目前国内共有5种药物获得国家药品监督管理局批准用于成年原发性肥胖症患者减重治疗，包括奥利司他、利拉鲁肽、贝那鲁肽、司美格鲁肽及替尔泊肽。我国目前尚未批准用于治疗遗传性肥胖症的药物。

一、药理作用与作用机制

奥利司他是长效和强效的特异性胃肠道脂肪酶抑制剂，通过与胃和小肠腔内胃脂肪酶和胰脂肪酶的活性丝氨酸部位形成共价键使酶失活而发挥治疗作用，失活的酶不能将食物中的脂肪（主要是甘油三酯）水解为可吸收的游离脂肪酸和单酰基甘油。未消化的甘油三酯不能被身体吸收，从而减少热量摄入，控制体重。该药无需通过全身吸收发挥药效。奥利司他可改善血糖、血脂及血压，临床应用研究证实，其有效性和安全性良好，是目前首选的口服减肥药。

GLP-1是一种多肽类激素，主要由肠道L细胞分泌，GLP-1类药物模拟人体GLP-1，激活人体广泛存在的GLP-1受体而发挥作用。以往临床基于GLP-1受体激动剂的治疗主要用于合并肥胖2型糖尿病患者，近年来随着临床证据的不断充实，我国将该类药物中减重优势明显、安全性良好的利拉鲁肽、贝那鲁肽、司美格鲁肽批准用于治疗原发性肥胖症患者。但是在临床应用时仍需要严格把握适应证，规范使用，需要在充分评估患者病情及有无禁忌证后方可起始应用，同时在使用药物减重的过程中也需要定期在专业医师指导下进行规律随访，监测药物的有效性及安全性，根据情况适时调整治疗方案。该类药物的体重减轻，主要由于GLP-1能减慢胃排空，以及引起恶心和呕吐这些公认的不良反应；以及通过影响大脑食欲中枢来增加饱腹感来减少热量摄入。贝那鲁肽注射液，即人重组GLP-1（7-36），是通过基因工程技术获得，其活性成份的氨基酸序列与人体内GLP-1完全相同。通过葡萄糖浓度依赖的促胰岛素分泌，促进胰岛素体内合成，促进腺细胞的分化生成，抑制胰高血糖素的释放；通过GLP-1R-迷走神经-脑干孤束核（NTS）通路直接调节脑干中的迷走神经来控制突触前神经递质的释放，从而产生饱腹感，抑制胃排空和摄食冲动；提高对胰岛素受体的敏感性，减少内脏脂肪和脂肪炎症等作用机制，产生有效的血糖控制和减重效果。

替尔泊肽是首个且目前唯一的葡萄糖依赖性促胰岛素多肽（GIP）受体和GLP-1受体的双靶点激动剂（GIP/GLP-1受体激动剂）。替尔泊肽可通过调节食欲来减少食物摄入、降低体重和减少脂肪量。

二、临床用药评价
（一）临床应用特点

奥利司他在我国被批准用于超重或肥胖症患者的减重治疗。持续应用奥利司他，去除安慰剂效应后的体重下降幅度约为3.1%，减重幅度达到5%以上的患者比例为49.7%。在长达4年的时间中，去除安慰剂效应后减重幅度仍可达2.8%。奥利司他的吸收量极微，口服后8小时测不出完整的奥利司他血浆浓度。通常治疗剂量下机体对奥利司他的全身吸收极其有限，无蓄积。由于奥利司他几乎不被吸收，在体外99%以上的奥利司他与血浆蛋白结合。奥利司他很少与红细胞结合。奥利司他的代谢主要集中在胃肠道壁。未吸收的药物主要通过粪便排出体外。所服用剂量的大约97%是从粪便排泄，其中83%是原型奥利司他，奥利司他所有相关物的累计肾排泄量低于2%。药物彻底排出需要3~5日。但是该药往往引起令人不适的胃肠道副作用，患者常无法耐受。用药前需要仔细告知患者副作用情况。

人体肠道自然分泌的GLP-1具有显著的节律特性，一天内GLP-1在血液中的波动呈现三个餐后"高峰"。健康受试者皮下注射贝那鲁肽0.2mg本品后，血浆药物浓度水平在19分钟达峰，表观分布容积（Vd/F）为379L。贝那鲁肽为GLP-1 RA的短效制剂，其代谢非常快，半衰期约为11分钟，可有效控制餐后2小时内血糖。贝那鲁肽在体内快速消除无蓄积，不易透过血-脑屏障，除血浆外在排泄系统分布较高，体内降解快且完全，主要从尿液排泄。贝那鲁肽需一日3次，随餐给药，模拟天然GLP-1分泌模式，符合正常人的生理节律。研究显示贝那鲁肽治疗3个月后体重平均降低10.05kg，平均体重下降百分比12.90%。临床试验显示持续应用贝那鲁肽12~24个月时，去除安慰剂效应后的体重下降幅度为3.6%，减重幅度达到5%以上的患者比例为58.2%。利拉鲁肽为GLP-1 RA的长效制剂；该药为一天1次皮下注射，用于成人减重最高剂量为每日3.0mg。如果使用利拉鲁肽16周，体重减少无法达到基线体重的4%以上，则建议考虑停用利拉鲁肽，因为这类患者即使继续使用，实现具有临床意义的体重减轻的概率也很低。临床试验显示持续应用利拉鲁肽，去除安慰剂效应后的体重下降幅度约为4.7%，减重幅度达到5%以上的患者比例为64%。在一项用药56周的研究中，去除安慰剂效应后，利拉鲁肽平均减重幅度为5.4%。司美格鲁肽为GLP-1 RA的长效制剂，司美格鲁肽起始剂量为0.25mg，每周1次皮下注射；初始治疗1~4周耐受后进入剂量递增期，剂量从每周0.25mg，按照每4周增量1次的计划，增加到1.7mg，每周1次。患者从5~16周的递增剂量期间适应后，进入长期维持阶段，维持剂量为1.7mg或2.4mg，每周1次。在以中国人为主的超重或肥胖人群中进行的研究显示，去除

安慰剂效应后，司美格鲁肽2.4mg在44周时的减重幅度可达8.5%，司美格鲁肽组85%的受试者减重幅度达到5%或以上。

替尔泊肽也属于长效减重制剂，推荐起始剂量为2.5mg，皮下注射，每周1次，最大给药剂量为15mg，皮下注射，每周1次。临床试验显示持续应用替尔泊肽10~15mg，每周1次，12~24个月时，根据使用剂量不同，去除安慰剂效应后的体重下降幅度为11.9%~17.8%，减重幅度达到5%以上的患者比例为85%~91%。在中国人群中进行的替尔泊肽减重效果研究中，去除安慰剂效应后，使用10~15mg替尔泊肽的减重幅度可达11.3%~15.1%，减重幅度达到5%以上的患者比例为85.8%~87.7%。

（二）典型不良反应和禁忌

多年来奥利司他曾是我国唯一批准用于肥胖症患者减重治疗的药物，临床应用时间相对较长。2024年国家药品监督管理局先后批准利拉鲁肽、贝那鲁肽、司美格鲁肽及替尔泊肽用于成年原发性肥胖症患者减重治疗，这填补了我国肥胖症药物治疗领域的一大空白。2024年10月国家卫生健康委也发布了由多学科专家参与编写的《肥胖症诊疗指南》（2024年版）。上述减肥药物的典型不良反应和禁忌等相关特点详见表8-12。

表8-12　减重药物特点对照表

药品名称	机制	12~24个月时去除安慰剂效应后体重下降幅度（%）	12~24个月时减重幅度达到5%以上的患者比例（%）	典型不良反应	禁忌
奥利司他	脂肪酶抑制剂	3.1%（95% CI 2.7~3.5）	49.7%	常见的：腹胀，脂肪泻　罕见：肝衰竭	对奥利司他或药物制剂中任何一种成分过敏，慢性吸收不良综合征、胆汁淤积症，继发性肥胖（如甲状腺功能减退），器官移植者以及服用环孢霉素者（奥利司他会干扰抗移植排异反应的药物）

续表

药品名称	机制	12~24个月时去除安慰剂效应后体重下降幅度（%）	12~24个月时减重幅度达到5%以上的患者比例（%）	典型不良反应	禁忌
利拉鲁肽（最高剂量3.0mg）	GLP-1受体激动剂	4.7%（95%CI 4.1~5.3）	64%	罕见/可能：胰腺炎	具有甲状腺髓样癌的个人或家族史的或者，或患有多发性内发泌腺瘤病2型的患者
贝那鲁肽	GLP-1受体激动剂	3.6%（95%CI 4.6~2.6）	58.2%	常见：恶心、呕吐、便秘；罕见/可能：胰腺炎	对本品所含任何成分过敏者
司美格鲁肽（最高剂量2.4mg）	GLP-1受体激动剂	12.1%（95%CI 10.7~13.5）	85.8%	常见：恶心、呕吐、便秘；罕见/可能：胰腺炎	具有甲状腺髓样癌的个人或家族史的或者，或患有多发性内分泌腺瘤病2型的患者
替尔泊肽（最高剂量15mg）	GLP-1/GIP双受体激动剂	根据不同剂量，可达到11.9%（95%CI 10.4~13.4到17.8%）	根据不同剂量可达到85%~91%	常见：恶心、呕吐、便秘；罕见/可能：胰腺炎	具有甲状腺髓样癌的个人或家族史的或者，或患有多发性内分泌腺瘤病2型的患者

注：引自国家卫生健康委指南编写委员会《肥胖症诊疗指南》（2024年版）。

（三）具有临床意义的药物相互作用

1. 奥利司他

（1）本品可使脂溶性维生素的吸收减少。如正在服用含有维生素A、维生素D和维生素E制剂，应在服用本品2小时后或在睡前服用。

（2）2型糖尿病患者可能需减少口服降糖药（如磺酰脲类药物）的剂量。

（3）本品与环孢素联合用药时可造成后者血浆浓度的降低。

（4）本品与胺碘酮合用时，可能导致后者吸收减少而降低疗效。

（5）联合服用奥利司他和抗凝血药时，会产生凝血酶减少，INR增加。

2. 贝那鲁肽

（1）目前尚缺乏系统研究贝那鲁肽与其他药物的相互作用。但是根据GLP-1RA类药物的类效应，贝那鲁肽对胃排空的延迟作用和带来的胃肠道不良反应，可能会影响同时口服的其他药物的吸收程度和速度，例如对疗效有浓度依赖的口服抗生素可能会减弱其吸收。建议患者在注射本品前至少1小时服用这些药物。如果这些药物需要与食物同服，应建议患者在本品注射的间隔服用。

（2）因使用GLP-1RA可能出现腹泻，可能会间接影响同时口服的药物的吸收。

三、代表药品

奥利司他
Orlistat

【适应证】 奥利司他结合微低热能饮食适用于肥胖和体重超重者，包括那些已经出现与肥胖相关的危险因素的患者的长期治疗。

【用法用量】 口服：①成人：餐时或餐后1小时内服0.12g（胶囊1粒）。如果有一餐未进或食物中不含脂肪，则可省略1次服药。奥利司他的药效在给药后24~48小时即可显现。停止治疗后48~72小时粪便中脂肪含量便恢复到治疗前水平。②对老年人无需调整剂量。肝肾功能不全者，无需调整剂量。

【特殊人群应用时的注意事项以及监护要点】

1. 妊娠期女性禁用；哺乳期女性不应服用。

2. 第一次使用本品前应咨询医师，治疗期间应定期到医院检查。尤其是伴发高血脂、高血压、糖尿病和中度以上脂肪肝的患者。

3. 不推荐 BMI≤24kg/m² 的人群使用本品。

4. 服用本品时应尽量减少摄入脂肪含量高的食物。

5. 使用本品同时应注意结合运动和控制饮食，才能达到良好效果。

6. 没有证据证明本品加大用量后能增强疗效，不要擅自增加用量。

7. 18 岁以下儿童应在医师指导下使用。

8. 服用奥利司他后出现任何肝功能障碍症状和体征，应立即停用奥利司他和其他可疑药品，并检验肝功能。

【常用制剂与规格】 胶囊剂：0.12g。片剂：0.12g。

第七节　性激素类

雌激素和孕激素是内源性激素，可产生多种生理作用。在女性体内能影响女性的生长发育、排卵的神经内分泌控制、为卵子受精和着床而周期性地调控生殖道内环境；此外还影响到体内的无机盐、糖类、蛋白质和脂肪的代谢。

雌激素和孕激素最常见的用途是绝经后的激素疗法和女性避孕，但具体的药物在这两种情况中使用的剂量有很大区别。抗雌激素的主要用途是治疗与激素有关的乳腺癌和不孕不育。抗孕激素的主要应用是医疗性流产。

第一亚类　雌激素类

绝经前的女性，循环中的雌激素主要来源于卵巢，主要的分泌产物是雌二醇。绝经后的女性，循环中雌激素的最主要来源是脂肪组织间质，在间质中以肾上腺皮质分泌的去氢表雄酮合成雌酮。男性的雌激素也可由睾丸生成，但大量的循环中的雌激素是在性腺外，通过将循环中的 C17 类固醇（如雄烯二酮和去氢表雄酮）经芳香化而生成。

雌激素类是一类 C18 的甾体化合物，常用的有以下几类。①天然雌激素：卵巢、肾上腺皮质和胎盘所产生的雌激素，有雌二醇、雌酮和雌三醇。其中雌二醇的活性最强，雌三醇最弱，后者是前两者的代谢产物。②雌激素合成衍生物：当前广泛用于临床的雌激素，主要是以雌二醇为母体结构的合成衍生物，例如炔雌醇（乙炔雌二醇），由于在体内不易被代谢破坏，因而口服效价大大提高。雌二醇的酯类衍生物如戊酸雌二醇，因能沉积于注射局部，缓慢吸收，故有长效作用。③全合成雌激素：是全合成的非甾体化合物，有雌激素作用。如己烯雌酚，是根据天然雌激素的结构特征，合成结构较简单的同型物，且口服有效，作用强，但不良反应多。

一、药理作用与作用机制

雌激素具有广泛的生物学活性，在心血管、中枢神经、骨骼系统、生殖系统等的生长、发育与功能调节方面均具有重要意义。雌激素对于女性性器官、第二性征和乳腺的发育和维持具有决定性的作用，此外雌激素还能够控制子宫和附件的部分功能（特别是子宫内膜的增殖、蜕膜的发育以及宫颈和阴道的周期改变）。大量的雌激素也会在胎盘中形成，在妊娠晚期它可以增加子宫肌肉的自发活动性以及其对催产药物的反应。

小剂量的雌激素，特别是在孕激素的配合下，刺激促性腺激素分泌，从而促进排卵。大剂量的雌激素通过负反馈机制，通过减少下丘脑促性腺激素释放激素（GnRH）的释出，导致卵泡刺激激素（FSH）和黄体生成激素（LH）从垂体的释放也减少，从而抑制排卵。

雌激素还可以增加一氧化氮和前列腺素的合成，舒张血管，抑制血管平滑肌细胞的异常增殖和迁移，并且通过减轻心肌缺血 - 再灌注损伤、抗心律失常等作用发挥保护心脏的功能。雌激素还能促进神经细胞的生长、分化、存活与再生，并且促进神经胶质细胞的发育及突触的形成。

雌激素能够激活肾素 - 血管紧张素系统，使醛固酮分泌增加，促进肾小管对水、钠的重吸收，故可致轻度的水钠潴留和血压升高；雌激素能促使细胞合成 DNA、RNA 和相应组织内各种不同的蛋白质，还可对代谢产生直接影响，包括骨密度、血脂、血糖及蛋白。雌激素可显著增加儿童骨骼的钙盐沉积，促进长骨骨骺愈合；能增加成人骨量，改善骨质疏松；大剂量的雌激素则能升高血清甘油三酯、磷脂和高密度脂蛋白，降低血清胆固醇和低密度脂蛋白；雌激素还可以降低糖耐量导致血糖的异常升高。此外，雌激素还可增加凝血因子 II、VII、IX、X 的活性，从而促进血液凝固，增加纤溶活性；雌激素还可使真皮增厚，结缔组织内胶原分解减慢，使表皮增殖，保持皮肤弹性及改善皮肤血液供应。

雌激素受体（ER）有 2 种亚型，分别为 ERα 与 ERβ。ERα 在女性生殖器官表达最多，另外 ERα 也存在于乳腺、下丘脑、内皮细胞和血管平滑肌。ERβ 表达最多的组织是前列腺和卵巢。雌激素信号转导有经典的核启动的类固醇信号转导，以及膜启动的类固醇信号转导和 G 蛋白偶联的 GPER 信号转导。核启动的类固醇信号转导由经典的雌激素受体介导，雌激素与 ER 结合后再与特殊序列的核苷酸—雌激素反应因子相结合形成 ER - DNA 复合物。ER - DNA 复合物会征集类固醇受体辅激活因子 - 1 和其他蛋白，随后引起组蛋白乙酰化，进而引起靶基因启动子区域重新排列，启动转录过程，合成 mRNA 以及相应的蛋白质，发挥其药理作用。膜启动的信号转导由膜蛋白介导，主要通过多种信号通路途径（例如离子信号通路、一氧化氮信号通路、G 蛋白偶联的信号通路等）发挥快速的细胞功能调节及药理作用。

二、临床用药评价

（一）临床应用特点

临床应用中，常应用雌激素治疗围绝经期综合征，也被称为激素替代治疗，雌激素可抑制垂体促性腺激素的分泌，从而减轻更年期综合征症状。

雌激素对骨的作用表现出剂量依赖关系，较高剂量雌激素增加骨密度的效果更明显。雌激素能阻止绝经早期的骨丢失，在绝经前 5～10 年内开始应用激素疗法对预防骨质疏松症效果最佳。但是长期应用外源雌激素相关的血栓风险、脑卒中、乳腺癌的发病风险都有所增加，这也是目前限制激素疗法仅作短期治疗的主要原因。

雌激素也用于原发性或继发性的卵巢功能低下的患者进行替代治疗，雌激素可以促进子宫、外生殖器及第二性征的发育。将雌激素与孕激素合用，可产生人工月经。对于功能性子宫出血，雌激素可促进子宫内膜增生，修复出血创面而止血，也可以适当配伍孕激素，以调整月经周期。

绝经后晚期乳腺癌患者的卵巢停止分泌雌二醇，此时肾上腺分泌的雄烯二酮在周围组织中可转化为雌酮，持续作用于乳腺则可能引起乳腺癌。大剂量的雌激素可抑制垂体前叶分泌促性腺激素，进而减少雌酮的产生。因此，雌激素可缓解绝经后晚期乳腺癌不宜手术患者的症状，但绝经期前乳腺癌患者禁用，因为雌激素可促进肿瘤的生长。

雌激素可通过皮肤、黏膜、皮下、肌肉等各种途径吸收。雌二醇口服后从胃肠道迅速吸收，由于在肝脏中被破坏而失活，口服效价很低。微粒化雌二醇可口服，但生物利用度很低（仅 2%）。炔雌醇和非甾体雌激素如己烯雌酚，在肝脏中代谢较慢，故口服有效。雌激素经酯化后在注射局部吸收缓慢，作用时间较长，在肝脏代谢后，从尿中排出。

雌激素吸收后经血流和组织液转运到靶细胞，能与甾体激素结合球蛋白（SHBG）特异结合。其余大量与血浆白蛋白结合。游离部分能与组织内特异性受体蛋白在雌激素反应组织中结合，形成"活化"的复合体，后者具有多种功能。有些雌激素经阴道黏膜吸收，可与全身用药相比拟，亦即不论阴道给药还是肠道给药，药效可相同。主要在肝脏代谢，经过肠肝循环可以再吸收，但有些合成雌激素的代谢部位尚未完全确定。经肾随尿排出。

戊酸雌二醇口服被胃肠道吸收后，在肝内代谢，分解成雌二醇和戊酸。口服后约有 3% 的雌二醇被生物利用。

（二）典型不良反应和禁忌

1. 典型不良反应　①雌激素常见的不良反

应包括：腹部绞痛或胀气；食欲缺乏；恶心；踝及足水肿；乳房胀痛和（或）肿胀；体重增加或减少。但上述不良反应大多在持续用药后会耐受，不良反应的症状往往会减轻。②雌激素也可能导致一些少见或罕见的不良反应，可能导致患者难以耐受，必要时可能需要停药，例如阴道不规则流血、点滴出血、突破性出血、长期出血不止或闭经、困倦、尿频或排尿疼痛。③雌激素也可能导致患者出现严重或突发的头痛，行为突然失去协调，不自主性动作（舞蹈病），胸、上腹（胃）、腹股沟或腿痛，尤其是腓肠肌痛，臂或腿无力或麻木；突然发生原因不明的呼吸急促；突发失语或发音不清，视力突然改变（眼底出血或血块），血压升高，乳腺出现小肿块，精神抑郁，眼结膜或皮肤黄染，肝炎或胆道阻塞，皮疹，黏稠的白色凝乳状阴道分泌物（外阴阴道念珠菌病）。此类不良反应的发生可能需要停药并进行对症处理，并需要重新评估雌激素治疗的风险。

2. 禁忌　①已知或怀疑患有乳腺癌者禁用。②已知或怀疑患有雌激素依赖性肿瘤者禁用。③急性血栓性静脉炎或血栓栓塞者禁用。④过去使用雌激素时，曾伴有血栓性静脉炎或血栓栓塞史者禁用。⑤有胆汁淤积性黄疸史者禁用。⑥未明确诊断的阴道不规则流血者禁用。⑦妊娠早期不要使用己烯雌酚，全身用药可能导致胎儿畸形，阴道用药也应注意。用药后所分娩女婴可发生生殖道异常。罕见病例在育龄期发生阴道癌或宫颈癌。⑧雌激素可经乳汁分泌，并可抑制泌乳，哺乳期女性禁用。

（三）具有临床意义的药物相互作用

1. 与抗凝药同用时，雌激素可降低抗凝效应。必须同用时，应调整抗凝药用量。

2. 与卡马西平、苯巴比妥、苯妥英钠、扑米酮、利福平等同时使用，可减低雌激素的效应。

3. 与三环类抗抑郁药同时使用，大剂量的雌激素可增强抗抑郁药的不良反应，同时降低其应有的效应。

4. 与抗高血压药同时使用，可减弱抗高血压的作用。

5. 可降低他莫昔芬的治疗效果。

6. 可增加钙剂的吸收。

（四）特殊人群用药

1. 在启动雌激素替代治疗前，必须采集患者完整的个人病史和家族史。应根据这些医学史以及该药物的禁忌证和使用警告进行体检（包括盆腔和乳房）。建议在治疗期间进行定期检查。必须根据女性患者的风险状态确定检查频率和类型。必须告知女性患者，发生乳腺癌、子宫内膜癌、子宫颈癌和阴道癌的风险可能是使用雌激素和口服避孕药的主要关注问题。应警惕上述肿瘤的风险，并应根据患者临床需要进行必要的检查。

2. 雌激素的治疗对诊断可能形成干扰：①美替拉酮试验反应减低。②去甲肾上腺素导致的血小板凝聚力可增加。③用血清蛋白结合碘（PBI）测试甲状腺功能，T_4 的结合增加；T_3 血清树脂的摄取减低，这是由于血清甲状腺结合球蛋白（TBG）增多。

3. 下列疾病患者应慎用雌激素：哮喘；高血压；心功能不全；癫痫；精神抑郁；偏头痛；肾功能不全，雌激素可使水潴留加剧；胆囊疾病或胆囊病史，尤其是胆石症；肝功能不全；妊娠时黄疸或黄疸史，雌激素有促使肝损害复发的危险性；急性、间歇性或复杂性肝卟啉病；糖尿病；良性乳腺疾病；脑血管疾病；冠状动脉疾病；平滑肌瘤（子宫肌瘤）或子宫内膜异位症；血钙过高，伴有肿瘤或代谢性骨质疾病；甲状腺疾病。

4. 长期服用雌激素者需每 6~12 个月体检 1 次或遵医嘱定期检查血压、肝脏功能；定期评估静脉血栓栓塞风险、糖尿病及代谢综合征风险、潜在的肿瘤风险；每年常规评估子宫内膜及阴道脱落细胞情况。可采用经阴道超声，必要时进行宫腔镜检查和（或）子宫内膜活检；此外，MHT 可能会增加癫痫患者的发作频率，应定期评估。

5. 应用最低有效量，时间尽可能缩短，以减少可能发生的不良反应。

6. 女性子宫切除后患者，通常采用周期性治疗，即用药 3 周后停药 1 周，相当于自然月经周期中雌激素的变化情况；有子宫的女性，为避免过度刺激，可在周期的最后 10~14 日加用孕激素，模拟自然周期中激素的节律性变化浓度。

7. 长期或大量使用雌激素者，当停药或减量时须逐步减量。

三、代表药品

戊酸雌二醇
Estradiol Valerate

【适应证】 ①补充雌激素不足，如萎缩性阴道炎、女性性腺功能减退症、外阴阴道萎缩、绝经期血管舒缩症状、卵巢切除、原发性卵巢衰竭等。②晚期前列腺癌（乳腺癌、卵巢癌患者禁用）。③与孕激素类药物合用，能抑制排卵，可作避孕药。

【用法用量】

（1）口服：一次 1mg，一日 1 次。

（2）肌内注射：①补充雌激素不足，一次 5mg，每 4 周 1 次；②前列腺癌，一次 30mg，每 1~2 周 1 次，按需调整用量。

【常用制剂与规格】 片剂：0.5mg；1mg。注射液：1ml∶5mg；1ml∶10mg。

第二亚类 孕激素类

一、药理作用与作用机制

天然孕激素主要指由黄体分泌的黄体酮（又称孕酮），睾丸和肾上腺皮质也能少量分泌。

孕激素最主要的作用靶点是生殖系统，在月经后期，黄体酮在雌激素作用的基础上，促进子宫内膜继续增厚、充血、腺体增生并且产生分支，由增殖期转为分泌期，有利于受精卵的着床和胚胎的发育；在妊娠期降低子宫对缩宫素的敏感性，抑制子宫平滑肌的收缩，有保胎作用；抑制子宫颈管腺体分泌黏液，从而减少精子进入子宫。孕激素可抑制输卵管的节律性收缩和纤毛的生长；加快阴道上皮细胞的脱落。孕激素可与雌激素共同促进乳腺腺泡的发育，为哺乳提供基础条件。大剂量黄体酮还可抑制腺垂体 LH 的分泌，从而抑制排卵。

由于黄体酮与醛固酮结构相似，通过竞争性对抗醛固酮的作用，增加 Na 和 Cl 的排泄，从而产生一定的利尿作用；可促进蛋白质的分解，增加尿素氮的排泄；可增加血中低密度脂蛋白，对高密度脂蛋白无或仅有轻微的影响；此外，黄体酮还是肝药酶的诱导剂，可以促进药物的代谢。黄体酮还可通过下丘脑体温调节中枢影响散热过程，轻度升高体温，使月经周期黄体相的基础体温升高。

体内黄体酮的受体主要有 2 种，分别为：PRA 和 PRB，黄体酮与其受体结合后，可使受体磷酸化，征集辅助激活因子，或者直接与通用转录因子相互作用，从而引起蛋白构象发生改变，而发挥治疗效应。PRB 介导黄体酮的刺激反应，而 PRA 则能抑制其效应。

二、临床用药评价

（一）临床应用特点

孕激素的两种最普遍的用途是单独或与雌激素联合用于避孕，也可与雌激素联合用于围绝经期综合征的激素替代疗法。此外，孕激素还有一些其他的临床应用，例如女性的黄体功能不足可引起子宫内膜不规则的成熟与脱落，导致子宫发生持续性的出血，应用孕激素类药物则可以使子宫内膜同步转变为分泌期，在月期有助于子宫内膜的全部脱落。临床常用孕激素类药物治疗功能性子宫出血。

临床也常使用雌、孕激素复合避孕药来抑制子宫痉挛性收缩，改善痛经症状；长周期大剂量使用孕激素如炔诺酮片可使异位的子宫内膜萎缩退化，用于治疗子宫内膜异位症。对于黄体功能不足所导致的流产，可以使用大剂量孕激素类药物来安胎，但是对于习惯性流产，该方法疗效并不确切。孕激素也可用于继发性闭经的诊断，给予闭经女性口服孕酮 5~7 日，如果存在有内源性雌激素，则会发生撤退性出血。雌激素和孕激素的联合也应用于测试闭经患者的子宫内膜反应性。此外经子宫内局部应用含有左炔诺孕酮的激素释放宫内节育器，可以减少雌激素诱发的子宫内膜增生，同时降低全身性应用的孕激素的不良反应。

临床应用的孕激素均系人工合成品或其衍生物。黄体酮口服后迅速经胃肠道吸收，在肝脏内很快失活，故以往不能口服。近来已有经微粒化后的产品，可以口服，但生物利用度很低，仅为 2%。注射液肌内注射后迅速吸收，血中半衰期仅数分钟。在肝脏内代谢，约 12% 代谢为孕烷二醇。代谢产物与葡萄糖醛酸结合随尿排出。

甲羟孕酮口服在胃肠道吸收，在肝脏降解。肌内注射后 2~3 日血药浓度达峰值。肌内注射 150mg 后 6~9 个月，血中才无法检出药物。血药浓度超过 0.1mg/ml 时，黄体生成素（LH）和雌二醇均受到抑制而阻止排卵。

地屈孕酮平均半衰期为 5~7 小时。63% 以原型随尿液排出，72 小时后从体内完全清除。

（二）典型不良反应和禁忌

1. 典型不良反应

（1）孕激素治疗中常见的不良反应为子宫出血、经量的改变，甚至停经。用药过程中可见肠道反应，食欲缺乏、恶心、呕吐；头痛、乳房胀痛及腹痛。有些不良反应与雄激素活性有关，如性欲改变、多毛或脱发、痤疮、液体潴留和水肿、体重增加。

（2）孕激素治疗期间少数患者可能会出现过敏性皮肤炎症、精神抑郁等。可能出现胸、臀、腿部肌肉疼痛，特别是腓肠肌处疼痛；可能出现手臂和足无力、麻木或疼痛，突发原因不明的呼吸短促、突发失语或发音不清、突然视力改变、复视、不同程度失明等。

（3）长期大剂量还可以引发肝功能损害；也可能导致缺血性心脏病发病率升高。

（4）与雌激素 - 孕激素替代治疗相关性不良反应：乳腺癌、子宫内膜增生、子宫内膜癌、性激素依赖性肿瘤（恶性/良性）、静脉血栓形成、心肌梗死等。

2. 禁忌 ①心血管疾病和高血压者。②肝、肾功能不全者；如胆囊疾病及肝脏肿瘤（现病史或既往史）患者伴发严重肝功能障碍。③糖尿病患者。④哮喘患者。⑤癫痫及偏头痛患者。⑥未明确诊断的阴道出血患者。⑦有血栓栓塞病史（晚期癌瘤治疗除外）患者。⑧已知或疑有孕激素依赖性肿瘤。⑨妊娠期或应用性激素时产生或加重的疾病或症状，如严重瘙痒症、阻塞性黄疸。⑩其他：Dubin - Johnson 综合征、Rotor 综合征、妊娠期疱疹、血卟啉症和耳硬化症等。

（三）具有临床意义的药物相互作用

1. 黄体酮
主要由人体肝脏微粒体中的细胞色素 P450 酶代谢，酮康唑是细胞色素 P450 酶的抑制剂，因此，酮康唑或其他细胞色素酶的抑制剂可能增加黄体酮的血药浓度。

2. 甲羟孕酮

（1）氨鲁米特与醋酸甲羟孕酮同时使用时，可以显著地抑制醋酸甲羟孕酮的生物利用度。与氨鲁米特合用情况下，应警告使用者其高剂量本品的疗效可能降低。

（2）甲羟孕酮联合巴比妥、苯妥英、扑米酮、卡马西平、利福平和灰黄霉素等酶诱导剂治疗会增加肝脏的分解代谢。

（3）甲羟孕酮孕激素能抑制环孢霉素代谢，从而增加血浆环孢霉素浓度，因此增加其毒性作用。

（4）在某些患者中观察到应用孕激素时会出现糖耐量减低。其机制不明。因此，糖尿病患者在接受孕激素治疗期间应严密观察。在应用醋酸甲羟孕酮治疗时或治疗后，有必要调整降糖治疗方案。

（5）甲羟孕酮主要是通过 CYP3A4 的羟基化作用进行代谢。评估 CYP3A4 诱导剂或抑制剂针对醋酸甲羟孕酮临床效果的专门药物相互作用研究尚未进行，因此 CYP3A4 诱导剂或抑制剂的临床效果未知。

（四）特殊人群用药

1. 妊娠初始 4 个月内慎用孕酮类，不宜用作早孕试验。

2. 黄体酮在美国 FDA 妊娠期用药安全性分级为口服给药 B，临床常用于先兆流产和习惯性流产。

3. 甲羟孕酮禁用于妊娠女性；羟孕酮片治疗期间避免哺乳。在美国 FDA 妊娠期用药安全性分级为肠道外给药 X。人工合成的孕酮因有胎儿致畸问题，必须慎用。

4. 地屈孕酮用于孕激素缺乏所致先兆性流产或习惯性流产，但是仍需要关注地屈孕酮导致尿道下裂和延迟分娩的风险。哺乳期女性的乳汁中可见地屈孕酮的分泌。不能排除对被哺乳儿童的风险。母乳喂养期间不应使用地屈孕酮。

5. 有抑郁症史者慎用孕酮类药物。

6. 长期使用孕酮类药物需注意检查肝功能，特别注意乳房检查。

7. 长期给予孕激素应按28日周期计算孕激素的用药日期。

8. 长期使用孕激素女性应戒烟。

三、代表药品

黄体酮
Progesterone

【适应证】 用于月经失调，如闭经和功能失调性子宫出血、黄体功能不全、先兆流产和习惯性流产及经前期紧张综合征的治疗；用于激素替代疗法与雌激素联合应用；亦用于宫内节育器缓释孕激素药物。

【用法用量】

（1）口服：与雌激素联合应用，一日100mg，连续使用25日。如尚未绝经，于月经第5日开始用雌激素；使用14日后加用黄体酮胶囊，每日200~300mg，共用12日。

（2）肌内注射：①先兆流产，一般20mg/d，待疼痛及出血停止后减为10mg/d。②有习惯性流产史者，自妊娠开始，一次5~10mg，每周2~3次。③功能失调性子宫出血，10mg/d，连用5~10日。如在用药期间月经来潮，应立即停药。④闭经，在预计月经来潮前8~10日，每日肌内注射，10mg/d，共6~8日。

【常用制剂与规格】 胶囊剂：100mg。注射液：1ml：10mg；1ml：20mg。

甲羟孕酮
Medroxyprogesterone

【适应证】 用于月经不调、功能失调性子宫出血及子宫内膜异位症等。注射液可用作长效避孕药，亦可用于绝经期后乳腺癌及子宫内膜癌。

【用法用量】

（1）口服：①功能性闭经，4~8mg/d，连服5~10日。②功能失调性子宫出血（功血），止血一次10~20mg，每4~8小时一次，连用2~3日；血止后每隔3日递减1/3剂量，直至维持量100mg/d，连续用药至血止后21日停药。

③功血调整月经周期，于月经后半周期（撤药性出血的第16~25日）开始口服，一次10mg，一日1次，连用10~14日，酌情应用3~6个周期。④子宫内膜异位症，30mg/d，连服6个月。⑤子宫内膜癌，一次100mg，一日3次；或一次500mg，一日1~2次。或采用肌内注射，起始剂量为0.4~1g，一周后可重复1次。待病情改善和稳定后，剂量改为肌内注射400mg，一月1次；或口服500mg，一日1次。

（2）肌内注射：用于子宫内膜异位症，一周50mg或每2周100mg。用于绝经期血管舒缩症状，每3个月深部肌内注射1次，一次150mg。用于子宫膜癌或肾癌，初始剂量一周400~1000mg，如数周或数月内病情改善并稳定，则每月至少400mg注射可维持病情的改善。用于避孕，每3个月肌内注射1次，一次150mg，于月经来潮第2~7日注射。

【常用制剂与规格】 片剂：2mg；4mg；10mg；250mg；500mg。分散片：250mg。注射用醋酸甲羟孕酮：1ml：100mg；1ml：150mg。

地屈孕酮
Dydrogesterone

【适应证】 ①痛经。②子宫内膜异位症。③继发性闭经。④月经周期不规则。⑤功能失调性子宫出血。⑥经前期紧张综合征。⑦孕激素缺乏所致先兆流产或习惯性流产。⑧黄体功能不全所致不孕症。

【用法用量】 口服。

（1）痛经：月经周期第5~25日服用，一次10mg，一日2次。

（2）子宫内膜异位症：月经周期第5~25日服用，一次10mg，一日2~3次。

（3）先兆流产：起始剂量为一次40mg，随后每8小时服10mg，直至症状消失。

（4）习惯性流产：一次10mg，一日2次，直至妊娠20周。

（5）功能失调性子宫出血：①止血，一次10mg，一日2次，连续5~7日；②预防出血，月经周期第11~25日服用，一次10mg，一日2次。

（6）闭经：月经周期第1~25日，每日服雌二醇1次。月经周期第11~25日，联合用本品，一次 10mg，一日 2 次。

（7）经前期紧张综合征：月经周期第 11～25 日，一次 10mg，一日 2 次。

（8）月经周期不规则：月经周期第 11～25 日，一次 10mg，一日 2 次。

（9）孕酮不足导致的不孕症：月经周期第 14～25 日，10mg/d，持续应用 6 个连续的月经周期。

【常用制剂与规格】 片剂：10mg。

第三亚类 性激素类避孕药

一、药理作用与作用机制

包含雌激素和孕激素的复方避孕药是普遍使用的最有效的避孕药类型，也经常被称为激素性避孕药或甾体避孕药。本类药物中多为不同类型的雌激素和孕激素配伍组成的复方制剂。此类药物具有高度有效、使用方便、停药后恢复生育能力快、可调节月经周期、降低某些癌症发病率等优点。

复方避孕药对排卵有显著的抑制作用，用药期间避孕成功率可高达 90% 以上。外源性的雌激素通过负反馈机制抑制下丘脑 GnRH 的释放，减少 FSH 的分泌，使卵泡的生长成熟过程受到抑制，同时孕激素又可抑制 LH 的释放，两者发生协同作用而进一步抑制排卵的发生。

复方避孕药可增加宫颈黏液的黏稠度使精子不易于进入子宫宫腔，同时还可抑制子宫内膜的正常增殖，促使其逐渐萎缩，最终使受精卵着床困难。复方口服避孕药还可以影响子宫及输卵管平滑肌的正常生理活动，使受精卵难以在适当的时间到达子宫；另外还可抑制黄体内甾体激素的生物合成等。复方口服避孕药在排卵前、排卵期及排卵后服用，均可影响孕卵着床。

二、临床用药评价

1. 口服短效避孕药 大多数短效避孕药系由孕激素和雌激素配伍组成的口服制剂。单用孕激素可用作探亲避孕药或事后避孕药，主要作用是增加宫颈黏液稠度、抑制子宫内膜发育及影响孕卵运行速度等。

目前常用的短效口服避孕药有炔诺酮、甲地孕酮、炔诺孕酮、左炔诺孕酮等孕激素，可与炔雌醇、戊酸雌二醇组成各种复方制剂。去氧孕烯和孕二烯酮无雄激素作用，不降低高密度脂蛋白（HDL），优于左炔诺孕酮，已被广泛应用。为实现最大的避孕效果，避孕服药须严格按说明书，每日同一时间规律服药。用药期间如漏服或服用不正确，避孕失败率会明显升高；漏服后，应在想起时尽快补服一片。

复方口服避孕药在满足避孕需求的同时，也经常用于兼有月经紊乱，痛经、经前期综合征和月经过多的患者。临床也用于治疗多囊卵巢综合征、特纳综合征，也可能用于子宫内膜异位症，含无雄激素作用的孕激素的复方口服避孕药可用于治疗痤疮和多毛症。

2. 长效避孕药 长效避孕药多为复方制剂，主要由长效孕激素与长效雌激素配伍或通过剂型改变而达到长效避孕的目的。临床根据给药途径不同，大致分为：①口服长效避孕药：左炔诺孕酮、氯地孕酮与炔雌醚配伍，均可作为每月口服一次的长效避孕药。②注射长效避孕针：复方己酸羟孕酮注射液、复方庚酸炔诺酮注射液均为每月一次的避孕药。③埋植剂：左炔诺孕酮埋植剂以低剂量恒定缓慢释药，有效期 5 年。④含药阴道环：左炔诺孕酮避孕环和甲硅环亦为低量恒定缓慢释放的剂型，有效期 3～12 个月。⑤含药宫内节育器：孕酮节育器是一种缓释系统，能提高避孕有效率，降低脱落率，有效期 5 年。

3. 紧急避孕药 紧急避孕药也被称为事后避孕药。虽然在女性月经周期中仅有几天可能受孕，但因为排卵时间的不确定性，所以不管在月经周期的哪个阶段发生了无防护的性行为，都有妊娠的风险。在无防护性生活或避孕失败后的一段时间内，为了防止妊娠而采用的避孕方法被称为紧急避孕或事后避孕。

紧急避孕主要是通过药物抑制排卵来达到避孕目的，紧急避孕药分两种。最常见的是大剂量孕激素左炔诺孕酮，利用其抑制、延迟排卵和抑制子宫内膜的作用来达到紧急避孕的作用的，有效率仅为 80%～85%。由于剂量过大，会干扰正常的内分泌，导致月经周期紊乱，不规则的阴道流血等症状，重复多次使用会对健康产生影响。左炔诺孕酮也具有致畸风险，更不能作为抗早孕或引产药物使用。因此实施紧急避孕仅作为避孕的临时补救措施，不可作为常规避孕手段。

另一种紧急避孕药米非司酮是一受体水平的抗孕激素药物，无孕激素、雌激素、雄激素和抗雌激素活性；但能与孕酮受体结合，对子宫内膜孕酮受体亲和力比黄体酮强 5 倍。主要通过影响子宫内膜着床期的正常生理变化，干扰孕卵着床过程，降低着床率，避免妊娠，临床作为事后避孕药用于紧急避孕；临床也利用该药的抗早孕作用与米索前列醇片序贯合并使用，用于终止停经 49 日内的妊娠。

三、代表药品

（一）口服短效避孕药

左炔诺孕酮
Levonorgestrel

【药理作用与作用机制】　左炔诺孕酮为消旋炔诺孕酮的光学活性部分，其活性比炔诺孕酮强 1 倍，故使用剂量可减少一半。口服吸收迅速，经 0.5 ~ 2 小时血浓度达峰值，半衰期约 10 ~ 24 小时。蛋白结合率为 93% ~ 95%，生物利用度为 100%。较多分布在肝、肾、卵巢及子宫，代谢物主要以葡萄糖醛酸盐和硫酸盐形式从尿和粪便中排泄。

【适应证】　与炔雌醇组成复方制剂作为短效口服避孕药。通过剂型改变，还可制成多种长效避孕药，如左炔诺孕酮宫内节育系统、左炔诺孕酮硅胶棒等。左炔诺孕酮宫内节育系统主要用于避孕，还可治疗特发性月经过多，即非器质性病变引起的月经过多。

【用法用量】

（1）单方制剂用作紧急避孕药，即在无防护措施或其他避孕方法偶然失误时使用：在房事后 72 小时内服 1 片（粒），如为 0.75mg，需隔 12 小时后再服 1 次。

（2）左炔诺孕酮宫内节育系统：育龄女性须在月经开始的 7 日内放入宫腔，更换新的左炔诺孕酮宫内节育系统可以在周期的任何时间进行。该系统也可在妊娠早期流产后立即放置。

产后放置应推迟至子宫完全复旧，最早不应早于分娩后 6 周。如果子宫复旧时间严重后推，应考虑等待直至产后 12 周再放置。

（3）左炔诺孕酮硅胶棒：于月经周期的 1 ~ 5 日，局麻下在上臂或股内侧做一长 2 ~ 3mm 的切口后，用埋植针将药棒呈扇形植入皮下，每人每次 6 支。伤口贴以"创可贴"后，纱布包扎即可。

【临床应用注意】

1. 注意事项

（1）紧急避孕药是避孕失误的紧急补救避孕药，不是引产药。越早服用越好。可在月经周期任何时间服用。也不宜作为常规避孕药。

（2）本品可能使下次月经提前或延迟，如逾期一周仍未来潮，应检查以排除妊娠。

（3）左炔诺孕酮宫内节育系统为无菌包装，须注意无菌操作，若密封包装破损则应丢弃，或性状改变时禁用。本品放置于宫腔内可维持 5 年有效。如有下列任一情况或使用期间首次出现，应考虑取出该系统：偏头痛、局灶性偏头痛伴有不对称的视力丧失或提示有短暂性脑缺血的其他症状、特别严重的头痛、黄疸、血压明显升高、严重的动脉性疾病如卒中或心肌梗死。宫内节育系统不是年轻未产妇的首选方法，也不适合重度子宫萎缩的绝经后女性。放置后 4 ~ 12 周必须随访检查，此后每年一次。

（4）左炔诺孕酮硅胶棒应用于要求长期避孕的育龄女性，既往月经不调、经常有闭经史者、产后或流产后尚未恢复正常月经者、哺乳期或 45 岁以上女性不宜使用。计划妊娠者，需在取出 6 个月后方可受孕。埋植期间如妊娠，建议人工流产终止妊娠，并取出埋植剂。

2. 典型不良反应

（1）不良反应大多轻微，偶见轻度恶心、呕吐，一般不需处理。左炔诺孕酮宫内节育系统放置后，大多数女性的月经模式会发生改变，出血时间延长或不规则出血，月经稀发。

（2）左炔诺孕酮硅胶棒可引发月经紊乱（月经过频、经期延长、月经稀发、闭经或点滴出血等）、类早孕反应（恶心、头晕、乏力、嗜睡等）、乳房胀痛，偶见体重增加、血压上升、痤疮、精神抑郁或性欲改变等，个别埋植局部发生感染。

3. 禁忌

（1）乳腺癌、生殖器官癌、肝功能异常或近期有肝病或黄疸史、静脉血栓病、脑血管意外、高血压、心血管病、糖尿病、高脂血症、精神抑郁及 40 岁以上女性禁用。

（2）左炔诺孕酮宫内节育系统禁用于妊娠、现患盆腔炎或盆腔炎复发、下生殖道感染、产后子宫内膜炎、过去 3 个月内有感染性流产、宫颈炎、宫颈发育异常、子宫或宫颈恶性病变、孕激素依赖性肿瘤、不明原因的异常子宫出血、先天性或获得性子宫异常（包括使宫腔变形的肌瘤、增加感染易感性的疾病、急性肝脏疾病或肝肿瘤）。

（3）左炔诺孕酮硅胶棒：急、慢性肝病、肾炎、肿瘤、糖尿病、甲亢、严重高血压、血栓性疾病、镰状细胞贫血、原因不明的阴道流血者、癫痫、可疑妊娠者和抗凝者禁用。

4. 具有临床意义的药物相互作用　左炔诺如与苯巴比妥、苯妥英钠、利福平、利福布汀、卡马西平、大环内酯类抗生素、咪唑类抗真菌药、西咪替丁及抗病毒药（奈韦拉平，依法韦仑）等同时口服，可能影响本品的避孕效果。但其他途径因其作用机制是局部性的，故不认为会产生较大的影响。

【常用制剂与规格】　片剂：0.75mg；1.5mg。分散片：1.5mg。肠溶片：0.75mg；1.5mg。胶囊剂：1.5mg。滴丸剂：0.75mg。复方左炔诺孕酮片：每片含左炔诺孕酮 0.15mg 和炔雌醇 0.03mg。左炔诺孕酮炔雌醇（三相）片：6 片黄色，每片含左炔诺孕酮 0.05mg 和炔雌醇 0.03mg；5 片白色，每片含相应药物 0.075mg 和 0.04mg；10 片棕色，每片含相应药物 0.125mg 和 0.03mg。左炔诺孕酮炔雌醚片：每片含左炔诺孕酮 6mg 和炔雌醚 3mg。复方左炔诺孕酮滴丸：每粒含左炔诺孕酮 0.15mg，炔雌醇 0.03mg。左炔诺孕酮宫内节育系统：每个放置套管含左炔诺孕酮 52mg（20μg/24h）。左炔诺孕酮硅胶棒埋植剂：36mg；75mg。

去氧孕烯
Desogestrel

【药理作用与作用机制】　本品为强效孕激素，其孕激素活性较炔诺酮强 18 倍、较炔诺孕酮强 1 倍。口服后半衰期为 21～42.5 小时。最大特点是无雄激素作用，还可升高高密度脂蛋白（HDL）。抗雌激素活性亦强于炔诺酮和左炔诺孕酮。具有显著的排卵抑制作用，尚能改变宫颈黏液稠度、抑制子宫内膜发育等。本品及其代谢物与子宫内膜孕酮受体的亲和力高于黄体酮和炔诺酮。

【适应证】　避孕。

【用法用量】　口服：在月经周期的第 1 日，即月经来潮的第 1 日开始服用，每日约同一时间服 1 片，连续服 21 日，随后停药 7 日，在停药的第 8 日开始服用新的一盒药物。

【临床应用注意】

1. 注意事项

（1）慎用于静脉血栓家族病史、延长固定术、外科手术（尤其是腿部外科手术）或外伤、肥胖（BMI 超过 30kg/m^2）。

（2）慎用于吸烟（年龄超过 35 岁，每日吸烟 >20 支）、高血脂、高血压、心脏瓣膜疾病、房颤、糖尿病、系统性红斑狼疮、溶血性尿毒症综合征、慢性肠炎性疾病（克罗恩病或溃疡性结肠炎）的患者。

（3）出现听力或视觉障碍、持续血压升高、胸部锐痛或突然气短、偏头痛、乳房肿块、癫痫发作次数增加、严重腹痛或腹胀、皮肤黄染或全身瘙痒等情况，应停用药物尽快就诊。

2. 典型不良反应　①通常在使用复方口服避孕药的初期会出现一些轻度的反应：如恶心、头痛、乳房胀痛以及在月经周期中点滴出血。②少见呕吐、腹痛、腹泻。③少见情绪低落、情绪改变。④罕见不能耐受隐形眼镜。⑤可能出现乳房溢乳、阴道分泌物改变，性欲改变等。⑥可能各种皮肤不适（如皮疹、荨麻疹、光敏性、结节性红斑、多形性红斑）及过敏反应。⑦可能出现体液潴留、体重改变。

3. 禁忌　①严重肝功能障碍、有或曾有严重肝脏疾病、肝脏功能未恢复正常。②血栓形成或栓塞性疾病。③伴血管损害的糖尿病、严重异常脂蛋白血症等代谢性疾病。④严重高血压病。⑤已知或怀疑的性激素依赖的生殖器官或乳腺恶性肿瘤、肝脏肿瘤（良性或恶性）、不明原因的阴道出血。⑥已妊娠或怀疑妊娠、哺乳期女性禁用。

4. 具有临床意义的药物相互作用

（1）利福平、巴比妥类、苯妥英钠等可使本品活性降低。奥卡西平、托吡酯和灰黄霉素可能也有影响。

（2）有报告氨苄西林和四环素可能使避孕失败。

【常用制剂与规格】 去氧孕烯炔雌醇片：每片含去氧孕烯 0.15mg 和炔雌醇 20μg；去氧孕烯 0.15mg 和炔雌醇 30μg。

孕二烯酮
Gestodene

【药理作用与作用机制】 本品具有较强的抗早孕、抗着床以及使宫颈黏液变稠的作用。口服吸收迅速而完全，经 1~2 小时血浓度达峰值，生物利用度为 100%，消除半衰期为 18 小时。

【适应证】 与炔雌醇组成复方制剂口服，避孕。

【用法用量】 口服：从月经周期第 1 日开始，一日 1 片，连服 21 日；停药 7 日后，在第 8 日起开始服用新的一盒药物。

【临床应用注意】

1. 典型不良反应 常见恶心、呕吐、头痛、体重增加、乳房胀痛、经间少量出血等。

2. 禁忌 乳腺癌、生殖器官癌、肝功能不全或近期有肝病或黄疸史、阴道异常出血、镰状细胞性贫血、深静脉血栓形成、脑血管意外、高血压、心血管病、高脂血症、抑郁症、妊娠期及哺乳期女性禁用。

3. 具有临床意义的药物相互作用

（1）可升高本品血药浓度的药物：如阿托伐他汀、维生素 C 及药酶抑制剂如氟康唑等。

（2）可使本品避孕效果降低的药物：抗菌药尤其是广谱抗菌药、药酶诱导剂如苯巴比妥、苯妥英钠、利福平等，应避免同时服用。

（3）本品影响其他药物的疗效，使其作用减弱的有抗高血压药、抗凝血药及降糖药；使其疗效增强的有三环类抗抑郁药。

【常用制剂与规格】 复方孕二烯酮片：每片含孕二烯酮 75μg，炔雌醇 30μg。

（二）长效避孕药

羟孕酮
Hydroxyprogesterone

【药理作用与作用机制】 本品为长效孕激素，其孕激素活性为黄体酮的 7 倍，并无雌激素活性。肌内注射后在局部沉积储存，缓慢释放，发挥长效作用，维持时间 1~2 周以上。本品与戊酸雌二醇配伍作长效注射避孕药，具有排卵抑制作用，每月肌内注射 1 次。

【适应证】 避孕。单用治疗习惯性流产、月经不调、子宫内膜异位症、功能性子宫出血等。

【用法用量】 复方己酸羟孕酮注射液：深部肌内注射，第一次于月经来潮第 5 日注射 2 支，以后一个月 1 次，于月经来潮后 10~12 日注射 1 支（若月经周期短，宜在月经来潮的第 10 日注射，即药物必须在排卵前 2~3 日内注射，以提高避孕效果）。必须按月注射。注射液若有固体析出，可在热水中温热溶化后摇匀再用。

【临床应用注意】

1. 注意事项

（1）为保证避孕成功，并减少月经改变的不良反应，要按时注射，并须将药液抽净，作深部肌内缓慢注射。注射后留观 15~20 分钟，以防过敏。

（2）注射后，一般维持 14 日左右后月经来潮。如注射后闭经，可隔 28 日再注射 1 次。如闭经达 2 个月，应停止注射，等待月经来潮。闭经期间要采用其他方法避孕，待月经来后再按第一次办法，重新开始注射。

（3）子宫肌瘤、高血压患者慎用。使用过程中，定期体检，包括乳腺、肝功能、血压和宫颈刮片，发现异常者应立即停药。

（4）注射后，有人可出现月经改变（如经期延长、周期缩短、经量增多及不规则出血等，其发生率在用药半年以后即明显下降），可及时按以下方法处理。①经期延长：已出血多日时，可口服复方炔诺酮片或复方甲地孕酮片，每日 1~2 片，连服 4 日，即可止血。在下次经前 7 日依同法连服 4 日，可预防出血，如此应用 3 个月后停用。如再出血，可依上法再用。②月经后出血：每日服炔雌醇 0.0125~0.025mg，直至下次注射日期为止。但若已接近下次注射日期者，可不必处理。③月经周期缩短：注射后 10 日开始加服复方炔诺酮片或复方甲地孕酮片，每日 1~2 片，连用 4~6 日。④注射后长期出血不止：可口服复方炔诺酮片或复方甲地孕酮片 4日。出血停止后一周，注射本品 1 支，于注射第 11 日，口服复方炔诺酮片或复方甲地孕酮片，每日 1~2 片，连服 4 日，可预防出血。

2. 典型不良反应　少数患者用药后有恶心、呕吐、头晕、乏力、乳胀、疲乏等反应。

3. 禁忌　有肝、肾疾病的患者、心血管疾病和血栓史、高血压、糖尿病、甲状腺功能亢进、精神病或抑郁症、高血脂、子宫肌瘤、乳房肿块患者及妊娠期女性禁用。

【常用制剂与规格】　复方己酸羟孕酮注射液：1ml 中含己酸羟孕酮 250mg 和戊酸雌二醇 5mg。

庚酸炔诺酮
Norethisterone Enanthate

【药理作用与作用机制】　本品为长效孕激素，肌内注射后贮存在肌肉组织中逐步缓慢释放而发挥长效避孕作用。其主要作用为抑制排卵，尚能影响宫颈黏液稠度和抑制子宫内膜生长发育。注射后经 5~7 日血药浓度达峰值，半衰期约为 7.5~22.5。单用肌内注射 1 次 200mg，作用可维持 2~3 个月，可作为 2 个月一针的长效避孕药。本品与戊酸雌二醇配伍组成复方庚炔诺酮注射液，每月注射一次作用可维持 30 日，对月经周期的控制效果明显优于单用庚炔诺酮针。

【适应证】　长效避孕。

【用法用量】　肌内注射：复方庚酸炔诺酮注射液，第 1 次于月经第 5 日肌内注射 2 支，第 2 周期起，每次于月经第 10 日肌内注射 1 支，每支可避孕 1 个月经周期。

【临床应用注意】　常见恶心、呕吐、食欲缺乏、乳房胀痛、头晕、乏力、嗜睡等，但随用药次数增加而减少或消失。

【常用制剂与规格】　复方庚酸炔诺酮注射液：1ml 含庚酸炔诺酮 50mg 和戊酸雌二醇 5mg。

（三）紧急避孕药

米非司酮
Mifepristone

【药理作用与作用机制】　本品为强抗孕激素，能与孕酮受体及糖皮质激素受体结合，对子宫内膜孕酮受体的亲和力比黄体酮强 5 倍，对受孕动物各期妊娠均有引产效应，可作为非手术性抗早孕药。在有效剂量下对皮质醇水平无明显影响。由于该药不能引发足够的子宫活性，单用于抗早孕时不完全流产率较高，但能增加子宫对前列腺素的敏感性，故加用小剂量前列腺素后既可减少前列腺素的不良反应，又可使完全流产率显著提高（达 95% 以上）。本品同时具有软化和扩张子宫颈的作用。口服 T_{max} 约为 1~3 小时，生物利用度为 70%，血浆蛋白结合率为 98%，消除半衰期为 18 小时。一般口服后 30 小时开始有阴道流血，持续 1~16 日不等。

【适应证】

（1）用于无防护性生活后或避孕失败后（如避孕套破损、滑脱、体外排精失败、安全期计算失误等）后 72 小时以内，预防妊娠的临床补救措施。

（2）与米索前列醇片序贯合并使用，可用于终止停经 49 日内的妊娠。

【用法用量】

（1）在无防护性生活或避孕失败后 72 小时以内，空腹或进食 2 小时后口服 10mg（1 片），服药后禁食 1~2 小时，或遵医嘱。

（2）停经 ≤49 日的健康早孕女性，空腹或进食 2 小时后，一次 25~50mg，一日 2 次，连服 2~3 日，总量 150mg，服药后禁食 2 小时。第 3~4 日清晨口服米索前列醇 600μg 或于阴道后穹隆放置卡前列甲酯栓 1mg，卧床休息 1~2 小时，门诊观察 6 小时，注意用药后出血情况，有无妊娠产物排出和不良反应。

【临床应用注意】

1. 注意事项

（1）用于紧急避孕：①服用本品的女性在本月经周期之前至少有过一次常规月经，本月经周期第一次无防护性生活时，才能使用此紧急避孕方法。②服药后，到下次月经来潮前应避免同房或务必采用有效的避孕措施，以防止用药后发生的妊娠。③服用紧急避孕药，可能使下次月经延期，预期月经一周后仍未来潮，应及时进行妊娠检查。④该药不能作为常规避孕药于每次性生活后服用，只能用作避孕失败后的补救措施。事后紧急避孕药可以减少70%~80%的预防妊娠数，还是存在一定比例的避孕失败者，失败者建议采取药物流产，终止妊娠。⑤该药的紧急避孕片剂量远远达不到流产的作用，因此用药前须确准未妊娠者方可服用此药紧急避孕。

（2）确诊为早孕者，停经时间不应超过49日，孕期越短，效果越好。早孕有严重反应、恶心、呕吐频繁者不宜用本品，以免加重反应

（3）必须在具有急诊、刮宫手术和输液、输血条件下使用。

（4）服药后，一般会较早出现少量阴道流血，部分女性流产后出血时间较长。少数早孕女性在用前列腺素类药物前发生流产；约80%妊娠期女性在使用前列腺素类药物后6小时内排出绒毛胎囊，约10%妊娠期女性在服药后一周内排出妊娠物。

（5）用药后8~15日应去原治疗单位复诊，确定流产效果，必要时可行B超检查或测定血绒毛膜促性腺激素（HCG），如确诊为流产不全或继续妊娠，应及时处理。使用本品终止早孕失败者，必须进行人工流产终止妊娠。

2. 典型不良反应　部分早孕女性常见轻度恶心、呕吐、眩晕、乏力、下腹痛、肛门坠胀感和子宫出血等。

3. 禁忌　有心、肝、肾脏疾病及肾上腺皮质功能不全者，有使用前列腺素类药物禁忌者（如青光眼、哮喘及对前列腺素类药物过敏等），带宫内节育器妊娠和怀疑异位妊娠者，年龄超过35岁的吸烟女性禁用。

4. 具有临床意义的药物相互作用　本品不能与利福平、卡马西平、灰黄霉素、巴比妥类、苯妥英钠、非甾体抗炎药、阿司匹林、肾上腺皮质激素等合用。

【常用制剂与规格】　片剂：10mg；25mg；200mg。

（邓　昂）

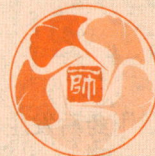

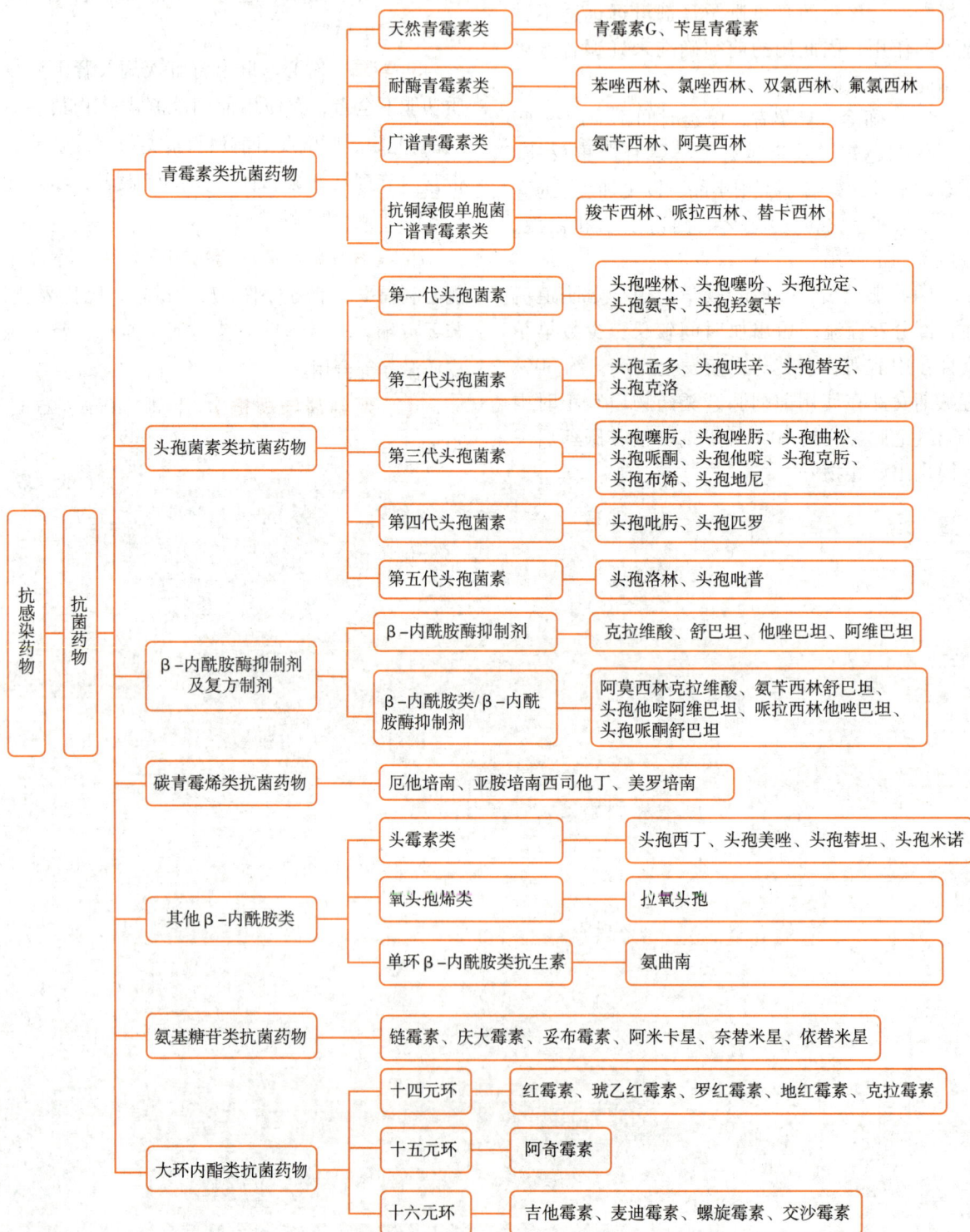

		天然青霉素类	青霉素G、苄星青霉素
		耐酶青霉素类	苯唑西林、氯唑西林、双氯西林、氟氯西林
	青霉素类抗菌药物	广谱青霉素类	氨苄西林、阿莫西林
		抗铜绿假单胞菌广谱青霉素类	羧苄西林、哌拉西林、替卡西林

		第一代头孢菌素	头孢唑林、头孢噻吩、头孢拉定、头孢氨苄、头孢羟氨苄
		第二代头孢菌素	头孢孟多、头孢呋辛、头孢替安、头孢克洛
	头孢菌素类抗菌药物	第三代头孢菌素	头孢噻肟、头孢唑肟、头孢曲松、头孢哌酮、头孢他啶、头孢克肟、头孢布烯、头孢地尼
		第四代头孢菌素	头孢吡肟、头孢匹罗
		第五代头孢菌素	头孢洛林、头孢吡普

		β-内酰胺酶抑制剂	克拉维酸、舒巴坦、他唑巴坦、阿维巴坦
抗感染药物	抗菌药物 β-内酰胺酶抑制剂及复方制剂	β-内酰胺类/β-内酰胺酶抑制剂	阿莫西林克拉维酸、氨苄西林舒巴坦、头孢他啶阿维巴坦、哌拉西林他唑巴坦、头孢哌酮舒巴坦

	碳青霉烯类抗菌药物		厄他培南、亚胺培南西司他丁、美罗培南

		头霉素类	头孢西丁、头孢美唑、头孢替坦、头孢米诺
	其他β-内酰胺类	氧头孢烯类	拉氧头孢
		单环β-内酰胺类抗生素	氨曲南

	氨基糖苷类抗菌药物		链霉素、庆大霉素、妥布霉素、阿米卡星、奈替米星、依替米星

		十四元环	红霉素、琥乙红霉素、罗红霉素、地红霉素、克拉霉素
	大环内酯类抗菌药物	十五元环	阿奇霉素
		十六元环	吉他霉素、麦迪霉素、螺旋霉素、交沙霉素

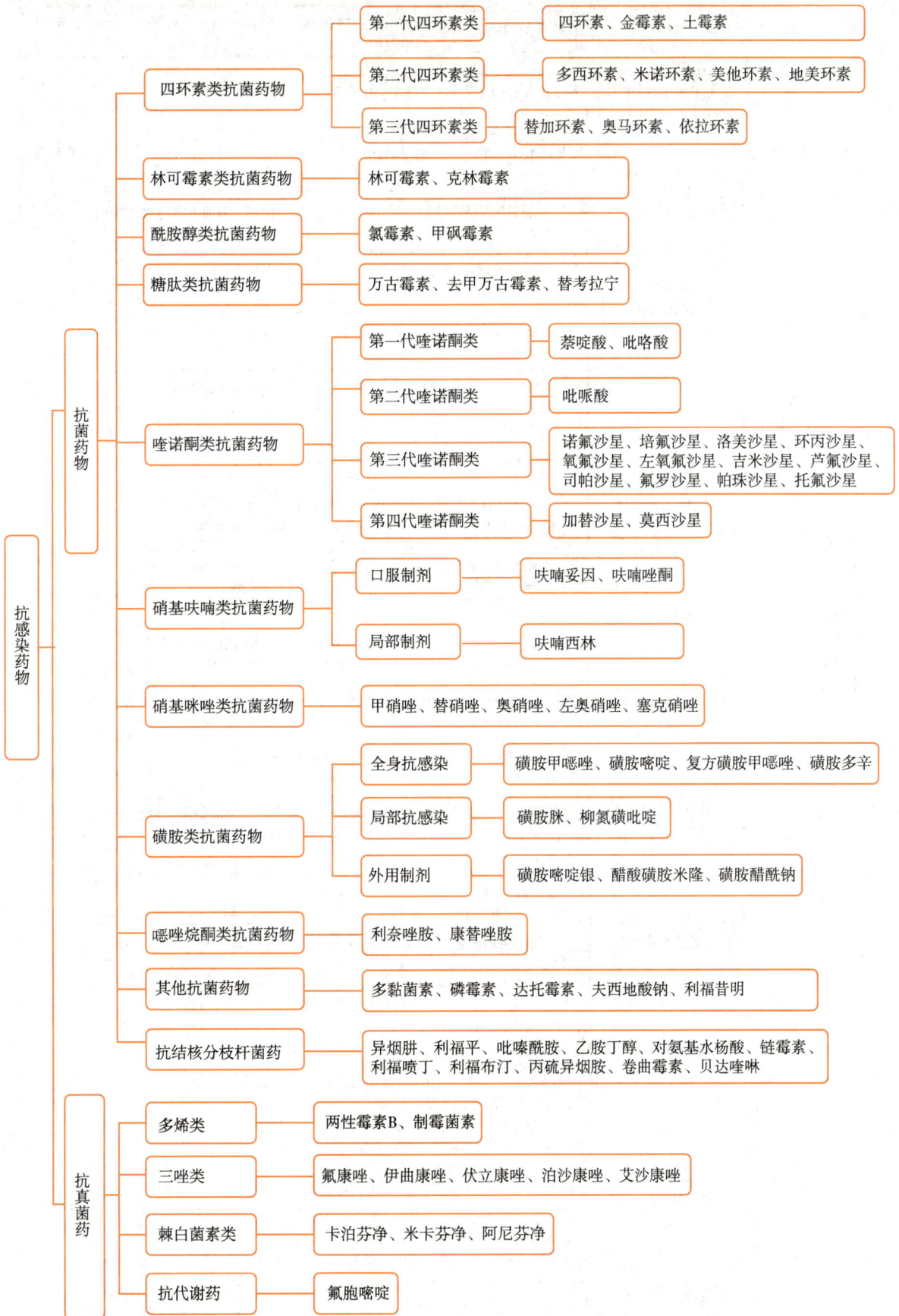

四环素类抗菌药物
- 第一代四环素类 —— 四环素、金霉素、土霉素
- 第二代四环素类 —— 多西环素、米诺环素、美他环素、地美环素
- 第三代四环素类 —— 替加环素、奥马环素、依拉环素

林可霉素类抗菌药物 —— 林可霉素、克林霉素

酰胺醇类抗菌药物 —— 氯霉素、甲砜霉素

糖肽类抗菌药物 —— 万古霉素、去甲万古霉素、替考拉宁

喹诺酮类抗菌药物
- 第一代喹诺酮类 —— 萘啶酸、吡咯酸
- 第二代喹诺酮类 —— 吡哌酸
- 第三代喹诺酮类 —— 诺氟沙星、培氟沙星、洛美沙星、环丙沙星、氧氟沙星、左氧氟沙星、吉米沙星、芦氟沙星、司帕沙星、氟罗沙星、帕珠沙星、托氟沙星
- 第四代喹诺酮类 —— 加替沙星、莫西沙星

硝基呋喃类抗菌药物
- 口服制剂 —— 呋喃妥因、呋喃唑酮
- 局部制剂 —— 呋喃西林

硝基咪唑类抗菌药物 —— 甲硝唑、替硝唑、奥硝唑、左奥硝唑、塞克硝唑

磺胺类抗菌药物
- 全身抗感染 —— 磺胺甲噁唑、磺胺嘧啶、复方磺胺甲噁唑、磺胺多辛
- 局部抗感染 —— 磺胺脒、柳氮磺吡啶
- 外用制剂 —— 磺胺嘧啶银、醋酸磺胺米隆、磺胺醋酰钠

噁唑烷酮类抗菌药物 —— 利奈唑胺、康替唑胺

其他抗菌药物 —— 多黏菌素、磷霉素、达托霉素、夫西地酸钠、利福昔明

抗结核分枝杆菌药 —— 异烟肼、利福平、吡嗪酰胺、乙胺丁醇、对氨基水杨酸、链霉素、利福喷丁、利福布汀、丙硫异烟胺、卷曲霉素、贝达喹啉

抗感染药物 / 抗菌药物

抗真菌药
- 多烯类 —— 两性霉素B、制霉菌素
- 三唑类 —— 氟康唑、伊曲康唑、伏立康唑、泊沙康唑、艾沙康唑
- 棘白菌素类 —— 卡泊芬净、米卡芬净、阿尼芬净
- 抗代谢药 —— 氟胞嘧啶

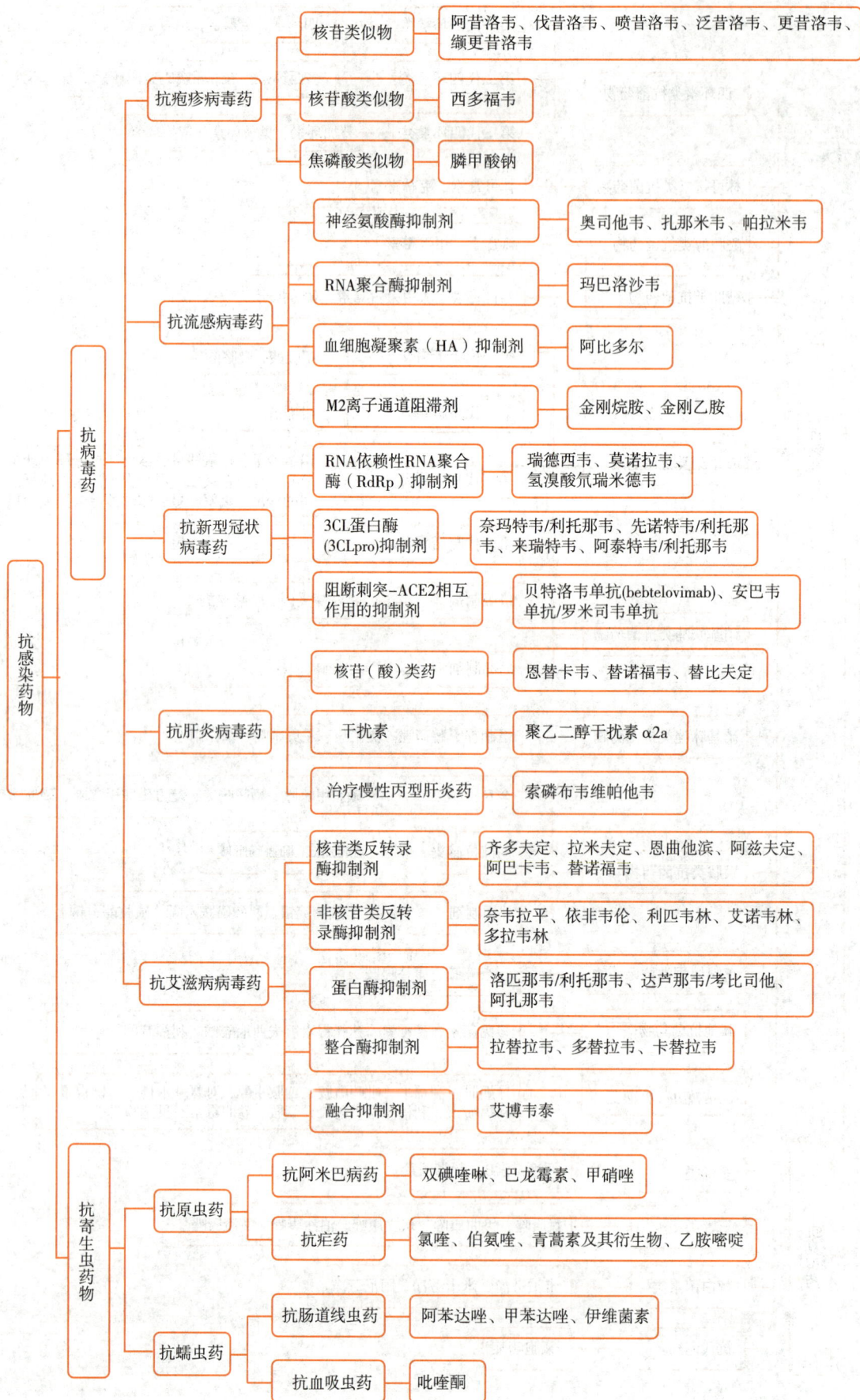

抗感染药物
- 抗病毒药
  - 抗疱疹病毒药
    - 核苷类似物 —— 阿昔洛韦、伐昔洛韦、喷昔洛韦、泛昔洛韦、更昔洛韦、缬更昔洛韦
    - 核苷酸类似物 —— 西多福韦
    - 焦磷酸类似物 —— 膦甲酸钠
  - 抗流感病毒药
    - 神经氨酸酶抑制剂 —— 奥司他韦、扎那米韦、帕拉米韦
    - RNA聚合酶抑制剂 —— 玛巴洛沙韦
    - 血细胞凝聚素（HA）抑制剂 —— 阿比多尔
    - M2离子通道阻滞剂 —— 金刚烷胺、金刚乙胺
  - 抗新型冠状病毒药
    - RNA依赖性RNA聚合酶（RdRp）抑制剂 —— 瑞德西韦、莫诺拉韦、氢溴酸氘瑞米德韦
    - 3CL蛋白酶(3CLpro)抑制剂 —— 奈玛特韦/利托那韦、先诺特韦/利托那韦、来瑞特韦、阿泰特韦/利托那韦
    - 阻断刺突–ACE2相互作用的抑制剂 —— 贝特洛韦单抗(bebtelovimab)、安巴韦单抗/罗米司韦单抗
  - 抗肝炎病毒药
    - 核苷（酸）类药 —— 恩替卡韦、替诺福韦、替比夫定
    - 干扰素 —— 聚乙二醇干扰素 α2a
    - 治疗慢性丙型肝炎药 —— 索磷布韦维帕他韦
  - 抗艾滋病病毒药
    - 核苷类反转录酶抑制剂 —— 齐多夫定、拉米夫定、恩曲他滨、阿兹夫定、阿巴卡韦、替诺福韦
    - 非核苷类反转录酶抑制剂 —— 奈韦拉平、依非韦伦、利匹韦林、艾诺韦林、多拉韦林
    - 蛋白酶抑制剂 —— 洛匹那韦/利托那韦、达芦那韦/考比司他、阿扎那韦
    - 整合酶抑制剂 —— 拉替拉韦、多替拉韦、卡替拉韦
    - 融合抑制剂 —— 艾博韦泰
- 抗寄生虫药物
  - 抗原虫药
    - 抗阿米巴病药 —— 双碘喹啉、巴龙霉素、甲硝唑
    - 抗疟药 —— 氯喹、伯氨喹、青蒿素及其衍生物、乙胺嘧啶
  - 抗蠕虫药
    - 抗肠道线虫药 —— 阿苯达唑、甲苯达唑、伊维菌素
    - 抗血吸虫药 —— 吡喹酮

抗感染药物是指能抑制或杀伤致病微生物，影响其生长繁殖，用于预防和治疗人类、动物和植物感染的药物。抗微生物药物的分类包括：抗细菌药物；抗病毒药物；抗真菌药物和抗寄生虫药物。

第一节 抗菌药物总论

抗菌药物（antibacterial agents）是指具有杀菌或抑菌活性、主要供全身应用（含口服、肌内注射、静脉注射、静脉滴注等）的各种药物，通常指直接来源于微生物的次级代谢产物及其化学修饰衍生物和各种全合成抗菌药物。前者如β-内酰胺类、大环内酯类、氨基糖苷类、四环素类、糖肽类和酰胺醇类等抗生素，后者如磺胺类、喹诺酮类、唑烷酮类、硝基咪唑类和异烟肼等抗菌药物。此外尚包括本身没有或仅有微弱抗菌活性但能够显著增效其他抗菌药物活性的化合物，如β-内酰胺酶抑制剂等。

一、常用术语

抗菌谱是泛指一种或一类抗生素（或抗菌药物）所能抑制（或杀灭）微生物的类、属、种范围。如青霉素的抗菌谱主要包括革兰阳性菌和某些阴性球菌，链霉素的抗菌谱主要是部分革兰阴性杆菌，两者抗菌谱的覆盖面都较窄，因此属于窄谱抗生素。

抗菌活性是指抗菌药物抑制或者杀灭病原菌的能力。临床常用最低抑菌浓度（MIC）和最低杀菌浓度（MBC）评价抗菌药物的抗菌活性。

MIC是抗菌药物对病原菌抗菌活性的主要定量参数，是指在体外培养基中可抑制细菌生长所需的最低抗菌药物浓度。常用的测定方法有琼脂稀释法、微量/常量肉汤稀释法及E-test试验等。MBC指能够杀死99.9%病原菌所需的最低药物浓度。MBC与MIC值比较接近时说明该药可能为杀菌剂。

抗生素后效应（PAE）是抗菌药物药效动力学的一个重要指标，是指抗菌药物与细菌短暂接触后，细菌受到非致死性损伤，当药物清除后，细菌恢复生长仍然持续受到抑制的效应。

二、病原微生物的耐药性

病原微生物耐药性可分为天然耐药性和获得耐药性两种，前者系遗传特征，一般不会改变；后者系由病原微生物体内脱氧核糖核酸（DNA）的改变而产生。DNA的变化包括：①通过染色体DNA的突变；②通过质粒重新组合或获得耐药性质粒而产生。耐药性质粒广泛存在于革兰阳性菌和阴性菌中，经质粒介导的耐药性在自然界中最为多见，也最重要。

耐药性的发生机制：①钝化酶或灭活酶（如β-内酰胺酶、氨基糖苷类钝化酶、氯霉素乙酰转移酶）的形成，临床上抗感染药治疗失败往往与此有关；②细菌细胞壁通透性改变，使抗生素无法进入细胞内，从而难以作用于靶位；③细菌细胞膜上存在的抗感染药物外排系统，使菌体内药物减少而导致细菌耐药；④靶部位的改变，使抗生素不能与靶位结合而发生抗菌效能。此外还可由于代谢拮抗药的增加或细菌酶系的变化等而产生耐药性。

三、抗菌药物的药动学及药效学

根据血药浓度和时间的关系可制定药-时曲线，曲线下面积（AUC）可反映抗菌药物的吸收状况及体内利用率。抗菌药物主要经肾排出，也可经肝代谢、肠道排泄、肺呼出气体等而被清除。药物的半衰期可从药-时曲线计算而得。

抗菌药物药代动力学/药效学（PK/PD）是将药物浓度与时间和抗菌活性结合起来，阐明抗菌药物在特定剂量或给药方案下血液或组织浓度抑菌或杀菌效果的时间过程。因此，基于PK/PD原理制定的抗菌治疗方案，可使抗菌药物在人体内达到最大杀菌活性和最佳临床疗效和安全性，并减少细菌耐药性的发生和发展。目前，抗菌药物PK/PD理论已应用于指导抗菌新药临床初始给药方案的确定、药敏试验折点的制定及再评价，以及指导临床抗菌治疗给药方案进一步优化。

抗菌药物按照PK/PD的特点分为以下3类。

1. 浓度依赖性 该类药物对致病菌的杀菌效应和临床疗效取决于C_{max}，而与作用时间和细菌接触的时间关系不密切，即血浆峰浓度 C_{max} 越高，清除致病菌的作用越迅速、越强。氨基糖苷类、氟喹诺酮类、达托霉素、多黏菌素、硝基咪唑类等属于浓度依赖性抗菌药物。评估此类药物的 PK/PD 指数主要有 C_{max}/MIC 或 $AUC_{0\sim24}$/MIC。因此，提高此类抗菌药物疗效的策略主要是提高血浆峰浓度，一般推荐日剂量单次给药方案，但对于治疗窗较窄的药物需注意不能使药物浓度超过最低毒性剂量。

2. 时间依赖性　该类药物的抗菌效应与临床疗效主要与药物和细菌接触时间密切相关，而与浓度升高尤其是血浆峰浓度关系不密切，当血药浓度高于致病菌 MIC 的 4~5 倍以上时，其杀菌效能几乎达到饱和状态，继续增加血药浓度，其杀菌效应不再增加。大多数 PAE 或半衰期较短的 β-内酰胺类、林可霉素、部分大环内酯类药物等属于此类。评估此类药物的 PK/PD 指数主要有 %$T_{>MIC}$。对于时间依赖性抗菌药物应以提高 %$T_{>MIC}$ 来增加临床疗效，一般推荐日剂量分多次给药和（或）延长滴注时间的给药方案。延长滴注时间优化 β-内酰胺类

的给药方案需要关注抗菌药物在输液中的稳定性，对于不稳定的时间依赖性抗菌药物可以考虑增加给药频次。

3. 时间依赖性且抗菌作用时间较长　该类药物虽然为时间依赖性，但由于 PAE 或半衰期较长，使其抗菌作用持续时间延长。替加环素、利奈唑胺、阿奇霉素、四环素类、糖肽类等属于此类。常用抗菌药物的 PK/PD 参数见表 9-1。

口服和肌内注射给药后，血液中抗菌药物的达峰时间（T_{max}）一般为 1~4 小时，静脉注射或静脉滴注给药后即刻达到血药峰浓度，重症患者宜采用此给药途径。药物吸收后迅速分布至各组织，胸、腹腔，关节腔和各种体液中的药物浓度为血药浓度的 50%~100%，甚至数倍以上，故除包裹性积液或脓液稠厚外，无局部用药的必要。

不同的抗菌药物口服后吸收不同，克林霉素、利福平、多西环素、头孢氨苄、头孢拉定、头孢克洛、头孢丙烯、左氧氟沙星、氧氟沙星、异烟肼等的吸收比较完全，约可达 90% 或以上。

表 9-1　常见抗菌药物的 PK/PD 参数

抗菌药物	PK/PD 指标	杀菌靶值（%）	临床疗效靶值（%）
青霉素类	%$T_{>MIC}$	≥40~50	≥40~50
头孢菌素类	%$T_{>MIC}$	≥60~70	≥45~100
碳青霉烯类	%$T_{>MIC}$	≥40	≥50~75
氨基糖苷类	C_{max}/MIC（最优） $AUC_{0\sim24}$/MIC	— 80~160	≥8 50~100
喹诺酮类	$AUC_{0\sim24}$/MIC（最优） C_{max}/MIC	30~200 ≥8	35~250 ≥8
多黏菌素	$AUC_{0\sim24}$/MIC	50~65	—
达托霉素（总）	$AUC_{0\sim24}$/MIC（最优） C_{max}/MIC	388~537 59~94	— —
利奈唑胺	$AUC_{0\sim24}$/MIC（最优） %$T_{>MIC}$	50~80 ≥40	≥80 ≥85
万古霉素	$AUC_{0\sim24}$/MIC	86~460	400~600
替加环素	$AUC_{0\sim24}$/MIC	—	12.8~17.9
大环内酯类	$AUC_{0\sim24}$/MIC （克拉霉素和阿奇霉素）		25

四环素和土霉素因易与钙、镁、铝、铋、铁等金属离子螯合而影响其吸收（一般在70%以下），其活性也可被碱性物质所抑制，故不宜与抗酸药合用。氨基糖苷类、多黏菌素类、万古霉素、两性霉素B等口服后吸收很少，仅为0.5%～3%。

　　抗菌药物进入血液后部分与血浆蛋白相结合，结合率为0%～95%及以上不等。若药物与血浆蛋白结合率（PB）高，起效时间将受到显著影响。常将PB＞70%、30%～70%和＜30%的抗菌药物分别称为高、中和低PB抗菌药物。常用抗菌药物蛋白结合率见表9-2。结合型药物无活性，也不易透过各种屏障，但结合一般疏松而可逆，当血药浓度下降时即逐渐释放出游离型药物。只有游离型药物才能从血液向组织转运，并在作用部位发挥作用。

　　分泌至胆汁中的药物浓度因不同药物种类而异，以四环素类、大环内酯类、林可霉素类、利福平等的浓度较高。除喹诺酮类、利奈唑胺、磺胺类、氯霉素、异烟肼、甲硝唑、氟康唑等以外，抗菌药物很少透过正常血－脑屏障进入脑脊液中，但脑膜有炎症时则采用某些第三代头孢菌素、乙胺丁醇、氨苄西林、青霉素G等，在脑脊液中的浓度可达有效水平。痰液及支气管分泌液中的药物浓度大多低于同时期的血药浓度，以红霉素等大环内酯类、氯霉素、喹诺酮类、利福平、甲氧苄啶等的浓度较高。红霉素等大环内酯类、复方磺胺甲噁唑、喹诺酮类等应用后有一定量进入前列腺中；林可霉素类、磷霉素、复方磺胺甲噁唑在骨组织中有较高的浓度或可达治疗水平。

　　大多数抗菌药物的主要排泄途径是肾脏，部分抗菌药物通过肝、肾双通道排泄和肝脏代谢清除，常见抗菌药物的清除途径见表9-3。肝、肾功能不全，特别是肾功能不全时，很多药物的半衰期明显延长，必须及时调整剂量、延长给药间隔和（或）监测血药浓度，以保证安全用药。

表9-2　常用抗菌药物的蛋白结合率

高（＞70%）	中（70%～30%）	低（＜30%）
伊曲康唑（99.8%）	磺胺甲噁唑（68%）	乙胺丁醇（20%～30%）
泊沙康唑（＞97%）	青霉素G（65%）	亚胺培南（20%）
卡泊芬净（97%）	万古霉素（30%～60%）	阿莫西林（17%～20%）
替考拉宁（90%～95%）	伏立康唑（58%）	甲硝唑（＜20%）
达托霉素（90%～93%）	左氧氟沙星（50%）	头孢吡肟（16%～19%）
多西环素（93%）	克拉霉素（42%～50%）	头孢他啶（17%）
两性霉素B（90%）	头孢呋辛（33%～50%）	氟康唑（11%～12%）
头孢哌酮（90%）	莫西沙星（30%～50%）	阿米卡星（＜11%）
头孢曲松（85%～95%）	头孢噻肟（40%）	异烟肼（＜10%）
厄他培南（85%～95%）	环丙沙星（20%～40%）	多黏菌素B或E（＜10%）
利福平（80%）	利奈唑胺（31%）	美罗培南（2%）
替加环素（71%～89%）	哌拉西林（30%）	磷霉素（0%）

表9-3　常见抗菌药物的清除途径

清除途径	代表药品
主要经肝脏清除	氯霉素、利福平、大环内酯类、克林霉素、林可霉素、异烟肼、两性霉素B、四环素类、酮康唑、伊曲康唑、伏立康唑、卡泊芬净、甲硝唑等
经肝、肾双途径清除	美洛西林、哌拉西林、头孢哌酮、头孢曲松、头孢噻肟、氨曲南、环丙沙星、莫西沙星等
主要经肾脏清除	氨基糖苷类、糖肽类、头孢唑林、头孢他啶、头孢吡肟、多黏菌素、羧苄西林、左氧氟沙星、亚胺培南、美罗培南、磺胺类等

第二节　青霉素类抗菌药物

一、药理作用与作用机制

（一）药理作用

青霉素类药主要用于革兰阳性、革兰阴性球菌及某些革兰阳性杆菌引起的感染。不同的青霉素类抗菌药之间因结构等的差异，在抗菌谱、抗菌作用强弱、对酶和酸的稳定性等方面也表现不同。天然青霉素不耐酸、不耐青霉素酶，抗菌谱较窄；青霉素 V 为耐酸的口服青霉素；甲氧西林、苯唑西林等耐青霉素酶类青霉素，对产青霉素酶的金黄色葡萄球菌有较好作用；氨苄西林、阿莫西林等广谱青霉素，主要作用于对青霉素敏感的革兰阳性菌以及部分革兰阴性杆菌，如大肠埃希菌、奇异变形杆菌、沙门菌属、志贺菌属和流感嗜血杆菌等；哌拉西林等抗铜绿假单胞菌青霉素类药物，对革兰阳性菌的作用较天然青霉素或氨基青霉素为差，但对某些革兰阴性杆菌包括铜绿假单胞菌有抗菌活性。

（二）作用机制

干扰敏感细菌细胞壁黏肽的合成，使细菌细胞壁缺损，菌体失去渗透保护屏障导致细菌肿胀、变形，在自溶酶的激活下，细菌破裂溶解而死亡。其作用的靶位是一系列存在于细菌细胞内膜上的青霉素结合蛋白（PBP），PBP 是细菌细胞壁合成过程中不可缺少的具有催化活性的关键酶，如转肽酶、羧肽酶、肽链内切酶，它们是细菌生长繁殖过程中起重要作用的蛋白质。青霉素类抗菌药物作为 PBP 底物的结构类似物，竞争性地与酶活性位点共价结合，从而抑制 PBP，干扰细菌细胞壁合成，达到杀灭细菌的作用。

二、临床用药评价

（一）作用特点

青霉素类抗菌药为时间依赖性抗菌药物，血浆半衰期较短，几乎无抗生素后效应，其抗菌活性与细菌接触药物的时间长短密切相关，而与血浆峰浓度关系较小，主要缘于：①青霉素类抗菌药对繁殖期细菌作用明显，对静止期细菌影响较小。此外，在高渗环境中，细菌虽胞壁损伤但仍继续生存，无致病力；而停药后可迅速合成并修补胞壁，恢复致病力。因此，必须保持持续、有效的药物浓度，宜每日分次给药。②血浆药物浓度低于最小抑菌浓度时，细菌很快生长，当血浆药物浓度增加至 4～5 倍 MIC 时，继续增加药物浓度并不能增加抗菌活性，应延长血浆药物浓度高于 MIC 的持续维持时间。③研究证明，当% $T_{>\text{MIC}}$ 达到 40%～50%，青霉素类抗菌药可显示满意的杀菌效果。

青霉素类抗菌药可在胸腔液、心包液、腹腔液、滑液及尿液中达到治疗浓度。所有青霉素类抗菌药的胆汁浓度都比相应的血清浓度高；萘夫西林、氨苄西林及哌拉西林的胆汁浓度非常高。

青霉素的血浆半衰期短暂，约 30 分钟，对多数敏感细菌的有效血浆浓度可维持 5 小时。在肾功能正常的情况下，给药剂量的 75% 由肾脏排出，青霉素给药方法在临床上可以每隔 6 小时、8 小时或 12 小时给药 1 次，以保持有效的血浆浓度，同时保持持续接触和杀灭细菌的时间。其他青霉素类抗菌药应综合具体药品的血浆半衰期、抗生素后效应、MIC、MBC、AUC 等参数权衡决定给药方案。

用药前必须先做青霉素皮肤敏感试验，阳性反应者禁用。必须应用青霉素类抗菌药者需慎重为患者脱敏。但皮试阴性者不能排除出现过敏反应的可能。

（二）药物相互作用

1. 丙磺舒、阿司匹林、吲哚美辛、保泰松和磺胺类药可减少青霉素类抗菌药的肾小管分泌而延长其血浆半衰期。

2. 青霉素类抗菌药可增强华法林的抗凝作用。

3. 青霉素类与氨基糖苷类抗菌药物混合后，两者的抗菌活性明显减弱，因此，两药不能置于同一容器内给药。

（三）典型不良反应和禁忌

1. 典型不良反应过敏性休克　青霉素类用药后可发生严重的过敏反应，如过敏性休克（Ⅰ型变态反应）。对一种青霉素类抗菌药过敏者可能对其他青霉素类抗菌药亦过敏，也可能对青霉胺或头孢菌素类过敏。为了防止严重过敏反应的发生，用青霉素类抗菌药前必须详细询问既往病史，包括用药史，是否有青霉素类、头孢菌素类或其他β-内酰胺类抗生素过敏史，或过敏性疾病史，有无易为患者所忽略的过敏反应症状，如胸闷、瘙痒、面部发麻、发热等，以及有无个人或家族变态反应性疾病史等。过敏性休克的发生率为0.004%~0.015%，若不及时抢救，病死率高。所以，此反应一旦发生，必须就地抢救，立即给患者肌内注射0.1%肾上腺素0.5~1ml，必要时以5%葡萄糖注射液或氯化钠注射液稀释后做静脉注射，临床表现无改善者，需要重复给予肾上腺素的患者应至少间隔5分钟。心搏停止者，肾上腺素可做心内注射，同时静脉滴注大剂量肾上腺糖皮质激素，并补充血容量；血压持久不升者给予多巴胺等血管活性药。亦可考虑采用抗组胺药，以减轻荨麻疹。有呼吸困难者予以氧气吸入或人工呼吸，喉头水肿明显者应及时做气管切开。青霉素酶应用意义不大，因为此酶虽可破坏青霉素，但对已形成的抗原-抗体复合物无作用，而且其本身也可产生过敏反应。

其他过敏反应尚有血清病型反应（Ⅲ型变态反应）、溶血性贫血（Ⅱ型变态反应）、白细胞计数减少、药物疹、荨麻疹、接触性皮炎、哮喘发作等。大量应用青霉素类钠盐可造成高钠血症，并致心力衰竭。少数患者还可出现低血钾、代谢性碱中毒等，在肾功能或心功能不全者中尤易发生，大量应用青霉素类钾盐时，可发生高钾血症或钾中毒反应。肌内注射可发生周围神经炎。大剂量应用时可因脑脊液药物浓度过高而引起青霉素脑病（表现为肌肉阵挛、抽搐、昏迷等），此反应多见于婴儿、老年人和肾功能不全患者。少数有凝血功能缺陷的患者，大剂量用药可干扰凝血机制，导致出血倾向。长期、大剂量用药可致菌群失调，出现由念珠菌或耐药菌引起的二重感染。应用青霉素治疗梅毒、钩端螺旋体病等疾病时，可由于病原体死亡致症状（寒战、咽痛、心率加快）加剧，称为吉-海反应（亦称赫氏反应）。

2. 禁忌 青霉素类抗菌药物，静脉和口服给药，用药前均需做青霉素皮肤敏感试验，阳性反应者禁用。有青霉素类药物过敏史者禁用。

（四）特殊人群用药

萘夫西林、苯唑西林、双氯西林都主要经非肾途径清除，即使患者存在严重肾功能衰竭，也不需要调整剂量。氨苄西林、哌拉西林、替卡西林，肾功能不全者需根据肾功能调整给药剂量。

三、代表药品

青霉素
penicillin

【适应证】 适用于A组和B组溶血性链球菌、肺炎链球菌、对青霉素敏感金黄色葡萄球菌（但目前90%以上金黄色葡萄球菌可产生青霉素酶，使青霉素失活）等革兰阳性球菌所导致的各种感染，如血流感染、肺炎、脑膜炎、扁桃体炎、中耳炎、猩红热、丹毒、产褥热等。也用于治疗草绿色链球菌和肠球菌属所导致的心内膜炎（与氨基糖苷类联合应用）；梭状芽孢杆菌所导致的破伤风、气性坏疽、白喉、流行性脑脊髓膜炎、鼠咬热、梅毒、钩端螺旋体病、奋森（Vincent）咽峡炎、放线菌病等。

【用法用量】

（1）成人：①肌内注射，一日80万~200万U，分3~4次给药；②静脉滴注，一日200万~1000万U，分2~4次给药。

（2）儿童：①肌内注射，一次2.5万U/kg，每12小时给药1次；②静脉给药，一日5万~20万U/kg，分2~4次给药；新生儿（足月产）剂量：一次5万U/kg；出生第1周每12小时给药1次，>7日每8小时给药1次，严重感染者每6小时给药1次；早产儿剂量：第1周3万U/kg，每12小时给药1次；2~4周时每8小时给药1次，以后每6小时给药1次；静脉滴注。

（3）肾功能不全：肾小球滤过率（GFR）为10~15ml/min时，给药间隔为8~12小时或剂量减少25%。当GFR<10ml/min时，给药间隔为12~18小时或剂量减至正常剂量的25%~50%。

【临床应用注意】

1. 妊娠、哺乳和生育期安全性

（1）妊娠期：动物生殖试验未发现本品引起胎儿损害。但尚未在妊娠期女性进行严格对照试验以除外这类药物对胎儿的不良影响，所以妊娠期女性应仅在确有必要时使用本品。研究发现，妊娠期女性在妊娠中晚期应用青霉素后，其胎儿出现唇裂的风险上升，但仅是小概率事件，妊娠期女性使用青霉素治疗梅毒时，可出现 Jarisch – Herxheimer 反应，表现为头痛和肌痛。此状况下建议在妊娠期女性子宫收缩时对婴儿进行检查，以防止不良反应的发生。

（2）哺乳期：L1 级。少量本品从乳汁中分泌，肌内注射 10 万 U 后，渗透率为 3% ~13%，哺乳期女性用药时宜暂停哺乳。

（3）生育期：人类（对男性），一项研究显示不育风险增加；大鼠，人体等效剂量 ×0.3 连续使用 8 日可干扰精母细胞分裂。

2. 注意事项

（1）青霉素钾或钠与重金属，特别是铜、锌和汞呈配伍禁忌，因后者可破坏青霉素的氧化噻唑环。由锌化合物制造的橡皮管或瓶塞也可影响青霉素活力。呈酸性的葡萄糖注射液或四环素注射液皆可破坏青霉素的活性。青霉素也可被氧化剂、还原剂或羟基化合物灭活。

（2）青霉素静脉输液加入头孢噻吩、林可霉素、四环素、万古霉素、琥乙红霉素、两性霉素 B、去甲肾上腺素、间羟胺、苯妥英钠、异丙嗪、维生素 B 族、维生素 C 等后将出现浑浊。故本品不宜与其他药物同瓶滴注。

（3）有哮喘、湿疹、枯草热、荨麻疹等过敏性疾病史者慎用。

（4）对诊断的干扰：应用青霉素期间，以硫酸铜法进行尿糖测定时可出现假阳性反应，用葡萄糖酶法者则不受影响；大剂量青霉素钾和青霉钠做注射给药可分别出现高钾血症和高钠血症；多数青霉素类抗菌药的应用可使肝转氨酶 ALT 和 AST 升高。

3. 不良反应

（1）青霉素肌内注射区可发生周围神经炎。鞘内注射超过 2 万 U 或静脉滴注大剂量青霉素可引起肌肉阵挛、抽搐、昏迷等反应（青霉素脑病）。此反应多见于婴儿、老年人和肾功能减退患者。青霉素偶可致精神病发作，应用普鲁卡因青霉素后，个别患者可出现焦虑、发热、呼吸急促、高血压、心率增快、幻觉、抽搐、

昏迷等。

（2）青霉素钾 100 万 U（0.625g）含钾离子 1.5mmol（0.066g），如静脉给予大量青霉素钾时，则可发生高钾血症或钾中毒反应。青霉素钠 100 万 U（0.6g）含钠离子 1.7mmol（0.039g），大剂量给药后，尤其对于肾功能减退或心功能不全患者可造成高钠血症。

【常用制剂与规格】 注射用青霉素钾：0.125g：20 万 U；0.25g：40 万 U；0.5g：80 万 U；0.625g：100 万 U。注：每 1mg 的青霉素钾相当于 1598U 青霉素。

阿莫西林
Amoxicillin

【适应证】 ①治疗伤寒、其他沙门菌感染和伤寒带菌者。②治疗敏感细菌不产 β – 内酰胺酶的菌株所致尿路感染。对下尿路感染的患者和不产酶淋病奈瑟菌所致尿道炎、宫颈炎，口服单次剂量 3g 即可获得满意疗效。③肺炎链球菌、溶血性链球菌和不产 β – 内酰胺酶的流感嗜血杆菌所致耳、鼻、喉感染，呼吸道感染和皮肤、软组织感染。④钩端螺旋体病。⑤治疗敏感大肠埃希菌、奇异变形杆菌和粪肠球菌所致泌尿生殖系统感染。本品与克拉霉素和兰索拉唑联合治疗幽门螺杆菌感染。

【用法用量】
1. 成人

（1）口服：①常用剂量一次 0.5g，每 6 ~8 小时 1 次，一日剂量不超过 4g；②治疗无并发症的急性尿路感染可予以单次口服本品 3g 即可，也可于 10 ~12 小时后再增加一次 3g 剂量；③单次 2g 剂量也可用于预防感染性心内膜炎，丁口腔内手术（如拔牙）前 1 小时给予；④与适当的抗菌疗法联合用药根除幽门螺杆菌，一次 1.0g，一日 2 次，餐后口服。

（2）肌内注射或稀释后静脉滴注：一次 0.5 ~1g，一日 3 ~4 次。

2. 儿童

（1）口服：一日 25 ~50mg/kg，分 3 ~4 次服。新生儿和早产儿，30mg/d，每 12 小时给药 1 次；

（2）肌内注射或静脉滴注：严重感染时，一日 40 ~80mg/kg，分 3 ~4 次。

3. 肾功能不全者 肾小球滤过率为 10 ~ 50ml/min 和小于 10ml/min 的患者，给药间隔分别为 12 小时和 24 小时。血液透析可影响血药浓度，每次血液透析后应给予 1g 阿莫西林。

【临床应用注意】

1. 妊娠、哺乳和生育期安全性 哺乳期：L1 级。在服用阿莫西林的情况下，本品峰值浓度在给药后约 2 小时出现在血清中，而母乳则在给药后 4 ~ 5 小时出现，乳汁渗透率为 1.4% ~ 4.3%，哺乳母亲使用阿莫西林可能导致婴儿过敏，使用时应谨慎。

2. 注意事项 用于传染性单核细胞增多症时极易发生皮疹等过敏反应，应避免应用。

3. 相互作用 氨基糖苷类抗菌药物在亚抑菌浓度时可增强本品对粪肠球菌的体外杀菌作用。

【常用制剂与规格】 片剂（按无水物计）、胶囊剂、颗粒剂：0.125g；0.25g；0.3g；0.5g；1.5g。注射用粉针剂（按阿莫西林计）：0.5g；1g；2g。

苄星青霉素
Benzathine Benzylpenicillin

【适应证】 用于预防风湿热、治疗各期梅毒，也可用于控制链球菌感染的流行。

【用法用量】 临用前加入灭菌注射用水适量制成混悬液，深部肌内注射。①成人：一次 60 万 ~ 120 万 U，每 2 ~ 4 周 1 次；治疗梅毒，成人一次 240 万 U，每周 1 次，连用 2 ~ 3 周。②儿童：一次 30 万 ~ 60 万 U，每 2 ~ 4 周 1 次。

【常用制剂与规格】 注射用粉针剂：30 万 U；60 万 U；120 万 U（苄星青霉素每 1mg 相当于 1309U 青霉素）。

第三节 头孢菌素类抗菌药物

一、药理作用与作用机制

（一）药理作用

第一代头孢菌素对革兰阳性菌包括耐青霉素金黄色葡萄球菌的抗菌作用较第二代略强，显著超过第三代，对革兰阴性杆菌较第二、三代弱。虽对青霉素酶稳定，但对各种 β - 内酰胺酶稳定性远较第二、三代差，可被革兰阴性菌产生的 β - 内酰胺酶所破坏，对肾脏有一定的毒性，与氨基糖苷类抗菌药物或强利尿剂合用毒性增加。临床用于轻、中度感染和围手术期的预防性使用。

第二代头孢菌素对革兰阳性菌的抗菌活性较第一代略差或相仿，对革兰阴性菌的抗菌活性较第一代强，较第三代弱，对多数肠杆菌有相当活性，对厌氧菌有一定作用，但对铜绿假单胞菌无效，对多种 β - 内酰胺酶较稳定，对肾脏毒性较第一代小。临床用于革兰阴性和阳性敏感细菌的各种感染和围手术期的预防性使用。

第三代头孢菌素对革兰阳性菌虽有一定的抗菌活性，但较第一、二代弱，对革兰阴性菌包括肠杆菌、铜绿假单胞菌（部分品种）及厌氧菌，如脆弱拟杆菌均有较强的抗菌作用，对流感嗜血杆菌、淋球菌具有良好的抗菌活性，对 β - 内酰胺酶高度稳定，对肾脏基本无毒性。临床用于严重革兰阴性及敏感阳性菌的感染、病原未明感染的经验性治疗及院内感染。

第四代头孢菌素对革兰阳性菌、革兰阴性菌、厌氧菌显示广谱抗菌活性，与第三代相比，增强了抗革兰阳性菌活性，特别是对链球菌、肺炎链球菌有很强的活性；抗铜绿假单胞菌、肠杆菌属的作用增强，对 β - 内酰胺酶稳定，无肾脏毒性。第四代头孢菌素临床应用与第三代相似，可用于敏感菌引起的菌血症、肺炎、皮肤和软组织感染及尿路感染。头孢吡肟也常用于治疗中性粒细胞减少伴发热。

第五代头孢菌素对 G$^+$ 菌的作用强于前四代，尤其对 MRSA 等耐药菌有效，同时对 G$^-$ 菌的作用与第四代头孢菌素相似。对大部分 β - 内酰胺酶高度稳定，但可被大多数金属 β - 内酰胺酶和超广谱 β - 内酰胺酶水解。目前第五代头孢菌素有头孢洛林和头孢比普。

（二）作用机制

头孢菌素类药的抗菌作用机制与青霉素类药相同，与细菌细胞内膜上主要的青霉素结合蛋白（PBP）结合，使细菌细胞壁合成过程中的交叉连接不能形成，导致细菌细胞壁合成障碍，细菌溶菌死亡。

二、临床用药评价

（一）作用特点

第一代头孢菌素血浆半衰期短，在胸腔积液、心包积液、腹腔积液、滑膜液和尿液中可达到治疗浓度，胆汁浓度超过血清浓度（无胆道梗阻时），脑脊液中浓度低。

第二代头孢菌素在胸腔积液、心包积液、腹腔积液、滑膜液和尿液中可达到治疗浓度，胆汁浓度超过血清浓度（无胆道梗阻时），脑脊液中浓度低（头孢呋辛除外）。

第三代头孢菌素血浆半衰期长，体内分布广，组织穿透力强，在胸腔积液、心包积液、腹腔积液、滑膜液和尿液中可达到治疗浓度，胆汁浓度超过血清浓度（无胆道梗阻时），有一定量渗入脑脊液中。

第四代头孢菌素体内分布广泛，半衰期长，头孢吡肟有引发癫痫发作的风险，尤其是肾功能不全者未适当降低剂量时。

第五代头孢菌素血浆半衰期短，为 2 ~ 3 小时。主要用于复杂性皮肤与软组织感染、社区获得性肺炎和医院获得性肺炎等。

头孢菌素为时间依赖性抗菌药物，血浆半衰期较短，几乎无抗生素后效应，抗菌活性与细菌接触药物的时间长短密切相关，当 %$T_{>MIC}$ 达到 60% ~ 70%，头孢菌素可显示满意的杀菌效果。

（二）药物相互作用

1. 头孢菌素类与氨基糖苷类抗菌药物可相互灭活，当两类药联合应用时，应在不同部位给药，两类药不能混入同一注射容器内。

2. 本类药可产生低凝血酶原血症、血小板减少症，与抗凝血药、溶栓药、非甾体抗炎药等联合应用时，可使出血风险增加。

3. 头孢曲松与多种药物存在配伍禁忌，如红霉素、四环素、氟康唑、万古霉素、两性霉素 B、环丙沙星、苯妥英钠、氯丙嗪、氨茶碱、维生素 B、维生素 C，并可与金属形成络合物，故一般应单独给药。

（三）典型不良反应和禁忌

1. 典型不良反应

（1）常见皮疹、瘙痒、斑丘疹、荨麻疹、过敏性休克，可发生可逆性中性粒细胞减少症、一过性嗜酸性粒细胞增多和血小板减少症、低凝血酶原血症、凝血酶原时间延长。头孢吡肟用于肾功能不全者而未调整剂量时可出现脑病、肌痉挛、癫痫等神经系统反应。长期、大量应用（或联合应用 β-内酰胺酶抑制剂）可致抗生素相关性腹泻、二重感染等。

（2）交叉过敏反应：患者对一种头孢菌素或头霉素过敏者，对其他头孢菌素或头霉素也可能过敏；患者对青霉素类、青霉素衍生物或青霉胺过敏者，也可能对头孢菌素或头霉素过敏。青霉素过敏患者应用头孢菌素时过敏反应发生率为 5% ~ 7%。因此，对青霉素过敏患者应用头孢菌素类需谨慎，有青霉素过敏性休克或即刻过敏反应者，不宜再选用头孢菌素类。

（3）双硫仑样反应：头孢菌素类母核 7-ACA 的 3 位上如存在与双硫仑分子结构类似的甲硫四氮唑活性基团，则在使用此类药物期间或之后 5 ~ 7 日内饮酒、服用含有乙醇药物、食物以及外用乙醇均可抑制乙醛脱氢酶活性，使乙醛代谢为乙酸的路径受阻，导致乙醛在体内蓄积，引起双硫仑样反应，临床可表现为颜面部及全身皮肤潮红、结膜发红、发热感、头晕、头痛、胸闷、气急、出汗、呼吸困难、言语混乱、话语多、视物模糊、步态不稳、狂躁、谵妄、意识障碍、晕厥、腹痛、腹泻、咽喉刺痛、震颤感、口中有大蒜气味，还可出现心动过速、血压下降、烦躁不安、惊慌恐惧、濒死感，有的可出现精神错乱、四肢麻木、大小便失禁，严重者可出现休克、惊厥、急性心力衰竭、急性肝损害、心绞痛、心肌梗死甚至死亡。这些药物有头孢孟多、头孢替安、头孢尼西、头孢哌酮、头孢甲肟、头孢匹胺等。

化学结构中没有甲硫四氮唑侧链和甲硫三嗪侧链的头孢菌素如头孢拉定、头孢氨苄、头孢呋辛酯、头孢克洛、头孢丙烯、头孢噻肟、头孢他啶、头孢唑肟、头孢克肟、头孢地尼、头孢他美酯、头孢吡肟等则无此作用。

2. 禁忌
有青霉素过敏性休克或即刻反应史者禁用。

（四）特殊人群用药

对于重度肾衰竭患者，除了头孢曲松，所

有头孢菌素类药物的剂量均需要调整。哺乳期女性用药期间应暂停哺乳。

三、代表药品

头孢唑林
Cefazolin

【适应证】 治疗敏感细菌所导致的下列感染：①肺炎链球菌、克雷伯菌属、流感嗜血杆菌、金黄色葡萄球菌（青霉素敏感和耐药菌株）及化脓性链球菌所致呼吸道感染；②大肠埃希菌、奇异变形杆菌、克雷伯菌属和部分其他肠杆菌科细菌所致尿路感染；③甲氧西林敏感金黄色葡萄球菌及化脓性链球菌所致心内膜炎和皮肤及软组织感染；④大肠埃希菌、各种链球菌、奇异变形杆菌、克雷伯菌属和金黄色葡萄球菌所致胆道感染；⑤甲氧西林敏感金黄色葡萄球菌所致骨、关节感染；⑥大肠埃希菌、奇异变形杆菌、克雷伯菌属所致前列腺炎和附睾炎；⑦肺炎链球菌、甲氧西林敏感金黄色葡萄球菌、奇异变形杆菌、大肠埃希菌和克雷伯菌属所致血流感染；⑧常用于预防术后切口感染；⑨由于本品对血-脑屏障穿透性较差，因此本品不宜用于中枢神经系统感染。

【用法用量】 肌内、静脉注射或静脉滴注。

（1）成人：①每6~12小时给药0.5~1g，病情严重者可酌增剂量至一日6g。②急性无并发症的尿路感染和肺炎链球菌肺炎，每12小时给药0.5~1g；③预防手术部位感染，术前0.5~1小时肌内注射或静脉给药1g。

（2）儿童：1个月以上的婴儿和儿童，每日按体重25~50mg/kg，分3~4次给药。剂量可按感染严重程度而定。重症患儿100mg/（kg·d）。

肾功能不全：维持剂量根据下表调整。

肌酐清除率（ml/min）	剂量
>50	1~2g，q8h
10~50	1~2g，q12h
<10	1~2g，q24h

【临床应用注意】

1. 妊娠期、哺乳期和生育期安全性

（1）妊娠期：动物生殖试验未发现引起胎儿损害，但尚未在妊娠期女性中进行严格对照试验以除外这类药物对胎儿的不良影响，妊娠期女性应仅在确有必要时使用本品。在剖宫产前服用头孢唑林时，脐带血中的药物浓度为母体药物浓度的1/4~1/3。该药物似乎对胎儿没有不良影响。

（2）哺乳期：L1级。本品乳汁中含量极低，乳汁渗透率约为2.3%，但哺乳期女性用药时仍宜暂停哺乳。

2. 注意事项

（1）对诊断的干扰：1%应用头孢唑林的患者可出现直接或间接Coombs试验阳性及尿糖假阳性反应（硫酸铜法）。少数患者的碱性磷酸酶、血清氨基转移酶可升高。

（2）氨基糖苷类与本品合用易产生肾毒性。

（3）不推荐本品用于早产儿和新生儿患者。

3. 相互作用 头孢唑林与庆大霉素或阿米卡星联合应用，在体外能增强抗菌作用。

4. 不良反应 ①常见：药物疹、嗜酸性粒细胞增高。②严重：Stevens-Johnson综合征、假膜性肠炎、癫痫发作。

【常用制剂与规格】 注射用头孢唑林钠（按头孢唑林计）：0.25g；0.5g；0.75g；1g；2g；3g。

头孢呋辛
Cefuroxime

【适应证】 治疗敏感菌所致下列感染：①肺炎链球菌、流感嗜血杆菌（包括氨苄西林耐药菌株）、克雷伯菌属、甲氧西林敏感金黄色葡萄球菌、化脓性链球菌和大肠埃希菌所致下呼吸道感染；②大肠埃希菌及克雷伯菌属所致尿路感染；③甲氧西林敏感金黄色葡萄球菌及化脓性链球菌、大肠埃希菌、克雷伯菌属所致皮肤及软组织感染；④甲氧西林敏感金黄色葡萄球菌、肺炎链球菌、大肠埃希菌、流感嗜血杆菌（包括氨苄西林耐药菌株）和克雷伯菌属所致血流感染；⑤肺炎链球菌、流感嗜血杆菌（包括氨苄西林耐药菌株）、脑膜炎奈瑟菌和甲氧西林敏感金黄色葡萄球菌所致脑膜炎；⑥淋病奈瑟菌所致单纯性和播散性感染；⑦甲氧西林敏感金黄色葡萄球菌所致骨、关节感染；⑧亦可用于预防手术后切口感染。

【用法用量】 肌内注射或静脉给药。

（1）成人：2.25~4.5g/d，每8小时给药0.75~1.5g，病情严重者可增加至6g/d，每6小时给药1.5g。治疗骨感染剂量：每8小时给药50mg/kg。治疗细菌性脑膜炎剂量：一日150~200mg/kg，每6~8小时给药1次。

（2）儿童：一日50~100mg/kg，分2~4次给药；>3个月婴儿，每8小时静脉给药16.7~33.3mg/kg。

（3）肾功能不全者：维持剂量根据下表调整，成人每次血液透析后给予750mg。

肌酐清除率（ml/min）	剂量
>20	0.75~1.5g，q8h
10~20	0.75g，q12h
<10	0.75g，q24h

【临床应用注意】

1. 妊娠期、哺乳期和生育期安全性

（1）妊娠期：尚无证据表明头孢呋辛有胚胎毒性和致畸作用，动物生殖试验未发现引起胎儿损害，但尚未在妊娠期女性中进行严格对照试验以除外这类药物对胎儿的不良影响，所以妊娠期女性应仅在确有必要时使用本品。

（2）哺乳期：L2级。由于头孢呋辛会从人乳中排泄，但浓度很低，哺乳期女性慎用；如需使用，应暂时停止哺乳。

2. 注意事项

（1）本品可导致高铁氰化物法血糖试验呈假阴性，故应用本品期间，应以葡萄糖酶法或抗坏血酸氧化酶试验测定血糖浓度。

（2）本品可使硫酸铜法尿糖试验呈假阳性，但葡萄糖酶法则不受影响。

（3）本品不能用碳酸氢钠溶液溶解。

3. 不良反应 常见为皮疹、血清氨基转移酶升高、嗜酸性粒细胞增多、血红蛋白降低，偶见Coombs试验阳性。肌内注射区疼痛。严重的不良反应有多形性红斑、Stevens-Johnson综合征、中毒性表皮剥脱性坏死、血小板减少症、间质性肾炎、过敏样反应等。

【常用制剂与规格】 注射用头孢呋辛钠（按头孢呋辛计）：0.25g；0.5g；0.75g；1.0g；1.25g；1.5g；1.75g；2.0g；2.25g；2.5g；3.0g。

头孢克洛
Cefaclor

【适应证】 适用于敏感菌所致轻、中度感染：①肺炎链球菌青霉素敏感菌株、流感嗜血杆菌、甲氧西林敏感葡萄球菌或化脓性链球菌所致急性中耳炎；②肺炎链球菌、流感嗜血杆菌和化脓性链球菌所致下呼吸道感染，包括肺炎；③化脓性链球菌所致咽炎、扁桃体炎；④大肠埃希菌、奇异变形杆菌、肺炎克雷伯菌和腐生葡萄球菌所致尿路感染；⑤甲氧西林敏感金黄色葡萄球菌及化脓性链球菌所致单纯性皮肤、软组织感染；⑥流感嗜血杆菌（仅非产β-内酰胺酶菌株）、卡他莫拉菌（包括产β-内酰胺酶菌株）和肺炎链球菌所致慢性支气管炎急性细菌感染性加重和急性支气管炎继发上述细菌性感染。

【用法用量】 口服。

（1）成人：0.75~1g/d，较重感染或低敏感细菌感染者的剂量可加倍。

（2）儿童：1个月以上婴儿及儿童常用量一日20~40mg/kg，分3次给药，但一日总剂量不超过1g。

（3）肾功能不全者：肾功能中度和重度不全患者的剂量分别减为正常剂量的1/2和1/4。

【临床应用注意】

1. 妊娠期、哺乳期和生育期安全性

（1）妊娠期：尚无证据表明头孢克洛有胚胎毒性和致畸作用，动物生殖试验未发现引起胎儿损害，但尚未在妊娠期女性中进行严格对照试验以除外这类药物对胎儿的不良影响，所以妊娠期女性应仅在确有必要时使用本品。

（2）哺乳期：L1级。药物会进入母乳，单次服用500mg剂量后，母乳中发现了少量的头孢克洛，对哺乳婴儿的影响尚不清楚。哺乳期女性使用本品时宜停止哺乳。

2. 注意事项 本品可使硫酸铜法尿糖试验呈假阳性，但葡萄糖酶试验法则不受影响。

3. 不良反应 常见为排软便、腹泻、胃部不适、恶心、食欲缺乏、嗳气等胃肠道反应。血清病样反应较其他口服抗生素多见，儿童患者中尤其常见，典型症状包括皮肤反应和关节痛。

【常用制剂与规格】　片剂、颗粒剂、胶囊剂、干混悬剂：0.1g；0.125g；0.25g；0.375g；0.5g；0.75g；1.5g。

头孢克肟
Cefixime

【适应证】　用于对本品敏感的大肠埃希菌、肺炎克雷伯菌等克雷伯菌属、变形杆菌属、流感嗜血杆菌、肺炎链球菌等链球菌属、卡他莫拉菌等所致下列轻、中度感染：①急性细菌性支气管炎、慢性支气管炎伴急性细菌感染性加重、支气管扩张症伴细菌感染、肺炎；②肾盂肾炎、膀胱炎；③胆道感染；④急性中耳炎、鼻窦炎。此外，也可用于淋病奈瑟菌所致尿道炎。

【用法用量】　口服。

（1）成人：一次50~100mg，一日2次，重症患者，一次200mg，一日2次。治疗单纯性淋病，单剂口服400mg。

（2）儿童：一日6~8mg/kg，分1~2次口服。体重≥50kg或年龄≥12岁时用成人剂量。

（3）肾功能不全者：维持剂量根据下表调整。

肌酐清除率（ml/min）	剂量
50~90	400mg, qd
10~50	300mg, qd
<10	200mg, qd

【临床应用注意】

1. 妊娠期、哺乳期和生育期安全性

（1）妊娠期：动物生殖试验未发现本品引起胎儿损害，妊娠期女性使用本品的安全性和有效性尚未确立，仅在确实需要时使用本品。

（2）哺乳期：L2级。尚不清楚本品是否从乳汁中分泌，尽管尚无转移至母乳中的数据，但基于该药物的分子量较高，成年患者血浆浓度低和口服生物利用度差，预计在母乳喂养的婴儿中不会达到临床上的显著水平。这种抗生素通常用于母乳喂养的女性，目前尚无婴儿副作用的报道，必须使用时应暂停哺乳。

2. 注意事项

（1）有胃肠疾病史，尤其是结肠炎患者慎用。

（2）不推荐本品用于6个月以下儿童患者。

（3）服用相同剂量混悬液与片剂后血药浓度以前者为高。

（4）中耳炎患者宜用混悬液治疗。

（5）应用本品后，尿糖、尿酮体、直接Coombs试验可出现假阳性。

3. 相互作用　本品可引起卡马西平血药浓度升高，必须合用时应监测血浆中卡马西平浓度。

4. 不良反应　常见为腹泻、排便次数增多、腹痛。实验室检查表现为一过性血清氨基转移酶、碱性磷酸酶、乳酸脱氢酶、胆红素、尿素氮、肌酐值升高，血小板和白细胞计数一过性减少及嗜酸性粒细胞增多，直接Coombs试验阳性等。

【常用制剂与规格】　片剂、胶囊、颗粒剂：50mg；100mg。

头孢噻肟
Cefotaxime

【适应证】　用于敏感菌所致下列严重感染：①肺炎链球菌、化脓性链球菌和其他链球菌、甲氧西林敏感金黄色葡萄球菌、大肠埃希菌、克雷伯菌属、流感嗜血杆菌（包括氨苄西林耐药菌株）、副流感嗜血杆菌、克雷伯杆菌、奇异变形杆菌、沙雷菌属、肠杆菌属和吲哚阳性变形杆菌所致下呼吸道感染及肺炎。②大肠埃希菌、奇异变形杆菌、普通变形杆菌、克雷伯菌属、柠檬酸菌属、肠杆菌属、摩根菌属、普罗威登菌属和黏质沙雷菌所致尿路感染。本品亦可用于由淋病奈瑟菌所致单纯性尿道炎、子宫颈炎和直肠感染。③甲氧西林敏感葡萄球菌、链球菌属、克雷伯菌属、大肠埃希菌、奇异变形杆菌、肠杆菌属、梭菌属、厌氧球菌（包括消化球菌和消化链球菌）和梭杆菌属所致盆腔炎性疾病、子宫内膜炎和盆腔蜂窝织炎。本品对沙眼衣原体无效，当治疗盆腔炎性疾病时，需联合应用对沙眼衣原体有效的药物。④大肠埃希菌、克雷伯菌属、黏质沙雷菌属、甲氧西林敏感金黄色葡萄球菌、肺炎链球菌和链球菌属所致血流感染。⑤甲氧西林敏感金黄色葡萄球菌、表皮葡萄球菌、化脓性链球菌及其他链球菌、大肠埃希菌、柠檬酸菌属、肠杆菌属、克雷伯菌属、奇异变形杆菌、摩根菌属、普罗威登菌属、黏质沙雷菌、部分拟杆菌属和厌氧球菌（包括消化球菌和消化链球菌）所致皮肤及软组织感染。⑥链球菌属、大肠埃希菌、克雷伯菌属、厌氧球菌（包括消化球菌和消化链球菌）、奇异变形杆菌和梭菌属所致腹腔内感染（包括腹膜炎）。⑦甲氧西林敏感金黄色葡萄球菌、链球菌属（包括化脓性链球菌）和奇异变形杆菌所致骨、关节感染。⑧由脑膜炎奈瑟菌、流感嗜血杆菌、肺炎链球菌、肺炎克雷伯菌和大肠埃希菌所致中枢神经系统感染（包括脑膜炎和脑炎）。治疗腹腔感染和盆腔感染时应与甲硝唑等抗厌氧菌药合用。

【用法用量】　静脉给药。

（1）成人：一日剂量一般为 2～6g，分 2～3 次静脉注射或静脉滴注。①严重感染者，每 6～8 小时给药 2～3g，一日最大剂量不超过 12g；②治疗无并发症的肺炎链球菌肺炎或急性尿路感染，每 12 小时给药 1g。

（2）儿童：①新生儿：日龄 ≤7 日者，每 12 小时给药 50mg/kg；日龄 >7 日者，每 8 小时给药 50mg/kg。②1 个月以上儿童：每 8 小时给药 50mg/kg，治疗脑膜炎时剂量增至每 6 小时给药 75mg/kg。

（3）肾功能不全者：①肌酐清除率 50～90ml/min 时，一次 2g，每 8～12 小时给药 1 次。②肌酐清除率 10～50ml/min 时，一次 2g，每 12～24 小时给药 1 次。③肌酐清除率 <10ml/min 时，一次 2g，一日 1 次。

【临床应用注意】

1. 妊娠期、哺乳期和生育期安全性

（1）妊娠期：本品可透过血-胎盘屏障进入胎儿血循环，动物生殖试验未发现本品引起胎儿损害，妊娠期女性尚无良好对照的研究，应限用于有确切适应证的患者。

（2）哺乳期：L2 级。本品可经乳汁排出，乳汁渗透率 2.7%～17%，哺乳期女性应用本品时虽无发生问题的报告，但应用本品时宜暂停哺乳。

2. 注意事项

（1）本品快速静脉注射（<60 秒）可能引起致命性心律紊乱。

（2）有胃肠道疾病者，特别是结肠炎者应慎用本品。

（3）应用本品治疗可能发生中性粒细胞减少及罕见的中性粒细胞缺乏症，尤其是疗程长者。因此，疗程超过 10 日者应监测血常规。

（4）本品对局部组织有刺激作用。在绝大多数病例中，改变注射部位即可解决血管周围外渗所致不良后果。极个别情况下可能发生广泛血管周围外渗，并导致组织坏死，可能需要外科治疗。

3. 不良反应　常见注射部位疼痛、静脉炎、皮疹和药物热，腹泻、恶心、呕吐、食欲缺乏，碱性磷酸酶或血清氨基转移酶轻度升高。严重的不良反应有心律紊乱、多形性红斑、Stevens-Johnson 综合征、中毒性表皮剥脱性坏死、过敏反应等。

【常用制剂与规格】　注射用粉针剂（按头孢噻肟计）：0.5g；1g；2g。

头孢曲松
Ceftriaxone

【适应证】　用于敏感菌所致下列感染：①由肺炎链球菌、甲氧西林敏感金黄色葡萄球菌、流感嗜血杆菌、副流感嗜血杆菌、克雷伯杆菌、大肠埃希菌、产气荚膜杆菌、奇异变形杆菌和黏质沙雷菌所致下呼吸道感染及肺炎。②由肺炎链球菌、流感嗜血杆菌（包括产β-内酰胺酶菌株）和卡他莫拉菌（包括产β-内酰胺酶菌株）所致急性中耳炎。③由甲氧西林敏感金黄色葡萄球菌、表皮葡萄球菌、化脓性链球菌、草绿色链球菌、大肠埃希菌、肠杆菌属、克雷伯杆菌、奇异变形杆菌、摩根菌属、黏质沙雷菌、醋酸钙不动杆菌、部分拟杆菌属或消化链球菌所致皮肤及软组织感染。④由大肠埃希菌、奇异变形杆菌、普通变形杆菌、摩根菌属和克雷伯菌属所致单纯性及复杂性尿路感染。⑤由淋病奈瑟菌（包括产青霉素酶及非产青霉素酶菌株）所致单纯性尿道、子宫颈和直肠感染，以及非产青霉素酶菌株所致淋病奈瑟菌性咽炎，亦可用于治疗软下疳。⑥由淋病奈瑟菌所致盆腔炎性疾病。本品对沙眼衣原体无效，当治疗盆腔炎性疾病时，需联合应用对沙眼衣原体有效的药物。⑦由甲氧西林敏感金黄色葡萄球菌、肺炎链球菌、大肠埃希菌、奇异变形杆菌、肠杆菌属和克雷伯菌属所致血流感染。⑧由甲氧西林敏感金黄色葡萄球菌、肺炎链球菌、大肠埃希菌、奇异变形杆菌、肠杆菌属和克雷伯菌属所致骨、关节感染。⑨由大肠埃希菌、肺炎克雷伯菌、部分拟杆菌属、梭菌属和厌氧球菌（包括消化球菌和消化链球菌）所致腹腔内感染和盆腔感染，并宜与甲硝唑等抗厌氧菌药联合应用。⑩由流感嗜血杆菌、脑膜炎奈瑟菌和肺炎链球菌所致脑膜炎，亦可用于大肠埃希菌等肠杆菌科细菌所致脑膜炎。

【用法用量】 肌内或静脉给药。

（1）成人：肌内或静脉给药，每 24 小时给药 1～2g 或每 12 小时给药 0.5～1g。一日最大剂量 4g。治疗单纯性淋病及软下疳均为 250mg，单剂肌内注射。

（2）儿童：静脉给药。①新生儿（出生体重 >2kg 者）：日龄 ≤7 日者，一日 25mg/kg；日龄 >7 日者，一日 50mg/kg。②1 个月～12 岁儿童：一日 50mg/kg；脑膜炎患者可增至一日 100mg/kg，分 2 次给药，但一日总量不超过 4g。③12 岁以上儿童用成人剂量。

【临床应用注意】

1. 妊娠期、哺乳期和生育期安全性

（1）妊娠期：动物生殖试验未发现本品引起胎儿损害，妊娠期女性尚无良好对照研究，仅在确实需要时使用本品。

（2）哺乳期：L1 级。乳汁渗透率约 3%，母乳中的头孢曲松钠浓度可能太低而无临床意义，可权衡利弊后使用。

（3）生育期：停药 14 日后，精液恢复正常。

2. 注意事项

（1）为避免在肺或肾中头孢曲松 - 钙盐沉淀，造成致命性危害，禁止本品与含钙的药品（包括胃肠外营养液）同时进行静脉给药。如前后使用，两者之间应有其他静脉输液间隔，新生儿应有 48 小时以上的时间间隔。

（2）有胆汁淤积危险因素（疾病严重、全胃肠外营养）者使用本品，继发于胆道阻塞的胰腺炎发生风险增加。

（3）已有致溶血性贫血的报道，并有病例致死。一旦出现溶血性贫血应立即停药。

（4）维生素 K 合成障碍的患者使用本品，凝血酶原时间改变的风险增加。

（5）有胃肠道疾病史，尤其是结肠炎病史者，慎用本品。

（6）胆囊中的头孢曲松 - 钙盐沉淀有可能因超声异常而被误诊为胆囊结石。

（7）对诊断的干扰：应用本品的患者以硫酸铜法测尿糖时可获得假阳性反应，以葡萄糖酶法则不受影响；血尿素氮和肌酐值可有暂时性升高；血清胆红素、碱性磷酸酶、ALT 和 AST 皆可升高。

3. 不良反应 ①常见：静脉炎、皮疹、瘙痒、发热、支气管痉挛和血清病等过敏反应，腹泻、恶心、呕吐、腹痛、结肠炎、黄疸、胀气、味觉障碍和消化不良等消化道反应，嗜酸性粒细胞增多、血小板增多或减少和白细胞减少，肝、肾功能异常。②严重：多形性红斑、Stevens - Johnson 综合征、中毒性表皮剥脱性坏死、变态反应、溶血性贫血、新生儿胆红素脑病、肺和肾的钙盐沉淀等。

4. 禁忌 新生儿高胆红素血症患者禁用。

【常用制剂与规格】 注射用粉针剂（按头孢曲松计）：0.25g；0.5g；1.0g；2.0g；4.0g。

头孢他啶
Ceftazidime

【适应证】 适用于敏感革兰阴性杆菌，尤其铜绿假单胞菌等所致下列感染：①由铜绿假单胞菌及其他假单胞菌、流感嗜血杆菌（包括氨苄西林耐药菌株）、克雷伯菌属、肠杆菌属、奇异变形杆菌、大肠埃希菌、沙雷菌属、柠檬酸菌属等所致下呼吸道感染（包括肺炎）；②由铜绿假单胞菌、克雷伯菌属、大肠埃希菌、变形杆菌属（包括奇异变形杆菌和吲哚阳性变形杆菌）、肠杆菌属和沙雷菌属所致皮肤及软组织感染；③由铜绿假单胞菌、肠杆菌属、变形杆菌属（包括奇异变形杆菌和吲哚阳性变形杆菌）、克雷伯菌属和大肠埃希菌所致尿路感染；④由铜绿假单胞菌及其他假单胞菌、克雷伯菌属、流感嗜血杆菌（包括氨苄西林耐药菌株）、大肠埃希菌和沙雷菌属所致血流感染；⑤由铜绿假单胞菌及其他假单胞菌、克雷伯菌属和肠杆菌属所致骨、关节感染；⑥由大肠埃希菌等肠杆菌科细菌所致子宫内膜炎、盆腔炎性疾病和其他妇科感染；⑦由大肠埃希菌、克雷伯菌属以及其他肠杆菌科细菌所致腹腔感染；⑧脑膜炎奈瑟菌、流感嗜血杆菌和铜绿假单胞菌所致中枢神经系统感染，包括脑膜炎。治疗腹腔感染和盆腔感染时需与甲硝唑等抗厌氧菌药合用。

【用法用量】　肌内注射或静脉滴注。

（1）成人：①常用量1.5～6g/d；②单纯性尿路感染，每12小时给药0.25～0.5g，肌内注射或静脉滴注；③复杂性尿路感染，每8～12小时给药0.5g，肌内注射或静脉滴注；④骨和关节感染，每12小时给药2g肌内注射或静脉滴注；⑤单纯性肺炎和皮肤、软组织感染，每8小时给药0.5～1g肌内注射或静脉滴注；⑥危重感染患者，每8小时给药2g，静脉滴注。

（2）儿童：每日剂量按50～150mg/kg计；分3次肌内注射或静脉给药。新生儿，出生体重>2kg、日龄≤7日者每12小时给药50mg/kg；日龄>7日者，每8小时给药50mg/kg，静脉滴注。

（3）肾功能不全者：维持剂量根据下表调整。血液透析患者一日剂量1g，每次透析后补给1g，肌内注射或静脉滴注。

肌酐清除率（ml/min）	剂量
>50	正常剂量
31～50	1g, q12h
16～30	1g, q24h
5～15	0.5g, q24h
<5	0.5g, q48h

【临床应用注意】

1. 妊娠期、哺乳期和生育期安全性

（1）妊娠期：动物生殖试验未发现本品引起胎儿损害，妊娠期女性尚无良好对照的研究，仅在确实需要时使用本品。

（2）哺乳期：L1级。母乳中无头孢他啶累积，2001年，美国儿科学会将头孢他啶列为与母乳喂养兼容。

（3）生育期：大鼠：人体等效剂量×0.4静脉注射或人体等效剂量肌内注射，每日给药连续10日，附睾尾精子活力降低84%。

2. 注意事项

（1）血药浓度升高可导致惊厥、脑病、震颤、神经–肌肉兴奋和肌阵挛。

（2）本品可诱导肠杆菌属、假单胞菌属和沙雷菌属产Ⅰ型β–内酰胺酶，治疗过程中病原菌可产生耐药性，导致抗感染治疗失败。

（3）慎用于有胃肠道疾病史者，尤其是结肠炎患者。

（4）本品可导致硫酸铜测定法尿糖检验呈假阳性，推荐应用葡萄糖酶氧化反应测定法。

3. 相互作用　与氨基糖苷类抗生素联用对部分铜绿假单胞菌和大肠埃希菌有累加作用；与妥布霉素和阿米卡星联用对多重耐药性铜绿假单胞菌则出现明显协同抗菌作用。

4. 不良反应　①常见：皮疹、静脉炎、注射部位疼痛、嗜酸性粒细胞增多、血清氨基转移酶升高、Coombs试验阳性、二重感染。②严重：神经–肌肉阻滞、脑病以及癫痫发作。

【常用制剂与规格】　注射用粉针剂：0.25g；0.5g；1.0g；1.5g；2.0g；3.0g。

头孢吡肟
Cefepime

【适应证】　用于治疗敏感菌引起的下列中、重度感染：①由肺炎克雷伯菌、肠杆菌属、铜绿假单胞菌和肺炎链球菌等所致中、重度肺炎；②由大肠埃希菌、肺炎克雷伯菌或奇异变形杆菌所致中、重度单纯性或复杂性尿路感染（包括肾盂肾炎），包括并发血流感染者；③由甲氧西林敏感金黄色葡萄球菌或化脓性链球菌所致皮肤、软组织感染；④由大肠埃希菌、铜绿假单胞菌、肺炎克雷伯菌、肠杆菌属细菌或脆弱拟杆菌所致腹腔内感染（需与甲硝唑合用）、盆腔感染（需与甲硝唑合用）；⑤中性粒细胞缺乏患者发热的经验性抗感染治疗。

【用法用量】　静脉滴注、静脉注射或肌内注射。

（1）成人：一次1～2g，每12小时给药1次，静脉滴注、静脉注射或肌内注射。中性粒细胞减少患者发热及危重感染，一次2g，每8小时给药1次。

（2）儿童：一日50～100mg/kg，分2次静

脉滴注。

（3）肾功能不全者：肾功能不全患者应调整头孢吡肟给药剂量。首次负荷剂量与肾功能正常患者相同，维持量见下表。血透患者首剂1g，以后每24小时给药1g；透析日本品应在透析结束后使用；血液透析3小时可清除68%的头孢吡肟，透析后应追加1次剂量。持续性腹膜透析患者，每48小时给予1次常规剂量。

肌酐清除率（ml/min）	推荐给药方案			
＞60	0.5g, q12h	1g, q12h	2g, q12h	2g, q8h
30～60	0.5g, q24h	1g, q24h	2g, q24h	2g, q12h
11～29	0.5g, q24h	0.5g, q24h	1g, q24h	2g, q24h
＜11	0.25g, q24h	0.25g, q24h	0.5g, q24h	1g, q24h

【临床应用注意】

1. 妊娠期、哺乳期和生育期安全性

（1）妊娠期：目前在动物研究中没有产生致畸现象，在妊娠期女性中没有充分的研究。只有在明确需要的情况下，才应该在妊娠期使用。

（2）哺乳期：L2级。头孢吡肟在人的乳汁中排出，哺乳期女性应用本品时宜停止哺乳。

2. 注意事项

（1）应用头孢吡肟期间，出现腹泻应考虑发生抗生素相关性腹泻的可能性。对轻症肠炎患者，仅停用头孢吡肟即可缓解；中、重度患者还需要予以甲硝唑口服，无效时考虑用万古霉素或去甲万古霉素口服。

（2）治疗期间发生二重感染时，应采取相应措施。

（3）不推荐本品用于2个月以下儿童患者。

（4）本品可导致硫酸铜还原法尿糖试验呈假阳性。

3. 不良反应　①常见：恶心、腹泻、结肠炎、呕吐、消化不良、便秘、腹痛等胃肠道反应，皮疹和瘙痒等过敏反应及头痛。较少见的不良反应有发热、口腔及阴道念珠菌感染、假膜性肠炎、注射部位局部疼痛或静脉炎等。实验室检查异常有一过性肝功能异常，如血清氨基转移酶（ALT、AST）、碱性磷酸酶、胆红素升高；嗜酸性粒细胞增多、贫血、血小板减少症、Coombs试验阳性。②严重：肌阵挛、癫痫发作、脑病、肾脏损害。

【常用制剂与规格】　注射用盐酸头孢吡肟：0.5g；1.0g。

第四节　β-内酰胺酶抑制剂及其与β-内酰胺类抗生素配伍的复方制剂

一、药理作用与作用机制

（一）药理作用

β-内酰胺酶抑制剂能抑制细菌产生的部分β-内酰胺酶，其与β-内酰胺类抗菌药物联合使用则能使β-内酰胺环免遭水解，保护β-内酰胺类抗菌药物的抗菌活性。临床上常用的β-内酰胺酶抑制剂主要有：克拉维酸、舒巴坦、他唑巴坦、阿维巴坦、雷利巴坦和法硼巴坦等。前三者均含有β-内酰胺环结构，为不可逆竞争性抑制剂，能抑制除碳青霉烯酶外的大部分A类β-内酰胺酶，但对绝大多数B、C、D类酶抑制能力弱。阿维巴坦和雷利巴坦属于三乙烯二胺类（DABCOs）的酶抑制剂，不具有β-内酰胺酶结构：因此不易被水解，具有更加广谱的β-内酰胺酶抑制作用和可逆的抑酶效果，能够抑制包括碳青霉烯酶在内的A类、C类β-内酰胺酶。阿维巴坦还对D类酶中的OXA-48具有抑制作用，但是雷利巴坦无法抑制OXA-48。法硼巴坦是属于硼酸复合物的新一代酶抑制剂，能够抑制包括碳青霉烯酶在内的A类、C类β-内酰胺酶，但对包括OXA-48在内的D类碳青霉烯酶无抑制作用（表9-4）。

表 9-4　β-内酰胺酶分类和特点及其对常见酶抑制剂的效应

分类 （Bush 法 & Ambler 法）	分子分类	功能分类	常见类型	分解的抗生素	酶抑制剂效应					
					克拉维酸	他唑巴坦	舒巴坦	阿维巴坦	法硼巴坦	雷利巴坦
青霉素酶	A	2a	PC1	青霉素类	√	√	√	√	√	√
		2b	TEM-1 TEM-2 SHV-1	青霉素类、窄谱头孢菌素	√	√	√	√	√	√
		2c	PSE	青霉素类、羧苄西林	√	√	√	√	√	√
		2br	TEM-30 SHV-72	青霉素类	-	√	-	√	√	√
超广谱β-内酰胺酶	A	2be	CTX-M SHV TEM PER VEB 等	青霉素类、头孢菌素类	√	√	√	√	√	√
头孢菌素酶	C	1	AmpC CMY ACT-1 DHA 等	青霉素类、头孢菌素类	-	-	-	√	√	√
OXA 酶	D	2de	OXA-10 OXA-15	青霉素类、头孢菌素类、氨曲南	-	-	-	-	-	-
碳青霉烯酶	A	2f	KPC SME NMC-A GES-2 等	青霉素类、头孢菌素类、碳青霉烯类	√	-	√	√	√	√
丝氨酸酶	D	2df	OXA-48							
		2df	OXA-23 OXA-24							
金属酶	B	3a	IMP VIM NDM	青霉素类、头孢菌素类、碳青霉烯类，除氨曲南	-	-	-	-	-	-
		3b	CphA	碳青霉烯类	-	-	-	-	-	-

注：分子分类依据β内酰胺酶末端的氨基酸序列特殊进行分类，功能分类依据水解底物进行分类；"√"为有抑酶活性，"-"为无抑酶活性。

β-内酰胺酶抑制剂复方制剂通常用于需要抗菌药物广覆盖的感染，例如肺炎和腹腔感染。哌拉西林他唑巴坦可用于中性粒细胞减少伴发热。头孢他啶阿维巴坦覆盖大多数肠杆菌目细菌［包括产 AmpC、β-内酰胺酶、ESBLs 肠杆菌及部分肺炎克雷伯菌碳青霉烯酶（KPC）和 OXA 型碳青霉烯酶的肠杆菌目细菌，以及单用头孢他啶时 MIC 较高的铜绿假单胞菌种，对不动杆菌或产金属β-内酰胺酶的微生物无抗菌活性，对厌氧菌的抗菌活性不如其他β-内酰胺酶复方制剂。

（二）作用机制

克拉维酸、舒巴坦、他唑巴坦、阿维巴坦均为 β-内酰胺酶抑制剂，其内在抗菌活性极弱（舒巴坦对鲍曼不动杆菌具有活性），但能抑制多种质粒介导 β-内酰胺酶的活性包括 ES-BLs。克拉维酸能对 β-内酰胺酶的活性部位，如羟基或氨基进行不可逆酰化，是一种 β-内酰胺酶不可逆抑制剂。舒巴坦和他唑巴坦属于青霉烷砜类结构，在舒巴坦的结构中也含有 β-内酰胺环，并且对酶的亲和力更强，在被 β-内酰胺酶水解的同时，不可逆地与酶结合，抑制 β-内酰胺酶的作用，舒巴坦的抑酶活性比克拉维酸低，但稳定性增强。他唑巴坦为青霉烷砜类另一个不可逆的 β-内酰胺酶抑制剂，其抑酶谱广度和活性都强于克拉维酸和舒巴坦。阿维巴坦是非 β-内酰胺结构的可逆的 β-内酰胺酶抑制剂，能抑制 A 类、C 类和部分 D 类 β-内酰胺酶，包括染色体介导的 AmpC β-内酰胺酶。这些酶抑制剂均不能抑制 B 类金属碳青霉烯酶。

这些酶抑制剂与氨苄西林、阿莫西林、哌拉西林、头孢洛扎、头孢他啶组成复方制剂，可增强对产 β-内酰胺酶细菌的抗菌作用。头孢他啶阿维巴坦对大部分产碳青霉烯酶的细菌有抗菌活性。此外，舒巴坦和他唑巴坦能抑制多种拟杆菌（Bacteroides）的染色体介导 β-内酰胺酶，因此含有这类酶抑制剂的复方制剂对拟杆菌有活性。

二、代表药品

阿莫西林克拉维酸钾
Amoxicillin and Clavulannate Potassium

【适应证】 阿莫西林克拉维酸钾有口服和静脉制剂。

（1）口服给药适用于下列产 β-内酰胺酶的细菌所致各种感染：①流感嗜血杆菌和卡他莫拉菌所致鼻窦炎、中耳炎和下呼吸道感染；②大肠埃希菌、克雷伯菌属和肠杆菌属所致尿路、生殖系统感染（体外药敏试验中，肠杆菌属细菌对阿莫西林-克拉维酸耐药，但本品在尿液中的药物浓度非常高，因此，产酶肠杆菌属细菌所致尿路、生殖系统感染仍可用阿莫西林-克拉维酸治疗）；③金黄色葡萄球菌、大肠埃希菌和克雷伯菌属所致皮肤、软组织感染。

（2）静脉给药除上述适应证外，还可用于上述细菌所致腹腔感染、血流感染以及骨、关节感染。

【用法用量】

（1）口服：①成人或体重 40kg 以上儿童，一次 0.625g（阿莫西林与克拉维酸比例 4∶1 片剂）、每 12 小时给药 1 次，或一次 375mg（2∶1 片剂）、每 8 小时给药 1 次；较重感染，一次 1000mg（7∶1 片剂）、每 12 小时给药 1 次，或一次 625mg（4∶1 片剂）、每 8 小时给药 1 次。②3 个月以上婴儿及体重 <40kg 儿童，片剂、混悬液或咀嚼片（以阿莫西林剂量计），一次 12.5mg/kg、每 12 小时给药 1 次，或一次 7mg/kg、每 8 小时给药 1 次；较重感染，一次 22.5mg/kg、每 12 小时给药 1 次，或一次 13mg/kg、每 8 小时给药 1 次。③新生儿及 3 个月以下婴儿，混悬液（以阿莫西林剂量计），一次 15mg/kg，每 12 小时给药 1 次。

（2）静脉滴注：①成人及 12 岁以上儿童，一次 1200mg，每 8 小时给药 1 次，严重感染可加至每 6 小时给药 1 次；②3 个月以上婴儿及体重 <40kg 儿童，一次 30mg/kg，每 8 小时给药 1 次，严重感染可加至每 6 小时给药 1 次；③新生儿及 3 个月以下婴儿，一次 30mg/kg，早产儿每 12 小时给药 1 次，足月产儿每 8 小时给药 1 次。静脉制剂中两者的比例均为 5∶1，以上剂量均为阿莫西林与克拉维酸总含量。

（3）肾功能不全者：维持剂量根据下表调整，本品可经血液透析清除，血液透析患者应在透析后补充 600mg。

肌酐清除率（ml/min）	口服剂量	静脉滴注剂量
>30	正常剂量	正常剂量
10~30	375mg 或 625mg（2∶1），q12h	首剂 1200mg，继以 600mg，q12h
<10	375mg，q12~24h	首剂 1200mg，继以 600mg，q24h

【临床应用注意】

1. 妊娠期、哺乳期和生育期安全性

（1）妊娠期：动物实验无致畸作用，但在妊娠期女性中没有充分的研究。只有在明确需要的情况下，才应该在妊娠期使用。

（2）哺乳期：L1级。阿莫西林克拉维酸钾可分泌到乳汁中，哺乳期女性使用阿莫西林克拉维酸钾可能导致婴儿过敏，哺乳期女性宜暂停哺乳。

2. 注意事项

（1）有其他β-内酰胺类，如头孢菌素过敏史者；有与本品或青霉素类药物相关的胆汁淤积性黄疸或肝功能不全病史患者；单核细胞增多症患者（应用本品易发生皮疹），应避免或谨慎应用本品。

（2）每5ml本品混悬液含有12.5mg阿斯巴甜（天门冬酰苯丙氨酸甲酯），因此在苯丙酮尿症患者中应慎用本品。

3. 相互作用　①本品与氨基糖苷类药物联合应用具有协同作用。②本品与口服避孕药合用时，可能降低后者的作用。③克拉维酸可与IgG和白蛋白在红细胞表面发生非特异性结合，造成Coombs试验假阳性。

4. 不良反应　①常见：腹泻、消化不良、恶心、皮疹、静脉炎和阴道炎。胃肠道反应多发生于应用高剂量本品时。亦可导致患者ALT、AST增高；少数情况下可发生肝炎和胆汁淤积性黄疸，这类不良反应可发生于疗程中或停药后的6周内，症状可能严重并持续数月，多见于成年人及中老年人；肝功能异常通常是可逆的，但在极个别情况下（存在严重基础疾病或合并用药）可导致死亡。②严重：多形性红斑、Stevens-Johnson综合征、剥脱性皮炎、中毒性表皮坏死松解症、过敏性休克、间质性肾炎、白细胞减少、血小板减少症、溶血性贫血以及兴奋、焦虑、失眠、头晕等中枢神经系统症状。

5. 禁忌　对本品中任一成分或青霉素类过敏以及有β-内酰胺类过敏性休克史者禁用。

【常用制剂与规格】　口服常释剂型：①2∶1制剂：0.375g（阿莫西林0.25g，克拉维酸钾0.125g）。②4∶1制剂：0.625g（阿莫西林0.5g，克拉维酸钾0.125g）；0.3125g（阿莫西林0.25g，克拉维酸钾0.0625g）。③7∶1制剂：0.6g（阿莫西林0.525g，克拉维酸钾0.075g）；1.0g（阿莫西林0.875g，克拉维酸钾0.125g）。④14∶1制剂：0.643g（阿莫西林0.6g，克拉维酸钾0.043g）。注射用粉针剂：0.3g（阿莫西林0.25g，克拉维酸钾0.05g）；0.6g（阿莫西林0.5g，克拉维酸钾0.1g）；1.2g（阿莫西林1g，克拉维酸钾0.2g）。

氨苄西林舒巴坦
Ampicillin and Sulbactam

【适应证】　用于：①甲氧西林敏感葡萄球菌属、大肠埃希菌、克雷伯菌属、奇异变形杆菌、不动杆菌属和脆弱拟杆菌等产β-内酰胺酶菌株所致皮肤、软组织感染和呼吸道感染；②产β-内酰胺酶大肠埃希菌、克雷伯菌属、脆弱拟杆菌和肠球菌属所致腹腔感染；③产β-内酰胺酶大肠埃希菌和脆弱拟杆菌所致盆腔感染。

【用法用量】　肌内注射或静脉给药。

（1）成人：一次1.5~3g，每6~8小时给药1次，肌内注射一日不超过6g，静脉用药一日不超过12g（舒巴坦一日给药剂量最高不超过4g）。

（2）儿童：一次25mg/kg，每6小时给药1次；病情较重者可增加至2次75mg/kg，每6小时给药1次；体重超过40kg者，剂量同成人。

（3）肾功能不全者：维持剂量根据下表调整。

肌酐清除率（ml/min）	剂量
≥30	1.5~3g, q6~8h
15~29	1.5~3g, q12h
5~14	1.5~3g, q24h

【临床应用注意】

1. 妊娠期、哺乳期和生育期安全性

（1）妊娠期：氨苄西林舒巴坦钠可透过胎盘进入胎儿体内，有人类数据显示，在妊娠初期存在风险。

（2）哺乳期：L1级。氨苄西林舒巴坦钠以低浓度分泌到乳汁中，哺乳期女性使用时应谨慎。

2. 注意事项

（1）氨苄西林舒巴坦偶可致过敏性休克，应用本品前需详细询问药物过敏史并进行青霉素皮肤敏感试验，既往有青霉素类药物过敏史或青霉素皮肤敏感试验阳性者禁用本品；应用本品时一旦发生过敏反应，需立即停药，并立即就地抢救，保持呼吸道通畅，吸氧，并给予肾上腺素、糖皮质激素及抗组胺药等紧急救治措施。

（2）有头孢菌素类和其他变态反应原过敏史患者使用本品，发生严重和致死性过敏反应的风险增加。

（3）不推荐本品用于早产儿与新生儿患者。不推荐儿科患者肌内注射本品。

（4）单核细胞增多症患者应用本品时易发生皮疹，宜避免使用。

3. 相互作用　①氨苄西林、舒巴坦均可导致直接 Coombs 试验阳性。②本品与氨基糖苷类药物联合应用具有协同作用。③本品与别嘌醇合用可使痛风患者皮疹发生率上升。④丙磺舒与本品合用可延长本品中两种成分的消除半衰期。

4. 不良反应　①注射部位疼痛、血栓性静脉炎等局部症状。②恶心、呕吐、腹泻、假膜性小肠结肠炎等胃肠道反应。③皮疹等过敏反应。④实验室检查异常：血清 AST、ALT、LDH、ALP、BUN 和肌酐增高，中性粒细胞、淋巴细胞和血小板减少，嗜酸性粒细胞增多等。

5. 禁忌　对本品中任一成分或青霉素类过敏者禁用。

【常用制剂与规格】　注射用氨苄西林舒巴坦钠（2∶1）：0.75g；1.5g；2.25g；3.0g。

头孢哌酮舒巴坦
Cefoperazone and Sulbactam

【适应证】　用于对头孢哌酮耐药但对本品敏感的大肠埃希菌、枸橼酸杆菌属、克雷伯菌属、肠杆菌属、沙雷菌属、变形杆菌属、摩氏摩根菌、普罗威登菌属、铜绿假单胞菌、不动杆菌属、流感嗜血杆菌、葡萄球菌属和拟杆菌属所致下列感染：①支气管扩张症合并细菌感染、肺炎、肺脓肿、脓胸等下呼吸道感染；②肾盂肾炎及复杂性尿路感染；③胆囊炎、胆管炎、肝脓肿和腹膜炎（包括盆腔腹膜炎、直肠子宫陷凹脓肿）等腹腔感染；④血流感染、感染性心内膜炎；⑤烧伤、创伤或外科切口感染等皮肤及软组织感染；⑥骨、关节感染；⑦盆腔炎、子宫内膜炎等生殖道感染。

【用法用量】　静脉滴注或静脉注射。

（1）成人：常用剂量为 2~4g/d（头孢哌酮舒巴坦 1∶1 制剂），每 12 小时静脉滴注或静脉注射 1 次。严重感染或难治性感染，剂量可增至 8g/d（1∶1 制剂），分次静脉滴注；采用 1∶1 制剂者如病情需要可另增加头孢哌酮 4g，分 2 次与本品同时静脉滴注。舒巴坦最大剂量为 4g/d。

（2）儿童：常用剂量为一日 40~80mg/kg（1∶1 制剂），每 6~12 小时注射 1 次。严重感染或难治性感染，剂量可增至一日 160mg/kg（1∶1 制剂），分 2~4 次给药。舒巴坦的一日最大剂量不超过 80mg/kg。

（3）肾功能减退患者：肌酐清除率＜30ml/min 者应调整剂量：肌酐清除率为 15~30ml/min 的患者，每次接受舒巴坦的最大剂量为 1g，每 12 小时静脉滴注 1 次；肌酐清除率＜15ml/min 的患者，每次接受舒巴坦的最大剂量为 0.5g，每 12 小时静脉滴注 1 次。严重感染患者，必要时可另外增加头孢哌酮静脉滴注。血液透析患者应在透析结束后给药。

【临床应用注意】

1. 妊娠期、哺乳期和生育期安全性

（1）妊娠期：在动物实验中，未发现该药物有任何致畸作用。头孢哌酮和舒巴坦均可通过胎盘屏障，但尚未在妊娠期女性中进行过足够的和良好对照的试验。

（2）哺乳期：只有少量的舒巴坦和头孢哌酮能分泌到人体的母乳中。尽管只有少量的舒巴坦和头孢哌酮能够进入母乳中，但哺乳期女性仍应小心使用本品。

（3）生育期：动物实验显示雄鼠使用头孢哌酮 30 日后，出现睾丸退化；成年男性无相关资料。

2. 注意事项

（1）应用头孢哌酮舒巴坦前必须详细询问患者既往有否对本品、其他头孢菌素类与青霉素类或其他药物的过敏史，因为在青霉素类和头孢菌素类等 β - 内酰胺类抗生素之间可能存在交叉过敏反应。在青霉素类抗生素过敏患者中有 5%～10% 可对头孢菌素类出现交叉过敏反应。因此有青霉素类过敏史的患者，当有指征应用本品时，必须充分权衡利弊后在严密观察下慎用。应用本品时一旦发生过敏性休克，需立即停药，并立即就地抢救，保持呼吸道通畅，吸氧，注射肾上腺素并给予升压药、激素及抗组胺药等紧急救治措施。

（2）头孢哌酮大部分经肝胆系统排泄，因此肝功能严重减退的患者，使用本品时需调整给药方案。

（3）肾功能不全患者舒巴坦排泄减缓，使用头孢哌酮舒巴坦时需调整用药剂量与给药间期。

（4）不推荐本品用于早产儿和新生儿患者。

（5）少数患者在使用头孢哌酮舒巴坦治疗后出现维生素 K 缺乏，其机制可能与肠道菌群受到抑制有关。营养不良、吸收不良（如囊性纤维化患者）和长期静脉注射高营养制剂的患者及接受抗凝血药治疗的患者应用本品时宜补充维生素 K，并监测凝血酶原时间。

（6）头孢哌酮舒巴坦可导致直接 Coombs 试验阳性，用 Benedict 试剂或 Fehling 试剂检查尿糖可出现假阳性反应。

3. 相互作用 ①本品与氨基糖苷类药物联合应用具有协同作用。②使用本品期间饮酒可发生"双硫仑样"反应。故治疗期间及治疗结束后 1 周宜戒酒。③本品与肝素、华法林合用，引起出血的风险增加。

4. 不良反应 ①常见：腹泻、稀便，ALT、AST、ALP、血胆红素和血尿素氮一过性升高。②严重：过敏性休克、Stevens - Johnson 综合征。

5. 禁忌 对本品中任何组分或其他头孢菌素类过敏者禁用本品。有青霉素过敏性休克史的患者不宜用本品。

【常用制剂与规格】 注射用头孢哌酮钠舒巴坦钠（1∶1）：0.5g；0.75g；1.0g；1.5g；2.0g；3.0g。注射用头孢哌酮钠舒巴坦钠（2∶1）：1.5g（含头孢哌酮 1g 与舒巴坦各 0.5g）。

哌拉西林他唑巴坦
Piperacillin and Tazobatam

【适应证】 用于因产 β - 内酰胺酶而对哌拉西林耐药但对本品敏感的细菌所致下列中、重度感染：①肺炎克雷伯菌、鲍曼不动杆菌、铜绿假单胞菌、流感嗜血杆菌、金黄色葡萄球菌等所致肺炎等下呼吸道感染；本品用于医院获得性铜绿假单胞菌肺炎时，应联合氨基糖苷类或其他抗铜绿假单胞菌活性药物。②金黄色葡萄球菌等所致蜂窝织炎、脓肿、糖尿病足感染等单纯性或复杂性皮肤、软组织感染。③大肠埃希菌、拟杆菌属等所致阑尾炎（合并破裂或脓肿）、腹膜炎等腹腔感染。④大肠埃希菌等所致盆腔炎、子宫内膜炎等盆腔感染。

【用法用量】 静脉滴注。

（1）成人：①常用剂量，一次 4.5g，每 8 小时给药 1 次；或一次 3.375g，每 6 小时给药 1 次。②医院获得性肺炎病原菌可能为铜绿假单胞菌时，可增加至一次 4.5g，每 6 小时给药 1 次，并宜联合应用氨基糖苷类。

（2）儿童：①2～9 个月婴儿，按哌拉西林剂量计，一次 80mg/kg，每 8 小时给药 1 次；②9 个月以上婴儿及儿童，体重小于 40kg 者，一次 100mg/kg，每 8 小时给药 1 次；③体重 40kg 以上者，剂量同成人。

（3）肾功能不全者：维持剂量根据下表调整，血液透析和连续性腹膜透析患者，一次 2.25g，每 12 小时给药 1 次。血液透析后应补充 0.75g，连续性腹膜透析患者在透析后不需要补充给药。

肌酐清除率（ml/min）	剂量
>40	正常剂量
20～40	2.25g，q6h
<20	2.25g，q8h

【临床应用注意】

1. 妊娠期、哺乳期和生育期安全性

（1）妊娠期：哌拉西林他唑巴坦可以通过胎盘进入体内，目前妊娠期女性使用哌拉西林他唑巴坦后发生婴儿出生缺陷和流产的证据不足。

（2）哺乳期：L2 级。母乳中分泌的哌拉西林的浓度极低，对母乳中他唑巴坦的浓度没有研究结果，对于哺乳期女性的研究表明，在母乳喂养期间使用这种药物对婴儿的风险较低。

（3）生育期：动物实验中未发现生殖能力受损，人类无相关资料。

2. 注意事项

（1）使用本品前必须详细询问患者既往有无对本品、青霉素类或其他药物的过敏史。本品偶可引起过敏性休克。用药前应进行青霉素皮肤敏感试验。一旦发生过敏性休克，需立即停药，并立即就地抢救，保持气道畅通、吸氧，给予肾上腺素、糖皮质激素等治疗措施。

（2）肝功能严重减退的患者，使用本品时需调整用药剂量与给药间期。

（3）不推荐本品用于 2 个月以下婴儿患者。

（4）哌拉西林使用过程中可出现出血倾向、凝血功能降低、凝血酶原时间延长、血小板聚集力下降，多见于合并肾功能减退的患者。用药过程中出现出血倾向时需停药。

（5）本品可能导致艰难梭菌性腹泻。如怀疑或证实为艰难梭菌性腹泻，应停用本品并予以甲硝唑治疗。

（6）每 1g 哌拉西林他唑巴坦含钠 54mg，在需要限制钠盐摄入的患者中需注意。

（7）肺囊性纤维化患者使用本品时的发热、皮疹发生率上升。

3. 相互作用　①本品与丙磺舒合用可使哌拉西林和他唑巴坦的消除半衰期分别上升 21% 和 71%。②本品与肝素合用时应注意监测出血与凝血功能。③本品与维库溴铵合用可增强后者对神经 - 肌肉接头的阻滞作用。④使用本品时用 Benedict 试剂或 Fehling 试剂检查尿糖时，可出现假阳性反应。⑤应用本品可导致半乳甘露聚糖抗原检测（GM 试验）假阳性。

4. 不良反应

（1）常见的不良反应有恶心、呕吐、腹泻等胃肠道反应，皮疹，静脉炎。

（2）少见的不良反应有发热、眩晕、头痛、焦虑、消化不良、口腔念珠菌感染等，偶可发生过敏性休克。

（3）实验室检查异常：可见一过性 AST、ALT、胆红素升高，血红蛋白降低，血小板升高，白细胞减少，尿素氮、肌酐升高，血尿、蛋白尿等。

5. 禁忌　对本品中任一成分或对青霉素类过敏以及对 β 内酰胺类药物有过敏性休克史者禁用。

【常用制剂与规格】　注射用哌拉西林他唑巴坦钠（8∶1）：1.125g；2.25g；4.5g。

第五节　碳青霉烯类抗菌药物

一、药理作用与作用机制

（一）药理作用

碳青霉烯类通常不会被大多数质粒和染色体介导的 β - 内酰胺酶所分解，抗菌谱包括：革兰阴性菌（包括产 β - 内酰胺酶的流感嗜血杆菌和淋病奈瑟菌、肠杆菌科细菌及铜绿假单胞菌），包括产 ESBL 菌株；厌氧菌（包括脆弱拟杆菌）；革兰阳性菌（包括粪肠球菌和李斯特菌）。对嗜麦芽窄食单胞菌、屎肠球菌、耐甲氧西林葡萄球菌和 JK 类白喉菌无活性。厄他培南的抗菌谱比亚胺培南或美罗培南窄，对大多数肠杆菌科细菌和厌氧菌有活性，但对铜绿假单胞菌、不动杆菌及革兰阳性菌（尤其是肠球菌和耐青霉素肺炎球菌）的活性不及其他碳青霉烯类药物。该类药物临床适应证广，在多重耐药菌感染、需氧菌与厌氧菌混合感染、重症感染及免疫缺陷患者感染等的抗菌治疗中发挥着重要作用。亚胺培南西司他丁治疗可能引起中枢神经系统毒性，包括精神状态改变、肌阵挛和癫痫发作，故亚胺培南不应用于治疗脑膜炎。厄他培南可用于中、重度细菌性感染，其半衰期长，可以一日 1 次给药。

亚胺培南在近端肾小管中被正常人类肾脱氢肽酶 I 灭活，西司他丁是这种脱氢肽酶的特异性抑制剂，故联用西司他丁可防止亚胺培南被灭活。

（二）作用机制

碳青霉烯类为 β - 内酰胺类抗菌药物，作用机制与青霉素和头孢菌素相同，主要与细菌细胞内膜上的青霉素结合蛋白（PBPs）结合，使细菌细胞壁合成过程中的交叉连接不能形成，导致细菌细胞壁合成障碍，细菌溶菌死亡。

二、临床用药评价

（一）作用特点

碳青霉烯类为时间依赖性抗菌药物，有一定的抗生素后效应，抗菌活性与细菌接触药物的时间长短密切相关，当%$T_{>MIC}$达到40%～50%时，可显示满意的杀菌效果，延长输注时间可增加药物疗效。

（二）药物相互作用

1. 碳青霉烯类药与丙戊酸钠合用时，可促进丙戊酸代谢，导致其血浆药物浓度降低至有效浓度以下，甚至引发癫痫发作。

2. 亚胺培南与更昔洛韦合用时，有发生抽搐的报道。

3. 美罗培南、厄他培南等与丙磺舒合用时可延缓前者排泄，导致血浆药物浓度改变。

（三）典型不良反应和禁忌

1. 典型不良反应 皮疹、瘙痒、荨麻疹、多形红斑，少见嗜酸粒细胞增多、中性粒细胞减少、肝脏氨基转移酶 ALT 及 AST 升高等，出现血尿素氮、血清肌酐升高。长时间使用可出现抗生素相关性腹泻。亚胺培南西司他丁可引起中枢神经系统严重不良反应，如肌阵挛、精神障碍，包括幻觉、错乱状态或癫痫发作等，但这些不良反应多发生在已有中枢神经系统疾患的患者（如脑损害或有癫痫病史）或肾功能不全者。

2. 禁忌 对碳青霉烯类药物过敏者和对其他 β - 内酰胺类药物有过敏性休克史者禁用。

（四）特殊人群用药

对于肾功能不全患者，所有碳青霉烯类药物均应减量。老年患者应根据内生肌酐清除率调整剂量。碳青霉烯类在青霉素过敏患者中发生交叉反应的概率很低。

三、代表药品

亚胺培南西司他丁
Imipenem and Cilastatin

【适应证】 用于下列敏感菌株所致各种感染：①肠杆菌属、大肠埃希菌、克雷伯菌属、黏质沙雷菌、不动杆菌属、铜绿假单胞菌等革兰阴性杆菌，以及甲氧西林敏感金黄色葡萄球菌所致下呼吸道感染；②肠杆菌属、大肠埃希菌、摩氏摩根菌、变形杆菌属、不动杆菌属、铜绿假单胞菌等革兰阴性杆菌，以及甲氧西林敏感金黄色葡萄球菌所致复杂性尿路感染和上尿路感染；③肠杆菌属、大肠埃希菌、克雷伯菌属、摩氏摩根菌、变形杆菌属、柠檬酸菌属、不动杆菌属、铜绿假单胞菌、阴道加德纳菌等革兰阴性杆菌，无乳链球菌、甲氧西林敏感葡萄球菌属等革兰阳性球菌，以及拟杆菌属（包括脆弱拟杆菌）等厌氧菌所致腹腔、盆腔感染；④肠杆菌属、大肠埃希菌、克雷伯菌属、沙雷菌属、不动杆菌属、铜绿假单胞菌等革兰阴性杆菌以及甲氧西林敏感金黄色葡萄球菌，以及拟杆菌属（包括脆弱拟杆菌）等厌氧菌所致血流感染；⑤肠杆菌属、铜绿假单胞菌等革兰阴性杆菌以及甲氧西林敏感金黄色葡萄球菌所致骨、关节感染；⑥肠杆菌科细菌、不动杆菌属、铜绿假单胞菌等革兰阴性杆菌，甲氧西林敏感金黄色葡萄球菌等革兰阳性球菌，以及拟杆菌属（包括脆弱拟杆菌）等厌氧菌所致皮肤、软组织感染；⑦甲氧西林敏感金黄色葡萄球菌所致感染性心内膜炎；⑧肺炎链球菌、化脓性链球菌和青霉素敏感葡萄球菌为病原菌的混合性感染，但这类细菌若为单一病原菌的感染时宜选用青霉素类或其他 β - 内酰胺类药物；⑨病原菌未查明严重感染的经验性抗感染治疗。本品治疗严重铜绿假单胞菌感染时宜与其他抗铜绿假单胞菌药物联合应用。

本品应主要用于对其他药物耐药的革兰阴性杆菌感染、严重需氧菌与厌氧菌混合性感染的治疗以及病原菌未查明严重感染、免疫缺陷者感染的经验性治疗。一般不宜用于治疗社区获得性感染，更不宜用作预防用药。由于本品可能导致惊厥等严重中枢神经系统不良反应，不宜用于中枢神经系统感染。

【用法用量】 本品一般为静脉滴注给药，亦可肌内注射，严禁静脉注射给药。

1. 静脉滴注

（1）成人：肾功能正常患者根据感染严重程度、细菌对本品的敏感性以及患者体重而定，一日剂量为 2~3g，每 6~8 小时给药 1 次；一日最大剂量不得超过 50mg/kg 或 4g，目前无资料显示剂量超过 4g 可提高疗效。

（2）儿童：年龄 3 个月以上儿童，一次 15~25mg/kg，每 6 小时给药 1 次，一日最大剂量为 2g；年龄 4 周~3 个月儿童，一次 25mg/kg，每 6 小时给药 1 次；年龄 1~4 周儿童，一次 25mg/kg，每 8 小时给药 1 次；年龄 <1 周儿童，一次 25mg/kg，每 12 小时给药 1 次。

（3）肾功能不全者：维持剂量根据下表调整，由于本品在肾功能不全患者惊厥发生率增高，血液透析患者仅在充分权衡利弊后方可应用本品，剂量为一次 0.25g，每 12 小时给药 1 次，透析结束时补充 0.25g。连续性非卧床腹膜透析（CAPD）患者剂量与内生肌酐清除率 < 10ml/min 者相同。

肌酐清除率（ml/min）	剂量
50~90	0.25~0.5g，q6~8h
10~50	0.25g，q6~12h
6~10	0.25~0.5g，q12h
<5	仅在预期 48h 内进行血液透析时方可使用

2. 肌内注射 剂量为一次 0.5~0.75g，每 12 小时给药 1 次。

【临床应用注意】

1. 妊娠期、哺乳期和生育期安全性

（1）妊娠期：动物实验无致畸作用，尚未有足够的妊娠期女性使用亚胺培南西司他丁的研究资料。

（2）哺乳期：L3 级。亚胺培南西司他丁在乳汁中测出浓度很低，目前没有相关资料。

2. 注意事项

（1）对青霉素类及头孢菌素类过敏者可能对亚胺培南产生交叉过敏反应，因此在应用本品前须仔细询问患者对青霉素类、头孢菌素类及其他 β-内酰胺类药物的过敏史，有过敏性休克史者禁用本品；如过敏反应不属过敏性休克，而患者又有明确指征需用本品时，可在严密观察下慎用。

（2）由于本品可致抽搐、肌阵挛等中枢神经系统不良反应，在使用剂量超过推荐剂量、

有癫痫等中枢神经系统基础疾病、原有肾功能损害但未减量应用的情况下尤易发生。因此，原有中枢神经系统疾病患者宜避免应用；确有指征需要使用时，应在严密观察下慎用。肾功能减退者需根据其内生肌酐清除率减量应用。

（3）不推荐本品用于体重 <30kg 的肾功能不全儿童患者。

（4）本品用作肌内注射时，以利多卡因稀释，此不可用作静脉滴注，亦不可用于对利多卡因过敏者，或合并休克、房室传导阻滞等其他利多卡因禁忌证的患者。

3. 不良反应

（1）本品静脉滴注过快可出现头晕、出汗、全身乏力、恶心、呕吐等反应，此时需减慢滴注速度，如减慢滴注速度后症状仍不消失，则需停用本品。

（2）中枢神经系统不良反应如头晕、抽搐、肌阵挛及精神症状。据报道抽搐的发生率为 1.5%~2%，主要发生于亚胺培南一日用量 2g 以上，既往有抽搐病史及肾功能减退者。当出现抽搐等中枢神经系统症状时需停用亚胺培南并给予抗惊厥药物如苯妥英或地西泮治疗。

（3）二重感染如假膜性肠炎、口腔白色念珠菌感染。假膜性结肠炎患者可出现严重腹痛、腹部疼挛、严重腹泻伴水样便或血便及发热。

（4）其他：如皮疹、皮肤瘙痒、发热等过敏反应；血栓性静脉炎，注射部位疼痛；恶心、呕吐、腹泻等胃肠道反应亦较多见。

（5）ALT、AST、碱性磷酸酶、乳酸脱氢酶、胆红素、尿素氮、肌酐等一过性上升。

【常用制剂与规格】 注射用亚胺培南西司他丁钠：0.5g（亚胺培南 0.25g 与西司他丁 0.25g）；1g（亚胺培南 0.5g 与西司他丁 0.5g）；2g（亚胺培南 1g 与西司他丁 1g）。

美罗培南
Meropenem

【适应证】 参阅"亚胺培南西司他丁"。此外尚可用于敏感细菌所致脑膜炎。本品主要用于多重耐药革兰阴性杆菌感染、严重需氧菌与厌氧菌混合性感染，以及病原未查明严重感染患者的经验性治疗。美罗培南治疗严重铜绿假单胞菌感染时宜与其他抗铜绿假单胞菌药物联合应用。

【用法用量】 静脉滴注。

（1）成人：肾功能正常患者根据感染严重程度、细菌对本品的敏感性以及患者体重等而定，常用量为一次 0.5~1g，每 8~12 小时给药 1 次；细菌性脑膜炎患者可增至一次 2g，每 8 小时给药 1 次；一日最大剂量不得超过 6g。

（2）3 个月以上儿童：一次 20mg/kg，每 8 小时给药 1 次；细菌性脑膜炎患者，一次 40mg/kg，每 8 小时给药 1 次；体重超过 50kg 者按 50kg 给药。

（3）肾功能不全者：维持剂量根据下表调整，血液透析患者剂量为每 24 小时给药 0.5g，一次透析结束后应补充 0.5g。连续性腹膜透析患者剂量与内生肌酐清除率 <10ml/min 者相同。

肌酐清除率（ml/min）	剂量
51~90	1g, q8h
26~50	1g, q12h
10~25	0.5g, q12h
<10	0.5g, q24h

【临床应用注意】

1. 妊娠期、哺乳期和生育期安全性

（1）妊娠期：动物实验没有发现致畸或其他不良反应；妊娠期女性使用美罗培南后导致婴儿出生缺陷或流产的证据不足。

（2）哺乳期：L3 级。

2. 注意事项

（1）本品应慎用于对其他 β-内酰胺类药物过敏的患者。

（2）有中枢神经系统基础疾病、精神异常、癫痫史或合并应用其他可能导致癫痫药物患者，应慎用本品。

（3）细菌性脑膜炎患者、其他中枢神经系统疾病患者或肾功能损害患者使用本品，癫痫发作以及其他中枢神经系统不良反应的风险增加。

（4）肝功能损害患者应用本品时不需调整剂量。

（5）3 个月以下婴儿使用本品的安全性和有效性尚未确定。

3. 不良反应

（1）常见：注射部位疼痛和静脉炎等局部反应；恶心、呕吐、腹泻、便秘等胃肠道反应；皮疹、瘙痒等过敏反应；头痛、眩晕、失眠等神经系统症状。

（2）严重：Stevens-Johnson 综合征、多形性红斑、中毒性表皮剥脱性坏死、血管性水肿、嗜睡、意识障碍、癫痫、出血。

（3）实验室异常：ALT、AST、ALP 升高，白细胞减少、中性粒细胞减少、血小板减少、嗜酸性粒细胞增多等。

（4）本品与中枢神经系统 γ-氨基丁酸受体亲和力较亚胺培南低，故癫痫等中枢神经系统不良反应发生率亦比后者显著为低，在非脑膜炎患者癫痫发生率仅 0.08%。本品所致肾功能损害和恶心、呕吐等胃肠道反应亦较亚胺培南少。

【常用制剂与规格】 注射用粉针剂：0.25g；0.5g。

厄他培南
Ertapenem

【适应证】 适用于以下敏感菌所致中度感染：①大肠埃希菌等肠杆菌科细菌、拟杆菌属、梭菌属、消化链球菌等细菌所致腹腔感染；②甲氧西林敏感金黄色葡萄球菌、化脓性链球菌、大肠埃希菌、消化链球菌所致复杂性皮肤及软组织感染；③肺炎链球菌、流感嗜血杆菌、卡他莫拉菌所致社区获得性肺炎；④大肠埃希菌、肺炎克雷伯菌所致复杂性尿路感染；⑤无乳链球菌、大肠埃希菌、拟杆菌属、消化链球菌等所致盆腔感染。

【用法用量】 肌内注射或静脉滴注。

（1）成人与年龄 ≥13 岁的儿童：一次 1g，一日 1 次。

（2）年龄 3 个月~12 岁的儿童：一次 15mg/kg，一日 2 次。

（3）肾功能不全者：维持剂量根据下表调整，如在给药后 6 小时内血液透析，透析后需补充给药 0.15g。

肌酐清除率（ml/min）	剂量
>30	正常剂量
≤30	0.5g, qd

【临床应用注意】

1. 妊娠期、哺乳期和生育期安全性

（1）妊娠期：动物研究尚未出现胎儿不良反应（畸胎或其他情况），妊娠期女性使用厄他培南导致婴儿出生缺陷、流产或其他不良反应的证据不足。

（2）哺乳期：L2 级。本品经乳汁分泌，哺乳期女性应用本品时应停止哺乳。

（3）生育期：无相关资料。

2. 注意事项

（1）本品肌内注射剂由利多卡因溶液稀释，不得改用于静脉给药，亦不得用于对利多卡因过敏者或合并严重休克、房室传导阻滞等其他利多卡因禁忌证患者。

（2）不推荐本品用于 3 个月以下婴儿患者。

（3）肾功能损害、癫痫或其他中枢神经系统疾病患者使用本品，癫痫发作以及其他中枢神经系统不良反应的风险增加。

（4）本品在脑脊液中浓度较低，不推荐用于中枢神经系统感染。

3. 不良反应常见　腹痛、便秘、腹泻、恶心、呕吐等胃肠道反应，注射部位疼痛、静脉炎，头痛，以及女性阴道炎等。实验室检查异常主要为血中 ALT、AST、ALP 和肌酐值等升高。

【常用制剂与规格】　注射用厄他培南钠：1g。

第六节　其他 β - 内酰胺类抗菌药物

一、药理作用与作用机制

（一）药理作用

头霉素类抗菌药物抗菌谱与第二代头孢菌素类相似，但对大多数超广谱 β - 内酰胺酶稳定，且对拟杆菌属等厌氧菌具有抗菌活性。适用于敏感菌引起的呼吸道感染、泌尿道感染、腹腔和盆腔感染及妇科感染等。

氨曲南通过与敏感需氧革兰阴性菌细胞膜上 PBP3 的高度亲和而发挥杀菌作用，仅对需氧革兰阴性菌包括铜绿假单胞菌具有良好抗菌活性，对革兰阳性菌和厌氧菌作用差。临床用于大肠埃希菌、沙雷菌、克氏杆菌和铜绿假单胞菌等引起的下呼吸道、泌尿道、软组织感染及败血症等的治疗。氨曲南具有低毒、与青霉素类及头孢菌素类无交叉过敏等优点，故可用于对青霉素类、头孢菌素类过敏的患者。氨曲南在结构上与头孢他啶有相似之处，因此对头孢他啶严重过敏者应谨慎使用。氨曲南不能渗入脑脊液，不能用于治疗脑膜炎。

氧头孢烯类药的抗菌活性与第三代头孢菌素中的头孢噻肟相似，对多种革兰阴性菌及厌氧菌有较强作用，葡萄球菌属、肺炎链球菌等革兰阳性球菌的抗菌活性差，对 β - 内酰胺酶稳定。用于敏感菌引起的血流感染、细菌性脑膜炎、下呼吸道感染、腹盆腔感染、肾盂肾炎等泌尿道感染。本类药可引起凝血酶原减少、血小板功能障碍以及血小板计数减少而致出血。

（二）作用机制

本类药物的抗菌作用机制与青霉素类、头孢菌素类药相同，为与细菌细胞内膜上主要的 PBPs 结合，使细菌细胞壁合成过程中的交叉连接不能形成，导致细菌细胞壁合成障碍，细菌溶菌死亡。

二、临床用药评价

（一）作用特点

头霉素类、氨曲南、氧头孢烯类均为时间依赖性抗菌药物，血浆半衰期较短，几乎无抗生素后效应，抗菌活性与细菌接触药物的时间长短密切相关。

（二）药物相互作用

1. 头孢美唑、头孢米诺、拉氧头孢等与利尿剂如呋塞米合用时，可加重肾功能损害。

2. 头孢西丁、氨曲南等与丙磺舒合用时可延缓前者排泄，导致血浆药物浓度改变。

（三）典型不良反应和禁忌

1. 典型不良反应　①常见皮疹、荨麻疹、瘙痒、过敏性休克。②少见嗜酸粒细胞增多、中性粒细胞减少、肝脏氨基转移酶 ALT 及 AST 升高等。③可出现血尿素氮、血清肌酐升高。④长时间应用可出现维生素 K 缺乏症（低凝血酶原血症、出血倾向等）、维生素 B 族缺乏症状（舌炎、口腔黏膜炎、食欲减退、神经炎等）以及抗生素相关性腹泻。⑤头霉素类药头孢美唑、头孢替坦、头孢米诺或氧头孢烯类药物拉氧头孢、氟氧头孢使用期间或之后 5～7 日内饮酒、服用含有乙醇药物、食物以及外用乙醇可发生"双硫仑样"反应。

2. 禁忌　①头霉素类、氧头孢烯类药：对本类或头孢菌素类过敏者禁用。②氨曲南：对本药过敏者禁用。

（四）特殊人群用药

对于肾功能不全患者，本类药物应减量。氨曲南是唯一的与青霉素类没有交叉反应的 β - 内酰胺类，可用于青霉素和头孢菌素类过敏者。

三、代表药品

头孢西丁
Cefoxitin

【适应证】用于由敏感菌株引起的下列感染：①肺炎链球菌及其他链球菌属、甲氧西林敏感金黄色葡萄球菌、大肠埃希菌、肺炎克雷伯菌、流感嗜血杆菌以及拟杆菌属引起的下呼吸道感染；②由大肠埃希菌、变形杆菌属、肺炎克雷伯菌、摩根菌属、普罗威登菌属引起的尿路感染；③大肠埃希菌、克雷伯菌属、拟杆菌属（包括脆弱拟杆菌）以及梭菌属引起的腹膜炎和腹腔内感染；④大肠埃希菌、淋病奈瑟菌（产酶及非产酶菌株）、拟杆菌属、梭菌属、消化链球菌以及 B 组溶血性链球菌引起的子宫内膜炎、盆腔炎等，疑有沙眼衣原体感染者应合用抗衣原体药；⑤由肺炎链球菌、甲氧西林敏感金黄色葡萄球菌、大肠埃希菌、克雷伯菌属和拟杆菌属（包括脆弱拟杆菌）引起的血流感染；⑥甲氧西林敏感金黄色葡萄球菌所致骨、关节感染；⑦甲氧西林敏感金黄色葡萄球菌、表皮葡萄球菌、链球菌属、大肠埃希菌、克雷伯菌属、奇异变形杆菌、拟杆菌属（包括脆弱拟杆菌）、梭菌属、消化球菌属、消化链球菌所致皮肤、软组织感染；⑧无污染的胃肠道手术以及经阴道子宫切除、经腹腔子宫切除或剖宫产等手术前预防用药。

【用法用量】肌内注射或静脉滴注。

（1）成人：①轻度感染患者，每 8 小时给药 1g，肌内注射或静脉滴注。②中度感染患者，每 4 小时给药 1g，或每 6～8 小时给药 2g，静脉滴注。③严重感染患者，每 4 小时给药 2g，或每 6 小时给药 3g，静脉滴注。成人每日最大剂量 12g。④预防用药：无污染的胃肠道手术以及经阴道子宫切除、经腹腔子宫切除等于术前 1～1.5 小时静脉滴注 2g。

（2）儿童：3 个月以内婴儿不宜使用；3 个月以上儿童，每 6～8 小时给药 13.3～26.7mg/kg，或每 8 小时给药 20～40mg/kg，静脉滴注。

（3）肾功能不全者：维持剂量根据下表调整。

肌酐清除率（ml/min）	剂量
30～50	1～2g，q8～12h
10～29	1～2g，q12～24h
5～9	0.5～1g，q12～24h
<5	0.5～1g，q24～48h

【临床应用注意】

1. 妊娠期、哺乳期和生育期安全性

（1）妊娠期：目前在动物研究中没有产生致畸现象，在妊娠期女性中没有充分的研究。只有在明确需要的情况下，才应该在妊娠期使用。

（2）哺乳期：L1 级。头孢西丁以很低的浓度分泌到乳汁中，哺乳期女性使用时应谨慎。

2. 注意事项

（1）头孢西丁应慎用于有青霉素过敏史者。有青霉素过敏性休克史者不宜用本品。一旦发生过敏性休克，需立即停药、就地抢救，保持呼吸道通畅，吸氧，给予肾上腺素、糖皮质激素及静脉输液等紧急救治措施。

（2）肾功能减退和老年患者，需根据内生肌酐清除率调整给药剂量。

（3）长期应用本品可引起肠道菌群失调，有胃肠道疾病史，尤其是结肠炎患者应慎用。

（4）本品不宜用于 <3 个月的婴儿患者。

（5）高浓度头孢西丁（ >100mg/L）可使 Jaffe 法检测的血及尿肌酐值假性增高和 Poter - Sliber 法检测尿 17 - 羟皮质类固醇水平出现假性升高，硫酸铜还原法尿糖检测出现假阳性。

3. 相互作用　本品具有较强的 β - 内酰胺

酶诱导作用，与羧苄西林等对β-内酰胺酶不稳定的β-内酰胺类药物合用可能发生拮抗。

4. 不良反应

（1）常见：注射局部反应，静脉注射后可发生血栓性静脉炎，肌内注射局部疼痛、硬结。皮疹、荨麻疹、瘙痒、嗜酸性粒细胞增多、药物热、呼吸困难、间质性肾炎、血管神经性水肿等。

（2）严重：过敏性休克；可能使重症肌无力患者症状加重等。

（3）实验室异常：中性粒细胞减少、贫血、血小板减少、直接 Coombs 试验阳性，一过性 ALT、AST、LDH、ALP、BIL、BUN、Cr 升高。

【常用制剂与规格】 注射用头孢西丁钠（以头孢西丁计）：1g；2g。

拉氧头孢
Latamoxef

【适应证】 用于大肠埃希菌、克雷伯菌属、变形杆菌属、柠檬酸菌属、肠杆菌属、沙雷菌属、流感嗜血杆菌以及拟杆菌属等敏感菌引起的下列感染：①血流感染；②细菌性脑膜炎；③肺炎、肺脓肿、脓胸等下呼吸道感染；④腹膜炎、肝脓肿、胆道感染等腹腔感染；⑤盆腔感染；⑥肾盂肾炎等尿路感染。本品可导致凝血酶原缺乏、血小板减少和功能障碍而引起严重凝血功能障碍和出血倾向，且对葡萄球菌属、肺炎链球菌等革兰阳性球菌的抗菌活性差，因此限制了本品的临床应用。

【用法用量】 静脉注射或静脉滴注。

（1）成人：1~2g/d，分2次给药；严重感染可增加至4g/d，分2次给药。

（2）儿童：一日40~80mg/kg，分2~4次给药；严重感染增加至一日150mg/kg，分2~4次给药。

（3）肾功能不全者：患者应减少剂量或延长给药间隔时间。

【临床意义注意】

1. 妊娠期、哺乳期和生育期安全性

（1）妊娠期：动物研究尚未出现胎儿不良反应（畸胎或其他情况），也没有妊娠期女性病例对照研究或者针对女性或动物的研究表现出不良反应。

（2）哺乳期：可少量分泌于乳汁，哺乳期女性应用时须停止哺乳。

（3）生育期：动物实验表明拉氧头孢使雄鼠睾丸重量和精子数量均有所下降，生育能力也有所下降。成年男性的生殖毒性无相关资料。

2. 注意事项 应用本品期间应每日补充维生素 K。

3. 相互作用 与阿司匹林合用会增加出血风险。

4. 不良反应常见 皮疹、药物热、肝功能异常、肾功能损害、中性粒细胞减少和嗜酸性粒细胞增多等。凝血功能障碍，导致出血倾向，其机制可能为：①本品的 N-甲基硫化四氮唑侧链与谷氨酸结构相似，干扰维生素 K 参与的羧化反应，导致凝血酶原合成减少；②本品可抑制肠道中参与合成维生素 K 的细菌；③通过免疫机制引起血小板减少。合用维生素 K 可避免大部分病例出现出血倾向。

【常用制剂与规格】 注射用拉氧头孢钠：0.25g；0.5g；1g。

氨曲南
Aztreonam

【适应证】 用于敏感菌引起的下列感染：①大肠埃希菌、奇异变形杆菌、铜绿假单胞菌、阴沟肠杆菌、臭鼻克雷伯菌、柠檬酸杆菌、黏质沙雷菌引起的单纯性和复杂性肾盂肾炎以及反复发作性膀胱炎；②大肠埃希菌、肺炎克雷伯菌、铜绿假单胞菌、流感嗜血杆菌、奇异变形杆菌、肠杆菌属和黏质沙雷菌所致下呼吸道感染；③大肠埃希菌、肺炎克雷伯菌、铜绿假单胞菌、奇异变形杆菌、黏质沙雷菌和肠杆菌属引起的血流感染；④大肠埃希菌、奇异变形杆菌、黏质沙雷菌、肠杆菌属、铜绿假单胞菌、肺炎克雷伯菌、柠檬酸杆菌引起的皮肤及软组织感染（包括手术切口感染、溃疡和烧伤创面感染）；⑤大肠埃希菌、臭鼻克雷伯菌、肺炎克雷伯菌、阴沟肠杆菌、铜绿假单胞菌、柠檬酸杆菌、黏质沙雷菌引起的腹腔感染，常需与甲硝唑等抗厌氧菌药联合应用；⑥大肠埃希菌、肺炎克雷伯菌、肠杆菌属（包括阴沟肠杆菌）、铜绿假单胞菌、奇异变形杆菌引起的子宫内膜炎、盆腔炎等妇科感染，常需与甲硝唑等抗厌氧菌药联合应用。

本品具有肾毒性低、免疫原性弱以及与青霉素类、头孢菌素类交叉过敏反应少等特点，因此可用于替代氨基糖苷类药物，作为联合用药之一治疗肾功能损害患者的需氧革兰阴性菌感染；并可在密切观察下用于对青霉素、头孢菌素过敏的患者。

【用法用量】 静脉滴注、静脉注射和肌内注射。

（1）成人：尿路感染，一次0.5g或1g，每8小时或12小时给药1次。中度感染，一次1g或2g，每8小时或12小时给药1次。严重感染，一次2g，每6小时或8小时给药1次；一日最大剂量8g。

（2）儿童：一次30mg/kg，每8小时给药1次；严重感染，可增加至每6小时给药1次，一日最大剂量为120mg/kg。

（3）肾功能不全者：维持剂量根据下表调整，血液透析患者每次透析后补充首次剂量的1/8。

肌酐清除率（ml/min）	剂量
>30	正常剂量
10~30	1/2
<10	1/4

【临床应用注意】

1. 妊娠期、哺乳期和生育期安全性

（1）妊娠期：氨曲南可通过胎盘进入婴儿体内，动物实验显示没有毒性作用和致畸作用。在妊娠期女性中没有充分的研究。只有在明确的需要时，才应该在妊娠期使用。

（2）哺乳期：少量本品可从乳汁中分泌，哺乳期女性应用本品应停止哺乳。

2. 注意事项 对诊断的干扰：用药期间，Coombs试验可为阳性，ALT、AST、乳酸脱氢酶（LDH）及血肌酐值可有暂时性升高，活化部分凝血活酶时间（APTT）及凝血酶原时间（PT）可能延长。

3. 不良反应 ①常见：静脉炎，注射部位肿胀、疼痛或不适，腹泻、恶心、呕吐，皮疹，以及血清氨基转移酶升高、肝功能损害等。

【常用制剂与规格】 注射用粉针剂：0.5g；1.0g；2.0g。

第七节 氨基糖苷类抗菌药物

一、药理作用与作用机制

（一）药理作用

氨基糖苷类对多种需氧的革兰阴性杆菌具有很强抗菌作用，多数品种对铜绿假单胞菌亦具抗菌活性，对革兰阴性球菌如淋病奈瑟菌、脑膜炎奈瑟菌的作用较差，对嗜麦芽窄食单胞菌和洋葱伯克霍尔德菌没有活性；对多数革兰阳性菌作用较差，但对金黄色葡萄球菌有较好抗菌作用；对各种厌氧菌无效。链霉素对大多数革兰阳性菌作用较差。链霉素、阿米卡星对结核分枝杆菌和其他分枝杆菌属亦有良好作用。细菌对不同品种间有部分或完全交叉耐药。胃肠道吸收差，用于治疗全身性感染时必须注射给药。

本类药物用于治疗需氧革兰阴性杆菌所致的严重感染，如脑膜炎、呼吸道感染、泌尿道感染、皮肤软组织感染、胃肠道感染、烧伤、创伤感染及骨关节感染等。卡那霉素、庆大霉素、妥布霉素、阿米卡星、奈替米星等不同氨基糖苷类对上述感染的疗效并无显著差别，但对于败血症、肺炎、脑膜炎等革兰阴性杆菌引起的严重感染，单独应用氨基糖苷类药治疗时疗效可能不佳，此时需联合应用其他对革兰阴性杆菌具有强大抗菌活性的药物，如广谱半合成青霉素类、第三代头孢菌素类及氟喹诺酮类等。治疗急性感染通常疗程不宜超过7~14日。

（二）作用机制

氨基糖苷类药的抗菌作用机制主要是抑制细菌蛋白质的合成，还可影响细菌细胞膜屏障功能，导致细胞死亡。氨基糖苷类能与细菌的30S核糖体结合，影响蛋白质合成过程的多个环节，使细菌蛋白质的合成受阻，包括：①在起始阶段，氨基糖苷类能与细菌核糖体30S亚基结合，抑制始动复合物的形成。②在肽链延伸阶段，可使mRNA上的密码被错译，导致合成异常的或无功能的蛋白质。③在终止阶段，可阻碍已合成的肽链释放，还可阻止70S核糖体解离。

二、临床用药评价

（一）作用特点

氨基糖苷类药为浓度依赖性速效杀菌剂，对繁殖期和静止期的细菌均有杀菌作用。在碱性环境中抗菌作用增强，对革兰阳性球菌和革兰阴性杆菌均有明显的抗生素后效应（PAE），$0.5 \sim 7.5$ 小时。PK/PD 参数目标是血浆峰浓度 $C_{max}/MIC \geqslant 8 \sim 10$ 或 $AUC/MIC \geqslant 100$。日剂量一次给药，尽量减少给药次数，达到满意杀菌效果的同时降低不良反应。

氨基糖苷类药给药方法以静脉滴注 $20 \sim 30$ 分钟最为常用。给药方案推荐一日 1 次给药法，两次给药间隔 24 小时、36 小时、48 小时或 72 小时，间隔时间视肾功能情况而定，主要依据氨基糖苷类药的作用特点而定：①疗效与 C_{max}/MIC 呈正比。②氨基糖苷类药具有抗生素后效应。③具有首剂现象，细菌与药物首次接触时，能迅速被药物杀死，当细菌再次或多次接触同一种药物时，抗菌效果明显下降。④每日剂量一次性给药的方案可降低氨基糖苷类药所致的肾毒性。

（二）药物相互作用

1. 与 β - 内酰胺类混合时可致相互灭活，故联合用药时应在不同部位给药，两类药不能混入同一容器内。

2. 本类药之间联合应用时，可增加其产生耳毒性、肾毒性及神经 - 肌肉阻滞作用的可能性。

3. 氨基糖苷类药与神经 - 肌肉阻滞剂合用时，可加重神经 - 肌肉阻滞作用，导致肌肉软弱、呼吸抑制或呼吸麻痹等症状。

4. 与卷曲霉素、顺铂、依他尼酸、呋塞米或万古霉素等有肾毒性、耳毒性药联合应用，可能增加耳毒性与肾毒性。

（三）典型不良反应和禁忌

1. 典型不良反应　常见不良反应是耳毒性，包括前庭和耳蜗神经功能障碍。前庭功能受损表现为眩晕、呕吐、眼球震颤和平衡障碍；耳蜗功能受损可引起耳鸣、听力减退甚至耳聋。氨基糖苷类药在肾皮质高浓度蓄积，可损害近曲小管上皮细胞，引起肾小管肿胀，甚至坏死，出现蛋白尿、管型尿或红细胞尿，严重者可出现氮质血症、肾功能不全等。氨基糖苷类的肾毒性通常是可逆的，但耳毒性不可逆。氨基糖苷类可与体液内的钙离子络合，降低组织内钙离子浓度，抑制节前神经末梢乙酰胆碱的释放并降低突触后膜对乙酰胆碱的敏感性，造成神经 - 肌肉接头处传递阻断，由此可发生心肌抑制、血压下降、肢体瘫痪，甚至呼吸肌麻痹而窒息死亡，过敏反应可引起皮疹、发热、嗜酸性粒细胞增多等，甚至引起严重过敏性休克，尤其是链霉素，应引起警惕。

2. 禁忌　对氨基糖苷类药过敏或有严重毒性反应者禁用。奈替米星、妥布霉素、大观霉素等禁用于妊娠期女性和新生儿。交叉过敏，对一种氨基糖苷类药过敏的患者可能对其他氨基糖苷类药也过敏。

（四）特殊人群用药

应根据肾功能不全的程度调整剂量，因大部分药物经肾脏以原型排出，肾功能减退时其消除半衰期显著延长，有条件时可经血药浓度监测，调整给药方案。

三、代表药品

庆大霉素
Gentamicin

【适应证】①用于敏感铜绿假单胞菌、变形杆菌（吲哚阳性和阴性）属、大肠埃希菌、克雷伯菌属、肠杆菌属、沙雷菌属、柠檬酸杆菌属以及葡萄球菌属（不包括耐甲氧西林菌株）所致严重感染。临床上本品常与 β - 内酰胺类或其他抗感染药物联合应用。本品与青霉素（或氨苄西林）联合可用于治疗草绿色链球菌性心内膜炎或肠球菌属感染。②用于铜绿假单胞菌或葡萄球菌属所致严重中枢神经系统感染（脑膜炎、脑室炎）时，可同时用本品鞘内注射作为辅助治疗。③不适用于单纯性尿路感染初治。本品对链球菌属中的多数菌种（尤其是 D 组链球菌）、肺炎链球菌和厌氧菌（如拟杆菌属或梭状芽孢杆菌属）无效。④口服可用于肠道感染或结肠手术前准备，也可用本品肌内注射合并克林霉素或甲硝唑以减少结肠手术后感染发生率。

【用法用量】

（1）成人：肌内注射或稀释后静脉滴注。①常用量，一次80mg（8万U），一日2~3次，间隔8小时；或一次1~1.7mg/kg（以庆大霉素计，下同），每8小时给药1次，共7~14日。也可采用一日剂量1次给药的方法。②单纯性尿路感染，体重低于60kg者，一次3mg/kg，一日1次；体重超过60kg者，一次160mg、一日1次，或一次1.5mg/kg、每12小时给药1次。

（2）儿童：①口服，一日10~15mg/kg，分3~4次服。②肌内注射、静脉滴注，一次2~2.5mg/kg，每8小时给药1次。

（3）肾功能不全者：血液透析后，可根据感染严重程度，成人按体重补给一次剂量1~1.7mg/kg；儿童补给2~2.5mg/kg。鞘内或脑室内注射，成人一次4~8mg，2~3日1次。

【临床应用注意】

1. 妊娠期、哺乳期和生育期安全性

（1）妊娠期：尚不清楚庆大霉素在妊娠期使用是否会损伤胎儿或生育能力。应告知妊娠期女性或准备妊娠的女性，庆大霉素对胎儿的潜在危害。

（2）哺乳期：L2级。庆大霉素对哺乳期婴儿有潜在的严重不良反应，哺乳期女性使用该类药物时应暂停哺乳。

2. 注意事项

（1）庆大霉素等氨基糖苷类应用疗程超过14日的安全性未确立，因此治疗疗程一般不宜大于2周，以减少耳、肾毒性的发生。

（2）肾功能不全，或肾功能正常者使用剂量过大、疗程过长者易发生前庭功能或听力损害，也易出现肾毒性。

（3）在使用本品过程中应定期检查尿常规、血尿素氮、血肌酐，注意患者听力变化或听力损害先兆（耳鸣、耳部胀满感、高频听力损害）。有条件者应进行血药浓度监测，避免峰浓度超过10μg/ml或是谷浓度超过2μg/ml。

（4）避免联合应用肾、耳毒性药物及强效利尿药。如氨基糖苷类与第一代注射用头孢菌素类合用时可能加重肾毒性。

（5）庆大霉素等氨基糖苷类不可静脉快速注射给药，以避免神经-肌肉接头阻滞作用的

发生，引起呼吸抑制。局部使用该类药物较大剂量时亦可发生上述不良反应，需加以注意。避免与神经-肌肉阻滞药合用。

（6）庆大霉素滴耳液局部应用亦可致耳毒性的发生，应避免使用。

（7）早产儿、新生儿、婴幼儿应尽量避免用氨基糖苷类，临床有明确指征需应用时，则应进行血药浓度监测，调整给药方案，坚持个体化给药。

（8）氨基糖苷类不可用于眼内或结膜下给药，因可能引起黄斑坏死。

（9）氨基糖苷类避免使用于重症肌无力患者，慎用于帕金森病和其他肌无力的患者。

（10）庆大霉素注射剂含亚硫酸钠，在某些敏感人群中可能引起过敏性休克或其他严重过敏反应。

（11）药物逾量或引起毒性反应时，主要是对症疗法和支持疗法。腹膜透析或血液透析可帮助庆大霉素从血液中清除。可静脉使用钙盐以对抗神经-肌肉阻断作用，新斯的明的作用尚不确定。新生儿也可考虑换血疗法。

【常用制剂与规格】　硫酸庆大霉素注射液（按庆大霉素计）：1ml∶20mg（2万U）；1ml∶40mg（4万U）；2ml∶40mg；2ml∶80mg（8万U）。硫酸庆大霉素片剂：20mg；40mg。硫酸庆大霉素缓释片：40mg。硫酸庆大霉素滴眼液：8ml∶40mg。

阿米卡星
Amikacin

【适应证】　①用于敏感铜绿假单胞菌及其他假单胞菌属、大肠埃希菌、变形杆菌属（吲哚阳性和吲哚阴性）、普罗威登菌属、克雷伯菌属、肠杆菌属、沙雷菌属、不动杆菌属与葡萄球菌属等所致严重感染，如细菌性心内膜炎、血流感染（包括新生儿脓毒血症）、下呼吸道感染、骨与关节感染、皮肤及软组织感染、胆道感染、腹腔感染（包括腹膜炎）、烧伤感染、手术后感染（包括血管外科手术后感染）及反复发作性尿路感染等。临床应用时本品大多与β-内酰胺类或其他抗感染药物联合应用。②阿米卡星对大部分氨基糖苷类钝化酶稳定，故尤其适用于治疗革兰阴性杆菌中对庆大霉素或妥布

霉素耐药菌株所致感染。③阿米卡星不宜用于单纯性尿路感染初治病例。

【用法用量】　肌内注射或静脉滴注。

（1）成人：①单纯性尿路感染病原菌对常用抗感染药物耐药者，每 12 小时给药 0.2g。②用于其他全身性感染，每 8 小时给药 5mg/kg，或每 12 小时给药 7.5mg/kg；也可采用一日剂量 1 次给药的治疗方案。成人一日量不超过 1.5g，疗程不超过 10 日。

（2）儿童：首剂 10mg/kg，继以每 12 小时给药 7.5mg/kg。

（3）肾功能不全者：肌酐清除率 > 50 ~ 90ml/min 者，每 12 小时给予正常剂量（7.5mg/kg）的 60% ~ 90%；肌酐清除率 10 ~ 50ml/min 者，每 24 ~ 48 小时用 7.5mg/kg 的 20% ~ 30%。

【临床应用注意】

1. 妊娠期、哺乳期和生育期安全性

（1）妊娠期：缺乏妊娠期使用的相关研究，应告知妊娠期女性或准备妊娠的女性，阿米卡星对胎儿的潜在危害。

（2）哺乳期：L2 级。阿米卡星对哺乳期婴儿可能产生严重的不良反应，应考虑其对母亲的重要性，再决定是停止哺乳还是停止用药。

（3）生育期：动物试验显示阿米卡星不损害男性或女性的生育能力。

2. 注意事项

（1）在用药过程中应注意进行下列检查：尿常规和肾功能测定，以防止出现严重肾毒性反应。听力检查或听电图检查，尤其注意高频听力损害，这对老年患者尤为重要。

（2）疗程中有条件时应监测血药浓度，尤其新生儿、老年和肾功能减退患者。每 12 小时给药 7.5mg/kg 者血药峰浓度应保持在 15 ~ 30μg/ml，谷浓度 5 ~ 10μg/ml；一日 1 次给药 15mg/kg 者血药峰浓度应维持在 56 ~ 64μg/ml，谷浓度应 < 1μg/ml。

（3）对诊断的干扰：本品可使 ALT、AST、血清胆红素浓度及乳酸脱氢酶浓度的测定值增高；血钙、镁、钾、钠浓度的测定值可能降低。

（4）应给予患者足够的水分，以减少肾小管损害。

（5）配置静脉用药时，每 500mg 加入 0.9% 氯化钠注射液或 5% 葡萄糖注射液或其他灭菌稀释液 100 ~ 200ml 中。成人应在 30 ~ 60min 内缓慢滴注，婴儿患者稀释的液量相应减少。

3. 相互作用　①与头孢噻吩或头孢唑林局部或全身合用可能增加肾毒性。②不宜与两性霉素 B、头孢噻吩、磺胺嘧啶和四环素等注射剂配伍，不在同一瓶中滴注。③与多黏菌素类注射剂合用或先后连续局部或全身应用，可增加肾毒性和神经 - 肌肉阻滞作用。

【常用制剂与规格】　硫酸阿米卡星注射液：1ml∶50mg（5 万 U）；1ml∶0.1g（10 万 U）；2ml∶0.1g（10 万 U）；2ml∶0.2g（20 万 U）。

第八节　大环内酯类抗菌药物

一、药物分类

大环内酯类抗菌药物是由链霉菌产生的一类抗生素，因分子中含有一个内酯结构而得名。按其内酯结构母核上含碳数目不同，可分为十四元、十五元和十六元环。红霉素及其酯类衍生物如琥乙红霉素、依托红霉素、罗红霉素、克拉霉素、地红霉素以及酮内酯类泰利霉素属于十四元环类；阿奇霉素为十五元环类；吉他霉素、麦迪霉素、螺旋霉素、交沙霉素等属于十六元环类。此外，按照开发年代分为第一代、第二代和第三代大环内酯类抗菌药物。第一代大环内酯类抗菌药物是指红霉素及其酯类衍生物，如红霉素、琥乙红霉素、交沙霉素、乙酰螺旋霉素、麦迪霉素等。第二代大环内酯类抗菌药物主要包括阿奇霉素、罗红霉素、克拉霉素、地红霉素和氟红霉素等。第三代大环内酯类抗菌药物上市品种仅有泰利霉素。

二、药理作用与作用机制

（一）药理作用

本类药物在低浓度时为抑菌剂，高浓度时可有杀菌作用。抗菌谱包括革兰阳性球菌、革兰阴性球菌、部分革兰阴性杆菌（如流感嗜血杆菌、百日咳杆菌等）、非典型致病源（军团菌、肺炎支原体、立克次体、衣原体）和厌氧消化球菌，对产 β - 内酰胺酶的葡萄球菌和耐甲氧西林金黄色葡萄球菌也有一定抗菌活性。第二代大环内酯类与第一代相比，增强对流感嗜血杆菌、卡他莫拉菌等革兰阴性杆菌的作用，同时对厌氧菌、空肠弯曲菌、军团菌、肺炎支原体、衣原体、分枝杆菌及弓形虫等的作用也有所增强。第二代大环内酯类还具有促进胃动力作用、免疫修饰作用、抗炎作用等。

（二）作用机制

大环内酯类抗菌药物的抗菌作用机制为抑制细菌蛋白质的合成。本类药物与细菌核糖体50S亚基结合，结合位点在核糖体的肽基供位（P位），该位点是蛋白质合成过程中肽链延伸阶段所必需的，正在延伸中的肽链和与肽链相连的tRNA在受位（A位）接受新的氨基酸后需移位至供位，大环内酯类抗菌药物与50S核糖体亚基的供位相结合，竞争性阻断了肽链延伸过程中的肽基转移作用与（或）移位作用，从而阻碍了蛋白质的合成。红霉素等大环内酯类也可能同时促进肽基 – tRNA从核糖体的解离作用。

三、临床用药评价

（一）作用特点

大环内酯类抗菌药物是临床上常用抗感染药物之一，尽管临床上其耐药菌株日益增多，但由于其独特的药代动力学和安全性优势，在临床应用上仍占据一定的优势。部分品种显示出良好的抗炎、调节气道分泌、免疫调节等抗菌外作用，在部分呼吸道疾病治疗中具有不可替代的作用。新品种的敏感率略高于红霉素，泰利霉素对第一、二代大环内酯类耐药菌尤其是肺炎链球菌具有较强作用。大环内酯类抗菌药物之间存在较为密切的交叉耐药性。

红霉素易被胃酸破坏，口服吸收少，故临床一般应用其肠衣片或酯化物。克拉霉素、阿奇霉素和泰利霉素的口服吸收更好、在胃pH环境中均稳定，它们的生物利用度高于红霉素，不需要肠溶包衣。速释片剂和口服干混悬剂可空腹服用，也可与食物同服。但混悬液应空腹服用，克拉霉素缓释片剂应与食物同服。克拉霉素、阿奇霉素和泰利霉素的血清半衰期更长，并且在组织和细胞内渗透性更好，广泛分布于

除脑组织和脑脊液外的各种组织和体液中，在肝、肾、肺、脾、胆汁中的药物浓度可高于同期血浆药物浓度。

大环内酯类抗菌药物属于时间依赖性，因品种不同，PAE存在差异。以红霉素为代表的部分大环内酯类抗菌药物属于短PAE，且$t_{1/2\beta}$短的时间依赖性，$\% T_{>MIC}$为预测疗效的PK/PD参数，通常需要一日多次给药。而克拉霉素及阿奇霉素具有长PAE和$t_{1/2\beta}$，克拉霉素对葡萄球菌和链球菌的PAE为4～6小时，预测疗效的PK/PD指数为AUC/MIC，靶值为25。

（二）药物相互作用

1. 与氯霉素或林可霉素合用，因竞争药物的结合位点，产生拮抗作用。

2. 与其他肝毒性药合用可能增强肝毒性，大剂量应用或与耳毒性药合用，尤其肾功能不全者，可能增加耳毒性。

3. 红霉素、红霉素酯化物、克拉霉素可抑制肝微粒体酶，与卡马西平、丙戊酸、芬太尼、阿司咪唑、特非那定、西沙必利、环孢素、地高辛、华法林、茶碱类、洛伐他汀、咪达唑仑、三唑仑、麦角胺、双氢麦角胺等合用，可增加上述药物的血浆浓度。

4. 阿奇霉素可能增强抗凝血药的作用，合并使用时，应严密监测凝血酶原时间。

（三）典型不良反应和禁忌

1. 典型不良反应　胃肠道反应主要为呕吐、腹胀、腹痛、腹泻，抗生素相关性腹泻等，严重时患者难以耐受。在正常剂量下，肝毒性较小，但酯化红霉素有一定的肝毒性，故只宜短期少量使用，主要表现为胆汁淤积、转氨酶升高等，一般停药后可恢复。可引起Q – T间期延长和其他心血管事件以及重症肌无力加重。大剂量给药或肝、肾功能不全患者、老年患者用药后易发生耳毒性，以耳蜗神经损害的耳聋、耳鸣多见，前庭功能亦可受损，一般在用药后1～2周时出现，停药或减量后可恢复。本类药物中耐受性最好的通常是阿奇霉素，其次是克拉霉素和红霉素。因为泰利霉素可能引起严重不良事件，目前很少使用。

2. 禁忌　①对本类药物过敏者。②部分心

脏病（包括心律失常、心动过缓、Q-T间期延长、缺血性心脏病、充血性心力衰竭等）患者。

（四）特殊人群用药

大部分大环内酯类抗菌药物在轻、中度肾功能不全患者中，无需调整剂量。若患者的肌酐清除率＜30ml/min，克拉霉素的剂量减半或者给药间隔时加倍。泰利霉素不需要因轻至中度肾功能不全（肌酐清除率≥30ml/min）而调整剂量。当肝功能不全时，需减少大环内酯类抗菌药物的用药剂量，特别是联合使用其他肝毒性药物时更需谨慎。大部分大环内酯类抗菌药物在老年患者中使用时无需调整剂量，但由于老年患者生理上的肝肾功能减退，使用时应密切监测。本类药物对胎儿的影响多属于B类或C类，妊娠期女性需谨慎使用。

四、代表药品

红霉素
Erythromycin

【适应证】①作为青霉素过敏患者对下列感染的替代选用药：溶血性链球菌、肺炎链球菌等所致急性扁桃体炎、急性咽炎、鼻窦炎；溶血性链球菌所致猩红热、蜂窝织炎；白喉及白喉带菌者；气性坏疽、炭疽、破伤风；放线菌病；梅毒；李斯特菌病等。也可用于风湿热的预防。②军团菌病。③肺炎支原体肺炎及其他支原体感染。④肺炎衣原体感染及其他衣原体感染。⑤化脓性链球菌、金黄色葡萄球菌青霉素敏感菌株所致皮肤及软组织感染。⑥厌氧菌所致口腔感染。⑦空肠弯曲菌肠炎。⑧百日咳。上述感染中如军团菌病、支原体肺炎、空肠弯曲菌肠炎等，红霉素可作为首选用药。

【用法用量】

（1）成人：①口服。一日用量为1~2g，分3~4次服用；预防风湿热一次250mg，一日2次；治疗军团菌病一日用量为2~4g，分4次服。②滴眼：治疗沙眼、结膜炎、角膜炎用眼膏涂于眼睑内，一日多次。

（2）儿童：①口服，一日30~40mg/kg，分3~4次服；百日咳患者疗程为14日。②静脉滴注，一日20~30mg/kg，分2~3次（浓度0.5~1mg/ml）。

【临床应用注意】

1. 妊娠期、哺乳期和生育期安全性

（1）妊娠期：缺乏妊娠期使用的相关研究，只有在明确需要的情况下，才可在妊娠期使用。妊娠期女性应慎用。

（2）哺乳期：L3级。红霉素有相当量进入母乳中，哺乳期女性须停止哺乳。

（3）生育期：动物试验显示红霉素对生育能力没有明显影响。

2. 注意事项

（1）红霉素主要由肝脏代谢、胆管排出，肝功能不全者使用本品，发生不良反应的风险增加。肝功能不全患者尽可能避免应用；如确有必要使用红霉素时，需适当减量并密切随访肝功能。肝病患者和妊娠期女性不宜使用红霉素酯化物。

（2）老年人使用本品，发生尖端扭转型室性心动过速的风险增加。

（3）有重症肌无力病史的患者使用本品，有病情加重的风险。

（4）对诊断的干扰：红霉素可干扰Higerty法的荧光测定，使尿儿茶酚胺的测定值出现假性增高。血清碱性磷酸酶、胆红素、ALT和AST的测定值均可能增高。

3. 相互作用

（1）红霉素可抑制CYP1A2、CYP3A4，与许多经此酶代谢的药物可发生相互作用，导致严重不良反应，如与阿司咪唑、特非那定和西沙必利合用可引起室性心律失常。

（2）本品可抑制卡马西平、苯妥英钠和丙戊酸钠等抗癫痫药的代谢，使后者的血药浓度增高而发生毒性反应。与阿芬太尼合用可抑制后者的代谢，延长其作用时间。与环孢素、他克莫司合用可使后者血药浓度增加。与其他经CYP3A4代谢的抗帕金森病药溴隐亭、抗心律失常药丙吡胺合用时，可减少后者的代谢。

（3）长期服用抗凝药的患者应用红霉素时可导致凝血酶原时间延长，从而增加出血的危险性，老年患者尤应注意。两者必须合用时，抗凝药的剂量宜适当调整，并严密观察凝血酶原时间。

（4）红霉素与茶碱类药物合用，可使茶碱

的肝清除减少，导致茶碱血药浓度升高和（或）毒性反应增加。因此两者合用时，茶碱类药物的剂量应予调整。

（5）红霉素与其他肝毒性药物合用可能增强肝脏毒性反应。

（6）大剂量红霉素与耳毒性药物合用，尤其对肾功能减退患者可能增加耳毒性。

（7）本品与洛伐他汀合用时可抑制后者的代谢，引起横纹肌溶解症；与咪达唑仑或三唑仑合用时可减少二者的清除而增强其作用。

（8）与地高辛合用，可使后者的血药浓度升高。

（9）与麦角胺、双氢麦角胺合用，个别患者可出现麦角中毒，表现为外周血管痉挛、皮肤感觉迟钝。

4. 不良反应

（1）大剂量（≥4g/d）应用于肝、肾疾病患者或老年患者，可引起听力减退，主要与血药浓度过高（>12mg/L）有关，停药后大多可恢复。

（2）过敏反应表现为药物热、皮疹、嗜酸性粒细胞增多等，发生率为 0.5%～1%。

（3）偶见心律不齐、尖端扭转型室性心动过速、口腔或阴道念珠菌感染、幽门狭窄、溶血性贫血、间质性肾炎和急性肾功能衰竭、可逆性 X 因子缺乏和急性肝功能衰竭的个例报道。

5. 禁忌
①对红霉素及其他大环内酯类抗菌药物过敏者禁用。②禁止与特非那定、阿司咪唑、西沙必利、匹莫齐特合用。

【常用制剂与规格】 肠溶片剂、胶囊剂：0.125g（12.5 万 U）；0.25g（25 万 U）；50mg（5 万 U）。红霉素眼膏：0.5%。红霉素软膏：1%。

克拉霉素
Clarithromycin

【适应证】 ①化脓性链球菌引起的咽炎和扁桃体炎；②流感嗜血杆菌、卡他莫拉菌及肺炎链球菌所致急性鼻窦炎、儿童中耳炎；③流感嗜血杆菌、副流感嗜血杆菌、卡他莫拉菌及肺炎链球菌所致慢性支气管炎急性细菌感染性加重；④流感嗜血杆菌、肺炎链球菌、肺炎支原体或肺炎衣原体所致肺炎；⑤敏感金黄色葡

萄球菌或化脓性链球菌所致单纯性皮肤及软组织感染；⑥鸟分枝杆菌或胞内分枝杆菌感染的预防与治疗；⑦与其他药物联合用于幽门螺杆菌感染的治疗。

【用法用量】

（1）成人：①一次 250～500mg，一日 2 次，疗程 7～14 日；静脉滴注，一次 500mg，一日 2 次，疗程一般 7～14 日。②与其他抗菌药联合治疗幽门螺杆菌感染，一次 0.5g，一日 2 次，餐后口服。

（2）儿童：①6 个月以上的儿童，一次 7.5mg/kg，一日 2 次，口服。②或按以下方法口服给药：体重 8～11kg 者，一次 62.5mg，一日 2 次；体重 12～19kg 者，一次 125mg，一日 2 次；体重 20～29kg 者，一次 187.5mg，一日 2 次；体重 30～40kg 者，一次 250mg，一日 2 次。

（3）肾功能不全者：维持剂量根据下表调整。

肌酐清除率（ml/min）	剂量
>30	250～500mg，q12h
<30	250mg，q12～24h

【临床应用注意】

1. 妊娠期、哺乳期和生育期安全性

（1）妊娠期：动物试验表明克拉霉素不应用于妊娠期女性，除非在没有替代治疗的情况下。如在服用克拉霉素时妊娠，应告知其对胎儿的潜在危险。

（2）哺乳期：L1 级。克拉霉素及其代谢产物可进入母乳中，对乳儿的危害不能排除。哺乳期女性应用本品时宜停止哺乳。

（3）生育期：动物试验显示可引起睾丸萎缩。

2. 注意事项
①克拉霉素混悬液用于 6 个月～12 岁儿童耐受性良好，老年人的耐受性与年轻人相仿。不推荐本品用于 6 个月以下的婴儿患者。②肌酐清除率<25ml/min 者，或有急性血卟啉病者，不推荐本品与雷尼替丁、枸橼酸铋合用。

3. 不良反应
①常见：味觉障碍、腹痛、腹泻、恶心、呕吐、消化不良等胃肠道反应以及头痛、头晕。②严重：重症多形性红斑、中

毒性表皮剥脱性坏死等严重过敏反应、肝毒性、肝功能衰竭或艰难梭菌引起的假膜性肠炎。

4. 禁忌　①对本品或其他大环内酯类过敏者禁用。②禁止本品与西沙必利、匹莫齐特、阿司咪唑、特非那定、麦角胺或双氢麦角胺同用。

【常用制剂与规格】　片剂、缓释片剂、胶囊剂、颗粒剂：0.05g；0.125g；0.25g；0.5g。

阿奇霉素
Azithromycin

【适应证】　用于：①化脓性链球菌引起的急性咽炎、急性扁桃体炎。②流感嗜血杆菌、卡他莫拉菌或肺炎链球菌引起的细菌感染性急性支气管炎、慢性支气管炎急性细菌感染性加重。③肺炎链球菌、流感嗜血杆菌以及肺炎支原体所致社区获得性肺炎。④沙眼。⑤杜克雷嗜血杆菌所致软下疳；衣原体所致尿道炎和宫颈炎。⑥敏感菌所致皮肤及软组织感染。⑦与其他药物联合，用于 HIV 感染者中鸟分枝杆菌复合体感染的预防与治疗。

【用法用量】

（1）成人：①常用量，口服，第 1 日，500mg 顿服；第 2~5 日，每日 250mg 顿服；或 500mg/d 顿服，连服 3 日。盆腔感染，500mg/d，连服 1~2 日；继以每日口服 250mg，疗程 7 日。②衣原体引起的尿道炎或宫颈炎、杜克嗜血杆菌引起的软下疳，均为 1000mg 单剂量顿服。③治疗淋病奈瑟菌性尿道炎及宫颈炎，2g 单剂量顿服。④预防鸟分枝杆菌复合体感染，每周 1200mg 顿服，可与利福喷丁合用。⑤鸟分枝杆菌复合体感染的治疗，500mg/d 口服，疗程 10~30 日，与 15mg/kg 乙胺丁醇合用。

（2）静脉滴注，社区获得性肺炎，一次 500mg，一日 1 次；至少连续用药 2 日后改为口服 500mg/d，疗程 7~10 日。

（3）儿童：①治疗中耳炎、肺炎，第 1 日 10mg/kg 顿服（一日最大量不超过 500mg）；第 2~5 日，一日 5mg/kg 顿服（一日最大量不超过 250mg）；或按下表中方法给药。②治疗咽炎、扁桃体炎，第 1 日，10mg/kg 顿服，第 2~5 日，一日 5mg/kg 顿服。

阿奇霉素治疗儿童中耳炎、肺炎的用量表		
体重（kg）	首日	第 2~5 日
15~25	200mg 顿服	100mg 顿服
26~35	300mg 顿服	150mg 顿服
36~45	400mg 顿服	200mg 顿服

【临床应用注意】

1. 妊娠期、哺乳期和生育期安全性

（1）妊娠期：现有文献数据未发现阿奇霉素存在胚胎–胎儿发育毒性的风险。

（2）哺乳期：L2 级。有报告显示服用阿奇霉素后，母乳喂养婴儿出现不良反应较轻。哺乳期女性应暂停哺乳。

2. 注意事项

（1）阿奇霉素主要经肝脏清除，肝功能不全的患者应慎用阿奇霉素。曾有肝功能异常、肝炎、胆汁淤积性黄疸、肝坏死和肝衰竭的报道，其中某些病例可能致死。如果出现肝炎的体征和症状，应立即停用阿奇霉素。

（2）阿奇霉素治疗的患者中曾有重症肌无力症状加重或新发肌无力综合征的报告。

（3）肝或肾功能不全者、Q–T 间期延长者慎用。

3. 相互作用

（1）避免本品与含铝或镁的抗酸药同时服用，因可降低本品的血药峰浓度；必须合用时，阿奇霉素应在服用上述药物前 1 小时或后 2 小时给予。

（2）本品与其他药物的相互作用少，但与氨茶碱合用时，应注意监测后者的血药浓度；与华法林合用时，应严密监测凝血酶原时间；与卡马西平、地高辛、环孢素、苯妥英、麦角胺、三唑仑及经肝脏细胞色素 P450 酶系统代谢的药物合用时，应注意观察有无不良反应发生。

4. 不良反应　①常见：服药后可出现腹痛、腹泻、恶心、呕吐等胃肠道反应，其发生率较红霉素低。可出现头晕、头痛及发热、皮疹、关节痛等过敏反应，但极为少见。少数患者可出现一过性中性粒细胞减少、血清氨基转移酶升高。②严重：角膜糜烂、重症多形性红斑、中毒性表皮剥脱性坏死、血管性水肿、过敏性休克和重症肌无力，均少见。

5. 禁忌 对本品或其他大环内酯类抗菌药物过敏者禁用。

【常用制剂与规格】 片剂、胶囊剂、颗粒剂、干混悬剂：0.1g；0.125g；0.25g；0.5g。注射用粉针剂：0.1g；0.125g；0.25g；0.5g。

第九节 四环素类抗菌药物

一、药物分类

四环素类抗菌药物的化学结构中含有菲烷的基本骨架，包括四环素、金霉素、土霉素、地美环素属于天然四环素类抗生素，也称第一代四环素类。半合成四环素如多西环素、美他环素和米诺环素为第二代四环素类。通过对四环素侧链的改造，分别获得了甘氨酰环素类药物替加环素、氨甲基环素类药物奥马环素以及氟环素类药物依拉环素为第三代四环素类。

二、药理作用与作用机制

（一）药理作用

本类药物为快速抑菌剂，常规浓度时有抑菌作用，高浓度时对某些细菌呈杀菌作用。其抗菌谱广，包括革兰阳性、阴性需氧菌和厌氧菌，立克次体、螺旋体、支原体、衣原体、诺卡菌，放线菌，布鲁菌，兔热病，惠普尔病和疟疾等，对阳性菌的抑制作用强于阴性菌，对铜绿假单胞菌无抗菌作用。广谱甘氨酰环素类药物对常见致病菌和多重耐药菌均具有良好的抗菌活性，包括耐甲氧西林金黄色葡萄球菌和产超广谱 β-内酰胺酶的肠杆菌属、嗜麦芽窄食单胞菌及多重耐药鲍曼不动杆菌。可用于治疗多种感染性疾病，尤其适用于立克次体、支原体、衣原体感染。

（二）作用机制

四环素类药物的抗菌作用机制为抑制细菌蛋白质合成。本类药物经被动扩散和依赖能量的主动转运两种方式通过细胞壁进入细胞内，与细菌核糖体 30S 亚基结合，阻止蛋白质合成始动复合物，并抑制氨基酰-tRNA 与 mRNA-核糖体复合物结合，从而抑制肽链延长和细菌蛋白质的合成。广谱甘氨酰环素类药物作用机制与四环素类似，其与细菌核糖体 30S 亚基结合位点的亲和力是四环素的 5 倍，能对抗细菌外排及核糖体保护所导致的四环素耐药性。另外，四环素类药物也能引起细菌细胞膜通透性增加，使细菌细胞内核苷酸和其他重要物质外漏，从而抑制细菌 DNA 的复制。

三、临床用药评价

（一）作用特点

四环素类抗菌药物的生物利用度有所差异，多西环素和米诺环素口服吸收完全，生物利用度超过90%。在健康受试者中，奥马环素口服生物利用度为 34.5%。由于肠道吸收不足，替加环素和依拉环素目前只有注射剂型。本类药物组织分布广泛，在腹腔积液、胆汁、鼻窦、胸膜腔液和滑膜液中分布良好。多西环素、米诺环素、替加环素和依拉环素经肝脏代谢，人肝微粒体和肝细胞的体外研究显示奥马环素不被代谢，以原型或活性产物形式通过尿液和胆汁/粪便排泄。

四环素类抗菌药物可透过胎盘屏障，在胎儿的骨骼和牙齿蓄积；可随乳汁排泄，但接受母乳喂养的婴儿对其吸收程度尚不清楚。

四环素类抗菌药物属于长 PAE 的时间依赖性抗菌药物，对金黄色葡萄球菌的 PAE 约 3 小时。替加环素对大肠埃希菌的体内和体外 PAE 分别为 1.8~2.9 小时和 4.9 小时，对肺炎链球菌为 8.9 小时。PK/PD 参数为 AUC_{0-24}/MIC，通常应每日剂量分多次给药，从而达到满意的抗菌效果。

（二）药物相互作用

1. 避免与抗酸药、钙盐、铁盐等同时服用。多种金属阳离子包括钙、镁、铝、铋、铁等（包括含此类离子的中药）能与其络合而阻碍四环素类抗菌药物的吸收。牛奶也有类似的作用。两种药物服用时间至少间隔 2 小时。

2. 四环素类抗菌药物与甲氧氟烷合用有导致致命性肾毒性的报道。与其他肝毒性药（抗肿瘤药）合用时可加重肝损害。

3. 麦角生物碱或其衍生物与四环素类抗菌药物同时给药时，会增加麦角中毒的风险。

4. 四环素类抗菌药物可降低血浆凝血酶原活性，故接受抗凝血药治疗者需要调整抗凝血药的剂量。

5. 多西环素与异维 A 酸合用，可增加颅内高压症的发生风险，虽较少见，但应避免合用。与巴比妥类、苯妥英、卡马西平合用，可缩短多西环素的半衰期，并降低其血药浓度。因前述药物可诱导多西环素的代谢，合用时需调整多西环素的剂量。避免与青霉素合用，因多西环素可能干扰青霉素的杀菌作用。与口服避孕药合用，可减弱口服避孕药的疗效。

6. 其他：多西环素与乙醇合用，可缩短多西环素的半衰期。与牛奶等含钙食物合用，可能使多西环素的血药浓度上升速度减慢，达峰时间延迟，但不影响本药的吸收。

（三）典型不良反应和禁忌

1. 典型不良反应　除恶心、呕吐、腹痛、腹泻外，常可发生食管溃疡（多为卧床患者所服药品在食管中潴留或由于反流而引起）。本类药物可致肠道菌群失调，轻者引起维生素缺乏，严重时可见由白色念珠菌和其他耐药菌引起的二重感染，艰难梭状芽孢杆菌伪膜性肠炎也可发生。大剂量或长期使用可能发生肝毒性，严重者可引起肝细胞变性，肝功能不全者和妊娠后期女性更易发生肝毒性。四环素类抗菌药物与钙离子形成的螯合物在体内呈黄色，沉积于牙齿和骨中，造成牙齿黄染，并影响胎儿、新生儿和婴幼儿骨骼的正常发育。

部分四环素类抗菌药物（多西环素、米诺环素、美他环素、地美环素）使用后，患者在日晒时可能有光敏反应，系由药物汇集于皮内所致，表现为日晒斑加重，早期以手足、口鼻的刺麻等感觉异常为主，继之在裸露的部位出现红斑，偶见大疱，数日或数周后可消失，少数病例出现丘疹性皮疹和荨麻疹，约 25% 发生光敏反应者出现指（趾）甲松动，因此建议服药后患者不要直接暴露于阳光或紫外线下，一旦皮肤有红斑则应立即停药。

2. 禁忌　①有四环素类抗菌药物过敏史者禁用；②四环素类抗菌药物可透过胎盘屏障进入胎儿体内，沉积在牙齿和骨骼中，引起胎儿牙釉质发育不良，并抑制胎儿骨骼生长；在动物实验中有致畸胎作用，妊娠期和备孕的女性禁用；③本类药物可引起牙齿永久性变色，牙

釉质发育不良，并抑制骨骼发育，8 岁以下儿童禁用。

（四）特殊人群用药

肾功能不全、接受血液透析、腹膜透析或持续血液滤过的患者无需对多西环素、替加环素、奥马环素和依拉环素进行剂量调整。目前证据不足以确定肾功能不全患者使用米诺环素时是否需要调整剂量。考虑到本类药物的抗合成代谢作用，用药期间应监测尿素氮和肌酐。对于轻度至中度肝功能不全（Child Pugh 分级 A 和 B 级）的患者，四环素类抗菌药物无需调整剂量，严重肝功能不全（Child Pugh 分级 C 级）的患者应谨慎用药，并监测治疗反应。哺乳期女性应避免使用。

四、代表药品

米诺环素
Minocycline

【适应证】　主要用于立克次体病、支原体肺炎、淋巴肉芽肿、下疳、鼠疫、霍乱、布氏菌病（与链霉素联合应用）引起的泌尿系、呼吸道、胆道、乳腺、皮肤和皮肤软组织感染。本品尚可作为严重痤疮的辅助治疗。

【用法用量】

（1）成人：①常用剂量，首次 200mg；以后一次 100mg，每 12 小时给药 1 次。②沙眼衣原体、解脲脲原体所致单纯性非淋病奈瑟菌性尿道炎，一次 100mg，每 12 小时给药 1 次，至少用药 7 日。

（2）儿童：8 岁以上儿童常用剂量首剂 4mg/kg，以后每 12 小时口服 2mg/kg。

【临床应用注意】

1. 注意事项

（1）本品可引起眩晕等前庭功能紊乱，用药期间禁止从事高空作业、驾车及操作具有危险性的机械。

（2）使用米诺环素中发生的其他非常罕见的严重事件包括 Stevens – Johnson 综合征和中毒性表皮坏死松解症。如果怀疑发生上述的任何一种严重的皮肤反应，应停用米诺环素。

（3）急性淋病奈瑟菌性尿道炎患者疑有初期或二期梅毒时，通常应进行暗视野检查，疑

有其他类型梅毒时，每月应进行血清学检查，并至少进行 4 个月。

（4）本品有肝毒性，在肝功能不全患者及与其他肝毒性药物合用时应谨慎使用。严重肾功能不全患者的剂量应低于常用剂量，如需长期治疗，应监测血药浓度。用药期间应定期监测肝、肾功能。

（5）本品滞留于食道并崩解时，会引起食道溃疡，故应多饮水，尤其临睡前服用时。

（6）较易引起光敏性皮炎，用药期间应避免日晒。

（7）对实验室检查指标的干扰：测定尿邻苯二酚胺（Hingerty 法）浓度时，由于本品对荧光的干扰，可能使测定结果偏高。可能使碱性磷酸酶、血清淀粉酶、血清胆红素、血清氨基转移酶（AST、ALT）的测定值升高。

2. 不良反应

（1）本品可引起眩晕、耳鸣、共济失调伴恶心、呕吐等前庭功能紊乱，常发生于用药3日后，女性多于男性。部分病例需停药，停药后 1～2 日症状消失。

（2）可引起皮肤色素沉着。

（3）婴幼儿及年轻人在使用米诺环素后偶可出现良性颅内压增高。

【常用制剂与规格】 盐酸米诺环素片/胶囊：50mg；100mg。盐酸米诺环素软膏：0.5g。

多西环素
Doxycycline

【适应证】 ①治疗下列疾病：立克次体病，如流行性斑疹伤寒、地方性斑疹伤寒、洛矶山热、恙虫病和 Q 热；支原体属感染；衣原体属感染，包括鹦鹉热、性病、淋巴肉芽肿、非特异性尿道炎、输卵管炎、宫颈炎及沙眼；回归热；布鲁菌病；霍乱；兔热病；鼠疫；软下疳；治疗布鲁菌病和鼠疫时需与氨基糖苷类联合应用。②对青霉素类过敏患者的破伤风、气性坏疽、雅司、梅毒、淋病和钩端螺旋体病以及放线菌属、李斯特菌感染。③可用于中、重度痤疮患者作为辅助治疗。

【用法用量】 口服。

（1）成人：①细菌性感染，第一日用量为 100mg，每12小时给药1次。继以一次 100～200mg，

一日 1 次；或一次 50～100mg，每 12 小时给药 1 次。②由沙眼衣原体或解脲脲原体引起的尿道炎，以及沙眼衣原体所致单纯性尿道炎、宫颈炎或直肠感染，均为一次100mg，一日 2 次，疗程 7～10 日。③梅毒，一次 100mg，每 12 小时给药 1 次，早期梅毒疗程 15 日；晚期梅毒 30 日。④性病淋巴肉芽肿，一次 100mg，一日 2 次，疗程 21 日。

（2）儿童：体重 <45kg 者，第 1 日剂量按体重一次 2.2mg/kg，每 12 小时给药 1 次。继以按体重一次 2.2～4.4mg/kg，一日 1 次；或按体重一次 2.2mg/kg，每 12 小时给药 1 次。体重超过 45kg 的儿童，用量同成人。8 岁以下儿童不宜使用本品。

【临床应用注意】

1. 注意事项 ①应用本品时可能发生耐药菌的过度繁殖。一旦发生二重感染，即停用本品并予以相应治疗。②治疗性病时，如怀疑同时合并梅毒螺旋体感染，用药前须行暗视野显微镜检查及血清学检查，后者每月 1 次，至少 4 次。

2. 药物相互作用 ①本品可抑制血浆凝血酶原的活性，接受抗凝治疗的患者需要调整抗凝药的剂量。②巴比妥类、苯妥英或卡马西平与本品同用时，上述药物可由于诱导肝微粒体酶的活性致多西环素血药浓度降低，因此须调整多西环素的剂量。

3. 不良反应 肝功能损害罕见；肠道菌群失调较四环素少见；药物在牙齿、骨骼的沉积较四环素轻。与血卟啉病急性发作相关，血卟啉病患者使用不安全。不良反应发生率比米诺环素低。

【常用制剂与规格】 盐酸多西环素片/胶囊（按多西环素计）：50mg；100mg。

替加环素
Tigecycline

【药理作用与作用机制】 替加环素通过与核糖体 30S 亚单位结合、阻止氨酰化 tRNA 分子进入核糖体 A 位而抑制细菌蛋白质合成。替加环素受四环素类两大耐药机制（核糖体保护和外排机制）的影响较小。相应地，体外和体内试验证实替加环素具有广谱抗菌活性。尚未发

现替加环素与其他抗生素存在交叉耐药。替加环素不受 β - 内酰胺酶（包括超广谱 β - 内酰胺酶）、靶位修饰、大环内酯类外排泵或酶靶位改变（如旋转酶/拓扑异构酶）等耐药机制的影响。然而，一些产 ESBL 的菌株可能通过其他耐药机制对替加环素产生耐药性。体外研究未证实替加环素与其他常用抗菌药物存在拮抗作用。

替加环素对下列细菌的大多数菌株具有抗菌活性。①革兰阳性菌：金黄色葡萄球菌（甲氧西林敏感和耐药菌株）、粪肠球菌（万古霉素敏感和耐药菌株）、表皮葡萄球菌（甲氧西林敏感和耐药菌株）、肺炎链球菌、化脓性链球菌等。②革兰阴性菌：鲍曼不动杆菌、大肠埃希菌、流感嗜血杆菌、肺炎克雷伯菌、嗜麦芽窄食单胞菌、军团菌等，对铜绿假单胞菌无抗菌活性。③厌氧菌：脆弱拟杆菌、多形似杆菌、消化链球菌属等。④其他细菌：脓肿分枝杆菌、偶发分枝杆菌。

【适应证】　①18 岁及以上患者：由敏感菌株所致的复杂性腹腔感染、复杂性皮肤和皮肤软组织感染、社区获得性细菌性肺炎。②8 岁及以上儿童患者 由敏感菌株所致的复杂性腹腔感染、复杂性皮肤和皮肤软组织感染。

【用法用量】

（1）成人用药：静脉滴注，首剂 100mg，然后，每 12 小时 50mg，每次滴注时间为 30 ~ 60 分钟。

（2）8 岁及以上儿童用药：①8 ~ 11 岁儿童患者应每隔 12 小时静脉输注 1.2mg/kg，最大剂量为每 12 小时输注 50mg。②12 ~ 17 岁儿童患者应每 12 小时输注 50mg，疗程 5 ~ 14 天。

（3）轻至中度肝功能不全（Child Pugh 分级 A 和 B 级）患者：无需调整剂量。根据重度肝功能不全患者包括儿童（Child Pugh 分级 C 级）的药代动力学特征，替加环素的剂量应降低 50%。成人调整为起始剂量 100mg，然后维持剂量降低为每 12 小时输注 25mg。

（4）其他：肾功能不全或接受血液透析患者无需对替加环素进行剂量调整。

【临床用药注意】

1. 妊娠期、哺乳期用药　与其他四环素类抗菌药物相似，在妊娠中期和后期使用本品可能导致乳牙永久变色和可逆的骨生长抑制，应告知患者替加环素对胎儿的潜在风险。尚不清楚本品是否对母乳喂养的婴儿或泌乳有影响，哺乳期女性应谨慎使用，避免母乳喂养。

2. 禁忌　禁用于已知对本品任何成分过敏的患者。对四环素类抗菌药物过敏的患者可能对替加环素过敏。8 岁以下儿童禁用。

3. 不良反应

（1）常见不良反应为恶心、呕吐，通常发生于治疗的第 1 ~ 2 日。大多数为轻至中度。

（2）假膜性结肠炎，严重程度可以为轻度至威胁生命。

（3）在牙齿发育期间（妊娠后半期、婴儿期以及 8 岁以下儿童期）使用本品可导致牙齿永久性变色（黄色 - 灰色 - 棕色）。

（4）在接受替加环素治疗的患者中，可观察到总胆红素浓度、凝血酶原时间及转氨酶类升高的情况。

（5）已有与替加环素给药相关的急性胰腺炎，包括致死性病例的报道，如使用后怀疑引发胰腺炎，应考虑停止给予替加环素。

4. 注意事项

（1）替加环素仅限于治疗其他抗生素不适用的复杂感染，并需经过有经验的感染科医生或临床医生讨论后方可使用。

（2）替加环素与抗凝血药同时给药，应该使用凝血酶原试验或其他合适的抗凝试验监测患者。

（3）在开始替加环素治疗之前应监测肝功能、凝血指标、血液学参数、淀粉酶和脂肪酶，且在治疗期间也应定期进行这些监测。

5. 药物相互作用

（1）人肝微粒体体外研究结果提示，替加环素不抑制下列 6 种细胞色素 P450 亚型所介导的代谢过程，包括 CYP1A2、CYP2C8、CYP2C9、CYP2C19、CYP2D6 和 CYP3A4。因此预期替加环素不会改变需经上述代谢酶代谢的药物的代谢过程。

（2）替加环素并非 P - gp 抑制剂，但替加环素是 P - gp 的底物，与 P - gp 抑制剂（如酮康唑或环孢素）或 P - gp 诱导剂（如利福平）合用可能会影响替加环素的药代动力学。

【常用制剂与规格】　注射液：50mg。

第十节　林可霉素类抗菌药物

一、药理作用与作用机制

（一）药理作用

本类药物一般为抑菌剂，但在高浓度下，对高度敏感细菌也具有杀菌作用。其抗菌谱包括需氧革兰阳性球菌及厌氧菌，其最主要的特点是对各类厌氧菌具有良好抗菌作用，包括梭状芽孢杆菌属、丙酸杆菌属、双歧杆菌属、类杆菌属、奴卡菌属及放线菌属，尤其是对产黑素类杆菌、消化球菌、消化链球菌、产气荚膜梭菌以及梭杆菌的作用更为突出。本类药物对革兰阳性球菌也具有较高抗菌活性，对金黄色葡萄球菌、表皮葡萄球菌、溶血性链球菌、草绿色链球菌和肺炎链球菌具有极强的抗菌作用，部分需氧革兰阴性球菌，如脑膜炎奈瑟菌、淋病奈瑟菌以及人型支原体和沙眼支原体对其敏感，但本类药物对革兰阴性杆菌和肺炎支原体无效。克林霉素的抗菌活性比林可霉素强4～8倍。

本类药物在临床上主要用于厌氧菌，包括脆弱类杆菌、产气荚膜梭菌、放线菌等引起的腹腔和妇科感染，也用于敏感的革兰阳性菌引起的呼吸道、关节、软组织、骨组织和胆道等感染及败血症、心内膜炎等。本类药物是治疗金黄色葡萄球菌引起的急慢性骨髓炎及关节感染的首选药。克林霉素与杀菌剂（青霉素或万古霉素）联合用于治疗因链球菌或葡萄球菌释放毒素导致的中毒性休克综合征。

（二）作用机制

本类药物的抗菌作用机制与大环内酯类抗菌药物相似，通过与细菌核糖体的50S亚基结合，阻止肽链的延长，从而抑制细菌蛋白质的合成。

二、临床用药评价

（一）作用特点

近年来，由于本类抗菌药物的广泛应用，耐药菌株日益增多，林可霉素与克林霉素可呈完全交叉耐药，本类药物与大环内酯类抗菌药物也存在交叉耐药性。

克林霉素的化学稳定性较好，对光稳定，口服后不被胃酸破坏，在胃肠道内迅速吸收，空腹口服的生物利用度为90%，进食不影响其吸收。该药体内分布较好，可充分渗透进入骨骼，但在脑脊液中不能达到治疗浓度。由于克林霉素能主动转运进入多形核白细胞和巨噬细胞，故可以很好地渗入脓肿。

林可霉素类药属于时间依赖性抗菌药物，给药原则一般应按每日剂量分次给药，使%$T_{>MIC}$达到40%以上，从而达到满意的杀菌效果。

（二）药物相互作用

1. 本类药物具神经－肌肉阻断作用，与抗肌无力药合用时将导致后者对骨骼肌的效果减弱，为控制重症肌无力的症状，在合用时抗肌无力药的剂量应予调整。

2. 与氯霉素、大环内酯类抗菌药物竞争细菌核糖体的结合部位而相互抵抗，不宜合用。

3. 与麻醉性镇痛药合用，本类药物的呼吸抑制作用与阿片类的中枢呼吸抑制作用可因累加现象而有导致呼吸抑制延长或引起呼吸麻痹（呼吸暂停）的可能，故必须对患者进行密切观察或监护。

4. 与氨苄西林、卡那霉素、苯妥英钠、巴比妥盐酸盐、氨茶碱、葡萄糖酸钙及硫酸镁可产生配伍禁忌。

（三）典型不良反应和禁忌

1. **典型不良反应**　少见过敏反应、皮疹、瘙痒等，偶见荨麻疹、血管神经性水肿和血清病反应、肠道菌群失调和抗生素相关性腹泻、肝脏氨基转移酶ALT及AST升高等，罕见表皮脱落、大疱型表皮坏死松解症、多形性红斑和Stevens－Johnson综合征。林可霉素大剂量静脉快速滴注可引起血压下降、心电图变化，甚至心跳、呼吸停止。

2. **禁忌**　对林可霉素或克林霉素有过敏史者。1月龄以下的新生儿患者禁用。

（四）特殊人群用药

妊娠期女性、哺乳期女性、肝功能不全患者、严重肾功能不全患者慎用。

三、代表药品

克林霉素
Clindamycin

【适应证】 用于链球菌属、葡萄球菌属及厌氧菌（包括脆弱拟杆菌、产气荚膜杆菌、放线菌等）所致的中、重度感染，如吸入性肺炎、脓胸、肺脓肿、骨髓炎、腹腔感染、盆腔感染及败血症等。

【用法用量】

（1）成人：一日用量为 0.6 ~ 1.2g，分 2 ~ 4 次肌内注射或静脉滴注；严重感染，一日可增至 2.4g，分 2 ~ 4 次静脉滴注。

（2）儿童：1 个月以上儿童一日 15 ~ 25mg/kg，分 3 ~ 4 次静脉滴注；严重感染，一日 25 ~ 40mg/kg，分 3 ~ 4 次静脉滴注。

【临床应用注意】

1. 妊娠、哺乳和生育期安全性

（1）妊娠期：尚未发现使用克林霉素与胎儿先天性缺陷有关的报告，但应用于妊娠期女性尚缺乏经验，且本品可透过胎盘屏障，故只有在明确需要的情况下，妊娠期患者才可使用。

（2）哺乳期：L2 级。由于克林霉素对哺乳期婴儿有潜在的严重不良反应，哺乳期女性应停止哺乳。

（3）生育期：动物实验显示克林霉素对生育能力没有影响。

2. 相互作用 本品与抗蠕动止泻药、含白陶土止泻药合用，在疗程中甚至在疗程后数周有引起伴严重水样腹泻的假膜性肠炎的可能。因可使结肠内毒素延迟排出，从而导致腹泻延长和加剧，故本品不宜与抗抑制肠蠕动的止泻药合用。与含白陶土止泻药合用时，本品的吸收将显著减少，故两者不宜同时服用，需间隔一定时间（至少 2 小时）。

【常用制剂与规格】 克林霉素磷酸酯注射液：1ml：0.15g；2ml：0.15g；2ml：0.3g；4ml：0.6g；5ml：0.6g；5ml：0.9g；6ml：0.9g；10ml：0.9g。盐酸克林霉素胶囊剂：0.075g；0.1g；0.15g。盐酸克林霉素棕榈酸酯混悬剂：0.5g。盐酸克林霉素颗粒剂：37.5mg；75mg；98mg。克林霉素磷酸酯栓：0.1g。

第十一节 酰胺醇类抗菌药物

一、药理作用与作用机制

（一）药理作用

酰胺醇类为广谱抗菌药物，包括氯霉素、甲砜霉素及无味氯霉素等。在体外具有广谱抗微生物作用，包括需氧革兰阴性菌及革兰阳性菌、厌氧菌、立克次体属、螺旋体和衣原体属。酰胺醇类对革兰阴性菌的抑制作用强于革兰阳性菌。对下列细菌具有杀菌作用：流感嗜血杆菌、肺炎链球菌和脑膜炎奈瑟菌。对以下细菌仅具有抑菌作用：金黄色葡萄球菌、化脓性链球菌、草绿色链球菌、B 组溶血性链球菌、大肠埃希菌、肺炎克雷伯菌、奇异变形杆菌、沙门菌、志贺菌属、脆弱拟杆菌等厌氧菌。下列细菌通常对氯霉素耐药：铜绿假单胞菌、不动杆菌属、肠杆菌属、黏质沙雷菌、吲哚阳性变形杆菌属、耐甲氧西林葡萄球菌和肠球菌属。

（二）作用机制

酰胺醇类作用机制为通过脂溶性可弥散进入细菌细胞内，通过作用于细菌 70S 核糖体的 50S 亚基，抑制转肽酶，使肽链的增长受阻，抑制了肽链的形成，从而阻止蛋白质的合成。本类药物属抑菌剂，高浓度时或对本品高度敏感的细菌也呈杀菌作用。细菌对氯霉素产生耐药性缓慢，主要是产生乙酰转移酶，通过质粒传递而获得。

酰胺醇类对革兰阴性菌的抑制作用强于革兰阳性菌，对伤寒沙门菌敏感，对流感杆菌、脑膜炎球菌和淋球菌有较强杀菌作用；对立克次体、螺旋体、衣原体、支原体等也有抑制作用，但对分枝杆菌、真菌、病毒和原虫无活性。

二、临床应用评价

（一）作用特点

临床主要用于治疗某些严重感染，是敏感菌株所致伤寒、副伤寒的选用药物，可用于治疗敏感菌引起的脑膜炎和眼部感染，与青霉素合用治疗需氧菌与厌氧菌混合感染的脑脓肿。

由于哺乳动物的线粒体中也含有 70S 微粒，氯霉素同样会与其作用，是其产生血液系统毒性的原因。氯霉素可降低线粒体内膜上铁螯合酶的活性，抑制血红蛋白的合成，骨髓中红细胞内空泡形成而引起再生障碍性贫血。由于其可引起严重骨髓抑制、再生障碍性贫血（发生率0.002%）及灰婴综合征等严重反应，其临床应用受到了限制。

口服吸收良好，蛋白结合率约50%。氯霉素经肝脏代谢，代谢物由肾排泄。甲砜霉素在体内不代谢，以原型药经肾脏排泄。

（二）药物相互作用

配伍时需注意，本品注射剂遇强碱性及强酸性溶液，易被破坏失效。

（1）与氯霉素的抗菌作用机制相似的大环内酯类和林可霉素类抗菌药物，可替代或阻止氯霉素与细菌核糖体的50S亚基相结合，故两者同用可发生拮抗，不宜联用。

（2）氯霉素抑制细菌蛋白质合成，是抑菌剂，对青霉素类杀菌剂的杀菌效果有干扰作用。应避免两类药同用。

（3）氯霉素具有维生素B_6拮抗作用或使后者经肾排泄量增加，增加机体对维生素B_6的需求量；本品也可拮抗维生素B_{12}的造血作用，导致贫血或周围神经炎的发生。

（4）氯霉素对肝脏微粒体药物代谢酶有抑制作用，能影响其他药物的药效。

（5）与某些骨髓抑制药同用时，可增强骨髓抑制作用，如抗肿瘤药物、秋水仙碱、保泰松和青霉胺等。

（三）典型不良反应和禁忌

1. 典型不良反应 ①骨髓造血功能障碍：可出现血细胞减少，严重者出现再生障碍性贫血，少数发生溶血性贫血，铁粒幼细胞贫血。②新生儿剂量达$140 \sim 160 mg/(kg \cdot d)$，可致致死性的灰婴综合征。

2. 禁忌 ①新生儿、哺乳期、妊娠期（尤其妊娠后期）禁用氯霉素，可透过胎盘屏障，发生灰婴综合征。儿童可服用无味氯霉素。②精神病患者禁用，因为可致严重精神反应。

（四）特殊人群用药

新生儿禁用氯霉素。肾功能不良者使用甲砜霉素时，需减小剂量。

三、代表药品

氯霉素
Chloramphenicol

【适应证】 全身用于：①伤寒和副伤寒。②严重沙门菌属感染合并败血症。③耐氨苄西林的B型流感嗜血杆菌脑膜炎或对青霉素过敏患者的肺炎链球菌脑膜炎、奈瑟菌脑膜炎、敏感的革兰阴性杆菌脑膜炎。④需氧菌和厌氧菌混合感染的脑脓肿。⑤严重厌氧菌感染，如脆弱拟杆菌所致感染，累及中枢神经系统者，与氨基糖苷类抗生素或其他抗需氧菌药合用治疗腹腔感染或盆腔感染，以控制需氧菌和厌氧菌感染。⑥立克次体感染，氯霉素可用于Q热、洛矶山斑点热、地方性斑疹伤寒等。

【用法用量】

（1）口服：①成人，一日用量为$1.5 \sim 3g$，分$3 \sim 4$次用。②儿童，一日$25 \sim 50 mg/kg$，分$3 \sim 4$次用；新生儿，一日剂量不超过$25 mg/kg$，分4次服。

（2）静脉滴注：①成人，一次$0.5 \sim 1g$，一日2次，溶于氯化钠注射液或5%葡萄糖注射液$250 \sim 750 ml$中。②儿童，一日$25 \sim 50 mg/kg$，一日2次静脉滴注。

【临床应用注意】

1. 注意事项

（1）老年患者组织器官退化，功能减退，自身免疫功能降低，氯霉素可致严重不良反应，故应慎用。

（2）对肝功能不全者，氯霉素与葡糖醛酸的结合作用受损，致使未代谢的氯霉素浓度升高，易致血液系统毒性反应。有肝损害或肝肾均损害的患者，应避免用本品。

（3）新生儿、肝功能或肾功能损害者，同时接受经肝代谢的其他药物的患者，如有指征需应用氯霉素时，需权衡利弊，并在血药浓度监测下减量应用，以控制其峰浓度在$25 mg/L$以下，谷浓度在$5 mg/L$以下。

（4）可干扰尿糖检验诊断。采用硫酸铜法测定尿糖时，氯霉素可使其出现假阳性反应。

（5）用药中应定期检查血常规。长程治疗者需查网织红细胞计数，必要时做骨髓检查，以及时发现与剂量有关的可逆性骨髓抑制。

（6）不宜肌内注射用药。肌内注射可引起剧烈疼痛，或可致坐骨神经麻痹而造成下肢瘫痪。

2. 相互作用

（1）氯霉素可抑制肝微粒体酶的活性，导致乙内酰脲类抗癫痫药的代谢降低，或氯霉素置换其血浆蛋白结合部位，使其作用增强或毒性增加，故合用或先后应用时均需调整此类药物剂量。

（2）氯霉素与降血糖药甲磺丁脲或口服抗凝药双香豆素、华法林合用时，由于蛋白结合部位被置换，可增强其降糖或抗凝作用，需调整剂量。格列吡嗪和格列本脲的非离子结合特点虽受影响较其他口服降糖药小，但合用时也需谨慎。

（3）长期口服含雌激素避孕药期间，应用氯霉素可降低避孕效果，增加经期外出血。

（4）应用氯霉素，同时行放射治疗时，氯霉素可加重骨髓抑制，需调整放射治疗剂量或骨髓抑制药的用量。

（5）如在术前或术中应用，由于氯霉素对肝微粒体酶的抑制作用，可降低诱导麻醉药阿芬他尼的清除而延长其作用时间。

（6）苯巴比妥、利福平等肝药酶诱导药与氯霉素合用时，可增加氯霉素代谢，降低其血药浓度。

3. 不良反应

（1）常见不良反应：①胃肠道反应：食欲减退、恶心、呕吐、上腹不适和腹泻等，发生率10%以下；②过敏反应：皮疹、日光性皮炎、血管神经性水肿、药物热等，少见且症状较轻，停药可好转；③神经系统：长期用药可出现周围神经炎和视神经炎，表现为听力减退、失眠、幻视、谵妄等，多为可逆性。也有长期用药发生视神经萎缩而致盲的；④二重感染；⑤其他：先天性葡萄糖-6-磷酸脱氢酶不足的患者可发生溶血性贫血；长期服药可抑制肠道菌群而使维生素K合成受阻而出血。

（2）严重的不良反应：①骨髓抑制：最严重的是可逆性骨髓抑制，与用药剂量及疗程有关，常见于血药浓度超$25\mu g/ml$患者。表现为贫血，或伴白细胞和血小板减少等。②再生障碍性贫血：罕见，表现有血小板减少引起的出血倾向，并发瘀点、瘀斑和鼻出血等，以及由粒细胞减少所致感染，如高热、咽痛、黄疸等。③灰婴综合征：有出现短暂性皮肤和面色苍白的个案。④肝毒性：原有肝病者用药后可引起黄疸、肝脂肪浸润，甚至急性重型肝炎。

【常用制剂与规格】 片剂：0.25g。胶囊剂：0.25g。注射液：1ml：0.125g；2ml：0.25g。棕榈氯霉素混悬液：1ml：25mg。

第十二节 糖肽类抗菌药物

糖肽类抗菌药物由链霉菌或放线菌所产生，其结构为线性多肽。目前临床应用的该类药物有万古霉素、去甲万古霉素和替考拉宁。

一、药理作用与作用机制

（一）药理作用

糖肽类抗菌药物对革兰阳性菌具有强大的抗菌活性，对葡萄球菌（包括耐甲氧西林金黄色葡萄球菌和耐甲氧西林表皮葡萄球菌）、肠球菌、肺炎链球菌、溶血性与草绿色链球菌高度敏感，对厌氧菌、炭疽杆菌、白喉棒状杆菌、破伤风杆菌也高度敏感，对革兰阴性菌作用弱。替考拉宁对金黄色葡萄球菌的抗菌活性与万古霉素相似，对肠球菌的抗菌活性强于万古霉素，对万古霉素耐药的VanB基因型肠球菌也有较强的抗菌活性。

临床主要用于耐药金黄色葡萄球菌或对β-内酰胺类抗菌药物过敏的严重感染，如葡萄球菌所致的败血症、心内膜炎、骨髓炎、肺部感染等，以及肠球菌或草绿色链球菌所致的心内膜炎。口服也可应用于由难辨梭状芽孢杆菌及其毒素引起的伪膜性肠炎。

（二）作用机制

糖肽类抗菌药物通过作用于细菌细胞壁，与细菌细胞壁前体肽聚糖末端的D-丙氨酰-D-丙氨酸形成复合物，干扰甘氨酸五肽的连接，从而抑制细菌细胞壁的合成。同时对胞浆中RNA的合成也具有抑制作用。其作用部位与β-内酰胺类抗生素不同，不与青霉素类竞争结合部位。此类抗生素的化学结构和作用机制独特，故与其他抗菌药物无交叉耐药现象。

二、临床用药评价

（一）作用特点

糖肽类抗菌药物口服不吸收，静脉给药后，可广泛分布于各种组织和体液中，如血清、心包、胸膜、腹膜、腹水、滑膜液、尿液和心房组织中。去甲万古霉素和万古霉素不透过正常人的血－脑屏障，但在脑膜炎患者有可能达到治疗浓度。替考拉宁在皮肤和脑脊液中浓度甚低。去甲万古霉素和万古霉素的蛋白结合率约为 55%，替考拉宁的蛋白结合率为 90% ~ 95%。主要经肾脏以原型药形式排泄。

糖肽类抗菌药物为具有长 PAE 的时间依赖性杀菌剂，其 PK/PD 参数为 $AUC_{0 \sim 24}/MIC$。万古霉素对葡萄球菌属细菌的 PAE 为 1 ~ 2 小时，对于治疗耐甲氧西林金黄色葡萄球菌（MRSA）所致的下呼吸道感染时，应达到 $AUC_{0 \sim 24}/MIC \geq 400$。替考拉宁的 PAE 为 0.2 ~ 4.5 小时，当治疗一般感染时 $AUC_{0 \sim 24}/MIC \geq 125$ 可达到较好的治疗效果；治疗重症感染时则需要 $AUC/MIC \geq 345$。

对于 MRSA 感染，指南建议万古霉素的谷浓度为 15 ~ 20μg/ml，以确保 $AUC_{0 \sim 24}/MIC > 400$。当万古霉素谷浓度 > 20μg/ml 时，肾毒性风险增加。当与其他肾毒性药物（如氨基糖苷类）联合使用时，万古霉素的肾毒性风险也会增加。

（二）药物相互作用

1. 与氨基糖苷类、两性霉素 B、阿司匹林及其他水杨酸盐类、注射用杆菌肽及布美他尼、卷曲霉素、卡莫司汀、顺铂、环孢素、依他尼酸、巴龙霉素及多黏菌素类药物等合用或先后应用，可增加耳毒性及肾毒性，如必须合用，应监测听力及肾功能并给予剂量调整。

2. 与抗组胺药、布克利嗪、赛克力嗪、吩噻嗪类、噻吨类及曲美苄胺等合用时，可能掩盖耳鸣、头晕、眩晕等耳毒性症状。

（三）典型不良反应和禁忌

1. 典型不良反应　偶见急性肾功能不全，肾衰竭，间质性肾炎，肾小管损伤，一过性血肌酐，尿素氮升高，过敏反应及过敏样症状（皮疹、瘙痒），抗生素相关性腹泻。万古霉素和去甲万古霉素快速滴注时可出现血压降低，甚至心跳骤停，以及喘鸣、呼吸困难、上部躯体发红（红人综合征，主要由嗜碱性粒细胞和肥大细胞释放组胺引起的，用苯海拉明和减慢万古霉素滴注速度可以避免该反应的发生）、胸背部肌肉痉挛等。大剂量、长疗程、老年患者或肾功能不全者使用万古霉素或去甲万古霉素时，易发生听力减退，甚至耳聋。

研究结果显示替考拉宁引起的"红人综合征"明显较万古霉素少见；而血小板减少的发生率则在替考拉宁组较为常见，尤其常见于应用高剂量者；对照研究显示在常用剂量下替考拉宁的肾毒性较万古霉素稍低。

2. 禁忌　①万古霉素与替考拉宁有交叉过敏反应，对万古霉素、去甲万古霉素和替考拉宁过敏者禁用。②妊娠期女性应避免使用，哺乳期女性使用期间应暂停哺乳。

（四）特殊人群用药

使用万古霉素时，推荐对下列情况进行治疗药物监测：推荐应用大剂量万古霉素来维持其血药谷浓度在 15 ~ 20μg/ml 且长疗程的患者，肾功能不全、老年人、新生儿等特殊群体患者，合用其他耳毒性、肾毒性药物的患者。监测时机：万古霉素给药后 3 ~ 4 个维持剂量时监测血清药物浓度。万古霉素峰浓度和肾毒性相关性不明显，不建议通过监测万古霉素峰浓度来降低肾毒性。在下一次给药前 30 分钟采集血药谷浓度血样。在透析患者中，由于存在药物浓度的反弹，治疗药物监测宜在透析结束后 6 小时进行。

三、代表药品

万古霉素
Vancomycin

【适应证】　①耐药革兰阳性菌所致严重感染，特别是甲氧西林耐药葡萄球菌属（MRSA 及 MRCNS）、肠球菌属及青霉素耐药肺炎链球菌所致败血症、心内膜炎、脑膜炎、肺炎、骨髓炎等；②中性粒细胞减少或缺乏症合并革兰阳性菌感染患者；③青霉素过敏或经其他抗生素治疗无效的严重革兰阳性菌感染患者；④口服万古霉素可用于经甲硝唑治疗无效的艰难梭菌所致假膜性肠炎患者。

【用法用量】

（1）成人：全身性感染，每 6 小时静脉滴注 0.5g 或 7.5mg/kg，或每 12 小时静脉滴注 1g 或 15mg/kg。

（2）儿童：全身性感染，出生 0～7 日新生儿，首剂 15mg/kg，继以 10mg/kg，每 12 小时给药 1 次，静脉滴注；出生 8 日～1 个月新生儿，首剂 15mg/kg，继以 10mg/kg，每 8 小时给药 1 次，静脉滴注。儿童，一次 10mg/kg，每 6 小时给药 1 次，静脉滴注；或 20mg/kg，每 12 小时给药 1 次，静脉滴注。用药时需做血药浓度监测。

（3）肾功能不全者：根据下表调整维持剂量，有条件时应根据血药浓度监测结果调整剂量。

肌酐清除率（ml/min）	静脉滴注剂量
>80	成人常用量
51～80	1g, q12h
10～50	1g, q1～4d
<10	1g, q4～7d

【临床应用注意】

（1）氨基糖苷类、两性霉素 B 注射剂、阿司匹林、其他水杨酸盐、杆菌肽注射剂、布美他尼注射剂、卷曲霉素、卡莫司汀、顺铂、环孢素、依他尼酸注射剂、呋塞米注射剂、链佐星、巴龙霉素及多黏菌素类等药物与万古霉素合用或先后应用，有增加耳毒性和（或）肾毒性的潜在可能；可能发生听力减退，即使停药后仍可能继续进展至耳聋。反应可呈可逆性，但往往会发展至永久性。本品与其他耳毒性抗感染药合用或先后应用时需监测听力。万古霉素与氨基糖苷类联合应用时需进行肾功能测定及血药浓度监测，以调整给药剂量或给药间期。

（2）抗组胺药、吩噻嗪类和噻吨类抗精神病药以及曲美苄胺等与本品合用时，可能掩盖耳鸣、头晕、眩晕等耳毒性症状。

（3）万古霉素与碱性溶液有配伍禁忌，遇重金属可发生沉淀。

（4）与二甲双胍合用，可减少二甲双胍的清除，从而使二甲双胍的血药浓度升高。

（5）与琥珀酰胆碱合用，可增强琥珀酰胆碱的神经－肌肉阻滞作用。

（6）不宜肌内注射，静脉滴注时应尽量避免药液外漏，且应经常更换注射部位，滴注速度应缓慢，滴注时间至少在 60 分钟以上。

【常用制剂与规格】　注射用盐酸万古霉素：0.5g（50 万 U）；1.0g（100 万 U）。

替考拉宁
Teicoplanin

【适应证】　①甲氧西林耐药葡萄球菌属、肠球菌属等以及对本品敏感革兰阳性菌所致中、重度感染，如血流感染、骨髓炎、肺炎及下呼吸道感染、皮肤与软组织感染以及透析相关性腹膜炎；②用于青霉素过敏患者的肠球菌属或链球菌属所致严重感染的治疗；③中性粒细胞缺乏症患者的革兰阳性球菌感染。

【用法用量】　替考拉宁可通过静脉注射或肌内注射给药。可通过 3～5 分钟推注或 30 分钟输液进行静脉给药。新生儿应采用输液给药。

应根据感染基础类型和严重程度以及患者的临床应答和患者因素（如年龄和肾功能）调整剂量和治疗持续时间。

在完成负荷剂量治疗方案后，稳态时监测替考拉宁血清谷浓度，有助于确保达到最低血清谷浓度：①对于大多数革兰阳性菌感染，替考拉宁谷浓度应至少达到 10mg/L［采用高效液相色谱法（HPLC）测定］或至少 15mg/L［采用荧光偏振免疫测定法（FPIA）测定］。②对于心内膜炎或其他重度感染，替考拉宁谷浓度应达到 15～30mg/L（采用 HPLC 法测定）或 30～40mg/L（采用 FPIA 法测定）。在维持治疗期间，每周至少测定 1 次替考拉宁血清谷浓度，有助于保证浓度稳定。

肾功能正常的成人和老年患者剂量如下表。

适应证	负荷剂量	维持剂量	建议谷浓度
复杂性皮肤和软组织感染，肺炎，复杂尿路感染	400mg（6mg/kg），q12h，给药3次	按6mg/kg进行静脉注射或肌内注射，一日1次	>15mg/L
骨和关节感染	800mg（12mg/kg），q12h，给药3~5次	按12mg/kg进行静脉注射或肌内注射，一日1次	>20mg/L
感染性心内膜炎	800mg（12mg/kg），q12h，给药3~5次	按12mg/kg进行静脉注射或肌内注射，一日1次	>30mg/L

（1）骨科手术预防感染，麻醉诱导期单剂量静脉注射400mg。

（2）艰难梭状芽孢杆菌感染相关性腹泻和结肠炎，推荐剂量为100~200mg，一日2次口服，连续7~14日。

（3）肾功能不全的成人和老年患者，前3日不需调整剂量，在治疗第4日调整剂量，使血清谷浓度维持在至少10mg/L。治疗第4日后：①轻度和中度肾功能不全（肌酐清除率30~80ml/min）患者：维持剂量减半，即：剂量不变，每2日1次给药；或剂量减半，一日1次给药。②重度肾功能不全患者（肌酐清除率<30ml/min）和血液透析患者：剂量减为常规推荐剂量的1/3，即：剂量不变，每3日1次给药；或剂量减至1/3，一日1次给药。

（4）血液透析不能清除替考拉宁。持续性非卧床腹膜透析（CAPD）患者，按6mg/kg单次静脉负荷剂量给药后，在第1周中每袋透析液内按20mg/L的剂量给药，在第2周中于交替的透析液袋中按20mg/L的剂量给药，在第3周中仅在夜间的透析液袋内按20mg/L的剂量给药。

（5）儿童患者：①新生儿和2月龄以下婴儿：负荷剂量，单次16mg/kg，第1日静脉输液。维持剂量，单次8mg/kg，一日1次静脉输液。②儿童（2月龄到12岁）：负荷剂量，每12小时按10mg/kg单次静脉给药，重复给药3次。维持剂量，按6~10mg/kg单次静脉给药，一日1次。

【临床应用注意】 相互作用：与环丙沙星合用，增加癫痫发作的风险。静脉麻醉药成瘾患者对本品的肾清除加快，常需加大剂量。

【常用制剂与规格】 注射用替考拉宁：0.2g（20万U）；0.4g（40万U）。

第十三节 喹诺酮类抗菌药物

一、药物分类

喹诺酮类抗菌药物以4-喹诺酮（或称吡酮酸）为基本结构，在4-喹诺酮母核的N1、C5、C6、C7、C8，引入不同的基团形成了特点各异的药物。早期的喹诺酮类抗菌药物结构中无氟原子，后来在喹诺酮母核6位引入氟原子，以增强抗菌活性，故称为氟喹诺酮类抗菌药物。目前，本类药物按照上市时间、化学结构和及抗菌谱等的不同，分为四代。第一代喹诺酮类：品种除了萘啶酸，还有吡咯酸等，现已少用；第二代喹诺酮类：吡哌酸是主要应用品种，多在基层医疗单位应用；第三代喹诺酮类：在喹啉羧酸结构上C6位由氟取代，改称为氟喹诺酮类，抗菌作用增强，抗菌谱更广，目前临床应用品种数最多，包括诺氟沙星、环丙沙星、氧氟沙星、左氧氟沙星、洛美沙星、氟罗沙星、司帕沙星；第四代喹诺酮类：其结构特点为继续保留母核6位氟，并在5或8位引入氨基或甲基及甲氧基衍生物，包括莫西沙星、加替沙星、吉米沙星、安妥沙星（我国具有自主知识产权）。

二、药理作用与作用机制

（一）药理作用

喹诺酮类抗菌药物属杀菌药，其杀菌浓度相当于MIC的2~4倍。本类药物抗菌谱广，对革兰阴性菌的抑制作用强于革兰阳性菌。新一代喹诺酮类如莫西沙星、加替沙星等，除保留了对革兰阴性菌的良好抗菌活性外，进一步增强了对革兰阳性菌、结核分枝杆菌、军团菌、支原体及衣原体的杀菌作用，特别是提高了对厌氧菌如脆弱拟杆菌、梭杆菌属、消化链球菌属和厌氧芽孢梭菌属等的抗菌活性。对于铜绿假单胞菌，环丙沙星的杀菌作用仍属最强。随着喹诺酮类抗菌药物的广泛应用，耐药菌株日益增多，尤以大肠埃希菌为著，不同喹诺酮类品种间呈交叉耐药。

（二）作用机制

喹诺酮类抗菌药物的作用机制是抑制细菌DNA旋转酶和拓扑异构酶Ⅳ，DNA旋转酶对于细菌的复制，转录和修复起决定作用，而拓扑异构酶Ⅳ则是在细菌细胞壁的分裂中对染色体的分裂起决定作用。喹诺酮类抗菌药物通过选择性抑制这两种酶，阻断细菌DNA复制，使细菌细胞不再分裂，从而发挥抗菌作用。本类药物不受质粒传导耐药性的影响，与许多抗菌药物间无交叉耐药性。

三、临床用药评价

（一）作用特点

第一代喹诺酮类，只对大肠杆菌、痢疾杆菌、克雷伯杆菌、少部分变形杆菌有抗菌作用。第二代喹诺酮类抗菌谱有所扩大，对肠杆菌属、枸橼酸杆菌、铜绿假单胞菌、沙雷杆菌也有一定抗菌作用。第三代喹诺酮类的抗菌谱进一步扩大，对葡萄球菌等革兰阳性菌也有抗菌作用，对一些革兰阴性菌的抗菌作用则进一步加强。第四代的抗菌谱是目前为止最广的，对非典型病原体（肺炎衣原体、支原体等）、大部分厌氧菌、革兰阳性菌的抗菌活性明显提高。部分喹诺酮类抗菌药物在肺组织的浓度较高，且对肺部感染的常见致病菌能起到良好的杀菌作用，故被称为呼吸喹诺酮类，主要指左氧氟沙星、莫西沙星等。

喹诺酮类抗菌药物口服吸收良好，多数品种的口服生物利用度接近或大于90%，食物一般不影响药物的吸收，但可使达峰时间延迟，富含铁、钙、镁的食物可降低药物的生物利用度。本类药物在组织和体液中分布广泛，各品种的体内消除方式各不相同。培氟沙星主要在肝脏代谢并通过胆汁排泄；氧氟沙星、左氧氟沙星、洛美沙星、加替沙星约80%以上以原形经肾排泄，莫西沙星等药物为肝、肾两种消除

方式。

喹诺酮类抗菌药物属于有一定PAE的浓度依赖性抗菌药物，PK/PD参数为$AUC_{0\sim24}$/MIC和C_{max}/MIC，其比值大小与本类药物治疗感染的疗效、细菌清除和防耐药突变密切相关。左氧氟沙星和莫西沙星通常采用每日剂量一次给药的方式，而环丙沙星由于半衰期短，不良反应有一定的浓度依赖性，仍采用每日剂量分2~3次给药的方式。

（二）药物相互作用

1. 碱性药物、抗胆碱药、H_2受体拮抗剂以及含铝、钙、铁等多价阳离子的制剂均可降低胃液酸度而使本类药物的吸收减少，应避免同服。

2. 利福平（RNA合成抑制药）以及伊曲康唑、氯霉素（蛋白质合成抑制药）均可使本类药物的作用降低，使萘啶酸和诺氟沙星的作用消失，使氧氟沙星和环丙沙星的作用部分抵消。

3. 喹诺酮类抑制茶碱的代谢，与茶碱合用时，使茶碱血药浓度升高，可出现茶碱的毒性反应，应予以注意。

（三）典型不良反应和禁忌

常见胃肠道反应（3%~4%）：恶心、呕吐、不适、疼痛等；中枢神经系统不良反应：头痛、头晕、睡眠不良等，并可致精神症状。过敏反应：皮疹，瘙痒，颜面或皮肤潮红等。视觉紊乱：双视、色视。光敏反应、Stevens-Johnson及Lyell综合征以及肝肾损害。

偶可引起关节病变，若出现肌肉痛、腱鞘炎、跟腱炎、肌腱撕裂等疼痛与肿胀症状，应立即停药并就医。60岁以上患者，合用非甾体抗炎药物，肾脏、心脏或肺移植，类风湿关节炎等有肌腱障碍史，用药后长时间进行重体力劳动或过度劳累，肌腱断裂的风险均可能增加。如患者出现局部疼痛、炎症或肌腱断裂等症状时应停药，排除肌腱炎或肌腱断裂的诊断前，注意休息并限制活动。

本类药物具有心脏毒性，可能会使心电图Q-T间期延长。已有Q-T间期延长者、未能纠正的低钾血症者、急性心肌缺血者正在应用奎尼丁、普鲁卡因胺，或胺碘酮、索洛地尔等

抗心律失常药的患者均应避免使用本类药物，亦不宜与已知可使 Q-T 间期延长的西沙必利、红霉素、三环类抗抑郁药等药物合用。

本类药物可能干扰血糖代谢，用药期间可能出现血糖增高或降低，常伴发在使用降糖药或胰岛素的糖尿病患者中，应严密监测血糖。

（四）特殊人群用药

（1）妊娠期、哺乳期女性和儿童：禁用。喹诺酮类抗菌药物可影响 18 岁以下儿童软骨发育。此类药可分泌至乳汁，并接近血药浓度，哺乳期女性应避免应用，须用者应停止哺乳。

（2）本类药物可抑制 γ-氨基丁酸的作用，因此，可诱发癫痫，有癫痫病史者慎用。

（3）肝、肾功能不全者慎用。此类药可引起肝功能损害，主要经肾排泄的品种，肾功能不全者用后可导致尿结晶和碱性尿中毒，加重肾损害。当肌酐清除率 <20ml/min 时，应减量。

四、代表药品

环丙沙星
Ciprofloxacin

【适应证】　泌尿与生殖系感染，包括单纯性、复杂性尿路感染、细菌性前列腺炎；呼吸道感染，包括敏感革兰阴性杆菌所致慢性支气管急性细菌感染及肺部感染、急性鼻窦炎；胃肠道细菌感染，由志贺菌属、沙门菌属、产肠毒素大肠埃希菌、亲水气单胞菌、副溶血弧菌等所致；复杂性腹腔感染，宜与甲硝唑等抗厌氧菌药同用；伤寒；骨和关节感染；皮肤及软组织感染；血流感染等全身感染，宜用其注射液；吸入性炭疽，用于已暴露于炭疽芽孢杆菌气雾者，以减少发病或减轻疾病进展；中性粒细胞减少症发热时经验治疗，需与其他抗感染药联用。此适应证限用其注射液。

【用法用量】

（1）口服：①成人一日用量为 0.5~1.5g，分 2~3 次用。②用于骨和关节感染，一日用量为 1~1.5g，分 2~3 次。疗程 4~6 周或更长。③用于肺炎和皮肤软组织感染，一日用量为 1~1.5g，分 2~3 次，疗程 7~14 日。④用于肠道感染，一日用量为 1g，分 2 次，疗程 5~7 日。

⑤用于伤寒，一日用量为 1.5g，分 2~3 次，疗程 10~14 日。⑥用于急性单纯性下尿路感染，一日用量为 0.5g，分 2 次，疗程 3~7 日；复杂尿路感染时，一日用量为 1g，分 2 次，疗程 7~14 日。⑦用于单纯性淋病，0.5g 单次顿服。

（2）静脉滴注：成人常用量一次 0.2g，每隔 12 小时滴注 1 次，不少于 30 分钟。严重感染可加大剂量至 0.8g/d，分 2 次静脉滴注。注射用环丙沙星时，将其在无菌操作下溶于 200ml 的 5% 葡萄糖或 0.9% 氯化钠注射液中。急性单纯性下尿路感染 5~7 日，复杂性尿路感染 7~14 日，肺炎和皮肤软组织感染、伤寒 7~14 日，肠道感染 5~7 日，骨关节感染 4~6 周或更长。

3. 阴道给药　每晚清洁外阴后，将阴道用制剂塞入阴道深部，保留 5~10 分钟，一次 1 枚，疗程 7 日。

【临床应用注意】

1. 肾功能不全者未调整剂量应用时，易发生抽搐、癫痫样发作等中枢神经系统反应。肾功能衰竭者使用时，增加肌腱断裂风险。

2. 偶可引起过敏性休克、中毒性表皮松解症、渗出性多形性红斑，一旦发生需停药，并立即急救处理。

3. 偶见光敏反应发生，用药时应避免过度日光或人工紫外线照射。

4. 若发生假膜性肠炎，病情可轻度至危及生命，一旦确诊应立即处理，轻者停药可恢复，中、重度患者应予以抗艰难梭菌治疗（如甲硝唑）及其他对症处理。

5. 由于大肠埃希菌对喹诺酮类耐药严重，因此尿路、腹腔感染等患者需在给药前留取相应标本进行培养，根据药敏结果及临床情况调整用药。

6. 氢氧化铝、乳酸钙等与此类药物配伍后，会与喹诺酮类发生螯合，致使后者吸收量降低。如需连用，可先用喹诺酮药物，2 小时后再服用前述的阳离子制剂。

7. 维生素 C、氯化铵等酸性药物，可减弱喹诺酮类抗菌作用，不宜合用。

【常用制剂与规格】　片剂：0.25g。胶囊剂：0.25g。栓剂：0.2g。阴道泡腾片：0.1g。注射液：100ml∶0.2g。环丙沙星葡萄糖注射液：100ml：0.2g。注射用盐酸环丙沙星：0.2g。注射用乳酸环丙沙星：0.1g；0.2g；0.4g。乳酸环丙沙星注射液：100ml：0.1g；100ml：0.2g；250ml：0.25g。乳酸环丙沙星氯化钠注射液：100ml：0.1g；100ml：0.2g；200ml：0.4g；250ml：0.25g。

左氧氟沙星
Levoflaxacin

【适应证】　用于敏感菌所致的下列感染：慢性支气管炎急性细菌感染、社区获得性肺炎和医院获得性肺炎、急性鼻窦炎、急性单纯性下尿路感染、复杂性尿路感染、急性肾盂肾炎、复杂性和非复杂性皮肤及皮肤结构感染。

【用法用量】

（1）口服：①成人用于治疗慢性支气管炎急性细菌性感染，500mg/d，1次顿服，疗程7日；社区获得性肺炎，用法同前，疗程7～14日；急性鼻窦炎，用法同前，疗程10～14日；皮肤及软组织感染，用法同前，疗程7～14日；复杂性尿路感染、急性肾盂肾炎，用法同前，疗程10～14日；慢性细菌性前列腺炎，用法同前，疗程6周；急性单纯性下尿路感染，每日200mg，1次顿服，疗程3～7日；②与适当的抗菌疗法联合用药根除幽门螺杆菌，一次0.5g，一日1次，餐后口服，疗程7日或10日，在耐药严重地区可延长至14日。

（2）静脉滴注：治疗剂量及疗程同口服，根据病情需要，可先予静脉滴注，继以口服本品的序贯疗法。需注意本品注射剂只供缓慢静脉滴注，不可快速静脉输注，也不可作肌内注射。每200mg本品静脉滴注时间不少于60分钟。

（3）肾功能不全患者应慎用，当肌酐清除率＜50ml/min时需调整给药剂量，以免蓄积。

【临床应用注意】

1. 应避免在有脑动脉硬化、癫痫等中枢神经系统疾病中应用，以减少严重中枢神经系统反应的发生。如出现周围神经炎，应停药。肾功能不全者未减量使用，易致癫痫发作。

2. 有引发肝毒性报道，如急性肝炎甚至致死。65岁以上患者风险增大，如出现肝炎体征，应立即停药。

3. 与利多卡因、恩卡尼、氟卡尼、普鲁卡因胺、普罗帕酮、胺碘酮、美西律、溴苄胺、丙吡胺、莫雷西嗪、奎尼丁、阿齐利特、多非利特、司美利特、伊布利特、雷诺嗪、索他洛尔、氟康唑、氯丙嗪、奋乃静、氟哌利多、齐拉西酮、美沙酮、舒尼替尼、拉帕替尼、尼洛替尼、美索达嗪或硫利达嗪等合用，Q-T间期延长作用叠加，出现Q-T间期延长、尖端扭转型室性心动过速、心脏停搏等心脏毒性增加，应禁用。

4. 不可与含镁、铝的抗酸药、含铁制剂和含锌的多种维生素制剂等合用，否则可干扰本品口服吸收。

5. 左氧氟沙星与茶碱合用时，可使茶碱的消除半衰期延长，血药浓度增高，增加茶碱不良反应，合用时应严密监测茶碱浓度，必要时调整剂量。

6. 左氧氟沙星有增强华法林作用的报道，出血风险增加，合用时应监测凝血功能和出血情况。

7. 非甾体抗炎药与左氧氟沙星合用时，γ-氨基丁酸受到抑制，导致中枢神经系统兴奋，增加癫痫发作风险。

【常用制剂与规格】　片剂：0.1g；0.2g；0.5g。注射液：100ml：0.3g；50ml：0.1g。盐酸或乳酸左氧氟沙星注射液：2ml：0.1g。甲磺酸左氧氟沙星注射液：100ml：0.2g。盐酸左氧氟沙星氯化钠注射液：100ml：左氧氟沙星0.1g，氯化钠0.9g；100ml：左氧氟沙星0.2g，氯化钠0.9g；100ml：左氧氟沙星0.3g，氯化钠0.9g；100ml：左氧氟沙星0.5g，氯化钠0.9g。注射用粉针剂0.1g；0.2g；0.3g；0.4g。

莫西沙星
Moxifloxacin

【适应证】　用于敏感细菌所致的下列感染：急性细菌性鼻窦炎，由肺炎链球菌、流感嗜血杆菌或卡他莫拉菌所致者；慢性支气管炎急性细菌感染，由肺炎链球菌、流感嗜血杆菌、副流感嗜血杆菌、肺炎克雷伯菌、金黄色葡萄球菌或卡他莫拉菌所致者；社区获得性肺炎，由肺炎链球菌、流感嗜血杆菌、卡他莫拉菌、金黄色葡萄球菌、肺炎克雷伯菌、肺炎支原体或肺炎衣原体所致者；单纯性皮肤及皮肤结构感染，由金黄色葡萄球菌或化脓性链球菌所致者；复杂性腹腔内感染，由大肠埃希菌、脆弱拟杆菌、咽峡炎链球菌、星座链球菌、粪肠球菌、奇异变形杆菌、产气荚膜梭菌、多形拟杆菌或消化链球菌属所致者；复杂性皮肤感染，由金黄色葡萄球菌（甲氧西林敏感）、大肠埃希菌、肺炎克雷伯菌、阴沟肠杆菌所致者。

【用法用量】　口服或静脉滴注。

（1）成人：①口服及静脉给药剂量相同，剂量均为一次400mg，一日1次，治疗下列感染疗程如下：急性细菌性鼻窦炎，疗程10日；慢性支气管炎急性细菌性感染，疗程5日；社区获得性肺炎，疗程7～14日；单纯性皮肤及皮肤结构感染，疗程7日。②与适当的抗菌疗法联合用药根除幽门螺杆菌一次0.4g，一日1次。餐后口服，疗程7日或10日。

（2）轻度和中度肝功能不全患者均不需调整剂量，严重肝功能不全者（Child - Pugh Class C）的药动学研究资料尚缺乏。肾损伤患者无需进行剂量调整。

【临床应用注意】

1. 服用铁剂和抗酸药明显降低莫西沙星的口服生物利用度。

2. 健康志愿者同用莫西沙星与单剂量华法林，对凝血酶原时间及华法林的 C_{max}、AUC 等参数无影响。但有报道两药合用后，使用华法林已稳定的高龄患者出现华法林作用增加，因此合用时应监测凝血试验和出血情况。

3. 常见不良反应：发生率≥3%的有恶心、腹泻、头晕、干眼、视力敏锐度减退。发生率为0.1%～3%的有全身反应，如头痛、腹痛、注射部位疼痛、下肢或胸背痛，严重过敏反应；呕吐、食欲减退、口干、便秘、腹胀、腹泻、肝功能异常、胆汁淤积性黄疸等；心悸、心动过速、高血压、四肢水肿、Q - T 间期延长等；失眠、紧张不安、焦虑、嗜睡、意识模糊、感觉异常、震颤和眩晕；关节痛，肌痛；皮疹、皮肤瘙痒、出汗等；阴道念珠菌病；呼吸困难；味觉异常；淀粉酶升高、乳酸脱氢酶升高、凝血酶原降低、嗜酸粒细胞增高、白细胞降低、血小板降低或升高。

4. 严重不良反应：主动脉瘤或夹层、Q - T

间期延长（0.1%～1%）、尖端扭转型室性心动过速；皮疹（0.1% ～ 1%），Stevens - Johnson 综合征、中毒性表皮坏死松解症；高血糖症（0.1%～1%）、低血糖；艰难梭菌性腹泻；粒细胞缺乏症、再生障碍性贫血、溶血性贫血、全血细胞减少症、血小板减少症（0.1% ～ 1%）。肝坏死、肝炎、肝衰竭；类过敏反应，超敏反应；重症肌无力，肌腱撕裂、肌腱炎；吉兰 - 巴雷综合征、外周神经病变、假性脑瘤、颅内压升高、癫痫发作；视网膜脱落；肾衰竭（0.1%～1%）；外源性过敏性肺泡炎；血清病。

【常用制剂与规格】　片剂：0.4g。盐酸莫西沙星氯化钠注射液：250ml（莫西沙星0.4g、氯化钠2g）。

第十四节　硝基呋喃类抗菌药物

硝基呋喃类药物是硝基环类药物的一种，其抗菌谱广，包括呋喃妥因、呋喃唑酮、呋喃西林等，国内临床应用主要为前两个品种，其中呋喃唑酮仅用于治疗难以根除的幽门螺杆菌感染，呋喃西林仅供局部应用。

本类药物的共同特点为：①对许多需氧革兰阳性球菌和革兰阴性杆菌均具有一定抗菌作用，但对铜绿假单胞菌无活性。②细菌对之不易产生耐药性。药物主要通过干扰细菌的氧化还原酶系统影响 DNA 合成，使细菌代谢紊乱而死亡。③口服吸收差，血药浓度低，且药物的组织渗透性差，不宜用于较重感染，仅适用于肠道感染及下尿路感染。④局部用药时，药物接触脓液后仍保持抗菌效能。

代表药品

呋喃妥因
Nitrofurantoin

【药理作用与作用机制】　呋喃妥因可被细菌的黄素蛋白还原，其产生的活性产物可抑制乙酰辅酶 A 等多种酶，从而改变细菌的核糖体蛋白及其他大分子蛋白，导致细菌代谢紊乱并损伤其 DNA。

对多数大肠埃希菌（包括产 ESBL 菌株）有良好抗菌作用，产气肠杆菌、阴沟肠杆菌、柠檬酸菌属、沙门菌属、志贺菌属、克雷伯菌属等肠杆菌科细菌的部分菌株对本品敏感性差异较大，大多呈中度耐药。变形杆菌属和沙雷菌属、铜绿假单胞菌通常对本品耐药。对部分金黄色葡萄球菌、腐生葡萄球菌、表皮葡萄球菌和其他凝固酶阴性葡萄球菌、肠球菌属、化脓性链球菌、D 组链球菌、草绿色链球菌等革兰阳性菌均具抗菌作用。本品的抗菌活性不受脓液和组织分解产物的影响，在酸性尿液中的活性较强。

【适应证】 用于对其敏感的大肠埃希菌、肠球菌属、葡萄球菌属以及克雷伯菌属、肠杆菌属等细菌所致的急性单纯性下尿路感染，也可用于反复发作性尿路感染的预防。

【用法用量】 口服：①成人单纯性尿路感染（肾功能正常）：口服给药，一次 50 ~ 100mg，每 6 小时给药 1 次。②预防泌尿道感染：口服给药，一次 50 ~ 100mg，一日 1 次。③肾功能不全：eGFR 50 ~ 80ml/min 常规剂量；eGFR < 50ml/min 应避免使用。

【临床应用注意】

1. 妊娠、哺乳期用药 呋喃妥因可透过胎盘屏障，而胎儿酶系尚未发育完全，故女性妊娠后期不宜应用，妊娠足月禁用，以避免胎儿发生溶血性贫血的可能。少量呋喃妥因可进入乳汁，诱发乳儿溶血性贫血，尤其是葡萄糖 - 6 - 磷酸脱氢酶缺乏者，服用本品应停止哺乳。

2. 禁忌 禁用于对呋喃类药物过敏者、新生儿、无尿、少尿或肾功能明显受损者、妊娠晚期者禁用。

3. 不良反应 以消化道反应最为常见，表现为恶心、呕吐、纳差和腹泻等。可引起周围神经炎，服药剂量大或时间长者易发生，表现为手足麻木、久之可致肌萎缩，往往迁延难愈。过敏反应包括气喘、胸闷、皮疹、药物热、嗜酸性粒细胞增多。此外，尚可引起溶血性贫血、黄疸、肺部并发症（咳嗽、气急、呼吸困难等）。

4. 注意事项

（1）长期应用本品 6 个月或以上者偶可发生间质性肺炎或肺纤维化，应及早停药并采取相应措施。

（2）葡萄糖 - 6 - 磷酸脱氢酶缺乏者、周围神经病变者慎用。

（3）宜与食物同服可增加吸收，应用肠溶片可以减轻胃肠道反应。

5. 药物相互作用

（1）与可致溶血的药物、肝毒性药物、神经毒性药物同用，可使毒性增强。

（2）本品在酸性尿液中活性较强，碱性尿液中药效降低，故不宜与碳酸氢钠等碱性药物合用。

（3）与甲氧苄唑合用可增加抗菌作用。

【常用制剂与规格】 肠溶片：50mg。

第十五节　硝基咪唑类抗菌药物

硝基咪唑类抗菌药物是一类具有硝基咪唑环结构的药物，包括甲硝唑、二甲硝咪唑、异丙硝唑、塞可硝唑、奥硝唑、替硝唑和洛硝哒唑等。

一、药理作用与作用机制

硝基咪唑类药物作为药物前体，需在细胞内被激活而有效。其抗菌作用机制是细菌的细胞胞浆中的硝基还原酶，使被动扩散而进入的药物，获得较低的氧化还原电位，硝基被还原成酰胺衍生物后再与 DNA 作用，引起细菌 DNA 螺旋链损伤、断裂、解旋，进而导致细菌死亡。其抗阿米巴原虫的机制为抑制原虫的氧化还原反应及 DNA 合成，使原虫的氮链发生断裂，虫体死亡。

对多种革兰阴性和革兰阳性厌氧菌均具有良好抗菌活性。在体外对梭菌属、真杆菌属、消化球菌、消化链球菌等革兰阳性厌氧菌，对拟杆菌属（脆弱拟杆菌、吉氏拟杆菌等）、梭杆菌属、普雷沃菌属等革兰阴性厌氧菌均具良好抗菌活性。放线菌属、乳酸杆菌属、丙酸杆菌属对本品多呈耐药。对所有需氧菌无抗菌活性。对阴道滴虫、梨形肠鞭毛虫、结肠小袋纤毛虫均有良好抗原虫作用。

二、临床用药评价

（一）作用特点

本类药物对厌氧菌具有强大的抗菌活性，对原虫包括滴虫、阿米巴和蓝氏贾第鞭毛虫也具有强大抗原虫作用。目前该类药物仍为治疗原虫和厌氧菌感染的重要选用药物。临床应用以来，耐药株很少发生。

（二）药物相互作用

1. 本类药物可增强华法林的作用，导致凝血酶原时间延长。

2. 同时应用苯妥英、苯巴比妥等诱导肝微粒体酶的药物，可加速本类药物清除，使血药浓度下降。

3. 同时应用西咪替丁等抑制肝微粒体酶活性的药物，可减缓本类药物在肝内的代谢及其排泄，使血清半衰期延长，应根据血药浓度监测结果调整剂量。

4. 甲硝唑、替硝唑与乙醇合用可发生双硫仑样反应，奥硝唑对乙醛脱氢酶无抑制作用。

（三）典型不良反应和禁忌

1. 不良反应　①常见：以胃肠道反应最为常见，表现为恶心、呕吐、食欲缺乏、腹部不适和腹泻等；口腔金属味；头痛；深色尿（对人体无害）。②偶见：外周神经痛（长期使用时，通常是可逆的）；注射部位静脉炎；失眠；口炎。罕见：癫痫。

2. 禁忌　禁用于对硝基咪唑类药物过敏的患者。有活动性中枢神经系统疾病患者和血液病患者禁用。

三、代表药品

甲硝唑
Metronidazole

【适应证】　①各种厌氧菌感染，包括腹腔感染、盆腔感染、脑脓肿、肺脓肿等，但需与其他抗需氧菌药物联合使用。②肠道及肠外阿米巴病、阴道滴虫病、贾第虫病、结肠小袋纤毛虫病等寄生虫病的治疗。③口服可用于艰难梭菌所致的伪膜性肠炎。④与其他药物联合用于幽门螺杆菌所致的胃炎和十二指肠溃疡的治疗。⑤预防用药：择期结直肠手术、腹腔手术。

【用法用量】

（1）成人：①厌氧菌感染：口服或静脉给药，日剂量为 0.6～1.2g，一日 3 次给药。②难辨梭状芽孢杆菌引起的肠炎：口服给药，一次 500mg，一日 4 次，疗程 10～14 日。③细菌性阴道病：口服，一次 500mg，一日 2 次，疗程 7 日。④滴虫病：单剂量 2g 顿服或口服给药，

一次 500mg，一日 2 次，疗程 7 日。⑤阿米巴病：肠道阿米巴病，一次 400mg～600mg，一日 3 次，疗程 7 日。肠道外阿米巴病，一日 3 次，疗程 20 日。⑥贾第虫病：口服给药，一次 400mg，每 8 小时给药 1 次，疗程 5～10 日。

（2）严重肝功能不全者：经肝脏代谢，肝功能不全者药物可蓄积，应酌情减量。

（3）肾功能不全者：eGFR 50～90ml/min，常规剂量；eGFR 10～50ml/min，常规剂量；eGFR <10ml/min，7.5mg/kg，q12h。

【临床应用注意】

1. 妊娠、哺乳期用药　妊娠期女性有明确指征方可选用，但妊娠前 3 个月内禁用。可通过乳汁分泌。美国儿科学会建议慎用甲硝唑，建议服药后停止喂养 12～24 小时，以便药物排出体外。

2. 注意事项　本品可干扰某些血清生化值测定，如 AST、ALT、乳酸脱氢酶、甘油三酯、己糖激酶等。

【常用制剂与规格】　片剂：0.2g。注射液：50mg；100mg；500mg；1250mg。栓剂：0.5g，1g。阴道泡腾片：0.2g。

替硝唑
Tinidazole

【适应证】　同甲硝唑。

【用法用量】

（1）口服制剂：①厌氧菌感染：成人一日单剂 1g 顿服，或 500mg，一日 2 次，疗程 5～6 日或更长。②急性溃疡性牙龈炎：成人 2g 单剂顿服。③阴道滴虫病：成人 2g 单剂顿服，治疗阴道滴虫病时，需同时治疗性伴侣。④贾第虫病：成人 2g 单剂顿服，小儿 50～75mg/kg 顿服，但最大剂量不超过 2g，部分病例必要时可重复上述剂量 1 次。⑤肠阿米巴病：成人一日单剂 2g 顿服，疗程 3 日；若 3 日疗法无效，疗程可延长至 6 日。小儿一日 50mg/kg 顿服，疗程 3 日，但一日最大剂量不超过 2g。阿米巴肝脓肿：治疗阿米巴肝脓肿时，必须同时引流脓液。成人总剂量 4～12g。一日单剂 2g 顿服，疗程 3 日。若 3 日疗法无效，疗程延长至 6 日。小儿一日 50mg/kg 顿服，疗程 3 日，但一日最大剂量不超过 2g。

（2）静脉制剂：厌氧菌感染，一日 1 次，一次 0.8g 缓慢静脉滴注，疗程 5～6 日或按病情而定。

（3）肝功能不全者：肝功能不全患者本品的血浆清除率减低，需监测血药浓度，以调整给药剂量。

（4）肾功能不全者：肾功能不全患者本品药动学参数无改变，因此不需调整剂量。

【临床应用注意】

1. 妊娠、哺乳期用药　如确有指征应用时，应权衡利弊后决定，但妊娠前 3 个月内禁用。可通过乳汁分泌。哺乳期女性如确有指征应用，需停止哺乳，并需在停药 3 日后方可重新哺乳。

2. 注意事项　本品可干扰丙氨酸氨基转移酶、乳酸脱氢酶、甘油三酯、己糖激酶等的检测结果，使其测定值降至零。

【常用制剂与规格】　片剂：0.25g；0.5g。注射液：100ml：0.2g；100ml：0.4g；200ml：0.4g；200ml：0.8g；250ml：0.5g。栓剂：0.2g。

奥硝唑
Ornidzole

【适应证】　同甲硝唑。

【用法用量】

（1）口服制剂：①厌氧菌感染：成人一次 500mg，一日 2 次；儿童每 12 小时 10mg/kg。②阿米巴虫病：成人一次 500mg，一日 2 次；儿童一日 25mg/kg，分 2 次服用。③贾第虫病：成人一次 1.5g，一日 1 次，疗程 1～2 日；儿童一日 40mg/kg，一日 1 次，疗程 1～2 日。④毛滴虫病：成人一次 1～1.5g，一日 1 次；儿童一日 25mg/kg，顿服。⑤肠阿米巴病：成人一日 2g 顿服，疗程 3 日；若 3 日疗法无效，疗程可延长至 6 日。小儿一日 50mg/kg 顿服，疗程 3 日，但一日最大剂量不超过 2g。阿米巴肝脓肿：治疗阿米巴肝脓肿时，必须同时引流脓液。成人总剂量 4～12g。一日单剂 2g 顿服，疗程 3 日。若 3 日疗法无效，疗程延长至 6 日。小儿一日 50mg/kg 顿服，疗程 3 日，但一日最大剂量不超过 2g。

（2）静脉制剂：厌氧菌感染：成人初始剂量为 0.5～1.0g 静脉滴注，以后每 12 小时静脉滴注 0.5g，如患者症状改善，可改口服治疗。

【临床应用注意】　不推荐用于 3 个月以下婴儿。

【常用制剂与规格】　片剂、胶囊剂：0.25g。注射液：0.25g；0.5g；1g。栓剂、泡腾片：0.5g。

第十六节　磺胺类抗菌药物

一、药物分类

根据磺胺类抗菌药物的临床用途和吸收特点分为：①口服易吸收者可用于治疗全身各系统感染的磺胺类抗菌药物，按照其半衰期长短可分为短效磺胺（半衰期约 6 小时）、中效磺胺（半衰期接近 12 小时）和长效磺胺（半衰期超过 24 小时）三类。目前临床上应用的主要是中效磺胺，如磺胺甲噁唑、磺胺嘧啶两种，其他均已少用。②口服不易吸收者仅用于肠道感染，如柳氮磺胺吡啶。③外用磺胺：主要有磺胺醋酰钠、磺胺米隆、磺胺嘧啶银等。

二、药理作用与作用机制

复方磺胺甲噁唑为磺胺甲噁唑（SMZ）与甲氧苄啶（TMP）的复合制剂，磺胺甲噁唑与甲氧苄啶具有协同抑菌和杀菌作用，磺胺甲噁唑作用于二氢叶酸合成酶，干扰叶酸合成的第一步，而甲氧苄啶作用于叶酸合成的第二步，选择性抑制二氢叶酸还原酶的作用，因此二者合用，可使细菌的叶酸代谢受到双重阻断，从而干扰细菌的蛋白合成。两者的协同抗菌作用较单药增强，对其耐药的菌株亦减少。

磺胺甲噁唑属中效磺胺，对革兰阳性和革兰阴性菌均具抗菌作用，但目前临床常见病原菌如肺炎链球菌、化脓性链球菌、大肠埃希菌、流感嗜血杆菌等对磺胺甲噁唑耐药现象普遍存在。在葡萄球菌属、淋病奈瑟菌、脑膜炎奈瑟菌中，耐药菌株可高达 20%～90%。复方磺胺甲噁唑与磺胺甲噁唑相比，对大肠埃希菌、流感嗜血杆菌、金黄色葡萄球菌的抗菌作用增强 4～8 倍，但耐药菌株仍多见。对肺孢子菌有作用，体外对诺卡菌属、嗜麦芽窄食单胞菌、弓形虫、霍乱弧菌、鼠疫耶尔森菌、洋葱伯克霍尔德菌等亦具良好抗微生物活性。

磺胺嘧啶作用机制及抗菌谱同磺胺甲噁唑。

三、临床用药评价

（一）作用特点

磺胺类抗菌药物自 1935 年用于临床至今，近年来虽然有较多的化学合成药物问世，但由于磺胺类抗菌药物治疗某些感染性疾病仍具有良好疗效（如肺孢子菌肺炎），且使用方便，价格低廉，故在抗感染药物中仍占有一定地位。磺胺类抗菌药物具有抗菌谱广，可以口服、吸收较为迅速，部分品种（如磺胺嘧啶）能通过血–脑屏障，较为稳定、不易变质等优点。

（二）药物相互作用

（1）可增强华法林的作用，导致凝血酶原时间延长。

（2）与对氨基苯甲酸（PABA）及衍生物（例如苯佐卡因、普鲁卡因、丁卡因）理论上具有拮抗作用，避免同时使用。

（3）可增加苯妥英血清药物浓度，同时使用时，监测苯妥英游离药物浓度。

（4）可增加磺酰脲类促胰岛素分泌药所致低血糖风险，同时使用时应密切监测。

（三）典型不良反应和禁忌

1. 不良反应

（1）①常见：胃肠道不适，如恶心、呕吐；皮疹和瘙痒（用药后 7 ~ 14 日）；血肌酐假性升高。偶见：骨髓抑制（叶酸缺乏的贫血、血小板计数减少、白细胞计数减少，大剂量时常见）；血清病；药物热；肝损伤（可为胆汁淤积性）；光过敏；高铁血红蛋白血症（在严重葡萄糖–6–磷酸脱氢酶缺乏时）。②罕见：尿结晶导致氮质血症、尿石症和少尿；Steven–Johnson 综合征（重症多形性红斑）或中毒性表皮坏死松解症；无菌性脑膜炎；胰腺炎；神经毒性（震颤、共济失调、情感淡漠及踝阵挛）；间质性肾炎。

（2）应用磺胺类抗菌药物期间应多饮水，保持正常尿量，以防结晶尿和结石的发生，必要时亦可服碱化尿液的药物。

（3）用药期间应注意检查血常规，如任何一种血细胞显著降低时，应停用本品，对接受较长疗程的患者尤为重要。

（4）用药期间应定期进行尿常规和肾功能检查，尤其是肾功能不全患者。

2. 禁忌

（1）禁用于对磺胺类抗菌药物过敏者以及对呋塞米、砜类、噻嗪类利尿药、磺酰脲类、碳酸酐酶抑制剂过敏的患者。葡萄糖–6–磷酸脱氢酶缺乏者应用本品可发生溶血，该反应通常为剂量依赖性。

（2）由于磺胺类抗菌药物可与胆红素竞争在血浆蛋白上的结合部位，而新生儿的乙酰转移酶系统未发育完善，磺胺游离血药浓度增高，增加了核黄疸的发生危险，因此该类药物在新生儿及 2 个月以下婴儿禁用。

（四）特殊人群用药

磺胺类抗菌药物可穿过胎盘屏障至胎儿体内，可能导致胎儿畸形，妊娠期女性宜避免应用。本类药物可自乳汁中分泌，乳汁中浓度约可达母体血药浓度的 50% ~ 100%，可能对乳儿产生影响。哺乳期女性不宜应用。

四、代表药品

复方磺胺甲噁唑
Compound Sulfamethoxazole

【适应证】①肺孢子菌肺炎 为目前治疗肺孢子菌病的首选药物，此外可用作艾滋病患者及中性粒细胞缺乏患者的肺孢子菌病的预防用药。②诺卡菌病 治疗诺卡菌感染疗效肯定，治疗全身性诺卡菌感染（包括累及中枢神经系统者）的有效率为 63% ~ 81%。③李斯特菌属感染（青霉素过敏患者的二线治疗）。④嗜麦芽窄食单胞菌、洋葱伯克霍尔德菌、溶血葡萄球菌感染及耶尔森结肠炎等。⑤敏感菌株所致的尿路感染、呼吸道感染、小儿急性中耳炎、伤寒和其他沙门菌属感染、肠道感染等。⑥下类情况不宜应用本品 ①中耳炎的预防或长程治疗；②A 组溶血性链球菌所致的扁桃体炎和咽炎，因不易清除细菌。

【用法用量】

（1）肺孢子菌肺炎：①治疗：按甲氧苄啶 5mg/kg 计算口服或静脉给药每隔 8 小时给药一次，连续 21 日（必须以甲氧苄啶的剂量为准）；预防复发：甲氧苄啶 160mg、磺胺甲噁唑 800mg，一日 1 次。

（2）治疗细菌性感染：一次甲氧苄啶160mg、磺胺甲噁唑800mg，每隔12小时服用1次。

（3）肾功能不全：eGFR 50～80ml/min常规剂量；eGFR 10～50ml/min 静脉注射按甲氧苄啶5mg/kg计算，每隔12小时给药1次，口服半量；eGFR <10ml/min 避免使用。

【常用制剂与规格】 片剂：每片含磺胺甲噁唑0.4g，甲氧苄啶0.08g。

磺胺嘧啶
Sulfadiazine

【适应证】 适应证同磺胺甲噁唑。由于中国奈瑟球菌脑膜炎的病原菌多为A组，大多对本品敏感，且脑脊液内药物浓度高，故可作为治疗普通型奈瑟球菌脑膜炎的选用药物，也可作为易感者的预防用药。本品在尿液中溶解度低，出现结晶尿机会增多，故不推荐用于尿路感染的治疗。

【用法用量】

1. 成人常用量

（1）口服：①用于治疗一般感染，首剂2g，以后一次1g，一日2次；②治疗流行性脑脊髓膜炎，首剂2g，以后一次1g，一日4次口服。

（2）静脉给药：首剂50mg/kg，继以一日100mg/kg，分3～4次缓慢静脉滴注。

2. 儿童常用量

（1）口服：用于治疗2个月以上小儿的流行性脑脊髓膜炎，首剂50～60mg/kg（最大剂量不超过2g），以后每次25～30mg/kg，一日2次。

（2）静脉给药的剂量为：首剂50mg/kg（最大剂量不超过2g），继以一日100mg/kg，分4次静脉滴注。

3. 肾功能不全 eGFR 50～80ml/min 口服给药，一次0.5～1.5g，每隔6小时给药1次；eGFR 10～50ml/min 口服给药，一次0.5～1.5g，每隔8～12小时给药1次（约1/2剂量）；eGFR <10ml/min 口服给药，一次0.5～1.5g，每隔12～24小时给药1次（约1/3剂量）。

【常用制剂与规格】 片剂：0.5g。注射液：0.4g；1g。软膏剂：1%；5%。

第十七节　其他抗菌药物

代表药品

多黏菌素
Polymyxin

多黏菌素是多肽类抗生素，由于其肾毒性大被其他更安全的抗菌药物取代；但近年来随着对碳青霉烯类耐药的鲍曼不动杆菌、铜绿假单胞菌、肠杆菌科细菌等耐药形势日益严峻，可选择药物有限，临床重新启用多黏菌素。多黏菌素是一组碱性多肽类抗生素的总称，主要有A、B、C、D和E五种。常用的有多黏菌素B（PMB）和多黏菌素E。多黏菌素B、E仅有一个氨基酸的差异。多黏菌素B常用剂型为硫酸多黏菌素B，多黏菌素E常用剂型是硫酸黏菌素和黏菌素甲磺酸盐（CMS）。

【药理作用与作用机制】

多黏菌素B和E的抗菌作用机制相同，主要有以下2个方面：①其分子中的带正电荷的二氨基丁酸的初级氨基可与细菌细胞膜中脂多糖上带负电荷的磷酸根发生极性相互作用，进而多黏菌素分子中氮端脂肪酸链及六位和七位的疏水氨基酸与细菌细胞膜中脂多糖上的脂肪酸链发生疏水相互作用，从而破坏细菌外膜结构，使其通透性增加，或引起细菌内膜与外膜接触，使细胞内外膜之间的成分交叉，导致细胞膜不稳定，最终渗透压失衡，细胞溶胀，内容物外流，菌体死亡。②通过诱导革兰阴性菌中活性氧、超氧化物、过氧化氢和羟自由基的形成，引起细胞内氧化应激反应，损伤细菌的DNA、脂质和蛋白质，最终导致细胞快速死亡 。

多黏菌素B和E的抗菌谱基本一致，属窄谱抗菌药物，对大多数需氧革兰阴性杆菌有较好的活性，非发酵菌，如铜绿假单胞菌、鲍曼不动杆菌、和嗜麦芽窄食单胞菌对其高度敏感。肠杆菌目细菌，包括耐碳青霉烯类抗菌药物的肠杆菌科细菌（CRE）也对其有高度敏感性；但革兰阴性菌中，流感嗜血杆菌、百日咳杆菌、嗜肺军团菌、沙门菌属和志贺菌属对其敏感性欠佳，且变形杆菌、沙雷菌属、普鲁威登菌属、摩根菌属和洋葱伯克霍尔德菌等对其天然耐药；部分革兰阴性球菌如奈瑟菌属、大部分革兰阳性菌对多黏菌素类药物天然耐药。

【适应证】　不建议多黏菌素单独应用，应根据不同感染部位、不同病原菌及药敏情况联合其他抗菌药物。①肺部感染：对于多重耐药（MDR）的不动杆菌、铜绿假单胞菌、肠杆菌导致的医院获得性肺炎/呼吸机相关性肺炎（HAP/VAP）患者，建议静脉应用抗菌药物联合雾化吸入多黏菌素辅助治疗；对于泛耐药（XDR）的不动杆菌、铜绿假单胞菌、肠杆菌导致的HAP/VAP患者，建议多黏菌素静脉联合雾化吸入治疗。②血流感染：用于碳青霉烯类耐药的革兰阴性杆菌的血流感染，建议多黏菌素联合药敏结果敏感的1个或多个抗菌药物治疗；若没有敏感的药物，建议联合1种或2种最低抑菌浓度（MIC）靠近折点的抗菌药物治疗。③中枢神经系统感染：对于全身用药48～72小时仍未取得预期效果的碳青霉烯类耐药的革兰阴性杆菌（特别是不动杆菌、铜绿假单胞菌和肠杆菌）所致的脑室炎或脑膜炎，建议多黏菌素脑室内或鞘内注射。

【用法用量】　硫酸多黏菌素B 1mg相当于10000U；多黏菌素E以黏菌素活性基质（CBA）计算剂量，1mg CBA = 2.4mg CMS；1mg CMS = 12500U CMS。

1. 肾功能正常患者　多黏菌素B的负荷剂量为2.0～2.5mg/kg（相当于2万～2.5万U/kg），输注时间1小时；在12～24小时后给予维持剂量2.5～3mg/（kg·d），分2次给药，持续输注1小时以上，不需要根据肾功能调整给药剂量。

多黏菌素E负荷剂量为5mg/kg CBA，最大剂量不超过300mg CBA，持续静脉输注0.5～1小时以上；在12～24小时后给予维持剂量2.5～5mg/（kg·d）CBA，分2～4次给药。根据肾功能调整每日给药剂量。

2. 肾功能不全患者　多黏菌素B不需调整给药剂量，多黏菌素E肾功能不全患者的建议剂量，见下表。

肌酐清除率（Ccr ml/min）	多黏菌素E平均稳态血浆浓度为2mg/L的每日CMS剂量	
	mg CBA/d	百万 U/d
0	130	3.95
5 ≤ Ccr < 10	145	4.40
10 ≤ Ccr < 20	160	4.85
20 ≤ Ccr < 30	175	5.30
30 ≤ Ccr < 40	195	5.90
40 ≤ Ccr < 50	220	6.65
50 ≤ Ccr < 60	245	7.40
60 ≤ Ccr < 70	275	8.35
70 ≤ Ccr < 80	300	9.00
80 ≤ Ccr < 90	340	10.3
Ccr ≥ 90	360	10.9

3. 肝功能不全　通常给予正常剂量。

4. 特殊给药方式

（1）雾化吸入：对于多重耐药菌或广泛耐药菌感染引起的医院获得性肺炎或呼吸机相关肺炎患者，建议雾化吸入多黏菌素，多黏菌素B 50mg溶于5ml无菌注射用水中，每12小时给药1次；多黏菌素E 30～60mg CBA溶于2～4ml 0.9%氯化钠溶液中，每8～12小时给药1次，应现配现用。

（2）脑室注射/鞘内注射：对于全身用药48～72小时仍未取得预期效果的碳青霉烯类耐药的革兰阴性杆菌（特别是不动杆菌、铜绿假单胞菌和肠杆菌）所致的脑室炎或脑膜炎，建议每天脑室内或鞘内注射5mg（5万U）多黏菌素B或12.5万U CMS（约4.1mg CBA）。首选脑室注射；鞘内注射时应注意采用按摩注射法缓慢推注，注意发生局部刺激的可能。

5. 血药浓度监测　多黏菌素B稳态时AUC_{0-24}小时为50～100（mg·h）/L，稳态血药浓度维持在2～4mg/L；多黏菌素E稳态时AUC_{0-24}小时为50（mg·h）/L，稳态血药浓度维持在2mg/L。多黏菌素血药浓度高低和抗菌效果、肾毒性紧密相关，重症患者体内多黏菌素药动学变化较大，血药浓度监测不仅能保证治疗效果，也能降低肾脏损害的风险。

【临床应用注意】

1. 妊娠期、哺乳期用药 妊娠期女性避免应用。

2. 禁忌 禁用于对多黏菌素或本品含有的其他成分过敏者。

3. 不良反应 多黏菌素的主要不良反应是肾毒性和神经毒性，以肾毒性最常见，发生率小于53%。相较于多黏菌素E甲磺酸钠，硫酸多黏菌素B急性肾损伤发生率相对较低。发生肾毒性时多黏菌素E需调整剂量，而多黏菌素B无需调整剂量，多数在停药后肾功能可逐步恢复。发生肾损害的高危因素是高龄或/和同时使用其他肾损害的药物。

多黏菌素的神经毒性较肾毒性少见，主要是头晕及共济失调、面部潮红、嗜睡、外周感觉异常、胸痛；鞘内给药可见脑膜刺激症状，如发热、头痛、颈部僵硬、脑脊液中细胞计数和蛋白升高；与神经毒性药物同时使用易导致呼吸困难、低氧血症、呼吸暂停。

多黏菌素B静脉应用后可导致皮肤色素沉着，主要表现在头颈部的皮肤颜色变深，一般升高3~6个色调。由于多黏菌素B引起组胺释放，刺激朗格汉斯细胞增生并使皮肤IL-6过度表达，引起黑素细胞大量着色，从而引起皮肤变黑。发生率为8%~15%，多见于面部和颈部。危险因素尚不明确，与日光照射无关，但可能与多黏菌素类药物暴露的剂量高、时间长有关。皮肤色素沉着不影响抗菌治疗，部分患者3个月后能自行减轻。

4. 注意事项

（1）避免与筒箭毒碱肌肉松弛剂和其他神经毒性药物合用。

（2）避免与氨基糖苷类、万古霉素等其他肾毒性药物合用。

（3）多黏菌素类药物的治疗窗窄，为提高临床疗效，降低不良反应，建议进行治疗药物浓度监测。

5. 药物相互作用

（1）与氨基糖苷类抗菌药物合用，可能增加神经-肌肉阻滞风险，引发呼吸抑制。

（2）与肾毒性药物（如两性霉素B、氨基糖苷类抗菌药物、西多福韦、膦甲酸）合用，可能增加肾毒性风险。

（3）与非去极化神经-肌肉阻滞剂（阿曲库铵、维库溴铵、筒箭毒碱等）合用，可能增强或延长其神经-肌肉阻滞作用。

【常用制剂与规格】 硫酸黏菌素片50万U，注射用硫酸多黏菌素B 50万U，注射用多黏菌素E甲磺酸钠150mg；200万U。

磷霉素
Fosfomycin

磷霉素是1967年从土壤里的链丝菌中发现的一种广谱抗生素，其分子量很小，是一个具有全新化学结构的抗生素。1970年经人工合成。磷霉素有口服磷霉素钙和磷霉素氨丁三醇，注射剂磷霉素钠。

【药理作用与作用机制】

磷霉素可与催化肽聚糖合成的磷酸烯醇丙酮酸转移酶不可逆性结合，使该酶灭活，阻断细菌细胞壁的合成，从而导致细菌死亡。

磷霉素对革兰阳性和革兰阴性需氧菌具广谱抗菌作用。该药在体外及体内对下列细菌具良好抗菌作用：大肠埃希菌、志贺菌属、金黄色葡萄球菌和凝固酶阴性葡萄球菌（包括甲氧西林敏感及耐药株）、粪肠球菌。磷霉素对以下细菌体外亦具抗菌活性：流感嗜血杆菌、沙门菌属、霍乱弧菌、脑膜炎奈瑟球菌、链球菌属、屎肠球菌、克雷伯菌属、变形杆菌属、柠檬酸杆菌属、沙雷菌属、假单胞菌属，但抗菌活性较青霉素类及头孢菌素类差。

与β-内酰胺类、氨基糖苷类、万古霉素、氟喹诺酮类等抗菌药联合使用具有协同作用。与其他抗菌药之间无交叉耐药和交叉过敏。

【适应证】

磷霉素口服可用于治疗敏感菌所致急性单纯性下尿路感染和肠道感染（包括细菌性痢疾）。单剂口服磷霉素氨丁三醇用于单纯性下尿路感染的治疗。

磷霉素钠注射剂可用于治疗敏感菌所致呼吸道感染、尿路感染、皮肤软组织感染等；也可与β-内酰胺类、氨基糖苷类等其他抗菌药联合应用，治疗由敏感菌所致中、重症感染如败血症、腹膜炎、骨髓炎等，但需用大剂量；与万古霉素、利福平联合可用于金黄色葡萄球菌（甲氧西林敏感或耐药株）等革兰阳性菌所致的严重感染。

【用法用量】

（1）口服：磷霉素钙盐成人 2～4g/d；儿童 50～100mg/（kg·d），均分为 3～4 次服用。磷霉素氨丁三醇散空腹或进餐后成人单剂服用 5.631g（含磷霉素酸 3g），服用时不可吞服干粉，需以温开水 100～120ml 溶解后服。

（2）静脉滴注：静脉给药治疗成人轻、中度感染，一日用量为 4～8g；用于重症感染，如败血症、重症肺炎、腹膜炎、脑膜炎等感染时，肾功能正常成人患者一日剂量可增至 16～20g，分 3～4 次，并宜与其他抗生素，如氨基糖苷类或 β - 内酰胺类合用。儿童轻、中度感染 100～200mg/（kg·d），重症感染可增至 300mg/（kg·d），均分 2～3 次静脉给药。肌内注射给药因局部疼痛明显，一般不用。

【临床应用注意】

1. 妊娠、哺乳期用药　本品可透过胎盘屏障，可经乳汁分泌。动物实验数据未发现致畸效应。有数个关于孕期各阶段口服磷霉素安全性和有效性的研究结果显示磷霉素对胎儿无害。

2. 禁忌　5 岁以下儿童禁用本品的注射剂型。

3. 不良反应　毒性较轻，但仍可致皮疹、嗜酸性粒细胞增多、血清转氨酶升高等。口服可致胃肠道反应，如恶心、胃灼热、纳差、中上腹不适、腹泻等，一般无需特别的对症治疗可自行消失，不影响继续用药。静脉给药可引起静脉炎。

4. 注意事项

（1）磷霉素钠的含钠量高，1g 磷霉素钠中含钠离子 0.32g，对心功能不全、肾功能不全、高血压等需限制钠盐摄入量的患者应用本品时，必须注意保持体内钠离子的平衡。

（2）快速静脉滴注易出现静脉炎，故磷霉素钠静脉滴注时，每 4g 宜溶于 250ml 以上液体中，滴速不宜过快，以减少静脉炎的发生。

5. 药物相互作用

（1）抗酸药（碳酸钙）、食物可减少磷霉素的吸收。

（2）与甲氧氯普胺同用时，可使口服磷霉素血药浓度降低，与其他胃肠动力药同用亦有

可能发生类似情况，因此不宜与上述药物同用。

【常用制剂与规格】　磷霉素钙片：0.1g；0.2g；0.5g。磷霉素钙胶囊：0.1g；0.125g；0.2g；0.25g。磷霉素钙颗粒剂：0.1g；0.5g。注射剂：1g；2g；3g；4g。磷霉素氨丁三醇：含磷霉素 3g。

利奈唑胺
Linezolid

【药理作用与作用机制】　利奈唑胺与细菌核糖体 50S 亚单位结合，抑制 mRNA 与核糖体连接，阻止 70S 起始复合物的形成，从而抑制细菌蛋白质的合成。利奈唑胺为抑菌剂，但对肺炎链球菌等链球菌属可呈现杀菌作用。

利奈唑胺对葡萄球菌属、肠球菌属、链球菌属均显示良好的抗菌作用，包括金黄色葡萄球菌（甲氧西林敏感或耐药菌株）、凝固酶阴性葡萄球菌（甲氧西林敏感或耐药菌株）、粪肠球菌（万古霉素敏感或耐药菌株）、屎肠球菌（万古霉素敏感或耐药菌株）、肺炎链球菌（包括青霉素耐药株）、无乳链球菌、化脓性链球菌、草绿色链球菌。利奈唑胺对厌氧菌亦具抗菌活性，对艰难梭菌的作用与万古霉素相似，对拟杆菌属和梭杆菌属具有一定抗菌作用。利奈唑胺对革兰阴性菌作用差。在兼性厌氧革兰阴性菌中，利奈唑胺对卡他莫拉菌、流感嗜血杆菌、淋病奈瑟球菌均具有抗菌作用。对巴斯德菌属和脑膜炎败血黄杆菌有一定抗菌作用。肠杆菌科细菌、假单胞菌属和不动杆菌属等非发酵菌则对该药呈现耐药。利奈唑胺对支原体属和衣原体属、结核分枝杆菌、鸟分枝杆菌亦有一定抑制作用。

【适应证】　①院内获得性肺炎，由金黄色葡萄球菌（甲氧西林敏感和耐药菌株）或肺炎链球菌引起的院内获得性肺炎。②社区获得性肺炎，由肺炎链球菌引起的社区获得性肺炎，包括伴发的菌血症，或由金黄色葡萄球菌引起的社区获得性肺炎。③复杂性皮肤和皮肤软组织感染，包括未并发骨髓炎的糖尿病足部感染，由金黄色葡萄球菌（甲氧西林敏感和耐药菌株）、化脓性链球菌或无乳链球菌引起的复杂性皮肤和皮肤软组织感染。尚无利奈唑胺用于治疗褥疮的研究。④非复杂性皮肤和皮肤软组织

感染，由金黄色葡萄球菌或化脓性链球菌引起的非复杂性皮肤和皮肤软组织感染。⑤万古霉素耐药的屎肠球菌感染，包括伴发的菌血症。

【用法用量】 口服或静脉滴注。本品治疗感染的推荐剂量见下表。①肝功能不全：轻度及中度肝功能不全者，无须调整利奈唑胺剂量，在重度肝功能不全者缺乏临床资料。②肾功能不全：无须调整利奈唑胺剂量。

【临床应用注意】

1. 妊娠期、哺乳期用药 妊娠期女性用药前应充分权衡利弊。哺乳期女性应用本品时宜停止哺乳。

2. 禁忌 因与5-羟色胺类药物潜在的相互作用，禁用于类癌综合征的患者和（或）使用任何以下药物的患者：5-羟色胺再摄取抑制剂、三环类抗抑郁药、5-羟色胺（5-HT1）受体拮抗剂（阿米替林）、哌替啶或丁螺环酮。

3. 不良反应 ①在应用利奈唑胺的患者中可出现骨髓抑制（包括血小板减少、贫血、白细胞减少和全血细胞减少），风险与疗程相关。停用利奈唑胺后血常规指标可以上升并恢复到治疗前的水平。血小板减少在严重肾功能不全患者中更常见。②周围神经病和视神经病变，有时进展至视觉丧失。③乳酸性酸中毒。

上述不良反应主要出现在应用利奈唑胺超过推荐的最长应用时间（28日）的患者中，但在用药时间较短的患者中也有报道。

4. 注意事项

（1）本品具有单胺氧化酶抑制剂作用，在应用利奈唑胺过程中，应避免食用含有大量酪氨酸的食品，包括腌渍、泡制、烟熏、发酵的食品。

（2）本品有引起血压升高的潜在相互作用，除非对患者可能出现的血压升高进行监测，否则利奈唑胺不宜应用于高血压未控制的患者、嗜铬细胞瘤、甲状腺功能亢进的患者和（或）使用以下任何药物的患者：直接或间接拟交感神经药（如伪麻黄碱）、血管加压药物（如肾上腺素、去甲肾上腺素）、多巴胺类药物（如多巴胺、多巴酚丁胺）以及苯丙醇胺、右美沙芬、抗抑郁药等。

（3）应每周进行血小板和全血细胞计数的检查，尤其是用药超过2周、用药前已有骨髓抑制，或合并应用能导致骨髓抑制的其他药物的患者。对发生骨髓抑制的患者应停用利奈唑胺治疗。在利奈唑胺治疗中也有出现视物模糊的报道，在疗程中应密切观察视觉症状的出现，必要时监测视觉功能。

（4）应用利奈唑胺过程中，有乳酸性酸中毒的报道，如发生反复恶心或呕吐、有原因不明的酸中毒或低碳酸血症，需要立即进行检查。

（5）应用本品的疗程超过28日的安全性未建立，疗程超过28日者发生周围神经病和视神经病变的可能性增加。

（6）静脉滴注速度变慢，控制滴注时间在30～120分钟。

| 感染 | 剂量、给药途径和频率 | | 建议疗程（连续治疗天数） |
	儿童患者（出生至11岁）	成人和青少年（12岁及以上）	
医院获得性肺炎	每隔8h，10mg/kg 静脉滴注或口服	每隔12h，600mg 静脉滴注或口服	10～14
社区获得性肺炎，包括伴发的菌血症	每隔8h，10mg/kg 静脉滴注或口服	每隔12h，600mg 静脉滴注或口服	10～14
复杂性皮肤和皮肤软组织感染	每隔8h，10mg/kg 静脉滴注或口服	每隔12h，600mg 静脉滴注或口服	10～14
万古霉素耐药的屎肠球菌感染，包括伴发的菌血症	每隔8h，10mg/kg 静脉滴注或口服	每隔12h，600mg 静脉滴注或口服	14～28
非复杂性皮肤和皮肤软组织感染	5岁以下：每隔8h，10mg/kg 口服；5～11岁：每隔12h，10mg/kg 口服	每隔12h，600mg 口服	10～14

5. 药物相互作用 利奈唑胺具有轻度可逆的、非选择性的单胺氧化酶抑制剂作用。因此利奈唑胺与肾上腺素能或 5 - 羟色胺类药物合用有产生相互作用的可能。

（1）肾上腺素能药物：与拟交感活性药物、血管收缩药、多巴胺活性药物联合应用可使部分患者血压上升，与苯丙醇胺、伪麻黄碱合用亦可使血压上升。因此，使用多巴胺、肾上腺素时需监测血压。与苯丙醇胺、伪麻黄碱的联合需慎用。

（2）5 - 羟色胺类药物：合用 5 - 羟色胺类药物，包括抗抑郁药，如选择性 5 - 羟色胺再摄取抑制剂（SSRIs），有 5 - 羟色胺综合征的自发性报告。

（3）用药期间应避免服用（食用）大量富含酪胺的食物或饮料，避免服用含盐酸伪麻黄碱的制剂。

【常用制剂与规格】 注射液：100ml：200mg；300ml：600mg。片剂：600mg。

第十八节 抗结核分枝杆菌药

结核病的化学治疗是人类控制结核病的主要手段，而抗结核药则是结核病化学治疗的基础。经过半个多世纪的研究与实践，抗结核药已经获得了进一步的发展，品种增多，氟喹诺酮类的启用更是给耐药结核病的治疗带来了希望。结核病化学治疗遵循早期、联合、适量、规律、全程 5 项基本原则。

抗结核药根据其作用特点分为 2 类：①对结核杆菌有杀灭作用的药物，如链霉素、异烟肼、利福平、吡嗪酰胺；②对结核杆菌有抑制作用的药物，如乙胺丁醇、对氨基水杨酸钠等，与其他抗结核药联用有协同作用且可延缓耐药菌株的产生。根据其抗菌活性、临床疗效和安全性，将抗结核药分为一线和二线。一线抗结核药主要包括：异烟肼、利福平、吡嗪酰胺、乙胺丁醇、利福布汀、利福喷丁和链霉素；其余归类为二线抗结核药。

代表药品

异烟肼
Isoniazid

异烟肼（INH）又名雷米封（Rimifon），对各型结核分枝杆菌（以下简称结核菌）都有高度选择性抗菌作用，是目前抗结核药中具有最强杀菌作用的合成抗菌药，对其他细菌几乎无作用。

【药理作用与作用机制】 异烟肼的作用机制尚未完全阐明，其杀菌作用可能通过多种方式进行：①阻碍结核菌细胞壁中磷脂和分枝菌酸的合成，致细胞壁通透性增加，细菌失去抗酸性而死亡；②异烟肼在菌体内被氧化为异烟酸，从而取代烟酰胺，形成烟酰胺腺核苷酸（NAD）的同系物，干扰酶的活性，使之失去递氢作用，结果氢自身氧化成过氧化氢，因而抑制结核菌的生长；③异烟肼可使 NAD 降解而影响脱氧核糖核酸（DNA）的合成。异烟肼与结核菌的某些酶所需的铜离子结合，使酶失去活性而发挥抗菌作用。

异烟肼对结核菌具有高度抗菌作用，对繁殖期和静止期细菌均有强大杀灭作用，且不受环境 pH 的影响，对细胞内外结核菌都能杀灭。在组织培养中，本品易渗入吞噬细胞内，对细胞内结核菌的杀灭作用比链霉素强 500 倍。将接触过异烟肼的结核菌重新移种至无药物的培养基中，细菌的生长明显延缓。

结核菌对本品易产生耐药性，与其他抗结核药合用后，可以明显地延缓或防止耐药菌的出现。

【适应证】

1. 结核病的预防 本品既可单用，也可与其他抗结核药联合使用，用药一般不超过 2 种。已有报道证实异烟肼能有效预防结核菌感染者的发病。预防应用适用于：①人类免疫缺陷病毒（HIV）感染者；②与新诊断传染性肺结核患者有密切接触的结核菌素试验阳性幼儿和青少年；③未接种卡介苗 5 岁以下儿童结核菌素试验阳性者；④结核菌素皮试阳性者，如糖尿病患者，硅沉着病患者，长期使用肾上腺皮质激素治疗者，接受免疫抑制疗法者。

2. 结核病的治疗 不可单独用药，需与其他抗结核药组成不同的化疗方案，治疗不同类型的结核病。异烟肼是治疗结核病的一线药物，适用于各种类型结核病。

3. 非结核分枝杆菌病的治疗 异烟肼对部分非结核分枝杆菌病有一定的治疗效果，如由堪萨斯分枝杆菌引起的疾病，但需联合用药。

【用法用量】

（1）口服：①常规用量：成人一日用量为300mg；儿童一日5～10mg/kg，一日剂量不超过300mg。急性粟粒性肺结核或结核性脑膜炎患者，成人一日10～20mg/kg，一日不超过900mg；儿童一日10～20mg/kg，一日不超过600mg。采用间歇疗法时，成人一次（日）600～900mg。堪萨斯分枝杆菌病患者，如果细菌对利福平耐药，成人一日用量可增加至900mg。如出现胃肠道刺激症状，异烟肼可与食物同服。②肾功能不全但血肌酐值低于6mg/100ml者，异烟肼的用量不需减少。肾功能严重减退者则需减量，以异烟肼服用后24小时的血药浓度不超过1mg/L为宜。③肝功能不全：血清氨基转移酶正常值上限≥3倍以上者应考虑停药。

（2）静脉注射或滴注：用于一般在强化期或对于重症或不能口服给药的患者，应用0.9%氯化钠或5%葡萄糖注射液稀释后应用。①成人，一日用量为0.3～0.4g或5～10mg/kg，急性粟粒性肺结核或结核性脑膜炎，一日5～10mg/kg，一日最大剂量为0.9g。间歇疗法时，一次0.6～0.8g，一周2～3次。②儿童，按体重10～15mg/（kg·d），最大剂量300mg。

【临床应用注意】

1. 妊娠期、哺乳期用药　美国儿科学会推荐，结核菌素（PPD）试验阳性的妊娠期女性，如HIV（＋）阳性、近期接受过X线提示陈旧性结核，需接受异烟肼治疗，尽可能在妊娠3个月后立即开始治疗。美国儿科学会推荐本品可用于哺乳期女性。

2. 禁忌　精神病患者和癫痫患者禁用。

3. 不良反应　异烟肼常用剂量的不良反应发生率较低，剂量加大至6mg/kg时，不良反应发生率显著增加，主要为周围神经炎及肝脏毒性，加用维生素B_6虽可减少毒性反应，但也影响疗效。一般结核病患者应用本品时无需常规服用维生素B_6。

（1）肝脏毒性：异烟肼可引起肝损伤，服药期间饮酒可使肝损伤的发生率增加。

（2）神经系统毒性：异烟肼为维生素B_6的拮抗剂，可增加维生素B_6经肾排泄，易致周围神经炎的发生。周围神经炎较多见于慢乙酰化型者，并与剂量有明显关系，常以手足感觉异常开始，继以肌力减退、反射减弱、肌痛，严重者有肌肉萎缩及共济失调。每日服用维生素B_6 50～100mg可以预防或缓解周围神经炎的发生，但大剂量维生素B_6可降低异烟肼的抗菌活性因而影响疗效。视神经炎及视神经萎缩等严重反应偶有报道。如疗程中出现视神经炎症状，需立即停药并进行眼部检查，并定期复查。

（3）变态反应：变态反应包括发热、多形性皮疹、淋巴结病、脉管炎等，多发生在用药后3～7周。一旦发生变态反应，应立即停药。如需再用，应从小量开始，逐渐增加剂量，如再发生任何变态反应，应立即停用异烟肼。

（4）胃肠道症状：包括食欲不振、恶心、呕吐、腹痛、便秘等。

4. 注意事项

（1）对诊断的干扰：用硫酸铜法进行尿糖测定可呈假阳性反应，但不影响酶法测定的结果。异烟肼可使血清胆红素、ALT及AST的测定值增高。用药前、疗程中应定期检查肝功能，包括血清胆红素、AST、ALT，疗程中密切注意有无肝损伤的前驱症状。

（2）新生儿肝脏乙酰化能力较差，本品的半衰期可能延长，新生儿用药时应密切观察不良反应。

5. 药物相互作用

（1）服用异烟肼时每日饮酒，易引起异烟肼诱发的肝脏毒性反应，并加速异烟肼的代谢。应劝告患者服药期间避免食用含乙醇饮料。

（2）含铝剂抗酸药可延缓并减少异烟肼口服后的吸收，使血药浓度减低，故应避免两者同时服用，或在口服抗酸剂前至少1小时服用异烟肼。

（3）与肾上腺皮质激素（尤其泼尼松龙）合用时，可增加异烟肼在肝内的代谢及排泄，使血药浓度减低而影响疗效，在快乙酰化者更为显著，应适当调整剂量。

（4）香豆素类抗凝药与异烟肼同时应用时，由于异烟肼可抑制酶代谢，使抗凝作用增强。

（5）异烟肼为维生素B_6的拮抗剂，可增加维生素B_6经肾排出量，易致周围神经炎的发生。同时服用维生素B_6者，需酌情增加用量。

（6）与乙硫异烟胺、吡嗪酰胺、利福平等其他有肝毒性的抗结核药合用时，可增加本品的肝毒性，尤其已有肝功能不全者或为异烟肼快乙酰化者，因此在疗程的前3个月应密切随访有无肝毒性征象出现。

（7）异烟肼可抑制卡马西平的代谢，使其血药浓度增高，引起毒性反应；卡马西平则可诱导异烟肼的微粒体代谢，形成具有肝毒性的中间代谢物增加。

（8）与对乙酰氨基酚合用时，由于异烟肼可诱导肝细胞色素 P450，使前者形成毒性代谢物的量增加，可增加肝毒性及肾毒性。

（9）与苯妥英钠或氨茶碱合用时可抑制二者在肝脏中的代谢，而导致苯妥英钠或氨茶碱血药浓度增高，故异烟肼与两者先后应用或合用时，苯妥英钠或氨茶碱的剂量应适当调整。

（10）本品不可与麻黄碱、颠茄同时服用，以免发生或增加不良反应。

【常用制剂与规格】 片剂：0.05g；0.1g；0.3g。注射液：2ml∶0.05g；2ml∶0.1g。

利福平
Rifampicin

利福平为利福霉素类半合成广谱杀菌剂，又称甲哌利福霉素，抗菌作用强，抗菌谱广，是抗结核化疗中最为主要的两种药物（异烟肼和利福平）之一。

【药理作用与作用机制】 利福平对革兰阳性和阴性细菌，部分非结核分枝杆菌、麻风杆菌和某些病毒均有抑制作用。利福平在低浓度时抑菌，高浓度时杀菌。其作用原理是利福平与依赖于 DNA 的 RNA 多聚酶的 β 亚单位牢固结合，抑制细菌 RNA 的合成，但对哺乳动物的酶无影响。利福平对细胞内外繁殖期和偶尔繁殖的结核菌均具杀菌作用。利福平常与异烟肼联合应用，单用利福平极易产生耐药性，1个月耐药发生率10%，3个月67%，6个月可高达100%。除利福霉素类药物外，本品与其他抗结核药无交叉耐药性。

【适应证】 用于治疗结核病时本品是短程化疗方案的重要组成部分，常与其他抗结核药联合用于各种类型结核病的治疗。

【用法用量】 口服：①成人一日用量为0.45~0.6g，顿服；1个月以上婴儿一日10~20mg/kg，顿服，每日量不超过0.6g。老年患者一日 10mg/kg，顿服，一日剂量不超过 0.6g。利福平应于空腹时（餐前1小时或餐后2小时）用水送服，以保证最佳吸收。如出现胃肠道刺激症状则可在进食后服用。②肝功能不全者常需要减少剂量，一日不超过 8mg/kg。③肾功能不全者给予常规剂量。

【临床应用注意】

1. 妊娠期、哺乳期用药 妊娠期使用通常认为是安全的，有综述认为利福平未被证实是致畸物，若临床需要，推荐联合使用利福平、异烟肼和乙胺丁醇。可经乳汁分泌。美国儿科学会认为利福平和母乳喂养是相容的。

2. 禁忌 对本品过敏患者禁用、肝功能严重不全、胆道阻塞者禁用。

3. 不良反应

（1）消化道反应最为多见，口服后可出现厌食、恶心、呕吐、上腹部不适、腹泻等胃肠道反应，发生率为 1.7%~4.0%，但均能耐受。

（2）肝毒性为主要不良反应，在疗程最初数周内，少数患者可出现转氨酶升高，肝大，严重时伴有黄疸，胆道梗阻者更易发生，大多数患者表现一过性转氨酶升高。肝损害多见于与其他抗结核药特别是异烟肼合并用药时，促使异烟肼加速代谢为单乙酰肼而增加肝毒性。老年人、妊娠期女性、长期嗜酒者、营养不良和患有慢性肝病者较易发生。

（3）间歇用药较每日连续用药更易发生过敏反应。在间歇用药时，每周2次以下较每周3次以上用药发生机会多，表现药物热、皮肤瘙痒、皮疹、严重者导致剥脱性皮炎。严重时发生过敏性休克等。

（4）类流感样综合征发生率较少但应引起注意，表现为畏寒、呼吸困难、头晕、发热、头痛、肌肉骨骼疼痛、寒战（流感样综合征），采用间歇疗法者易发生。

（5）服药后尿、唾液、粪便、痰、汗液及泪液等均可呈橘红或红棕色。

4. 注意事项

（1）对诊断的干扰：可引起直接抗球蛋白试验（Coombs 试验）阳性；干扰血清叶酸浓度

测定和血清维生素 B_{12} 浓度测定结果；可使磺溴酞钠试验潴留，因此磺溴酞钠试验应在每日服用利福平之前进行，以免出现假阳性结果。利福平可干扰利用分光光度计或颜色改变而进行的各项尿液分析试验的结果，因服用利福平后可使尿液呈橘红色或红棕色。服用利福平可使血清尿素氮、血清碱性磷酸酶、血清丙氨酸氨基转移酶、天冬氨酸氨基转移酶、血清胆红素及血清尿酸浓度测定值增高。

（2）利福平可能引起白细胞和血小板减少，并导致齿龈出血和感染、伤口愈合延迟等。用药期间应避免拔牙等手术，并注意口腔卫生。

（3）用药期间应定期检查血常规及肝功能。

5. 药物相互作用

（1）服用利福平时每日饮酒可导致肝毒性发生率增加，并增加利福平的代谢，故服药期间不宜饮酒。

（2）对氨水杨酸盐可影响利福平的吸收，导致利福平血药浓度减低；患者服用对氨水杨酸盐和利福平时，两药之间至少相隔6h。

（3）与异烟肼合用可增加肝毒性发生的危险，尤其是原有肝功能不全者和异烟肼快乙酰化患者。

（4）利福平与乙硫异烟胺合用可加重其肝脏不良反应。

（5）利福平有诱导肝微粒体酶活性的作用，可使双香豆素类抗凝药、口服降糖药、肾上腺皮质激素、洋地黄类、抗心律失常药物（奎尼丁、美西律）、钙通道阻滞剂（地尔硫草、硝苯地平、维拉帕米）、氨苯砜、氯霉素、茶碱、环孢素、他克莫司、抗真菌药物（如氟康唑、伊曲康唑、伏立康唑）、三环类抗抑郁药（如阿米替林、去甲替林）、地西泮、苯妥英钠、抗肿瘤药达卡巴嗪、环磷酰胺等药物代谢加速而疗效降低。如与利福平联合用药，上述药物需要适当调整剂量。

（6）利福平可显著降低阿扎那韦、达芦那韦、福辛普那韦、沙奎那韦和替普拉那韦等抗病毒药物的血药浓度，上述药物与利福平禁止联合应用。

（7）长期服用利福平，可降低口服避孕药的作用而导致避孕失败，建议在服用利福平期间改用其他避孕方法。

（8）利福平可增加左甲状腺素在肝脏中的降解，因此两者合用时左甲状腺素剂量应增加。

【常用制剂与规格】　片剂、胶囊剂：0.1g；0.15g；0.225g；0.3g；0.45g；0.6g。

吡嗪酰胺
Pyrazinamide

吡嗪酰胺为烟酰胺的衍生物，1952 年被用于治疗结核病，后报道其对肝脏有损害及引起痛风等症状，临床较少使用。近年来发现其对顽固菌有较好的杀灭作用，使之成为短程化疗中不可缺少的化疗药物。

【药理作用与作用机制】

吡嗪酰胺对静止期缓慢生长或巨噬细胞内及干酪病灶内的结核菌有杀灭作用。因本药对细胞外及在中性或碱性环境中的结核菌无效，故也称为"半杀菌药"。单一用药极易产生耐药，与其他抗结核药无交叉耐药，与利福平和异烟肼合用有明显协同作用，对异烟肼、链霉素耐药的结核菌也有抗菌效能。吡嗪酰胺的作用机制尚不完全清楚，可能与吡嗪酸有关，吡嗪酰胺渗入吞噬细胞后并进入结核菌菌体内，菌体内的酰胺酶使其脱去酰胺基，转化为吡嗪酸而发挥抗菌作用。另因吡嗪酰胺在化学结构上与烟酰胺相似，通过取代烟酰胺而干扰脱氢酶并阻止脱氢作用，妨碍结核菌对氧的利用而影响细菌的正常代谢造成死亡。

【适应证】　各种类型的肺结核。

【用法用量】　口服：①一日 25～30mg/kg，成人每日常用量1.5g，间歇疗法可增至每日2g，顿服。成人每日剂量不超过 2.5g。②肝功能不全：考虑减量。③肾功能不全：肾小球滤过率 ≥10ml/min 常用剂量；肾小球滤过率 <10ml/ml 者可用12～20mg/(kg·d)，高尿酸血症的风险可能会增加。

【临床应用注意】

1. 妊娠期、哺乳期用药　妊娠期女性结核病患者可先用异烟肼、利福平和乙胺丁醇治疗9 个月，如对上述药物中任一种耐药而对吡嗪酰胺可能敏感者可考虑采用。WHO 推荐妊娠期间可应用吡嗪酰胺，美国疾病预防控制中心不推荐使用吡嗪酰胺。可从母乳中分泌。

2. 禁忌　对本品有过敏史者禁用。

3. 不良反应　①发生率较高的有：关节痛（由于高尿酸血症引起，常轻度，有自限性）。②发生率较少的有：食欲减退、发热、乏力、眼或皮肤黄染（肝毒性）、畏寒。

4. 注意事项　①交叉过敏，对乙硫异烟胺、异烟肼、烟酸或其他化学结构类似的药物过敏患者也可能对吡嗪酰胺过敏。②使血尿酸增高，可引起急性痛风发作。服药期间应定期监测。③糖尿病、痛风、严重肝功能不全者慎用。

5. 药物相互作用　①吡嗪酰胺与利福平同服时，吡嗪酰胺引起关节痛者明显减少，可能系利福平抑制肾小管对尿酸的重吸收，减少了尿酸在关节中沉积。②环孢素与吡嗪酰胺同用时，前者的血浓度可能降低，因此需监测环孢素的血药浓度，以便调整剂量。

【常用制剂与规格】　片剂：0.25g；0.5g。

乙胺丁醇
Ethambutol

乙胺丁醇是人工合成抗结核药，有左旋、右旋、消旋异构体三种，其中以右旋异构体的抗结核作用最强。

【药理作用与作用机制】　乙胺丁醇对各型分枝杆菌都具有高度的抗菌活性，对异烟肼、链霉素及其他抗结核药耐药的分枝杆菌菌株对本品仍敏感。本品对生长繁殖期细菌有较强活性，对静止期细菌几无作用。早期的研究认为本品为抑菌剂，近期来某些体外及临床研究表明，本品具有杀菌作用，并能在细胞内、外发挥抗菌作用。

结核菌对本品及其他药物之间无交叉耐药现象。单独应用本品时，结核菌易产生耐药性，故不宜单独应用，需与其他抗结核药联用。乙胺丁醇抗菌作用机制尚未完全阐明，主要是乙胺丁醇与二价离子络合（如锌、镁），干扰多胺和金属离子的功能，以及影响戊糖代谢和脱氧核糖核酸、核苷酸的合成，从而阻碍核糖核酸的合成，抑制结核菌的生长。

【适应证】　与其他抗结核药联合治疗结核菌所致的肺结核和肺外结核，亦可用于非结核分枝杆菌病的治疗。多数患者对乙胺丁醇较对氨水杨酸及链霉素易于接受，现已成为取代对氨水杨酸、链霉素成为治疗结核病的一线药物。

【用法用量】　口服。

（1）成人常用量：结核初治，15mg/kg，顿服；或一次口服 25～30mg/kg，最高 2.5g（10片），一周 3 次；或 50mg/kg，最高 2.5g（10片），一周 2 次。结核复治，25mg/kg，顿服，连续 60 日，继以 15mg/kg，顿服。非结核分枝杆菌感染，一日 15～25mg/kg，顿服。

（2）儿童：13 岁以下儿童不宜应用本品；13 岁以上儿童用量与成人相同。

（3）肾功能不全：eGFR 50～80ml/min 者，一次 15mg/kg，每隔 24 小时给药一次；eGFR 10～50ml/min 者，一次 15mg/kg，每隔 24～36 小时给药一次；eGFR < 10ml/min 者，一次 15mg/kg，每隔 48 小时给药一次。

【临床应用注意】

1. 妊娠、哺乳期用药　尚无在妊娠期女性中进行充分和良好的对照研究，美国疾病预防控制中心认为本品在妊娠期女性中安全。可经乳汁分泌，美国儿科学会认为本品可在哺乳期女性中使用。

2. 禁忌　由于在幼儿中不易监测视力变化，故本品不推荐用于 13 岁以下儿童。

3. 不良反应

（1）球后视神经炎发生率较高，每日剂量 25mg/kg 以上时易发生。表现为视物模糊、眼痛、红绿色盲或视力减退、视野缩小。视力变化可为单侧或双侧的。

（2）胃肠道反应如恶心、呕吐、腹泻等，一般较轻，患者多能耐受。

（3）过敏反应发生率较少，表现为畏寒、关节肿痛（尤其大趾、髁、膝关节）、病变关节表面皮肤发热拉紧感（急性痛风、高尿酸血症）；少见皮疹、发热、关节痛，或麻木、针刺感、烧灼痛或手足软弱无力（周围神经炎）。

4. 注意事项

（1）治疗期间应监测眼部，视野、视力、红绿鉴别力等，在用药前、疗程中每日检查一次，尤其是疗程长、每日剂量超过 15mg/kg 的患者；一旦出现视力障碍或下降，应立即停药观察。

（2）本品可使血清尿酸浓度增高，引起痛风发作，用药期间应定期监测血清尿酸。

（3）如发生胃肠道刺激症状，乙胺丁醇可与食物同服。一日剂量分次服用可能达不到有效血药浓度，因此本品一日剂量宜顿服。

（4）老年人往往伴有生理性肾功能减退，故应按肾功能调整用量。

5. 药物相互作用

（1）与乙硫异烟胺合用可增加不良反应。

（2）与氢氧化铝同用能减少乙胺丁醇的吸收。

（3）与神经毒性药物合用可增加本品神经毒性，如视神经炎或周围神经炎。

【常用制剂与规格】　片剂：0.25g。

第十九节　抗真菌药

一、药物分类

侵袭性真菌病具有高发病率、高致死率和高治疗成本的特点。由于真菌生物是真核细胞，与人类细胞含有大多数相同的细胞器（具有许多相同的生理功能），抗真菌药物需要能有选择地杀死或抑制真菌但对人类细胞无毒，因此这类药物的筛选比较困难。常用的深部抗真菌药物包括多烯类、三唑类、棘白菌素类以及抗代谢药等。

二、药理作用与作用机制

多烯类药物如两性霉素 B（AmB）是目前有效的治疗侵袭性真菌感染药物，但 AmB 脱氧胆酸盐（AmBD）具有严重的发热、寒战、肾毒性等毒副作用。为降低 AmB 脱氧胆酸盐的肾毒性、输液相关反应等，将其制成了不同 AmB 脂质剂型，包括脂质体两性霉素 B（L－AmB）、两性霉素 B 胆固醇硫酸酯复合物（ABCD）及两性霉素 B 脂质复合体（ABLC）。目前除

ABLC 外，其他两种脂质剂型均已在国内上市。三唑类药物包括氟康唑、伊曲康唑、伏立康唑、泊沙康唑及艾沙康唑等。这类药物相比两性霉素 B 具有的优势：很少或没有肾毒性；有口服制剂。棘白菌素类药物包括卡泊芬净、米卡芬净，还有国外上市的阿尼芬净等，其抗菌谱较窄，对隐球菌无效，且难以通过胃肠道吸收，无口服制剂。这类药物的优势在于通过抑制 β－1,3－D－葡聚糖合成酶发挥作用，而 β－1,3－D－葡聚糖合成酶是真菌细胞壁合成所必需的，并不是人类细胞的组成部分，因此具有较低的毒性。抗代谢药包括氟胞嘧啶，该类药抗菌谱窄，仅对隐球菌属、念珠菌属和球拟酵母菌等具有较高抗菌活性。氟胞嘧啶通过在真菌细胞内转化为对真菌细胞有毒性的 5－氟尿嘧啶，发挥抗菌活性。因为存在抗药性，不单药使用，常与两性霉素 B 联合使用。氟胞嘧啶能很好的渗透到脑脊液中，因此可与两性霉素 B 联合用于治疗隐球菌性、念珠菌性脑膜炎。

常用深部抗真菌药物的作用机制详见表 9－5。

三、临床用药评价

（一）抗真菌药物的药动学特征

1. 多烯类　主要包括两性霉素 B 及其脂质剂型。两性霉素 B 脱氧胆酸钠半衰期长、分布较广、不易被透析清除。AmB 脂质剂型（L－AmB）在保持 AmB 强大的杀菌活性同时，显著降低其不良反应。不同的脂质剂型，药动学参数也各不相同。与 AmB 相比，L－AmB 的分布容积明显更低，这使其血清浓度更高且消除半

表 9－5　常用深部抗真菌药物的作用机制

类别	药物	作用机制
多烯类	两性霉素 B	结合真菌细胞膜麦角固醇，促进细胞膜去极化及其对蛋白质和一、二价阳离子通透性增加，引起真菌细胞氧化损伤累积，最终导致真菌细胞死亡
三唑类	氟康唑、伊曲康唑、伏立康唑、泊沙康唑、艾沙康唑	抑制 CYP3A 依赖性酶 14α－固醇去甲基化酶作用，从而阻碍真菌细胞膜麦角固醇的生物合成，而毒性中间产物 14α－甲基固醇蓄积，最终导致真菌细胞膜通透性增强和生长抑制
棘白菌素类	卡泊芬净、米卡芬净、阿尼芬净	通过抑制 β－(1,3)－D－葡聚糖合成酶，导致真菌细胞壁葡聚糖聚合物缺乏，阻碍真菌细胞壁合成，从而使得真菌无法对抗渗透压力
抗代谢药	5－氟胞嘧啶	可通过渗透酶系统进入真菌细胞，在胞浆中经胞嘧啶脱氨酶转化生成 5－氟尿嘧啶（5－FU），5－FU 可抑制真菌核酸和蛋白质合成

衰期更短，同时易被网状内皮系统的巨噬细胞所吞噬而较多地分布在肝、脾、肺，因此减少了 AmB 不良反应。L–AmB 在尿中排泄较少，不推荐用于泌尿系统感染。AmB 妊娠分级为 B 级，权衡利弊情况下可用于妊娠期女性。

2. 三唑类 氟康唑静脉与口服剂型的药动学特征相似，口服生物利用度高，超过 90%，吸收良好，不受进食、抗酸药及 H₂ 受体拮抗剂的影响。氟康唑能够有效地渗透进入中枢神经系统，在脑脊液中达到有效治疗浓度，与其他三唑类药物不同的是，氟康唑主要经过肾脏清除或以原型排至尿液中，可用于泌尿系统真菌感染。

伊曲康唑包括胶囊、口服液和注射液等剂型，不同剂型药动学特点有所差异，适应证亦不完全相同。伊曲康唑胶囊脂溶性高，餐后立即服药可提高生物利用度，建议餐后立即给药。胶囊剂型广泛用于浅部真菌病的治疗，是甲癣的一线治疗药物。口服液空腹服用生物利用度增加 30%，当给予相同剂量时，口服液剂型的暴露量大于胶囊，可作为伊曲康唑注射液治疗的序贯疗法，是过敏性支气管肺曲霉病（AB-PA）的一线治疗药物。伊曲康唑药代动力学呈非线性，进入脑脊液中的浓度很低，易在皮肤和指甲组织等富含角蛋白的组织中蓄积。伊曲康唑主要经肝药酶 CYP450 酶系中的 3A4 及 3A5 酶代谢，形成活性代谢产物羟基伊曲康唑，尿液中仅有少量伊曲康唑（<1%），故不用于尿路感染的治疗。伊曲康唑同时是 CYP3A4 的强效抑制剂。

伏立康唑口服生物利用度高，胃酸不影响其吸收，空腹吸收好。其脑组织浓度是血液浓度的 2 倍，可用于中枢神经系统的感染治疗。伏立康唑主要由 CYP 酶系的 2C19 酶代谢，由于基因多态性可产生快代谢或慢代谢，使血清药物浓度个体差异较大。此外，其药代动力学呈非线性特性，患者年龄、体质量、肝功能、基因多态性及合并用药等因素均影响其体内过程，使其血药浓度个体差异大，常需要根据治疗药物监测（TDM）进行剂量调整。伏立康唑进入尿液的药量很少，一般不用于治疗尿路感染。

泊沙康唑为伊曲康唑的衍生物，有口服混悬剂、肠溶片及静脉注射剂 3 种剂型。口服混悬剂吸收受胃酸、质子泵抑制剂和 H₂ 受体拮抗剂的影响，且存在饱和吸收的现象，因此需一日多次服用；而肠溶片因包含一种 pH 敏感的高分子材料，可以达到缓释的效果，无需多次服用，且吸收不受胃酸、质子泵抑制剂和 H₂ 受体拮抗剂的影响，相对混悬剂血药浓度个体差异也较小。泊沙康唑通过尿苷二磷酸糖酯化反应进行代谢，并经胆汁和粪便排泄，不用于治疗尿路感染。

艾沙康唑胶囊口服绝对生物利用度 98%，且进食及胃酸状况对其吸收无显著影响。多剂量给药下与注射用艾沙康唑的药物暴露量（AUC）相似，且疗效相似可互换使用。艾沙康唑主要通过肝药酶 CYP450 酶系代谢，代谢产物由粪便和尿液排泄。轻度和中度肝功能不全患者不需要调整剂量；重度肝功能不全患者艾沙康唑清除率降低，推荐降低给药剂量。尿液中艾沙康唑活性药物浓度很低，因此一般不使用艾沙康唑治疗泌尿系统的真菌感染。

三唑类药物的药动学特征详见表 9–6。

表 9–6 三唑类药物的药动学特征

特点	氟康唑	伊曲康唑	伏立康唑	泊沙康唑	艾沙康唑
药代动力学	线性药代动力学	非线性药代动力学	非线性药代动力学	线性药代动力学	线性药代动力学
口服生物利用度	90% 以上，口服吸收不受进食影响	胶囊：餐后服药可提高生物利用度 口服液：空腹服用	约 96%，片剂：空腹给药	混悬液：伴高脂餐服用 片剂：可空腹或餐后服用	约 98%，可空腹或餐后服用
蛋白结合率	11% ~12%	99.8%	58%	>98%	>99%

续表

特点	氟康唑	伊曲康唑	伏立康唑	泊沙康唑	艾沙康唑
清除半衰期	30h	针：35h	片、干混悬剂：6h	针：27h 片：29h 混悬液：35h	针：115h 胶囊：110h
代谢	仅11%发生转化	肝脏代谢，主要通过CYP3A4和CYP3A5	肝脏代谢，涉及CYP2C19、CYP3A4和CYP2C9	肝脏代谢，涉及UDP葡糖苷酸化和P-gp	肝脏代谢，涉及CYP3A4、CYP3A5和UGT
对CYP450的影响	CYP2C9和CYP3A4的中效抑制剂，CYP2C19的强效抑制剂	CYP3A4强效抑制剂	CYP2C19、CYP2C9的强效抑制剂，CYP3A4的中效抑制剂	CYP3A4强效抑制剂	CYP3A4和CYP3A5的中效抑制剂，CYP2B6的弱效抑制剂
消除	接近80%剂量的药物在尿中以原型排出	静脉：约为剂量1%经肾脏排泄。口服：经粪便排泄原型药物约为剂量3%~18%	主要经肝脏代谢，仅<2%的药物以原型（活性成分）经尿排出	主要经粪便消除占71%，肾脏清除为次要清除途径	代谢产物通过尿液（45.5%）及粪便（46.1%）排出

3. 棘白菌素类　卡泊芬净、米卡芬净和阿尼芬净的相对分子质量都很大，口服吸收差，仅能静脉给药。棘白菌素类药物的蛋白质结合程度高，三种药物的药代动力学非常相似，半衰期较长，均超过10小时，故可一日用药1次。通过静脉给药后广泛分布在肝、肾、肺、脾等脏器组织，其在中枢神经系统和眼部的渗透性小，且尿液中也检测不到有效的药物浓度，因此不推荐用于中枢神经系统、尿路或眼部的真菌感染。棘白菌素类药物禁用于妊娠期女性。

棘白菌素类药物的药动学特征详见表9-7。

4. 5-氟胞嘧啶　本品自胃肠道吸收迅速而完全，口服2g后2~4小时小时血药浓度达峰值，为30~40mg/L。半衰期为2.5~6小时。在血液中与血浆蛋白结合率约50%，广泛分布

表9-7　棘白菌素类药物的药动学特征

特点	卡泊芬净	米卡芬净	阿尼芬净
口服生物利用度（%）	<10	<10	2~7
清除半衰期（h）	9~11	11~17	24~26
蛋白结合率（%）	96~97	99.8	>99
代谢	缓慢的肽水解、N-乙酰化和自发降解为无活性产物	儿茶酚胺-O-甲基转移酶途径	未代谢，缓慢化学降解为无活性代谢产物
消除	35%粪便，41%尿液，1.4%为原药	40%粪便，<15%尿液	主要是粪便（原药<10%），1%尿液
脑脊液渗透率（%血浆）	低	低	<0.1%
肾功能不全剂量调整	无需调整剂量	无需调整剂量	无需调整剂量
老年患者剂量调整	无需调整剂量	无需调整剂量	无需调整剂量
肝功能不全剂量调整	Child-Pugh 5~6：无需调整 Child-Pugh 7~9：将维持剂量降至35mg/d Child-Pugh >9：无数据	无需调整剂量	无需调整剂量

于全身主要脏器中，易通过血-脑屏障，脑脊液药物浓度为血药浓度的65%～90%，以原形从尿中排泄。因5-氟胞嘧啶极易产生耐药性，故极少单独用药，常与AmB或三唑类药物联合使用。口服100mg/（kg·d），分4次口服，与AmB联合应用治疗隐球菌脑病及顽固难治的念珠菌病如念珠菌性心内膜炎、脑膜炎、眼内炎、症状性泌尿道光滑念珠菌感染等。5-氟胞嘧啶也可与氟康唑或伊曲康唑联合治疗艾滋病合并急性隐球菌脑病；还可治疗着色芽生菌病。妊娠期女性禁用。

（二）抗真菌药物的抗真菌谱

每种抗真菌药物有自身的抗真菌谱（详见表9-8）。氟康唑对大多数念珠菌属（白色念珠菌、近平滑念珠菌、热带假丝酵母等）、隐球菌属有较好的抗菌活性，对光滑念珠菌为剂量依赖型敏感（SDD），克柔念珠菌对氟康唑天然耐药。伊曲康唑除了对念珠菌有较好的抗菌活性外，对马尔尼菲蓝状菌、暗色真菌及双相真菌如芽生菌属、球孢子菌属、组织胞浆菌属、孢子丝菌属有较好的抗菌活性。伏立康唑较氟康唑抗菌谱广，增加了对烟曲霉、土曲霉、黄曲霉等活性，对暗色真菌、马尔尼菲蓝状菌、毛孢子菌属、双相真菌有一定的抗菌活性。泊沙康唑、艾沙康唑抗菌谱广泛，尤其对毛霉目真菌有较好的活性。

卡泊芬净、米卡芬净、阿尼芬净对白色念珠菌、耳念珠菌、光滑念珠菌、克柔念珠菌、热带念珠菌等抗菌活性较好，而对隐球菌、镰刀菌属、马尔尼菲蓝状菌、毛霉菌属、尖端赛多孢子菌、多育结荚孢、毛孢子菌属及双相真菌效果较差。

两性霉素B抗菌谱广泛，对念珠菌属、曲霉菌属（黑曲霉、烟曲霉）、毛霉目真菌及马尔尼菲蓝状菌等双相真菌有较强的抗菌活性，但对土曲霉、尖端赛多孢子菌等效果较差。

表9-8　常用抗真菌药物抗菌谱比较

真菌	氟康唑	伊曲康唑	伏立康唑	泊沙康唑	艾沙康唑	卡泊芬净	米卡芬净	两性霉素B
烟曲霉	0	±	+ +	+	+ +	±	±	+
土曲霉	0	±	+ +	+	+ +	±	±	0
黄曲霉	0	±	+ +	+	+ +	±	±	±
白色念珠菌	+ +	±	+	+	+	+ +	+ +	+
耳念珠菌	0	±	+	+	±	+	+	±
光滑念珠菌	±	±	+	+	+	+ +	+ +	+ +
克柔念珠菌	0	0	+	+	+	+ +	+ +	+ +
近平滑念珠菌	+ +	+	+	+	+	+ +	+ +	+ +
热带念珠菌	+ +	+	+	+	+	+ +	+ +	+ +
隐球菌	+ +	+	+	+	+	0	0	+ +
镰刀菌属	0	±	+	⊥	±	0	0	±
马尔尼菲蓝状菌	+	+ +	+	0	+	0	0	+
毛霉菌属	0	0	0	+	+	0	0	+ +
组织胞浆菌	±	+ +	+	+	+	0	0	+ +

注："＋＋"表示推荐：该药为一线推荐治疗药物，体外药物试验敏感，临床有效，指南推荐，《桑福德抗微生物治疗指南》推荐一线用药或可接受的替代用药。

"＋"表示有活性：该药是备选药物（体外药物试验敏感，与已知有效药物或治疗上可替换药物敏感性相当，因此临床治疗可能有效。但因其过于广泛的抗菌谱、药物毒性、缺乏临床经验或缺乏治疗有效直接证据被列为二线用药。

"±"表示不确定：抗真菌活性不确定，在某些病例，某些类型感染时有效，但在其他类型疗效不确定，或需与其他药物联合治疗，和（或）因耐药而导致疗效差，且证实与治疗失败有关。

"0"表示不推荐：药物不作为其他药物的替代方案被推荐，因为可能已经存在或发生耐药、药物在感染部位渗透性差、毒副作用大或缺少临床治疗有效的数据。

（三）抗真菌药物推荐给药剂量

表 9 - 9　抗真菌药物成人患者推荐给药剂量

药品名称	成人标准剂量（侵袭性真菌病）	肾功能不全（肌酐清除率 <50ml/min）	肝功能不全 Child Pugh	
			A/B	C
氟康唑	静脉/口服：负荷剂量：第 1 日 800mg，qd；维持剂量：第 2 日起 400mg，qd	标准剂量的 50%	数据有限，肝功能不全患者慎用	
伊曲康唑	静脉：第 1 ~ 2 日：200mg，q12h 第 3 日起：200mg，qd 口服：200mg，q12h	静脉：不推荐 口服：标准剂量	标准剂量	
伏立康唑	静脉/口服：第 1 日：6mg/kg，q12h 第 2 日起：4mg/kg，q12h	静脉：不推荐 口服：标准剂量	负荷剂量不变，第 2 天起维持剂量减半	第 1 日：200mg，q12h；第 2 日起：50mg，q12h 或 100mg，qd
泊沙康唑	静脉/口服肠溶片：第 1 日 300mg，q12h；第 2 日起 300mg，qd 口服混悬液：200mg，q6h（空腹）；400mg，q12h（脂肪餐）	静脉：不推荐 口服：标准剂量	标准剂量	
艾沙康唑	静脉/口服：第 1 ~ 2 日 200mg，q8h；第 3 日起 200mg，qd	标准剂量	标准剂量	
卡泊芬净	静脉：负荷剂量：第 1 日 70mg，qd；维持剂量：第 2 日起 50mg，qd	标准剂量	A：标准剂量 B：维持剂量 35mg，qd	尚无临床用药经验
米卡芬净	100mg，qd	标准剂量	标准剂量	
两性霉素 B 脂质体	3mg/kg，qd	标准剂量	标准剂量	

（四）抗真菌药物的不良反应

表 9 - 10　抗真菌药物的主要不良反应

药品	不良反应
两性霉素 B 脱氧胆酸盐	1. 两性霉素 B 脱氧胆酸盐静脉滴注会引起寒战、发热、肌痛、食欲缺乏、恶心，偶尔可引起血流动力学不稳定/低血压 2. 具有肾毒性。最初表现为尿排钾增多和低钾血症，然后血清碳酸氢盐下降（可进展为肾小管酸中毒），肾脏红细胞生成素下降和贫血，血尿素氮/肌酐升高。可能发生低镁血症。减少肾损伤的方法：①用药前后各输入生理盐水 500ml（如病情能允许盐负荷）；②避免与有肾损害的药物同用，如放射造影剂、氨基糖苷类、顺铂；③改用两性霉素 B 脂质体
两性霉素 B 脂质体（LAB）	总体不良反应发生率比两性霉素 B 低。本品与两性霉素 B 相比：肾毒性分别 18.7% 和 33.7%，寒战 47% 和 75%，恶心 39.7% 和 38.7%，呕吐 31.8% 和 43.9%，皮疹均为 24%、低钙血症 18.4% 和 20.9%，低钾血症 20.4% 和 25.6%，低镁血症 20.4% 和 25.6%。两性霉素 B 脂质体的急性输注反应常见（20% ~ 40%），86% 在输注后 5min 内出现，包括胸痛、气短和低氧血症或严重的腹部、季肋部及腿痛
氟康唑	不良反应总计 16%［HIV 阳性患者更常见（21%）］，其中恶心 3.7%、头痛 1.9%、皮疹 1.8%、腹痛 1.7%、呕吐 1.7%、腹泻 1.5%、谷草转氨酶升高 20%。毛发脱落（头、外阴部）占 12% ~ 20%，出现在口服剂量 >400mg/d，中位治疗 3 个月（中位数）以上的患者（约 6 个月内恢复）

续表

药品	不良反应
伊曲康唑	与剂量相关的常见不良反应：恶心 10%、腹泻 8%、呕吐 6%、腹部不适 5.7%、过敏性皮疹 8.6%、胆红素升高 6%、水肿 3.5% 和肝炎 2.7%。增加剂量可能发生低钾血症（8%）和血压升高（3.2%）。有报道会致使心功能受损
伏立康唑	约 21% 的患者有一过性视觉障碍（"改变/增强视觉"，视物模糊、视物颜色改变或畏光），视觉障碍在 30~60min 恢复正常，多次给药会减轻。可出现少见的严重肝脏毒性（如肝炎、淤胆和暴发型肝功能衰竭），治疗期间需监测肝功能，如发生异常应停止治疗。光过敏常见也可以很严重，治疗期间建议采取防晒措施。可见幻觉和伴有发热、高血压的输液过敏反应。可致心脏 Q-Tc 间期延长。长期使用，药中的氟化物可引起痛性骨膜炎
泊沙康唑	不良反应发生率：恶心 9%、呕吐 6%、腹痛 5%、头痛 5%，腹泻、谷丙转氨酶和谷草转氨酶升高及皮疹各占 3%。如果治疗时间超过 6 个月，可能出现严重的不良反应，包括肾上腺功能不全、肾毒性和 Q-Tc 间期延长
艾沙康唑	最常见的不良反应有：恶心、腹泻、头痛、转氨酶升高、低钾血症、便秘、呼吸困难、咳嗽、外周水肿和背痛。致畸。可致心脏 Q-Tc 间期缩短
卡泊芬净	无明显毒副作用。最常见的不良反应：注射部位瘙痒、头痛、发热、寒战、呕吐和腹泻，与输液相关。
米卡芬净	耐受性好，常见的不良反应包括：恶心 2.8%、呕吐 2.4%、头痛 2.4%
氟胞嘧啶	不良反应发生率：总计 30%，胃肠道反应 6%（腹泻、食欲缺乏、恶心、呕吐），血液系统 22%［当血药浓度 >100μg/ml 时，可出现白细胞减少和血小板减少（尤其是氮质血症患者）］，肝脏毒性（可逆性无症状谷草转氨酶升高），皮疹 7%

四、代表药品

第一亚类　多烯类抗真菌药物

两性霉素 B 制剂包括两性霉素 B 脱氧胆酸盐（AmBD）和脂质制剂，目前国内上市的脂质制剂有 L-AmB 和 ABCD。其中，AmBD 可以通过局部给药的方式，以达到治疗的作用，如鞘内给药、雾化吸入、膀胱冲洗。

两性霉素 B 脱氧胆酸盐
Amphotericin B deoxycholate

【适应证】　适用于儿童、成人患者：敏感真菌所致深部真菌感染且病情呈进行性发展者治疗，如血流感染、感染性心内膜炎、脑膜炎（隐球菌及其他真菌）、腹腔感染（包括腹膜透析）、肺部感染、尿路感染和眼内炎等。

由于两性霉素 B 的不良反应，本品主要用于治疗已经确诊的深部真菌病（如获培养或组织学真菌检查阳性则更佳），且病情危重呈进行性发展者。本品不宜用于皮肤、黏膜真菌感染，如免疫功能正常者的口腔念珠菌病、阴道念珠菌病和食道念珠菌病。

【用法用量】

（1）静脉用药：先试以 1~5mg 或按体质量一次 0.02~0.1 mg/kg 给药；后续按患者耐受情况每日或隔日增加 5mg；增至每次 0.6~0.7mg/kg 时即可暂停加量。成人最高每日剂量 ≤1mg/kg；每日或隔 1~2 日给药 1 次，累积总量 1.5~3.0g，疗程 1~3 个月（可延长至 6 个月）。视病情和疾病种类而定，对敏感真菌宜采用小剂量，即成人一次 20~30mg。

（2）鞘内给药：首次 0.05~0.1mg，以后渐增至每次 0.5mg，最大量一次不超过 1mg，每周给药 2~3 次，总量 15mg 左右。鞘内给药时需用脑脊液反复稀释药液，边稀释边缓慢注入以减少不良反应。

（3）局部用药：气溶吸入时成人每次 5~10mg，用灭菌注射用水溶解成 0.2%~0.3% 溶液应用；超声雾化吸入时本品浓度为 0.01%~0.02%，每日吸入 2~3 次，每次吸入 5~10ml；眼部或皮肤局部采用 0.2%~0.3% 溶液。持续膀胱灌注或冲洗时每日以两性霉素 B 5mg 加入 1000ml 灭菌注射用水中，按 40ml/h 速度进行冲洗，共 5~10 日。

（4）静脉滴注或鞘内给药时，均先以灭菌注射用水 10ml 配制本品 50mg，或 5ml 配制 25mg，然后用 5% 葡萄糖注射液稀释（不可用氯化钠注射液,因可产生沉淀),滴注液的药物浓度不超过0.1mg/ml,避光缓慢静滴,每次滴注时间需6小时以上,稀释用葡萄糖注射液的pH值应在4.2以上。

(5)鞘内注射时可取5mg/ml浓度的药液1ml,加5%葡萄糖注射液19ml稀释,使最终浓度成25mg/100ml。注射时取所需药液量以脑脊液5~30ml反复稀释,并缓慢注入。鞘内注射液的药物浓度不可高于25mg/100ml,pH值应在4.2以上。

(6)肝功能不全:可致肝毒性,肝功能不全患者避免应用本品。

(7)肾功能不全:肾功能轻、中度损害的患者如病情需要仍可选用本品,重度肾功能损害者则需延长给药间期或减量应用,应用其最小有效量;当治疗累积剂量大于4g时可引起不可逆性肾功能损害。

【临床应用注意】

1. 妊娠期、哺乳期用药 围产期协作项目在9例妊娠头3个月内使用两性霉素B,未发现对胎儿有不良反应。动物实验证实两性霉素对妊娠无害。哺乳期女性应用本品时宜停止哺乳。

2. 禁忌 对本品过敏及严重肝病的患者禁用。

3. 不良反应

(1)输注相关不良反应:通常发生在给药后15~20分钟,亦可发生在静滴过程中或静滴结束后,表现为寒战、高热、严重头痛、全身不适,有时可出现血压下降、眩晕等。

(2)肾功能损害:几乎所有患者在疗程中均可出现不同程度的肾功能损害,尿中可出现红细胞、白细胞、蛋白和管型、血尿素氮和肌酐增高,肌酐清除率降低,也可引起肾小管性酸中毒。

(3)低钾血症:由尿中排出大量钾离子所致。

(4)血液系统毒性反应:有正常红细胞性贫血,偶可有白细胞或血小板减少。

(5)消化系统反应:有食欲不振、恶心、呕吐、腹泻、消化不良、上腹部痉挛性疼痛等。急性肝衰竭、肝炎、黄疸、出血性胃肠炎和黑粪症等较少见。

(6)心血管系统反应:如静滴过快时可出现低血压,呼吸困难,严重者发生心室颤动或心脏骤停。此外本品所致的电解质紊乱亦可导致心律失常的发生。

(7)骨骼肌肉系统反应:全身疼痛,包括肌肉和关节。

(8)神经系统毒性反应:有头痛,鞘内注射本品可引起严重头痛、发热、呕吐、颈项强直、下肢疼痛及尿潴留等,严重者可发生下肢截瘫等。

(9)变态反应:过敏性休克、皮疹等变态反应偶有发生。

4. 注意事项

(1)本品快速静脉滴注可导致低血压、低血钾、心律失常和休克,因此应避免快速静脉滴注。本品需缓慢避光静脉滴注,每次滴注时间需6小时或更长。

(2)本品治疗如中断7日以上者,需重新自小剂量(0.25mg/kg)开始逐渐增加至所需量。

(3)治疗期间定期严密随访血、尿常规、肝、肾功能、血镁、血钾、心电图等,如血尿素氮或血肌酐明显升高时,则需减量或暂停治疗,直至肾功能恢复。

(4)为减少本品的不良反应,给药前可给解热镇痛药或抗组胺药,如吲哚美辛或异丙嗪等,同时给予琥珀酸氢化可的松25~50mg或地塞米松1~2mg给药前30分钟静脉推注。

(5)药物过量可能引起呼吸循环衰竭,应立即中止给药,并进行临床及实验室监测,予以支持和对症处理。

5. 药物相互作用

(1)肾上腺皮质激素在控制两性霉素B的药物不良反应时可合用,但一般不推荐两者同时应用,因可加重两性霉素B诱发的低钾血症。如需同用时则肾上腺皮质激素宜用最小剂量和最短疗程,并需监测患者的血钾浓度和心脏功能。

(2)洋地黄苷,本品所致的低钾血症可增强潜在的洋地黄毒性。两者同用时应严密监测血钾浓度和心脏功能。

(3)本品与吡咯类抗真菌药如酮康唑、咪康唑、克霉唑、氟康唑、伊曲康唑等在体外具拮抗作用。而且吡咯类可诱导真菌对两性霉素B耐药。因此两者联合应用应谨慎,尤其是免疫缺陷患者。

（4）氨基糖苷类、环孢素、卷曲霉素、多黏菌素、万古霉素等肾毒性药物与本品同用时可增强其肾毒性。

（5）本品诱发的低钾血症可加强神经－肌肉阻断药的作用，两者同用时需监测血钾浓度。

（6）应用尿液碱化药可增强本品的排泄，并防止或减少肾小管酸中毒发生的可能。

【常用制剂与规格】　注射用粉针剂：5mg；25mg；50mg。

第二亚类　三唑类

目前在国内可用于临床的有氟康唑、伊曲康唑、伏立康唑、泊沙康唑、艾沙康唑。

氟康唑
Fluconazole

【适应证】

1. 成人

（1）治疗：隐球菌性脑膜炎；球孢子菌病；侵袭性念珠菌病；黏膜念珠菌病；包括口咽、食道念珠菌病，念珠菌尿及慢性皮肤黏膜念珠菌病；口腔卫生或局部治疗效果不佳的慢性萎缩型口腔念珠菌病（义齿性口炎）。

（2）预防：复发风险高的患者的隐球菌性脑膜炎复发；复发风险高的 HIV 感染患者的口咽或食管念珠菌病复发；中性粒细胞减少症患者（例如接受化疗的恶性血液病患者或接受造血干细胞移植的患者）的念珠菌感染。

2.0～17 岁的足月新生儿、婴儿、幼儿、儿童和青少年

（1）治疗黏膜念珠菌病（口咽、食管）、侵袭性念珠菌病、隐球菌性脑膜炎；

（2）预防免疫受损患者的念珠菌感染。本品可用作维持治疗，预防复发风险高的儿童患者隐球菌性脑膜炎复发。

【用法用量】　口服或静脉滴注。

1. 成人　给药剂量与方法如下表。

适应证		用量	疗程
隐球菌病	隐球菌性脑膜炎的治疗	负荷剂量：第 1 日 400mg，qd 维持剂量：200～400mg，qd	通常至少为 6～8 周，危及生命感染的每日剂量可增至 800mg
	复发风险高的患者预防隐球菌性脑膜炎复发的维持治疗	200mg，qd	200mg，qd 持续用药
球孢子菌病		200～400mg，qd	11 个月直至 24 个月或更长，取决于患者情况，部分感染可考虑每天 800mg，特别是脑膜炎
侵袭性念珠菌病		负荷剂量：第 1 日 800mg，qd 维持剂量：第 2 日起 400mg，qd	通常念珠菌血症的推荐疗程为首次血液培养阴性且念珠菌血症体征和症状消退后 2 周
黏膜念珠菌病治疗	口咽念珠菌病	负荷剂量：第 1 日 200～400mg，qd 维持剂量：100～200mg，qd	7～21 日（直至口咽念珠菌病缓解）重度免疫功能受损患者可能需要更长时间
	食道念珠菌病	负荷剂量：第 1 日 200～400mg，qd 维持剂量：100～200mg，qd	14～30 日（直至食道念珠菌病缓解）重度免疫功能受损患者可能需要更长时间
	念珠菌尿	200～400mg，qd	7～21 日，重度免疫功能受损患者可能需要更长时间
	慢性萎缩型念珠菌病	50mg，qd	14 日
	慢性皮肤黏膜念珠菌病	50～100mg，qd	最长 28 日，长期治疗取决于感染的严重程度或潜在的免疫功能受损及感染

续表

	适应证	用量	疗程
预防复发风险高的 HIV 感染患者的黏膜念珠菌病复发	口咽念珠菌病	100～200mg，qd 或 200mg，每周 3 次	慢性免疫抑制患者不定期用药
	食道念珠菌病	100～200mg，qd 或 200mg，每周 3 次	慢性免疫抑制患者不定期用药
预防念珠菌感染		200～400mg，qd	治疗应在预计中性粒细胞减少症发生几天之前开始，并在恢复后持续 7 日（中性粒细胞计数升高至 1000/mm³ 以上）

2. 肝功能不全　肝功能受损患者用药的数据有限，因此肝功能不全患者应慎用氟康唑。

3. 肾功能不全　肌酐清除率 >50ml/min 给予常规推荐剂量；肌酐清除率 ≤50ml/min（未进行血液透析）给予常规推荐剂量的 50%；进行血液透析的患者每次血液透析后应接受 100% 推荐剂量治疗；非透析日患者可根据肌酐清除率降低剂量。

【临床应用注意】

1. 妊娠期、哺乳期用药　除非发生有潜在生命威胁的感染，妊娠期应避免氟康唑大剂量和（或）长期治疗。氟康唑可经乳汁分泌，乳汁浓度与血浆浓度相似。如果单次使用氟康唑 150mg，则可继续哺乳。多次用药或使用大剂量氟康唑后，建议停止哺乳。应根据母亲对本品的临床需求，以及来自本品或母亲基础疾病对乳儿的潜在不良影响，来权衡哺乳的发育健康获益。

2. 禁忌　禁用于对本品及其赋形剂过敏的患者。

3. 不良反应　氟康唑不良反应发生率约为 10%～16%，主要为胃肠道反应。一般反应轻微，通常耐受良好，仅 1.5% 的患者需要中止治疗。主要表现为以下方面。

（1）过敏反应：可表现为皮疹、血管神经性水肿、面部浮肿、瘙痒症等，偶可发生严重的剥脱性皮肤病（包括 Stevens-Johnson 综合征和中毒性表皮溶解性坏死）、渗出性多形性红斑。

（2）胃肠道症状：恶心、呕吐、腹痛、腹泻、胃肠胀气、消化不良等。

4. 注意事项

（1）偶有患者使用本品后出现严重肝毒性，包括致死性肝毒性，主要发生在有严重基础疾病的患者。尚未观察到肝毒性与每日剂量、疗程、性别和年龄有关。停用本品后，肝毒性通常为可逆性。氟康唑使用过程中肝功能异常的患者，应密切监测有无更严重的肝损伤发生。如患者的临床症状和体征提示出现了与使用药物相关的肝损伤，应停用氟康唑。

（2）本品过量可发生幻觉和兴奋性偏执行为，可予以洗胃、利尿及支持对症处理。

5. 药物相互作用

（1）抗凝血药：本品可增强华法林的抗凝作用，致凝血酶原时间延长，可发生出血性不良事件（皮下淤血、鼻衄、胃肠道出血、血尿和黑便等）。应严密监测患者的凝血酶原时间。

（2）苯二氮䓬类：本品可致咪达唑仑血药浓度明显升高，并出现精神运动性反应。两者如需同时应用，应减少苯二氮䓬类药物的剂量，并对患者进行适当监测。

（3）免疫抑制剂：本品与免疫抑制剂环孢素、他克莫司共用时，可使环孢素、他克莫司血药浓度升高，引起肾毒性及其他毒性反应。两者共用时需监测环孢素的血药浓度，并据以调整剂量。

（4）氢氯噻嗪：与本品共用时可使本品的血药浓度升高 40%，可能与氢氯噻嗪使本品肾清除减少有关。

（5）口服避孕药：本品可使炔雌醇和左炔诺孕酮的药时曲线下面积分别增加 40% 和 24%。

（6）苯妥英钠：本品与苯妥因共用时，可使后者血药浓度升高，并具临床意义。两者共用时需监测苯妥因的血药浓度，并据以调整剂量。

（7）利福平：本品与利福平共用时，可使本品药时曲线下面积减少 25%，半衰期缩短 20%。两者共用时应考虑增加本品的剂量。

（8）磺酰脲类药物：本品可延长磺酰脲类药物的半衰期，糖尿病患者两者共用时应警惕发生低血糖的可能。

（9）茶碱：本品与茶碱共用时可致后者血浆清除率降低 18%，两者共用时应仔细观察有无茶碱中毒症状；如患者出现中毒症状治疗方案应作相应调整。

（10）齐多夫定：本品与齐多夫定共用时可致后者血药浓度升高，药时曲线下面积增加 20%，最有可能的原因为齐多夫定转化为其主要代谢物的能力降低。两者共用时应仔细观察与齐多夫定有关的不良反应发生。

【常用制剂与规格】 片（胶囊）剂：50mg；100mg；150mg；200mg。注射液：100ml∶200mg。

伏立康唑
Voriconazole

【适应证】 本品是一种广谱的三唑类抗真菌药，适用于治疗成人和 2 岁及 2 岁以上儿童患者的下列真菌感染：①侵袭性曲霉病。②非中性粒细胞减少患者的念珠菌血症。③对氟康唑耐药的念珠菌引起的严重侵袭性感染（包括克柔念珠菌）。④由足放线病菌属和镰刀菌属引起的严重感染。

主要用于进展性、可能威胁生命的真菌感染患者的治疗。

预防接受异基因造血干细胞移植（HSCT）的高危患者的侵袭性真菌感染。

【用法用量】

配制后的伏立康唑混悬液应该至少在餐前 1 小时或餐后 2 小时后服用；片剂应在餐前或餐后 1 小时服用。本品静脉制剂应静脉滴注给药，不可静脉推注，每次滴注 ≤3mg/kg 剂量的时间应为 1～2 小时，滴注速度不可超过每小时 3mg/kg。在使用伏立康唑治疗前或治疗期间应监测血电解质，如存在低钾血症、低镁血症和低钙血症等电解质紊乱应予以纠正。

1. 成人及青少年（12～14 岁且体重 ≥50kg；15～17 岁者） 无论是静脉滴注或是口服给药，第 1 日均应给予负荷剂量，使其血浓度尽快达稳态浓度。由于口服片剂的生物利用度很高（96%），所以可根据临床需要口服和静脉滴注 2 种给药方法相互切换。详细用法用量见下表。

| | 静脉滴注 | 口服 | |
		患者体重 ≥40kg	患者体重 <40kg
负荷剂量（第 1 日）	每 12h 给药 1 次，一次 6mg/kg	每 12h 给药 1 次，一次 400mg	每 12h 给药 1 次，一次 200mg
维持剂量（第 1 日以后）	每 12h 给药 1 次，一次 4mg/kg	每 12h 给药 1 次，一次 200mg	每 12h 给药 1 次，一次 100mg

2. 2～12 岁儿童及低体重青少年（12～14 岁且体重 <50kg 者） 详细用法用量见下表。

	静脉	口服
负荷剂量（第 1 日）	每 12h 给药 1 次，一次 9mg/kg	未建议
维持剂量（第 1 日以后）	每 12h 给药 1 次，一次 8mg/kg	每 12h 给药 1 次，一次 9mg/kg（最大单次剂量 350mg）

3. 肝功能不全 轻中度肝功能不全（Child-Pugh A 或 B 级）：6mg/kg，每 12 小时给药 1 次（负荷剂量），其后 2mg/kg，每 12 小时给药 1 次，监测血药浓度。目前尚无伏立康唑应用于重度慢性肝硬化患者（Child-Pugh C）的研究。

4. 肾功能不全 肌酐清除率 <50ml/min 的患者应用伏立康唑注射剂时可出现赋形剂磺丁基倍他坏糊精钠（SBECD）的蓄积。肾功能损害对口服给药的药代动力学没有影响，轻度至重度肾功能损害者应用口服制剂均无需调整剂量。

【临床应用注意】

1. 妊娠期、哺乳期用药 避免在妊娠期女性使用。哺乳期女性用药暂无资料，不推荐使用。

2. 禁忌

（1）禁用于对伏立康唑或任何赋形剂有过敏史者。有其他吡咯类过敏史者慎用。

（2）禁止与 CYP3A4 底物，特非那定、阿司咪唑、西沙必利、匹莫齐特或奎尼丁合用，因为本品可增加上述药物的血药浓度，导致Q－T间期延长，尖端扭转性室性心动过速极少见。

（3）禁止与利福平、利福布汀、卡马西平和长效巴比妥类合用，这些药物可以显著降低本品的血药浓度。

（4）禁与麦角生物碱类药物（麦角胺、二氢麦角胺）合用。麦角生物碱类为CYP3A4的作用底物，二者合用会使麦角类药物的血浓度增高导致麦角中毒。

（5）伏立康唑可以使西罗莫司的血浓度显著增加，因此禁止同时应用这2种药物。

3. 不良反应

（1）视觉改变或视觉障碍：大约30%的用药者曾出现过视觉改变或增强、视物模糊、色觉改变或畏光。视觉障碍通常为轻度，罕有导致停药者，是自限性和可逆的。

（2）皮肤和附件：皮疹发生率约6%，皮疹、瘙痒、斑丘疹常见。

（3）肝毒性（表现为血清胆红素、碱性磷酸酶、肝转氨酶的升高）与药物浓度相关。

（4）心血管事件包括心出现快速型心律失常和Q－T间期延长，患者通常合并多个危险因素，如低钾血症、同时使用可引起Q－T间期延长的药物（如喹诺酮类药物）。

4. 注意事项

（1）用药期间应注意监测肝、肾功能，尤其是肝功能、胆红素和血肌酐值。

（2）本品片剂含乳糖，不应用于罕见的遗传性半乳糖不耐受、乳糖酶缺乏或葡萄糖－半乳糖吸收障碍的患者。

（3）部分吡咯类，包括本品与心电图Q－T间期延长有关。极个别服用本品的患者可发生尖端扭转型室速。此类患者多为重症，存在多种复杂的危险因素，如心脏毒性化疗、心肌病、低钾血症和共用的其他治疗。存在潜在心律失常情况的患者慎用本品。应用本品前应纠正血钾、血镁和血钙。

（4）儿童人群中的光毒性反应频率更高，因此必须对该患者人群采取严格的光保护措施。

对于出现光老化损伤（例如雀斑样痣或雀斑）的儿童，建议避免阳光照射并进行皮肤病学随访。

5. 药物相互作用
伏立康唑不仅是CYP2C9、CYP2C19、CYP3A4酶的底物，也是其抑制剂，可和多种药物发生相互作用。方案调整策略见下表。

类别	药品
不与伏立康唑联用的药品	依非韦伦（400mg qd）、利托那韦（400mg q12h）、圣约翰草、利福平、苯巴比妥、司可巴比妥、异戊巴比妥
增加伏立康唑给药剂量	与依非韦伦（300mg qd）、苯妥英钠合用：剂量调整为400mg q12h；与利福布汀合用：剂量调整为350mg q12h；与卡马西平、奈韦拉平合用：增加剂量。
密切监测伏立康唑有效性及安全性	糖皮质激素、西咪替丁、HIV蛋白酶抑制剂、质子泵抑制剂（奥美拉唑、艾司奥美拉唑、兰索拉唑、泮托拉唑、雷贝拉唑）、大环内酯类、口服避孕药等

【常用制剂与规格】　干混悬剂：45g。片剂：50mg；200mg。注射剂：200mg。

第二十节　抗疱疹病毒药物

一、药物分类

疱疹病毒是一种双链DNA包膜病毒，包括单纯疱疹病毒1型（HSV－1）、单纯疱疹病毒2型（HSV－2）、水痘－带状疱疹病毒（VZV）、人巨细胞病毒（HCMV）、人疱疹病毒6型、人疱疹病毒7型、EB病毒（EBV）和卡波西肉瘤疱疹病毒（KSHV）。目前尽管已经研发出了针对疱疹病毒感染较为有效的疫苗，但药物仍是较为可靠的治疗方法。临床常用抗疱疹病毒药物包括核苷类似物、核苷酸类似物、焦磷酸类似物。

二、药理作用与作用机制

（一）核苷类似物

核苷类似物是用于疱疹病毒感染的主要药物，通过抑制DNA聚合酶来干扰病毒复制。阿昔洛韦是单纯疱疹病毒（HSV）－1型和HSV－2

型、水痘－带状疱疹病毒（VZV）和EB病毒（EBV）复制的高选择性且强效的抑制剂，在治疗人巨细胞病毒（CMV）感染方面相对无效。伐昔洛韦是阿昔洛韦的前体酯化物，口服后经肠和肝水解，转化为阿昔洛韦。与口服阿昔洛韦相比，伐昔洛韦具有药代动力学优势：有更好的口服生物利用度，比阿昔洛韦给药频次低。

阿昔洛韦的高度选择性与其作用机制有关。阿昔洛韦通过病毒编码的胸苷激酶在疱疹病毒感染的细胞中磷酸化成阿昔洛韦单磷酸，在未感染的哺乳动物中，很少发生磷酸化，因此药物集中在疱疹病毒感染的细胞中。随后，阿昔洛韦单磷酸被宿主细胞中激酶转化成三磷酸，后者是病毒诱导的DNA聚合酶的强效抑制剂，但对宿主细胞DNA聚合酶的影响较小。阿昔洛韦三磷酸也可以与病毒DNA结合，引起链反应提前终止。

喷昔洛韦抗病毒的活性谱和作用机制与阿昔洛韦相似。泛昔洛韦经肠和肝迅速去乙酰化和氧化为喷昔洛韦，口服吸收良好，生物利用度为77%。

更昔洛韦对HSV和VZV有活性，比阿昔洛韦治疗CMV更加有效。在HSV和VZV感染的细胞中，更昔洛韦被病毒编码的胸苷激酶磷酸化；在CMV感染的细胞中，被UL97基因编码的病毒激酶磷酸化。更昔洛韦三磷酸抑制CMV DNA聚合酶，并可与CMV DNA结合，使其延伸终止。更昔洛韦三磷酸在CMV感染细胞中的浓度是未感染的10倍。

（二）核苷酸类似物

西多福韦是胞嘧啶的磷酸核苷酸类似物，主要用于治疗巨细胞病毒感染，但对广泛的疱疹病毒也具有活性，包括HSV、人类疱疹病毒（HHV）-6A和HHV-6B、HHV-8以及其他一些DNA病毒，如多瘤病毒、乳头瘤病毒、腺病毒和痘病毒（如天花、牛痘）。西多福韦不需要通过病毒诱导的激酶进行初始磷酸化，而是由宿主细胞磷酸化为西多福韦二磷酸，是病毒DNA聚合酶的竞争性抑制剂，小部分影响宿主细胞DNA聚合酶。西多福韦二磷酸可以减缓或终止新生DNA链的延伸。

（三）焦磷酸类似物

膦甲酸是一种含有焦磷酸盐的化合物，能有效抑制疱疹病毒，包括CMV。该药可以抑制焦磷酸结合位点的DNA聚合酶，其浓度对细胞聚合酶的影响相对较小。膦甲酸不需要通过磷酸化来发挥其抗病毒活性，因此对由于胸腺嘧啶激酶缺乏而引起阿昔洛韦耐药的HSV和VZV分离株以及大多数对更昔洛韦耐药的CMV菌株具有活性。膦甲酸还可抑制HIV的逆转录酶，并在体内对HIV有活性。

三、临床用药评价

阿昔洛韦有静脉注射、口服和局部给药等制剂，而伐昔洛韦只有口服制剂。由于VZV对阿昔洛韦的敏感性通常比HSV低，因此必须使用较高剂量的阿昔洛韦来治疗VZV感染。阿昔洛韦最广泛的应用是治疗生殖器HSV感染。静脉注射或口服阿昔洛韦和口服伐昔洛韦用于治疗原发性生殖器HSV感染时，可缩短症状持续时间、减少病毒脱落和加速愈合。

阿昔洛韦具有很好的耐受性，最常见的不良反应是肾功能不全，因为药物结晶沉积，特别是快速静脉滴注或水化不足后出现。伐昔洛韦的生物利用度是阿昔洛韦的3~5倍，两种药物的安全性相似。

更昔洛韦可通过静脉注射或口服给药，由于其口服生物利用度低（5%~9%），口服时必须给予较高剂量，因此更昔洛韦片剂已被缬更昔洛韦所取代，后者是更昔洛韦的L-缬氨酰酯化物。缬更昔洛韦口服吸收良好，生物利用度为60%，在肠和肝内迅速水解为更昔洛韦。更昔洛韦可引起严重的骨髓抑制，尤其是中性粒细胞减少，在肾功能不全和同时使用其他可引起骨髓抑制的药物（如齐多夫定、麦考酚酯），骨髓抑制作用会更强。

西多福韦口服生物利用度差，需静脉给药。主要由肾脏排泄，血浆半衰期为2.6小时，西多福韦二磷酸的细胞内半衰期>48小时是推荐给药方案的基础，最初2周每周给药5mg/kg，然后每隔1周给药5mg/kg。西多福韦的主要不良反应是近端肾小管损伤，表现为血清肌酐水平升高和蛋白尿，充分的水化联合口服丙磺舒可以降低肾毒性的风险。中性粒细胞减少、皮疹和胃肠道不适也可能发生。

膦甲酸可溶性差，必须在稀释溶液中静脉滴注 1～2 小时以上。膦甲酸的血浆半衰期为 3～5 小时，药物主要经肾脏排泄，随着肾功能的下降而半衰期延长。主要的不良反应是肾损害，因此使用期间应密切监测肾功能，尤其在治疗初期。由于膦甲酸可与二价金属离子结合，可能发生低钙血症、低镁血症、低钾血症。水化和缓慢输注可以减少患者的肾毒性和电解质紊乱。膦甲酸不引起骨髓抑制，可以与骨髓抑制药物联用。

四、代表药品

阿昔洛韦
Aciclovir

【适应证】 ①急性带状疱疹。②生殖器疱疹：用于治疗初发和复发的生殖器疱疹。③水痘。

【用法用量】

1. 口服给药方案见下表。

适应证	给药方案	疗程
急性带状疱疹	成人一次 0.2～0.8g，q4h，一日 5 次	连用 7～10 日
初发生殖器疱疹	成人一次 0.2g，q4h，一日 5 次	连用 10 日
复发性生殖器疱疹的慢性抑制治疗	成人一次 0.2～0.4g，一日 2 次	持续治疗 4～6 个月或 12 个月
水痘	成人和 40kg 以上的儿童：一次 0.8g，一日 4 次	连用 5 日

2. 注射给药方案见下表（静脉滴注，每次滴注时间在 1 小时以上）。

适应证	给药方案	疗程
重症生殖器疱疹初治	成人一次 5mg/kg，q8h	5 日
免疫缺陷患者皮肤黏膜单纯疱疹或严重带状疱疹	成人一次 5～10mg/kg，q8h	7～10 日
单纯疱疹性脑炎	成人一次 10mg/kg，q8h	10 日

3. 肝功能不全可不必减量。

4. 肾功能不全给药方案见下表。

药物	CrCl 50～90	CrCl 25～50	CrCl 10～24	CrCl <10	CRRT
阿昔洛韦（静滴）	5～10 mg/kg，q8h	5～10 mg/kg，q12h	5～10 mg/kg，q12h	2.5～5mg/kg，qd	5～10mg/kg，qd
阿昔洛韦（口服）	0.2～0.8g，q4h（一日 5 次）	0.2～0.8g，q4h（一日 5 次）	0.2～0.8g，q8h	0.2～0.8g，q8h	无数据

【临床应用注意】

1. 妊娠、哺乳期用药 推荐用于有生命危险的疾病，但不提倡作为生殖器疱疹的预防用药或孕期的治疗用药。哺乳期用药是安全的。

2. 禁忌 对阿昔洛韦或伐昔洛韦过敏者禁用。

3. 不良反应 通常有较好的耐受性。①偶见：刺激性疼痛和注射部位静脉炎、恶心、呕吐、皮疹、肾毒性（特别是结晶形成，当快速静滴、与可造成肾损伤的药物合用时。水化状态好时，可降低肾毒性的发生风险）。②罕见：头晕、头痛、中枢神经系统症状（特别是肾衰并大剂量用药时）、贫血、中性粒细胞减少、转氨酶升高、低血压。

4. 注意事项

（1）阿昔洛韦可引起急性肾功能衰竭，应用阿昔洛韦治疗时，需仔细观测有无肾功能衰竭征兆和症状（如少尿、无尿、血尿、腰痛、腹胀、恶心、呕吐等），并监测尿常规和肾功能变化，一旦出现异常应立即停药。

（2）应用阿昔洛韦治疗，应摄入充足的水，防止药物沉积于肾小管内。

（3）合并使用其他肾毒性药物可能增加肾功能障碍的危险，以及增加可逆性的中枢神经系统症状。

5. 药物相互作用

（1）可升高茶碱的血浆浓度。

（2）与干扰素或甲氨蝶呤（鞘内）合用，

可能引起精神异常。

（3）与齐多夫定合用，可引起肾毒性，表现为深度昏睡和疲劳。

（4）与西咪替丁合用，阿昔洛韦的排泄可能会受到抑制，半衰期延长。

（5）与霉酚酸酯合用，阿昔洛韦与霉酚酸酯的排泄均可能被抑制。

（6）与哌替啶合用，可升高去甲哌替啶的血浆浓度。

【常用制剂与规格】　片剂、胶囊剂：0.1g；0.2g。粉针剂：0.25g；0.5g。乳膏剂：0.3g。

更昔洛韦
Ganciclovir

【适应证】　适用于治疗危及生命或视觉的免疫缺陷患者的巨细胞病毒感染，以及预防器官移植患者的巨细胞病毒感染。

【用法用量】

1. 用于治疗巨细胞病毒感染的标准剂量（静滴）

（1）诱导治疗：剂量为5mg/kg，静脉滴注1小时以上，每12小时给药1次，疗程14～21日。

（2）维持治疗：对于有复发风险的免疫缺陷患者，可以进行维持治疗，剂量为5mg/kg，静脉输注1小时以上，一日1次，一周7次；或6mg/kg，一日1次，一周5次。应当根据患者个体情况确定维持治疗的持续时间。

2. 预防器官移植患者巨细胞病毒感染的标准剂量（静滴）

（1）诱导治疗：剂量为5mg/kg，静脉滴注1小时以上，每12小时给药1次，疗程7～14日。

（2）维持治疗：剂量为5mg/kg，静脉输注1小时以上，一日1次，一周7次；或6mg/kg一日1次，一周5次。维持治疗的持续时间取决于巨细胞病毒感染的风险，且应当根据患者个体情况确定。

3. 口服剂量　一次1g，每8小时给药1次，与食物同服。

4. 肝功能不全　无需减量。

5. 肾功能不全　给药方案见下表。

药物	CrCl 50～90	CrCl 10～50	CrCl <10
更昔洛韦（静滴维持治疗）	2.5～5mg/kg，qd	0.625～1.25mg/kg，qd	0.625mg/kg 3次/周
更昔洛韦（口服）	0.5～1g，q8h	0.5～1g，qd	0.5g 3次/周

【临床应用注意】

1. 妊娠、哺乳期用药　妊娠期仅在威胁生命的巨细胞病毒感染时使用，并警示患者可能有致畸作用。由于有严重毒性的可能，哺乳期用药应避免母乳喂养。

2. 禁忌　中性粒细胞减少（中性粒细胞计数<500/mm³）或血小板减少症（<25000/mm³）是初次使用的禁忌证。对更昔洛韦、缬更昔洛韦过敏的患者禁用。

3. 不良反应

（1）常见：中性粒细胞减少症（可逆的）、可逆的血小板减少症，每2～3周监测1次全血细胞计数，若中性粒细胞计数<500/mm³则停药或加用粒细胞集落刺激因子；若血小板<25000/mm³则停药。

（2）偶见：贫血、发热、皮疹、头痛、癫痫发作、精神错乱、精神状态改变、胃肠道不耐受。

（3）罕见：昏迷、肝毒性。

4. 注意事项

（1）交叉过敏：由于更昔洛韦的化学结构与阿昔洛韦和喷昔洛韦相似，可能存在交叉过敏反应，因此已知对阿昔洛韦或喷昔洛韦（或对其前体药物伐昔洛韦、泛昔洛韦）过敏的患者使用时应当谨慎。

（2）致畸、避孕：开始更昔洛韦治疗前，应当提醒患者可能对胎儿有风险并应使用避孕措施。基于临床和非临床研究，更昔洛韦可能引起暂时性或永久性的精子生成抑制。建议有生育能力的女性应当在治疗期间及治疗后至少30日采取避孕措施；男性应当在治疗期间及治疗停止后至少90日采取避孕措施。

5. 药物相互作用

（1）与亚胺培南－西司他汀合用，可能发生癫痫全面性发作。

（2）与齐多夫定联合用药会增加中性粒细胞减少症的风险。

（3）与去羟肌苷联用时，可增加去羟肌苷的血浆浓度，应避免联用或密切监测去羟肌苷引起的毒性（例如胰腺炎）。

（4）与其他已知有骨髓抑制作用或引起肾脏损害的药物合用时，毒性可能增强。

【常用制剂与规格】　片剂：0.25g。注射液、粉针剂：0.05g；0.125g；0.25g；0.5g。

膦甲酸钠
Foscarnet Sodium

【适应证】　①艾滋病患者巨细胞病毒性视网膜炎；②免疫功能损害患者耐阿昔洛韦单纯疱疹病毒性皮肤黏膜感染。

【用法用量】

1. 艾滋病患者巨细胞病毒性视网膜炎

（1）诱导治疗：推荐初始剂量为 60mg/kg，每 8 小时给药 1 次，静滴时间不得少于 1 小时，根据疗效连用 2~3 周。

（2）维持治疗：维持剂量为 90~120mg/kg，一日 1 次，静滴时间不得少于 2 小时。

2. 免疫功能损害患者耐阿昔洛韦单纯疱疹病毒性皮肤黏膜感染　推荐剂量为 40mg/kg，每 8 小时或 12 小时给药 1 次，静滴时间不得少于 1 小时，连用 2~3 周或直至治愈。

3. 肝功能不全　可按正常剂量给药。

4. 肾功能不全　给药方案见下表。

药物	CrCl 50~90	CrCl 10~50	CrCl <10
膦甲酸 （诱导治疗）	45mg/kg q8h	50mg/kg q12h	40mg/kg q12h
膦甲酸 （维持治疗）	70~90mg/kg qd	50~65mg/kg qd	80~105mg/kg q48h

【临床应用注意】

1. 妊娠期、哺乳期用药　对于妊娠期女性所患的威胁视力的巨细胞病毒性色素性视网膜炎，膦甲酸应作为一线药物（基于肾毒性的高风险性，建议产前检查胎儿并严密监测羊水以观察是否有胎儿肾毒性的发生）。哺乳期女性应尽量避免使用。

2. 禁忌　对膦甲酸钠过敏禁用。

3. 不良反应

（1）常见：肾功能衰竭，如果早期中断给药，肾衰竭通常是可逆的；电解质紊乱（低钙血症、低磷酸盐血症、低镁血症和低钾血症）。

（2）偶见：继发于电解质紊乱的感觉异常和癫痫发作；阴茎溃疡；恶心、呕吐。

（3）罕见：发热、皮疹、骨髓抑制、肝功能实验值升高、头痛。

4. 注意事项

（1）用药期间必须密切监测肾功能，根据肾功能情况调整剂量，做到给药个体化。为降低肾毒性，使用之前及使用期间患者应水化，静脉输液量为 2.5L/d（5% 葡萄糖溶液或生理盐水），并可适当使用噻嗪类利尿剂。

（2）不能采用静脉推注给药，静脉滴注速度不得大于 1mg/（kg·min）。

（3）不能与其他药物混合静脉滴注。

（4）避免与皮肤、眼接触，若不慎接触，应立即用清水洗净。

5. 药物相互作用

（1）与喷他脒（静脉滴注）同时用药可加重低钙血症，增加肾毒性。

（2）与两性霉素 B、氨基糖苷类、西多福韦和其他有肾毒性的药物合用，可增加肾毒性，应避免同时用药。

（3）与亚胺培南合用，可增加癫痫发作的风险。

（4）不能与其他药物混合静脉滴注。

【常用制剂与规格】　注射液：3g；6g。

第二十一节　抗流感病毒药

一、药物分类

流行性感冒（以下简称流感）是由流感病毒引起的一种急性呼吸道传染病，甲型和乙型流感病毒每年呈季节性流行。流感多为自限性，但是对于老年人、年幼儿童、妊娠期女性产妇、肥胖者和有慢性基础疾病等高危人群，可发生重症流感，少数病例进展快，发生急性呼吸窘迫综合征、急性坏死性脑病或多器官功能不全等，病情严重者甚至导致死。

具有抗流感病毒活性的药物是治疗及控制流感的重要手段，根据作用机制，目前的主要抗流感病毒药物主要分为：神经氨酸酶抑制剂

（NAI）、RNA 聚合酶抑制剂、血细胞凝聚素（HA）抑制剂。

胺、金刚乙胺，因耐药性高，副作用大，已不推荐用于流感防治。

二、药理作用与作用机制

主要的抗流感病毒药物及其作用机制详见表 9 – 11。M₂ 离子通道阻滞剂，如金刚烷

三、临床用药评价

抗流感病毒药物临床应用策略与治疗方案见表 9 – 12。

表 9 – 11 主要的抗流感病毒药物及其作用机制

类别	作用机制	代表药品
神经氨酸酶抑制剂（NAI）	流感病毒表面有 2 个重要的糖蛋白：血细胞凝聚素（HA）和神经氨酸酶（NA）。NA 切割新组装的病毒颗粒和细胞表面的唾液酸受体的连接，释放病毒颗粒，感染其他细胞。NA 抑制剂能够与其作用的部位竞争性紧密结合，从而抑制 NA 的切割作用，阻断流感病毒的释放	奥司他韦、扎那米韦、帕拉米韦
RNA 聚合酶抑制剂	流感病毒 RNA 聚合酶包含 3 个亚基：PB1、PB2 和 PA，这些亚基都是病毒复制的必要条件。PB2 亚基结合宿主前 mRNAd 的 5′端帽子（Cap）结构（m^7 – GTP），通过位于 PA 亚基氨基端的帽依赖性核酸内切酶定位并进行剪切，PB1 亚基的转录酶活性可重新生成病毒信使 RNA。临床开发了靶向 RNA 聚合酶复合体的特异性亚基的抗病毒药	玛巴洛沙韦（玛巴洛沙韦是一种前药，通过水解转化为活性代谢产物巴洛沙韦，发挥抗流感病毒活性）、法维拉韦
血细胞凝聚素（HA）抑制剂	血细胞凝聚素（HA）抑制剂通过阻止病毒进入细胞，抑制包膜病毒膜融合，在细胞内吞过程中加强病毒糖蛋白与宿主膜的相互作用，达到抑制病毒的作用	阿比多尔

表 9 – 12 抗流感病毒药物临床应用策略与治疗方案

项目	奥司他韦	扎那米韦	帕拉米韦	阿比多尔	玛巴洛沙韦
适应证	甲型、乙型流感患者	无奥司他韦时或肾功能不全、妊娠期女性等特殊人群以及重症或疾病进展患者	重症、无法接受吸入或口服 NAI 和对其他 NAI 疗效不佳或产生耐药的患者	甲型、乙型流感患者	成人和 5 岁及以上儿童甲型、乙型流感患者
剂型	口服制剂	吸入剂	静脉制剂	口服制剂	口服制剂
半衰期	6～10h	3h	7.7～20.8h	10.5h	中国受试者：99.7h
代谢途径	通过肝酯酶快速转化为活性形式奥司他韦羧酸酯，经肾以羧酸原型药的形式排泄	约 90% 以原型药经肾脏排泄	以原型药从肾脏清除	经肝脏和小肠代谢，主要代谢酶是 CYP3A4，其与细胞色素 3A4 抑制剂和诱导剂存在相互作用	胃肠道、肠上皮细胞和肝脏中转化为活性代谢物巴洛沙韦，主要通过胆汁途径经粪便排泄
治疗剂量和疗程	一次 75mg，一日 2 次，疗程 5 日	一次 10mg，一日 2 次，疗程 5 日	成人一般用量为 300mg，单次静脉滴注	一次 200mg，一日 3 次，疗程 5 日	体重 40～80kg：单次口服 40mg 体重 ≥80kg：单次口服 80mg

续表

项目	奥司他韦	扎那米韦	帕拉米韦	阿比多尔	玛巴洛沙韦
剂量调整	老年人、轻度或中度肝损伤以及妊娠女性无需调整剂量肾功能不全患者需根据肌酐清除率调整剂量	肝肾功能不全以及妊娠女性无需调整使用剂量	肌酐清除率为 10～30ml/min 时需相应调整剂量	严重肾功能不全者慎用	轻中度肝损伤（Child - Pugh A - B 级）及肾损伤（肌酐清除率≥50ml/min），无需调整剂量；重度肝肾损伤者以及妊娠及哺乳期用药尚无数据
不良反应	恶心、呕吐、头痛，部分患者可能会出现精神障碍并发症	可能会诱发支气管痉挛	支气管炎、咳嗽、眩晕、头痛、失眠、疲劳等	恶心、腹泻、头晕和血清转氨酶升高	腹泻（3%）、恶心（2%）、支气管炎（3%）、鼻窦炎（2%）、头痛（1%）

四、代表药品

奥司他韦
Oseltamivir

【适应证】

1. 用于成人和 1 岁及 1 岁以上儿童的甲型和乙型流感治疗。患者应在首次出现症状 48 小时以内使用。

2. 用于成人和 13 岁及 13 岁以上青少年的甲型和乙型流感的预防。

【用法用量】

可以与食物同服或分开服用，进食时服药可提高药物的耐受性。

1. 成人及儿童　给药方案见下表。

人群		治疗剂量	预防剂量
成人		75mg，一日 2 次	75mg，一日 1 次
≥12月龄儿童（体重）	≤15kg	30mg，一日 2 次	30mg，一日 1 次
	15～23kg	45mg，一日 2 次	45mg，一日 1 次
	24～40kg	60mg，一日 2 次	60mg，一日 1 次
	>40kg	75mg，一日 2 次	75mg，一日 1 次
9～11 月婴儿		一次 3.5mg/kg，一日 2 次	一次 3.5mg/kg，一日 1 次
0～8 月足月婴儿		一次 3mg/kg，一日 2 次	一次 3mg/kg，一日 1 次
早产儿（矫正年龄）	<38 周	一次 1.0mg/kg，一日 2 次	—
	38～40 周	一次 1.5mg/kg，一日 2 次	
	>40 周	一次 3.0mg/kg，一日 2 次	

2. 肝功能不全　轻中度肝功能不全患者不需要调整剂量。

3. 肾功能不全　给药方案见下表。

肌酐清除率（ml/min）	治疗剂量
>60	75mg，一日 2 次
31～60	30mg，一日 2 次
10～30	30mg，一日 1 次
<10	不推荐使用
血液透析患者	血液透析治疗后给予 30mg

【临床应用注意】

1. 妊娠期、哺乳期用药　妊娠期女性首选奥司他韦抗病毒治疗；哺乳期女性可给予奥司他韦。

2. 禁忌　对奥司他韦或药物的任何成分过敏。

3. 不良反应　①常见：10%～20% 的患者出现恶心、呕吐、腹泻等胃肠道反应。②罕见：过敏反应、失眠、谵妄与行为错乱。

4. 注意事项　①如果患者在用药后出现精神神经症状，应对患者进行继续治疗的风险获益评价。②未使用和过期药品的处置：应减少药品排放对环境造成的影响。药品不应通过废水排放或当作家庭垃圾处理。

5. 药物相互作用　除非临床需要，在使用减毒活流感疫苗两周内不应服用奥司他韦，在服用奥司他韦后 48h 内不应使用减毒活流感疫苗，因为奥司他韦作为抗病毒药物可能会抑制活疫苗病毒的复制。三价灭活流感疫苗可以在服用奥司他韦前后的任何时间使用。

【常用制剂与规格】　胶囊剂：75mg。颗粒剂 15mg。干混悬剂：0.36g。

玛巴洛沙韦
Baloxavir Marboxil

【适应证】　适用于既往健康的成人和 5 岁及以上儿童单纯性甲型和乙型流感患者，或存在流感相关并发症高风险的成人和 12 岁及以上儿童流感患者。

【用法用量】　在症状出现后 48 小时内单次服用本品，可与或不与食物同服。应避免与乳制品、钙强化饮料、含高价阳离子的泻药、抗酸药或口服补充剂（如钙、铁、镁、硒或锌）同时服用。

1. 成人、青少年和儿童（≥5 岁），基于体重的给药方案见下表。

患者体重（kg）	推荐单次口服剂量
20 ~ 80kg（不含 80kg）	40mg
≥80kg	80mg

2. **肝功能不全**　轻中度肝损伤（Child – Pugh A – B 级），无需调整剂量；重度肝损伤者尚无数据。

3. **肾功能不全**　肌酐清除率 ≥ 50ml/min，无需调整剂量，重度肾损伤者尚无数据。

【临床应用注意】

1. **妊娠期、哺乳期用药**　妊娠及哺乳期用药尚无数据。

2. **禁忌**　禁用于对本品或任何辅料过敏的患者。

3. **不良反应**　常见腹泻、支气管炎、恶心、鼻窦炎、头痛等不良反应。

4. **注意事项**　①在上市后用药经验中报告了速发过敏反应、荨麻疹和血管性水肿，如果发生或疑似发生类似过敏反应，应给予适当的治疗。②对除流感病毒以外的其他病原体引起的疾病无效。

5. **药物相互作用**　①玛巴洛沙韦或其活性代谢产物巴洛沙韦与细胞色素 P450 底物、抑制剂或诱导剂，葡萄糖醛酸转移酶（UGT）抑制剂之间无临床显著药物相互作用。②含多价阳离子制剂可降低巴洛沙韦的血浆浓度。

【常用制剂与规格】　片剂：20mg；40mg。干混悬剂：40mg。

第二十二节　抗新型冠状病毒药

一、药物分类

新型冠状病毒（SARS – CoV – 2）是目前已知的第 7 种可以感染人的冠状病毒，并且是一种新型的 β 冠状病毒。从 SARS – CoV – 2 的生命周期来看，结构蛋白刺突蛋白、E 蛋白、M 蛋白、N 蛋白、非结构蛋白、3CL 蛋白酶、木瓜样蛋白酶、NSP12（RNA 依赖性 RNA 聚合酶 RdRp）、NSP13（RNA 解旋酶）以及人血管紧张素转换酶 2 受体（ACE2）等，被认为是开发特定药物的潜在靶标。到目前为止，小分子抗病毒药物（奈玛特韦 – 利托那韦、瑞德西韦和莫诺拉韦）和单克隆抗体已上市用于治疗新冠病毒感染，大多需要在症状出现后 10 日内给药。已上市的抗新型冠状病毒药物作用靶标及耐药性见表 9 – 13。

二、药理作用与作用机制

抗新冠病毒小分子药物是通过阻止新冠病毒复制，达到治疗新冠病毒感染的目的。包括 3 – 胰凝乳蛋白酶样蛋白酶（又称主蛋白酶，3CLpro）抑制剂和 RNA 依赖性 RNA 聚合酶（RdRp）抑制剂。代表药品见表 9 – 14。截止至 2024 年 3 月 4 日，国家药品监督管理局已附条

表 9 – 13　抗新型冠状病毒药物作用靶标及耐药性

作用靶标	药物类别	耐药性	代表药品
RNA 依赖性 RNA 聚合酶（RdRp）抑制剂	小分子药物	低	瑞德西韦、莫诺拉韦
3CL 蛋白酶抑制剂	小分子药物	低	奈玛特韦 – 利托那韦、先诺特韦/利托那韦、来瑞特韦
阻断刺突 – ACE2 相互作用的抑制剂	单克隆抗体	高	贝特洛韦单抗（bebtelovimab）、安巴韦单抗/罗米司韦单抗

件批准 7 种口服抗新型冠状病毒小分子药物上市。

三、临床应用评价

1. 已获批 7 种抗新型冠状病毒小分子药物的临床应用见表 9 – 15。

2. 已获批 7 种抗新型冠状病毒小分子药物的药物相互作用见表 9 – 16。

表 9 – 14　3CLpro 抑制剂和 RdRp 抑制剂代表药物

药物类别	代表药品
3CLpro 抑制剂	奈玛特韦/利托那韦、先诺特韦/利托那韦、来瑞特韦、阿泰特韦/利托那韦
RdRp 抑制剂	莫诺拉韦、阿兹夫定、氢溴酸氘瑞米德韦

表 9 – 15　抗新型冠状病毒小分子药物的临床应用

药品名称	适用人群	用法用量	孕产妇及肝肾功能损伤用药	不良反应及安全性
奈玛特韦/利托那韦	轻、中型新冠病毒感染成年患者	奈玛特韦 300mg 与利托那韦 100mg 同时服用，每 12h 给药 1 次，连续 5 日	母亲潜在获益大于对胎儿潜在风险时，才能在妊娠期使用；不建议哺乳期使用；中度肾功能损伤者应将奈玛特韦减半使用；重度肝肾功能损伤者不应使用	最常见的不良反应为味觉障碍和腹泻；其他常见不良反应为头痛、恶心、呕吐等
阿兹夫定	普通型新冠病毒感染成人患者	空腹整片吞服，一次 5mg，一日 1 次，疗程不超过 14 日	不建议妊娠期和哺乳期使用；中重度肝肾功能损伤患者慎用	常见不良反应为头晕、肝功能异常、血尿酸升高等
莫诺拉韦	发病 5 日以内的轻、中型且伴有进展为重症高风险因素成人患者	800mg，每 12h 给药 1 次，连续 5 日	不建议妊娠期和哺乳期使用；肝肾功能不全患者无需调整药物剂量	常见不良反应为腹泻、恶心、头晕等
先诺特韦/利托那韦	轻、中型新冠病毒感染成年患者	先诺特韦 750mg 与利托那韦 100mg 同时空腹服用，每 12h 给药 1 次，连续 5 日	重度（Child – Pugh C 级）肝损伤患者不建议使用；既往有肝脏疾病、肝酶异常或肝炎病史患者慎用；肾功能损伤者、18 岁以下患者、老年患者安全性和有效性尚未确定，不推荐使用	常见不良反应为腹泻、恶心、瘙痒、窦性心动过缓等
氢溴酸氘瑞米德韦	发病 3 日以内的轻、中型新冠病毒感染成年患者	每 12h 给药 1 次，连续 5 日；第 1 日：一次 0.6g；第 2 ~ 5 日：一次 0.3g	妊娠期禁用，哺乳期不建议使用；肝功能不全患者无需调整剂量；肾功能不全患者需调整剂量，但尚无剂量调整依据	常见不良反应为肝功能异常、高脂血症、高尿酸血症和血压升高
来瑞特韦	轻、中型新冠病毒感染成年患者	一次 0.4g，一日 3 次，随餐服用，连续 5 日	妊娠期和哺乳期患者慎用；肝功能不全患者无需调整剂量	常见不良反应为高脂血症、高尿酸血症
阿泰特韦/利托那韦	轻、中型新冠病毒感染成年患者	阿泰特韦 150mg 与利托那韦 100mg 同时服用，每 12h 给药 1 次，连续 5 日	母亲潜在获益大于对胎儿潜在风险时，才能在妊娠期使用；不建议哺乳期使用；轻、中度肝损伤患者无需调整剂量，重度肝损伤和肾损伤患者不应使用	常见不良反应为血脂异常，包括高甘油三酯血症、高脂血症、高胆固醇血症

表 9 - 16 抗新型冠状病毒小分子药物的相互作用

药品名称	相互作用机制
奈玛特韦/利托那韦	任何经 CYP3A 代谢的药物、CYP3A 抑制剂或诱导剂都可能与其产生药物相互作用；奈玛特韦/利托那韦还是转运蛋白（P - gp、BCRP、MDR1、MATE1、OCT1 和 OATP1B1）的抑制剂，可能诱导 CYP1A2、CYP2C8、CYP2C9 和 CYP2C19 的葡萄糖醛酸化和氧化作用，从而增加通过这些途径代谢的部分药品的生物转化，并可能导致此类药品的全身暴露量降低，从而降低或缩短其疗效
阿兹夫定	P - gp 底物及弱效 P - gp 诱导剂，与 P - gp 底物及 P - gp 抑制剂、P - gp 诱导剂联用时需慎重
莫诺拉韦	尚未发现有临床意义的药物相互作用
先诺特韦/利托那韦	主要由 CYP3A 酶代谢，是 P - gp 转运体的底物。诱导 CYP3A 和（或）P - gp 的药物可能降低先诺特韦的血药浓度，从而降低本品的疗效，而抑制 CYP3A 和（或）P - gp 的药物可能增加先诺特韦的血药浓度，从而增加安全性风险
氢溴酸氘瑞米德韦	主要代谢产物 116 - N1 是 P - gp 和 BCRP 的底物，与影响 P - gp 和 BCRP 活性的药物同时使用时可能会发生药物相互作用
来瑞特韦	来瑞特韦与经 CYP3A 酶代谢药物联用，可升高后者血药浓度。使用抑制或诱导 CYP3A 以及 P - gp 的药品可能分别升高或降低本品的药物浓度
阿泰特韦/利托那韦	CYP3A 的抑制剂，可升高由 CYP3A 代谢的药物的血浆浓度。使用抑制或诱导 CYP3A 以及 P - gp 的药品可能会分别升高或降低本品的药物浓度

四、代表药品

奈玛特韦/利托那韦
Nirmatrelvir/Ritonavir

【适应证】用于治疗成人伴有进展为重症高风险因素的轻至中度新型冠状病毒感染（COVID - 19）患者。

【用法用量】

（1）口服：本品可与食物同服，也可不与食物同服。片剂需整片吞服，不得咀嚼、掰开或压碎。①本品为奈玛特韦片与利托那韦片的组合包装。奈玛特韦必须与利托那韦同服。如不与利托那韦同服，奈玛特韦的血浆药物浓度水平可能不足以达到所需的治疗效果。②推荐剂量为奈玛特韦 300mg（150mg×2 片）联用利托那韦 100mg（100mg×1 片），每 12 小时口服给药 1 次，连续服用 5 日。在 COVID - 19 确诊以及出现症状后 5 日内尽快服用本品。③如果患者漏服一剂本品但未超过通常服药时间的 8 小时，则应尽快补服并按照正常的给药方案继续用药。如果患者漏服且超过 8 小时，患者不应补服漏服的剂量，而应按照规定的时间服用下一剂量。请勿为弥补漏服的剂量而服用双倍剂量。

（2）肝功能不全：①轻度（Child - Pugh A 级）或中度（Child - Pugh B 级）肝功能不全患者无需调整本品剂量。②重度（Child - Pugh C 级）肝功能不全患者不应使用本品。

（3）肾功能不全：①轻度肾功能不全患者（eGFR ≥ 60 至 < 90ml/min）无需调整剂量。②在中度肾功能不全患者（eGFR ≥ 30 至 < 60ml/min）中，应将本品的剂量减少至奈玛特韦/利托那韦 150mg/100mg，每 12 小时给药 1 次，持续 5 日，以避免过度暴露。③重度肾功能不全（eGFR < 30ml/min）患者不应使用本品，包括血液透析下的终末期肾病。

【临床应用注意】

1. 妊娠期、哺乳期用药 大量女性在妊娠期间暴露于利托那韦，这表明与基于人群的出生缺陷监测系统中观察到的发生率相比，出生缺陷发生率没有增加。妊娠期女性使用本品的数据有限。只有母亲的潜在获益大于对胎儿的潜在风险时，才能在妊娠期间使用本品。本品治疗期间以及本品治疗结束后 7 日应停止哺乳。

2. 禁忌

（1）对本品中的活性成份或任何辅料过敏的患者禁用。

（2）本品不得与高度依赖 CYP3A 进行清除且其血浆药物浓度升高会导致严重和（或）危

及生命的不良反应的药物联用。本品不得与强效 CYP3A 诱导剂联用，否则会显著降低奈玛特韦/利托那韦血浆浓度，可能导致病毒学应答丧失和潜在耐药性。

（3）禁止与本品联用的药物包括但不限于以下药物：阿呋唑嗪、哌替啶、吡罗昔康、丙氧芬、雷诺嗪、胺碘酮、苄普地尔、决奈达隆、恩卡尼、氟卡尼、普罗帕酮、奎尼丁、夫西地酸、伏立康唑、秋水仙碱、利福布汀、鲁拉西酮、氯氮平、匹莫齐特、喹硫平、二氢麦角胺、麦角新碱、麦角胺、甲基麦角新碱、西沙必利、洛伐他汀、辛伐他汀、阿伐那非、西地那非、伐地那非、地西泮、艾司唑仑、氟西泮、口服咪达唑仑和三唑仑、圣约翰草（贯叶连翘）、卡马西平、苯巴比妥、苯妥英、利福平。

3. 不良反应

（1）常见：腹泻、呕吐、恶心、味觉倒错。

（2）偶见：超敏反应、消化不良、胃食管反流病、腹痛、肌痛、头晕、高血压、ALT 升高、AST 升高。

（3）罕见：速发严重过敏反应、阿弗他溃疡、结肠炎、口干、粪便松软、胸部不适、难受、食欲减退、头痛、嗅觉异常、焦虑、呼吸困难、呃逆、口咽疼痛、斑丘疹、皮肤剥脱、TSH 降低。

4. 注意事项

（1）合用多种药物的患者出现的药物相互作用（DDI）可能很复杂，需要全面了解与所有伴随用药发生的相互作用的性质和程度。对于某些患者，应考虑采用多学科方法（例如：包括医生和临床药师）来管理 DDI，特别是在停用伴随用药、减少其剂量或必须监测不良反应的情况下。

（2）奈玛特韦片含乳糖。患有半乳糖不耐受、总乳糖酶缺乏或葡萄糖 – 半乳糖吸收不良等罕见遗传性疾病的患者应禁用本品。

5. 药物相互作用

奈玛特韦和利托那韦均为 CYP3A 的底物，与诱导 CYP3A 的药物合用可能会降低奈玛特韦和利托那韦的血浆浓度，进而降低本品的疗效；与抑制 CYP3A4 的药物合用可能会升高奈玛特韦和利托那韦的血浆浓度。

奈玛特韦/利托那韦是 CYP3A 的强效抑制剂，可升高由 CYP3A 代谢的药物的血浆浓度。体外研究结果显示，奈玛特韦可能是 CYP3A4、CYP2B6、CYP2C8 和 CYP2C9 的诱导剂，临床相关性未知。利托那韦对几种细胞色素 P450 亚型具有高度亲和力，并可能抑制其氧化作用，顺序如下：CYP3A4 > CYP2D6。本品与 CYP2D6 底物药物合用可能升高 CYP2D 底物的浓度。

本品对 P – gp 也具有高度亲和力，对该转运蛋白具有抑制作用；因此在伴随治疗情况下应小心谨慎。应进行密切的药物安全性和疗效监测并可相应地减少剂量，或避免同时使用。

使用本品进行的专门药物相互作用研究表明，药物相互作用主要归因于利托那韦。因此，与利托那韦有关的药物相互作用适用于本品。

【常用制剂与规格】 片剂：150mg：100mg。

莫诺拉韦
Molnupiravir

【适应证】 用于治疗成人伴有进展为重症高风险因素的轻至中度新型冠状病毒感染患者。

【用法用量】

（1）口服：空腹或随餐服用均可。成人患者的推荐剂量为一次 0.8g，每 12 小时口服 1 次，连续服用 5 日。伴有进展为重症 COVID – 19 高风险因素的成人患者在 COVID – 19 确诊以及出现症状后 5 日内尽快服用。

（2）肝功能不全者：无需调整剂量。

（3）肾功能不全者：无需调整剂量。

【临床应用注意】

1. 妊娠、哺乳期用药 妊娠期不建议使用，建议有生育能力的女性在治疗期间和服用最后一剂本品后 4 日内采取有效避孕措施。建议在治疗期间和末次给药后 4 日内不要进行母乳喂养。

2. 禁忌 对莫诺拉韦或其制剂中任何成份过敏者禁用。

3. 不良反应 常见腹泻、恶心、头晕，偶见呕吐、头痛、皮疹、荨麻疹。可能会引起特定的生化（丙氨酸氨基转移酶、天冬氨酸氨基转移酶、肌酐、脂肪酶）和血液学（血红蛋白、血小板和白细胞）的变化。上市后有超敏反应、血管性水肿、红斑等的报告。

4. 注意事项

（1）如发生有临床意义的超敏反应的症状或体征，应立即停止莫诺拉韦的治疗，并进行适当的药物治疗或支持性治疗。

（2）在通常服药时间后 10 小时内发现漏服，则应尽快补服并恢复正常的给药时间表。漏服且距离通常服药时间已超过 10 小时，无需补服，而应在定期计划时间服用下一剂。患者请勿将剂量加倍以弥补漏服剂量。

5. 药物相互作用　莫诺拉韦及其吸收后的水解产物均不是主要的药物代谢酶或转运体的抑制剂或诱导剂，尚未发现明显的药物相互作用。

【常用制剂与规格】　胶囊剂：0.2g。

第二十三节　抗肝炎病毒药物

乙型肝炎病毒的复制会持续破坏肝脏，药物治疗的目的为抑制病毒复制。用于乙型肝炎治疗的药物包括免疫调节剂（如干扰素）和核苷（酸）类药物（如拉米夫定、替比夫定、阿德福韦、恩替卡韦、替诺福韦）。2011 年，蛋白酶抑制剂波普瑞韦和特拉匹韦的上市为丙型肝炎的治疗带来了革命性的改变。这也标志着直接抗病毒药物（DAA，包括达拉他韦、阿舒瑞韦）治疗丙型肝炎时代的开启。用于治疗乙型肝炎和丙型肝炎的一些药物（包括干扰素、利巴韦林、拉米夫定、替比夫定、替诺福韦）也可以用于治疗其他病毒感染。

第一亚类　核苷（酸）类药物

一、药物分类

核苷（酸）类药物（NAs）是慢性乙型肝炎（CHB）患者抗病毒治疗的主要选择，具有疗效强、总体安全性和耐受性良好、服用方便等优势。已在我国上市的治疗 CHB 的核苷（酸）类药物包括拉米夫定（LAM）、替比夫定（LdT）、恩替卡韦（ETV）、阿德福韦酯（ADV）和替诺福韦酯（TDF），其中 LAM、LdT 和 ETV 属于核苷类药物，而 ADV 和 TDF 则属于核苷酸类药物。

二、药理作用与作用机制

NAs 类药物的药理作用均为通过竞争性抑制脱氧核糖核酸（DNA）聚合酶，阻止 HBV DNA 的复制。NAs 类药物在抑制乙肝病毒 DNA 聚合酶的同时，也可能对人体的 DNA 复制产生影响。真核细胞包含多种 DNA 聚合酶：有 5 种独特的聚合酶，彼此不相关联，但在所有真核细胞中普遍存在。DNA 聚合酶 α、δ 和 ε 与功能的复制和修复有关；DNA 聚合酶 β 与修复有关，而 DNA 聚合酶 γ 的作用是参与线粒体 DNA 复制，NAs 对人类 DNA 聚合酶 γ 有低水平抑制作用，但一般不会影响人类细胞 DNA 的复制和修复。由于 CHB 治疗的长期性，当细胞内的 NAs 类药物浓度超过标准阈值时，人类 DNA 聚合酶 γ 活性可能被抑制，从而造成细胞线粒体损伤。

三、临床用药评价

（一）作用特点

NAs 在细胞内经磷酸化后，生成三磷酸核苷活性产物，通过竞争抑制作用，阻止内源性核苷酸参与 HBV DNA 的复制，快速有效地减少 HBV DNA 的合成。但对 HBV 复制的中间产物共价闭合环状 DNA（cccDNA）不起作用，因此，NAs 不能清除在治疗前已存在的或在治疗过程中因未完全抑制 HBV 复制而新产生的 cccDNA。

（二）药物相互作用

1. 不是 CYP450 酶系统的底物、抑制剂或诱导剂，同时服用通过抑制或诱导 CYP450 系统而代谢的药物对 NAs 的药代动力学没有影响。而且，同时服用 NAs 对已知的 CYP 底物的药代动力学也没有影响。

2. 主要通过肾脏清除，服用降低肾功能或竞争性通过主动肾小球分泌的药物，可能增加 NAs 的血药浓度。

3. 尽量避免与其他具有神经损害的药物（如异烟肼、去羟肌苷、呋喃唑酮、阿糖胞苷等）联合应用。

（三）典型不良反应和禁忌

1. NAs 可导致肌酸激酶（CK）升高，其中以 LdT 引起的最为常见，可表现为无症状的 CK 升高，或出现肌痛、肌炎和肌无力等症状。在临床应用过程中，需要对 CK 定期监测。

2. 美国 FDA 要求所有的 NAs 类药物都以黑框警告的形式，告知因具有线粒体毒性可能导致乳酸酸中毒的潜在风险。

3. ADV 或 TDF 治疗 2～9 年的肾小管功能障碍累计发生率高达 15%。

4. NAs 类药物对肾小管的损害引起低磷血症、骨质矿化不足进而发展成为软骨病。

5. CHB 患者使用 LdT 存在周围神经病变风险。LdT 禁止与干扰素（IFN）联合治疗。

（四）特殊人群

1. 对于妊娠期间首次诊断 CHB 的患者，可使用 TDF 抗病毒治疗。

2. 抗病毒治疗期间意外妊娠的患者，若正在服用 TDF，建议继续妊娠；若正在服用恩替卡韦，可不终止妊娠，建议更换为 TDF 继续治疗；若正在接受 IFN-α 治疗，建议向妊娠期女性和家属充分告知风险，由其决定是否继续妊娠，若决定继续妊娠则要换用 TDF 治疗。

3. 应用 TDF 时，母乳喂养不是禁忌证。

4. 男性患者抗病毒治疗相关生育问题：应用 NAs 抗病毒治疗的男性患者，目前尚无证据表明 NAs 治疗对精子的不良影响，可与患者充分沟通的前提下考虑生育。

5. 目前美国 FDA 批准用于儿童患者治疗的药物包括 IFN-α（≥1 岁）、恩替卡韦（≥2 岁）和 TDF（≥2 岁，且体重≥10kg）。我国已批准富马酸丙酚替诺福韦（TAF）用于青少年（≥12 岁，且体重≥35kg）。聚乙二醇干扰素 α2a（PegIFNα2a）可应用于≥5 岁 CHB 儿童。

四、代表药品

恩替卡韦
Entecavir

【适应证】　适用于病毒复制活跃，血清 ALT 持续升高或肝脏组织学显示有活动性病变的慢性成人乙型肝炎的治疗。

【用法用量】

1. 成人和 16 岁及以上的青少年口服本品，

一次 0.5mg，一日 1 次。拉米夫定治疗时发生病毒血症或出现拉米夫定耐药突变的患者为一次 1mg（0.5mg×2 片），一日 1 次。空腹服用（餐前或餐后至少 2 小时）。

2. 肝功能不全患者无需调整用药剂量。

3. 肾功能不全患者用药详见下表。

肌酐清除率（ml/min）	通常剂量（0.5mg）	拉米夫定治疗失败（1mg）
≥50	一日 1 次，一次 0.5mg	一日 1 次，一次 1mg
30 到 <50	每 48h 给药 1 次，一次 0.5mg	每 48h 给药 1 次，一次 1mg
10 到 <30	每 72h 给药 1 次，一次 0.5mg	每 72h 给药 1 次，一次 1mg
<10 或血液透析*或 CAPD	每 5～7 日 1 次，一次 0.5mg	每 5～7 日 1 次，一次 1mg

注：*接受血液透析的患者，请在血液透析后用药。

【常用制剂与规格】　片剂：每片 0.5mg。

替诺福韦酯
Tenofovir

【适应证】　①治疗慢性乙肝成人和≥12 岁的儿童患者。②与其他抗逆转录病毒药物联用，治疗成人 HIV 感染。

【用法用量】

（1）对慢性乙肝的治疗：剂量为每次 300mg（1 片），一日 1 次，口服，不受饮食影响。

（2）对成人 HIV 的治疗：剂量为每次 300mg（1 片），一日 1 次，口服，不受饮食影响。

（3）肝功能不全患者可用常规剂量。

（4）肾功能不全患者：肌酐清除率≥50ml/min 常规剂量；肌酐清除率 30～49ml/min 每 48 小时给予 300mg；肌酐清除率 10～29ml/min 每 72～96 小时给予 300mg。

【常用制剂与规格】　片剂：每片 300mg。

替比夫定
Telbivudine

【适应证】　用于有病毒复制证据以及有血清转氨酶（ALT 或 AST）持续升高或肝组织活动性病变证据的慢性乙型肝炎成人患者。

【用法用量】

（1）推荐剂量为 600mg，一日 1 次，口服，不受进食影响。

（2）肝功能不全患者无需调整用药剂量。

（3）肾功能不全患者：肌酐清除率≥50ml/min 常规剂量；肌酐清除率 30～49ml/min 每 48 小时给予 600mg；肌酐清除率＜30ml/min 每 72 小时给予 600mg；终末期肾病每 96 小时给予 600mg。

【常用制剂与规格】 片剂：600mg。

第二亚类 干扰素

干扰素是治疗慢性乙型肝炎的重要药物，具有增强清除病毒的免疫功能和直接抑制病毒的作用。干扰素治疗慢性乙型肝炎在相对确定的疗程内患者的病毒抑制率和 HBeAg 消失率或血清学转换率较高，停药后复发率较低。取得持续应答的患者可改善远期预后，减少肝硬化和肝细胞癌的发生率，提高生存率。聚乙二醇干扰素 α－2a（PegIFNα－2a）治疗 HBeAg 阳性患者比普通干扰素具有更高的 HBeAg 血清学转换率。

代表药品

聚乙二醇干扰素 α2a
Peginterferon alfa 2a

【药理作用与机制】

聚乙二醇干扰素 α2a 是聚乙二醇（PEG）与重组干扰素 α2a（以下称普通干扰素）结合形成的长效干扰素。干扰素可与细胞表面的特异性 α 受体结合，触发细胞内复杂的信号传递途径并激活基因转录，调节多种生物效应，包括抑制感染细胞内的病毒复制，抑制细胞增殖，并具有免疫调节作用。PegIFNα 的药效学特点与普通人干扰素 α 相似，而药代动力学差别很大。40KD 的 PEG 部分的结构直接影响临床药理学特点，因为 PEG 部分的大小和支链结构决定了药物的吸收、分布和消除特点。健康人单次皮下注射 PegIFNα 180ug 后 3～6 小时，抗病毒活性指标即血清 2,5－寡腺苷酸合成酶（2,5－OAS）活性迅速升高。PegIFNα 所诱导的 2,5－OAS 血清活性可维持 1 周以上，且比单次皮下注射 3MIU 或 18MIU 普通干扰素的活性高。

【适应证】 ①慢性乙型肝炎。②慢性丙型肝炎，最好与利巴韦林联合使用。

【用法用量】

（1）用于慢性乙型肝炎患者时的推荐剂量为一次 180μg，一周 1 次，共 48 周，腹部或大腿皮下注射。

（2）慢性丙型肝炎：单药或与利巴韦林联合应用时的推荐剂量为一次 180μg，一周 1 次，腹部或大腿皮下注射。联合治疗时同时口服利巴韦林。

（3）对于轻度或中度的肾功能不全成人患者，无需进行剂量调整。对于重度肾功能不全成人患者，推荐将剂量调低至 135μg，一周 1 次。对于终末期肾病成人患者，起始剂量应为 135μg，一周 1 次。

【临床应用注意】

1. 妊娠期、哺乳期用药 妊娠、哺乳期避免使用。

2. 禁忌

（1）绝对禁忌证：妊娠或短期内有妊娠计划、精神病史（具有精神分裂症或严重抑郁症等病史）、未能控制的癫痫、失代偿性肝硬化、未控制的自身免疫病、严重感染、视网膜疾病、心力衰竭、慢性阻塞性肺病等基础疾病。

（2）相对禁忌证：甲状腺疾病，既往抑郁症史，未控制的糖尿病、高血压、心脏病。

3. 不良反应

（1）流感样症候群：发热、头痛、肌痛和乏力等，可在睡前注射或用药时服用非甾体抗炎药。

（2）骨髓抑制：中性粒细胞计数≤0.75×10^9/L 和（或）血小板计数＜50×10^9/L，应降低剂量；1～2 周后复查，如恢复则增加至原量。中性粒细胞计数≤0.5×10^9/L 和（或）血小板计数＜25×10^9/L，则应暂停使用。对中性粒细胞计数明显降低者，可试用粒细胞集落刺激因子或粒细胞巨噬细胞集落刺激因子治疗。

（3）精神异常：抑郁、妄想、重度焦虑等。应及时停用，必要时会同精神心理方面的专科医师进一步诊治。

（4）自身免疫病：部分患者可出现自身抗体，仅少部分患者出现甲状腺疾病、糖尿病、血小板计数减少、银屑病、白斑病、类风湿关节炎和系统性红斑狼疮样综合征等，应请相关科室医师会诊共同诊治，严重者应停药。

（5）其他少见的不良反应：视网膜病变、间质性肺炎、听力下降、肾脏损伤、心血管并发症等，应停止治疗。

4. 注意事项

（1）可引起或加重致命性的或危及生命的神经精神、自身免疫性、缺血性和传染性疾病，因此，应定期严密监测患者的临床和实验室评价参数。

（2）在使用本品治疗前，建议所有患者进行血常规检查和生化检查。

5. 药物相互作用

（1）与 CYP3A4、CYP2C9、CYP2C19 和 CYP2D6 等同工酶的体内代谢活性无关。

（2）可中度抑制 CYP1A2 的活性。如果同时使用本品和茶碱，应监测茶碱血清浓度并适当调整茶碱用量。

【常用制剂与规格】　注射液：$180\mu g/0.5ml$。

第三亚类　治疗慢性丙型肝炎药物

自 1991 年引入 IFN－α 治疗慢性丙型肝炎后，治疗有了很大进展。在 2003 年第一个核苷类似物索非布韦获批后，丙型肝炎的抗病毒治疗方案开始发生转变。截至 2016 年共有不少于 6 种的、全口服、高效（＞95%）、低耐药、耐受性好、疗程短（通常为 12 周）的直接作用抗病毒药物联合治疗方案。

代表药品

索磷布韦－维帕他韦
Sofosbuvir－velpatasvir

【药理作用与机制】　高效、泛基因型非结构蛋白 5A（NS5A）抑制剂维帕他韦（100mg）与聚合酶抑制剂索磷布韦（400mg）制成的复方制剂，用于初治和复治的非肝硬化及肝硬化患者，不需要联合使用利巴韦林。

【适应征】　用于治疗成人慢性丙型肝炎病毒（HCV）感染。

【用法用量】　口服：随食物或不随食物服用。由于味苦，建议不要咀嚼或碾碎薄膜衣片。

（1）推荐剂量为一次 1 片，一日 1 次。

（2）肝功能不全患者：无需调整给药剂量。

（3）肾功能不全患者：对于轻度或中度肾功能损害患者，无需调整剂量。尚未对重度肾功能损害患者进行评估。

【临床应用注意】

1. 妊娠期、哺乳期用药　尚无相关数据。

2. 禁忌　避免与强效 P－gp 诱导剂或强效细胞色素 P450 诱导剂类药品（利福平、利福布汀、圣约翰草、卡马西平、苯巴比妥和苯妥英）联合使用。联合用药会显著降低索磷布韦或维帕他韦的血浆浓度。

3. 不良反应　头痛、疲劳和恶心是在接受 12 周药物治疗的患者中报告的最常见（发生率 ≥10%）的不良事件。

4. 注意事项

（1）HCV 和 HBV 合并感染患者中的乙型肝炎病毒再激活风险，在开始治疗前对所有患者进行当前或既往乙型肝炎病毒（HBV）感染迹象检测。

（2）不应与含索磷布韦的其他药品同时给药。

5. 药物相互作用

（1）与胺碘酮合用可出现严重的心动过缓，不建议与胺碘酮合用。

（2）P－gp 诱导剂和中至强效 CYP3A4 诱导剂可降低索磷布韦维帕他韦的血药浓度。

【常用制剂与规格】　片剂：含维帕他韦 100mg，索磷布韦 400mg。

第二十四节　抗艾滋病病毒药物

一、药物分类

艾滋病，即获得性免疫缺陷综合征（AIDS），其病原体为人类免疫缺陷病毒（HIV），亦称艾滋病病毒。HIV 在病毒分类学上属于逆转录病毒科慢病毒属中的人类慢病毒组，由核心和包膜两部分组成。HIV 分为 HIV－1 型和 HIV－2 型，我国以 HIV－1 型为主要流行株。

目前国际上共有七大类，40 多种抗逆转录病毒药物，分别为核苷类逆转录酶抑制剂（NRTI）、非核苷类逆转录酶抑制剂（NNRTI）、蛋白酶抑制剂（PI）、整合酶抑制剂（INSTI）、融合抑制剂（FI）、CCR5 抑制剂和衣壳抑制剂。国内的抗逆转录病毒治疗药物有 NRTI、NNRTI、PI、INSTI 以及 FI 五大类（包括复合制剂）。

二、药理作用与作用机制

HIV 在人体细胞内的感染过程包括：①吸

附、膜融合及穿入。HIV-1感染人体后，选择性地吸附于靶细胞的CD4受体上，在辅助受体的帮助下进入宿主细胞。②逆转录、入核及整合。在细胞质中病毒RNA在逆转录酶作用下，形成互补DNA（cDNA），在DNA聚合酶作用下形成双链线性DNA。③转录及翻译。前病毒被活化而进行自身转录时，在细胞RNA聚合酶的催化下，病毒DNA转录形成RNA。④装配、出芽及成熟。病毒的组装是一个复杂且高度有序的过程。

抗病毒治疗的目的在于最大程度地抑制病毒复制使病毒载量降低至检测下限并减少病毒变异；重建免疫功能；降低异常的免疫激活；减少病毒的传播、预防母婴传播；降低HIV感染的发病率和病死率、减少非艾滋病相关疾病的发病率和病死率，使患者获得正常的预期寿命，提高生活质量。

三、临床应用评价

对于感染HIV高风险人群，在知情同意及依从性好的前提下提供抗病毒药物进行暴露前预防（PrEP）和暴露后预防（PEP）。PrEP的定义为：当人面临HIV感染高风险时，通过服用药物以降低被感染风险的生物学预防方法。口服药物用于PrEP的服药方式主要有两种，分别为每日服药方案和事件驱动服药方案。每日服药：每日服用FTC/TDF（或FTC/TAF）是对所有高风险人群推荐的口服PrEP方案，推荐每24小时口服1片FTC/TDF（或FTC/TAF）。如

有计划停止或中断PrEP，需在最后1次风险暴露后持续使用FTC/TDF（或FTC/TAF）7日。按需服药（2-1-1方案）：指在预期性行为发生前2~24小时口服2片FTC/TDF（或FTC/TAF），在性行为后距上次服药24小时和48小时分别再服药1片，如果按需服药方式结束前再次发生高危性行为，则延续每天服用1片，直至最后1次性行为后48小时。长效卡替拉韦是一种肌内注射的长效暴露前预防药物，使用方式为臀部肌内注射，一次600mg，前2次注射间隔4周，之后每8周注射1次，已推荐用于PrEP，尤其适用于肾功能不全、口服PrEP方案依从性不佳、更倾向于选择长效方案的人群。

PEP指尚未感染HIV的人群，在暴露于高感染风险后，如与HIV感染者或者感染状态不明者发生明确的体液交换行为，尽早（不超过72小时）服用特定的抗HIV药物，降低HIV感染风险的生物学方法。推荐首选阻断方案为FTC/TDF（或FTC/TAF）联合INSTI（比克替拉韦或多替拉韦或拉替拉韦）的方案。如果INSTI不可及，根据当地资源，可以使用PI如LPV/r和达芦那韦/考比司他；对合并肾功能下降并排除有HBV感染的可以使用AZT/3TC。在发生HIV暴露后尽可能在最短的时间内（尽可能在2小时内）进行预防性用药，最好在24小时内，但不超过72小时，连续服用28日。国内现有主要抗逆转录病毒药物临床应用特点见表9-17。

表9-17 逆转录病毒药物临床应用特点

药品名称	缩写	类别	用法与用量	主要不良反应	特别注意事项
齐多夫定	AZT	NRTI	成人：300mg/次，2次/日 新生儿/婴幼儿：2mg/kg，4次/日 儿童：160mg/m² 体表面积，3次/日	①骨髓抑制、严重的贫血或中性粒细胞减少症；②胃肠道不适，恶心、呕吐、腹泻等；③肌酸激酶和丙氨酸转氨酶升高，乳酸酸中毒和（或）肝脂肪变性	—
拉米夫定	3TC	NRTI	成人：150mg/次，2次/日，或300mg/次，1次/日 新生儿：2mg/kg，2次/日 儿童：4mg/kg，2次/日	不良反应少，且较轻微，偶有头痛、恶心、腹泻等不适	—
恩曲他滨	FTC	NRTI	成人：200mg/次，1次/日	不良反应少，色素沉着/皮肤变色	—

药品名称	缩写	类别	用法与用量	主要不良反应	特别注意事项
阿兹夫定	FNC	NRTI	3mg/次，1 次/日，睡前空腹服用，整片服用，不可碾碎	发热、头晕、恶心、腹泻、肝肾损伤等；可能会引起中性粒细胞降低及总胆红素、天冬氨酸转氨酶和血糖升高	与 NRTI 及 NNRTI 联用，治疗病毒载量≥1×10^5拷贝/毫升的成年患者
阿巴卡韦	ABC	NRTI	成人：300mg/次，2 次/日 新生儿：不建议用本药 儿童：8mg/kg，2 次/日，最大剂量为300mg，2 次/日	①超敏反应，一旦出现超敏反应应终身停用；②恶心、呕吐、腹泻等	用前查 HLA－B5701，阳性者不推荐使用。不推荐用于病毒载量≥1×10^5拷贝/毫升的患者
替诺福韦	TDF	NRTI	成人：300mg/次，1 次/日，与食物同服	①骨质疏松；②肾脏毒性；③轻至中度消化道不适，如恶心、呕吐、腹泻等；④代谢异常如低磷酸盐血症，脂肪分布异常，可能引起酸中毒和（或）肝脂肪变性	—
奈韦拉平	NVP	NNRTI	成人：200mg/次，2 次/日 新生儿：5mg/kg，2 次/日 儿童：<8 岁，4mg/kg，2 次/日；>8 岁，7mg/kg，2 次/日 注意：NVP 有导入期，即在开始治疗的最初 14d，需先从治疗量的一半开始（1 次/日），如无严重不良反应可增加到足量（2 次/日）	①皮疹，出现严重的或可致命性的皮疹后应终身停用本药；②肝损伤，出现重症肝炎或肝功能不全时，应终身停用本药	引起 PI 类药物血浓度下降
依非韦伦	EFV	NNRTI	成人：400mg/次，1 次/日 儿童：体质量为 15～25kg，200～300mg，1 次/日；25～40kg，300～400mg，1 次/日；>40kg，400mg，1 次/日 睡前服用	①中枢神经系统毒性，如头晕、头痛、失眠、抑郁、非正常思维等；可产生长期神经精神作用；可能与自杀意向相关。②皮疹。③肝损伤。④高脂血症和高甘油三酯血症	—
利匹韦林片	RPV	NNRTI	25mg/次，1 次/日，随进餐服用	主要为抑郁、失眠、头痛和皮疹	妊娠安全分级中被列为 B 级；不推荐用于病毒载量≥1×10^5拷贝/毫升的患者
利匹韦林注射液	RPV	NNRTI	成人：每个月或者每 2 个月注射 1 次；每个月注射剂量为2ml（600mg），每 2 个月注射剂量为3ml（900mg）	注射部位反应、头痛、发热	组成 ART 方案时，应始终与卡替拉韦注射液联用
艾诺韦林	ANV	NNRTI	成人：150mg/d（2 片，75mg/片）空腹服用	主要为肝损伤、多梦、失眠等	尚未在妊娠期女性与儿童中开展评估
多拉韦林	DOR	NNRTI	成人：100mg/次，1 次/日，可与或不与食物同服	不良反应少，偶有恶心、头晕、异梦	—

续表

药品名称	缩写	类别	用法与用量	主要不良反应	特别注意事项
洛匹那韦/利托那韦	LPV/r	PI	成人：2 片/次，2 次/日（每片含量：LPV/r 200mg/50mg）儿童：7～15kg，洛匹那韦 12mg/kg 和利托那韦 3mg/kg，2 次/日；15～40kg，洛匹那韦 10mg/kg 和利托那韦 2.5mg/kg，2 次/日	主要为腹泻、恶心、血脂异常，也可出现头痛和转氨酶升高	—
达芦那韦/考比司他	DRV/c	PI	成人：1 片/次，1 次/日（每片含量：DRV/c 800mg/150mg）。随餐服用，整片吞服，不可掰碎或压碎	腹泻、恶心和皮疹	尚未在妊娠期女性中开展研究
阿扎那韦	ATV	PI	阿扎那韦胶囊必须进餐时服用。初治患者：400mg，1 次/日 经治患者：阿扎那韦 300mg，1 次/日 + 利托那韦 100mg，1 次/日	常见的不良反应为恶心、呕吐、腹泻、胃痛、皮疹、发热、咳嗽、失眠、抑郁、手脚麻木等	本品是中度 CYP3A 抑制剂，禁与抗惊厥药物卡马西平、苯巴比妥、苯妥英合用，禁与抗肿瘤药阿帕他胺、恩考非尼、艾伏尼布合用
拉替拉韦	RAL	INSTI	成人：400mg/次，2 次/日	常见的有腹泻、恶心、头痛、发热等；少见的有腹痛、乏力、肝肾损伤等	—
多替拉韦	DTG	INSTI	成人和 12 岁及以上的青少年（体质量≥20kg）：50mg/次，1 次/日，存在 INSTI 耐药的情况下，首选餐后服用，以增强暴露儿童根据体质量确定剂量：DTG 薄膜衣片可用于体质量≥14kg 的儿童：体质量≥14kg 不足 20kg 者，40mg/次；体质量≥20kg 者，50mg/次，均为 1 次/日	常见的有失眠、头痛、头晕、异常做梦、抑郁等精神和神经系统症状，以及恶心、腹泻、呕吐、皮疹、瘙痒、疲乏等，少见的有超敏反应，包括皮疹、全身症状及器官功能损伤（包括肝损伤），降低肾小管分泌肌酐	当与 EFV、NVP 联用时，按 2 次/日给药；对 INSTI 耐药的患者 DTG 推荐剂量是 50mg，2 次/日
卡替拉韦片	CAB	INSTI	成人：30mg/次，1 次/日	头痛、发热	不建议与利福平、利福喷丁、卡马西平、奥卡西平、苯妥英或苯巴比妥合用
卡替拉韦注射液	CAB	INSTI	成人：每个月或者每 2 个月注射 1 次；每个月注射剂量为 2ml（400mg），每 2 个月注射剂量为 3ml（600mg）	注射部位反应、头痛、发热	组成 ART 方案时，应始终与 RPV 注射液联用。不建议与利福平、利福喷丁、卡马西平、奥卡西平、苯妥英或苯巴比妥合用
艾博韦泰	ABT	FI	成人及 16 岁以上青少年，320mg/次，第 1 日、第 2 日、第 3 日和第 8 日各用 1 次，1 次/日，此后每周 1 次，静脉滴注	过敏性皮炎、发热、头晕、腹泻	由于不经细胞色素 P450 酶代谢，与其他药物相互作用小

四、代表药品

齐多夫定
Zidovudine

【适应证】①治疗 HIV-1：齐多夫定是核苷类似逆转录酶抑制剂，与其他抗逆转录病毒药物联合用于治疗 HIV 感染。②预防母婴 HIV-1 传播。

【用法用量】

1. 治疗 HIV-1 感染

（1）成人：口服制剂与其他抗逆转录病毒药合用时每日剂量 600mg，分次服用。

（2）儿童患者：给药方案见下表。

体重（kg）	日总剂量	剂量方案和给药方式	
		一日 2 次	一日 3 次
4 ~ <9	24mg/kg	12mg/kg	8mg/kg
≥9 ~ <30	18mg/kg	9mg/kg	6mg/kg
≥30	600mg	300mg	200mg

2. 预防母婴传播

（1）母亲剂量：分娩前，口服 100mg，一日 5 次；分娩期间，静脉注射 2mg/kg，1 小时后继续静脉滴注 1mg/(kg·h)，直到脐带剪除。

（2）新生儿剂量：出生 12 小时至 6 周龄内，2mg/kg，每 6 小时口服 1 次；不能口服的新生儿可以静脉滴注 1.5mg/kg，滴注 30 分钟，每 6 小时给药 1 次。

3. 肝功能不全　肝功能受损患者须进行剂量调整，但因资料有限，目前尚无理想的推荐方案。如果无法监测齐多夫定的血药浓度，应特别注意患者有无不耐受的征象，并适当调整和（或）延长用药间隔。

4. 肾功能不全　给药方案见下表。

CrCl > 50 ~ 90	CrCl 10 ~ 50	CrCl < 10	血液透析	CRRT
300mg，q12h，口服	300mg，q12h，口服	100mg，q8h，口服	100mg，q8h，口服（透析日透析后给药）	300mg，q12h，口服

【临床应用注意】

1. 妊娠期、哺乳期用药　对于孕 14 周内的妊娠期女性用药要在平衡利弊后作出决定。对孕 14 周以上的女性给予齐多夫定，且继续对婴儿治疗可显著降低母-婴 HIV 传播。齐多夫定在乳汁和血浆中的浓度相似，建议服用齐多夫定的女性不要母乳喂养。

2. 禁忌

（1）禁用于已知对齐多夫定或制剂中任何成份过敏者。

（2）对于中性粒细胞异常低下（<0.75 × 10^9/L）或血红蛋白水平异常低下（<75g/L）的患者禁用。

3. 不良反应

（1）最严重的不良反应包括贫血、嗜中性粒细胞减少症和白细胞减少。

（2）常见的其他不良反应包括恶心、呕吐、厌食、腹痛、头痛、皮疹、低烧、肌痛、异感症、失眠、不适、消化不良。其中恶心是最常见的不良反应。

4. 注意事项

（1）血液学毒性/骨髓抑制：骨髓有损害（粒细胞 <1000mm³ 或血红蛋白 <96g/L）的患者使用应谨慎。有血液学毒性的患者，贫血发生在用药后 2 ~ 4 周，中性粒细胞减少出现在用药后 6 ~ 8 周，停药后大部分可以恢复。

（2）乳酸性酸中毒/伴脂肪变性的肝肿大：单独或联合使用核苷类似物，已有乳酸性酸中毒/伴脂肪变性的肝肿大，包括死亡病例的报告。如果患者的临床或实验室检查出现乳酸性酸中毒或明显的肝脏毒性，应暂停本药的治疗。

5. 药物相互作用

（1）与 α-干扰素合用出现血液毒性已有报导，如有必要需减少剂量，经常监测血液学参数。

（2）与利福平同用，AUC 降低，48% ± 34%。影响 DNA 复制的一些核苷类似物如利巴韦林在体外试验中，拮抗本品的抗病毒活性，应避免与这样的药物合用。

【常用制剂与规格】　片剂、胶囊剂：0.1g；0.3g。注射液 0.1g。溶液剂：1g。

奈韦拉平
Nevirapine

【适应证】　本品适用于治疗 HIV-1（人类免疫缺陷病毒）感染，应与其他抗 HIV-1 药物联合用药。

【用法用量】

（1）成人：口服，一次 200mg，一日 1 次，连续 14 日（这一导入期的应用可以降低皮疹的发生率）；之后改为一次 200mg，一日 2 次，并同时使用 2 种以上的其他抗 HIV-1 药物。

（2）儿童：口服，2个月至8岁（不含8岁）的儿童患者推荐口服剂量是用药最初14日内一次4mg/kg，一日1次；之后改为一日2次，一次7mg/kg。8岁及8岁以上的儿童患者推荐剂量为最初14日内，一日1次，一次4mg/kg；之后改为一次4mg/kg，一日2次。任何患者每日的总用药量不能超过400mg。

（3）肝功能不全者：Child-Pugh评分≤7分，不需要调整剂量；中度到重度肝功能不全的患者应谨慎。

（4）肾功能不全者：肌酐清除率≥20ml/min的患者不需要调整剂量。

【临床应用注意】

1. 妊娠期、哺乳期用药　根据抗逆转录病毒妊娠登记处收集的数据，妊娠早期暴露不会增加整体出生缺陷的风险。奈韦拉平预防HIV母婴传播已被证实是安全有效的。哺乳期女性接受奈韦拉平治疗，应停止哺乳。

2. 禁忌　对奈韦拉平过敏者禁用。对由于严重皮疹，皮疹伴全身症状，过敏反应和奈韦拉平引起的肝炎而中断奈韦拉平治疗的患者不能重新服用。

3. 不良反应

（1）奈韦拉平最常见的不良反应是皮疹和威胁生命的皮肤反应，包括Stevens-Johnson综合征（SJS）和罕见的中毒性表皮坏死松解症（TEN）。皮疹通常是轻度或中度的斑丘疹、红斑样皮疹。奈韦拉平治疗的患者大约2%会出现上述症状。

（2）最常见的实验室检查异常时肝功能生化指标升高，包括ALT、AST、GGT、总胆红素和碱性磷酸酶。

4. 注意事项　应告知患者若出现肝炎的前驱症状，应立即就医；肝、肾功能不全患者用药时要特别注意；对伴有全身症状的高敏反应的皮疹患者，必须永久性停药；女性服用奈韦拉平不能再采用口服避孕药及其他激素法进行避孕。

5. 药物相互作用

（1）奈韦拉平是CYP3A、CYP2B的诱导剂，主要由CYP3A、CYP2B代谢的药物在与奈韦拉平合用时，可降低这些药物的血浆浓度。

（2）利福平可显著降低奈韦拉平的AUC、C_{max}、C_{min}，当奈韦拉平和利福平合用时，目前尚无足够的资料对所需剂量调整进行评估。同时服用利福布汀和奈韦拉平是安全的，不需要调整剂量。

【常用制剂与规格】　片剂、胶囊剂：0.2g。

第二十五节　抗原虫药

第一亚类　抗阿米巴病药

一、药物分类

阿米巴病是由溶组织内阿米巴侵入人体所引起的疾病。根据临床表现及病变部位的不同可分为肠阿米巴病和肠外阿米巴病。临床上最常见的是肠阿米巴病，主要病变部位在结肠；当虫体侵入肠外组织则产生相应脏器的阿米巴病，最常见为阿米巴肝脓肿。治疗阿米巴病的药物可根据其主要作用部位进行分类。

二、药理作用与作用机制

肠道内抗阿米巴药物吸收率低，在肠道中浓度很高，但仅对靠近黏膜的包囊和滋养体有作用。口服或肠外给药后，抗阿米巴药物在血液和组织中达到高浓度。硝基咪唑类药物，特别是甲硝唑的出现，是治疗侵袭性阿米巴病的一大进展，阿米巴结肠炎患者应给予静脉或口服甲硝唑治疗，不良反应包括恶心、呕吐、腹部不适和双硫仑样反应。长效硝基咪唑类药物替硝唑也同样有效。所有患者还应接受肠道内抗阿米巴药物的全疗程治疗，因为甲硝唑不能根除包囊。

甲硝唑是治疗阿米巴肝脓肿的首选药物，长效的硝基咪唑类药物替硝唑和奥硝唑作为单剂治疗也是有效的。没有证据表明2种药物联合治疗比单药治疗更有效。所有患者还应接受肠道内抗阿米巴药物的全疗程治疗，因为甲硝唑不能根除包囊。阿米巴病的治疗药物及给药方案见表9-18。

三、临床应用评价

治疗阿米巴病的药物特点见表9-19。

表 9-18　阿米巴病的治疗药物及给药方案

适应证	治疗药物及给药方案
无症状携带者	肠道内抗阿米巴药物：双碘喹啉 650mg，tid，疗程 20 日；或巴龙霉素 500mg，tid，疗程 10 日
急性结肠炎	甲硝唑 750mg，tid 口服或静脉给药，疗程 5~10 日，或替硝唑 2g/d 口服，疗程 3 日联用上文提到的肠道内抗阿米巴药物
阿米巴肝脓肿	甲硝唑 750mg，tid 口服或静脉给药，疗程 5~10 日，或替硝唑 2g 口服，单剂；或奥硝唑 2g 口服，单剂联用肠道内抗阿米巴药物

表 9-19　治疗阿米巴病的药物特点

药物	寄生虫感染	不良反应	主要的药物相互作用	妊娠分级	乳汁分泌
双碘喹啉	阿米巴病、小袋纤毛虫病	偶见：头痛、皮疹、瘙痒、甲状腺功能亢进、恶心、呕吐、腹痛、腹泻罕见：视神经炎、周围神经病变、癫痫、脑病	无显著的相互作用	C	无资料
巴龙霉素	阿米巴病、贾第虫病、利什曼病	常见：胃肠功能紊乱偶见：肾毒性、耳毒性、前庭毒性	无显著的相互作用	口服：B肠外给药：未分级	无资料
甲硝唑	阿米巴病、小袋纤毛虫病、贾第虫病、滴虫病	常见：恶心、头痛、厌食、口腔金属味偶见：呕吐、失眠、眩晕、感觉异常罕见：癫痫、周围神经病变	华法林：甲硝唑增强其作用苯巴比妥、苯妥英钠：加快甲硝唑清除锂：甲硝唑升高其血清浓度西咪替丁：甲硝唑的半衰期延长	B	是

第二亚类　抗疟药

一、治疗分类

　　人体疟原虫分为间日疟原虫、恶性疟原虫、三日疟原虫、卵形疟原虫，以及人猴共患的诺氏疟原虫。几种疟原虫的生活史基本相同，其完整的生活史需要在人体内和蚊体内两个阶段发育才能完成。疟疾治疗包括病因治疗（选用速效、不良反应较少的抗疟疾药物，迅速杀灭疟原虫及预防远期复发）、对症治疗（针对各种症状和并发症）和必要的支持疗法（保持酸碱平衡和重要脏器功能）。

二、药理作用与作用机制

　　按抗疟药对疟原虫不同虫期的作用，可将其分为杀灭红细胞外期裂子体及休眠子的抗复发药，如伯氨喹；杀灭红细胞内裂体增殖期的抗临床发作药，如氯喹、青蒿素类；杀灭子孢子抑制蚊体内孢子增殖的药物，如乙胺嘧啶。抗疟药物的特性见表 9-20。

表 9-20　抗疟药物的特性

药物	药代动力学特征	抗疟活性	轻度不良反应	严重不良反应
氯喹	良好的口服吸收，半衰期为 1~2 个月	主要作用于无性循环早期	常见：恶心、烦躁、深色皮肤人群易出现瘙痒、体位性低血压、轻度 Q-T 间期延长罕见：角膜病变、皮疹说明：较苦，耐受性良好	急性：低血压休克、心律失常、神经系统交叉反应慢性：视网膜病变（累积剂量 >100g）、心肌病

续表

药物	药代动力学特征	抗疟活性	轻度不良反应	严重不良反应
伯氨喹	口服可以完全吸收，半衰期 5~7h	根治，可以清除肝内的间日疟原虫和卵形疟原虫；可以杀灭恶性疟原虫各期的配子体	恶心、呕吐、腹泻、腹痛、溶血、高铁血红蛋白血症	严重葡萄糖-6-磷酸脱氢酶缺乏患者出现大量溶血反应
青蒿素及其衍生物	良好的口服吸收，体内清除速率较快，半衰期 <1h	更广泛的时期特异性，比其他抗疟药物起效更快；对肝内期无效；可以杀灭恶性疟原虫成熟配子体以外的所有疟原虫	网织红细胞计数减少（但不是贫血）；高剂量可以导致中性粒细胞减少；在某些情况下，重症疟疾伴高寄生虫血症治疗后可以出现迟发性贫血	过敏、荨麻疹、发热
乙胺嘧啶	良好的口服吸收，半衰期约为 4d	作用于红内期，主要作用于成熟形态；可用于预防	耐受性较好	巨幼红细胞性贫血、全血细胞减少、肺内渗血

三、临床用药评价

（一）作用特点

伯氨喹可杀灭间日疟、三日疟、恶性疟和卵形疟组织期的虫株，尤以间日疟为著，也可杀灭各种疟原虫的配子体，对恶性疟的作用尤强，对红内期虫体的作用很弱，因此不能控制疟疾症状的发作，临床作为控制复发和阻止疟疾传播的首选药。乙胺嘧啶对原发性红细胞外期疟原虫有抑制作用，是较好的病因性预防药。

（二）典型不良反应和禁忌

1. 伯氨喹毒性反应较其他抗疟药为高，易发生疲倦、头晕、恶心等反应。

2. 葡萄糖-6-磷酸脱氢酶缺乏者服用伯氨喹可发生急性溶血性贫血，发生急性溶血时立即停药。也可发生高铁血红蛋白过多症，出现发绀、胸闷等症状。使用乙胺嘧啶大剂量连续服用如一日 25mg 连续 1 个月以上可出现叶酸缺乏的症状。

（三）特殊人群用药

伯氨喹、乙胺嘧啶妊娠期女性禁用，伯氨喹哺乳期女性慎用，乙胺嘧啶哺乳期女性禁用。

四、代表药品

复方蒿甲醚
Compound Artemether

【适应证】　复方蒿甲醚片为复方制剂，每片含苯芴醇 120mg，蒿甲醚 20mg。具有杀灭疟原虫中裂殖体的作用。适用于由恶性疟原虫引起的体重在 5kg 及以上患者的非重症疟疾的治疗。

【用法用量】

复方蒿甲醚片应与食物同服。

1. 成人患者（>16 岁）剂量

（1）对于体重达 35kg 及以上的成人患者，推荐为期 3 日的治疗方案，总共服用 6 剂。①首次初始剂量为 4 片，8 小时之后再次服用 4 片；②随后 2 日，一次 4 片，一日 2 次（早晨与晚上各 1 次）。总共 24 片。

（2）对于体重低于 35kg 的患者，请参见儿童患者中的剂量。

2. 儿童患者剂量

（1）体重 5~15kg：首次初始剂量为 1 片，8 小时之后再次服用 1 片；随后 2 日，一次 1 片，一日 2 次（早晨与晚上各 1 次）。总共 6 片。

（2）体重 15~25kg：首次初始剂量为 2 片，8 小时之后再次服用 2 片；随后 2 日，一次 2 片，一日 2 次（早晨与晚上各 1 次）。总共 12 片。

（3）体重 25~35kg：首次初始剂量为 3 片，8 小时之后再次服用 3 片；随后 2 日，一次 3 片，一日 2 次（早晨与晚上各 1 次）。总共 18 片。

（4）体重在 35kg 以上：首次初始剂量为 4 片，8 小时之后再次服用 4 片；随后 2 日，一次 4 片，一日 2 次（早晨与晚上各 1 次）。总共 24 片。

3. 肝功能不全者 轻、中度肝损伤的患者无需调整剂量，重度肝损伤患者谨慎使用。

4. 肾功能不全者 不需调整剂量。

【临床用药注意】

1. 妊娠期、哺乳期用药 妊娠前 3 个月禁用。可于哺乳期用药。

2. 禁忌

（1）与 CYP3A4 强诱导剂，例如利福平、卡马西平、苯妥英、圣约翰草同时使用会导致蒿甲醚和（或）本芴醇的浓度降低，抗疟疗效丧失。使用这些药物的患者禁用本品。

（2）具有先天性 Q-T 间期延长或者猝死家族史的患者禁用。

（3）服用已知能够延长 Q-T 间期的药物的患者禁用。

（4）服用通过 CYP2D6 代谢的药物（例如美托洛尔、丙米嗪、阿米替林、氯米帕明）的患者禁用。

（5）电解质紊乱的患者禁用，例如低钾血症、低镁血症。

3. 不良反应 在成人患者中，最常见的不良反应是头痛、食欲不振、头晕以及全身无力；在儿童患者中，最常见的不良反应是发热、咳嗽、呕吐、食欲不振、头痛。绝大多数不良反应较轻且易缓解，不会导致药物治疗中断。

4. 注意事项

（1）在服用复方蒿甲醚片治疗之后，应谨慎服用延长 Q-T 间期延长的药物，包括抗疟药，例如奎宁以及奎尼丁。因为本芴醇的清除半衰期较长（3~6 日），并且对 Q-T 间期存在潜在的叠加效应。

（2）食物会增加本品的吸收，在治疗期间不愿进食的患者应进行密切监测，复燃的发生风险可能更大。

5. 药物相互作用

（1）蒿甲醚与本芴醇均通过 CYP3A4 代谢，与抑制 CYP3A4 的药物同时服用应谨慎，治疗期间应避免服用葡萄柚汁；与 CYP3A4 诱导剂同时服用时，可导致蒿甲醚与本芴醇的浓度降低。

（2）本芴醇能抑制 CYP2D6，禁止与通过该同工酶代谢的药物同时服用。

（3）可降低激素类避孕药的疗效，对于正在使用口服药、经皮贴片或者其他全身性激素类避孕药的患者，建议使用其他非激素类避孕措施。

【常用制剂与规格】 片剂：120mg：20mg。

第二十六节 抗蠕虫药

人类的寄生蠕虫分为 2 个门：①线形动物门，包括线虫（蛔虫）；②扁形动物门，包括绦虫和吸虫。人类的寄生蠕虫在人体内，引起真正的感染。其他属的寄生虫仅存在于人类黏膜表面，仅仅是侵扰而不是感染。

第一亚类 抗肠道线虫感染药

一、药物分类、药理作用与作用机制

伊维菌素是由阿维链霉菌产生的十六元环大环内酯类抗菌药物，是一种口服有效的微丝杀菌剂，是防治盘尾丝虫病的首选药物。药物的作用机制包括直接毒性效应（可能是通过增强抑制性神经递质 γ-氨基丁酸介导的）和（或）抑制子宫内微丝蚴的发育和雌性成虫的释放。

甲苯咪唑属于苯并咪唑类衍生物，是广谱的驱虫药物。药物作用机制是能直接抑制肠道寄生虫对葡萄糖的摄入，导致虫体内糖原耗竭，使其无法生存而死亡。甲苯咪唑很难从肠道吸收（只有 2%~10%），对胎儿的影响很小。

阿苯达唑在结构上类似于甲苯咪唑，是一种高效、低毒的广谱驱虫药，1982 年首次被批准用于人体。药物的作用机制是与细胞内微管结合并阻止其延长。

二、临床应用评价

抗肠道线虫感染的药物特点参见表 9-21。

表9-21 治疗寄生虫感染的药物特点

药物	寄生虫感染	不良反应	主要的药物相互作用	妊娠分级	乳汁分泌
阿苯达唑	蛔虫病、钩虫病、粪类圆线虫病、鞭虫病、绕虫病	偶见：恶心、呕吐、腹痛、头痛、可逆性脱发、氨基转移酶升高 罕见：白细胞减少、皮疹	地塞米松、吡喹酮：阿苯达唑亚砜的血药浓度增加约50%	C	是
甲苯咪唑	蛔虫病、钩虫病、鞭虫病、绕虫病	偶见：腹泻、腹痛、氨基转移酶升高 罕见：粒细胞减少症、血小板减少症、脱发	西咪替丁：抑制甲苯达唑代谢	C	无资料
伊维菌素	蛔虫病、鞭虫病	偶见：发热、瘙痒、头痛、肌痛 罕见：低血压	无显著的相互作用	C	是

三、代表药品

阿苯达唑
Albendazole

【适应证】 用于蛔虫病、绕虫病。

【用法用量】 口服：①2岁以上儿童及成人一次400mg，2岁以上儿童单纯蛲虫、单纯轻度蛔虫感染一次200mg，仅服1次（一次即为1个疗程）。对于儿童，药品完整吞服可能有困难，可以将药片压碎或咀嚼，并用少量水服用。②肝功能不全者：无相关数据。③肾功能不全者：不需调整剂量。

【临床用药注意】

1. 妊娠期、哺乳期用药 避免在妊娠期前3个月用药。用药期间可以哺乳。

2. 禁忌 ①2岁以下婴幼儿禁用。②严重肝、肾、心功能不全及活动性溃疡患者禁用。

3. 不良反应 ①偶见：可逆的肝脏毒性；胃肠道不耐受（恶心、呕吐、腹泻和腹痛）。②罕见：骨髓抑制，尤其是有肝脏疾病的患者易发生；头晕、头痛；超敏反应；脱发。

4. 注意事项 脑囊虫病患者，当治疗时药物导致寄生虫死亡时在脑中发生反应，症状包括痉挛（癫痫）、严重头痛、恶心或呕吐或出现视觉问题，应立即就医。

5. 药物相互作用 ①地塞米松可使阿苯达唑血药谷浓度增加56%。联合应用时应监测阿苯达唑毒性，可能需要减少剂量。②吡喹酮可使阿苯达唑平均血药浓度增加50%，联合应用时应监测阿苯达唑毒性，可能需要减少剂量。

【常用制剂与规格】 片剂、胶囊剂、颗粒剂：0.1g；0.2g。

第二亚类 抗血吸虫药

一、药物分类

吸虫类，又称扁形虫，属于扁形动物门，是一种形态学和生物学方面均具有异质性的生物体。人类血吸虫病是由5种寄生吸虫属引起的：曼氏血吸虫、日本血吸虫、湄公血吸虫，而间插血吸虫可引起肠和肝血吸虫病，埃及血吸虫引起泌尿生殖系统血吸虫病。血吸虫的治疗取决于感染的阶段和临床表现，对于严重的急性血吸虫病，需要采取支持性措施，可考虑给予糖皮质激素治疗以减轻炎症。一旦急性期结束，应给予根除寄生虫的治疗。首选的药物是吡喹酮。

二、药理作用与作用机制

广谱抗吸虫和绦虫药物吡喹酮对虫体的主要药理作用：①使虫体肌肉发生强直性收缩而产生痉挛性麻痹；②使虫体皮层损害与影响宿主免疫功能；③使虫体表膜去极化，皮层碱性磷酸酶活性明显降低，致使葡萄糖的摄取受抑制，内源性糖原耗竭；④可抑制虫体核酸与蛋白质的合成。

三、临床用药评价

（一）典型不良反应和禁忌

吡喹酮常见的不良反应：头晕、头痛、恶心、腹痛、腹泻、乏力、四肢酸痛等。少数病例出现心悸、胸闷等症状，心电图显示 T 波改变和期前收缩、一过性肝脏转氨酶升高。

（二）特殊人群用药

哺乳期女性于服吡喹酮期间，直至停药后72 小时内不宜授乳。

四、代表药品

吡喹酮
Praziquantel

【适应证】　为广谱抗吸虫和绦虫药物。适用于各种血吸虫病、华支睾吸虫病、肺吸虫病、姜片虫病以及绦虫病和囊虫病。

【用法用量】

1. 口服　以下均为成人用量。

（1）治疗吸虫病：①血吸虫病，各种慢性血吸虫病采用总剂量 60mg/kg 的 1～2 日疗法，一日量分2～3次餐间服；急性血吸虫病总剂量为 120mg/kg，一日量分 2～3 次服用，连服4 日；体重超过 60kg 者按 60kg 计算；②华支睾吸虫病，总剂量为 150mg/kg，一日 3 次，连服3 日；③肺吸虫病，25mg/kg，一日 3 次，连续服 3 日；④姜片虫病，15mg/kg，顿服。

（2）治疗绦虫病：①牛肉和猪肉绦虫病，20mg/kg，清晨顿服，1 小时后服用硫酸镁；②短小膜壳绦虫和阔节裂头绦虫病，25mg/kg，顿服。

（3）治疗囊虫病，一日 20mg/kg，体重大于 60kg 者以 60kg 计量，分 3 次服用，连续10 日为 1 个疗程，间隔 3～4 个月。

2. 肝功能不全者　Child - Pugh A 级无需调整给药剂量；Child - Pugh B 级和 C 级患者的药物消除半衰期、C_{max}、AUC 增加，需注意监测不良反应。

3. 肾功能不全者　无需调整给药剂量。

【临床用药注意】

1. 妊娠期、哺乳期用药　哺乳期女性于服药期间，直至停药后 72 小时内不宜喂乳。

2. 禁忌　①眼囊虫病患者禁用。②禁止同时使用细胞色素 P450 酶强诱导剂，如利福平。

3. 不良反应　常见的有头晕、头痛、恶心、腹痛、腹泻、乏力、四肢酸痛等，一般程度较轻，持续时间较短，不影响治疗，不需处理。少数病例出现心悸、胸闷等症状，心电图显示 T 波改变和期外收缩，偶见室上性心动过速、心房纤颤、一过性转氨酶升高。偶可诱发精神失常或出现消化道出血。

4. 注意事项　①治疗后由于虫体被杀死后释放出大量的抗原物质，可引起发热、嗜酸粒细胞增多、皮疹等，偶可引起过敏性休克，必须注意观察。②治疗期间与停药后 24 小时内勿进行驾驶、机械操作等工作。

5. 药物相互作用　接受利福平治疗的患者应考虑使用其他药物，如果必须使用吡喹酮治疗，应在给药前停用利福平 4 周，在完成吡喹酮治疗 1 日后，即可恢复利福平的治疗。

【常用制剂与规格】　片剂：0.2g。

（褚燕琦　朱曼　林志强　陈璋璋　谢升阳）

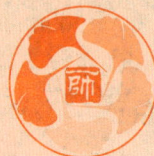

第十章 抗肿瘤药

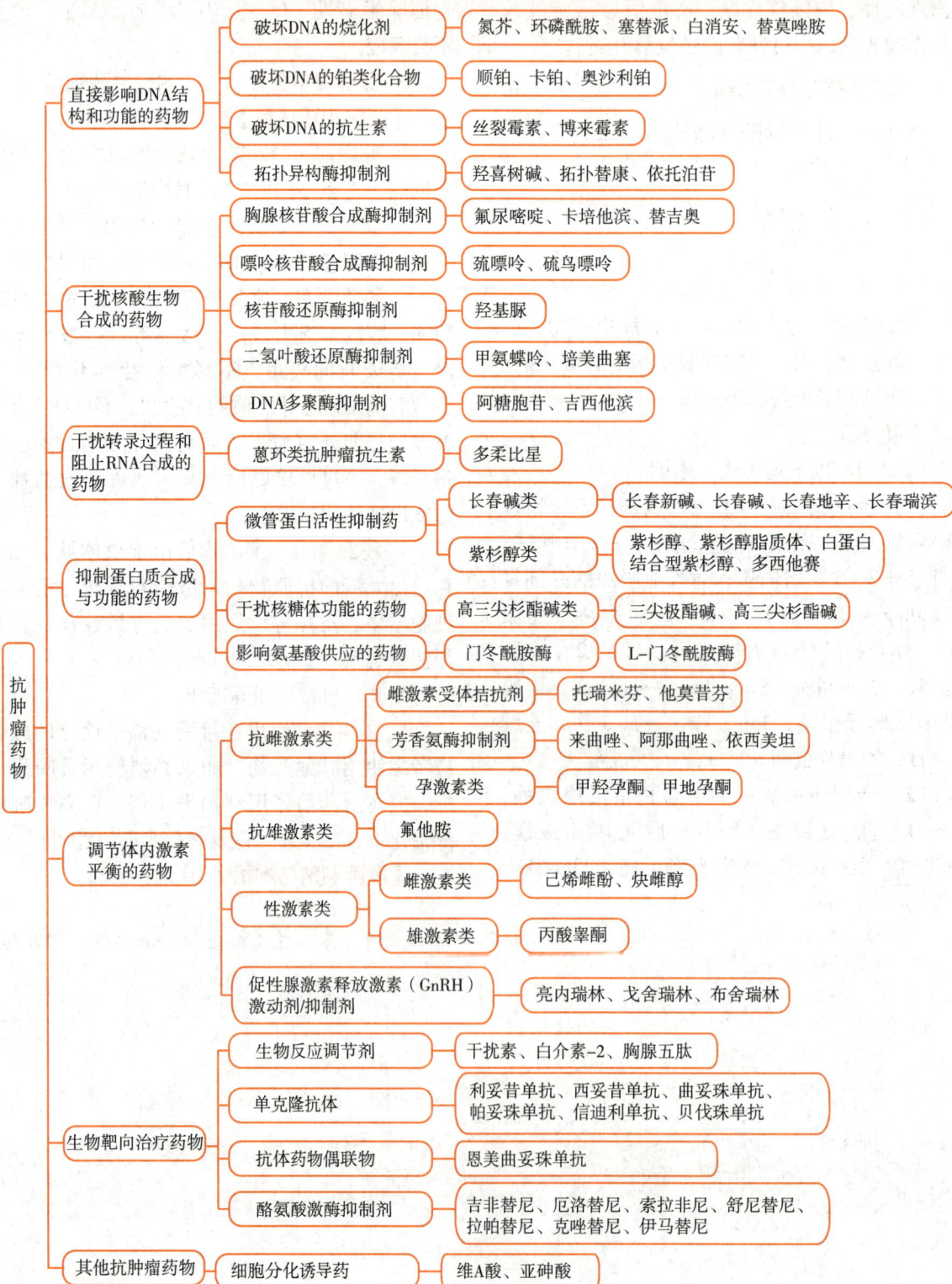

抗肿瘤药物
- 直接影响DNA结构和功能的药物
  - 破坏DNA的烷化剂 —— 氮芥、环磷酰胺、塞替派、白消安、替莫唑胺
  - 破坏DNA的铂类化合物 —— 顺铂、卡铂、奥沙利铂
  - 破坏DNA的抗生素 —— 丝裂霉素、博来霉素
  - 拓扑异构酶抑制剂 —— 羟喜树碱、拓扑替康、依托泊苷
- 干扰核酸生物合成的药物
  - 胸腺核苷酸合成酶抑制剂 —— 氟尿嘧啶、卡培他滨、替吉奥
  - 嘌呤核苷酸合成酶抑制剂 —— 巯嘌呤、硫鸟嘌呤
  - 核苷酸还原酶抑制剂 —— 羟基脲
  - 二氢叶酸还原酶抑制剂 —— 甲氨蝶呤、培美曲塞
  - DNA多聚酶抑制剂 —— 阿糖胞苷、吉西他滨
- 干扰转录过程和阻止RNA合成的药物
  - 蒽环类抗肿瘤抗生素 —— 多柔比星
- 抑制蛋白质合成与功能的药物
  - 微管蛋白活性抑制药
    - 长春碱类 —— 长春新碱、长春碱、长春地辛、长春瑞滨
    - 紫杉醇类 —— 紫杉醇、紫杉醇脂质体、白蛋白结合型紫杉醇、多西他赛
  - 干扰核糖体功能的药物 —— 高三尖杉酯碱类 —— 三尖极酯碱、高三尖杉酯碱
  - 影响氨基酸供应的药物 —— 门冬酰胺酶 —— L-门冬酰胺酶
- 调节体内激素平衡的药物
  - 抗雌激素类
    - 雌激素受体拮抗剂 —— 托瑞米芬、他莫昔芬
    - 芳香氨酶抑制剂 —— 来曲唑、阿那曲唑、依西美坦
    - 孕激素类 —— 甲羟孕酮、甲地孕酮
  - 抗雄激素类 —— 氟他胺
  - 性激素类
    - 雌激素类 —— 己烯雌酚、炔雌醇
    - 雄激素类 —— 丙酸睾酮
  - 促性腺激素释放激素（GnRH）激动剂/抑制剂 —— 亮内瑞林、戈舍瑞林、布舍瑞林
- 生物靶向治疗药物
  - 生物反应调节剂 —— 干扰素、白介素-2、胸腺五肽
  - 单克隆抗体 —— 利妥昔单抗、西妥昔单抗、曲妥珠单抗、帕妥珠单抗、信迪利单抗、贝伐珠单抗
  - 抗体药物偶联物 —— 恩美曲妥珠单抗
  - 酪氨酸激酶抑制剂 —— 吉非替尼、厄洛替尼、索拉非尼、舒尼替尼、拉帕替尼、克唑替尼、伊马替尼
- 其他抗肿瘤药物 —— 细胞分化诱导药 —— 维A酸、亚砷酸

抗肿瘤药物是可抑制肿瘤细胞生长，对抗和治疗恶性肿瘤的药物。抗肿瘤药物包含直接影响 DNA 结构和功能的药物、干扰核酸生物合成的药物（抗代谢药）、干扰转录过程和阻止 RNA 合成的药物（作用于核酸转录药物）、干扰有丝分裂药物、调节体内激素平衡药物、生物靶向药物等。

第一节　直接影响 DNA 结构和功能的药物

直接影响 DNA 结构和功能的药物，药物分类包括破坏 DNA 的烷化剂、破坏 DNA 的铂类化合物、破坏 DNA 的抗生素、拓扑异构酶抑制剂。

第一亚类　破坏 DNA 的烷化剂

一、药理作用与作用机制

直接影响 DNA 结构和功能的药物属于细胞毒类药物，细胞毒类药物是可直接杀死或抑制肿瘤细胞的药物，直接影响 DNA 结构和功能、干扰核酸生物合成、干扰转录过程和阻止 RNA 合成，从而抑制蛋白质合成或影响其功能的药物均属于细胞毒类药物。不同种类的细胞毒类药物可作用于不同的细胞周期（细胞周期特异性），也可作用于所有细胞周期（细胞周期非特异性）。细胞周期分为 4 个阶段，在有丝分裂期（M 期），细胞分裂为 2 个相同的子细胞。之后细胞进入 G_1 期，其特征是细胞代谢很活跃，但不合成 DNA。在合成期（S 期）细胞复制其 DNA。S 期完成后，细胞进入 G_2 期为有丝分裂做准备。

细胞周期非特异性药物是指对处于细胞增殖周期中的各期（G_1、S、G_2、M）或是休止期的细胞（G_0 期）均具有杀灭作用的药物。它们大多能与细胞中的 DNA 结合，阻断其复制。从而表现其杀伤细胞的作用。烷化剂及抗生素类抗肿瘤药物属于细胞周期非特异性抗肿瘤药物。

细胞周期特异性药物仅对增殖周期的某些时相（G_1、S、G_2、M）敏感而对 G_0 期细胞不敏感的药物，其中抗代谢药、拓扑异构酶抑制剂作用于 S 期，长春碱类及紫杉醇类微管蛋白抑制剂作用于 M 期，糖皮质激素类药物影响 G_1 期细胞。

这些不同类型的药物通常联合使用，细胞周期特异性药物作用于增殖状态的肿瘤细胞，而细胞周期非特异性药物同时杀死处于增殖期和静止期的肿瘤细胞。在临床上，常选用不同细胞周期的药物，组成化疗方案，如紫杉醇加铂类药物。这样的组合可以产生细胞毒类协同机制，同时避免同类药物的毒性叠加。

直接影响 DNA 结构和功能的药物，其药理作用如下。

（1）破坏 DNA 的烷化剂分子中含有烷基，通常含有一个或两个烷基。这些烷基通常可转变成缺电子的活泼中间产物，这些产物与细胞的生物大分子（DNA、RNA 及蛋白质）中含有的电子基团（如氨基、巯基、羟基、羧酸基、磷酸基等）共价结合，发生烷化反应，使这些细胞成分在细胞代谢中失去作用，从而使细胞的组成发生变异，影响细胞分裂，致使细胞死亡。

（2）破坏 DNA 的铂类化合物的作用机制主要是其进入肿瘤细胞后通过水合配离子的形式与 DNA 结构形成 Pt－DNA 加合物，从而介导肿瘤细胞坏死或凋亡，进而产生抗癌效果。

（3）破坏 DNA 的抗生素，直接嵌入 DNA 分子，改变 DNA 模板性质，阻止转录过程，抑制 DNA 及 RNA 合成。

（4）拓扑异构酶抑制剂：拓扑异构酶（Topo）是 DNA 复制时必需的酶，其催化单链或双链 DNA 短暂分离以利于复制。按其诱导 DNA 断裂机制的不同，分为拓扑异构酶 I（Topo I）和拓扑异构酶 II（Topo II）两类。拓扑异构酶抑制剂可通过影响 Topo 酶作用过程的各个阶段来破坏酶的活性。既可以直接作用于 DNA，也可以作用于拓扑异构酶，还可以作用于 DNA 拓扑异构酶－DNA 断裂复合物，来完成对拓扑异构酶活性的抑制，并最终导致细胞凋亡。

二、临床用药评价

破坏 DNA 的烷化剂分为氮芥类、塞替派类、亚硝脲类、甲磺酸酯类等，常用药品包括氮芥、环磷酰胺、塞替派、白消安、替莫唑胺等。

（一）作用特点

所有的烷化剂都是通过与细胞中 DNA 发生共价结合，使其丧失活性或使 DNA 分子发生断裂，导致肿瘤细胞死亡。由于烷化剂可以损害任何细胞增殖周期的 DNA，因此它属于细胞增殖周期非特异性抑制剂。一般对 M 期和 G_1 期细胞杀伤作用较强。小剂量时可抑制细胞由 S 期进入 M 期。G_2 期细胞较不敏感，增大剂量时可杀伤各期的增殖细胞和非增殖细胞，具有广谱抗癌作用。

（二）药物相互作用

1. 肝药酶诱导剂如巴比妥类、糖皮质激素、别嘌醇及氯霉素等对环磷酰胺的代谢、活性和毒性均有影响，合用时应注意。

2. 选用司莫司汀进行化疗时，应避免同时联合其他对骨髓功能抑制较强的药物。

3. 塞替派可增加血尿酸水平，为控制高尿酸血症可给予别嘌醇。

4. 塞替派与尿激酶同时应用，可增加塞替派治疗膀胱癌的疗效，尿激酶为纤维蛋白溶酶原的活化剂，可增加药物在肿瘤组织中的浓度。

5. 由于服用白消安可增加血尿酸及尿尿酸水平，因此对原合并痛风或服本品后血尿酸增加的患者，可服适量的抗痛风药。若服白消安的同时或曾于短期内用过其他抑制骨髓的药物或放射治疗者，可酌情减量。

6. 免疫缺陷或免疫功能较差的患者如接种活疫苗有引发感染的潜在可能性，故不推荐使用活疫苗进行免疫接种。

（三）典型不良反应和禁忌

1. 不良反应 骨髓功能抑制，表现在白细胞计数、血小板、红细胞计数和血红蛋白下降。除长春新碱和博来霉素外几乎所有的细胞毒药，均可导致骨髓抑制。口腔黏膜反应常见症状有咽炎、口腔溃疡、口腔黏膜炎。抗肿瘤药所引起的脱发几乎在 1 或 2 周后可发生。化疗可诱导高尿酸血症，且与急性肾衰竭有关。大多数细胞毒类药都有致畸性，对妊娠期及哺乳期女性禁用。出血性膀胱炎是泌尿系统毒性的表现，使用异环磷酰胺及大剂量环磷酰胺时会出现，这是由于代谢物丙烯醛所致。

2. 禁忌 对药物过敏者、妊娠期及哺乳期女性、严重肝肾功能不全患者、骨髓功能抑制者、感染患者、肝肾功能不全患者。

除以上典型不良反应外，烷化剂及各类抗肿瘤药物可造成各类药物不良反应，因为抗肿瘤药物主要影响细胞 DNA，而 DNA 是细胞基本生命活动的核心，其结构与功能的缺损或破坏可能引起细胞一系列功能的失控，最终导致机体的损伤反应，因此可以造成各类药物毒性反应。临床上常使用剂量限制性毒性（DLT）来管理某种抗肿瘤药物的毒性，剂量限制性毒性即抗肿瘤药物的某些主要的毒副作用成为限制继续增大其剂量的主要原因。化疗药物的剂量和疗效之间存在陡直的线性关系，即在一定范围内增加一倍的剂量可获得数倍的疗效。但受制于剂量限制性毒性，剂量仅限于固定范围内，通常抗肿瘤药物特别是细胞毒类药物都需要使用体表面积来计算给药剂量，以免出现严重的不良反应。常见抗肿瘤药物的剂量限制性毒性见表 10-1。

表 10-1　常见抗肿瘤药物的剂量限制性毒性

药物分类		剂量限制性毒性
破坏 DNA 的烷化剂	环磷酰胺	骨髓抑制
破坏 DNA 的铂类化合物	顺铂	肾毒性
	卡铂	骨髓抑制
	奥沙利铂	外周神经毒性
破坏 DNA 的抗生素	博来霉素	肺毒性
拓扑异构酶抑制剂	羟基喜树碱	骨髓抑制
	伊立替康	腹泻
胸腺核苷酸合成酶抑制剂	卡培他滨	手足综合征

续表

药物分类		剂量限制性毒性
二氢还原酶抑制剂	甲氨蝶呤	骨髓抑制
蒽环类抗生素	多柔比星	心脏毒性
微管蛋白活性抑制药	长春碱类：长春新碱	神经毒性
	紫杉醇类：紫杉醇	骨髓抑制
抗雌激素药	雌激素受体拮抗剂：他莫昔芬	子宫内膜癌、血栓形成
	芳香化酶抑制剂：来曲唑、阿那曲唑	骨质疏松
抗雄激素类	氟他胺	肝毒性
GnRH 激动剂/抑制剂	亮丙瑞林、戈舍瑞林	骨质疏松
单克隆抗体	贝伐珠单抗	肾毒性（蛋白尿）、高血压
	西妥昔单抗	皮肤毒性（痤疮样皮疹）、胃肠毒性（腹泻）
	曲妥珠单抗	心脏毒性

（四）特殊人群用药

妊娠及哺乳期女性禁用。患者有严重肝肾功能损伤和骨髓抑制时应检测相关指标。

三、代表药品

环磷酰胺
Cyclophosphamide

【适应证】 主要用于恶性淋巴瘤、急性或慢性淋巴细胞白血病、多发性骨髓瘤、乳腺癌、睾丸肿瘤、卵巢癌、肺癌、头颈部鳞癌、鼻咽癌、神经母细胞瘤、横纹肌肉瘤及骨肉瘤。

【用法用量】 静脉注射。

（1）成人常用量：成人单药一次 500 ~ 1000mg/m²，加 0.9% 氯化钠注射液 20 ~ 30ml，稀释后缓慢注射，一周 1 次，连续 2 次，休息 1 ~ 2 周重复。联合用药一次 500 ~ 600mg/m²。

（2）儿童常用量：一次 10 ~ 15mg/kg，加 0.9% 氯化钠注射液 20ml，稀释后缓慢注射，一周 1 次，连续 2 次，休息 1 ~ 2 周重复。也可肌内注射。

【临床应用注意】

1. 禁忌：对环磷酰胺及其代谢产物，以及药品中任意组分存在严重超敏反应者，可能发生与其他烷化剂的交叉超敏反应者。下列情况慎用：骨髓功能抑制者，有痛风病史、肝功能不全、感染、肾功能不全、肿瘤细胞浸润骨髓、泌尿道结石史、曾接受过化疗或放射治疗者；用药期间须定期监测白细胞计数及分类、血小板计数、肾功能（尿素氮、肌酐清除率）、肝功能（血清胆红素、丙氨酸氨基转移酶）及血尿酸水平。

2. 本品可使血清胆碱酯酶减少，血尿酸及尿尿酸水平增加；当肝肾功能损害、骨髓转移或既往曾接受多程化放疗时，环磷酰胺的剂量应减少至治疗量的 1/3 ~ 1/2；由于本品需在肝内活化，因此腔内给药无法直接作用；本品水溶液仅能稳定 2 ~ 3 小时，最好临时配制；大剂量应用时，除密切观察骨髓造血功能外，尤其要注意非血液学毒性如心肌炎、中毒性肝炎及肺纤维化等。

【常用制剂与规格】 注射用粉针剂：100mg；200mg；500mg。

塞替派
Thiotepa

【适应证】 主要用于乳腺癌、卵巢癌、癌性体腔积液的腔内注射、膀胱癌的局部灌注、胃肠道肿瘤。

【用法用量】 静脉或肌内注射。

（1）成人常用量：一次 10mg（0.2mg/kg），一日 1 次，连续 5 日后改为一周 3 次，1 个疗程总剂量为 300mg，如血常规良好，在第 1 个疗程结束后 1.5 ~ 2 个月后可重复 1 个疗程。

（2）儿童常用量：一次 0.2 ~ 0.3mg/kg，一日 1 次，连续应用 5 次后改为一周 1 次，25 ~ 40mg 为 1 个疗程。

【临床应用注意】

1. 禁忌：联合使用活疫苗或减毒疫苗，塞替哌的免疫抑制作用消退前请勿给药。对塞替哌有严重超敏反应者禁用，严重骨髓抑制，严重肝肾功能损害。

2. 注意：妊娠初始的 3 个月应避免使用，因其有致突变或致畸作用，可增加胎儿死亡及先天性畸形。

3. 在用药期间，每周均要定期检查白细胞计数、血小板计数及肝肾功能，停药后 3 周内应继续进行相应检查，以防止出现持续的严重骨髓抑制；白血病、淋巴瘤患者中，为防止尿酸性肾病或高尿酸血症，可给予大量补液或别嘌醇。尽量减少与其他烷化剂联合使用，或同时接受放射治疗；与放疗同时应用时，应适当调整剂量；本品对酸不稳定，不能口服，且在胃肠道中吸收较差，必须静脉或肌内注射。

【常用制剂与规格】 注射用粉针剂：10mg。注射液：1ml：10mg。

替莫唑胺
Temozolomide

【适应证】 主要用于多形性胶质母细胞瘤或间变性星形细胞瘤。

【用法用量】 口服。

（1）成人常用量：同步放化疗期口服本品，每日剂量为 $75mg/m^2$，共 42 日。本品同步放化疗期结束后 4 周，进行 6 个周期的本品辅助治疗。第 1 周期的本品剂量是 $150mg/(m^2 \cdot d)$，一日 1 次，共 5 日，然后停药 23 日。第 2 周期开始时，如果第 1 周期 CTC 的非血液学毒性 ≤ 2 级（除外脱发、恶心和呕吐）、绝对白细胞计数（ANC）≥ $1.5 \times 10^9/L$ 和血小板计数 ≥ $100 \times 10^9/L$，则剂量可增至 $200mg/(m^2 \cdot d)$。如果第 2 周期的剂量没有增加，在以后的周期中也不应增加剂量。除出现毒性外，以后各周期的剂量维持在 $200mg/(m^2 \cdot d)$。

（2）儿童常用量：3 岁及以上儿童，推荐剂量是 $200mg/(m^2 \cdot d)$，共 5 日，每 28 日为一个疗程。对于以前曾接受过化疗患儿，本品起始剂量是 $150mg/(m^2 \cdot d)$，共 5 日；如果没有出现毒性，下个疗程的剂量增至 $200mg/(m^2 \cdot d)$。

【临床应用注意】

1. 禁忌：对替莫唑胺胶囊或达卡巴嗪（DTIC）过敏者、妊娠期女性、严重骨髓抑制的患者。

2. 注意：替莫唑胺可导致疲劳和嗜睡，服药期应避免对驾驶和操作机械能力的影响。本品含有乳糖，患有罕见的遗传性半乳糖不耐受、乳糖酶缺乏或葡萄糖 – 半乳糖吸收不良问题的患者，不应服用本品。

3. 替莫唑胺具有遗传毒性，因此在治疗过程及治疗结束后 6 个月之内，男性应避孕。由于接受替莫唑胺治疗有导致不可逆不育的可能，在接受该治疗之前应冰冻保存精子。

4. 接受替莫唑胺治疗的患者可能会出现骨髓抑制，包括持续的全血细胞降低，可能导致再生障碍贫血，且在一些病例中导致了致命的结果。

【常用制剂与规格】 胶囊剂：20mg；50mg；100mg。

第二亚类 破坏 DNA 的铂类化合物

常用药品包括：顺铂、卡铂、奥沙利铂、奈达铂等。

一、药理作用与作用机制

破坏 DNA 的铂类化合物属于细胞周期非特异性药物，进入肿瘤细胞后能与 DNA 形成 Pt – DNA 加合物，从而介导肿瘤细胞坏死或凋亡，进而产生抗癌效果。包括了跨膜转运进入细胞、在细胞内发生解离反应生成水合配离子、向靶 DNA 迁移、与 DNA 配位形成 Pt – DNA 加合物，使 DNA 的合成受阻这 4 个过程。

二、临床用药评价

（一）作用特点

铂类化合物可与 DNA 结合，破坏其结构与功能，使肿瘤细胞 DNA 复制停止，阻碍细胞分裂，为细胞增殖周期非特异性抑制剂。铂类化合物的抗瘤谱非常广泛，常用铂类化合物有顺铂、卡铂和奥沙利铂。顺铂常用于非小细胞肺癌、头颈部及食管癌、胃癌、卵巢癌、膀胱癌、恶性淋巴瘤、骨肉瘤及软组织肉瘤等实体瘤；卡铂抗瘤谱与顺铂类似，多用于非小细胞肺癌、头颈部及食管癌、卵巢癌等；而奥沙利铂是胃肠道癌的常用药，是结直肠癌的首选药之一。奥沙利铂与顺铂、卡铂的作用位点一致，但形成的复合体体积庞大，能更有效地抑制 DNA 的合成，有更强的细胞毒作用，顺铂与 DNA 的结合呈双相性，快相结合需 15 分钟，慢相结合需 4~8 小时；而奥沙利铂在 15 分钟内完成全部 DNA 的结合，奥沙利铂可特异性的与红细胞结合，产生蓄积性，但不引起贫血。奥沙利铂与顺铂、卡铂无交叉耐药性。

顺铂、卡铂、奥沙利铂三种铂类化合物的使用方法、不良反应等对比见表 10-2。

（二）药物相互作用

1. 顺铂与氨基糖苷类抗菌药物、两性霉素 B 或头孢噻吩等合用，有肾毒性叠加作用。

2. 甲氨蝶呤及博来霉素主要由肾脏排泄，顺铂所致的肾损害会延缓上述两种药物的排泄，导致肾毒性增加。

3. 顺铂与丙磺舒合用，可致高尿酸血症。

4. 顺铂与氯霉素、呋塞米或依他尼酸合用，可增加本品的耳毒性。

5. 抗组胺药可掩盖顺铂所致的耳鸣、眩晕等症状。

6. 尽量避免卡铂与可能损害肾功能的药物如氨基糖苷类抗菌药物同时使用。

7. 卡铂与其他抗肿瘤药联合应用时应注意适当降低剂量。

8. 因与氯化钠和碱性溶液（特别是氟尿嘧啶）之间存在配伍禁忌，所以奥沙利铂一定不能与上述制剂混合或通过同一静脉途径给药。

9. 在动物和人体内研究中显示，奥沙利铂与氟尿嘧啶联合应用具有协同抗肿瘤作用。

（三）典型不良反应和禁忌

1. **典型不良反应**　消化道反应（恶心、呕吐、腹泻）、肾毒性、耳毒性、神经毒性、低镁血症等，也可出现骨髓功能抑制、过敏反应。由于分子结构上的差异，导致三种铂类化合物的各自毒性亦有所区别，如顺铂典型不良反应为恶心、呕吐、肾毒性和耳毒性，骨髓功能抑制相对较轻；卡铂引起的恶心和呕吐的严重程度比顺铂轻，引起肾毒性和耳毒性不良反应比顺铂少，但骨髓抑制比顺铂严重；奥沙利铂引起恶心、呕吐、肾毒性、耳毒性、骨髓抑制均较轻，但神经毒性强。奥沙利铂的神经毒性（包括感觉性周围神经病）是剂量依赖性的，累积量超过 $800mg/m^2$ 时，部分患者可导致永久性感觉异常和功能障碍。

2. **禁忌**　对铂类化合物有过敏史者，有严重骨髓抑制、出血性肿瘤、严重肾功能不全者及妊娠期及哺乳期女性。

（四）特殊人群用药

1. 既往有肾病史、造血系统功能不全、听神经功能障碍，用药前曾接受其他化疗或放射治疗及非本药引起的外周神经炎等患者应特别慎重。

2. 治疗前后，治疗期间和每一疗程之前，

表 10-2　顺铂、卡铂、奥沙利铂三种铂类化合物的使用方法、不良反应等对比

药物通用名	使用方法	胃肠道不良反应	肾毒性	血液毒性	神经毒性	其他
顺铂	用 0.9% 氯化钠注射液或 5% 葡萄糖注射液稀释	+++	+++	++	+	因显著的肾毒性，需要用药前进行水化利尿，一般应用于身体基础状况较好的患者
卡铂	先用 5% 葡萄糖注射液 10~20ml 溶解，再用 5% 葡萄糖注射液稀释至 0.5mg/ml，避光输注	++	++	+++	++	骨髓抑制较重，其他不良反应轻于顺铂，抗肿瘤作用稍弱于顺铂，抗癌谱较窄，对食管、膀胱肿瘤不敏感
奥沙利铂	先用注射用水或 5% 葡萄糖注射液 10~20ml 溶解，加入 5% 葡萄糖注射液 250~500ml 静滴 2h	+	+	+	++++	主要应用于消化道和结直肠肿瘤效果显著，神经毒性为主

应做如下检查：肝、肾功能、全血细胞计数、血钙以及听神经功能、神经系统功能等。此外，在治疗期间，每周应检查全血细胞计数。通常需待器官功能恢复正常后，才可重复下一疗程。

3. 化疗期间与化疗后，男性和女性患者均需严格避孕。治疗后如有妊娠计划，需事先进行遗传学咨询。

4. 顺铂可能影响注意力集中、驾驶和机械操作能力。

5. 应避免接触铝金属（如铝金属注射针器等）。

6. 在化疗期间与化疗后，患者必须饮用足够的水分。

三、代表药品

顺铂
Cisplatin

【适应证】 主要用于小细胞与非小细胞癌、睾丸癌、卵巢癌、宫颈癌、子宫内膜癌、前列腺癌、膀胱癌、黑色素瘤、肉瘤、头颈部肿瘤及各种鳞状上皮癌和恶性淋巴瘤。

【用法用量】 静脉滴注。顺铂仅能由静脉、动脉或腔内给药。通常采用静脉滴注给药，给药前 2～16 小时和给药后至少 6 小时内，必须进行充分水化治疗。本品注射用粉针剂需用 0.9% 氯化钠注射液稀释后滴注，剂量视化疗效果和个体反应而定。以下剂量供参考（适用于成年人及儿童）：单次化疗（每 4 周 1 次），一次 $50～120mg/m^2$；化疗一周 1 次，共 2 次，一次 $50mg/m^2$；化疗一日 1 次，连续 5 日，一次用量 $15～20mg/m^2$。疗程依临床疗效而定，每 3～4 周重复 1 疗程。本品可与其他抗肿瘤药联合使用，单一使用亦可，联合用药时用量需随疗程作适当调整。

【临床应用注意】

1. 禁用：对顺铂和其他含铂制剂过敏者、妊娠期、哺乳期、骨髓功能减退、严重肾功能不全、失水过多、水痘、带状疱疹、痛风、高尿酸血症、近期感染及因顺铂而引起外周神经病等患者。

2. 治疗期间可服用别嘌醇，以降低血尿酸水平。

【常用制剂与规格】 注射液：2ml：10mg；6ml：30mg。注射用粉针剂：10mg；20mg；30mg。

奥沙利铂
Oxaliplatin

【适应证】 用于经过氟尿嘧啶治疗失败后的结、直肠癌转移的患者，可单独或联合氟尿嘧啶使用。

【用法用量】 静脉滴注：一次 $130mg/m^2$，加入 5% 葡萄糖注射液 250～500ml 中，输注 2～6 小时，如无主要毒性出现时，每 3 周（21 日）给药 1 次，疼痛性感觉异常和（或）功能障碍开始出现时，给药量应减少 25%（或 $100mg/m^2$），如在调整剂量后症状仍持续存在或加重，应停止治疗，不要与氯化钠和碱性溶液混合或通过同一条静脉同时给药。

【临床用药注意】 ①妊娠期及哺乳期女性禁用。②禁忌：对奥沙利铂或其他铂类化合物过敏者。③当出现白细胞计数 $\leq 2 \times 10^9/L$ 或血小板 $\leq 50 \times 10^9/L$，应推迟下一周期用药，直到恢复正常；应给予预防性或治疗性的止吐用药；静脉滴注期间不可食用冷食和饮用冷水，并避免接触冰冷的物体。为减低神经毒性可口服维生素 B_1、B_6 和烟酰胺等。

【常用制剂与规格】 注射用粉针剂：50mg；100mg。

卡铂
Carboplatin

【适应证】 主要用于卵巢癌、小细胞癌、非小细胞肺癌、头颈部鳞癌、食管癌、精原细胞瘤、膀胱癌、间皮瘤等。

【用法用量】 静脉滴注。应用 5% 葡萄糖注射液溶解，浓度为 10mg/ml，再加入 5% 葡萄糖注射液 250～500ml 中。成人一次 200～$400mg/m^2$，每 3～4 周给药 1 次，连续 2～4 次为 1 个疗程。也可采用一次 $50mg/m^2$，一日 1 次，连续 5 日，间隔 4 周重复。65 岁以上的患者应根据体质调整剂量，与其他骨髓抑制剂联合使用时，应根据治疗方案和计划调整剂量，正常的使用频率不应超过一个月 1 次。尚无儿童用药的推荐剂量和方法的资料。

【临床应用注意】

1. 不推荐妊娠和哺乳期女性使用本品。

2. 禁忌：对含铂的化合物、甘露醇，或包含甘露醇的制剂过敏者，严重的骨髓抑制者，严重出血的患者。

3. 预防性给予止吐药可以减轻恶心、呕吐发生的频度和严重程度；用药期间应监测听力、神经功能、肾功能、血常规，血清钙、镁、钾、钠的含量；一旦发生严重的骨髓抑制，可进行输血治疗。

【常用制剂与规格】　注射用粉针剂：50mg；100mg。

第三亚类　破坏 DNA 的抗生素

常用药物包括：丝裂霉素、博来霉素。

一、药理作用与作用机制

这类药物是源于各类链霉菌素的产品。通过直接嵌入 DNA 分子，改变 DNA 模板性质，阻止其转录过程，从而抑制 DNA 及 RNA 的合成。抗肿瘤抗生素类药物属于周期非特异性药物，但对 S 期细胞有更强的杀灭作用。

二、临床用药评价

（一）作用特点

破坏 DNA 的抗生素类抗肿瘤药有丝裂霉素和博来霉素，丝裂霉素的作用机制与烷化剂相同，博来霉素可使 DNA 单链断裂而抑制肿瘤细胞的增殖。

丝裂霉素分子结构中含有苯醌母核，在体内酶作用下经过氧化还原反应，生成双功能的烷化剂，与 DNA 的鸟嘌呤和胞嘧啶碱基结合，抑制 DNA 的合成和功能。

博来霉素的化学结构的左边部分含有多个少见的氨基酸、糖基嘧啶环、咪唑，右边部分含有平面的二噻唑环。在与 DNA 作用时，左边的部分和金属铁离子（二价铁）形成螯合物，从而激活博来霉素，其右边部分的平面二噻唑环与 DNA 的小沟中特定的部分结合，导致 DNA 裂解，达到治疗肿瘤的目的。

（二）药物相互作用

1. 丝裂霉素与利血平、氯丙嗪合用，均使后者作用加强或延长。

2. 丝裂霉素与维生素 C、维生素 B_6 等配伍后静脉应用时，可使本品疗效显著下降。

3. 丝裂霉素与他莫昔芬合用，可增加溶血性尿毒症的发生危险。

4. 丝裂霉素与多柔比星合用可增加心脏毒性。

5. 博来霉素与顺铂合用应谨慎。博来霉素通过肾脏排泄占博来霉素总清除率的一半，而顺铂是有肾毒性药，可降低肾小球滤过率，影响博来霉素的清除。博来霉素的清除率下降会增强博来霉素肾毒性，后果严重。因此，两者合用时应经常监测肾功能，必要时减少博来霉素的剂量。

6. 对于非霍奇金淋巴瘤用博来霉素与其他细胞毒性药物（甲氨蝶呤、多柔比星、环磷酰胺、长春新碱和地塞米松）联合使用可发生急性可逆性肺部反应风险增大，故应谨慎和严密监测。

7. 博来霉素与长春新碱合用时，应注意观察其交叉抗药性。

（三）典型不良反应和禁忌

1. 典型不良反应　骨髓功能抑制，可致白细胞及血小板计数减少。白细胞减少，常发生于用药后 28 ~ 42 日，一般在 42 ~ 56 日恢复。恶心、呕吐反应常发生于给药后 1 ~ 2 小时，呕吐于 3 ~ 4 小时内停止，恶心可持续 2 ~ 3 日，间质性肺炎、不可逆的肾衰竭，食欲减退、呕吐、厌食、口腔炎、腹泻、皮疹、荨麻疹、发热伴红皮病等。

2. 禁忌　有过敏史、严重肺部疾患、严重弥漫性肺纤维化、严重肾功能不全、严重心脏疾病、胸部及其周围接受放射治疗者、水痘或带状疱疹、妊娠期及哺乳期女性。

（四）特殊人群用药

1. 70 岁以上老年患者、肺功能不全、肝肾功能不全。发热患者及白细胞计数低于 $2.5 \times 10^9/L$ 者不宜应用。

2. 用药期间应密切随访血常规及血小板计数、血尿素氮、血肌酐。

3. 本品局部刺激严重，若药液漏出血管外，可致局部红肿、疼痛，甚至坏死、溃疡。

三、代表药品

丝裂霉素
Mitomycin

【适应证】 主要用于胃癌、结肠及直肠癌、肺癌、胰腺癌、肝癌、宫颈癌、宫体癌、乳腺癌、头颈区肿瘤、膀胱肿瘤。

【用法用量】

（1）静脉注射：一次 6~8mg，以氯化钠注射液溶解后静脉注射，一周 1 次。也可一次 10~20mg，每 6~8 周重复治疗。

（2）动脉注射：剂量与静脉注射同。

（3）腔内注射：一次 6~8mg。

【临床应用注意】

1. 妊娠期及哺乳期女性禁用。

2. 禁忌：水痘或带状疱疹患者禁用；用药期间禁用活病毒疫苗接种和避免口服脊髓灰质炎疫苗。

3. 长期应用本品可抑制卵巢及睾丸功能，造成闭经或精子缺乏。

4. 不良反应：骨髓抑制、恶心、呕吐、肝肾衰竭。

【常用制剂与规格】 注射用粉针剂：2mg；10mg。

博来霉素
Bleomycin

【适应证】 主要用于皮肤恶性肿瘤、头颈部肿瘤（颌骨癌、舌癌、唇癌、咽部癌、口腔癌等）、肺癌（尤其是原发和转移性鳞癌）、食管癌、淋巴瘤（非霍奇金淋巴瘤、霍奇金淋巴瘤）、网状细胞肉瘤、子宫颈癌、神经胶质瘤、甲状腺癌。

【用法用量】

（1）肌内、皮下注射：一次 15~30mg，溶于 0.9% 氯化钠注射液 5ml 中使用。如于病变周边皮下注射，以不高于 1mg/ml 浓度为宜；肌内注射应避开神经，注射局部可发生硬结，应不断更换注射部位。

（2）动脉注射：一次 5~15mg，溶于 0.9% 氯化钠或葡萄糖注射液中，直接弹丸式动脉注射或连续灌注。

（3）静脉注射：一次 15~30mg，溶于注射用水或 0.9% 氯化钠注射液 5~20ml 中，缓慢静脉注入，如出现严重发热反应时，一次静脉给药剂量应减至 5mg 以下，可增加给药次数，如一日 2 次，静脉注射可引起血管疼痛，应注意注射速度，尽可能缓慢给药，注射频率通常一周 2 次，根据病情可增加为一日 1 次或减少为一周 1 次。

【临床应用注意】

1. 禁忌：对本品过敏者；水痘患者；白细胞计数低于 $2.5 \times 10^9/L$ 者。

2. 在老年患者及总用药剂量超过 400U 的患者中发生肺毒性的风险增加；推荐进行监护。对于存在显著肺功能减退的患者应慎用。

【常用制剂与规格】 注射用粉针剂：15mg。

第四亚类　拓扑异构酶抑制剂

拓扑异构酶抑制剂分为拓扑异构Ⅰ酶抑制剂和拓扑异构酶Ⅱ抑制剂，常用药品包括：羟喜树碱、伊立替康、拓扑替康、依托泊苷、替尼泊苷等。

一、药理作用与作用机制

本类药物抑制处于增殖期的肿瘤细胞，属于细胞周期特异性药物。通过抑制拓扑异构酶而发挥细胞毒作用，使 DNA 不能复制，造成不可逆的 DNA 链破坏，从而导致肿瘤细胞凋亡。

二、临床用药评价

（一）作用特点

拓扑异构酶抑制剂是直接抑制拓扑异构酶，阻止 DNA 复制及抑制 RNA 合成。包括拓扑异构酶Ⅰ抑制剂和拓扑异构酶Ⅱ抑制剂。拓扑异构酶Ⅰ抑制剂的代表药有伊立替康、拓扑替康、羟喜树碱；拓扑异构酶Ⅱ抑制剂的代表药有依托泊苷、替尼泊苷。

喜树碱有较强的细胞毒性，对消化道肿瘤（如胃癌、结直肠癌）、肝癌、膀胱癌和白血病等有较好的疗效。但是毒性比较大，主要表现为尿频、尿痛和血尿等。羟喜树碱是在喜树碱的分子结构中引入一个羟基，从而毒性比喜树碱降低，但依然不溶于水，微溶于或难溶于有机溶剂，给临床应用带来困难。伊立替康、拓扑替康是在羟喜树碱分子结构的基础上，进一步引入亲水基团，使其具有水溶性，方便临床应用。

依托泊苷和替尼泊苷相同剂量时，替尼泊苷的活性大于依托泊苷。但依托泊苷的化疗指数较高，对单核细胞白血病有效，完全缓解率也高；对小细胞肺癌有显著疗效，为小细胞肺癌化疗首选药。替尼泊苷脂溶性高，可以透过血-脑屏障，为颅内肿瘤的首选药。

（二）药物相互作用

1. 伊立替康与洛莫司汀、多柔比星、顺铂、依托泊苷、氟尿嘧啶等并用，可增强抗肿瘤作用。

2. 伊立替康与神经-肌肉阻滞剂之间存在相互作用。伊立替康具有抗胆碱酯酶活性，可延长去极化肌松药，如琥珀胆碱的神经-肌肉阻滞作用；拮抗非去极化药物，如米库氯铵的神经-肌肉阻滞作用。

3. 依托泊苷与阿糖胞苷、环磷酰胺、卡莫司汀有协同作用。

4. 依托泊苷有明显的骨髓功能抑制作用，与其他抗肿瘤药联合应用，可能加重骨髓抑制的不良反应。

5. 依托泊苷可抑制机体免疫防御机制，使疫苗接种不能激发人体产生抗体，从而增加活疫苗所致感染的危险。故禁止同时接种活疫苗。处于缓解期的白血病患者，化疗结束后间隔至少3个月才能接种活疫苗。

6. 依托泊苷与血浆蛋白结合率高，因此，与其他血浆蛋白结合的药物合用可影响本品排泄。

7. 依托泊苷与大剂量环孢素（血药浓度超过2000ng/ml）合用，可增加本品的分布容积并降低其清除率。依托泊苷总清除率可下降38%，使人体受依托泊苷的作用增加80%，从而使本品的毒性增加。

（三）典型不良反应和禁忌

1. 不良反应　呕吐、食欲减退、骨髓功能抑制、尿急、尿痛、血尿、蛋白尿及脱发。

2. 禁忌　伊立替康禁用于对本品过敏者、慢性肠炎或肠梗阻者、胆红素超过正常值上限

1.5倍者、严重骨髓功能衰竭者、妊娠及哺乳期女性。依托泊苷禁用于骨髓功能抑制者、白细胞计数和血小板明显减少者、心、肝、肾功能不全严重者、妊娠期女性。本品含苯甲醇，禁用于儿童肌内注射。

（四）特殊人群用药

1. 治疗前及每周期化疗前均应检测肝功能，本品禁用于胆红素超过正常值上限1.5倍的患者。

2. 每次用药前应预防性使用止吐药。有呕吐合并迟发性腹泻的患者应尽快住院治疗。

3. 治疗期间及治疗结束后3个月应采取避孕措施。

4. 对驾驶和操作机器能力的影响：患者应注意，在使用本品24小时内，有可能出现头晕及视力障碍，因此建议当这些症状出现时请勿驾车或操作机器。

三、代表药品

羟喜树碱
Hydroxycamptothecin
【适应证】　主要用于原发性肝癌、胃癌、膀胱癌、直肠癌、头颈部上皮癌及白血病。

【用法用量】　静脉注射：一次 5~10mg，一周 2~3 次，1 个疗程 60~120mg。

【临床应用注意】

1. 禁忌：对本品过敏者。

2. 用药期间严格监测血常规；静脉给药时外渗会引起局部疼痛及炎症；本品仅限应用 0.9% 氯化钠注射液稀释，不宜用葡萄糖等酸性溶液溶解和稀释。

【常用制剂与规格】　注射液：2ml∶2mg；5ml∶10mg。注射用粉针剂：2mg；5mg；10mg。

拓扑替康
Topotecan
【适应证】　主要用于小细胞肺癌。晚期转移性卵巢癌经一线化疗失败者。

【用法用量】　静脉滴注。成人推荐剂量为 1.2mg/（m²·d），输注 30 分钟，持续 5 日，21 日为 1 疗程，治疗中严重的中性粒细胞减少症患者，在其后的疗程中剂量减少 0.2mg/m² 或与粒细胞集落刺激因子（G-CSF）同时使用，使

用从第 6 日开始，即在持续 5 日使用本品后 24 小时后再用 G – CSF。

【临床应用注意】

1. 妊娠期和哺乳期女性禁用。

2. 对喜树碱类药物或其任何成分过敏者禁用，严重骨髓抑制，中性粒细胞 $< 1.5 \times 10^9/L$ 者禁用。

3. 本品保存避光包装内，温度 20～25℃时保持稳定，由于药内无抗菌成分，故开瓶后须立即使用，稀释后在 20～25℃可保存 24 小时。

【常用制剂与规格】 胶囊剂：0.25mg；1mg。注射用粉针剂：2mg；4mg。

依托泊苷
Etoposide

【适应证】 主要用于治疗小细胞及非小细胞肺癌、恶性淋巴瘤、恶性生殖细胞瘤、白血病、神经母细胞瘤、横纹肌肉瘤、卵巢瘤、胃癌及食管癌。

【用法用量】

（1）静脉滴注：将本品需用量用 0.9% 氯化钠注射液稀释，浓度不超过 0.25mg/ml，静脉滴注时间不少于 30～60 分钟。实体瘤：一日 60～100mg/m²，连续 3～5 日，每隔 3～4 周重复用药。白血病：一日 50～100mg/m²，连续 5 日，根据血常规情况，间隔一定时间重复给药。

（2）口服：单用一日 60～100mg/m²，连用 10 日，每 3～4 周重复。联合化疗每日 50mg/m²，连用 3 日或 5 日。

【临床应用注意】

1. 妊娠期和哺乳期女性慎用。

2. 禁忌：骨髓功能障碍，对本品严重过敏者。

3. 不宜静脉注射，静脉滴注速度不宜过快，至少 30 分钟以上；不得做胸腔、腹腔和鞘内注射。

【常用制剂与规格】 注射液：2ml：40mg；5ml：100mg。胶囊剂：25mg；50mg；100mg。注射用粉针剂：100mg。

第二节 干扰核酸生物合成的药物（抗代谢药）

本类药物根据其干扰生化过程的不同可分为胸腺核苷酸合成酶抑制剂、嘌呤核苷酸合成

酶抑制剂、核苷酸还原酶抑制剂、二氢叶酸还原酶抑制剂、DNA 多聚酶抑制剂，常用药品包括氟尿嘧啶、卡培他滨、替吉奥、巯嘌呤、硫鸟嘌呤、羟基脲、甲氨蝶呤、培美曲塞、阿糖胞苷、吉西他滨等。

一、药理作用与作用机制

本类药物又称抗代谢药，是模拟机体正常代谢物质，如叶酸、嘌呤碱、嘧啶碱等化学结构而合成的类似物。这类药物与机体内有关代谢物质发生特异性的拮抗作用，从而干扰核酸，尤其是 DNA 的生物合成，从而阻止肿瘤细胞的分裂繁殖。

二、临床用药评价

（一）作用特点

抗代谢抗肿瘤药通过干扰细胞的代谢过程，导致肿瘤细胞死亡。通常它们的化学结构与体内的某些核酸或蛋白质代谢物相似，能与体内某些代谢物发生特异性结合，从而影响或拮抗代谢功能。根据药物主要干扰的生化步骤或所抑制的靶酶的不同进行分类。①二氢叶酸还原酶抑制剂：甲氨蝶呤、培美曲塞。②胸腺核苷合成酶抑制剂：氟尿嘧啶、卡培他滨。③嘌呤核苷合成酶抑制剂：巯嘌呤、硫鸟嘌呤。④核苷酸还原酶抑制剂：羟基脲。⑤DNA 多聚酶抑制剂：阿糖胞苷、吉西他滨。

抗代谢药主要用于治疗急性白血病和恶性淋巴瘤，也用于治疗一些实体瘤如乳腺癌、胃肠道癌、绒毛膜上皮癌、骨肉瘤等。

（二）药物相互作用

1. 氟尿嘧啶与甲氨蝶呤合用，两者可产生协同作用。应当先给予甲氨蝶呤，4～6 小时后再给予氟尿嘧啶。因为应用甲氨蝶呤后，细胞内磷酸核糖焦磷酸含量增加，可增加氟尿嘧啶核苷酸的形成，从而增强氟尿嘧啶的抗肿瘤能力。

2. 氟尿嘧啶与四氢叶酸合用时，可降低氟尿嘧啶毒性，提高氟尿嘧啶疗效。应当先给予四氢叶酸，再用氟尿嘧啶。

3. 别嘌醇可以减轻氟尿嘧啶所引起的骨髓功能抑制，并可能改进治疗指数。

4. 氟尿嘧啶与西咪替丁合用，本品的首关效应降低。

5. 氟尿嘧啶用药期间不宜饮酒或同用阿司匹林类药，以减少消化道出血的可能。

6. 巯嘌呤与别嘌醇同时服用时，由于后者抑制巯嘌呤的代谢，明显地增加巯嘌呤的效能与毒性，因此在两药同时服用的过程中，应仔细观察药物的不良反应，并适当减少巯嘌呤的剂量至常用量的 1/4～1/3。

7. 巯嘌呤与其他对骨髓有功能抑制的抗肿瘤药或放疗合并应用时，会增强巯嘌呤的效应须考虑调节本品的剂量与疗程。

8. 甲氨蝶呤的血浆蛋白结合率为 50%～70%，与血浆蛋白结合率较高的药物如水杨酸类、保泰松、磺胺类、苯妥英钠、四环素、氯霉素等药合并应用，可使甲氨蝶呤的血浆蛋白结合率下降，游离型药物增加，而使其血浆药物浓度增高。

9. 甲氨蝶呤属弱酸性药，主要由肾小球滤过和肾小管分泌排泄。弱酸性药如丙磺舒及水杨酸类，可竞争性地抑制甲氨蝶呤的肾小管分泌，减慢其排泄，使其维持高血浆浓度状态，易致中毒。碳酸氢钠等碱性药物可碱化尿液，增加甲氨蝶呤及其代谢物的溶解度，加速排泄，减少毒性作用。

10. 降低肾血流的药物，如非甾体抗炎药和具有肾毒性药如顺铂等，可减慢甲氨蝶呤的排泄，易导致严重的骨髓抑制。

11. 氨基糖苷类药可影响甲氨蝶呤的分布相，使甲氨蝶呤的血药消除率下降，产生明显的肾毒性。

12. 甲氨蝶呤为抗叶酸类抗肿瘤药，与具有抗叶酸作用的氨苯蝶啶、乙胺嘧啶等药物同用，可使甲氨蝶呤的毒副作用增加。

13. 氟尿嘧啶与甲氨蝶呤之间存在时间依赖性的相互作用，甲氨蝶呤与氟尿嘧啶同时使用会产生拮抗作用，但如在应用甲氨蝶呤 4～6 小时后再使用氟尿嘧啶，则可产生协同作用，因此，甲氨蝶呤预先治疗有助于氟尿嘧啶的活化，从而增进其抗肿瘤作用。

14. 应用甲氨蝶呤高剂量者，与某些非甾体抗炎药合用，常见的不良反应为腹泻及溃疡性口腔炎，此时需终止治疗，否则患者可发生出血性肠炎，并可能死于肠穿孔。

15. 糖皮质激素可升高甲氨蝶呤血浆浓度而加重毒性反应，两药联用应减少甲氨蝶呤用量。两药长期联用时可引起膀胱移行细胞癌，应定期检查尿常规。

16. 青霉素类、头孢菌素类、羟基脲、巯嘌呤、卡那霉素、糖皮质激素、博来霉素等可减少细胞摄取甲氨蝶呤，从而增加其血浆药物浓度，与青霉素合用时，甲氨蝶呤从体内排泄可明显减少，可能导致甲氨蝶呤中毒。

17. 门冬酰胺酶能抑制蛋白质的合成，使细胞停止于 G_1 期，不能进入 S 期，从而降低其对甲氨蝶呤的敏感性，限制甲氨蝶呤的骨髓毒性。大剂量应用甲氨蝶呤之后 24 小时再用门冬酰胺酶，可提高急性淋巴细胞白血病的疗效。甲氨蝶呤与门冬酰胺酶同用可致本品减效，如果使用天冬酰胺酶 10 日后给予本品或于使用本品后 24 小时内给予天冬酰胺酶，则可增效且可减少胃肠道及骨髓毒副作用。

18. 阿糖胞苷、柔红霉素可增加细胞摄取甲氨蝶呤。用本品前 24 小时或 10 分钟后使用阿糖胞苷，可增加本品的抗癌活性。

19. 长春新碱阻止甲氨蝶呤向细胞外转运，可降低甲氨蝶呤血浆药物浓度。

20. 甲氨蝶呤与维生素 C 合用，可消除本品化疗引起的恶心，但对其在尿液中的排泄无明显影响。

（三）典型不良反应和禁忌

1. 不良反应 恶心、呕吐、腹泻、口腔及胃肠溃疡、骨髓功能抑制、脱发。

2. 禁忌 伴水痘或带状疱疹者、衰弱患者、妊娠初期 3 个月内女性、恶病质或并发感染及心、肺、肝、肾功能不全者。

（四）特殊人群用药

1. 妊娠期及哺乳期女性禁用。
2. 治疗前和过程中定期监测血常规。

三、代表药品

氟尿嘧啶
Fluorouracil

【适应证】 主要用于消化道肿瘤、绒毛膜上皮癌、乳腺癌、卵巢癌、肺癌、宫颈癌、膀胱癌及皮肤癌。

【用法用量】

（1）静脉注射：一日 10 ～ 20mg/kg，连续 5 ～ 10 日，一个疗程 5 ～ 7g（甚至 10g）。静脉滴注：一日 300 ～ 500mg/m²，滴注时间不少于 6 ～ 8 小时，可用输液泵连续给药维持 24 小时，连续 3 ～ 5 日。

（2）腹腔内注射：一次 500 ～ 600mg/m²，一周 1 次，连续 2 ～ 4 次为 1 个疗程。用于原发性或转移性肝癌，多采用动脉插管注药。

【临床应用注意】

1. 妊娠初期 3 个月内女性禁用本药，应用本品期间禁止哺乳。

2. 禁忌：当伴发水痘或带状疱疹时禁用本品。尿嘧啶禁忌用于衰弱患者。

3. 除较小剂量作放射增敏剂外，不宜与放疗同用；有下列情况慎用：肝功能明显异常者、白细胞计数低于 3.5×10^9/L、血小板计数低于 50×10^9/L 者、感染、出血（包括皮下和胃肠道）或发热超过 38℃ 者、明显胃肠道梗阻者、脱水或酸碱和电解质平衡失调者；用药期间不宜饮酒或服用阿司匹林类药；不能作鞘内注射。

【常用制剂与规格】　注射液：10ml：0.25g。

卡培他滨
Capecitabine

【适应证】　主要用于结肠癌辅助化疗、结直肠癌、乳腺癌、胃癌。

【用法用量】　口服。片剂应在餐后 30 分钟内用水整片吞服，不得压碎或切割。推荐剂量为 1250mg/m²，一日 2 次（早晚各 1 次；等于每日总剂量 2500mg/m²），治疗 2 周后停药 1 周，3 周为 1 个疗程。

【临床应用注意】

1. 在卡培他滨治疗期间以及末次给药后 2 周应停止哺乳，妊娠期女性慎用。

2. 禁忌：已知对卡培他滨或其任何成分过敏者禁用；既往对氟尿嘧啶有严重、非预期的反应或已知对氟嘧啶过敏患者禁用卡培他滨；同其他氟尿嘧啶药物一样，卡培他滨禁用于已知二氢嘧啶脱氢酶（DPD）缺陷的患者；卡培他滨不应与索立夫定或其类似物（如溴夫定）同时给药；卡培他滨禁用于严重肾功能损伤患

者（肌酐清除率低于 30ml/min）；联合化疗时，如存在任一联合药物相关的禁忌证，则应避免使用该药物；对顺铂的禁忌证同样适用于卡培他滨和顺铂联合治疗。

3. 若正在服用抗凝血剂华法林，须密切注意凝血功能；二氢嘧啶脱氢酶缺乏的患者可能和口腔炎、腹泻、黏膜发炎、嗜中性白细胞低下或神经毒性的发生严重程度相关；心脏毒性包括：心肌梗死、心绞痛、心律不齐或心源性休克，有严重心脏病患者应谨慎使用。

【常用制剂与规格】　片剂：150mg；500mg。

阿糖胞苷
Cytarabine

【适应证】　主要用于治疗急性淋巴细胞及非淋巴细胞白血病的诱导缓解期及维持巩固期，慢性粒细胞白血病的急变期，本品亦适用于恶性淋巴瘤。

【用法用量】　静脉注射或滴注。

（1）成人常用量：①诱导缓解，一次 2mg/kg（或 1 ～ 3mg/kg），一日 1 次，连用 10 ～ 14 日，如无明显不良反应，剂量可增大至一次 4 ～ 6mg/kg；②维持，完全缓解后改用维持治疗量，一次 1mg/kg，一日 1 ～ 2 次，皮下注射，连用 7 ～ 10 日。

（2）中剂量阿糖胞苷：中剂量是指阿糖胞苷的剂量为一次 0.5 ～ 1.0g/m²，一般需静滴 1 ～ 3 小时，一日 2 次，以 2 ～ 6 日为 1 个疗程；大剂量阿糖胞苷的剂量为 1 ～ 3g/m²，静滴及疗程同中剂量方案。由于阿糖胞苷的不良反应随剂量增大而加重，有时反而限制了其疗效，故现多偏向用中剂量方案。中或人剂量阿糖胞苷主要用于治疗难治性或复发性急性白血病，亦可用于急性白血病的缓解后，延长其缓解期。由于不良反应较多，故疗程中必须由有丰富经验的医生指导，并要有充分及时地支持疗法保证方可进行。

（3）小剂量阿糖胞苷：剂量为一次 10mg/m²，皮下注射，一日 2 次，以 14 ～ 21 日为 1 个疗程，如不缓解而患者情况容许，可于 2 ～ 3 周重复 1 个疗程，本方案主要用于治疗原始细胞增多或骨髓增生异常综合征患者，亦可治疗低增生性急性白血病、老年性急性淋巴细胞白血病等。

【临床应用注意】

1. 妊娠期及哺乳期女性慎用。

2. 禁忌：对阿糖胞苷过敏者禁用。

3. 用药期间应定期检查血常规、骨髓涂片、肝肾功能及监测血尿酸水平；本品以苯甲醇作为溶剂，禁用于儿童肌内注射；鞘内注射不要使用含有苯甲醇的稀释液。

【常用制剂与规格】　注射用粉针剂：50mg；100mg。

甲氨蝶呤
Methotrexzte

【适应证】　主要用于乳腺癌、绒毛膜癌、恶性葡萄胎、急性白血病、恶性淋巴瘤、非霍奇金淋巴瘤、蕈样肉芽肿、多发性骨髓瘤、卵巢癌、宫颈癌、睾丸癌、头颈部癌、支气管肺癌、软组织肉瘤、骨肉瘤等。

【用法用量】

（1）肌内注射或静脉滴注：①用于急性白血病，成人，一次 $10\sim30mg$，一周 $1\sim2$ 次。儿童，诱导剂量一日 3.2mg，维持剂量 $15\sim20mg/m^2$，一周 2 次，或视骨髓情况而定。②用于绒毛膜上皮癌或恶性葡萄胎，成人一次 $10\sim20mg$，溶于 5% 或 10% 的葡萄糖注射液 500ml 中静脉滴注，一日 1 次，连续 $5\sim10$ 次为 1 个疗程，总量 $80\sim100mg$。用于实体瘤，静脉给药，一次 $20mg/m^2$；亦可介入治疗。预防用药，一次 $10\sim15mg$，每隔 $6\sim8$ 周 1 次。

（2）口服：成人一次 $5\sim10mg$，一日 1 次，每周 $1\sim2$ 次，1 个疗程安全量 $50\sim100mg$。用于急性淋巴细胞白血病维持治疗，一次 $15\sim20mg/m^2$，一周 1 次。

【临床应用注意】

1. 禁忌：对甲氨蝶呤或本品中任一成分有已知过敏症的患者；有严重肝肾功能不全的患者；有乙醇中毒或乙醇性肝病的患者；有明显的或实验室检查证实的免疫缺陷综合征患者；已存在血液系统损伤的患者，如骨髓发育不全、白细胞计数减少、血小板计数减少或贫血；有严重急性或慢性感染的患者；有消化性溃疡病或溃疡性结肠炎的银屑病患者；甲氨蝶呤治疗过程中不可接种活疫苗；接受中枢神经系统放疗的患者不应同时接受甲氨蝶呤鞘内注射。

2. 长期应用可致继发性肿瘤的风险；本品

影响生殖功能；有肾病史或发现肾功能异常时，未准备好解救药亚叶酸钙，未充分进行液体补充或碱化尿液时，禁用大剂量疗法。大剂量疗法需要住院并随时监测其血浆药物浓度；滴注时间不宜超过 6 小时。

【常用制剂与规格】　注射用粉针剂：5mg；0.1g；1g。注射液：2ml：50mg；20ml：0.5g；10ml：1g。

吉西他滨
Gemcitabine

【适应证】　主要用于非小细胞肺癌，胰腺癌，乳腺癌。

【用法用量】　静脉滴注：一次 $1000mg/m^2$，滴注 30 分钟，每周 1 次，连续 3 周，休息 1 周，每 4 周重复 1 次。

【临床应用注意】

1. 妊娠期和哺乳期女性禁用。

2. 禁忌：对吉西他滨或任何辅料高度过敏的患者；吉西他滨与放射治疗同时联合应用（由于辐射敏化和发生严重肺及食道纤维样变性的危险）；在严重肾功能不全的患者中联合应用吉西他滨与顺铂。

3. 对驾驶和操作机器能力的影响：吉西他滨可引起轻至中度的困倦。患者在此期间必须禁止驾驶和操纵机器。

【常用制剂与规格】　注射用粉针剂：200mg；1000mg。

培美曲塞
Pemetrexed

【适应证】　主要用于非小细胞肺癌，恶性胸膜间皮瘤。

【用法用量】　恶性胸膜间皮瘤：培美曲塞联合顺铂用于治疗恶性胸膜间皮瘤的推荐剂量为每 21 日 $500mg/m^2$，滴注 10 分钟，顺铂的推荐剂量为 $75mg/m^2$，滴注超过 2 小时，应在培美曲塞给药结束 30 分钟后再给予顺铂滴注。

【临床应用注意】

1. 妊娠期和哺乳期女性慎用。

2. 禁忌：对培美曲塞或该制剂中其他任何成分有严重过敏史者禁用；禁忌同时接种黄热病疫苗。

3. 第一次给予本品治疗开始前 7 日至少服用 5 次日剂量的叶酸，一直服用整个治疗周期，在最后 1 次本品给药后 21 日可停服。患者还需在第一次本品给药前 7 日内肌内注射维生素 B_{12} 一次，以后每 3 个周期肌内注射一次，以后的维生素 B_{12} 给药可与本品用药在同一日进行。叶酸给药剂量：$350 \sim 1000\mu g$，常用剂量是 $400\mu g$。维生素 B_{12} 剂量 $1000\mu g$。

【常用制剂与规格】 注射用粉针剂：100mg；200mg。

替吉奥
Tegafur

【适应证】 主要用于不能切除的局部晚期或转移性胃癌。

【用法用量】 口服。一般情况下，根据体表面积按照下表决定成人的首次剂量。用法为一日 2 次、早晚餐后口服，连续给药 28 日，休息 14 日，为一个治疗周期。给药直至患者病情恶化或无法耐受为止。

体表面积（m^2）	首次剂量（按替加氟计，mg）
<1.25	40
$1.5 > x \geqslant 1.25$	50
$\geqslant 1.5$	60

每次给药量按 40mg、50mg、60mg、75mg 四个剂量等级顺序递增或递减。若未见本药所导致的实验室检查（血常规、肝肾功能）异常和胃肠道症状等安全性问题，且医师判断有必要增量时，则可按照上述顺序增加一个剂量等级，上限为一次 75mg。如需减量，则按照剂量等级递减，下限为一次 40mg。连续口服 21 日、休息 14 日，给药第 8 日静脉滴注顺铂 $60mg/m^2$，为一个治疗周期。给药直至患者病情恶化或无法耐受为止。

【临床应用注意】

1. 禁忌：对替吉奥胶囊的组成成分有严重过敏史的患者禁用；重度骨髓抑制的患者禁用（可能会加重骨髓抑制）；重度肾功能异常的患者禁用旧 5 - FU 分解代谢酶抑制剂 - 吉美嘧啶经尿排泄明显降低时可能导致 5 - FU 的血药浓度升高，从而加重骨髓抑制等不良反应；重度肝功能异常的患者禁用；正在接受其他氟尿嘧啶类抗肿瘤药治疗（包括联合治疗）的患者禁用；正在接受氟胞嘧啶治疗的患者禁用；正在接受索利夫定及其结构类似物（溴夫定）治疗的患者禁用。

2. 替吉奥胶囊停药后，如需要服用其他的氟尿嘧啶类抗肿瘤药或氟胞嘧啶抗真菌药，必须有至少 7 日的洗脱期；其他的氟尿嘧啶类抗肿瘤药或氟胞嘧啶抗真菌药停用后，考虑到之前药物的影响，如使用替吉奥胶囊，必须有适当的洗脱期。

【常用制剂与规格】 胶囊剂：20mg；25mg。片剂：20mg；25mg。

第三节 干扰转录过程和阻止 RNA 合成的药物（作用于核酸转录药物）

蒽环类抗肿瘤抗生素，常用药品有柔红霉素、多柔比星、表柔比星、吡柔比星等。

一、药理作用与作用机制

本类药物的作用机制主要包括 3 种：通过嵌入 DNA 双链的碱基之间，形成稳定复合物，抑制 DNA 复制和 RNA 合成，从而阻碍快速生长的癌细胞的分裂。抑制拓扑异构酶 II，影响 DNA 超螺旋转化成为松弛状态，从而阻碍 DNA 复制与转录。螯合铁离子后产生自由基从而破坏 DNA、蛋白质及细胞膜结构，这也是导致蒽环类抗肿瘤药产生心脏毒性的主要原因。

二、临床用药评价

（一）作用特点

蒽环类抗肿瘤抗生素有柔红霉素（DNR）、多柔比星（ADM）、表柔比星（EPI）、吡柔比星（THP）等都是临床上有效的蒽环类化合物。这些抗生素大多是直接作用于 DNA 或嵌入 DNA，干扰 DNA 的模板功能，从而干扰转录过程，阻止 mRNA 的形成。抗肿瘤抗生素为细胞增殖周期非特异性抑制剂药物，对增殖和非增殖细胞均有杀伤作用。蒽醌类抗肿瘤抗生素的毒性主要是骨髓抑制和心脏毒性，心脏毒性可能是由于醌环被还原成半醌自由基，诱发了脂质过氧化反应，引起心肌损伤。心脏毒性为其剂量限制性毒性，蒽环类药物心脏毒性最大累积剂量见表 10 - 3。

表 10 - 3　蒽环类药物心脏毒性的累积剂量

药物名称	心脏毒性最大累积剂量	药物间差异
柔红霉素	$400 \sim 500 mg/m^2$	第一代蒽环类抗肿瘤药物，对实体瘤疗效不如多柔比星和表柔比星，主要用于急性白血病
多柔比星	$450 \sim 550 mg/m^2$	对于急性白血病在一线耐药时使用，作为二线用药。恶性淋巴瘤在 HD 及 NHL 的首选药之一
表柔比星	$900 \sim 1000 mg/m^2$，如用过阿霉素，$<800 mg/m^2$	多柔比星的异构体，适应证同多柔比星，疗效相等或略高，但对心脏毒性及脱发都明显低于多柔比星
吡柔比星	$900 \sim 1000 mg/m^2$	第二代蒽环类抗肿瘤药物，适应证与多柔比星基本相同，抗菌谱较广，膀胱灌注对泌尿系肿瘤也有良好疗效
阿克拉阿霉素	$2000 mg/m^2$，如用过阿霉素，$<800 mg/m^2$	第二代蒽环类抗肿瘤药物，具有亲脂性，易迅速进入细胞并维持较高浓度，有疗效高、心脏毒性低，可口服的优点

（二）药物相互作用

1. 多柔比星与各种骨髓抑制剂，特别是亚硝脲类、大剂量环磷酰胺、甲氨蝶呤、丝裂霉素配伍使用，或用药同时进行放射治疗，一次性剂量与总剂量均应酌减。

2. 多柔比星与 β 受体拮抗剂合用，可能增加心脏毒性。与可能导致肝功能损害的药物配伍使用，可增加本品的肝毒性。与阿糖胞苷同用可导致坏死性结肠炎。与肝素、头孢菌素等同用易产生沉淀。

3. 多柔比星与柔红霉素、长春新碱和放线菌素 D 呈现交叉耐药性；与甲氨蝶呤、氟尿嘧啶、阿糖胞苷、氮芥、丝裂霉素、博来霉素、环磷酰胺以及亚硝脲等则不呈现交叉耐药性，且与环磷酰胺、氟尿嘧啶、甲氨蝶呤、达卡巴嗪、顺铂、亚硝脲类药物合用，具有良好的协同作用。

4. 柔红霉素与有心脏毒性和作用于心脏的药物如氧烯洛尔合用，可加重心脏毒性，应在治疗过程中特别监测心功能。

5. 使用柔红霉素期间，接种活疫苗将增加活疫苗所致感染的危险。用药期间及化疗停止后的 3 ~ 6 个月内，禁止接种减毒活疫苗。

6. 柔红霉素可能与多柔比星存在交叉耐药性。

（三）典型不良反应和禁忌

1. 不良反应　蒽环类抗肿瘤药的急性毒性反应有恶心、呕吐、腹泻、注射部位局部反应、红尿。迟发毒性反应有骨髓抑制、心脏毒性、胃炎、脱发。

2. 禁忌　骨髓功能抑制、心肺功能失代偿、严重心脏病、重症感染、电解质或酸碱平衡失调、胃肠道梗阻、肝功能损害、水痘或带状疱疹，以及妊娠期及哺乳期女性。

（四）特殊人群用药

妊娠期及哺乳期女性禁用。2 岁以下儿童、老年患者慎用。

三、代表药品

多柔比星
Doxorubicin

【适应证】　主要用于急性白血病、淋巴瘤、软组织和骨肉瘤、儿童恶性肿瘤及成人实体瘤，尤其用于乳腺癌和肺癌。

【用法用量】　静脉注射、静脉滴注或动脉冲入：临用前加注射用水溶解，浓度为 2mg/ml。成人，静脉注射。①单药 $50 \sim 60 mg/m^2$，3 ~ 4 周 1 次；或一日 $20 mg/m^2$，连续应用 3 日，停用 2 ~ 3 周后重复。②联合用药为 $40 mg/m^2$，3 周 1 次；或 $25 mg/m^2$，一周 1 次，连续 2 周，3 周重复。总剂量一般不宜超过 $400 mg/m^2$。

【临床应用注意】

1. 妊娠期及哺乳期女性禁用。

2. 禁忌：严重器质性心脏病和心功能异常，及对本品及蒽环类过敏；既往细胞毒药物治疗所致持续的骨髓抑制或严重全身性感染，明显的肝功能损害，严重心律失常，心功能不全，既往心肌梗死，既往蒽环类治疗已达药物最大累积剂量，有以上情况的患者禁止静脉给药；

侵袭性肿瘤已穿透膀胱壁，泌尿道感染，膀胱炎症，导管插入困难（如由于巨大的膀胱内肿瘤），血尿，有以上情况的患者禁止膀胱内灌注治疗。

3. 注意事项：少数患者用药后可引起黄疸或其他肝功能损害，有肝功能不全者，用量应予酌减；经肾排泄虽较少，但在用药后 1～2 日可出现红色尿，一般都在 2 日后消失，肾功能不全者用本品后要警惕高尿酸血症的出现，痛风患者，如应用多柔比星，别嘌醇用量要相应增加；本品可用于浆膜腔内给药和膀胱灌注，但不能用于鞘内注射；外渗后可引起局部组织坏死，需确定静脉通畅后才能给药。

【常用制剂与规格】　注射用粉针剂：10mg。

第四节　干扰有丝分裂药物

干扰细胞有丝分裂的药物包括如下三类。①微管蛋白活性抑制药：长春碱类，如长春新碱、长春碱、长春地辛、长春瑞滨；紫杉醇类，如紫杉醇、紫杉醇脂质体、白蛋白结合型紫杉醇、多西他塞。②干扰核糖体功能的药物：高三尖杉酯碱类，如三尖杉酯碱、高三尖杉酯碱。③影响氨基酸供应的药物：L-门冬酰胺酶。

一、药理作用与作用机制

干扰细胞有丝分裂的药物包括三大类，即长春碱类、紫杉醇类高三尖杉酯碱和门冬酰胺酶，它们的共同特点是均为植物提取物或其半合成衍生物，作用机制为干扰微管蛋白聚合功能、干扰核糖体的功能或影响氨基酸供应，从而抑制蛋白质合成与功能，使细胞生长停滞于分裂中期。

长春碱（VLB，长春花碱）及长春新碱（VCR）为夹竹桃科植物长春花所含的生物碱。长春地辛（VDS）和长春瑞滨（NVB）均为长春碱的半合成衍生物。长春碱类作用机制为与微管蛋白结合，抑制微管聚合，从而使纺锤丝不能形成，细胞有丝分裂停止于中期，属细胞周期特异性药物，主要作用于 M 期细胞。对有丝分裂的抑制作用，长春碱的作用较长春新碱强。此外这类药还可干扰蛋白质合成和 RNA 多聚酶，对 G_1 期细胞也有作用。

紫杉醇（Paclitaxel）是由短叶紫杉醇或我国红豆杉的树皮中提取的有效成分。多西他赛（Docetaxel）是由植物 Taxus baccata 针叶中提取巴卡丁（Baccatin）并经半合成改造而成。其基本结构与紫杉醇相似，但来源较易，水溶性较高。紫杉醇类能促进微管聚合，同时抑制微管的解聚，从而使纺锤体失去正常功能，细胞有丝分裂停止。

三尖杉酯碱（Harringtoninehe）和高三尖杉酯碱是从三尖杉属植物的枝、叶和树皮中提取的生物碱，可抑制蛋白质合成的起始阶段，并使核糖体分解，释出新生肽链，但对 mRNA 或 tRNA 与核糖体的结合无抑制作用，属细胞周期非特异性药物，对 S 期细胞作用明显。

L-门冬酰胺是重要的氨基酸，某些肿瘤细胞不能自己合成，需从细胞外摄取，L-门冬酰胺酶（L-asparaginase）可将血清门冬酰胺水解而使肿瘤细胞缺乏门冬酰胺供应，生长受到抑制，而正细胞能合成门冬酰胺，受影响较少。

二、临床用药评价

（一）作用特点

紫杉醇不同剂型的特点比较见表 10-4。

表 10-4　紫杉醇不同剂型的特点比较

	紫杉醇注射液	紫杉醇脂质体	白蛋白结合型紫杉醇
疗效	为多种肿瘤化疗的一线用药	有效率高于普通剂型，但差异并不显著，无统计学差异，不良反应发生率及患者耐受程度明显优于普通剂型，有统计学差异	临床疗效最优且不良反应发生率在 3 种剂型中最低

续表

	紫杉醇注射液	紫杉醇脂质体	白蛋白结合型紫杉醇
溶剂	0.9%氯化钠注射液或5%葡萄糖注射液作为溶剂，滴注浓度0.3～1.2mg/ml，持续静脉3h	250～500ml 5%葡萄糖注射液作为溶剂，常用量为135～175mg/m²，持续静脉3h	100ml 0.9%氯化钠注射液作溶剂，推荐30min滴完
预处理	需要	需要	无需预防用药
不良反应	骨髓抑制、过敏反应、神经毒性、脱发、心血管毒性、胃肠道反应	骨髓抑制、过敏反应、神经毒性；脱发、心血管毒性、胃肠道反应	过敏反应发生率极低，血液毒性、消化道毒性及神经毒性均低于紫杉醇及紫杉醇脂质体
输液器	非聚氯乙烯（PVC），过滤气微孔膜应<0.22μm	无需特殊输液器	无需特殊输液器

（二）药物相互作用

（1）长春新碱与吡咯系列抗真菌剂（伊曲康唑），增加神经－肌肉的毒副作用。如发现有毒副作用，应进行减量、暂停或停药等适当处理。伊曲康唑有阻碍肝细胞色素P450酶（CYP）的作用，长春新碱通过CYP3A代谢，合用可使长春新碱代谢受抑制。

（2）长春新碱与苯妥英钠合用，降低苯妥英钠吸收。

（3）长春新碱与铂类药物同用，可能增强第Ⅷ对脑神经障碍。

（4）长春新碱与L-天冬酰胺酶合用，可能增强神经系统及血液系统的障碍。为将毒性控制到最小，可将硫酸长春新碱在L-天冬酰胺酶给药前12～24小时以前使用。

（5）奎奴普丁/达福普汀是细胞色素CYP3A4酶抑制剂，与紫杉醇同时给药可增加其血药浓度。

（6）紫杉醇与顺铂同时使用时，顺铂可使其的清除率降低约1/3，若使用顺铂后再给紫杉醇，可产生更为严重的骨髓抑制。

（7）紫杉醇与多柔比星合用，研究表明先给本药24小时持续滴注，再给阿霉素48小时持续滴注，可明显降低阿霉素的清除率，加重中性粒细胞减少和口腔炎。

（8）苯妥英可通过诱导CYP而降低紫杉醇作用。

（9）使用紫杉醇时接种活疫苗（如轮状病毒疫苗），可增加活疫苗感染的风险。国外资料建议使用本药时禁止接种活疫苗。处于缓解期的白血患者，化疗结束后间隔至少3个月才能接种活疫苗。

（三）典型不良反应和禁忌

（1）长春碱类的常见不良反应主要包括骨髓抑制、神经毒性、消化道反应、脱发以及注射局部刺激等，长春新碱对外周神经系统毒性较大。

（2）紫杉醇类的常见不良反应主要包括骨髓抑制、神经毒性、心脏毒性和过敏反应，紫杉醇的过敏反应可能与赋形剂聚氧乙基蓖麻油有关，多西他赛不良反应相对较少。

（3）三尖杉酯碱类的常见不良反应主要包括骨髓抑制、消化道反应、脱发等，偶有心脏毒性等。

（4）L-门冬酰胺酶的常见不良反应有消化道反应等，偶见过敏反应，应做皮试。

（5）妊娠期和哺乳期女性禁用本类药物。

三、代表药品

长春新碱 Vincristine

【适应证】　主要用于急性白血病、急性和慢性淋巴细胞白血病、恶性淋巴瘤、生殖细胞肿瘤、小细胞肺癌、尤因肉瘤、肾母细胞瘤、神经母细胞瘤、乳腺癌、消化道癌、黑色素瘤和多发性骨髓瘤。

【用法用量】　静脉注射或冲入。

（1）成人：一次1～2mg（或1.4mg/m²）最大不大于2mg，年龄大于65岁者，最大每次1mg。

（2）小儿：一次75μg/kg或2.0mg/m²，一周

1 次静脉注射或静滴冲入。联合化疗是连用 2 周为 1 个疗程。

【临床应用注意】

1. 本药神经毒性表现为如手指、足趾麻木、腱反射迟钝或消失、外周神经炎，为剂量限制性毒性。其他不良反应包括骨髓抑制、消化道反应、脱发。

2. 仅用于静脉注射，药液外漏可导致组织坏死、蜂窝织炎，一旦漏出或可疑外漏，应立即停止输液，并予相应处理。

3. 输注时应避免日光直接照射。治疗结束后应定期检查血常规、肝肾功能，注意观察心律、肠鸣音及腱反射等。

4. 2 岁以下儿童的周围神经的髓鞘形成尚不健全，应予慎用；有痛风病史、肝功能损害、感染、白细胞计数减少、神经 - 肌肉疾病、尿酸盐性肾结石病史、近期接受过放疗或化疗者慎用；本品可使血钾、血尿酸及尿尿酸升高。

【常用制剂与规格】 注射用粉针剂：1mg。

长春瑞滨
Vinorelbine

【适应证】 主要用于非小细胞肺癌、乳腺癌患者。

【用法用量】 静脉滴注。

（1）单药治疗：推荐剂量为每周 25 ~ 30mg/m^2。

（2）联合化疗：依照所用方案选用剂量和给药时间。一般 25 ~ 30mg/m^2（溶解于 0.9% 氯化钠注射液中）于短时间（15 ~ 20 分钟）内静脉滴注，后静脉滴注氯化钠注射液冲洗静脉。

【临床应用注意】

1. 禁忌：严重肝功能不全者，或同时使用黄热病疫苗者及已知对长春瑞滨、其他长春花生物碱类以及本品中的任何成分过敏者禁用；在进行肝脏的放疗时，忌用本品。

2. 常见不良反应有骨髓抑制、恶心、呕吐、腹泻、口腔炎、便秘、乏力、发热、失眠、感觉神经障碍、运动神经障碍、头晕、头痛、视力障碍、脱发、高血压、呼吸困难、皮肤反应、排尿困难。

3. 注意事项：每次用药前均须检查外周血常规，当中性粒细胞计数减少时（<2.0×10^9/L），

应停药至血常规恢复正常。

4. 有缺血性心脏病史者或体能状态差者慎用。

【常用制剂与规格】 胶囊剂：20mg；30mg。注射剂：1ml：10mg。注射用粉针剂：10mg。

紫杉醇
Paclitaxel

【适应证】 主要用于卵巢癌、乳腺癌、非小细胞肺癌、头颈癌、食管癌、精原细胞瘤、复发非霍奇金淋巴瘤及与艾滋病相关性卡波西肉瘤。

【用法用量】 静脉滴注。单药治疗一次 135 ~ 200mg/m^2，在 G - CSF 支持下剂量可达 250mg/m^2，时间大于 3 小时。联合用药一次 135 ~ 175mg/m^2，每隔 3 ~ 4 周 1 次。

【临床应用注意】

1. 妊娠期、哺乳期女性禁用。

2. 禁忌：对聚氧乙烯蓖麻油过敏者、基线中性粒细胞计数小于 1.5×10^9/L 的实体瘤患者或者基线中性粒细胞计数小于 1.0×10^9/L 的艾滋病相关性卡波西肉瘤患者禁用。

3. 不良反应主要为脱发、骨髓抑制、感染、贫血、呼吸困难、皮肤过敏反应、血压下降、神经系统症状、脱水、发热。

4. 应在治疗前 12 小时及 6 小时口服地塞米松 20mg，治疗前 30 ~ 60 分钟肌内注射苯海拉明 50mg 并静脉注射西咪替丁 300mg 或雷尼替丁 50mg 预防过敏反应。骨髓抑制是剂量相关性毒性反应，输注期间若出现传导异常，应密切观察，必要时给予治疗。

5. 本品溶液不应接触聚氯乙烯塑料（PVC）装置、导管或器械，滴注时先经 0.22μm 孔膜滤过。肝功能不全者慎用。

【常用制剂与规格】 注射液：5ml：30mg；25ml：150mg。

多西他赛
Docetaxel

【适应证】 主要用于局部晚期或转移性乳腺癌、局部晚期或转移性非小细胞肺癌，即使是在以顺铂为主的化疗失败后也可使用。

【用法用量】 静脉滴注：推荐剂量为 75mg/m^2 滴注 1 小时，每 3 周一次。

【临床应用注意】

1. 禁忌：对多西他赛或吐温（聚山梨酯）-80 有严重过敏史者、白细胞计数 <1.5×10^9/L 者、肝功能有严重损害者禁用。

2. 注意本品在过敏反应、皮肤反应、体液潴留、肝功能不全、神经系统、血液系统及其他方面的毒性。

3. 因可能发生较严重的过敏反应，应具备相应的急救设施，注射期间密切监测主要功能指标。

4. 用药期间如发生发热且持续 1 周以上中性粒细胞减少（<0.05×10^9/L），出现严重或蓄积性皮肤反应或外周神经症状，应酌情减量。

【常用制剂与规格】 注射液：0.5ml：20mg；1.5ml：60mg；2.0ml：80mg。

高三尖杉酯碱
Harringtoninehe

【适应证】 主要用于急性非淋巴细胞白血病、骨髓增生异常综合征、慢性粒细胞白血病和真性红细胞增多症。

【用法用量】 静脉滴注。

（1）成人常用量：一日 1～4mg，缓慢滴入 3 小时以上，如血红细胞无急骤下降，可连续滴注 40～60 日，或一日 1～4mg 静脉滴入，以 4～6 日为 1 个疗程，间歇 1～2 周再重复用药。

（2）小儿常用量：一日 0.08～0.1mg/kg，以 40～60 日为 1 个疗程；或间歇给药，一日 0.1～0.15mg/kg，以 5～10 日为 1 个疗程，停药 1～2 周再重复用药。

【临床应用注意】

1. 禁忌：对本品过敏患者及严重或频发的心律失常及器质性心血管疾病患者禁用。

2. 常见不良反应有骨髓抑制、心脏毒性、低血压、厌食、恶心、呕吐。

3. 定期检查血常规、肝肾功能、心脏体征及心电图。静脉滴注速度过快或长期持续或重复给药时，会产生心脏毒性。

4. 与其他可能抑制骨髓功能的抗癌药或放射疗法合并应用时，应调节本品的剂量与疗程。蒽醌类抗生素有慢性心肌毒性作用，因此在本品用量偏大或用于老年的患者时会产生急性心肌毒性，应避免对已反复采用多柔比星或柔红霉素等蒽醌类抗生素治疗的患者应用高三尖杉酯碱，以免增加心脏毒性的可能。

5. 老年患者、心律失常、器质性心血管病、肝肾功能不全、骨髓功能显著抑制、严重粒细胞或血小板减少、痛风或尿酸盐肾结石病史的患者慎用。

【常用制剂与规格】 注射液：1ml：1mg。

第五节 调节体内激素平衡的药物

激素失调可能诱发多种肿瘤，与许多肿瘤的发生和生长有着密切关系，改变激素平衡可以有效地抑制肿瘤的生长环境。部分源于激素依赖性组织的肿瘤，仍可部分地保留对激素的依赖性和受体，通过内分泌或激素治疗，直接或间接通过垂体的反馈作用，改变原来机体的激素平衡和肿瘤生长的内环境，抑制肿瘤的生长，因而部分激素和抗激素制剂可用于某些肿瘤的治疗。具有抗肿瘤效果的激素类药物主要分为抗雌激素类、抗雄激素类、促黄体激素激动剂，常用药品包括：托瑞米芬、他莫昔芬、来曲唑、阿那曲唑、氟他胺、亮丙瑞林、戈舍瑞林等。

一、药理作用与作用机制

激素类抗肿瘤药的作用机制通常认为是通过特异性与激素受体结合而发挥作用的。激素受体均为胞浆蛋白和核蛋白，它们与激素的结合具有高度亲和力和特异性，内源性或外源性类固醇激素穿透细胞膜进入细胞内后，与特异性受体结合，形成激素受体复合物，并被活化进入细胞核内，活化的激素受体复合物与染色质的特殊受体结合，与核内各种成分发生作用，经过一系列酶反应，引起 DNA 的复制与细胞分裂，从而影响了细胞的生理功能。

抗雌激素类药分为雌激素受体拮抗剂和芳香氨酶抑制剂。雌激素受体拮抗剂主要包括他莫昔芬和托瑞米芬。其中，他莫昔芬是目前临床上最常用的内分泌治疗药，主要用于治疗乳腺癌（雌激素受体阳性者，绝经前、后均可使用）、化疗无效的晚期卵巢癌和晚期子宫内膜癌。乳腺癌细胞的胞质内存在雌激素受体，他莫昔芬和雌激素均可自由地通过细胞膜，并与雌激素竞争性结合胞质内的雌激素受体，形成他莫昔芬－受体蛋白复合物，该复合物进入乳腺癌细胞核内，不能像雌激素与受体结合的复合物一样促使癌细胞的 DNA 与 mRNA 结合，结果抑制了雌激素依赖性蛋白质的结合，并最终抑制了乳腺癌细胞的增殖。托瑞米芬的化学结构与他莫昔芬相似，类雌激素样作用比他莫昔芬弱，因此该药抗肿瘤活性与他莫昔芬相当或略高，但不良反应较少。芳香氨酶抑制剂主要包括来曲唑和阿那曲唑。芳香氨酶抑制剂通过抑制芳香化酶的活性，阻断卵巢以外的组织雄烯二酮及睾酮经芳香化作用转化成雌激素，达到抑制乳癌细胞生长，治疗肿瘤的目的。由于其不能抑制卵巢功能，故不能用于绝经前乳腺癌患者。

孕激素类主要包括甲羟孕酮及甲地孕酮。主要适应证为乳腺癌、子宫内膜癌、前列腺癌、肾癌，也可用于改善晚期肿瘤患者的恶病质。

雌激素类药物的作用机制一般认为是利用雌激素对下丘脑－垂体－性腺轴的负反馈作用，由于其不良反应较多，目前已很少用于治疗前列腺癌，有时用于治疗绝经后乳腺癌，常用药物包括己烯雌酚和炔雌醇。雄激素主要用于晚期乳腺癌的治疗，但目前已基本上被其他药物所替代。这类药用于乳腺癌的作用机制还不明确，可能是通过抑制垂体分泌促卵泡生成素，使卵巢分泌雌激素减少，并可对抗雌激素的作用，药物包括丙酸睾酮等。

抗雄激素类药的代表药为氟他胺。该药是一种非甾体的雄激素拮抗剂，适用于晚期前列腺癌患者。其作用机制为与雄激素竞争肿瘤部位的雄激素受体，抑制组织细胞对雄激素的摄取，抑制雄激素与靶器官的结合。

天然的促黄体激素释放激素（LHRH）可以促使垂体分泌 LH 和 FSH，二者具有促进卵巢合成雌激素的作用。合成的促黄体激素释放激素类似物（LHRHa）通过竞争结合垂体 LHRH 的大部分受体，使得黄体生成素（LH）和卵泡刺激素（FSH）的生成和释放呈一过性增强，但这种刺激的持续，会导致受体的吞噬、降解增多，受体数目减少，垂体细胞的反应下降，LH 和 FSH 的分泌能力降低，从而抑制卵巢雌激素的生成。大剂量给予后造成垂体促性腺激素耗竭，最后使得血清中雄激素减少。

二、临床用药评价

（一）作用特点

绝经前患者应用 LHRH 类似物可使雌激素水平降低到绝经后水平，此过程是可逆的。对于骨质疏松和心血管系统的副反应比卵巢切除轻，所以 LHRHa 可用作绝经前或者围绝经期患者不可逆性卵巢切除的替代疗法。

（二）典型不良反应和禁忌

抗雌激素类药物常见的不良反应为面部潮红、多汗、子宫出血、白带增多、疲劳、恶心、皮疹、瘙痒、头晕、抑郁等。

氟他胺的主要不良反应系因治疗过程中雄激素作用减少所致，包括男性乳房女性化，乳房触痛、溢乳等，减少剂量或停药后症状消失。少见腹泻、呕吐、食欲增加、失眠或疲倦等症状，一般不影响用药。罕见性欲减退，暂时性肝功能异常和精子计数减少。对氟他胺过敏者禁用。长期服用，应定期检查肝功能和精子计数，当肝功能异常和胆汁淤积性黄疸时，应减量或停药，通常肝功能可以恢复。氟他胺的羟基代谢物具有更高的亲和力，是更强的抗雄激素类药。

调节体内激素平衡的药物主要不良反应与禁忌证见表 10 - 5。

表 10 - 5　调节体内激素平衡的药物主要不良反应与禁忌证

药品分类	药品名称	急性毒性	迟发毒性	禁忌证
雌激素类	己烯雌酚	恶心、呕吐	高钙血症、液体潴留、血栓栓塞、子宫出血	对本品过敏者
抗雌激素类	他莫昔芬	恶心、呕吐	阴道出血、月经不调	妊娠期及哺乳期女性、有眼底疾病者

续表

药品分类	药品名称	急性毒性	迟发毒性	禁忌证
孕激素类	甲地孕酮	注射部位疼痛	液体潴留、高钙血症、黄疸	妊娠期及哺乳期女性
雄激素类	睾酮	无	无男性化、液体潴留、高钙血症、黄疸	男性乳腺癌患者、妊娠期、哺乳期女性、前列腺癌患者禁用
抗雄激素类	氟他胺	恶心、呕吐、食欲增加、失眠	男子乳房发育	对本品成分过敏者、妊娠期及哺乳期女性

（三）特殊人群用药

治疗期间和停药后 2 个月，患者应严格避孕，并不得使用雌激素类药避孕。

对接受他莫昔芬治疗者，如发现子宫异常出血，应立即进行检查。

三、代表药品

他莫昔芬
Tamoxifen

【适应证】 主要用于复发转移乳腺癌、乳腺癌术后转移的辅助治疗和子宫内膜癌的治疗。

【用法用量】 口服：一次 10 ~ 20mg，一日 2 次。

【临床应用注意】

1. 妊娠期及哺乳期女性禁用。

2. 应该密切监测有血栓栓塞性事件高风险女性；任何接受他莫昔芬的患者如果报告出现异常的阴道出血，应该立即进行检查。

3. 雌激素可影响本品治疗效果，不宜与雌激素合用；抑酸剂西咪替丁、法莫替丁、雷尼替丁等可改变胃内的 pH，导致他莫昔芬肠衣片提前崩解，对胃产生刺激作用。因此，他莫昔芬与上述药物合用，应间隔 1 ~ 2 小时；他莫昔芬与华法林或任何其他双香豆素类抗凝血药联合应用，可使抗凝作用的显著升高，应密切监测患者可能导致出血的风险，一般不宜合用；与环磷酰胺、氟尿嘧啶、甲氨蝶呤等细胞毒药联合应用时，使血栓栓塞的风险增加，合用时必须权衡利弊；与依托泊苷合用可增加本品的毒性。

4. 肝肾功能不全者、运动员、白细胞计数减少和血小板计数减少者应慎用他莫昔芬。

【常用制剂与规格】 片剂：10mg；20mg。口服液：100ml：20mg。

来曲唑
Letrozole

【适应证】 主要用于雌激素或孕激素受体阳性的绝经后早期乳腺癌患者的辅助治疗，或已经接受他莫昔芬辅助治疗 5 年的、绝经后、雌激素或孕激素受体阳性早期乳腺癌患者的辅助治疗，治疗绝经后（自然绝经或人工诱导绝经）、雌激素受体阳性、孕激素受体阳性或受体状况不明的晚期乳腺癌患者。

【用法用量】 口服：一次 2.5mg，一日 1 次。

【临床应用注意】

1. 妊娠期、哺乳期女性禁用。

2. 只有确认绝经后内分泌状态的女性才能接受本品治疗；建议在治疗期间监测全身骨骼健康；在应用本品过程中可观察到用药相关的疲乏和头晕，偶见观察到嗜睡，因此应提醒患者当驾驶车辆或操作机械时应注意。

3. CYP3A4 和 CYP2A6 抑制剂的作用会减少来曲唑的代谢，从而增加来曲唑的血浆浓度。

4. 运动员慎用。

【常用制剂与规格】 片剂：2.5mg。

依西美坦
Exemestane

【适应证】 主要用于经他莫昔芬辅助治疗 2 ~ 3 年后，绝经后雌激素受体阳性的女性的早期浸润性乳腺癌的辅助治疗，直至完成总共 5 年的辅助内分泌治疗，以及经他莫昔芬治疗后，其病情仍有进展的自然或人工绝经后女性的晚期乳腺癌。

【用法用量】 治疗早期和晚期乳腺癌患者的推荐剂量为一次 25mg，一日 1 次，餐后服用。

【临床应用注意】

1. 妊娠期、哺乳期女性禁用。

2. 禁忌：对活性药物和（或）任意一种赋

形剂过敏者或绝经前内分泌状态者禁用。

3. 常见不良反应包括厌食、失眠、抑郁状态、腕管综合征、潮热、恶心、呕吐、便秘、消化不良、腹泻、出汗增多、皮疹、脱发、关节和肌肉骨骼痛、骨质疏松、疲劳、疼痛、外周性水肿等。

4. 注意事项依西美坦用于辅助治疗时，患有骨质疏松症或有骨质疏松风险的女性在治疗开始时应采用骨密度测量法对骨矿物质密度进行正规检查。监测患者的骨密度损失，并在需要时进行治疗；应该在开始芳香酶抑制剂治疗前考虑进行 25 - 羟基维生素 D 水平的例行评估。维生素 D 缺乏的女性应接受维生素 D 补充剂。

5. 不应将依西美坦与其他含雌激素的药物联合使用，这将会降低其药理作用；对 CYP3A4 有诱导作用的药物，如利福平、抗惊厥药（苯妥英、卡巴咪嗪、苯巴比妥等）及某些含有贯叶连翘提取物的中草药制剂，合并用药时，可以显著减少依西美坦的暴露，可能会降低本品的疗效。

6. 运动员、有肝功能或肾功能不全者慎用。

【常用制剂与规格】 片剂：25mg。

氟他胺
Flutamide

【适应证】 用于以前未经治疗或对激素控制疗法无效或失效的晚期前列腺癌患者，它可被单独使用（睾丸切除或不切除）或与促黄体生成激素释放激素（LHRH）激动剂合用。

【用法用量】 口服。

（1）单一用药或与 LHRH 激动剂联合用药的推荐剂量为一日 3 次，间隔 8 小时，一次 250mg，与 LHRH 激动剂联合用药时，二者可同时开始使用，或者在开始使用 LHRH 激动剂前 24 小时使用本品。

（2）治疗局限性前列腺癌症的推荐剂量为一次 250mg，一日 3 次，间隔 8 小时，如果还使用 LHRH 激动剂，本品应与 LHRH 激动剂同时用药或提前 24 小时用药。本品必须在放疗前 8 周开始使用，且在放疗期间持续使用。

【临床应用注意】

1. 妊娠期、哺乳期女性禁用。

2. 本品可能造成肝功能损害，AST 及 ALT 高于正常值上限 2～3 倍的患者不能服用本品。须定期监测肝功能，如黄疸加重或肝脏转氨酶高于正常值 2～3 倍，即使无临床症状，亦应停用本品。

3. 本品与 LHRH 激动剂联合用药治疗时，应了解每个药可能出现的不良反应，没有医生指导，患者不可以随意停药或改变剂量方案；未接受药物或手术去势的患者，长期使用本品应定期进行精子计数检查。如发生异常应减量或停药，一般可恢复正常；与华法林同服时，应调整华法林的剂量；本品可增加睾酮和雌二醇的血浆浓度，可能发生体液潴留；本品可单独应用，也可与 LHRH 激动剂、化疗药联合应用；对良性前列腺增生也有一定的疗效。

4. 促性腺激素释放激素类似物，如醋酸亮丙瑞林等，可抑制睾酮分泌，与本品合用可增加疗效；与抗凝血药如华法林、新双香豆素等联合应用，可见凝血酶原时间延长，增加出血倾向。因此必须监测凝血酶原时间，以此决定抗凝剂的首剂和维持用量。在氟他胺治疗期间，应减少抗凝血药的服用剂量。

5. 本品可引起液体潴留，故心脏病患者慎用。

【常用制剂与规格】 片剂：250mg。

氟维司群
Fulvestrant

【适应证】 主要用于在抗雌激素辅助治疗后或治疗过程中复发的，或是在抗雌激素治疗中进展的绝经后（包括自然绝经和人工绝经）雌激素受体阳性的局部晚期或转移性乳腺癌。

【用法用量】 口服。推荐剂量为一次 500mg，每个月给药 1 次，首次给药后 2 周时需再给予 500mg。

【临床应用注意】

1. 妊娠期及哺乳期女性禁用。

2. 禁忌：已知对本品活性成分或任何辅料过敏者、严重肝功能不全者禁用；禁止用于儿童肌内注射。

3. 常见不良反应包括注射部位反应、无力、恶心和肝脏转氨酶 AST 及 ALT、碱性磷酸酶（ALP）升高。

4. 乳腺癌晚期女性中常见血栓栓塞发生，当给予高危患者本品治疗时应考虑到这一点；考虑到氟维司群的作用机制，会有发生骨质疏松症的潜在危险；氟维司群可能干扰基于抗体的雌二醇的抗体含量测定，并且可能导致雌二醇水平假性升高。

5. 轻度至中度肝功能不全者、严重肾功能不全者、有出血体质或血小板计数减少症或正接受抗凝剂治疗的患者、运动员应慎用本品；由于接近下面的坐骨神经，在臀部肌肉外上象限注射本品时应谨慎。

【常用制剂与规格】 注射：5ml：0.25g。

戈舍瑞林
Goserelin

【适应证】 主要用于可用激素治疗的前列腺癌，可用激素治疗的绝经前期及围绝经期女性的乳腺癌以及缓解子宫内膜异位症症状包括减轻疼痛并减少子宫内膜损伤的大小和数目。

【用法用量】 皮下注射。在腹前壁皮下注射一次 3.6mg，每 28 日 1 次。对肾或肝功能不全者及老年患者无需调整剂量。

【临床应用注意】

1. 妊娠期、哺乳期女性禁用。

2. 可见皮疹，多为轻度，不需要中断治疗。出现皮肤潮红和性欲下降时，男性患者需中断治疗，女性患者无须中断治疗。

3. 用药初期由于高活性的 LHRH 衍生物对垂体－性腺系统的刺激作用，使得血中睾丸素水平一过性增高，可使前列腺癌患者骨转移灶疼痛加剧，排尿困难或者出现脊髓压迫。故开始用药时应密切观察，出现症状时采取适当的措施。女性患者使用 LHRH 激动药可引起骨密度降低，对已有骨代谢异常的女性使用本品应慎重。

【常用制剂与规格】 缓释植入剂：3.6mg；10.8mg。

第六节　生物靶向治疗药物

生物靶向治疗药物包括生物反应调节剂、单克隆抗体、抗体药物偶联物、小分子靶向药物等。随着分子生物学技术的提高，在分子水平对肿瘤发病机制和增殖有了比较深入的认识，开始了针对细胞受体、关键基因和调控分子为靶点的治疗。这些领域包括具有靶向性受体拮抗药、针对某些与增殖相关受体的单克隆抗体、针对某些癌基因和癌的细胞遗传学标志的药物、抗肿瘤血管生成的药物、抗肿瘤疫苗、免疫治疗和基因治疗等，它们实际上超越了传统的细胞毒治疗，属于病理生理学治疗。

一、药物分类

生物反应调节剂又名生物调节剂，主要通过免疫系统直接或间接增强机体的抗肿瘤效应，并对肿瘤有治疗效果。

其包括免疫调节剂：包括非特异性活性成分如灭活病毒或细菌、细菌脂多糖等，这些成分能够增强、调节和恢复机体的免疫应答；干扰素：在机体免疫系统中发挥重要作用；细胞因子：包括白细胞介素（IL）、肿瘤坏死因子（TNF）、集落刺激因子（CSF）等，这些细胞因子在调节免疫反应和细胞增殖中起关键作用；胸腺素类：如胸腺激素和胸腺因子，这些物质对 T 细胞发育和功能有重要影响；酶制剂及酶抑制剂：用于调节酶活性，影响机体代谢过程；某些菌类及其有效成分：如卡介苗（BCG）、短小棒状杆菌（CP）等，用于免疫调节和抗肿瘤治疗；植物药：如香菇多糖、云芝多糖等，这些中药成分具有免疫调节作用。

生物反应调节剂的应用范围广泛，可以用于增强宿主对肿瘤的免疫反应、减少抑制性机制、增强宿主对细胞毒物质的耐受能力等。它们通过不同的机制改变肿瘤细胞的特点，增强免疫原性，改变转移方式，或者直接杀伤肿瘤细胞。

抗体药物是采用细胞和基因工程技术为主的抗体工程技术制备而成的药物，在恶性肿瘤治疗中广泛应用。目前上市的抗体类抗肿瘤药物按照药物结构特征可以分为单克隆抗体药物和抗体偶联药物。

单克隆抗体药物单克隆抗体（mAb），抗体是由 B 淋巴细胞转化而来的浆细胞分泌的，每个 B 淋巴细胞株只能产生一种它专有的、针对一种特异性抗原决定簇的抗体。这种从一株单一细胞系产生的抗体就叫单克隆抗体（mAb），简称单抗。单克隆抗体药物，是针对的靶点通常为细胞表面的疾病相关抗原或特定的受体。

抗体药物偶联物（ADC）是通过一个化学链将具有生物活性的小分子药物连接到单抗上，单抗作为载体将小分子药物靶向运输到目标细胞中单克隆抗体。

小分子靶向药物有固定的分子式、分子量，蛋白激酶抑制剂、聚 ADP - 核糖聚合酶（PARP）抑制剂、HDAC 抑制剂、蛋白酶体抑制剂和 Hedgehog 通路抑制剂等均属于小分子靶向抗肿瘤药物。

本节将主要介绍其中的蛋白激酶抑制剂，蛋白激酶抑制剂品种较多，包括酪氨酸激酶抑制剂（TKIs）、BRaf 丝氨酸 - 苏氨酸激酶（BRAF）抑制剂、丝裂原活化蛋白激酶（MEK）抑制剂、哺乳动物雷帕霉素靶蛋白（mTOR）激酶抑制剂、磷脂酰肌醇 - 3 - 激酶（PI3K）抑制剂。

其中 TKIs 可有效阻断受体酪氨酸激酶活性，抑制细胞信号传导，从而达到抑制肿瘤细胞增殖和转移的作用，TKIs 也是目前药物品种最多的小分子靶向抗肿瘤，是本节的重点。

二、药理作用与作用机制

1. 生物反应调节剂　通过调节机体的免疫功能，如增强巨噬细胞的吞噬能力、促进 T 淋巴细胞的增殖等，来抑制肿瘤细胞的生长和扩散。它可以增强机体的抗肿瘤功能、诱导肿瘤细胞分化成熟为正常细胞；降低免疫抑制效应，增强机体对有毒物质的耐受能力及直接增强机体的防御能力，促进疾病的早日康复；增强化学药物、放射治疗及手术治疗等对肿瘤的疗效及减少其副作用。

2. 单克隆抗体药物　在癌细胞膜外与生长因子竞争结合受体，阻断信号传递过程，从而阻止癌细胞的生长和扩散。此类药物具有高度特异性，可在体内靶向性分布，能特异性地与靶细胞表面或循环中的配体结合，选择性杀伤特定细胞，只对癌细胞起作用而对正常体细胞几乎没有伤害，从而有效地抑制癌细胞的增长和扩散，并大幅度降低毒副作用。

3. 抗体药物偶联物　由 3 个核心成分组成，1 个与特定靶点结合的抗体、1 个为有效载荷的细胞毒性药物，以及将两者连接的连接子。抗体偶联药物 ADC 的作用机制为：ADC 的单克隆抗体与癌细胞上特异性表达的靶抗原结合，ADC 就会被细胞内吞/内化，形成早期内体。随后成熟为晚期内体，最后与溶酶体融合。细胞毒性有效负载最终通过化学或酶介导在溶酶体中释放，通过靶向 DNA 或微管蛋白发挥细胞毒性，从而导致细胞凋亡或死亡。

4. 小分子靶向药物　以上单克隆抗体药物、抗体药物偶联物均为大分子靶向药物，其化学结构复杂，大分子的靶向药物，一般作用于细胞表面的靶点，难以进入细胞内。而酪氨酸激素抑制剂为代表的小分子靶向药物，有固定的分子式、分子量，可进入细胞内，通过特异性地作用于细胞内某些关键蛋白质或酶来阻断癌症细胞的增殖和生存信号。

与传统化疗药相比，无论是大分子靶向药物、还是小分子靶向药物均具有以下治疗特点：①对肿瘤细胞的选择性杀伤作用；②具有更高的疗效；③对肿瘤相关分子靶点的特异性作用；④对耐药性细胞的杀伤作用。

三、临床用药评价

（一）作用特点

1. 生物反应调节剂　人干扰素（INF）是宿主细胞受到病毒感染或干扰素诱生剂等激发后，通过受阻遏的基因而产生的糖蛋白。它进一步启动另一基因，从而产生抗病毒蛋白，阻止病毒在宿主细胞内繁殖。它无抗原性而有高度种属特异性，只有人的干扰素才对人有效。根据干扰素理化及抗原特性，分为 α、β、γ 三大类。IFNα 主要由单核 - 巨噬细胞产生，IFNβ 主要由生成纤细胞产生；IFNγ 主要由活化的 T 细胞和自然杀伤细胞（NK）细胞产生。

干扰素一旦与细胞膜结合后，就会在细胞间产生一系列复杂的变化，包括对某些酶的诱导作用，阻止受病毒感染细胞中病毒的复制及保护未感染的细胞免遭病毒的攻击，此种免疫调节活性亦可增强吞噬细胞的吞噬活性，同时增强淋巴细胞对靶细胞的毒性，所有这些活性均可导致干扰素具有抗病毒、抗肿瘤和免疫增强作用。最近的研究表明，干扰素对内皮细胞和血管生成具有特殊作用，能抑制内皮细胞增长，它们的一些抗肿瘤作用被认为与抑制血管生成有关。

在同一种类型中，根据氨基酸序列的差异，又分为若干亚型。已知 IFNα 有 23 个以上的亚型，分别以 IFNα$_1$，IFNα$_2$ 表示。IFNβ 和 IFNγ 仅有 1 个以上的亚型，3 种干扰素的理化及生物学性质明显差异，即使 IFNα 的各亚型之间，其生物学作用也不尽相同。目前用于肿瘤治疗的为人干扰素 α1b、人干扰素 α2a、人干扰素 α2b、人干扰素 γ 这几种亚型。

白介素-2 本品能促进 T 细胞的增殖与分化；诱导及增强 NK 细胞的活力；可诱导及增强淋巴因子活化的杀伤细胞；诱导及增强杀伤性 T 细胞、单核细胞、巨噬细胞的活力；增强 B 淋巴细胞的增殖及抗体分泌；诱导产生干扰素，通过以上机制提高患者细胞免疫功能和抗感染能力。

胸腺五肽：胸腺五肽是胸腺分泌的一种胸腺生成素的有效部分。胸腺生成素是 49 个氨基酸的多肽，具有促进胸腺细胞和外周 T 细胞及 B 细胞分化发育，调节机体免疫功能等生物活性。用于肿瘤的辅助治疗。

单克隆抗体药物：单克隆抗体的作用机制广泛，主要包括抑制受体和配体的结合，利用抗体 Fc 段介导免疫效应功能，主要包括抗体依赖细胞介导的细胞毒性（ADCC）、抗体依赖细胞介导的吞噬作用（ADCP）和补体依赖的细胞毒作用（CDC）等。

抗体类抗肿瘤药物在体内分布主要通过血液与组织液对流及内吞、吞噬、胞饮等方式，受体介导的内吞是抗体类药物在体内分布的重要机制。抗体类抗肿瘤药物的分子量较大，不通过肝药酶进行代谢，也无法经肾脏以原型排泄，其主要的代谢方式为细胞内酶降解。抗体类抗肿瘤药物为外源性蛋白类药物，可能引起抗药物抗体（ADA）的形成，进而影响药物的安全性与有效性，甚至引发不同程度的免疫原性反应。各类抗体类抗肿瘤药物特点见表 10-6。

表 10-6 单克隆抗体抗肿瘤药物作用特点

药物	作用靶点	抗体来源	免疫球蛋白类型	作用特点	适用肿瘤
利妥昔单抗	CD20	嵌合型	IgG$_1$	特异性地与位于前 B 和成熟 B 淋巴细胞表面的跨膜抗原 CD20 结合	非霍奇金淋巴瘤、慢性淋巴细胞白血病
西妥昔单抗	EGFR	嵌合型	IgG$_1$	本品在正常细胞和肿瘤细胞中与 EGFR 特异性结合，竞争性抑制 EGF 和其他配体（如 TNFα）与 EGFR 结合	结直肠癌、头颈部鳞癌
曲妥珠单抗	HER-2	重组全人源化	IgG$_1$	特异性地作用于人表皮生长因子受体-2（HER-2）的细胞外部位	乳腺癌、胃癌
帕妥珠单抗	HER-2	嵌合型	IgG$_1$	靶向 HER-2 的细胞外二聚化结构域（子域Ⅱ），从而阻断 HER-2 与其他 HER 家族成员（包括 EGFR、HER-3 和 HER-4）生成配体依赖型异源二聚体	乳腺癌
信迪利单抗	PD-1	重组全人源化	IgG$_4$	本品可与 PD-1 受体结合，阻断其与 PD-L1 和 PD-L2 之间的相互作用介导的免疫抑制反应，增强抗肿瘤免疫效应	肺癌、淋巴瘤、肝细胞癌

续表

药物	作用靶点	抗体来源	免疫球蛋白类型	作用特点	适用肿瘤
贝伐珠单抗	VEGF	人源化	IgG_1	通过抑制人血管内皮细胞生长因子的生物学活性而起作用。本品可结合血管内皮细胞生长因子（VEGF）并防止其与内皮细胞表面的受体（Flt-1和KDR）结合	结直肠癌、非小细胞肺癌、胶质母细胞瘤；肝癌、卵巢癌、输卵管癌、腹膜癌；宫颈癌（以安维汀适应证举例）

注：CD20：细胞分化抗原20，CD（cluster of differentiation 分化簇），CD20是B淋巴细胞表达的一种抗原成分，代表的B淋巴细胞有CD20表达；

EGFR：表皮生长因子受体；

HER-2：人表皮生长因子受体-2；

PD-1：程序性死亡受体-1；

VEGF：血管内皮生长因子。

上表中，利妥昔单抗、西妥昔单抗、曲妥珠单抗、帕妥珠单抗在癌细胞膜外与生长因子竞争结合受体，阻断信号传递过程，从而阻止癌细胞的生长和扩散。此类药物具有高度特异性，可在体内靶向性分布，能特异性地与靶细胞表面或循环中的配体结合，选择性杀伤特定细胞，只对癌细胞起作用而对正常体细胞几乎没有伤害，从而有效地抑制癌细胞的增长和扩散，并大幅度降低毒副作用。

信迪利单抗为免疫哨点抑制剂，PD-1单克隆抗体，通过结合PD-1并阻断PD-1与PD-L1和PD-L2的结合，解除免疫抑制效应，激活T细胞功能，增强T细胞对肿瘤的免疫监视能力和杀伤能力，产生肿瘤免疫应答，从而通过人体自身T细胞杀灭肿瘤。

而贝伐珠单抗主要通过与循环中VEGF结合，阻碍VEGF与其受体在内皮细胞表面相互作用，从而阻止内皮细胞增殖和新血管生成，减少新生血管对肿瘤的供养，从而杀灭肿瘤。

抗体药物偶联物，恩美曲妥珠单抗：抗HER-2抗体可靶向结合HER-2蛋白细胞膜外的功能域，阻断信号转导，从而抑制肿瘤细胞生长；ADC-抗原复合物通过受体介导的内吞作用内化进入溶酶体后，该复合物在溶酶体降解过程中释放细胞毒有效载荷破坏DNA或以其他方式抑制细胞分裂，最终杀死肿瘤细胞。

除此以外还能引发旁观者效应，能在杀伤靶肿瘤的同时，对邻近的肿瘤细胞同时产生杀伤。ADC药物靶向运输细胞毒药物，提升抗肿瘤获益。

小分子药物主要是指化学合成药物，通常分子量小于1000的有机化合物，本章节中酪氨酸激素抑制剂属于小分子药物，是信号传导抑制剂，它能够特异性地阻断肿瘤生长、增殖过程中所必需的信号传导通路，从而达到治疗的目的。小分子的药物多通过浓度梯度提供动力被吸收，因此此类药物均为口服制剂。与治疗性抗体相比，小分子靶向药物在其药动学特性方面具有优势，包括口服的便利性、更高的组织渗透性、可接受的半衰期以及穿过细胞膜到达细胞内靶标的能力。此外，小分子药的生产成本通常也较低。

（二）药物相互作用

干扰素：本品抑制多种肝细胞色素P450同工酶的代谢活性，影响合用药物如茶碱、西咪替丁、地西泮、普萘洛尔、华法林等药物的代谢清除，使其血药浓度增加。

胸腺五肽与干扰素合用，对于改善免疫机能有协同作用。

单克隆抗体药物抗体类抗肿瘤药物的分子量较大，不通过肝药酶进行代谢，也无法经肾脏以原型排泄，其主要的代谢方式为细胞内酶降解。因此单克隆抗体药物减少了肝药酶代谢相关的药物相互作用。

抗体类抗肿瘤药物与其他药物联用时的相互作用，主要为免疫哨点抑制剂与对肠道菌群和免疫状态有影响的药物如抗菌药物，抗菌药物与免疫哨点抑制剂联用，抗菌药物的使用会影响肿瘤患者免疫治疗的总生存率和无进展生存率，对于接受免疫治疗的肿瘤患者，除非临床绝对必需，推荐在治疗前 1~3 个月内应避免使用抗菌药物。

多数酪氨酸激酶抑制剂通过肝药酶 CYP3A4 代谢，与 CYP3A4 抑制剂（胺碘酮、氟康唑、酮康唑、伊曲康唑、西咪替丁、环丙沙星、克拉霉素、地那韦啶、地尔硫䓬、多西环素、依诺沙星、红霉素、氟伏沙明等）联合应用，可使伊马替尼、厄洛替尼、吉非替尼的药 - 时曲线下面积增加。与 CYP3A4 诱导剂（利福平、巴比妥类、波生坦、卡马西平、糖皮质激素、莫达非尼、奈韦拉平、奥卡西平、苯妥英钠、苯巴比妥、扑米酮、吡格列酮）联合应用，可使上述药的药 - 时曲线下面积降低。

伊马替尼在体外还可抑制 CYP2C9 和 CYP2C19 的活性，同时服用华法林后可见到凝血酶原时间延长。因此在甲磺酸伊马替尼治疗的始末或更改剂量时，若同时在用双香豆素，应短期监测凝血酶原时间。

使用酪氨酸激酶抑制剂时，还应当应当注意食物对其吸收的影响。食用高脂肪、高热量的食物则会增加药物吸收和反应，具体要求见表 10 - 7。

（三）典型不良反应和禁忌

干扰素常见的不良反应有：发热、疲乏、食欲下降、恶心、呕吐、头晕、流感样症状等。偶有嗜睡和精神错乱、呼吸困难、肝功能降低、白细胞减少及过敏反应等。其中皮下注射不良反应发生率较肌内注射的发生率相对低。严重心、肝、肾功能不全，骨髓抑制者禁用。妊娠期及哺乳期女性慎用。

白介素 -2 常见不良反应有寒战、发热、乏力、食欲缺乏、恶心、呕吐、腹泻和皮疹。大剂量可致低血压、肺水肿、肾功能损伤、骨髓抑制、嗜睡、谵妄等严重不良反应。妊娠期女性、哺乳期女性、小儿慎用白介素 -2。

胸腺五肽，可见恶心、发热、头晕、胸闷、无力等不良反应，少数患者偶有嗜睡感。对本品有过敏反应者或器官移植初期需免疫抑制者禁用。

靶点相同的酪氨酸激酶抑制剂，其不良反应类似，其禁忌证与不良反应见表 10 -8。

表 10 -7 酪氨酸激酶抑制剂药物相互作用特点

药物	吉非替尼	厄洛替尼	索拉非尼	舒尼替尼	拉帕替尼	克唑替尼	伊马替尼
药物	吉非替尼	厄洛替尼	索拉非尼	舒尼替尼	拉帕替尼	克唑替尼	伊马替尼
抑制剂类型	EGFR 抑制剂	EGFR 抑制剂	VEGFR 抑制剂	VEGFR 抑制剂	HER -2 抑制剂	ALK 抑制剂	BCR - ABL 抑制剂
服用方法	空腹或与食物同服	空腹（在餐前1h 或餐后2h）服用	空腹或伴低脂、中脂饮食服用	与食物同服或不同服均可	餐前1h 或餐后1h 口服	与食物同服或不同服	随餐服用，并饮一大杯水
主要代谢途径	CYP3A4	CYP3A4	CYP3A4、UGT1A9	CYP3A4	CYP3A4、CYP3A5	CYP3A4	CYP3A4

注：EGFR：表皮生长因子受体；
　　VEGF：血管内皮生长因子；
　　HER2：人表皮生长因子受体 -2；
　　ALK：间变性淋巴瘤激酶；
　　BCR - ABL：22 号染色体断裂簇位点基因/9 号染色体原癌基因。

抗体类抗肿瘤药物的不良反应与其制剂特点及作用靶点有明显的相关性。抗体药物会引起机体的免疫反应，输注反应等不良反应；具体内容见表10-9。

表10-8　酪氨酸激酶抑制剂药物禁忌证及不良反应

药物	禁忌证	重点关注不良反应
吉非替尼	已知对该活性物质或该产品任一赋形剂有严重过敏反应者	消化道反应：腹泻、口腔黏膜炎、口干；皮肤相关不良事件：皮疹、甲沟炎、毛发异常（脱发、多毛等）；肝功能异常；心血管系统：Q-T间期延长，间质性肺炎、眼部异常表现
厄洛替尼	对本品及成分过敏者	
索拉非尼	对本品任一活性成分有严重过敏症状的患者禁用；索拉非尼与紫杉醇和卡铂联合方案禁用于鳞状细胞癌	高血压、手足综合征、蛋白尿、转氨酶升高、腹泻、恶心/呕吐、疲劳/乏力
舒尼替尼	对本品或药物的非活性成份严重过敏者禁用	
拉帕替尼	禁用于对本品任何一种成分过敏的患者	腹泻为主，其他包括皮疹、肝酶升高、恶心、呕吐、白细胞降低和食欲减退等
克唑替尼	禁用于对本品任何一种成分过敏的患者	消化道不良反应、肝酶异常、疲乏、水肿、上呼吸道感染、头晕、神经病变等
伊马替尼	对本药活性物质或任何赋形剂成份过敏者	骨髓抑制、头痛、水肿、体重增加、消化不良、恶心、呕吐、肌肉痉挛、肌肉骨骼痛、腹泻、皮疹、疲劳和腹痛。

表10-9　抗体类抗肿瘤药物禁忌证及不良反应

药物	禁忌证	重点关注不良反应
利妥昔单抗	①已知对本品的任何辅料和鼠蛋白过敏的患者禁用本品。②本品不得用于同时患有严重活动性感染的患者	①输液相关反应：可导致严重的（包括致命的）输液相关反应，曾有患者在利妥昔单抗输注24h内死亡，大约80%的致命输液反应与第1次输液有关，对严重反应应停止利妥昔单抗输注并对3或4级输注相关反应提供药物治疗。②严重的皮肤黏膜反应：接受利妥昔单抗的患者可能发生严重的（包括致命的）皮肤黏膜反应。③HBV再激活：可能会发生HBV再激活，在某些情况下会导致暴发性肝炎、肝功能衰竭和死亡。在治疗开始前筛查所有患者的HBV感染，并在治疗期间和之后监测患者，在HBV再激活患者中终止利妥昔单抗和合用药物。④进行性多灶性白质脑病：包括致命性进行性多灶性白质脑病
西妥昔单抗	①已知对本品有严重超敏反应（3级或4级）的患者禁用。②RAS基因突变型或RAS基因状态未知的转移性结直肠癌（mCRC）患者禁用本品。③在开始联合治疗前，应考虑联合的化疗药物的有关禁忌	①输液反应：西妥昔单抗可引起严重和致命的输液反应，对于严重的输液反应，立即中断并永久停用西妥昔单抗。②心肺骤停：头颈部鳞状细胞癌患者接受西妥昔单抗联合放射治疗或西妥昔单抗联合铂类和氟尿嘧啶治疗，可发生心肺骤停或猝死，在西妥昔单抗给药期间和之后监测血清电解质，包括血清镁、钾和钙

药物	禁忌证	重点关注不良反应
曲妥珠单抗	禁用于已知对本品过敏或者对任何本品其他组分过敏的患者 本品使用苯甲醇作为溶媒，禁止用于儿童肌内注射	①心肌病：曲妥珠单抗给药可导致亚临床和临床心力衰竭。接受曲妥珠单抗联合蒽环类化疗方案患者的发生率和严重程度最高，在接受曲妥珠单抗治疗之前和治疗期间评估所有患者的左心室功能，因左心功能临床上显著降低，请停止接受辅助治疗的患者接受曲妥珠单抗治疗，而转移性疾病患者应停用曲妥珠单抗。②输液反应：曲妥珠单抗的使用可能导致严重的致命输液反应和肺不良反应，症状通常在曲妥珠单抗给药期间或 24h 内发生，中断曲妥珠单抗输注可用于呼吸困难或临床上显著的低血压；监测患者，直到症状完全缓解；发生过敏反应、血管性水肿、间质性肺炎或急性呼吸窘迫综合征时应中止曲妥珠单抗。③胚胎胎儿毒性：妊娠期间暴露于曲妥珠单抗可导致羊水过少，表现为肺发育不全、骨骼异常和新生儿死亡，需要提醒患者采取有效的避孕措施
帕妥珠单抗	已知对帕妥珠单抗或其任何赋形剂有超敏反应的患者禁用	①左心功能不全：帕妥珠单抗可导致亚临床和临床心力衰竭，表现为左心室射血分数和慢性心功能不全。在治疗之前和治疗期间评估心脏功能。②胚胎胎儿毒性：暴露于帕妥珠单抗可能导致胚胎、胎儿死亡和出生缺陷，告知患者这些风险和有效避孕的必要性
信迪利单抗	过敏者禁用	免疫相关肺炎、免疫相关性腹泻和结肠炎、免疫相关肝炎、免疫相关肾炎、免疫相关内分泌疾病（甲状腺、甲状旁腺免疫相关疾病，垂体炎等）、高血压、诱发 1 型糖尿病、免疫相关胰腺炎、免疫相关血小板减少症等
贝伐珠单抗	禁用于已知对下列物质过敏的患者：产品中的任何一种组分、中国仓鼠卵巢细胞产物或其他重组人类或人源化抗体	①胃肠道穿孔：发生率为 0.3% ~ 3.2%，有些可导致死亡，对于发生了胃肠道穿孔的患者，应永久停用贝伐珠单抗。②手术和切口愈合并发症：使用贝伐珠单抗可能出现切口愈合及手术并发症（包括严重及致死性的）的概率会增加；出现切口愈合并发症的患者应暂停贝伐珠单抗直至切口痊愈；进行择期手术时应暂停贝伐珠单抗治疗；为了避免出现影响切口愈合的风险，在贝伐珠单抗治疗停止后和进行择期手术之间的最适当的间隔时间目前还没有定论；手术前至少停药 28d；手术后至少 28d 及切口完全恢复之前不能使用贝伐珠单抗。③出血：接受化疗联合贝伐珠单抗治疗的患者出现重度或致死性出血（包括咯血、胃肠道出血、中枢神经系统出血、鼻出血以及阴道出血）的概率增高，最多可达 5 倍，有严重出血或者近期曾有咯血的患者不应该接受贝伐珠单抗治疗。④下颌骨坏死。⑤可逆性后部脑病综合征
恩美曲妥珠单抗	已知对本品或其任何赋形剂有超敏反应的患者禁用	①肝不良反应：已报道患者出现严重肝不良反应，包括用恩美曲妥珠单抗治疗患者出现的肝功能衰竭和死亡，在开始恩美曲妥珠单抗治疗前和每次恩美曲妥珠单抗给药前监测血清转氨酶和胆红素，在血清转氨酶或总胆红素增加的情况下酌情减低剂量或停用恩美曲妥珠单抗。②心脏不良反应：恩美曲妥珠单抗给药可能导致左心室射血分数降低。使用恩美曲妥珠单抗治疗前和治疗期间评价左心室功能，对临床上左心室功能显著下降的患者停止治疗。③胚胎胎儿毒性：恩美曲妥珠单抗可导致胚胎胎儿损伤，告知患者这些风险和有效避孕的必要性

（四）特殊人群用药

1. 妊娠期女性、哺乳期女性及小儿慎用白介素 -2，妊娠期及哺乳期女性慎用干扰素。

2. 胸腺五肽通过增强患者的免疫功能而发挥治疗作用的，故而对正在接受免疫抑制治疗的患者（例如器官移植受者）应慎用。

3. 抗体类药物：①老年患者：依据相关体内药代动力学研究结果，老年人一般无需调整抗体类抗肿瘤药物的用药剂量。②妊娠期、哺乳期患者：抗体类抗肿瘤药物上市前研究未纳入妊娠人群，但依据药品说明书中的药物作用机制、动物实验研究及上市后临床研究等多方面证据，建议妊娠期间应避免使用抗体类抗肿瘤药物。对于有生育计划的患者，建议使用此类药物期间及末次用药后的特定时间内，采取有效避孕措施。对于哺乳期的患者，由于人 IgG 会分泌到母乳中，抗体类抗肿瘤药物对母乳喂养的婴幼儿可能存在潜在的风险，因此建议哺乳期女性在接受抗体类抗肿瘤药物治疗期间及末次给药后一段时间应停止哺乳。

4. 小分子靶向药物：育龄期男/女性服用期间应做好有效避孕措施；建议哺乳期女性治疗期间及末次给药后至少 3 个月内停止哺乳。

四、代表药品

干扰素
Interferon

【适应证】　可用于肿瘤、病毒性感染及慢性活动性乙型肝炎等

【用法用量】　人干扰素是一类药品，包括人干扰素 α1b、人干扰素 α2a、人干扰素 α2b、人干扰素 β、人干扰素 γ 等。不同干扰素其用于不同肿瘤治疗，用法用量亦不相同，举例如下。

（1）人干扰素 α1b：①慢性粒细胞白血病，一次 30~50μg，一日 1 次，连续用药 6 个月以上。可根据病情适当调整，缓解后可改为隔日注射。②多毛细胞白血病，一次 30~50μg，一日 1 次，连续用药 6 个月以上。可根据病情适当调整，缓解后可改为隔日注射。

（2）人干扰素 α2a：①多发性骨髓瘤，应用本品 300 万 IU，一周 3 次，根据不同患者的耐受性，可将剂量逐周增加至最大耐受量（900 万 IU）。除病情迅速发展或耐受性极差外，这一剂量可持续使用。②低度恶性非霍奇金淋巴瘤，本品作为化疗的辅助治疗（伴随或不伴随放疗），可以延长低度恶性非霍奇金淋巴瘤患者的生存期。推荐剂量：在常规化疗结束后（伴随或不伴随放疗），一周 3 次，一次 300 万 IU，至少维持治疗 12 周。

【临床应用注意】　妊娠期及哺乳期女性慎用。

【常用制剂与规格】　注射用人干扰素 α1b：10μg；20μg；30μg；50μg。注射用人干扰素 α2a：100 万 IU；300 万 IU；500 万 IU；600 万 IU。注射用人干扰素 α2b：100 万 IU；300 万 IU；500 万 IU。注射用人干扰素 γ：100 万 IU；200 万 IU。

白介素-2
Interleukin-2

【适应证】　①用于肾细胞癌、黑色素瘤，用于控制癌性胸腹腔积液及其他晚期肿瘤。②用于先天或后天免疫缺陷症，如艾滋病等。③对某些病毒性疾病、细菌性疾病、胞内寄生菌感染性疾病，如乙型肝炎、麻风病、肺结核、白色念珠菌感染等有一定作用。④用于治疗手术、放疗及化疗后的肿瘤，可增强机体免疫功能。⑤用于治疗多种自身免疫疾病，如类风湿关节炎、系统性红斑狼疮、干燥综合征等。

【用法用量】

（1）皮下注射：按体表面积一次 20 万~40 万 IU/m² 用灭菌注射用水 2ml 溶解，一日 1 次，每周连用 4 天，4 周为 1 个疗程。

（2）肌内注射：慢性乙型肝炎，一次 20 万 IU，隔日 1 次。

（3）静脉滴注：按体表面积一次 20 万~40 万 IU/m²，加入氯化钠注射液 500ml，一日 1 次，每周连用 4 天，4 周为 1 个疗程。

（4）腔内灌注：先抽去腔内积液，再将本品按体表面积一次 40 万~50 万 IU/m²，加入氯化钠注射液 20ml 溶解后注入，一周 1~2 次，3~4 周为 1 个疗程。

（5）瘤内或瘤周注射：按体表面积一次 10 万~30 万 IU/m² 加入氯化钠注射液 3~5ml 使溶解，分多点注射到瘤内或瘤体周围，一周 2 次，连用 2 周为 1 个疗程。

【临床应用注意】

1. 妊娠期女性、哺乳期女性、小儿慎用。

2. 药物过量可引起毛细血管渗漏综合征，表现为低血压、末梢水肿、暂时性肾功能损害等，应立即停用，对症处理。

【常用制剂与规格】　注射用人白介素-2：50 万 IU；100 万 IU；200 万 IU；1800 万 IU。人白介素-2 注射液：50 万 IU；100 万 IU；200 万 IU；1800 万 IU。

胸腺五肽
Thymopentin

【适应证】　恶性肿瘤患者因放疗、化疗所致的免疫功能低下。用于18岁以上的慢性乙型肝炎患者；各种原发性或继发性T细胞缺陷病；某些自身免疫性疾病（如类风湿关节炎、系统性红斑狼疮等）；各种细胞免疫功能低下的疾病；肿瘤的辅助治疗。

【用法用量】　肌内注射或加入250ml的0.9%氯化钠注射液静脉慢速单独滴注。一次1mg，一日或隔日1次，一般15日为1个疗程，或者疗程根据病情决定。

【临床应用注意】

1. 本品通过增强患者的免疫功能而发挥治疗作用的，故而对正在接受免疫抑制治疗的患者（例如器官移植受者）应慎用。

2. 治疗期间应定期检查肝功能。

【常用制剂与规格】　胸腺五肽注射液：1ml：10mg；1ml：1mg。注射用胸腺五肽：1mg；10mg。

利妥昔单抗
Rituximab

【适应证】　主要用于复发或耐药的滤泡性中央型淋巴瘤、未经治疗的CD20阳性Ⅲ~Ⅳ期滤泡性非霍奇金淋巴瘤以及CD20阳性弥漫大B细胞性非霍奇金淋巴瘤。

【用法用量】　静脉滴注。

（1）用于滤泡性非霍奇金淋巴瘤，单药治疗，成人一次375mg/m^2，一周1次，22日疗程内共给药4次。首次治疗后复发患者，一次375mg/m^2，一周1次，连续4周。

（2）用于弥漫大B细胞性非霍奇金淋巴瘤联合CHOP，一次375mg/m^2，每个化疗周期的第1日使用，化疗的其他组分应在本品应用后使用。

（3）用0.9%氯化钠注射液或5%葡萄糖注射液稀释至浓度为1mg/ml，通过专用输液管给药。初次滴注起始速度50mg/h，最初60分钟后，可每30分钟增加50mg/h，直至最大速度400mg/h。以后的滴注，起始滴注速度可为100mg/h，每30分钟增加100mg/h，直至最大速度400mg/h。不推荐本品在治疗期间减量使用，与标准化疗药合用时，标准化疗药剂量可以减少。

【临床应用注意】

1. 对利妥昔单抗的任何组分和鼠蛋白过敏的患者、严重活动性感染或免疫应答严重损害（如低γ球蛋白血症，CD4或CD8细胞计数严重下降）的患者、严重心力衰竭（NYHA分类Ⅳ）的患者禁用。

2. 出现严重细胞因子释放综合征的患者应立即停止滴注，并予对症治疗，严密监护至症状和体征消失；注意低血压、呼吸困难、支气管痉挛等输液反应；滴注期间可能出现一过性低血压，滴注前12小时及滴注期间应考虑停用抗高血压药；有心脏病史的患者在滴注过程中应严密监护；可能导致严重的皮肤黏膜反应；定期检查全血细胞计数，骨髓功能差的患者慎用。

【常用制剂与规格】　注射液：10ml：100mg；50ml：500mg。

西妥昔单抗
Cetuximab

【适应证】　①本品用于治疗RAS基因野生型的转移性结直肠癌：与FOLFOX或FOLFIRI方案联合用于一线治疗；与伊立替康联合用于经含伊立替康治疗失败后的患者。②本品用于治疗头颈部鳞状细胞癌：与铂类和氟尿嘧啶化疗联合用于一线治疗复发和（或）转移性疾病。

【用法用量】　本品每周静脉给药一次，初始剂量为400mg/m^{2}体表面积，其后每周的给药剂量为250mg/m^{2}体表面积。首次给药应缓慢，滴注速度不得超过5mg/min。建议滴注时间为120分钟，随后每周给药的滴注时间为60分钟，最大滴注速率不得超过10mg/min。

【临床应用注意】

1. 首次给药应缓慢，滴注速度不得超过5mg/min，且密切监测至少两个小时。如果在首次给药的15分钟内发生相关输液反应，那么应该停止滴注。如果相关输液反应发生在滴注晚期或后续滴注中，相应的处理则取决于反应的严重程度。①1级：密切监督下持续缓慢滴注；②2级：持续缓慢滴注及立即采取对症措施治疗；③3级和4级：立即停止滴注，积极对症治疗同时停止本品的进一步治疗。如患者出现轻中度输液相关反应，应减慢本品的滴注速率，建议在此后的所有滴注过程均采用该调整后的速率。建议体能状况低下或伴有心肺疾病的患者应特别注意。

2. 一旦发生重度输液反应，应立即并永久停用本品，并进行紧急处理。症状可能发生在首次滴注期间及滴注结束后数小时或后续滴注中。可能的症状包括支气管痉挛、荨麻疹、血压升高或降低、意识丧失或休克。罕见心绞痛、心肌梗死或心搏骤停。

【常用制剂与规格】 西妥昔单抗注射液：每瓶 100mg/20ml。

曲妥珠单抗
Trastuzumab

【适应证】 主要用于人表皮生长因子受体-2 过度表达的转移性乳腺癌，以及已接受过 1 个或多个化疗方案的转移性乳腺癌、联合紫杉醇类药治疗未接受过化疗的转移性乳腺癌。

【用法用量】 静脉滴注。初次剂量一次 4mg/kg，90 分钟内滴入。维持剂量一次 2mg/kg，一周 1 次，如初次剂量可耐受，则维持剂量可于 30 分钟内滴毕。治疗持续到疾病进展为止。

【临床应用注意】

1. 禁用于儿童肌内注射和已知对曲妥珠单抗过敏或者对任何本品其他组分过敏的患者。

2. 与蒽环类药和环磷酰胺合用时心脏不良反应风险增加，治疗前应进行全面的基础心脏评价，治疗中应评估左室功能，若出现显著的左室功能减退应考虑停药；在灭菌注射用水中，苯甲醇作为防腐剂，它对新生儿和 3 岁以下的儿童有毒性。用于对苯甲醇过敏的患者，应用注射用水重新配制；不能使用 5% 葡萄糖注射液为溶剂，因其可使蛋白凝固，不可与其他药物混合输注。

3. 高血压、冠状动脉疾病、CHF、舒张功能不全、老年患者慎用曲妥珠单抗。

4. 应用前，必须对患者进行人表皮生长因子受体-2 基因筛查。

【常用制剂与规格】 注射用粉针剂：440mg。

帕妥珠单抗
Pertuzumab

【适应证】 ①早期乳腺癌：本品与曲妥珠单抗和化疗联合。用于 HER-2 阳性、局部晚期、炎性或早期乳腺癌患者（直径 >2cm 或淋巴结阳性）的新辅助治疗，作为早期乳腺癌整体治疗方案的一部分。用于具有高复发风险 HER-2 阳性早期乳腺癌患者的辅助治疗。②转移性乳腺癌：本品与曲妥珠单抗和多西他赛联合，适用于 HER-2 阳性、转移性或不可切除的局部复发性乳腺癌患者。针对转移性疾病，患者既往未接受过抗 HER-2 治疗或者化疗。

【用法用量】 （1）本品起始剂量为 840mg，静脉滴注 60 分钟，此后每 3 周给药 1 次，给药剂量为 420mg，每次滴注时间 30～60 分钟，输液后，建议观察 30～60 分钟。

（2）对早期乳腺癌患者，用于术前新辅助治疗时，建议患者接受 3～6 个周期的帕妥珠单抗治疗；用于术后辅助治疗时，本品应联合曲妥珠单抗持续用药 1 年（最多 18 个周期）或至疾病复发或发生无法耐受的毒性（以先发生者为准）。

（3）对转移性乳腺癌患者，本品与曲妥珠单抗和多西他赛联合使用，直至出现疾病进展或不可耐受的毒性。即使终止多西他赛治疗，帕妥珠单抗与曲妥珠单抗的治疗仍可继续。

（4）出现给药延迟或漏用时，当 2 次连续滴注时间间隔 <6 周，应尽早静脉滴注本品 420mg；当 2 次连续滴注时间间隔 ≥6 周，应重新给予 840mg 负荷剂量，按起始剂量方案治疗。

（5）不建议减量给药，如果停止曲妥珠单抗治疗，则本品亦应停用。

【临床应用注意】

1. 常规：本品 2～8℃ 避光贮存。

2. 基因相关本品只能用于 HER-2 阳性的乳腺癌患者，在接受帕妥珠单抗治疗前，应进行 HER-2 检测。

3. 不良反应相关：①应用本品首次治疗之前评估 LVEF，并在治疗期间予以定期评估，以确保 LVEF 在正常范围内。如果 LVEF 下降并未改善，或者在后续评估中进一步下降，应考虑停用本品。②首次滴注期间及之后 60 分钟内、后续滴注期间及之后 30 分钟内对患者进行密切观察。如果发生显著的输液反应，应减慢或中断滴注，并进行适当的药物治疗。对于有重度输液反应的患者应永久停药。③应密切观察患者的超敏反应，配备有治疗这些反应的药物和应急设备。妊娠及其他育龄女性（包括男性患者的伴侣）在本品联合曲妥珠单抗治疗期间和末次给药后 7 个月内应避孕。

【常用制剂与规格】 帕妥珠单抗注射液：每瓶 420mg（14ml）。

信迪利单抗
Sintilimab

【适应证】 ①本品适用于至少经过二线系统化疗的复发或难治性经典型霍奇金淋巴瘤的治疗。②信迪利单抗联合培美曲塞和铂类化疗，用于未经系统治疗的表皮生长因子受体（EGFR）基因突变阴性和间变性淋巴瘤激酶（ALK）阴性的晚期或复发性非鳞状细胞非小细胞肺癌的治疗。③信迪利单抗联合吉西他滨和铂类化疗，用于不可手术切除的晚期或复发性鳞状细胞非小细胞肺癌的一线治疗。④信迪利单抗联合贝伐珠单抗，用于既往未接受过系统治疗的不可切除或转移性肝细胞癌的一线治疗。⑤本品联合紫杉醇和顺铂或氟尿嘧啶和顺铂用于不可切除的局部晚期、复发或转移性食管癌的一线治疗。⑥本品联合化疗（奥沙利铂＋卡培他滨）一线治疗不可切除的局部晚期、复发性或转移性胃或食管交界处癌（G/GET）。

【用法用量】

（1）成人静脉滴注 200mg，每 3 周给药 1 次，直至出现疾病进展或产生不可耐受的毒性。根据个体患者的安全性和耐受性，可能需要暂停给药或永久停药。不建议增加或减少剂量。

（2）尚无本品在 18 岁以下儿童及青少年中的安全性和有效性数据。轻度肝功能不全患者慎用本品，如需使用，无需进行剂量调整。轻度肾功能不全患者慎用本品，如需使用，无需进行剂量调整。

【临床应用注意】 接受本品治疗的患者可能发生免疫相关性不良反应，包括严重和致死病例。免疫相关性不良反应可发生在本品治疗期间和停药以后，可能累及多个组织器官。大部分免疫相关性不良反应是可逆的，并且可通过中断本品治疗、皮质类固醇治疗和（或）支持治疗来处理。整体而言，对于大部分 2 级、3 级以及某些特定的 4 级免疫相关性不良反应（如 4 级血淀粉酶和脂肪酶升高）需暂停给药。对于大部分 4 级和某些特定的 3 级免疫相关性不良反应（如 3 级肺炎、肝炎、肾上腺功能不全、心肌炎、脑炎等），需永久停药。对于 3 级、4 级和某些特定的 2 级免疫相关性不良反应，根据临床指征，给予一日 1～2mg/kg 泼尼松等效剂量及其他治疗，直至改善到≤1 级。皮质类固醇需至少 1 个月逐渐减量直至停药。如果不良反应在皮质类固醇治疗后继续恶化或无改善，则应增加非皮质类固醇类的免疫抑制剂治疗。

【常用制剂与规格】 注射液：每瓶 100mg（10ml）。

贝伐珠单抗
Bevacizumab

【适应证】 主要用于转移性结直肠癌和晚期、转移性或复发性非小细胞肺癌。

【用法用量】 静脉滴注。

（1）转移性结直肠癌（mCRC）推荐剂量为：联合化疗方案时，5mg/kg，每 2 周给药 1 次，或 7.5mg/kg，每隔 3 周给药 1 次。

（2）晚期、转移性或复发性非小细胞肺癌（NSCLC）联合以铂类为基础的化疗最多 6 个周期，随后给予贝伐珠单抗单药治疗，直至疾病进展或出现不可耐受的毒性，贝伐珠单抗推荐剂量为 15mg/kg，每隔 3 周给药 1 次。

首次静脉滴注时间需持续 90 分钟，如第一次滴注时的耐受性良好，则第二次滴注时间可缩短为 60 分钟，如患者对 60 分钟滴注也具有良好的耐受性，则以后的滴注时间缩短为 30 分钟。

【临床应用注意】

1. 有严重出血或者近期曾有咯血、肿瘤侵犯大血管的患者则禁止使用。

2. 出现肠道穿孔（胃肠道穿孔、胃肠道瘘形成、腹腔脓肿）、涉及到内脏瘘形成、需要干预治疗的伤口裂开以及伤口愈合并发症、重度出血、重度动脉血栓事件、危及生命的静脉血栓栓塞事件包括肺栓塞、高血压危象或高血压脑病、可逆性后部白质脑病综合征（RPLS）、肾病综合征等情况，需要停止使用贝伐珠单抗；择期手术前至少 4 周、药物控制不良的重度高血压、中度到重度的蛋白尿需要进一步评估、重度输液反应等需要暂停使用贝伐珠单抗。

【常用制剂与规格】 注射液：4ml：100mg；16ml：400mg。

恩美曲妥珠单抗
Trastuzumab Emtansine

【适应证】 ①早期乳腺癌：本品单药适用于接受了紫杉醇类联合曲妥珠单抗为基础的新辅助治疗后仍残存侵袭性病灶的 HER－2 阳性早期乳腺癌患者的辅助治疗。②晚期乳腺癌：本品单药适用于接受了紫杉烷类和曲妥珠单抗治疗的 HER－2 阳性、不可切除局部晚期或转移性乳腺癌患者。患者应具备以下任一情形：既往接受过针对局部晚期或转移性乳腺癌的治疗，或在辅助治疗期间或完成辅助治疗后 6 个月内出现疾病复发。

【用法用量】 本品推荐剂量为 3.6mg/kg，静脉输注，每 3 周 1 次（21 日为 1 个疗程）。治疗持续时间：早期乳腺癌患者应接受共 14 个疗程的治疗，除非疾病复发或出现无法控制的毒性。晚期乳腺癌患者应持续接受治疗，直至疾病进展或出现无法控制的毒性。

【临床应用注意】 用本品可能发生外渗反应，通常出现在输注 24 小时内。因此，给药期间密切观察是否出现红斑、触痛、皮肤刺激、疼痛或肿胀。本品可能导致左心室功能障碍。在本品治疗开始前应进行标准心脏功能检查，并在治疗期间定期进行复查。如果出现左心功能不全，应延迟给药或根据需要终止治疗

【常用制剂与规格】 注射用恩美曲妥珠单抗：100mg/瓶；160mg/瓶。

吉非替尼
Gefitinib

【适应证】 主要用于表皮生长因子受体（EGFR）基因具有敏感突变的局部晚期或转移性非小细胞癌（NSCLC）患者的一线治疗和既往接受过化学治疗的局部晚期或转移性非小细胞癌。

【用法用量】 口服：①一次 250mg，一日 1 次，空腹或与食物同服。②无需因下述情况不同调整给药剂量：年龄、体重、性别、种族，肾功能、因肝转移而引起的中至重度肝功能损害。③剂量调整：当患者出现不能耐受的腹泻或皮肤不良反应时，可通过短期暂停治疗（最多 14 日）解决，随后恢复一日 250mg 的剂量。

【临床应用注意】

1. 不推荐用于儿童或青少年。

2. 注意事项定期监测肝功能，AST 及 ALT 轻、中度升高者慎用，严重升高者停药；接受本品治疗者，偶可发生急性间质性肺炎，极少部分患者可死亡，对伴有先天性肺纤维化、间质性肺炎、肺尘病、放射性肺炎、药物诱发性肺炎者出现这种情况时死亡率增加。

3. 服用华法林的患者应定期监测凝血酶原时间或 INR 的改变；吉非替尼能显著且持续升高胃液 pH 的药物有可能会降低吉非替尼的血药浓度，从而降低吉非替尼的疗效；与长春瑞滨合用，可加剧长春瑞滨的白细胞计数减少。

【常用制剂与规格】 片剂：250mg。

厄洛替尼
Erlotinib

【适应证】 主要用于表皮生长因子受体（EGFR）基因具有敏感突变的局部晚期或转移性非小细胞肺癌（NSCLC）患者的治疗，包括一线治疗、维持治疗和既往接受过至少一次化疗进展后的二线及以上治疗。

【用法用量】 口服：①成人：一次 150mg，一日 1 次，餐前 1 小时或餐后 2 小时服用。②儿童：未在 18 岁以下患者中确立厄洛替尼获批适应证的有效性和安全性。

【临床应用注意】

1. 与葡萄柚汁同服时应考虑减量。

2. 同服华法林或其他双香豆素类抗凝药的患者应定期监测凝血酶原时间。CYP3A4 抑制剂会使其暴露增加，同时 CYP3A4 诱导剂也应避免使用，若使用时可考虑增加厄洛替尼剂量。厄洛替尼应慎用于肝脏功能损伤的患者。

【常用制剂与规格】 片剂：100mg；150mg。

索拉非尼
Sorafenib

【适应证】 ①治疗不能手术的晚期肾细胞

癌。②治疗无法手术或远处转移的肝细胞癌。③治疗局部复发或转移的进展性的放射性碘难治性分化型甲状腺癌。

【用法用量】　推荐剂量　推荐服用索拉非尼的剂量为每次 0.4g（2×0.2g），一日 2 次，空腹或伴低脂、中脂饮食服用。

【临床应用注意】　育龄女性在治疗期间应注意避孕。应告知育龄女性患者，基于索拉非尼对多种激酶抑制的机制和动物实验中索拉非尼明显低于临床剂量暴露时出现的多种不良反应，从而推测妊娠期女性服用索拉非尼会危害胎儿。妊娠期应尽量避免应用索拉非尼。只有在治疗收益超过对胎儿产生的可能危害时，才能应用于妊娠女性。

【常用制剂与规格】　甲苯磺酸索拉非尼片：0.2g。

舒尼替尼
Sunitinib

【适应证】　不能手术的晚期肾细胞癌。②甲磺酸伊马替尼治疗失败或不能耐受的胃肠间质瘤。③不可切除的，转移性高分化进展期胰腺神经内分泌瘤成年患者。

【用法用量】　本品治疗胃肠间质瘤和晚期肾细胞癌的推荐剂量是 50mg，一日 1 次，口服，服 4 周，停药 2 周，直至疾病进展或出现不能耐受的毒性。对于胰腺神经内分泌瘤，本品推荐剂量为 37.5mg，口服，一日 1 次，直至疾病进展或出现不能耐受的毒性。对于胃肠间质瘤和转移性肾细胞癌，根据患者个体的安全性和耐受性，以 12.5mg 为梯度单位逐步调整剂量；每日最高剂量不超过 75mg，最低剂量为 25mg。对于胰腺神经内分泌瘤，根据患者个体的安全性和耐受性，以 12.5mg 为梯度单位逐步调整剂量；在Ⅲ期临床试验中使用的最大剂量为每日 50mg。

【临床应用注意】

1. 曾有报道出现严重肝毒性，甚至死亡；推荐进行肝功能监测；若发生 3～4 级肝毒性，应中断用药，直至病情缓解，若无法恢复应终止治疗。

2. 曾有报道出现心血管事件如心力衰竭、心肌病、心肌缺血、心肌梗死，部分为致死性。

若出现充血性心力衰竭的临床表现，应暂停用药。

3. 曾有报道出现甲状腺功能异常，所有患者在接受本品治疗时应密切监测甲状腺功能不全的症状和体征，包含甲状腺功能减退、甲状腺功能亢进和甲状腺炎，视情况开始或调整甲状腺功能异常的治疗。

【常用制剂与规格】　苹果酸舒尼替尼胶囊：12.5mg；25mg；37.5mg；50mg。

拉帕替尼
Lapatinib

【适应证】　对于联合卡培他滨治疗生长因子受体-2（HER-2）过度表达的，既往接受过化疗（包括蒽环类药、紫杉类、曲妥珠单抗）的晚期或转移性乳腺癌。

【用法用量】　推荐剂量为 1250mg，一日 1 次，第 1～21 日服用，与卡培他滨联用，一日 2000mg，第 1～14 日分 2 次服用。

【临床应用注意】　已有 Q-T 间期延长的报道；下列诱因使发病风险增加：低钾血症、低镁血症、先天性长 Q-T 间期综合征、联用已知可延长 Q-T 间期的药物或累加高剂量蒽环类药物治疗。

【常用制剂与规格】　甲苯磺酸拉帕替尼片：250mg。

克唑替尼
Crizotinib

【适应证】　本品可用于间变性淋巴瘤激酶（ALK）阳性的局部晚期或转移性非小细胞肺癌（NSCLC）患者的治疗。用于 ROS1 阳性的晚期非小细胞肺癌（NSCLC）患者的治疗。

【用法用量】

（1）①本品的推荐剂量为 250mg 口服，一日 2 次，与食物同服或不同服，直至疾病进展或患者无法耐受。②发生不良反应时推荐的剂量调整：第一次减少剂量：口服 200mg，一日 2 次；第二次减少剂量：口服 250mg，一日 1 次；如果一日 1 次口服 250mg 本品仍无法耐受，则永久停服。

（2）肝损伤：根据 NCI 的分类，对于轻度肝损害患者，无需调整本品起始剂量。对于中度肝损害患者，推荐的起始剂量为 200mg，一日2次。对于重度肝损害患者，推荐的起始剂量为250mg，一日1次。

（3）肾损伤：对轻度和中度肾损害的患者不需要进行起始剂量调整。在无需透析的严重肾损伤患者中，推荐本品的起始剂量为250mg，口服，一日1次。

（4）其他：与CYP3A强抑制剂合并使用时，应减少本品至250mg，口服，一日1次。

【临床应用注意】 ①本品的胶囊剂应整粒吞服。②若漏服一剂，则应补服漏服剂量的药物，除非距下次服药时间短于6小时。③如果在服药后呕吐，则在正常时间服用下一剂药物。④本品治疗过程中应避免食用西柚或西柚汁。

【常用制剂与规格】 克唑替尼胶囊：250mg；200mg。

伊马替尼
Imatinib

【适应证】 主要用于治疗慢性粒细胞白血病（CML）急变期、加速期或干扰素α治疗失败后的慢性期患者，以及不能手术切除或发生转移的恶性胃肠道间质肿瘤（GIST）患者。

【用法用量】 口服。

（1）对慢性粒细胞白血病急变期和加速期患者，甲磺酸伊马替尼的推荐剂量为一次600mg，一日1次，宜在进餐时服药，并饮一大杯水，只要有效，就应持续服用。

（2）对干扰素治疗失败的慢性期患者，以及不能手术切除或发生转移的恶性胃肠道间质肿瘤（GIST）患者，推荐剂量为400mg/d，一日1次，宜在进餐时服药，并饮一大杯水，只要有效，就应持续服用。

（3）如果血常规许可，没有严重药物不良反应，在下列情况下剂量可考虑从400mg/d增加到600mg/d，或从600mg/d增加到800mg/d（400mg，分2次服用）。疾病进展、治疗至少3个月后未能获得满意的血液学反应，已取得的血液学反应重新消失。

【临床应用注意】

1. 使用该药治疗前、治疗中，定期检查肝功能，肝功能损害者慎用；使用本品有1%～2%患者发生严重水潴留，应定期监测体重。

2. 避免与CYP3A4诱导剂合用；警惕与对乙酰氨基酚类药物联合使用；伊马替尼可增加经CYP3A4代谢的其他药物（如苯二氮䓬类、二氢吡啶、钙通道阻滞剂和其他HMG–CoA还原酶抑制剂等）的血浆浓度，当同时服用本药和治疗窗狭窄的CYP3A4底物（如环孢素、匹莫齐特）时应谨慎。

3. 轻、中度肝功能不全者推荐使用最小剂量为400mg/d。

【常用制剂与规格】 胶囊剂：0.1g。片剂：0.1g；0.4g。

第七节 其他抗肿瘤药物

除了上述抗肿瘤药物外，还有一些抗肿瘤药物，具有不同的抗肿瘤机制，例如蛋白酶抑制剂，细胞分化诱导剂等，本章将主要介绍细胞分化诱导剂。

一、药物分类

包括最早开始研究用于细胞分化诱导的极性化合物，如二甲基亚砜（DMSO）。目前研究最广泛，且在临床取得较好疗效的分化诱导剂——维甲酸类，属维生素A的天然及合成衍生物。我国在砷剂分化诱导治疗领域取得突出成绩，包括：亚砷酸（三氧化二砷）、硫化砷和氧化砷等。各种细胞因子：肿瘤坏死因子（TNF）、干扰素（INFα、INFβ、INFγ）。以及三尖杉酯碱、阿糖胞苷、放线菌素D等化疗药物。

二、药理作用与作用机制

促细胞分化剂又称细胞分化诱导剂，这类药物一般不杀伤肿瘤细胞，而是诱导肿瘤细胞分化为正常或接近正常的细胞，使肿瘤细胞出现类似正常细胞的表型，或恢复正常细胞的某些功能。其分子机制主要与端粒酶和转录因子有关。

三、临床用药评价
（一）作用特点

亚砷酸作用机制目前尚不十分清楚。在体外试验中，亚砷酸能够引起NB4人急性早幼粒细胞白血病细胞的形态学变化、DNA断裂和凋亡。同时也可以引起早幼粒细胞白血病/维A酸受体融合蛋白（PML/RAR-a）的损伤和退化。

维A酸为通过诱导、分化机制发挥抗白血病作用的首个药物。是维生素A的体内中间代谢产物，可能通过急性早幼粒细胞白血病（APL）特有APL/RARα融合基因（维A酸受体）的构型改变以影响其功能，从而重新启动APL细胞的分化，促使其逐渐成熟为正常的中性粒细胞。全反式维A酸与砷剂具有协同作用，联合用药增加白血病干细胞的清除，使APL的治愈率达到90%以上。已成为APL的一线治疗方案。

（二）药物相互作用

维A酸与其他维A酸类药物合用可增加不良反应的发生率及严重程度。与四环素类药合用可导致大脑假瘤。与光敏药物合用可加剧光敏反应。与西咪替丁、环孢素、地尔硫草、维拉帕米合用，可使血药浓度升高，毒性增加。

亚砷酸可引起Q-T间期延长和完全性房室传导阻滞，以及致命性尖端扭转型室性心动过速，因此用药期间不宜与延长Q-T间期药物（抗心律失常药、硫利达嗪）合用。不宜同时使用导致电解质异常的药物（如利尿剂或两性霉素B）。在本品的使用过程中，避免使用含硒药品及食用含硒食品。与可致肝毒性药物合用，增加肝毒性风险。

（三）典型不良反应和禁忌

1. 不良反应

（1）维A酸综合征：也称分化综合征。是维A酸诱导治疗APL时最严重的并发症。表现为呼吸困难、发热、体重增加超过5kg、低血压、急性肾功能衰竭、肺部浸润或胸膜心包积液等。

（2）中枢神经系统症状：发热、头痛、高颅压等。高颅压综合征又称假性脑瘤，是导致维A酸不耐受的主要原因，可发生于治疗的任何阶段，大多数患者停药后症状消失。

（3）儿童发病率高于成人。临床表现为头痛、呕吐。皮肤、口唇及眼部干燥、脱屑常见，偶见视力障碍及视神经乳头水肿。

2. 亚砷酸不良反应

（1）韦尼克脑病（WE），是由各种病因引起维生素B1缺乏而导致的以中枢神经系统损害为主要临床表现的急症。

（2）白细胞过多综合征，在缓解APL的过程中，部分患者出现外周血白细胞增多（为异常中幼粒细胞），此时可出现类似维A酸综合征的表现。因白细胞过多引起DIC或加重DIC、纤溶亢进、脑血管栓塞引起脑出血、肺血管栓塞导致呼吸窘迫综合征、浸润症状加重，如出现视力下降、骨关节疼痛及尿酸肾病。

（3）多发性神经炎和多发性神经根炎症状。患者四肢疼痛、麻木，感觉由过敏或异常发展到痛、温、触觉的迟钝、消失，甚至感觉性共济失调。体液潴留；肾功能损伤；心悸、胸闷、心电图变化；胃肠道反应；皮肤干燥、红斑或色素沉着；肝肾功能损害。

3. 禁忌

（1）维A酸禁忌：本品存在致畸性，妊娠期女性禁用。哺乳期女性禁用，或停止哺乳。严重肝肾功能损害者禁用。

（2）亚砷酸禁忌：砷剂过敏者、严重肝肾功能不全者、长期接触砷剂或砷中毒者、妊娠期女性、哺乳期女性禁用。

四、代表药品

维A酸
Tretinoin

【适应证】 急性早幼粒细胞白血病（APL）的诱导缓解治疗，也可用于维持治疗。

【用法用量】 口服：按体表面积一日45mg/m²，一日最高总量不超过0.12g，分2~4次服用，疗程为4~8周。根据治疗反应调整用量。待完全缓解后，还应给予标准化治疗。

【临床应用注意】 ①过量应用可致儿童骨结构发育异常、骨骺融合过早，故儿童应慎用。②糖尿病、高脂血症及肝肾功能明显异常者应慎用及严格定时监测有关血液生化指标。③治疗血白细胞计数>10×10⁹/L的APL者应与蒽环类药物联合应用。治疗过程中血白细胞明显升高者，应及时加用化疗。④疗程中出现维A酸综合征者，应立即停用本品，并加用剂量较大的地塞米松及其他对症处理。

【常用制剂与规格】 维A酸片：5mg；10mg；20mg。

亚砷酸
Arsenious Acid

【适应证】　适用于急性早幼粒细胞性白血病、晚期原发性肝癌。

【用法用量】

（1）成人：①治疗白血病：一次 10mg（或 7mg/m²），一日 1 次，用 5% 萄糖注射液或 0.9% 氯化钠注射液 500ml 稀释后静脉滴注 3～4 小时。4 周为 1 个疗程，间歇 1～2 周，也可连续用药。②原发性肝癌晚期：一次 7～8mg/m²，一日 1 次，用 5% 葡萄糖注射液或氯化钠注射液 500ml 稀释后滴注 3～4 小时。2 周为 1 个疗程，间歇 1～2 周后进行下一个疗程。

（2）儿童：静脉滴注。APL：0.16mg/kg，用法同成人。

【临床应用注意】　三氧化二砷本品为医疗用毒性药品，请在专科医生指导下观察使用。本品可能诱发韦尼克脑病。应仔细监测患者，一旦观察到意识障碍、共济失调、眼动障碍等症状，应检查患者的维生素 B₁ 水平并进行磁共振成像诊断，同时采取维生素 B₁ 治疗以及停药等适宜措施。

（1）以下患者应慎用　心电图严重异常（Q-T 间期延长、尖端扭转型室速或 APL 分化综合征）或已有心血管疾病者（特别是心力衰竭、高血压和心脏传导功能异常）；肝肾功能不全者；糖尿病患者；周围神经病患者；低钾血症、低镁血症或同时使用排钾利尿药患者。

（2）本品可引起致命性维 A 酸 - APL 分化综合征。

（3）遇未按规定用法用量用药而发生急性中毒者，可用二巯基丙磺酸钠类药物解救。

【常用制剂与规格】　亚砷酸氯化钠注射液：5ml∶5mg；10ml∶10mg。注射用三氧化二砷：5mg；10mg。

（谢铮铮　孙路路）

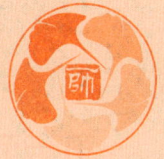

第十一章 调节水、电解质、酸碱平衡与营养用药

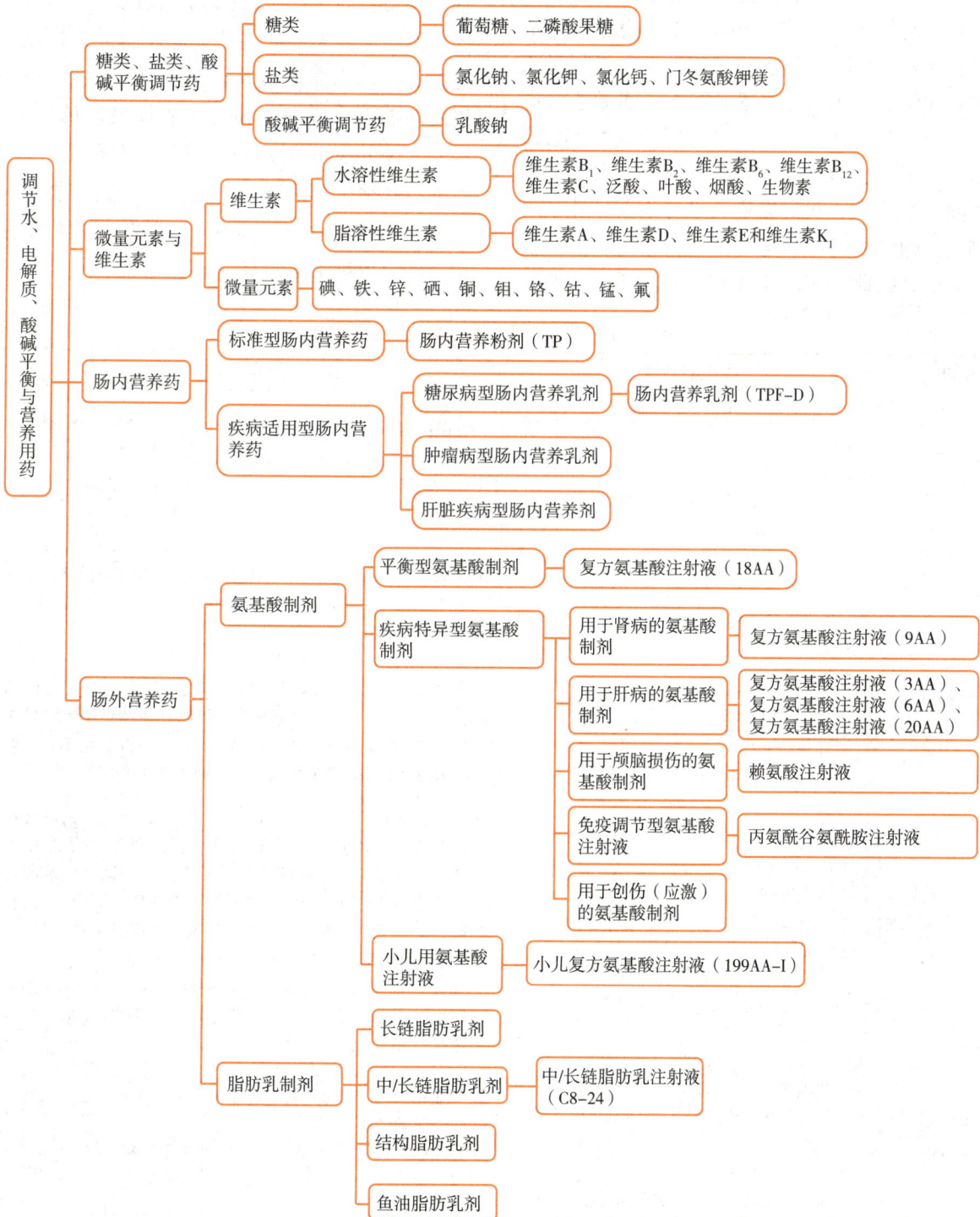

```
调                  糖类、盐类、酸    ┌─ 糖类 ────────── 葡萄糖、二磷酸果糖
节                  碱平衡调节药     ├─ 盐类 ────────── 氯化钠、氯化钾、氯化钙、门冬氨酸钾镁
水                                  └─ 酸碱平衡调节药 ── 乳酸钠
、
电                  微量元素与      ┌─ 维生素 ┌─ 水溶性维生素 ── 维生素B₁、维生素B₂、维生素B₆、维生素B₁₂、
解                  维生素          │         │                   维生素C、泛酸、叶酸、烟酸、生物素
质                                 │         └─ 脂溶性维生素 ── 维生素A、维生素D、维生素E和维生素K₁
、                                 └─ 微量元素 ── 碘、铁、锌、硒、铜、钼、铬、钴、锰、氟
酸
碱                  肠内营养药      ┌─ 标准型肠内营养药 ── 肠内营养粉剂（TP）
平                                 │                   ┌─ 糖尿病型肠内营养乳剂 ── 肠内营养乳剂（TPF-D）
衡                                 └─ 疾病适用型肠内营 ├─ 肿瘤病型肠内营养乳剂
与                                    养药            └─ 肝脏疾病型肠内营养剂
营
养                  肠外营养药
用
药
```

糖类、盐类、酸碱平衡调节药
- 糖类 —— 葡萄糖、二磷酸果糖
- 盐类 —— 氯化钠、氯化钾、氯化钙、门冬氨酸钾镁
- 酸碱平衡调节药 —— 乳酸钠

微量元素与维生素
- 维生素
  - 水溶性维生素 —— 维生素B_1、维生素B_2、维生素B_6、维生素B_{12}、维生素C、泛酸、叶酸、烟酸、生物素
  - 脂溶性维生素 —— 维生素A、维生素D、维生素E和维生素K_1
- 微量元素 —— 碘、铁、锌、硒、铜、钼、铬、钴、锰、氟

肠内营养药
- 标准型肠内营养药 —— 肠内营养粉剂（TP）
- 疾病适用型肠内营养药
  - 糖尿病型肠内营养乳剂 —— 肠内营养乳剂（TPF-D）
  - 肿瘤病型肠内营养乳剂
  - 肝脏疾病型肠内营养剂

肠外营养药
- 氨基酸制剂
  - 平衡型氨基酸制剂 —— 复方氨基酸注射液（18AA）
  - 疾病特异型氨基酸制剂
    - 用于肾病的氨基酸制剂 —— 复方氨基酸注射液（9AA）
    - 用于肝病的氨基酸制剂 —— 复方氨基酸注射液（3AA）、复方氨基酸注射液（6AA）、复方氨基酸注射液（20AA）
    - 用于颅脑损伤的氨基酸制剂 —— 赖氨酸注射液
    - 免疫调节型氨基酸注射液 —— 丙氨酰谷氨酰胺注射液
    - 用于创伤（应激）的氨基酸制剂
  - 小儿用氨基酸注射液 —— 小儿复方氨基酸注射液（199AA-I）
- 脂肪乳制剂
  - 长链脂肪乳剂
  - 中/长链脂肪乳剂 —— 中/长链脂肪乳注射液（C8-24）
  - 结构脂肪乳剂
  - 鱼油脂肪乳剂

第一节 糖类、盐类、酸碱平衡调节药

水、电解质、酸碱平衡是维持人体内环境恒定，保证细胞正常代谢和维持各种脏器正常生理功能所必需的。正常人体通过神经、代谢和内分泌等系统的调节作用，维持着血容量、渗透压、电解质、酸碱度的正常范围（动态平衡），但受疾病、创伤、感染、物理化学因素或药物影响，可以出现上述平衡失调，当超过人体的代偿能力或人体缺乏代偿时，可致水、电解质、酸碱平衡紊乱，严重时可危及生命，应给予及时纠正或调整。水、电解质、酸碱平衡之间关系复杂，机制多样，且可不断转化，可同时多种失衡并存，也可由一种失衡发展为多种失衡，因此，应用调节水、电解质、酸碱平衡药，首先应明确平衡失衡的类型、程度和表现，再决定用药的种类、剂量和给药速度，同时针对原发疾病积极进行治疗。

第一亚类 糖类

葡萄糖是循环中重要的碳水化合物能源，可被机体大部分细胞利用。虽然在应激情况下葡萄糖的转换率增加，但氧化代谢率并不以相同比例增加。大量葡萄糖负荷可能导致过度喂养，造成体内脂肪转化增多而在肝脏内堆积，引发脂肪肝、肝功能损害与胆汁淤积的原因。因此，肠外营养须强调双能量来源的重要性，即能量必须由糖和脂肪一起提供，脂肪供能应占非蛋白热卡 $30\% \sim 50\%$。不同浓度葡萄糖注射液的应用对比见表 11 - 1。

表 11 - 1 不同浓度葡萄糖注射液的应用对比

浓度	主要适应证	用法用量
5% 葡萄糖注射液	①等渗性失水：用于各种原因引起的大量体液丢失（如呕吐、腹泻等） ②药物稀释剂 ③供配制 GIK（极化液）液用 ④饥饿性酮症	①饥饿性酮症：轻者口服，严重者应用 5%～25% 葡萄糖注射液静脉滴注，每日 100g 葡萄糖可基本控制病情 ②失水：等渗性失水给予 5% 葡萄糖注射液静脉滴注
10% 葡萄糖注射液	①补充能量和体液：用于各种原因引起的进食不足或不进食 ②高钾血症 ③饥饿性酮症	①补充热能：患者因某些原因进食减少或不能进食时，一般可给予 10%～25% 葡萄糖注射液静脉注射，同时补充体液。葡萄糖用量根据所需热能计算 ②饥饿性酮症：同 5% 葡萄糖 ③高钾血症：应用 10%～25% 注射液，每 2～4g 葡萄糖加 1 单位短效或超短效胰岛素输注，可降低血清钾浓度。但此疗法仅使细胞外钾离子进入细胞内，体内总钾含量不变。如不采取排钾措施，仍有再次出现高钾血症的可能
25% 葡萄糖注射液	①补充能量和体液 ②饥饿性酮症 ③高钾血症 ④全静脉营养疗法 ⑤降低眼压及因颅压增加引起的各种病症如脑出血、颅骨骨折、尿毒症等	①全静脉营养疗法：葡萄糖是此疗法最重要的能量供给物质。在非蛋白质热能中，葡萄糖与脂肪供给热量之比为 2：1。具体用量依据临床热量需要而定。根据补液量的需要，葡萄糖可配制为 25%～50% 的不同浓度，必要时加入胰岛素。由于正常应用高渗葡萄糖溶液，对静脉刺激性较大，并需输注脂肪乳剂，故一般选用中心静脉滴注 ②降低眼压及因颅压增加引起的各种病症：25%～50% 溶液静脉注射，因其高渗压作用，可将组织（特别是脑组织）内液体吸引进入血液内由肾排出
50% 葡萄糖注射液	①低血糖 ②配制腹膜透析液，用于调节腹膜透析液的渗透压 ③全静脉营养疗法 ④降低眼压及因颅压增加引起的各种病症	①低血糖：轻者口服，重者可先给予 50% 葡萄糖注射液 20～40ml，静脉注射 ②配制腹膜透析液时可用 50% 葡萄糖注射液，每 20ml 可使 1L 渗透液渗透压提高 55mOsm/（kg·H_2O）

代表药品

葡萄糖
Glucose

【药理作用与作用机制】 葡萄糖是人体主要的热量来源之一，每 1g 葡萄糖可产生 4 大卡（16.7kJ）热能，故被用来补充热量。治疗低糖血。当葡萄糖和胰岛素一起静脉滴注，糖原的合成需钾离子参与，从而钾离子进入细胞内，使血钾浓度下降，故被用来治疗高钾血症。高渗葡萄糖注射液快速静脉推注有组织脱水作用，可用作组织脱水剂。另外，葡萄糖是维持和调节腹膜透析液渗透压的主要物质。

【适应证】 用于补充能量和体液、高钾血症、饥饿性酮症，高渗透压注射液作为组织脱水剂，配制腹膜透析液，注射药品的溶剂。

【用法用量】 静脉注射或滴注：①用于补充热能，患者因某些原因进食减少或不能进食时，应根据所需热能计算葡萄糖用量，一般可给予 10%～25% 葡萄糖注射液静脉滴注，并同时补充体液。②用于静脉营养治疗时，在非蛋白质热能中，葡萄糖供能＞脂肪供能，必要时每 5～10g 葡萄糖加入胰岛素 1U。③用于低血糖，轻者口服，严重者可予以 50% 葡萄糖静脉注射，用量依据病情而定；用于饥饿性酮症，轻者口服，严重者可予 10%～25% 注射液滴注，一日 100g 葡萄糖即可控制病情。④用于高钾血症，应用 5%～25% 注射液滴注，每 2～4g 葡萄糖加入胰岛素 1U，于 3～4 小时滴毕。⑤用于组织脱水，应用高渗透压的 25%～50% 注射液滴注，常与 20% 甘露醇注射液联合应用。⑥用于降低眼内压，一般采用 50% 注射液 20～40ml，快速静脉注射。

【临床应用注意】

1. 注意倾倒综合征及低血糖反应（胃大部分切除患者作口服糖耐量试验时易出现，应改为静脉葡萄糖试验）。

2. 应用高渗葡萄糖注射液时选用大静脉滴注。

3. 妊娠期及哺乳期女性用药：分娩时注射过多葡萄糖，可刺激胎儿胰岛素分泌，发生产后婴儿低血糖。

4. 儿童及老年患者补液过快、过多，可致心悸、心律失常，甚至急性左心衰竭。

5. 水肿及严重心肾功能不全、肝硬化腹水者，易致水潴留，应控制输注量，心功能不全者尤其应该控制滴速。

6. 长期单纯补充葡萄糖时易出现低钾血症、低钠血症及低磷血症。

7. 原有心功能不全者补液过快可致心悸、心律失常，甚至急性左心衰竭。

8. 1 型糖尿病患者应用高浓度葡萄糖时偶有发生高钾血症。

【禁忌】 葡萄糖对糖尿病酮症酸中毒未控制者、葡萄糖 - 半乳糖吸收不良者（避免口服）、高血糖非酮症性高渗状态者禁用。

【药物相互作用】 葡萄糖可诱发或加重强心苷类（地高辛、洋地黄、洋地黄毒苷及毛花苷丙等）中毒。机制是由于大量的葡萄糖进入体内后，暂时不能被利用的葡萄糖合成糖原储存，合成糖原时需要消耗钾，大量钾进入细胞内可致血钾降低，从而诱发或增强地高辛的毒性。故在应用地高辛或其他强心苷期间，输入葡萄糖（特别是大剂量葡萄糖）时应注意同时补钾。

【常用制剂与规格】 注射液：10ml：0.5g；20ml：1g；500ml：25g；500ml：50g；500ml：125g；20ml：10g；100ml：50g；250ml：125g。

第二亚类 盐类

水、电解质基本需要量是维持生命所必需。人体的水分来源可分为两部分，大部分为直接通过食物补充的水（包括液态水和食物所含的水分），另有一小部分为内生水，及体内营养物代谢后产生的水分，根据人体每天的水消耗与内生水差值，可估算出成人人体水分生理需要量约 2000～2500ml。电解质生理需要量可参考膳食推荐量。但是，除了生理需要量，临床患者往往存在各种因素导致水、电解质额外丢失，因此，无论肠内或肠外营养支持患者，都需要监测出入液量、水肿或脱水症状体征、血电解质水平等，并及时调整补充剂量，根据病情，选择肠内或肠外途径补充。需要指出，大多数肠内营养制剂中矿物质、电解质及微量营养素浓度的设计依据是每日摄入约2000ml可满足每日营养素需要量。如果只能达到需要量的50%或更少，电解质、矿物质或微量元素的摄入量就相应减少而不足，此时尤其需要注意。不同浓度氯化钠注射液的应用对比见表11-2。

代表药品

氯化钠
Sodium Chloride

【药理作用与作用机制】

氯化钠是一种电解质补充药物。钠和氯是机体重要的电解质，主要存在于细胞外液，对维持正常的血液和细胞外液的容量和渗透压起

表11-2　不同浓度氯化钠注射液的应用对比

浓度	适应证	用法用量	注意事项
0.1%～1%氯化钠	中暑补充盐水	暑天高温下劳动，大量出汗，丢失氯化钠量较多，常引起"中暑"，可在饮用水中加以0.1%～1%的氯化钠，或将含盐清凉片溶于开水内饮用	—
0.9%氯化钠	1. 各种原因所致的失水，包括等渗性和高渗性失水 2. 高渗性非酮症糖尿病昏迷，应用等渗或低渗氯化钠可纠正失水和高渗状态 3. 低氯性代谢性碱中毒 4. 外用生理盐水冲洗眼部、洗涤伤口等 5. 还用于产科的水囊引产 6. 药物溶剂或稀释剂	1. 高渗性失水：高渗性失水时患者脑细胞和脑脊液渗透浓度升高，若治疗使血浆和细胞外液钠浓度和渗透浓度过快下降，可致脑水肿。故一般认为，在治疗开始的48小时内，血浆Na^+浓度每小时下降不超过0.5mmol/L。若患者存在休克，应先予氯化钠注射液，并酌情补充胶体，待休克纠正，血钠>155mmol/L，血浆渗透浓度>350mOsm/L，可予0.6%低渗氯化钠注射液。待血浆渗透浓度<330mOsm/L，改用0.9%氯化钠注射液 2. 等渗性失水：原则给予等渗溶液，如0.9%氯化钠注射液或复方氯化钠注射液，但上述溶液的Cl^-浓度明显高于血浆，单独大量使用可致高氯血症，故可将0.9%氯化钠注射液和1.25%碳酸氢钠或1.86%（1/6M）乳酸钠以7∶3的比例配制后补给。后者Cl^-浓度为107mmol/L，并可纠正代谢性酸中毒 3. 低氯性碱中毒：给予0.9%氯化钠注射液或复方氯化钠注射液（林格氏液）500～1000ml，以后根据碱中毒情况决定用量 4. 外用生理氯化钠溶液洗涤伤口、冲洗眼部	1. 慎用：①水肿性疾病，如肾病综合征、肝硬化、腹水、充血性心力衰竭、急性左心衰竭、脑水肿及特发性水肿等；②急性肾功能衰竭少尿期，慢性肾功能衰竭尿量减少而对利尿药反应不佳者；②高血压；④低钾血症；⑤老年人和小儿补液量和速度应严格控制 2. 根据临床需要，检查血清中钠、钾、氯离子浓度；血液中酸碱浓度平衡指标、肾功能及血压和心肺功能 3. 如遇变色、结晶、浑浊、异物应禁用
10%氯化钠	各种原因所致的水中毒及严重的低钠血症。本品能迅速提高细胞外液的渗透压，从而使细胞内液的水分移向细胞外。在增加细胞外液容量的同时，可提高细胞内液的渗透压	严重低渗性失水时，脑细胞内溶质减少以维持细胞容积。若治疗使血浆和细胞外液钠浓度和渗透浓度迅速回升，可致脑细胞损伤。一般认为，当血钠低120mmol/L时，治疗使血钠上升速度在每小时0.5mmol/L，不得超过每小时1.5mmol/L。当血钠低于120mmol/L或出现中枢神经系统症状时，可给予3%～5%氯化钠注射液缓慢滴注。一般要求在6小时内将血钠浓度提高至120mmol/L以上。参考补钠量为3%氯化钠1ml/kg，可提高血钠1mmol/L。〔补钠量（mmol）=〔142-实际血钠浓度（mmol/L）〕×体重（kg）×0.2〕待血钠回升至120～125mmol/L以上，可改用等渗溶液或等渗溶液中酌情加入高渗葡萄糖注射液或10%氯化钠注射液 用于慢性肾上腺皮质功能不全（艾迪生病）治疗过程中补充氯化钠，每日约10g	浓氯化钠不可直接静脉注射或滴注，应加入液体稀释后应用 其他同上

着非常重要的作用。正常血清 Na^+ 浓度为 135～145mmol/L，占血浆阳离子的92%，总渗透压的90%，故血浆钠量对渗透压起着决定性作用。正常血清 Cl^- 浓度为 98～106mmol/L，人体中钠、氯离子主要通过下丘脑、垂体后叶和肾脏进行调节，维持体液容量和渗透压的稳定。

【适应证】 用于各种原因所致的低渗性、等渗性和高渗性失水，高渗性非酮症糖尿病昏迷，低氯性代谢性碱中毒。用作部分注射液的溶剂。外用可冲洗眼部、伤口等。浓氯化钠主要用于各种原因所致的水中毒及严重的低钠血症。

【用法用量】 静脉滴注：用于高渗性失水：所需补液总量（L）=［血钠浓度（mmol/L）－142］/血钠浓度（mmol/L）×0.6×体重（kg），第1日补给半量，余量在以后2～3日内补给，并根据心肺肾功能酌情调节。在治疗开始的48h内，血 Na^+ 浓度每小时下降不超过0.5mmol/L。若患者存在休克，应先予氯化钠注射液，并酌情补充胶体，待休克纠正，血钠＞155mmol/L，血浆渗透浓度＞350mOsm/L，可予低渗氯化钠注射液。待血浆渗透浓度＜330mOsm/L，改用0.9%氯化钠注射液。用于等渗性失水，原则给予等渗溶液，但应注意防止高氯血症出现。用于低渗性失水，血钠低于120mmol/L或出现中枢神经系统症状时，给予3%～5%氯化钠注射液缓慢滴注，在6小时内将血钠浓度提高至120mmol/L以上。待血钠回升至120～125mmol/L以上，可改用等渗溶液或等渗溶液中酌情加入高渗葡萄糖注射液或10%氯化钠注射液。用于低氯性碱中毒，给予0.9%氯化钠注射液或复方氯化钠注射液（林格液）500～1000ml，以后根据碱中毒情况决定用量。

【临床应用注意】

1. 水肿性疾病，如肾病综合征、肝硬化、腹腔积液、充血性心力衰竭、急性左心衰竭、脑水肿及特发性水肿等慎用；急性肾衰竭少尿期，慢性肾衰竭尿量减少而对利尿剂反应不佳者、高血压、低钾血症者慎用。

2. 根据临床需要，检查血清中钠、钾、氯离子浓度；血液中酸碱浓度平衡指标，肾功能及血压和心肺功能。

3. 儿童及老年人的补液量和速度应严格控制。

4. 浓氯化钠不可直接静脉注射或滴注，应加入液体稀释后应用。

【常用制剂与规格】 注射液：50ml：0.45g；100ml：0.9g；250ml：2.25g；500ml：4.5g；1000ml：9g。浓注射液：10ml：1g。复方氯化钠注射液：100ml 含氯化钠0.85g、氯化钾0.03g、氯化钙0.003g。250ml；500ml；1000ml。乳酸钠林格注射液：500ml 内含氯化钠1.5g、氯化钾0.75g、氯化钙0.05g、乳酸钠1.55g。

氯化钾
Potassium Chloride

【药理作用与作用机制】 钾是细胞内的主要阳离子，其浓度为150～160mmol/L，而细胞外的主要阳离子是钠离子，血清钾浓度仅为3.5～5.0mmol/L。机体主要依靠细胞膜上的 Na^+,K^+－ATP酶来维持细胞内外的 K^+、Na^+ 浓度差。体内的酸碱平衡状态对钾代谢有影响，如酸中毒时 H^+ 进入细胞内，为了维持细胞内外的电位差，K^+ 释出到细胞外，引起或加重高钾血症。而代谢紊乱也会影响酸碱平衡，正常的细胞内外钾离子浓度及浓度差与细胞的某些功能有着密切的关系，如碳水化合物代谢、糖原贮存和蛋白质代谢、神经、肌肉包括心肌的兴奋性和传导性等。

【适应证】 用于防治低钾血症，治疗洋地黄中毒引起的频发性、多源性早搏或快速心律失常。

【临床应用注意】

1. 急性脱水、代谢性酸中毒伴有少尿时、慢性肾功能不全、家族性周期性麻痹（低钾性麻痹应给予补钾，但需鉴别高钾性或正常性周期麻痹）、肾前性少尿、传导阻滞性心律失常，尤其应用洋地黄类药物时慎用；大面积烧伤、肌肉创伤、严重感染、大手术后24h和严重溶血等可引起高钾血症情况、肾上腺性异常综合征伴盐皮质激素分泌不足、接受留钾利尿剂患者、胃肠道梗阻、慢性胃炎、溃疡病、食管狭窄、憩室、肠张力缺乏以及溃疡性结肠炎患者慎用。

2. 用药期间需作血钾、血镁、血钠、血钙、酸碱平衡指标、心电图、肾功能和尿量的监测。

3. 静脉补钾浓度一般不宜超过40mmol/L（0.3%），滴速不宜超过750mg/h（10mmol/h），否则可引起局部剧烈疼痛，且有导致心脏停搏的危险，在应用高浓度钾治疗体内缺钾引起的严重快速型、尖端扭转型室性心律失常时，应在心电图监护下给药。

4. 老年人肾脏清除钾功能下降，应用钾盐时较易发生高钾血症。

【用法用量】

（1）静脉滴注：①成人：将10%氯化钾注射液10～15ml加入5%葡萄糖注射液500ml中滴注（忌直接静脉滴注与推注）。一般补钾浓度不超过3.4g/L（45mmol/L），速度不超过0.75g/h（10mmol/h），一日补钾量为3～4.5g（40～60mmol）。用于体内缺钾引起严重快速室性异位心律失常时，钾盐浓度可升高至0.5%～1%，滴速可达1.5g/h（20mmol/h），补钾总量可达一日10g或以上。如病情危急，补钾浓度和速度可超过上述规定。但需严密动态观察血钾及心电图等，防止高钾血症发生。②儿童：一日按体重0.22g/kg（3.0mmol/kg）或按体表面积3.0g/m² 计算。

（2）口服：口服钾盐用于治疗轻型低钾血症或预防性用药。①成人：一次0.5～1g（6.7～13.4mmol），一日2～4次，餐后服用，一日最大剂量为6g（80mmol）。氯化钾缓释片不要嚼碎，应吞服。对口服片剂出现胃肠道反应者宜用溶液，稀释于冷开水或饮料中，分次服用。②儿童：宜用溶液，一日1～3g/m²（15～40mmol/m²）或0.075～0.22g/kg（1～3mmol/kg），稀释于冷开水或饮料中，分次服用。

【常用制剂与规格】 片剂：0.25g；0.5g。缓释片剂：0.5g。颗粒剂：1.6g（相当于钾0.524g）。口服液：100ml：10mg。注射液：10ml：1g；10ml：1.5g。

门冬氨酸钾镁
Potassium Magnesium Aspartate

【药理作用与作用机制】 门冬氨酸钾镁是门冬氨酸钾盐和镁盐的混合物，为电解质补充剂，镁和钾是细胞内的重要阳离子，在多种酶反应和肌肉收缩过程中扮演着重要角色，细胞内外钾离子、钙离子、钠离子、镁离子浓度的比例影响心肌收缩性。门冬氨酸是体内草酰乙酸的前体，在三羧酸循环中起重要作用。同时，

门冬氨酸也参加鸟氨酸循环，促进氨和二氧化碳的代谢，使之生成尿素，降低血中氨和二氧化碳的含量。门冬氨酸与细胞有很强的亲和力，可作为钾、镁离子进入细胞的载体，使钾离子重返细胞内，促进细胞除极化和细胞代谢，维持其正常功能；镁离子是生成糖原及高能磷酸酯不可缺少的物质，可增强门冬氨酸钾盐的治疗作用。

【适应证】 用于低钾血症、低钾及洋地黄中毒引起的心律失常，心肌代谢障碍所致的心绞痛、心肌梗死、心肌炎后遗症，慢性心功能不全，急性黄疸性肝炎、肝细胞功能不全和急、慢性肝炎的辅助治疗。

【用法用量】

（1）口服：一次1～2片或一次1支口服液，一日3次。

（2）静脉滴注：①用于低钾血症、低钾及洋地黄中毒引起的心律失常，一次10～20ml，一日1次，稀释于5%葡萄糖注射液50～100ml中缓慢滴注，4～6小时后有必要可重恢复1次；②用于心肌代谢障碍所致的心绞痛、心肌梗死、心肌炎后遗症，慢性心功能不全，成人一次10～20ml，一日1次；③用于急性黄疸性肝炎、肝细胞功能不全和其他急慢性肝病，成人一次10～20ml，一日1次，稀释于5%葡萄糖注射液250ml或500ml中缓慢滴注，或遵医嘱，儿童剂量酌减。

【临床应用注意】 ①不宜与留钾利尿剂合用。②妊娠及哺乳期女性慎用。③老年人肾脏清除能力下降，应慎用。④静滴速度过快可引起高钾血症和高镁血症、恶心、呕吐、血管疼痛、面部潮红、血压下降、偶见心率减慢。大剂量应用可能引起腹泻。⑤不可肌内或静脉注射。

【常用制剂与规格】 片剂：每片含钾36mg、镁11.8mg。口服液：10ml：钾103mg、镁34mg；5ml：钾103mg、镁34mg。注射液：10ml：钾114mg、镁42mg；20ml：钾228mg、镁82mg。

氯化钙
Calcium Chloride

【药理作用与作用机制】 本品为钙补充剂。钙离子可以维持神经-肌肉的正常兴奋性，促进神经末梢分泌乙酰胆碱。血清钙降低时可出现神经-肌肉兴奋性升高，发生抽搐，血钙过高则兴奋性降低，出现软弱无力等。钙离子能改善细胞

膜的通透性，增加毛细管的致密性，使渗出减少，起抗过敏作用。钙离子能促进骨骼与牙齿的钙化形成，高浓度钙与镁离子间存在竞争性拮抗作用，可用于镁中毒的解救；钙离子可与氟化物生成不溶性氟化钙，用于氟中毒的解救。

【适应证】①低钙血症、高钾血症、高镁血症以及钙通道阻滞剂中毒（心功能异常）。②血钙过低所引起手足抽搐、肠绞痛、输尿管绞痛。③解救镁盐中毒。④甲状旁腺功能亢进症术后的"骨饥饿综合征"。⑤过敏性疾病。⑥作为强心剂，用于心脏复苏。

【用法用量】

（1）静脉注射：①用于低钙血症，成人单剂量 500～1000mg；儿童常规剂量一次 25mg/kg，缓慢注射，最大单剂量 2000mg，依据临床反应和血钙水平，必要时 1～3 日后重复给药。②用于高镁血症，先给予一次 500mg，以后酌情重复用药，缓慢注射。③用于心脏复苏，一次 200～400mg，应注意避免注入心肌内；儿童一次 10mg/kg，间隔 10 分钟可重复用药。

（2）静脉滴注：①用于甲状旁腺功能亢进症术后的"骨饥饿综合征"，稀释于 0.9% 氯化钠或右旋糖酐注射液中，以 0.5mg/min（最大 2mg/min）滴速滴注；②用于心脏复苏，一次 500～1000mg，稀释后滴注。

【临床应用注意】

1. 脱水患者或低钾血症者等电解质紊乱时应先纠正低血钾，再纠正低钙，以免增加心肌应激性。

2. 静脉注射时患者出现不适、明显心电图异常，应立即停药，待心电图异常消失后再缓慢注射。

3. 根据临床需要，检查血清中钠、钾、钙、氯离子浓度，血液中酸碱浓度平衡指标，肾功能及血压和心肺功能。

4. 不推荐用于心搏骤停。

5. 氯化钙最好通过中心导管给予，周围静脉注射有可能导致动脉硬化或外渗。

6. 氯化钙有强烈的刺激性，不宜皮下或肌内注射，静脉注射时宜以 10%～25% 葡萄糖注射液稀释后缓慢注射，速度不宜超过 50mg/min，注射后应平卧，以免头晕；若注射时药液漏出

血管外，应立即停用，并应用氯化钠注射液作局部冲洗，局部给予氢化可的松、1% 利多卡因注射液注射，热敷或抬高患肢。

【常用制剂与规格】注射液：10ml：0.3g；10ml：0.5g；10ml：0.6g；20ml：1g。

第三亚类　酸碱平衡调节药

代表药品

乳酸钠
Sodium lactate

【适应证】用于代谢性酸中毒，碱化体液或尿液；用于高钾血症或普鲁卡因胺引起的心律失常伴有酸血症者。

【用法用量】静脉滴注：用于纠正酸中毒、高血钾伴酸中毒症，11.2% 注射液首剂一次 4～6ml/kg，或按二氧化碳结合力降低的情况计算，以结合力降低 1% 的容积所需注射液为 0.3ml/kg，一日 1～2 次。静脉滴注时以 80～240ml 稀释于 5% 葡萄糖注射液 500～2000ml（5 倍溶剂）中，使溶液成为 1.87% 的等渗液，成人滴速不宜超过 300ml/h。

【临床应用注意】

1. 注射液不可遗漏于血管外，否则可致剧痛、组织坏死。如有遗漏时，宜及时应用 0.5% 普鲁卡因注射液作局部封闭，乳酸钠的滴速不宜过快，不宜超过 300ml/h，以免发生碱中毒、低钾血症或低钙血症。

2. 一般情况不宜应用 0.9% 氯化钠注射液稀释，以免形成高渗溶液。

3. 在治疗高钾血症时，若患者存在有缓慢异位心律失常，尤其是 QRS 波增宽时，应在心电图监护下应用。

4. 嗜酒者可能发生乳酸性酸中毒，不宜应用本品纠正。

5. 用药过量可出现碱中毒、低血钾，宜及时纠正或酸化血液。

6. 糖尿病患者服用双胍类药，可阻碍肝脏对乳酸钠的利用，易引起乳酸中毒，应注意规避或慎用。

7. 肝功能不全者乳酸降解速度减慢，应慎用。

8. 水肿患者伴有钠潴留倾向时，高血压患

者可增高血压，有妊娠中毒症状者可能加剧水肿，升高血压，应予慎用。

9. 高血压、心肝肾功能不全者慎用；缺氧、酗酒、水杨酸中毒、糖尿病酮中毒者及老年人慎用。

【常用制剂与规格】　注射液：11.2%，20ml：2.24g；50ml：5.6g。

第二节　微量元素与维生素

营养素分为宏量营养素（包括蛋白质，脂类和碳水化合物）和微量营养素。微量营养素包括矿物质和维生素。矿物质包括常量元素和微量元素。

常量元素是指人体内含量大于体重0.01%的矿物质，包括钙、磷、钾、钠、镁、氯、硫等，占体重的4%～5%。钙、钾、钠和镁为金属元素，磷、氯和硫则为原子序数较小的非金属轻元素。按照在人体内含量多少排列，依次为钙、磷、钾、钠、硫、氯和镁。常量元素是人体组成的必需元素，几乎遍及身体各个部位，发挥着多种多样的作用。其主要生理功能是：①构成机体组织的重要组分，如骨骼和牙齿中的钙、磷、镁，蛋白质中的硫、磷等；②在细胞内外液中与蛋白质一起调节细胞膜的通透性、控制水分流动、维持正常渗透压和酸碱平衡；③维持神经和肌肉的正常兴奋性，如钾、钠、钙、镁等离子；④构成酶的成分或激活酶的活性，如氯离子激活唾液淀粉酶，镁离子激活磷酸转移酶等；⑤参与血液凝固过程，如钙离子。

人体中某些化学元素存在数量极少，甚至仅有痕量，但是人体内的生理活性物质，是人体有机结构中的必需成分，且必须通过食物摄入，当从饮食中摄入的量减少到某一低限值时，将导致某一种或某些重要的生理功能的损伤，称之为必需微量元素。必需微量元素分为3类，第一类为人体必需的微量元素，包括碘、铁、锌、硒、铜、钼、铬、钴8种；第二类为人体可能必需的微量元素，有锰、硅、镍、硼、钒5种；第三类是具有潜在毒性，但在低剂量时可能对人体具有必需功能的微量元素，包括氟、铅、镉、汞、砷等。充足的微量营养素摄入是机体葡萄糖、脂肪和蛋白质等主要营养素有效代谢和能量供应的前提保障。在各种疾病状态下，由于微量营养素摄入不足、吸收障碍以及创伤应激带来的消耗增加等，大多数需要营养治疗的患者都存在不同程度的微量营养素缺乏，导致疾病进展并影响临床结局。常见微量元素的生理功能、临床监测及注意事项见表11-3。

表11-3　常见微量元素的生理功能、临床监测及注意事项

元素名称	生理功能	临床监测	注意事项
铁	铁为构成血红蛋白，肌红蛋白，细胞色素及某些呼吸酶的组成成分，参与体内氧的转运和组织呼吸过程；铁与红细胞的形成和成熟有关，有利于维持正常的造血功能；参与调节酶活性、线粒体呼吸等一系列基本生化反应；催化β胡萝卜素转化为维生素A等	贫血和持续严重疲劳者、疑似铁缺乏和过载者均应检测血浆铁、转铁蛋白、转铁蛋白饱和度、铁蛋白、CRP、铁调素	若补充量超过基础剂量方可纠正铁缺乏，应单次静脉注射；经低铁调素水平证明铁缺乏的重症患者，应以羧基麦芽糖铁形式补充1g铁
锌	锌具有酶催化功能，维持蛋白结构功能和调节基因表达的功能。在人体发育，行为认知，创伤愈合，味觉和免疫调节等方面发挥重要作用	胃肠道和（或）皮肤过多丢失锌的患者；开始启动长期PN时应测定血浆锌；长期PN的患者应每6～12个月测定血浆锌。需要同时测定CRP和白蛋白水平	胃肠道丢失锌（瘘管、造口和腹泻）而接受PN的患者，每天通过静脉注射最多可补充12mg；严重烧伤（烧伤面积>20%）的患者可通过静脉注射锌30～35mg/d，持续2～3周；在获得性锌缺乏的情况下，可每天补充0.5～1.0mg/kg的锌（二价锌离子），连续口服3～4个月；肠病性肢端皮炎患者可终身补充3mg/kg的锌（二价锌离子）

元素名称	生理功能	临床监测	注意事项
硒	抗氧化作用；增强免疫作用；调节甲状腺素；排毒与解毒	所有可能接受 PN >2 周或即将开始 HPN 的患者应在开始时即测定血浆硒；并根据需要决定是否需要复测，并应同时测定 CRP 和白蛋白水平	血浆硒 < 0.4μmol/L（< 32μg/L）时应立刻予以补充，初始剂量为 100μg/d（肠内或静脉注射），剂量可能高达 400μg/d，持续至少 7 ~ 10d 后再复查
铜	铜参与铜蛋白和多种酶的构成，在人体内发挥多种重要生理功能：参与铁的代谢和红细胞生成；促进结缔组织形成；保护中枢神经系统的健康；参与黑色素形成及维护毛发正常结构；保护机体细胞免受超氧阴离子的损伤	减肥手术后或其他非十二指肠腹部手术后；病因不明的神经病变；严重烧伤者；连续 2 周以上的肾脏替代治疗；通过空肠造口管进行家庭肠内营养（HEN）的患者；长期接受 PN 者；以上患者应每 6 ~ 12 个月测定一次铜含量，同时需测定 CRP 以进一步明确铜水平	当血浆铜浓度 < 12μmol/L 且 CRP > 20mg/L 时，需补充铜；当血浆铜浓度 < 8mmol/L 伴或不伴 CRP 升高时，应予以补充。慢性疾病可首先考虑口服；严重铜缺乏时，应首选静脉补充，以 4 ~ 8mg/d 缓慢输注
碘	甲状腺利用碘合成甲状腺激素，碘的生理功能是通过甲状腺激素完成的。促进生长发育，参与脑发育，调节新陈代谢等	甲状腺疾病高发人群、碘缺乏症高发地区者、长期暴露于聚维酮（PVPeI）消毒者，应评估碘水平	碘缺乏时应通过口服或肠内途径补充（约 300 ~ 600μg/d），或通过肌内注射；在急性严重碘缺乏症中，可以通过静脉注射碘化钠溶液补充碘
钼	钼以多种钼金属酶发挥其生理功能。如黄嘌呤氧化酶催化次黄嘌呤转化为黄嘌呤，再转化为尿酸；醛氧化酶催化各种嘧啶、嘌呤、蝶呤及有关化合物的氧化，对体内有毒性的醛类具有解毒作用；亚硫酸盐氧化酶催化亚硫酸盐转化为硫酸盐	怀疑钼缺乏时才应测定血中钼、尿液中亚硫酸盐、次黄嘌呤、黄嘌呤和血浆尿酸的浓度	可用四硫代钼酸盐治疗肝豆状核变性（Wilson 病）中的铜超载
铬	可以增强胰岛素的作用，改糖耐量受损	重症患者存在胰岛素抵抗和高血糖时，可使用静脉注射铬尝试	根据胰岛素抵抗水平考虑存在铬缺乏时，可予以静脉途径补充铬（200 ~ 250μg/d，连用 2 周）；重症患者存在胰岛素抵抗，需要剂量为 3 ~ 20μg/h 的铬，静脉注射≤4d
钴	钴是维生素 B_{12} 的重要组成成分，体内钴主要以维生素 B_{12} 的形式发挥其生理作用	心肌病怀疑钴中毒时，可能需要测定钴	—
锰	锰在体内主要作为锰金属酶或锰激活酶发挥生理作用。锰金属酶中有保护线粒体膜的锰超氧化物歧化酶（Mn - SOD）；负责尿素合成的精氨酸酶；参与糖原异生作用的丙酮酸羧化酶等。更多的是锰激活酶，如在蛋白多糖合成和骨形成中极重要的木糖基转移酶和葡萄糖基转移酶，以及影响碳水化合物代谢的磷酸烯醇丙酮酸脱羧酶等。由此可见，锰在参与骨形成，氨基酸、胆固醇和碳水化合物代谢，维持脑功能以及神经递质的合成与代谢等诸多方面发挥重要作用	怀疑锰过量或中毒时，尤其是长期 PN（ > 30d； > 55μg/d）并出现肝功能受损或缺铁时，应当检测锰的含量，间隔至少 40d	当全血或血清中锰含量超过实验室正常参考范围上限 2 倍时，应予以处理；锰中毒可以通过将锰从 PN 混合物中去除、螯合疗法或缺铁时补充铁来治疗

续表

元素名称	生理功能	临床监测	注意事项
氟	氟是牙齿的重要成分，氟被牙釉质中的羟磷灰石吸附后，在牙齿表面形成一层坚硬的氟磷灰石保护层；氟参与骨盐形成，适量的氟有利于钙和磷的利用及在骨骼中的沉积，加速骨骼形成，对骨吸收起抑制作用	怀疑氟中毒时应进行血液检测	氟化物中毒时，应采取生命功能支持和电解质监测对症治疗；除控制过量氟暴露的来源外，尚无治疗氟骨症的方法

注：CRP 为 C - 反应蛋白；HPN 为家庭肠外营养；TTP 为血栓性血小板减少性紫癜；25 -（OH）D 为 25 - 羟维生素 D；EN 为肠内营养；PN 为肠外营养。

维生素根据溶解性不同分为脂溶性维生素和水溶性维生素两类。脂溶性维生素包括维生素 A、维生素 D、维生素 E 和维生素 K_1。水溶性维生素包括维生素 B_1、维生素 B_2、维生素 B_6、维生素 B_{12}、维生素 C、泛酸、叶酸、烟酸、胆碱、生物素等。

通常商品化的肠内营养制剂或特殊医学用途配方食品中均包含微量营养素，虽然不同产品中微量营养素的种类和含量有所不同，但临床上均可作为补充微量营养素的方法。若存在特定某种或某些微量营养素缺乏，可额外单独补充（包括肠内或肠外途径）。复合维生素片，用于预防和治疗因维生素与矿物质缺乏引起的各种疾病，通常含有钙、镁、铁、锌、硒、铜、钼、铬、锰及维生素 A、D、E、K 4 种脂溶性维生素和维生素 B_1、维生素 B_2、维生素 B_6、维生素 B_{12}、维生素 C、泛酸、叶酸、烟酸、生物素这 9 种水溶性维生素。维生素制剂可适当增加维生素 C、维生素 B_1、维生素 B_6、维生素 B_9（叶酸）含量；对于正在接受抗凝治疗的患者，应确定维生素 K 的适应证和剂量。

为了满足患者的营养需求，肠外营养制剂处方中应添加常规剂量的多种维生素和微量元素及电解质。注射用水溶性维生素组份包括维生素 C、维生素 B_1、B_2、B_3、B_5、B_6、B_7、B_9、B_{12} 共 9 种维生素。注射用脂溶性维生素组份包括维生素 A、D、E、K 4 种维生素。注射用多种维生素（12）是含有 9 种水溶性维生素（维生素 B_1、B_2、B_3、B_5、B_6、B_7、B_9、B_{12} 和维生素 C）和 3 种脂溶性维生素（维生素 A、D、E）的复方维生素制剂，因为不含有维生素 K，如有需要应单独补充。注射用多种维生素（13）是一种同时含有 9 种水溶性维生素（维生素 B_1、B_2、

B_3、B_5、B_6、B_7、B_9、B_{12} 和维生素 C）和 4 种脂溶性维生素（维生素 A、D、E、K）的复方维生素制剂，是采用专用的水溶性与脂溶性乳化技术合成冻干粉针置于同一瓶中。多种维生素（13）（10/3）制剂（水针或粉针）与注射用多种维生素（13）组份相同，但是维生素 B_7、B_9、B_{12} 单独置于 B 瓶，其他组份置于 A 瓶。多种微量元素注射液组份包括铬、铜、铁、锰、钼、硒、锌、氟、碘和钴共 10 种微量元素，多种微量元素注射液（Ⅱ）和多种微量元素注射液（Ⅲ）均包括铬、铜、铁、锰、钼、硒、锌、氟和碘共 9 种微量元素组份，但是有效成分含量不同，多种微量元素注射液（Ⅱ）适用于成人患者，多种微量元素注射液（Ⅲ）适用于成人和体重大于 15kg 的儿童。多种微量元素注射液一般为浓缩液复方制剂，渗透压高，酸性较强，需经稀释后方可使用。宜选择铜和锰含量较低、硒含量较高、渗透压较低的微量元素制剂，以减少临床不良事件。

对于几乎所有的维生素和微量元素，虽然国内外均有标准的实验室检测方法，但由于临床检测需求低、检测技术较为复杂和费用较高等原因，国内多数医疗机构特别是基层单位尚未常规开展全部微量元素的检测工作，对微量元素的合理应用产生一定负面影响。

一、药理作用及适应证

1. 水溶性维生素

（1）维生素 B_1：维生素 B_1 是糖类代谢时所必需的辅酶，缺乏时氧化受阻形成丙酮酸蓄积，影响能量代谢，可表现为维生素 B_1 缺乏症、多发性周围神经炎、感觉异常、神经痛、四肢乏力，甚至心功能不全等。维生素 B_1 能抑制胆碱

酯酶的活性，缺乏时胆碱酯酶活性增强，乙酰胆碱水解加速，致神经冲动传导障碍，影响胃肠、心肌功能。维生素 B_1 主要在十二指肠吸收。吸收不良综合征或饮酒过多能阻止吸收。适应证：①适用于维生素 B_1 缺乏的预防和治疗，如维生素 B_1 缺乏所致的维生素 B_1 缺乏症（脚气病）或 Wernicke 脑病。亦用于周围神经炎、消化不良等的辅助治疗。②胃肠道外营养或摄入不足引起的营养不良时维生素 B_1 的补充。③下列情况时维生素 B_1 的需要量增加：妊娠或哺乳期、甲状腺功能亢进症、烧伤、血液透析、长期慢性感染、发热、重体力劳动、吸收不良综合征伴肝胆系统疾病（肝功能损害、乙醇中毒伴肝硬化）、小肠疾病（乳糜泻、热带口炎性腹泻、局限性肠炎、持续腹泻、回肠切除）及胃切除后。④大量维生素 B_1 对下列遗传性酶缺陷病可改善症状：亚急性坏死性脑脊髓病（Leigh病）、支链氨基酸病（枫糖浆尿病）、乳酸性酸中毒和间歇性小脑共济失调。

（2）维生素 B_2：维生素 B_2 是体内黄酶类辅基的组成部分（黄酶在生物氧化还原中发挥递氢作用），当缺乏时可影响机体的生物氧化，使代谢发生障碍，其病变多表现为口、眼、外生殖器部位的炎症。用于防治口角炎、唇干裂、舌炎、阴囊炎、角膜血管化、结膜炎、脂溢性皮炎等维生素 B_2 缺乏症。

（3）维生素 B_6：维生素 B_6 具有两种衍生物（吡哆醛和吡哆胺），具有同等作用，在体内可以相互转化。维生素 B_6 在红细胞内转化为磷酸吡哆醛，后者作为人体不可缺乏的辅酶，可参与氨基酸、碳水化合物及脂肪的正常代谢。此外，维生素 B_6 还参与色氨酸将烟酸转化为5-羟色胺的反应，并可刺激白细胞的生长，是形成血红蛋白所需要的物质。适应证：①防治因大量或长期服用异烟肼等引起的周围神经炎。②可能减轻部分患者妊娠、抗癌药和放射治疗引起的恶心、呕吐。③可能有助于白细胞减少症。④局部涂搽治疗痤疮、酒渣鼻和脂溢性湿疹等。⑤与烟酰胺合用治疗糙皮病。⑥其他维生素 B_6 缺乏症患者。

（4）维生素 B_{12}：维生素 B_{12} 为一种含钴的红色化合物，需转化为甲基钴胺（甲钴胺）和辅酶 B_{12} 后才具有活性。缺乏时致 DNA 合成障碍而影响红细胞的成熟，引起巨幼细胞贫血。维生素 B_{12} 还间接参与了胸腺嘧啶脱氧核苷酸的合成。奇数碳脂肪酸和某些氨基酸氧化生成的甲基丙二酰辅酶 A 转变为琥珀酰辅酶 A，必须有甲基丙二酰辅酶 A 变位酶和辅酶 B_{12} 参与。当维生素 B_{12} 缺乏时，可导致甲基丙二酸排泄增加和脂肪酸代谢异常。如甲基丙二酸沉着于神经组织中，可使之变性。因此维生素 B_{12} 的缺乏，可导致甲硫氨酸和 S-腺苷甲硫氨酸合成障碍，这很可能是神经系统病变的原因之一。适应证：①主要用于治疗原发性或继发性内因子缺乏所致的巨幼细胞贫血，热带性或非热带性口炎性腹泻，肠道切除后及肠道寄生虫引起的维生素 B_{12} 吸收障碍。②神经系统疾病，如多发性神经炎、神经痛、神经萎缩等。③用于对维生素 B_{12} 需求增加的情况：妊娠期及哺乳期女性、长期素食者、吸收不良综合征、肝硬化及其他肝脏疾病、反复发作的溶血性贫血、甲状腺功能亢进、慢性感染、胰及肠道癌肿、严重肾病等。

（5）维生素 C：维生素 C 为抗体及胶原形成，组织修补（包括某些氧化还原作用），苯丙氨酸、酪氨酸、叶酸的代谢，铁、碳水化合物的利用，脂肪、蛋白质的合成，维持免疫功能，维持血管壁的完整性，促进非血红素铁吸收等所必需。在人体内，维生素 C 是高效抗氧化剂，用来减轻抗坏血酸过氧化物酶基底的氧化应力。有许多重要的生物合成过程中也需要维生素 C 参与作用。维生素 C 尚可减少毛细血管的通透性，减低毛细血管脆性，增加血管弹性，刺激骨髓造血功能，加速红细胞的生长。具有中和毒素，促进抗体生成，增强机体的解毒功能及对传染病的抵抗力。且有抗组胺作用及阻止致癌物质亚硝胺生成的作用。可用于防治坏血病、牙龈出血，也可用于各种急、慢性传染疾病及紫癜等的辅助治疗。维生素 C 可促进去铁胺对铁的螯合，使铁的排出加速，故可用于慢性铁中毒的治疗。

（6）烟酸：烟酸在体内转化为烟酰胺后，发挥药理作用，后者是辅酶Ⅰ和辅酶Ⅱ的组成部分，参与体内脂质代谢、组织呼吸的氧化过程和糖原分解的过程。烟酸还可降低辅酶 A 的利用；通过抑制极低密度脂蛋白的合成而影响胆固醇的合成，大剂量尚可降低血清胆固醇及甘油三酯的浓度，且有周围血管扩张作用。

烟酸缺乏与烟酰胺缺乏引起的症状相同，可影响细胞的正常呼吸和代谢而发生糙皮病。糙皮病的特点是具有以皮肤、胃肠道和中枢神经系统为主的体征和症状。烟酸类当用量超过作为维生素作用的剂量时，具有明显的调节血脂作用。可抑制极低密度脂蛋白分泌，减少低密度脂蛋白（LDL - ch）生成和升高高密度脂蛋白（HDL - ch），可用于高密度脂蛋白降低、载脂蛋白 A 升高和混合型血脂异常者。

烟酸具有强烈的扩张血管作用，开始服用或剂量增大后可致恶心、呕吐、腹泻、发热、瘙痒、皮肤干燥、面部潮红等；大剂量可引起血糖升高、尿酸增加、肝功能异常。为缓解由前列腺素介导的这一效应，可应用小剂量的缓释制剂，或服药前 30 分钟合用阿司匹林 300mg 可以减轻，或每日服用一次布洛芬 200mg。服用烟酸的患者，大约 1/5 的人会发生高尿酸血症，有时甚至可发展为痛风，如出现血尿酸水平升高，痛风性关节炎时应即停药；烟酸对严重痛风者禁用。

（7）叶酸：叶酸是物质代谢过程中催化"一碳单位"转移反应的辅酶组成成分，在叶酸还原酶的催化下，以还原型磷酸烟酰胺腺嘌呤二核苷酸（NADPH）为供氢体，经过还原反应，形成四氢叶酸。四氢叶酸在各种生物合成反应中，以四氢叶酸辅酶形式转移和利用"一碳单位"。许多重要物质如嘌呤、嘧啶、核苷酸等的合成过程中，必须有四氢叶酸作为"一碳单位"的供体来参与。同时，叶酸也是骨髓红细胞成熟和分裂所必需的物质，临床用于治疗巨幼细胞贫血、血小板减少症。

此外，同型半胱氨酸（Hcy）水平升高与高血压和妊娠期高血压疾病的发病机制密切相关，补充叶酸和维生素 B_{12} 能使 Hcy 下降超过 20%，进而使脑卒中风险显著下降 25%。因此对于伴 Hcy 升高（6.72 ± 2.43）μmol/L 的高血压者，需同时考虑控制血压和 Hcy 水平，单独降压对于患者所带来的获益是不充分的，应补充叶酸 400 ~ 800μg/d 和维生素 B_{12} 500μg/d。

叶酸可直接改善内皮细胞功能，对抗氧化，恢复一氧化氮合酶活性，发挥对高血压靶器官的保护作用。

2. 脂溶性维生素

（1）维生素 A：维生素 A 是一种较复杂的不饱和一元醇，包括维生素 A_1（视黄醇）和 A_2（3 - 脱氧视黄醇）。主要存在于动物肝、脂肪、乳汁、蛋黄内。食物中的维生素 A 含量用视黄醇当量（RE）表示，1 单位的维生素 A = 0.3μg 维生素 A = 0.3RE，凡能转化为视黄醇的类胡萝卜素（存在于有色蔬菜及黄色水果中，主要为 β - 胡萝卜素），都称为维生素 A 原，人体约能吸收食物中摄入维生素 A 原的 1/3。1μg 胡萝卜素 = 0.167RE。维生素 A 具有促进生长、繁殖、维持正常骨骼上皮组织视力和黏液分泌等生理功能。视黄醇在体内可转化为视黄酸和视黄醛。视黄醛与视蛋白合成视紫红质，视紫红质是感光的物质。视网膜中的视紫红质在感光过程中不断分解与再生，维生素 A 缺乏时视紫红质合成减少，暗适应视觉减低，严重时产生夜盲。适应证：①维生素 A 缺乏的预防与治疗如角膜软化、干眼病、夜盲症、皮肤角化粗糙等。②维生素 A 需要量增加时或摄入不足情况：a. 妊娠期、哺乳期女性和婴儿，妊娠期厄米日不宜超过 6000U，妊娠期女性摄入大量维生素 A 有可能导致胎儿畸形；b. 持续紧张状态；c. 感染、长期发热；d. 吸收综合征伴有胰腺功能不良；e. 糖尿病和甲状腺功能亢进症、严重蛋白质营养不良、脂肪吸收不良时，β - 胡萝卜素转化为维生素 A 减少；f. 严格控制或选择饮食，或长时间接受肠道外营养的患者，体重骤降而致营养不良患者。

（2）维生素 D：维生素 D 是具有胆骨化醇活性的类固醇衍生物，主要包括维生素 D_2 与维生素 D_3，虽然两者在人体内的作用机制相同，但维生素 D_3 的转化效率和生物利用度更高。维生素 D 的同类衍生物有骨化二醇（25 - 羟胆骨化醇）、骨化三醇（1,25 - 双羟骨化醇）及双氢速甾醇。阿法骨化醇是前体药物，在体内经肝脏和成骨细胞转化为骨化三醇。动物、人体的皮肤内均含有维生素 D_3 的前体 7 - 脱氢胆固醇，经日光照射转变成维生素 D_3。维生素 D 促进钙沉着，抑制其排泄促进肠内钙磷的吸收和贮存，提高血钙与血磷含量，和甲状旁腺激素、降钙素配合，调节血浆中钙、磷水平增进肾小管对钙、磷离子的再吸收，促进骨骼的正常钙化，促进骨基质的钙化。维生素 D 由小肠吸收，维生素 D_3 比 D_2 吸收更迅速、完全。维生素 D_2 的吸收需胆盐与特殊 a – 球蛋白结合后转运到身体其他部位，贮蓄于肝和脂肪。维生素 D_2 和 D_3 的代谢、活化，首先通过肝脏，其次为肾脏。骨化二醇代谢活化于肾脏，双氢速甾醇活化于肝脏，骨化三醇不需代谢活化，部分降解于肾脏。适应证：①用于预防和治疗各种原因引起的维生素 D 缺乏症，包括佝偻病、骨软化症、婴儿手足搐搦症、甲状旁腺功能减退症等。②维生素 D_3 用于妊娠期、哺乳期和结核病的补钙。③绝经后及老年性骨质疏松。④各类低钙血症。长期过量服用出现血浆和尿中钙、磷的增加及钙沉积在动脉、肾脏等组织中。

（3）维生素 E：维生素 E 确切功能尚不明确，属于抗氧化剂，可结合饮食中的硒，保护细胞膜及其他细胞结构的多价不饱和脂肪酸，使其减少自由基损伤。适应证：①用于未进食强化奶粉或有严重脂肪吸收不良母亲的新生儿、早产儿、低出生重儿。②脂肪吸收异常等引起的维生素 E 缺乏症。③用于习惯性流产、先兆流产、不育症及更年期障碍的治疗的辅助治疗。④用于维生素 E 需要量增加的情况。

（4）维生素 K：维生素 K 是肝脏合成因子Ⅱ、Ⅶ、Ⅸ、Ⅹ所必需的物质。维生素 K 缺乏可引起这些凝血因子合成障碍或异常，临床可见出血倾向和凝血酶原时间延长。通常称这些因子为维生素 K 依赖性凝血因子。维生素 K 如何促使因子Ⅱ、Ⅶ、Ⅸ、Ⅹ合成的机制尚未阐明。适应证：适用于维生素 K 缺乏或活力降低，导致凝血因子Ⅱ、Ⅶ、Ⅸ、Ⅹ合成障碍性疾病。①新生儿出血：早产体重低于标准的婴儿更容易出现新生儿出血，此类婴儿出生后即应给予足量维生素 K 以预防低凝血酶原血症。②肠道吸收不良所致维生素 K 缺乏。③广谱抗生素或肠道灭菌药可杀灭或抑制正常肠道内细菌群落致使肠道内细菌合成的维生素 K 减少或缺乏。④双香豆素等抗凝药的分子结构与维生素 K 相

似，在体内干扰其代谢，使环氧叶绿醌不能被还原成维生素 K，致使体内维生素 K 不能发挥作用，造成与维生素 K 缺乏相类似后果。

二、临床用药评价

（一）典型不良反应

1. 水溶性维生素（维生素 B、C）

（1）维生素 B_1 大剂量肌内或静脉注射时，可能发生过敏性反应或休克，表现有头痛、吞咽困难、瘙痒、面部水肿、喘鸣、红斑、支气管哮喘、荨麻疹、接触性皮炎或休克。

（2）维生素 B_2 大量服用后尿呈黄色；偶见有过敏反应；罕见引起类甲状腺功能亢进症。

（3）长期大量服用维生素 B_6 可引起严重神经感觉异常，进行性步态不稳至足麻木、手不灵活。注射时偶见头痛、便秘、嗜睡；罕见有过敏反应；长期大量应用可致严重的周围神经炎，出现感觉异常、进行性步态不稳、手足麻木。妊娠期女性接受大量的维生素 B_6 后，可致新生儿产生维生素 B_6 依赖综合征。

（4）维生素 C 偶见腹泻、皮肤红亮、头痛、尿频、恶心、呕吐、胃部不适、胃痉挛、尿频等反应。大量可能引起尿酸盐、半胱氨酸或草酸盐结石。长期大量（2g/d 以上）应用可引起泌尿系统尿酸盐、半胱氨酸盐或草酸盐结石；静脉滴注速度过快可引起头晕、晕厥。

2. 脂溶性维生素（维生素 A、D、E、K）

（1）长期、大量服用维生素 A 可引起慢性中毒，可出现疲乏、软弱、全身不适、发热、颅内压增高、夜尿增多、毛发干枯或脱落、皮肤干燥或瘙痒、体重减轻、四肢疼痛、贫血、眼球突出、剧烈头痛等现象。急性中毒可见异常激动、嗜睡、复视、颅内压增高等症状。

（2）长期、大量服用维生素 D 可引起低热、烦躁哭闹、惊厥、厌食、体重下降、肝脏肿大、肾脏损害、骨硬化等症。

（3）大量服用维生素 E（400～800mg/d）可引起视物模糊、乳腺肿大、类流感样综合征、胃痉挛、疲乏、软弱。长期超量服用（>800mg/d），对维生素缺乏者可引起出血倾向，改变内分泌代谢（甲状腺、垂体和肾上腺），改变免疫功能，影响性功能，并有出现血

栓危险，其中较严重的有血栓性静脉炎或肺栓塞，或两者同时发生，这是由于大剂量维生素E可引起血小板聚集和形成，血压升高，停药后血压可以恢复正常。

（4）维生素K₁的不良反应常见呕吐；偶见味觉异常、出汗、支气管痉挛、心动过速、低血压、过敏；静脉注射速度过快，可出现面部潮红、出汗、胸闷、血压下降，甚至虚脱等，故一般宜选肌内注射，若需静脉注射时速度应缓慢（4～5mg/min）。较大剂量可致新生儿、早产儿溶血性贫血、高胆红素血症及黄疸；对红细胞 6 - 磷酸脱氢酶缺乏症者可诱发急性溶血性贫血。

（二）禁忌

过敏者禁用。

（三）药物相互作用

1. 水溶性维生素

（1）维生素 B₁ 与抗酸药碳酸氢钠、枸橼酸钠等合用，可使维生素发生变质和破坏。与依地酸钙合用，可防止维生素的降解（螯合作用）。

（2）服用维生素 B₂ 时，应用吩噻嗪类抗精神病药、三环类抗抑郁药、丙磺舒等，可使人体对维生素 B₂ 的需求量增加。

（3）维生素 B₂ 与甲状腺素、促胃肠动力药甲氧氯普胺合用，可减少维生素的吸收。

（4）乙硫异烟胺、异烟肼等药可拮抗维生素 B₆ 或增加维生素 B₆ 经肾排泄，可引起贫血或周围神经炎。

（5）维生素 B₆ 与非甾体抗炎药合用，可增强后者的镇痛作用。

（6）小剂量维生素 B₆（5mg/d）与左旋多巴合用，可降低后者抗震颤麻痹综合征的疗效；但制剂中若含有脱羧酶抑制剂如卡比多巴时，对左旋多巴无影响。

（7）服用雌激素时应增加维生素 B₆ 的用量，因雌激素可使维生素 B₆ 在体内的活性降低。

（8）维生素 B₆ 与抗精神病药氟哌啶醇或促胃肠动力药多潘立酮合用，可消除后两者所致的胃肠道不良反应，并预防多潘立酮所致的泌乳反应。

（9）大剂量维生素 C 可干扰抗凝血药的抗凝效果，缩短凝血酶原时间。维生素 C 与糖皮质激素合用，可使后者的代谢降低，作用增强。

（10）维生素 C 与去铁胺合用，可促进后者与铁的络合，从而使尿铁排出增加。维生素 C 与铁络合，可形成易于吸收二价铁盐，提高铁的吸收率，大约增加145%。

2. 脂溶性维生素

（1）大剂量维生素 A 与抗凝血药（华法林）同服，可致凝血因子Ⅱ降低。

（2）口服避孕药与维生素 A 合用，可提高血浆维生素 A 的浓度。

（3）维生素 A 与维生素 E 合用，可促进维生素 A 吸收和利用，增加肝脏的储存量，加速利用和降低毒性，但服用大量维生素 E 可耗尽本品在体内的储存。维生素 E 代谢物具有拮抗维生素 K 的作用，能降低血液凝固性，故应避免与双香豆素及其衍生物（华法林）同用。

（4）维生素 D 与噻嗪类利尿剂合用，有增加高钙血症发生的风险。

（5）维生素 D 与强心苷洋地黄类药合用，因维生素 D 引起高钙血症，易诱发心律失常。

（6）维生素 D 与降钙素合用，可减弱或抵消后者对高钙血症的疗效。

（7）避孕药可加速维生素 E 代谢，导致维生素 E 缺乏。

第三节　肠内营养药

营养不良是指由于摄入不足或利用障碍引起能量或营养素缺乏的状态，是导致不良临床结局的主要因素。建立在筛查和评估基础上的全程规范化营养支持治疗，不仅可改善营养代谢和临床结局，还可产生良好的卫生经济学效益。医学营养治疗包括口服营养补充、管饲肠内营养和肠外营养三个部分。肠内营养（EN）是指经消化道给以营养素，根据营养给予途径不同肠内营养分为口服营养补充和管饲肠内营养。

口服营养补充（ONS）是指以增加营养摄入为目的，能为患者提供多种宏量和微量营养素等的液体、半固体或粉剂的营养制剂，加入饮食中或单独服用的营养干预方式。ONS 符合生理模式、简便、经济且易于携带，是能经口进食但不能满足机体需求时首选的营养治疗方法。ONS 干预方式灵活，可代替部分食物，也可作为加餐以增加摄入。ONS 适用人群较为广泛，有营养补充需求并保留基本吞咽及胃肠功能的人群均可应用 ONS，如大手术前后、抗肿瘤治疗中、虚弱或肌少症的老年人等。存在营养风险和（或）营养不良，且胃肠道有功能且能安全使用的患者，应首选 EN；无法经口进食或饮食联合 ONS 无法达到60% 能量目标者，可选择管饲 EN。

EN 制剂按氮源可分为整蛋白型、短肽型和氨基酸型；按适用人群又分为标准型和疾病适用型。国内市售的 EN 制剂有液体剂（乳剂、混悬液）和粉剂等多种剂型。根据配方不同，EN 制剂分为含免疫营养（强化精氨酸、ω－3脂肪酸或核苷酸等）的 EN 和含膳食纤维的EN。对于接受大手术的营养不良患者（包括肿瘤患者），可在围手术期或至少在术后使用含免疫营养的 EN。配方含膳食纤维的 EN 制剂，配方可以是混合型的（既含有可溶性纤维，也含有不溶性纤维），也可以是非混合型的。在一般成人患者中常规使用含膳食纤维的 EN 配方有助于促进肠道蠕动，且有助于改善粪便性状，但合并肠狭窄的患者要慎用。对于持续性腹泻患者（除外药物和艰难梭菌感染等原因），使用含混合纤维的配方或仅含可溶性纤维的标准 EN配方可能获益。建议膳食纤维摄入量 25～30g/d。不溶性纤维配方可能导致重症患者发生肠梗阻，因此对存在肠缺血或肠梗阻等较高风险的患者应慎用混合纤维配方。

第一亚类　标准型肠内营养药

标准型整蛋白配方成本低、等渗且耐受性好，更加符合饮食标准，适用于需 EN 支持的胃肠功能基本正常的患者。短肽型 EN 的氮源来自蛋白质的分解物，更易消化吸收，且残渣少，用于肠功能不全患者的初始 EN 治疗。对于持续腹泻伴严重吸收不良或对膳食纤维反应不敏感的腹泻患者可使用短肽型配方有研究显示，等渗短肽型 EN 配方的营养吸收率显著高于传统

短肽制剂。对于消化吸收功能不全的炎症性肠病患者，初始可考虑短肽型 EN 配方；合并严重吸收不良或对膳食纤维反应不敏感的腹泻患者，可考虑使用短肽型 EN 配方；重症胰腺炎、短肠综合征及放射性肠炎等患者，使用短肽型EN 配方亦可获益。氨基酸型 EN 是以氨基酸为氮源的肠内营养剂，不需要消化，就能被肠黏膜吸收；适应证与其他肠内营养剂基本相同，但更侧重于消化道仅有部分功能、胰病的患者；渗透压高于整蛋白肠内营养剂，一般需要 2～4日才达到全份需要量。

代表药品

肠内营养粉剂（TP）
Enteral Nutrition Powder

【适应证】　整蛋白型肠内营养剂可作为全营养支持或部分营养补充，适用于成人及 4 岁或 4 岁以上的儿童。可口服或管饲。

【用法用量】　本品在室温下或冷却后服用。

（1）建议剂量：①营养补充：本品作为口服补充营养时，建议每次 250ml，一日 3 次。②全营养：本品作为唯一营养来源时，口服或管饲，剂量应该根据个体的热量需要。

（2）应用指导：①口服：制备 250ml 服用量，在杯中加入 200ml 凉水。缓慢地搅拌下加入安素（ENSURE）粉剂（55.8g，6 匙）。搅拌直到溶解。400g 的安素（ENSURE）粉剂可制备 7 份 250ml 的服用量。②管饲：在医生的指导下服用。根据患者的条件和耐受量调整流速，体积和稀释量。额外需要的液体应通过每餐和两餐之间的给水来满足。在服用时通过常规的管饲给予，也可通过治疗前后给水来补足所需水分。连续管饲时，胃内的残留物应每 2 小时或 4 小时检查一次；间歇管饲时，在每次管饲前检查一次。如果患者表现出不能忍受（比如恶心，腹部绞痛，腹胀或腹泻），给药速度应减至 25ml/h，接着再缓慢地增加至正常速度。此时患者应全浓度供给。速度和浓度不宜同时改变。如果患者仍不能忍受可将配方稀释。在连续进食时每 3～6 小时或每次间歇进食后，用水（如 25～100ml）清洗管道，预防管道堵塞并且

提供额外的水分。

【临床应用注意】

1. 本品的正确混合对于防止插管堵塞和保证全部的营养转运是重要的。冲调好的本品应该立即服用或加盖冰箱保存，在 24 小时内服完。开盖的罐子应该用盖子盖住，贮存于阴凉、干燥处，不用冰箱冷藏。一旦打开，粉剂应该在 3 周内用完。

2. 本品不能胃肠外注射或静脉注射。

3. 禁忌：本品忌用于不能口服或肠内进食的情况。上述情况包括肠梗阻，严重的短肠症或高排泄量的瘘。本品还忌用于患有半乳糖血症及牛乳或大豆蛋白过敏者。

【常用制剂与规格】 粉剂：400g。

第二亚类　疾病适用型肠内营养药

富含支链氨基酸（BCAAs）的 EN 配方适用于肝硬化患者，可延缓肝脏疾病和（或）衰竭的进展，延长无事件生存期。糖尿病型 EN 配方含有基础营养成分，同时添加缓释淀粉、果糖、膳食纤维和单不饱和脂肪酸等，以此延缓葡萄糖的吸收，减少血糖的波动。肿瘤型 EN 配方提高了脂肪供能比（50%），富含 ω - 3 多不饱和脂肪酸（PUFA），可改善食欲，维持体重和（或）肌肉量，且具有抗炎作用，故可能防治肿瘤的恶病质。

代表药品

肠内营养乳剂（TPF - D）
Enteral Nutritional Emulsion（TPF - D）

【药理作用与机制】 本品为营养成分完全，专供糖尿病患者使用的肠内全营养制剂，能为糖尿病患者提供所需的各种营养，包括蛋白质、脂肪、碳水化合物、维生素、矿物质、微量元素。本品的配方符合国际糖尿病协会的推荐和要求，提供的营养物质符合糖尿病患者的代谢特点，处方中碳水化合物主要来源于木薯淀粉和谷物淀粉，因此能减少糖尿病患者与糖耐受不良患者的葡萄糖负荷。丰富的膳食纤维含量有助于维持胃肠道功能。此外，本品不含牛奶蛋白，适用于对牛奶蛋白过敏的患者。本品所含营养成分来源于天然食品，与正常人普通饮食成分相类似，对人体无毒性作用。

【适应证】 本品适用于糖尿病患者，可为有以下症状的糖尿病患者提供全部肠内营养：咀嚼和吞咽障碍、食道梗阻、中风后意识丧失、恶病质、厌食或疾病康复期、糖尿病合并营养不良，也可用于其他糖尿病患者补充营养。

【用法用量】 本品通过管饲或口服使用，应按照患者体重和消耗状况计算每日用量。①以本品作为唯一营养来源的患者：推荐剂量为按体重一日 30ml/kg，平均剂量为一日 2000ml（1800kcal）。②以本品补充营养的患者：根据患者需要使用，推荐剂量为一日 500ml（450kcal）。管饲给药时，应逐渐增加剂量，第一日的速度约为 20ml/h，以后逐日增加 20ml/h，最大滴速 125ml/h。通过重力或泵调整输注速度。

【临床应用注意】

1. 处于妊娠期前 3 个月及其他育龄女性每日摄入维生素 A 不应超过 10000 IU。本品与含维生素 A 的其他营养制剂一起使用时，应考虑这一因素。

2. 本品是高浓度营养液，使用过程中必须监测液体平衡。使用前摇匀。有效期内使用。25℃以下，不得冰冻，密闭保存。开启后最多可在冰箱内（2～10℃）保存 24 小时。

3. 本品含维生素 K，对使用香豆素类抗凝剂的患者应注意药物相互作用。

4. 输入过快或严重超量时，可能出现恶心、呕吐或腹泻等胃肠道反应。

5. 禁忌：所有不适于用肠内营养的患者，如胃肠道张力下降、急性胰腺炎以及有严重消化和吸收功能障碍，禁用本品。其他严重的脏器疾病禁用，如肝功能不全、肾功能不全。对本品所含物质有先天性代谢障碍的患者禁用。对果糖有先天性不耐受的患者禁用。

【常用制剂与规格】 乳剂：500ml。

第四节　肠外营养药

肠外营养（PN）是经静脉为无法经胃肠道摄取和利用营养物的患者提供包括氨基酸、脂肪、碳水化合物、维生素及矿物质在内的营养素，以抑制催化代谢，促进合成代谢并维持结构蛋白的功能。PN 适用于无法通过口服和（或）肠内途径满足其营养需求的患者。葡萄糖、脂肪乳剂是 PN 处方中主要的供能物质，一般建议脂肪供给为 1.0～1.5g/（kg·d），葡萄糖为 3.0～5.0g/（kg·d），糖脂比通常为 60∶40 或 70∶30，重症患者可达 50∶50，这是由于重症或外科术后患者常合并应激性高血糖，与应激状态下葡萄糖氧化代谢障碍、糖异生增强及胰岛素抵抗、外周组织糖利用障碍有关，尤其急性期早期，过多葡萄糖摄入可加重糖代谢紊乱与器官功能损害。长期 PN 时需监测肝功能以调整糖脂比，减少 PN 相关的肝损伤。氨基酸作为机体的氮源，建议以足量的非蛋白热卡供给为基础，避免浪费；推荐使用不含亚硫酸盐类抗氧化剂的复方氨基酸制剂以减少肝损害。

第一亚类 氨基酸类制剂

复方氨基酸注射液是目前肠外营养中主要的蛋白质供给形式，充分满足机体的蛋白质需求，合理选择不同配方氨基酸注射液，可望达到较好的营养治疗目的。氨基酸也是机体合成抗体、激素、酶类等其他分子的前体，在体内参与一系列代谢反应，可转变为碳水化合物和脂肪，最终代谢为二氧化碳、水及尿素，产生能量，是营养治疗的三大宏量营养素之一。目前临床应用的氨基酸制剂按含氨基酸种类来分，分为 3 种、6 种、9 种、14 种、15 种、17 种、18 种、20 种等。根据配方不同，又分为平衡型氨基酸制剂和疾病适用型氨基酸制剂。前者主要有复方氨基酸注射液（18AA），后者的具体分类及药物如下。

1. 用于肾病的氨基酸制剂 组成人体的蛋白质由 20 种氨基酸构成，其中人体自身无法合成，必须从外源补充的氨基酸，称为必需氨基酸（EAA）。成人 8 种必需氨基酸为：赖氨酸、色氨酸、苯丙氨酸、甲硫氨酸、苏氨酸、异亮氨酸、亮氨酸、缬氨酸；对婴幼儿还应加组氨酸，为 9 种必需氨基酸。慢性肾衰时，体内大多数必需氨基酸血浆浓度下降，而非必需氨基酸血浆浓度正常或升高。肾病的氨基酸制剂补充必需氨基酸，可使体内下降的必需氨基酸血浆浓度恢复，使蛋白质合成增加而可能改善营

养状况。如同时供给足够能量，可加强同化作用，使蛋白质无需作为能源被分解利用，不产生或极少产生氮的终末代谢产物，有利于减轻尿毒症症状。亦有降低血磷，纠正钙磷代谢紊乱作用。例如含有包括组氨酸 9 种必需氨基酸的复方氨基酸注射液（9AA）。

2. 肝病适用型氨基酸制剂 肝脏是机体分解及转变各种氨基酸最重要的器官。除支链氨基酸外（BCAAs，包括缬氨酸、亮氨酸及异亮氨酸），几乎所有其他氨基酸均主要在肝内进行氧化分解。肝功能不全患者的营养支持较特殊，氨基酸制剂选择不当会导致肝昏迷。肝功能衰竭包括氨基酸失调，以支链氨基酸与芳香氨基酸之间的不平衡为特征。支链氨基酸进入体内后能纠正血浆中支链氨基酸和芳香氨基酸失衡，可能防止因脑内芳香氨基酸浓度过高引起的肝昏迷。精氨酸参与鸟氨酸循环，促进体内尿素生成而降低血氨。谷氨酸及门冬氨酸也具有去氨作用。精氨酸或配方中支链氨基酸占比较高的制剂为肝病适用型氨基酸制剂。复方氨基酸注射液（3AA）、复方氨基酸注射液（6AA）、复方氨基酸注射液（20AA）。

3. 颅脑损伤适用型氨基酸制剂 赖氨酸为人体必需氨基酸之一，具有促进脑组织新陈代谢的作用。

4. 免疫调节型氨基酸注射液 谷氨酰胺是一种重要的条件必需氨基酸，由于谷氨酰胺在水溶液和长时间保存时不稳定，并且溶解度很低（约 3g/L，20℃），故静脉用药时将其制成二肽即丙氨酰谷氨酰胺单独添加，其临床代表药品为丙氨酰谷氨酰胺注射液，此外还有甘氨酰谷氨酰胺、甘氨酰酪氨酸的双肽注射液。

5. 用于创伤（应激）的氨基酸制剂

6. 小儿用氨基酸注射液 小儿复方氨基酸注射液（19AA-I）。

一、药理作用与机制

氨基酸在能量供给充足的情况下，可进入组织细胞，参与蛋白质的合成代谢，获得正氮平衡，并生成酶类、激素、抗体、结构蛋白，促进组织愈合，恢复正常生理功能。

二、临床用药评价

（一）药物相互作用

1. 精氨酸与谷氨酸钠或谷氨酸钾联合应用，可增加治疗肝性脑病的疗效。

2. 精氨酸可使细胞内钾转移至细胞外，而螺内酯可减少肾脏钾排泄，两者联用时可引起高钾血症。有报道合并严重肝脏疾病的代谢性碱中毒患者，在应用螺内酯后应用精氨酸出现严重并可致命的高钾血症。

（二）临床应用注意

氨基酸的缓冲容量较大，尤其氨基酸复方制剂的可滴定酸度比一般输液剂高，引发酸中毒发生的可能性较大，在氨基酸代谢的过程中可产生大量氯离子，而肾小管对氯离子和碳酸氢盐的重吸收呈倒数关系，致使血浆氯离子量增加，碳酸氢盐的含量降低，从而导致酸中毒。在临床应用尤其是大量应用时，应密切监测患者的酸碱平衡状态，适量加入5%碳酸氢钠注射液，使 pH 调整至 7.4。

（三）典型不良反应与禁忌

1. **不良反应**　静脉滴注速度过快可致发热、头痛、心悸、寒战，也可致血栓性静脉炎，应及时减慢滴注速度（15 滴/分为宜），对老年人和危重患者尤应注意。长期大量静脉滴注可致胆汁淤积性黄疸；偶见肝功能损害等。

2. **禁忌证**

（1）严重氮质血症、严重肝功能不全、肝性脑病昏迷或有向肝性脑病昏迷发展趋势、严重肾衰竭或尿毒症者。

（2）对氨基酸有代谢障碍等者。

（3）过敏者。

（4）心力衰竭者及酸中毒状态等未纠正者。

（5）对高氯性酸中毒、肾功能不全及无尿患者禁用。

三、代表药品

复方氨基酸注射液（18AA）
Compound Amino Acid Injection（18AA）

【适应证】　用于蛋白质摄入不足、吸收障碍等氨基酸不能满足机体代谢需要的患者。亦用于改善手术后患者的营养状况。

【用法用量】　缓慢静脉滴注：根据年龄、病情、症状、体重等决定用量。应同时给予足够的能量、适量的电解质、维生素及微量元素。

1. 5%，静脉滴注，一次 250～500ml。

2. 12%，静脉缓慢滴注，一次 250ml，滴速 20～30 滴/分。

【临床应用注意】

1. 哺乳期应避免使用。

2. 本品可致疹样过敏反应，一旦发生应停止用药。偶有恶心、呕吐、胸闷、心悸、发冷、发热或头痛等不良反应。

【常用制剂与规格】　250ml：12.5g（总氨基酸）；500ml：25g（总氨基酸）；250ml：30g（总氨基酸）。

复方氨基酸注射液（9AA）
Compound Amino Acid Injection（9AA）

【适应证】　用于急性和慢性肾功能不全患者的肠外营养支持；大手术、外伤或脓毒血症引起的严重肾衰竭以及急慢性肾衰竭。

【用法用量】　静脉滴注：成人一日用量为 250～500ml，缓慢滴注。进行透析的急、慢性肾衰竭患者一日用量为 1000ml，最大剂量不超过 1500ml，滴速不超过 15 滴/分。

【临床应用注意】

1. 应用本品的患者，应给予低蛋白，高热量饮食。

2. 滴注本品时严格控制给药速度。

3. 定期监测血生化及电解质，必要时检查血镁和血氨，防止血容量异常。

4. 尿毒症患者宜在补充葡萄糖同时给予适量胰岛素，以防出现高血糖。

5. 尿毒症性心包炎、尿毒症脑病、无尿、高钾血症等应首先采用透析治疗。

6. 注意水平衡，以防血容量不足或过多。

【常用制剂与规格】　复方氨基酸注射制剂（9AA）：250ml：13.98g（总氨基酸）。

复方氨基酸注射液（6AA）
Compound Amino Acid Injection（6AA）

【适应证】　可用于肝性脑病、慢性迁延性肝炎、慢性活动性肝炎及亚急性与慢性重型肝炎引起的氨基酸代谢紊乱。

【用法用量】　静脉滴注。对紧急或危重患

者，一次 1 瓶，一日 2 次，同时与等量 10% 葡萄糖稀释后缓慢静脉滴注，不超过 40 滴/分，病情改善后一日 1 瓶，连用 1 周为 1 个疗程；对于其他肝病引起的氨基酸代谢紊乱者，一次 1 瓶，一日 1 次，加等量 10% 葡萄糖注射液缓慢静脉滴注。

【临床应用注意】　有高度食道和胃底静脉曲张时，输入量不宜过多，速度一定保持在每分钟 40 滴以下，以免静脉压力过高而致破裂出血。高度腹腔积液、胸腔积液时，应注意水的平衡，避免输入量过多。本品不加稀释或输注速度过快时可引起患者胸闷、恶心、呕吐，甚至引起呼吸、循环衰竭，表现比较严重，故输注速度宜慢。本品遇冷易析出结晶，可微温溶解后再使用。

【常用制剂与规格】　复方氨基酸注射液（6AA）：250ml：21.1g（总氨基酸）。

第二亚类　脂肪乳类制剂

脂肪乳剂可为机体供能并提供必需脂肪酸，减少高糖输注相关的代谢性并发症。PN 处方中常规推荐使用脂肪乳剂。但对于有严重高脂血症或脂代谢障碍的患者，应根据患者的代谢状况决定是否应用脂肪乳剂，且应充分权衡其可能的风险与获益。大豆油来源的长链脂肪乳剂的临床耐受性较好，居 PN 处方量之首，但其富含 ω-6 PUFA，体内代谢会产生炎性细胞因子，促进血小板聚集，抑制淋巴细胞、单核细胞及中性粒细胞的增殖和活性，导致炎症反应失衡、免疫功能受损。与大豆油长链脂肪乳剂相比，中/长链脂肪乳剂可改善脂代谢、减轻免疫抑制反应；结构脂肪乳剂可均衡代谢，保护肝功能；鱼油脂肪乳剂可调控机体炎症反应，改善器官功能；橄榄油脂肪乳剂可减轻脂质过氧化；多种油脂肪乳剂（SMOF）优化脂肪酸配方，利于临床获益。

代表药品

中/长链脂肪乳注射液（C8-24）
Medium and Long Chain Fat Emulsion C8-24）

【药理作用与机制】　中/长链脂肪乳注射液为需要接受静脉营养的患者提供能量和必需脂肪酸。

1. 中链甘油三酸酯比长链甘油三酸酯更快地从血中消除和更快的氧化供能，基于这一原因，它更适合为机体提供能量，尤其适用于因病理状态引起的肉毒碱转运酶缺乏或活性降低而不能利用长链甘油三酸酯的病者。

2. 多不饱和脂肪酸由长链甘油三酯提供，可预防因必需脂肪酸缺乏所致的生化紊乱，纠正必需脂肪酸缺乏出现的问题。

3. 卵磷脂中含有磷，为生物膜的组成成份，可保证膜的流动性的生物学功能。甘油可参与体内能量代谢，或合成糖原和脂肪。

【适应证】　肠外营养药，能量补充剂。用于胃肠外营养，满足能量和必需脂肪酸的要求。

【用法用量】　通过外周静脉或中心静脉输入。一般情况下，输注脂肪乳应尽可能地慢。①成人：最初 30 分钟内输入速度不应超过按体重每小时 0.25~0.5ml/kg（约 10 滴/分），此期间若无不良反应，可将速度增至按体重每小时 0.75~1.0ml/kg（约 20 滴/分）。通过 Y 型接头，本品可与葡萄糖和氨基酸溶液经外周或中心静脉输入；在相容和稳定性得到确证的前提下，本品可与其他营养素在混合袋内混合后使用。含脂肪乳剂的混合输注液的输注时间不少于 16 小时，最好能够 24 小时内均匀输注。一般情况下，本品不宜与电解质，其他药物或其他附加剂在同一瓶内混合。除非另外规定或根据能量需要而定外，建议用量为：按体重一日 1~2g 脂肪/kg，相当于本品按体重一日 5~10ml/kg。使用本品应同时使用糖类输液，糖类输液提供的能量应不少于 40%。患者第一日的治疗剂量不宜超过 250ml，如患者无不良反应，随后剂量可增加。②新生儿：可递增至按体重一日 3g 脂肪/kg。

【临床应用注意】

1. 妊娠期和哺乳期女性使用中/长链脂肪乳注射液的安全性尚未评价，但在此期间使用并不一定有害。不过在妊娠前 3 个月不宜用药，除非用药的获益大于给胎儿带来的危险。

2. 在输注中/长链脂肪乳注射液时，应掌握患者血液循环中脂肪的廓清情况。25℃ 以下，不得冻结。

3. 不良反应

（1）速发型反应：呼吸困难、发绀、变态反应、高脂血症、血液凝固性过高、恶心、呕吐、头痛、潮红、发热、出汗、寒战、嗜睡及胸骨痛等。

（2）迟发型反应：肝脏肿大、中央小叶胆汁淤积性黄疸、脾肿大、血小板减少、白细胞减少、短暂性肝功能改变及脂肪超载综合征。有报道网状内皮系统褐色素沉着，也称"静脉性脂肪色素"，原因未明。

4. 禁忌：①对本品任何成份或辅料过敏者；②严重高脂血症、严重肝功能不全、严重凝血功能异常、严重肾功能不全、急性休克者；③机体处于不稳定状态者（如严重创伤后状态、失代偿性糖尿病、急性心肌梗死、中风、栓塞、代谢性酸中毒、严重脓毒症、低渗性脱水）；④存在输液禁忌者：急性肺水肿、水潴留、失代偿性心功能不全。

【常用制剂与规格】注射液：500ml。

（马英杰）

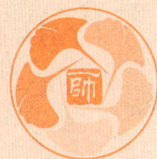

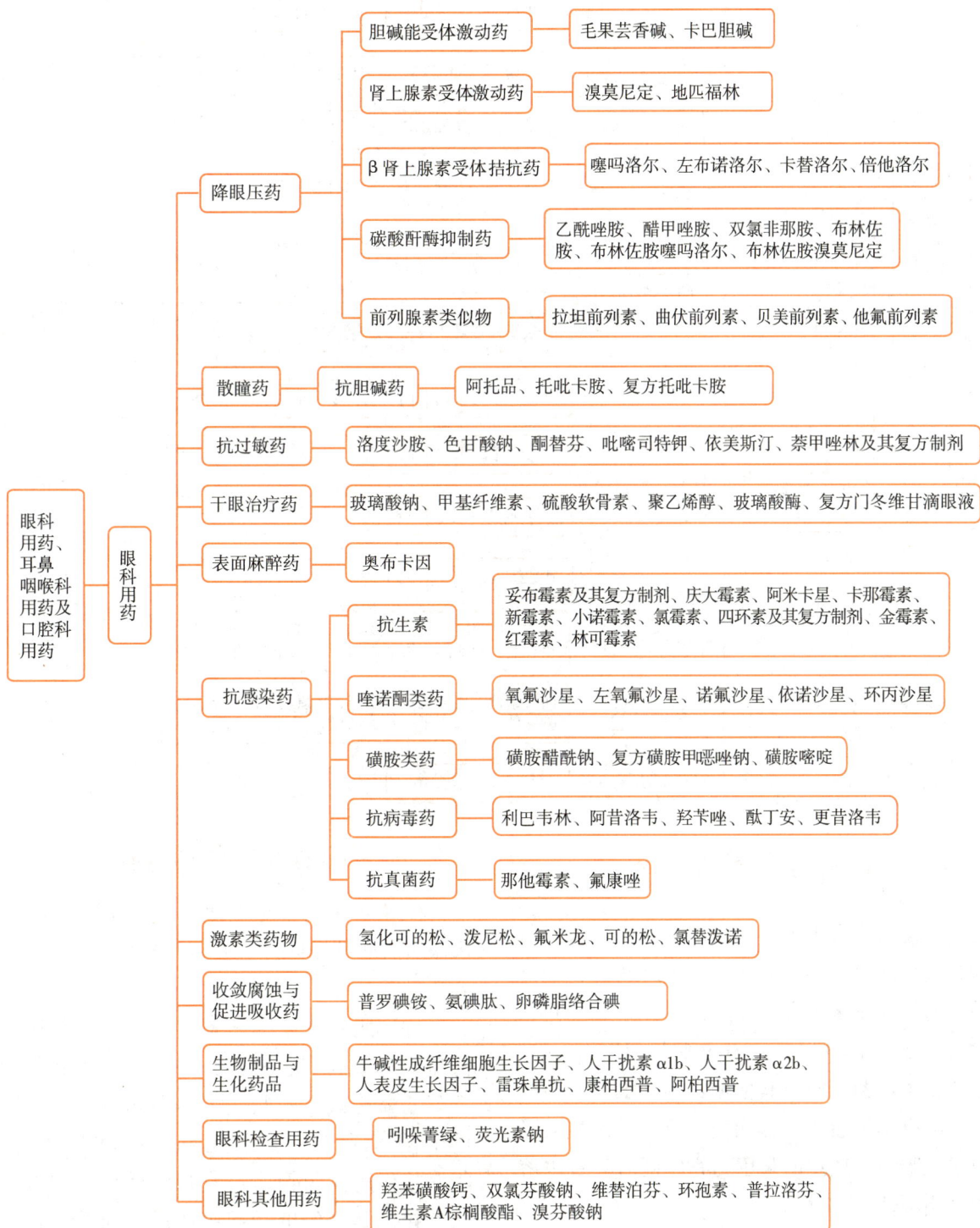

```
                                      ┌─ 胆碱能受体激动药 ──── 毛果芸香碱、卡巴胆碱
                                      │
                                      ├─ 肾上腺素受体激动药 ── 溴莫尼定、地匹福林
                                      │
                                      ├─ β肾上腺素受体拮抗药 ── 噻吗洛尔、左布诺洛尔、卡替洛尔、倍他洛尔
                          降眼压药 ───┤
                                      ├─ 碳酸酐酶抑制药 ──── 乙酰唑胺、醋甲唑胺、双氯非那胺、布林佐
                                      │                     胺、布林佐胺噻吗洛尔、布林佐胺溴莫尼定
                                      │
                                      └─ 前列腺素类似物 ──── 拉坦前列素、曲伏前列素、贝美前列素、他氟前列素

                          散瞳药 ──── 抗胆碱药 ──── 阿托品、托吡卡胺、复方托吡卡胺

                          抗过敏药 ──── 洛度沙胺、色甘酸钠、酮替芬、吡嘧司特钾、依美斯汀、萘甲唑林及其复方制剂

                          干眼治疗药 ── 玻璃酸钠、甲基纤维素、硫酸软骨素、聚乙烯醇、玻璃酸酶、复方门冬维甘滴眼液

                          表面麻醉药 ── 奥布卡因

                                      ┌─ 抗生素 ──── 妥布霉素及其复方制剂、庆大霉素、阿米卡星、卡那霉素、
                                      │              新霉素、小诺霉素、氯霉素、四环素及其复方制剂、金霉素、
                                      │              红霉素、林可霉素
                                      │
                          抗感染药 ───┼─ 喹诺酮类药 ── 氧氟沙星、左氧氟沙星、诺氟沙星、依诺沙星、环丙沙星
眼科                                  │
用药、        眼科          ─────────┼─ 磺胺类药 ──── 磺胺醋酰钠、复方磺胺甲噁唑钠、磺胺嘧啶
耳鼻          用药                    │
咽喉科                                ├─ 抗病毒药 ──── 利巴韦林、阿昔洛韦、羟苄唑、酞丁安、更昔洛韦
用药及                                │
口腔科                                └─ 抗真菌药 ──── 那他霉素、氟康唑
用药
                          激素类药物 ── 氢化可的松、泼尼松、氟米龙、可的松、氯替泼诺

                          收敛腐蚀与 ── 普罗碘铵、氨碘肽、卵磷脂络合碘
                          促进吸收药

                          生物制品与 ── 牛碱性成纤维细胞生长因子、人干扰素α1b、人干扰素α2b、
                          生化药品       人表皮生长因子、雷珠单抗、康柏西普、阿柏西普

                          眼科检查用药 ── 吲哚菁绿、荧光素钠

                          眼科其他用药 ── 羟苯磺酸钙、双氯芬酸钠、维替泊芬、环孢素、普拉洛芬、
                                          维生素A棕榈酸酯、溴芬酸钠
```

```
眼科用药、耳鼻咽喉科用药及口腔科用药
├─ 耳鼻咽喉科用药
│  ├─ 局部麻醉药 ── 普鲁卡因、利多卡因、丁卡因、达克罗宁
│  ├─ 鼻部用药
│  │  ├─ 血管收缩药 ── 麻黄碱、羟甲唑啉、赛洛唑啉、呋麻
│  │  ├─ 鼻用抗过敏药 ── 左卡巴斯汀、氮䓬斯汀、酮替芬、倍氯米松、莫米松、布地奈德、氟替卡松、色甘萘甲那敏
│  │  ├─ 鼻黏膜保护药 ── 复方薄荷油
│  │  └─ 硬化药 ── 鱼肝油酸钠
│  ├─ 耳部用药 ── 抗感染药 ── 氯霉素、金霉素、氧氟沙星、环丙沙星
│  ├─ 咽喉部用药 ── 西地碘、薄荷喉片、度米芬
│  └─ 纤毛激动药与黏液促排药 ── 氨溴索、糜蛋白酶
└─ 口腔科用药
   ├─ 局部麻醉药和抗炎镇痛药
   │  ├─ 局部麻醉药 ── 利多卡因、复方盐酸阿替卡因、普鲁卡因、丁卡因、甲哌卡因
   │  └─ 抗炎镇痛药 ── 双氯芬酸钠
   ├─ 抗感染药
   │  ├─ 抗生素 ── 四环素、多西环素、米诺环素
   │  ├─ 抗真菌药 ── 制霉菌素、氟康唑、克霉唑、咪康唑
   │  ├─ 抗病毒药 ── 阿昔洛韦、泛昔洛韦、更昔洛韦
   │  └─ 其他抗菌药 ── 甲硝唑、替硝唑、糠馏醇
   ├─ 消毒防腐药 ── 复方硼砂溶液、氯己定及其复方制剂、西吡氯铵、碘甘油、西地碘、聚维酮碘、过氧化氢、依沙吖啶
   ├─ 免疫调节药 ── 曲安奈德、他克莫司、氯喹、羟氯喹、沙利度胺、胸腺肽、转移因子、左旋咪唑
   └─ 其他常用药 ── 维A酸、氨来呫诺
```

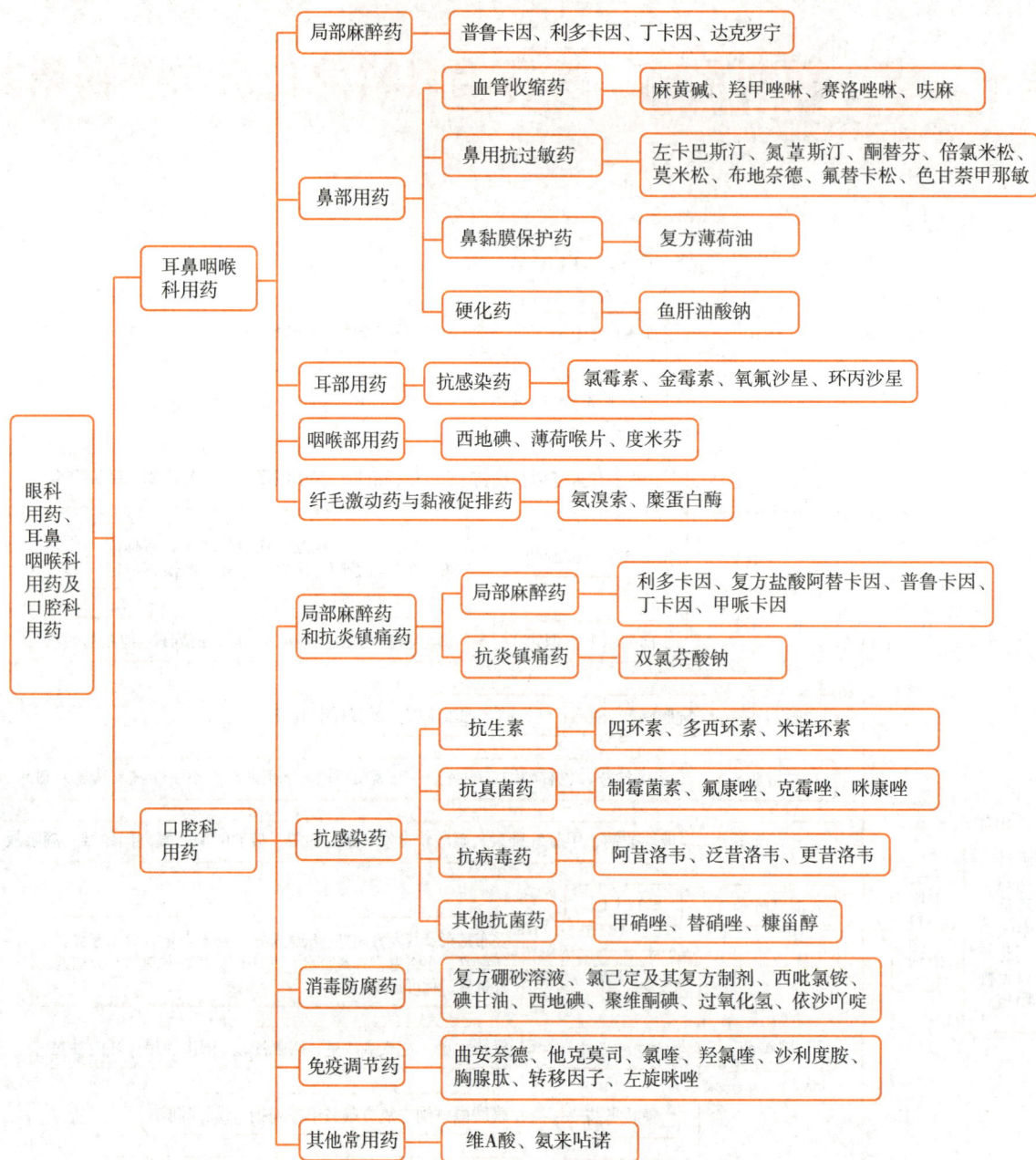

第一节　眼科用药

眼科用药为用于治疗或诊断眼科疾病的药物，包括降眼压药、散瞳药、抗过敏药、干眼治疗药、表面麻醉药、抗感染药、激素类药物、收敛腐蚀与促进吸收药、生物制品与生化药品、眼科检查用药及眼科其他用药等。眼科给药的主要途径是结膜囊局部滴药，药液经由角膜吸收进入眼内。理想的眼用药物应同时具备水溶性和脂溶性。

一、药理作用与作用机制

1. 降眼压药　根据房水生成和流出途径，降眼压药通过促进房水流出或减少房水生成起到降眼压作用。

（1）胆碱能受体激动药：又被称为胆碱能拟似药或副交感神经拟似药，其生物效应类似乙酰胆碱类药物。本类药物按作用机制的不同可分为直接作用和间接作用两类。①直接作用类药物通过直接激活位于神经－肌肉接头处神经突触后膜的胆碱能受体而发

挥作用，这类药物包括毛果芸香碱和卡巴胆碱；②间接作用类药物通过抑制胆碱酯酶，使神经突触中的乙酰胆碱不发生水解，延长乙酰胆碱的作用。间接作用类药物根据对胆碱酯酶作用方式的不同又可分为可逆性和不可逆性两类。①可逆性药物与酶结合形成易于解离的复合物，不破坏胆碱酯酶，经过一段时间后释放出胆碱酯酶恢复其活性，如毒扁豆碱；②不可逆性药物与胆碱酯酶牢固结合，使酶老化失活，如依可碘酯。胆碱能受体激动药眼部使用时，使靶器官即瞳孔括约肌和睫状肌收缩，从而使瞳孔缩小，虹膜舒展，房角牵拉及晶状体增厚，同时可部分减少房水分泌。胆碱能受体激动药常用于原发性青光眼的治疗，也用于眼科检查后及手术的缩瞳。

（2）肾上腺素受体激动药：本类药物包括选择性 α_2 肾上腺素受体激动药溴莫尼定，具有减少房水生成及增加葡萄膜巩膜房水外流的双重作用；非选择性肾上腺素受体激动药地匹福林是肾上腺素的前药，本身无生物活性，进入眼组织后在催化酶的作用下，迅速水解成肾上腺素，通过减少房水生成促进房水流出降低眼压。

（3）β肾上腺素受体拮抗药：本类药物有 β_1 和 β_2 肾上腺素受体拮抗药噻吗洛尔、卡替洛尔及选择性 β_1 肾上腺素受体拮抗药，几乎不阻断 β_2 肾上腺素受体的倍他洛尔等；通过减少房水生成降低眼压。

（4）碳酸酐酶抑制药：碳酸酐酶是催化 $CO_2 + H_2O = H^+ + HCO_3^-$ 化学反应的酶。HCO_3^- 和 Na^+ 结合形成碳酸氢钠，碳酸氢钠增多，可使睫状体血管系统的渗透压升高，从而吸收水分增多，眼压升高。眼内各组织如视网膜、葡萄膜、晶状体均有碳酸酐酶存在，且以睫状体含量最高。青光眼患者睫状体上皮内碳酸酐酶活性增高，生成过多的 HCO_3^- 与 Na^+，进而形成过多的碳酸氢钠，使房水渗透压升高，房水生成量增加，眼压上升。碳酸酐酶抑制药通过抑制睫状体上皮碳酸酐酶的活性，使 HCO_3^- 生

成减少，从而减少房水生成，使青光眼患者的眼压下降。口服碳酸酐酶抑制药乙酰唑胺和醋甲唑胺，有良好的降眼压作用，但严重的全身不良反应使其临床应用受到限制。通过对碳酸酐酶分子结构进行改造，增强其脂溶性和水溶性以适应滴眼液的要求，1995 年和 1998 年碳酸酐酶抑制药滴眼液多佐胺和布林佐胺分别应用于临床，显著减少了口服碳酸酐酶抑制药产生的不良反应。

（5）前列腺素类似物：本类药物为前列腺素 $F_{2\alpha}$ 的类似物，是一种选择性前列腺素 FP 受体激动药。通过松弛睫状肌，增宽肌间隙，使房水通过葡萄膜巩膜途径外流增加使眼压下降。代表药物有拉坦前列素、曲伏前列素和他氟前列素等。

2. 散瞳药 主要为抗胆碱药，可阻断眼内肌 M 胆碱能受体，使瞳孔括约肌和睫状肌松弛，导致去甲肾上腺素能神经支配的瞳孔扩大肌的功能占优势，从而使瞳孔散大，这类药物有阿托品、托吡卡胺及复方托吡卡胺（含托吡卡胺及去氧肾上腺素）；复方托吡卡胺同时具有阿托品样的副交感神经抑制作用和去氧肾上腺素具有的交感神经兴奋作用。药物吸收后可引起散瞳、调节麻痹及局部血管收缩。

3. 抗过敏药 过敏性结膜炎以局部治疗为主，根据其发病机制及抗过敏药的作用途径将抗过敏药分为 6 类，包括抗组胺药、肥大细胞稳定剂、双效（抗组胺/肥大细胞稳定）作用药物、糖皮质激素类药物、非甾体抗炎药和免疫抑制剂等。其中肥大细胞稳定剂可阻止肥大细胞释放组胺、白三烯、5 - 羟色胺、缓激肽及慢反应物质等致敏介质，这类药物有洛度沙胺、色甘酸钠、酮替芬、吡嘧司特钾等。拟交感胺药直接作用于结膜小动脉上的 α_1 肾上腺素受体，使血管收缩，缓解因过敏及炎症引起的结膜充血，这类药物有萘甲唑林及其复方制剂。

4. 干眼治疗药 本类药物包括泪液替代治疗药物和眼表抗炎治疗药物。泪液替代治疗药

物常用的是眼表润滑剂，又称为"人工泪液"，试图替代和（或）补充受损的天然泪膜。各种眼表润滑剂在渗透压、黏度和 pH 值等方面不大相同，但具有类似的主要成分，包括水液成分和各类黏度增强剂，利于增加泪膜厚度、防止眼表干燥、延长药物在眼表的作用时间及保护眼表。常见的黏度增强剂包括羧甲基纤维素（CMC）、透明质酸（HA）、羟丙基甲基纤维素（HPMC）、葡萄糖酸酐、聚乙烯醇（PVA）、卡波姆 940（聚丙烯酸）、聚维酮（PVP）和聚乙二醇（PEG）等。眼表抗炎药物包括糖皮质激素类药物和免疫调节剂。含有糖皮质激素类药物的滴眼液可用于缓解眼部炎症，但需警惕糖皮质激素类药物可能引发白内障和青光眼等。免疫调节剂可通过免疫调节改善眼表损伤。

5. 表面麻醉药　一般外眼手术和简单的内眼手术如眼睑成形术、周围虹膜切除、晶体摘除等，可在局麻浸润和球后神经阻滞下完成。这类药物有奥布卡因等。

6. 收敛腐蚀与促进吸收药　玻璃体混浊是许多眼病或全身疾病的共同表现，除针对引起玻璃体混浊的具体病因进行抗炎或止血等对症治疗外，还可使用本类药物作为辅助治疗，促进组织内病理沉着物的吸收和慢性炎症的消散。本类药物为有机碘化物，代表药物有普罗碘铵、氨碘肽、卵磷脂络合碘等。

7. 生物制品与生化药品　本类药物包括促角膜修复类药物、抗病毒类药物和抗血管内皮生长因子（VEGF）药物。促角膜修复类药物是一种多功能细胞生长因子，对角膜上皮、角膜基质层和内皮层的修复均有促进作用，适用于角膜溃疡、疱疹性角膜炎、浅层点状角膜炎、角膜挫伤、干眼症等眼科疾病的治疗。代表药物有牛碱性成纤维细胞生长因子和人表皮生长因子。抗病毒类药物具有广谱抗病毒、抑制细胞增殖及提高免疫功能等作用。提高免疫功能包括增强巨噬细胞的吞噬作用，增强淋巴细胞

对靶细胞的细胞毒性和天然杀伤细胞的功能，用于治疗疱疹病毒性角膜炎。代表药物有人干扰素 α1b 和人干扰素 α2b。抗 VEGF 药物主要通过阻断由 VEGF 介导的信号传递，抑制病变新生血管的生长，治疗多种眼底新生血管疾病，包括湿性年龄相关性黄斑变性、糖尿病黄斑水肿、视网膜静脉阻塞、新生血管性青光眼及虹膜新生血管等，代表药物有雷珠单抗、康柏西普和阿柏西普等。

8. 眼科检查用药　本类药物包括吲哚菁绿和荧光素钠。吲哚菁绿在血液中的最大吸收波长及最大荧光波长，都在近红外区域。近红外区域的波长容易透过视网膜色素上皮层到达脉络膜，在脉络膜中的吲哚菁绿被激发产生荧光，可作为眼底造影剂。荧光素钠对正常角膜等上皮不能染色，但能将损伤的角膜上皮染成绿色，从而显示出角膜损伤、溃疡等病变。本品流经小血管时，能在紫外线或蓝色光激发下，透过较薄的血管壁和黏膜呈现绿色荧光，从而显示小血管行经和形态，据此可供眼底血管造影和循环时间测定。

二、临床用药评价

（一）常用药品的临床应用

1. 降眼压药

（1）胆碱能受体激动药：毛果芸香碱滴眼液吸收后可引起的全身反应有肌肉震颤、恶心、呕吐、腹痛、腹泻、呼吸困难、哮喘、多汗、流涎、抽搐；眼局部反应有视物模糊、视物发暗、近或远视力改变（调节痉挛）、结膜充血、眼痛、眉间痛、头痛和眼刺激症状。毛果芸香碱可与 β 受体拮抗药、碳酸酐酶抑制药、拟交感神经药物、前列腺素类似物或高渗脱水剂等联合用于治疗青光眼，比单独使用某一类药物的降眼压效果更好。同时使用阿托品或环喷托酯类药物，可干扰本品的抗青光眼作用。同样毛果芸香碱会影响阿托品类药的散瞳效果。

（2）肾上腺素受体激动药：对于本类药物

溴莫尼定，使用单胺氧化酶抑制剂（MAO）治疗的患者、新生儿和婴儿（年龄小于2岁的儿童）需禁用。有抑郁症、脑血管或冠脉功能不全、雷诺现象、体位性低血压或血栓闭塞性脉管炎的患者需慎用。

（3）β肾上腺素受体拮抗药：支气管哮喘者或有支气管哮喘史者、严重慢性阻塞性肺部疾病、窦性心动过缓、二度或三度房室传导阻滞、明显心力衰竭、心源性休克患者禁用噻吗洛尔滴眼液；且慎用于自发性低血糖患者及接受胰岛素或口服降糖药治疗的患者，因本类药物可掩盖低血糖症状。

（4）碳酸酐酶抑制药：布林佐胺是一种磺胺类碳酸酐酶抑制药，对磺胺类药物过敏者禁用。使用布林佐胺滴眼液与口服碳酸酐酶抑制药的患者，有可能出现已知的与碳酸酐酶抑制有关的全身反应的累加作用，因此不推荐同时使用这两种药物。

（5）前列腺素类似物：本类药物可能会增加虹膜棕色色素的数量而逐渐引起眼睛颜色改变。单侧治疗可导致永久性的虹膜异色症。决定治疗前应告知患者眼睛颜色改变的可能性。

2. 抗感染药 眼部感染是眼科常见的病变，可发生在眼睑、眼表和眼内等不同部位，引起睑缘炎、结膜炎、沙眼、角膜炎和眼内炎等疾病。睑缘炎、结膜炎等会造成严重不适，角膜炎可导致角膜混浊，产生严重的视力下降，眼内炎可破坏眼球，如不及时控制，会导致失明。引起眼部感染的微生物有细菌、衣原体、真菌和病毒等，对应治疗眼部微生物感染的药物有抗生素、化学合成抗菌药、抗真菌药和抗病毒药等。

3. 激素类药物 眼用激素类药物为糖皮质激素类药物，具有抗炎、抗过敏及免疫抑制作用，用于治疗非感染性炎症，如过敏性结膜炎、

自身免疫相关的角膜炎、前葡萄膜炎、角膜移植术后抗排斥反应、各种眼表及内眼手术后的抗炎；对于感染性炎症，需在抗感染药治疗的基础上使用本类药物，以减轻感染后的免疫反应及组织水肿。

糖皮质激素类药物根据药物抗炎效价、角膜穿透能力及到达前房的药物浓度分为强效糖皮质激素（如醋酸泼尼松龙）和弱效糖皮质激素（如氟米龙）。

糖皮质激素种类的选择及使用频率，需根据眼表或前房的炎症程度而定，随着炎症的减轻逐渐减量。告知患者定期监测及关注激素性高眼压、白内障及角膜上皮毒性等不良反应。

（二）用药注意事项

1. 为避免全身吸收过多，滴药后用手指压迫泪囊部1~2分钟。

2. 两种眼用制剂联合使用时，间隔时间至少10~15分钟。

3. 苯扎氯铵是常用眼用制剂的防腐剂，角膜接触镜（隐形眼镜）可能会吸收苯扎氯铵，故在使用含有该防腐剂的眼用制剂时，应先摘除角膜接触镜，并在使用眼用制剂15分钟后佩戴。

4. 眼用制剂在启用后可使用2~4周。

5. 使用降眼压药物的患者，需定期监测眼内压，并根据其变化调整用药方案。

6. 眼用制剂可能对眼部造成刺激症状，必要时停药并就医。

7. 滴入眼用制剂可能引起视物模糊，建议患者在症状消失后再驾驶及操作机器。

8. 对某眼用制剂或其同类药物或其所含成分过敏者，禁用相应药品。

眼科常用药品的适应证、禁忌、注意事项及特殊人群用药见表12-1。

表 12 – 1　眼科常用药品的适应证、禁忌、注意事项及特殊人群用药

药品名称	分类	适应证	禁忌/注意事项/特殊人群用药
硝酸毛果芸香碱滴眼液	降眼压药	用于青光眼的治疗	①禁忌：虹膜睫状体炎、急性虹膜炎患者。②注意事项：支气管哮喘、急性结膜炎、角膜炎或其他不应缩瞳的眼病患者慎用。③妊娠期及哺乳期女性：慎用。儿童：慎用
盐酸卡替洛尔滴眼液		青光眼；高眼压症	①禁忌：支气管哮喘者或有支气管哮喘史者，严重慢性阻塞性肺部疾病患者。窦性心动过缓，二度或三度房室传导阻滞，明显心力衰竭，心源性休克患者。②注意事项：慎用于已知是全身β肾上腺素受体拮抗剂禁忌证的患者，包括异常心动过缓，一度以上房室传导阻滞。对有明显心脏疾病患者应用本品应监测心率。慎用于对其他β肾上腺素受体拮抗剂过敏者。已有肺功能低下的患者慎用。慎用于自发性低血糖患者及接受胰岛素或降糖药治疗的患者，因β肾上腺素受体拮抗剂可掩盖低血糖症状。本品不宜单独用于治疗闭角型青光眼。③妊娠期及哺乳期女性：妊娠期女性慎用；哺乳期女性应权衡利弊，在医生指导下使用。儿童：慎用。运动员：慎用
布林佐胺滴眼液		高眼压症；开角型青光眼；作为对β肾上腺素受体拮抗剂无效，或有使用禁忌证的患者单独的治疗药物，或作为β肾上腺素受体拮抗剂的协同治疗药物	①禁忌：已知对磺胺类药物过敏者（本品为磺胺类碳酸酐酶抑制药）。严重肾功能不全者。高氯血症性酸中毒患者。②注意事项：如果遗漏一次给药，继续按照计划进行下一次给药治疗。一日用药剂量不得超过一次1滴，一日3次。③妊娠期及哺乳期女性：动物实验显示本品有生殖毒性。不建议在妊娠期间和没有避孕的有生育能力的女性中使用。只有在母乳喂养对儿童的益处及治疗对女性的益处大于可能的风险时才可在母乳喂养期间使用。儿童：小于18岁患者使用的有效性和安全性尚未证实，不推荐使用
拉坦前列素滴眼液		降低开角型青光眼和高眼压症患者升高的眼压	①注意事项：本品可能会增加虹膜棕色色素的数量而逐渐引起眼睛颜色改变。②妊娠期及哺乳期女性：本品对妊娠过程、胎儿及新生儿可能存在潜在的药理学影响，妊娠期女性不应使用。本品及其代谢物可能会进入乳汁，哺乳期女性不应使用或停止哺乳。儿童：不推荐使用
硫酸阿托品眼用凝胶	散瞳药	虹膜 – 睫状体炎；检查眼底前的散瞳；验光配镜屈光度检查前的散瞳	①禁忌：青光眼及前列腺肥大患者。②注意事项：本品对正常眼压无明显影响，但对眼压异常或窄角、浅前房眼患者，应用后可使眼压明显升高而有激发青光眼急性发作的危险，此类患者和40岁以上患者不应使用。③妊娠期及哺乳期女性：妊娠期女性慎用；哺乳期女性应避免使用或停止哺乳。儿童：儿童脑外伤者禁用。老年：慎用
复方托吡卡胺滴眼液		用于诊断及治疗为目的的散瞳和调节麻痹	①禁忌：青光眼和具有房角狭窄、前房较浅等眼压上升因素的患者（有可能诱发急性闭角型青光眼）。②注意事项：本品为复方制剂：每1ml含托吡卡胺5mg，盐酸去氧肾上腺素5mg。去氧肾上腺素的升血压作用/β₁受体激动作用或促进糖生成作用，可能使症状加重，故下列患者慎用：高血压病患者、动脉硬化症患者、冠心病或心力衰竭患者、糖尿病患者及甲状腺功能亢进患者。③妊娠期及哺乳期女性：只在其治疗上的有益性超过危险性时使用。儿童：由于儿童使用时易发生全身性不良反应，应充分观察，慎重使用。特别是在早产儿有心动过缓、呼吸停止的报道，应充分进行观察，发现异常时应立即停止使用，予以妥当的处置，最佳方法是根据需要将本品稀释后使用。老年：老年人的生理功能有所降低，应予以注意

续表

药品名称	分类	适应证	禁忌/注意事项/特殊人群用药
色甘酸钠滴眼液	抗过敏药	预防春季过敏性结膜炎	儿童：必须在成人监护下使用。过敏体质者：慎用
玻璃酸钠滴眼液	干眼治疗药	0.1%本品用于干眼症，缓解干眼症状	注意事项：本品不能和其他眼科用药同时使用。如果使用任何其他滴眼液，需在30min后再使用本品。眼膏应在使用本品后使用
妥布霉素滴眼液	抗感染药	用于外眼及附属器敏感菌株感染的局部抗感染治疗	①禁忌：对氨基糖苷类药物过敏者。②注意事项：已知或疑似神经肌肉疾病（如重症肌无力或帕金森病）患者使用本品时应谨慎。因氨基糖苷类药物可对神经-肌肉功能产生影响，可能加重重症肌无力。③妊娠期及哺乳期女性：动物研究已显示具有生殖毒性。妊娠期女性不建议使用。本品可能不会分布到人乳中，但不能排除对乳儿的风险。建议权衡利弊，或停止哺乳，或停止用药。儿童：≥1岁儿童，剂量可与成人相等。在<1岁儿童中的安全性和疗效尚未建立，没有可用数据
硫酸庆大霉素滴眼液		结膜炎；眼睑炎；睑板腺炎	①注意事项：本品不宜长期连续使用，使用3～4日症状未缓解时，应停药就医。②儿童：必须在成人监护下使用。过敏体质者：慎用
氯霉素滴眼液		沙眼；结膜炎；角膜炎；睑缘炎等	①注意事项：大剂量长期使用（超过3个月）可引起视神经炎或视神经乳头炎（特别是小儿）。长期使用者，应事先作眼部检查，并密切注意患者的视功能和视神经炎的症状，一旦出现立即停药。同时服用维生素C和维生素B。②妊娠期及哺乳期女性：本品虽是局部用药，但因氯霉素具有严重的骨髓抑制作用，妊娠期及哺乳期女性使用后亦可能引致新生儿和哺乳婴儿产生严重的不良反应，故妊娠期及哺乳期女性慎用。儿童：新生儿和早产儿禁用
红霉素眼膏		沙眼；结膜炎；睑缘炎；眼外部感染	妊娠期及哺乳期女性：应在医师指导下使用。儿童：必须在成人监护下使用。过敏体质者：慎用
左氧氟沙星滴眼液		眼睑炎；睑腺炎；泪囊炎；结膜炎；睑板腺炎；角膜炎；用于眼科围手术期的无菌化疗法	①禁忌：对本品、氧氟沙星及喹诺酮类抗菌制剂有过敏既往史的患者。②注意事项：为防止耐药菌的出现，原则上应确认敏感性，尽量将用药时间控制在治疗疾病所需的最短时间以内。本品对甲氧苯青霉素耐药性葡萄球菌（MRSA）的有效性尚未得到证实。当MRSA所致的感染较为明显、临床症状无改善时，应尽快使用抗MRSA作用较强的药物。③妊娠期及哺乳期女性：对妊娠期女性或可能妊娠的女性，只有在其治疗的有益性高于可能发生的危险性时方可给药。儿童：在1～15岁用药者中有出现点状角膜炎、眼瘙痒症、接触性角膜炎、荨麻疹的报道。老年：老年人的生理功能有所降低，应予以减量
更昔洛韦眼用凝胶		单纯疱疹病毒性角膜炎	①禁忌：严重中性粒细胞减少（少于$0.5 \times 10^9/L$）或严重血小板减少（少于$25 \times 10^9/L$）的患者。②妊娠期及哺乳期女性：动物实验表明，更昔洛韦口服和静脉给药有致畸和生殖毒性，故妊娠期女性应权衡利弊后再决定是否用药。哺乳期女性慎用，在使用本品之前，应咨询医生。儿童：慎用。使用前咨询医生，在潜在的获益超过风险时使用
氟康唑滴眼液		敏感性真菌引起的真菌性角膜炎	妊娠期及哺乳期女性：妊娠期女性慎用。哺乳期女性在使用本品时暂停哺乳。儿童：遵医嘱

续表

药品名称	分类	适应证	禁忌/注意事项/特殊人群用药
氟米龙滴眼液	激素类药物	0.02% 本品用于外眼部的炎症性疾病（如眼睑炎、结膜炎、角膜炎、巩膜炎、表层巩膜炎等）	①禁忌：对下述患者原则上不使用，但在有特殊需要时慎用：角膜上皮剥离或角膜溃疡的患者，以及病毒性角结膜疾病、结核性眼疾病、真菌性眼疾病或化脓性眼疾病的患者，使用本品有可能使这些疾病加重。此外，有可能引起角膜穿孔。②妊娠期及哺乳期女性：妊娠期女性或可能已经妊娠的女性应避免长期、频繁用药。儿童：尤其是未满2周岁的婴幼儿应慎用。老年：老年人的生理功能有所降低，应予以注意
牛碱性成纤维细胞生长因子滴眼液	生物制品与生化药品	各种原因引起的角膜上皮缺损和点状角膜病变；复发性浅层点状角膜病变；轻中度干眼症；大泡性角膜炎；角膜擦伤；轻中度化学烧伤；角膜手术及术后愈合不良；地图状（或营养性）单疱性角膜溃疡等	①注意事项：本品为蛋白类药物，应避免置于高温或冰冻环境。对感染性或急性炎症期角膜病患者，须同时局部或全身使用抗生素或抗炎药，以控制感染和炎症。对某些角膜病，应针对病因进行治疗，如联合应用维生素及激素类等药物。本品与泪液等渗。本品不含防腐剂，单支开启后限一次性使用，用后即弃。②运动员：慎用

第二节 耳鼻咽喉科用药

药物治疗是耳鼻咽喉疾病诊治过程中重要的组成部分，可以单独应用或配合其他治疗方法应用。耳鼻咽喉各器官结构与功能不同，药物的品种和剂型亦各不相同，按使用方法可分为全身应用药物和局部应用药物两类。局部应用药物有局部麻醉药、鼻部用药、耳部用药（主要为抗感染药）、咽喉部用药及纤毛激动药与黏液促排药。以下简要介绍部分耳鼻咽喉科用药的药理作用与作用机制及临床用药评价。

一、药理作用与作用机制

1. 鼻部用药 本类药物包括血管收缩药和鼻用抗过敏药。血管收缩药盐酸麻黄碱为拟肾上腺素药，可直接激动血管平滑肌的 α、β 肾上腺素受体，使皮肤、黏膜及内脏血管收缩，用于鼻部可作为减鼻充血剂，缓解因感冒等引起的鼻塞症状。羟甲唑啉和赛洛唑啉具有直接激动血管平滑肌的 α_1 肾上腺素受体引起鼻腔黏膜血管收缩的作用，减轻炎症所致的充血和水肿。复方制剂呋麻滴鼻液除含有盐酸麻黄碱外，还含有呋喃西林，其对革兰阳性菌和阴性菌有抑

菌作用。鼻用抗过敏药有：①组胺 H_1 受体拮抗药，左卡巴斯汀是一种强效、长效、速效、具有高度选择性的组胺 H_1 受体拮抗药。局部应用于鼻部，几乎立刻起效，消除过敏性鼻炎的典型症状（如打喷嚏、鼻痒、流涕），作用可维持数小时。氮䓬斯汀是一种选择性组胺 H_1 受体拮抗药。高浓度本品可阻止过敏反应中某些化学介质（如白三烯、组胺、5–羟色胺）的合成和释放。酮替芬兼有组胺 H_1 受体拮抗作用和抑制过敏反应介质释放作用。②局部用糖皮质激素类药物，包括倍氯米松、莫米松、布地奈德、氟替卡松等，具有局部抗炎和抗过敏作用。③鼻黏膜保护药复方薄荷油，成分为薄荷脑、樟脑和液状石蜡，具有抑菌、抑制痛觉神经、刺激腺体分泌及减轻鼻腔干燥作用。

2. 咽喉部用药 本类药物是治疗咽喉疾病及其他全身疾病在累及咽喉时使用的药物。西地碘活性成分为分子碘，在唾液作用下迅速释放，直接卤化菌体蛋白质，杀灭多种微生物，用于治疗慢性咽喉炎、口腔溃疡、慢性牙龈炎、牙周炎等。薄荷喉片成分中的薄荷脑用于局部能选择性地作用于黏膜的冷觉感受器，产生冷觉反射，引起黏膜血管收缩，水肿减轻，用于

咽喉炎、扁桃体炎及口臭等。度米芬为阳离子表面活性剂，具有广谱杀菌作用，用于咽炎、鹅口疮和口腔溃疡。

3. 纤毛激动药与黏液促排药　氨溴索为黏液溶解剂，能增加呼吸道黏膜浆液腺的分泌，减少黏液腺的分泌，从而降低痰液黏度；还可促进肺表面活性物质的分泌，增加支气管纤毛运动，使痰液易于咳出。糜蛋白酶具有肽链内切酶作用，切断蛋白质大分子的肽链，使成为分子量较小的肽，或在蛋白分子肽链端上作用，使分解成氨基酸；本品尚有脂酶作用，使某些脂水解。故本品可消化脓液、积血、坏死组织，起创面净化、消炎、消肿作用。

二、临床用药评价

（一）常用药品的临床应用

1. 局部麻醉药　本类药物在耳鼻咽喉科局部麻醉手术和内窥镜操作时使用，多采用局部浸润麻醉和表面麻醉。使用时，应关注药物半衰期，以满足手术及操作的麻醉需求。代表药物有普鲁卡因、利多卡因、丁卡因、达克罗宁等。

2. 纤毛激动药与黏液促排药　有报道使用氨溴索时有严重的皮肤反应，如多形性红斑、Stevens – Johnson 综合征/中毒性表皮坏死松解症（TENS）和急性泛发性脓疱型银屑病（AGEP）。若出现渐进性皮疹症状（有时伴有水疱或黏膜损伤）须停止使用并立即就医。大部分这些反应可由潜在疾病或其他并发症的严重程度解释。Stevens – Johnson 综合征或中毒性表皮坏死松解症初期，患者最初可能会出现类似流感的非特异性症状，如发烧、寒战、鼻炎、咳嗽和咽喉痛，由于这些误导性症状，可能采用针对咳嗽和感冒治疗的对症治疗。原则上吸入氨溴索有发生支气管痉挛反应的风险，故不应用于具有此类风险和（或）过敏体质的患者。建议支气管哮喘患者吸入给药前使用支气管解痉药。若支气管功能受损、分泌物较多（如罕见的恶性纤毛综合征），应慎用本品以防分泌物堵塞。肾功能不全或患有严重肝病的患者，应遵医嘱使用。作为由肝代谢肾清除的药物，当肾功能严重不全时，肝内生成的氨溴索代谢物会蓄积。有消化性溃疡的患者应慎用氨溴索。

（二）用药注意事项

1. 耳鼻咽喉科用药局部使用时有些药物会出现全身作用。

2. 对某耳鼻咽喉科用药或其同类药物或其所含成分过敏者、严重过敏体质者，禁用相应药品。

3. 心、肾功能不全、重症肌无力等患者禁用盐酸普鲁卡因。阿 – 斯综合征（急性心源性脑缺血综合征）、预激综合征、严重心传导阻滞（包括窦房、房室及心室内传导阻滞）患者静脉禁用盐酸利多卡因。

4. 本类药物如使用过量或出现严重不良反应，应立即就医。

耳鼻咽喉科常用药品的适应证、禁忌、注意事项及特殊人群用药见表 12 – 2。

表 12 – 2　耳鼻咽喉科常用药品的适应证、禁忌、注意事项及特殊人群用药

药品名称	分类	适应证	禁忌/注意事项/特殊人群用药
盐酸麻黄碱滴鼻液	（1）鼻部用药	缓解鼻黏膜充血肿胀引起的鼻塞	①禁忌：鼻腔干燥、萎缩性鼻炎。②注意事项：连续使用不得超过 3 日。否则，可产生"反跳"现象，出现更为严重的鼻塞。冠心病、高血压、甲状腺功能亢进、糖尿病、闭角型青光眼患者慎用。③妊娠期及哺乳期女性：妊娠期女性慎用。儿童：慎用；必须在成人监护下使用。过敏体质者：慎用。运动员：慎用
盐酸氮卓斯汀鼻喷雾剂		季节性过敏性鼻炎（花粉症），常年性过敏性鼻炎	①注意事项：用药期间应尽量避免服用含乙醇的饮料。②妊娠期及哺乳期女性：在动物实验中，口服给药后可观察到对生育力的影响。妊娠前 3 个月女性不推荐使用。哺乳期女性不应使用。儿童：6 岁及 6 岁以上儿童用药同成人用法及用量；5 岁及 5 岁以下儿童不推荐使用

续表

药品名称	分类	适应证	禁忌/注意事项/特殊人群用药
丙酸氟替卡松鼻喷雾剂	鼻部用药	用于预防和治疗季节性过敏性鼻炎（包括枯草热）和常年性过敏性鼻炎	①注意事项：应在接触过敏原之前使用本品，以防止过敏性鼻炎症状的发生。必须规律地用药才能获得最大疗效，最佳疗效会在连续治疗的3~4日后才能达到。如果连续使用7日，症状仍无改善或虽然症状有改善但不能完全控制，则需停药并就医。未经医生许可连续使用本品不得超过3个月。正在服用其他糖皮质激素药物的患者使用前应咨询医生或到医院检查。糖尿病患者请咨询医生。鼻腔感染或感冒发烧的患者应在医生指导下使用。虽然大多数患者使用本品可控制季节性过敏性鼻炎，但在夏季过敏原水平可异常增高，某些患者需要给予额外的治疗。鼻用糖皮质激素的全身性作用曾有报道，尤其是在长期大剂量使用时，与口服糖皮质激素相比，发生这些作用的可能性要小得多，且在不同个体和不同糖皮质激素制剂之间有差异。②妊娠期及哺乳期女性：应用时应咨询医生或药师。儿童：12岁以下儿童应在医生指导下使用，如需长期使用应规律地监测身高。儿童必须在成人监护下使用。过敏体质者：慎用。运动员：慎用
氯霉素滴耳液		治疗敏感菌感染引起的外耳炎、急慢性中耳炎	①注意事项：如耳内分泌物多时，应先清除，再滴入本品。②妊娠期及哺乳期女性：本品虽是局部用药，但因氯霉素具有严重的骨髓抑制作用，妊娠期及哺乳期女性使用后亦可能引致新生儿和哺乳婴儿产生严重的不良反应，故妊娠期及哺乳期女性宜慎用。儿童：新生儿和早产儿禁用
盐酸左氧氟沙星滴耳液	耳部用药	治疗敏感菌感染引起的外耳炎、中耳炎	①禁忌：对本品及氟喹诺酮类药过敏的患者。②注意事项：本品一般适用于中耳炎局限在中耳黏膜部位的局部治疗。若炎症已漫及鼓室周围时，除局部治疗外，应同时服用口服制剂。使用本品时若药温过低，可能会引起眩晕。因此，使用温度应接近体温。使用本品的疗程以4周为限。若继续给药时，应慎用。③妊娠期及哺乳期女性：妊娠期女性不宜使用，如确有指征，且利大于弊时方可慎用。哺乳期女性使用时应停止哺乳。儿童：一般不用于婴幼儿
西地碘含片		用于慢性咽喉炎、口腔溃疡、慢性牙龈炎、牙周炎	①注意事项：连续使用5日症状未见缓解应停药就医。甲状腺疾病患者慎用。②妊娠期及哺乳期女性：慎用。儿童：请在医生指导下使用；必须在成人监护下使用。过敏体质者：慎用
薄荷喉片	咽喉部用药	用于咽喉炎、扁桃体炎及口臭等	注意事项：本品应逐渐含化，勿嚼碎口服
度米芬含片		用于咽炎、鹅口疮和口腔溃疡	①注意事项：连续使用3日后，若症状未缓解应停药就医。②儿童：必须在成人监护下使用。过敏体质者：慎用

第三节　口腔科用药

口腔科用药用于口腔疾病的治疗。口腔疾病除了口腔局部的原发疾病之外，也包括全身系统性疾病的口腔表现，以及放化疗所致的口腔病变等。口腔疾病的治疗药物包括口腔局部用药和需要全身系统给药的药物。口腔局部用药具有给药方便、用药剂量小、局部药物浓度高、能降低全身用药所致的药品不良反应等优点。口腔科用药包括局部麻醉药和抗炎镇痛药、抗感染药、消毒防腐药、免疫调节药及其他常用药等。以下重点介绍部分口腔科用药的临床应用及使用中应注意的一些共性问题，所涉及的在其他章节已描述的药物的药理作用和作用机制不再重复。

一、常用药品的临床应用

1. 局部麻醉药和抗炎镇痛药　口腔治疗控制疼痛最常用的药物是局部麻醉药。常用的方

式有表面麻醉、浸润麻醉、阻滞麻醉等。通过麻醉药物的离子渗透作用，抑制或阻断周围神经或分支神经的冲动和传导，起到止痛作用。

表面麻醉用于口腔黏膜破溃引起的疼痛、黏膜脱落细胞学检查、黏膜下脓肿切开、松动牙拔除、上颌窦手术前的下鼻道黏膜麻醉、咽部及舌根软腭治疗时防止恶心、呕吐等。可将麻醉药物溶于液体中，令患者含漱数分钟后吐出；也可加入赋形剂，如甘油、矿物油、纤维素等，混合制成凝胶或糊剂，以延长局部停留时间。在表面麻醉反复涂抹和喷雾时，注意不要过量。

表浅的浸润麻醉用于脓肿切开、外伤清创缝合、黏膜小肿物切除或取活检等手术。骨膜上浸润麻醉用于上颌前牙、上颌前磨牙、下颌前牙和乳牙的牙髓治疗、牙槽骨手术和某些牙周手术。浸润麻醉法也可用于颞下颌关节的封闭治疗。

阻滞麻醉用于牙齿的拔除、牙周手术和牙槽外科手术、牙髓治疗等。

局部麻醉药中常加入肾上腺素以延长麻醉时间、减少手术区出血和麻醉药的吸收。当单纯用黏膜下浸润或阻滞麻醉对牙髓的镇痛效果不佳时，可加用牙周膜注射法。

局部麻醉药有利多卡因、复方盐酸阿替卡因、普鲁卡因、丁卡因、甲哌卡因等。丁卡因用于口腔黏膜表面麻醉，其他药物可用于多种类型口腔局部麻醉方式。

抗炎镇痛药有双氯芬酸钠等，双氯芬酸钠喷雾剂局部喷雾可用于复发性口腔溃疡的局部止痛。

2. 抗感染药　口腔内两大主要疾病牙周病和龋齿都是慢性感染性疾病，它们的预防和治疗都需要除去感染源，除了用机械方法去除牙菌斑、感染坏死的牙髓组织等局部治疗外，有些情况下还需要辅助使用抗感染药。此外，口腔黏膜及软组织的感染性疾病，以及某些口腔内手术的前后也常需通过全身或局部途径使用抗感染药。

由于口腔环境复杂，许多因素影响抗感染药的疗效。牙菌斑生物膜因其结构的关系，使生存于其中的微生物对药物和宿主的防御机制有较高的抵抗性。因此在用药时，应先尽可能彻底地去除感染部位的微生物，如牙菌斑、牙石、感染坏死的牙髓组织、溃疡表面的渗出物等，使药物直接作用于感染部位的微生物，否则难以达到满意的抗感染效果。

口腔科常用的抗感染药包括抗生素、化学合成抗菌药、抗真菌药和抗病毒药等，用于辅助治疗或治疗细菌引起的牙周炎、真菌引起的口腔黏膜念珠菌病及病毒感染性口炎等。

3. 消毒防腐药　本类药物用于牙髓及根管的消毒、牙髓失活、牙周病和口腔黏膜病局部用药、感染部位及软组织创面的清洁和消毒等。

当口腔发生感染，尤其是牙齿表面堆积的牙菌斑造成牙周病、龋齿、牙髓和根尖周围感染时，可局部使用消毒防腐药，通过直接使病原微生物蛋白质凝固或变性、干扰细菌代谢、改变细胞膜通透性等机制，达到杀灭或抑制局部病原微生物的目的。

本类药物中的复方硼砂溶液，成分为硼砂、碳酸氢钠、液化酚和甘油。硼砂与低浓度液化酚具有消毒防腐作用；甘油除对口腔黏膜具有保护作用外，还能与硼砂、碳酸氢钠发生反应生成甘油硼酸钠，更有利于主药发挥药效。西吡氯铵为阳离子季铵化合物，作为表面活性剂，通过降低表面张力产生抑制和杀灭细菌作用。过氧化氢在过氧化氢酶的作用下迅速分解，释出新生态氧，对细菌组分发生氧化作用，干扰其酶系统而发挥抗菌作用，但本品作用时间短暂；有机物质存在时杀菌作用降低。局部涂抹冲洗后能产生气泡，有利于清除脓块、血块及坏死组织。

4. 免疫调节药　因免疫功能紊乱而引起的口腔疾病，常见为自身免疫性疾病及变态反应性疾病。治疗药物包括免疫抑制剂、免疫增强剂和免疫调节剂，治疗包括全身用药及局部用药。

（1）全身用药：适用于药物过敏性口炎等过敏性疾病。

（2）局部用药：常用方法为含漱、喷雾、局部涂布、病损基底部局部注射等。本类药物有曲安奈德、他克莫司、氯喹、羟氯喹、沙利度胺、转移因子、左旋咪唑等。适用于腺周口疮、糜烂性扁平苔藓、慢性盘状红斑狼疮等长期糜烂不愈的病损。

二、用药注意事项

1. 对某口腔科用药或其同类药物或其所含

成分过敏者，禁用相应药品。

2. 口腔科用药局部应用，用药部位出现烧灼感、红肿、瘙痒等情况时应停药并就医。

3. 抗感染药不宜长期使用。口腔是有菌环境，牙菌斑在牙面上不断形成，如果不定时清除，一旦停药，疾病会复发；长期用药易导致细菌耐药。

4. 接受糖皮质激素类药物如曲安奈德治疗时，口腔的正常防御反应受到抑制，口腔抗感染能力降低，有利于口腔细菌、真菌生长繁殖出现感染征兆，用药过程中注意病情的变化及是否有诱发感染的迹象，及时调整治疗方案，如用药 7 日后，病损没有显著修复及愈合时，建议就医，做进一步检查。

5. 磷酸氯喹及羟氯喹治疗光化性唇炎时，注意这类药物对眼部的毒性反应，如是否出现视网膜炎、角膜病变等。

口腔科常用药品的适应证、禁忌、注意事项及特殊人群用药见表 12 - 3。

表 12 - 3　口腔科常用药品的适应证、禁忌、注意事项及特殊人群用药

药品名称	分类	适应证	禁忌/注意事项/特殊人群用药
制霉菌素片	抗感染药	用于口腔黏膜念珠菌病，如鹅口疮（雪口）、义齿性口炎、正中菱形舌、念珠菌性口角炎、念珠菌性唇炎和增殖型念珠菌感染等	①注意事项：口服后胃肠道不吸收，治疗口腔真菌感染须含服。对深部真菌感染无效。治疗后症状消失且念珠菌培养阴性时可停药，停药 1 周后复查，并做念珠菌培养，视培养结果决定是否继续用药。含服，一次 50 万 U，一日 3 次，饭后含化并咽下，连用 14～30 日。如不能耐受该药的特殊味道，或出现消化道症状，可在含化后将药吐出。②妊娠期及哺乳期女性：慎用。儿童：5 岁以下儿童不推荐使用
克霉唑乳膏		用于口腔念珠菌病，最常用于真菌性口角炎	妊娠期及哺乳期女性：慎用
阿昔洛韦乳膏		用于病毒感染性口炎，如带状疱疹、疱疹性龈口炎、手足口病、疱疹性咽峡炎等	①注意事项：仅用于皮肤黏膜，不能用于眼部。涂药时应戴指套或手套。②妊娠期及哺乳期女性：妊娠期女性不应使用；哺乳期女性慎用。儿童：安全性和疗效尚不明确
复方硼砂含漱液	消毒防腐药	用于口腔炎、咽炎等的口腔消毒防腐	①禁忌：新生儿、婴儿、3 岁以下儿童；大面积皮肤损害者。②注意事项：一次取约 10ml 本品，加 5 倍量的温开水稀释后含漱，一次含漱 5min 后吐出，不可咽下，一日 3～4 次。本品误服后可引起局部组织腐蚀，吸收后可发生急性中毒，早期症状为呕吐、腹泻、皮疹以及中枢神经系统先兴奋后抑制等症状。一旦发生应立即就医。使用时避免接触眼睛。③妊娠期及哺乳期女性：慎用。儿童：小儿慎用；儿童必须在成人监护下使用。老年：慎用。过敏体质者：慎用
复方氯己定含漱液		用于牙龈炎、冠周炎、口腔黏膜炎等引致的牙龈出血、牙周脓肿、口腔黏膜溃疡等的辅助治疗	①注意事项：连续使用不宜超过 3 个疗程（一次 10～20ml，早晚刷牙后含漱且至少在口腔内停留 2～5min，5～10 日为 1 个疗程）。含漱后吐出，不得咽下。使用时避免接触眼睛。②儿童：必须在成人监护下使用。过敏体质者：慎用
西吡氯铵含漱液		用于口腔疾病的辅助治疗，也可用作日常口腔护理及清洁口腔。本品对牙菌斑的形成有一定抑制作用	①注意事项：含漱后吐出，不得咽下。②儿童：必须在成人监护下使用。过敏体质者：慎用

（徐小薇）

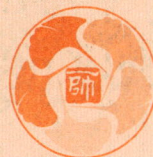

第十三章　皮肤用药及抗过敏用药

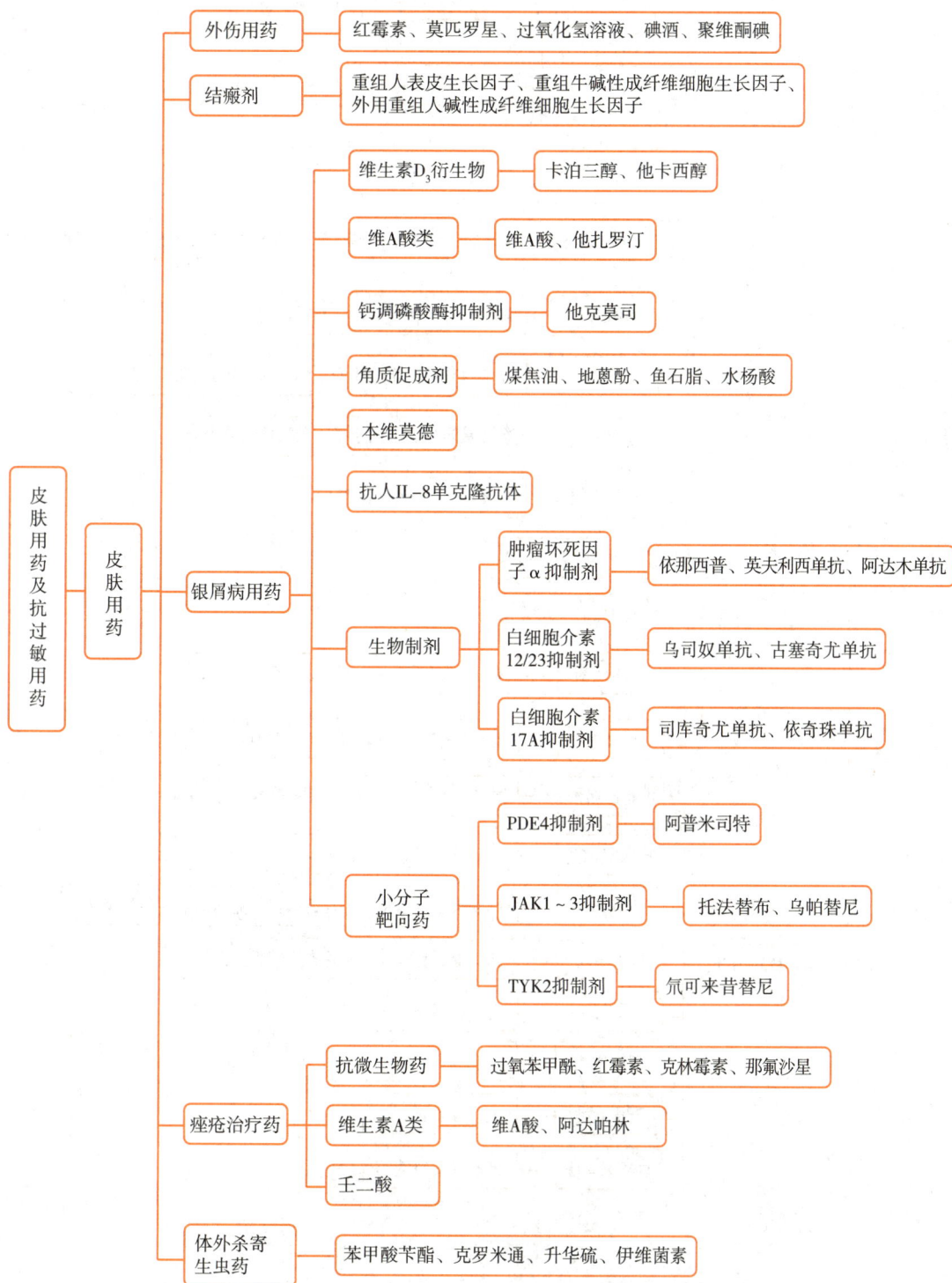

皮肤用药及抗过敏用药
├─ 皮肤用药
│   ├─ 外伤用药 ── 红霉素、莫匹罗星、过氧化氢溶液、碘酒、聚维酮碘
│   ├─ 结瘢剂 ── 重组人表皮生长因子、重组牛碱性成纤维细胞生长因子、外用重组人碱性成纤维细胞生长因子
│   ├─ 银屑病用药
│   │   ├─ 维生素D_3衍生物 ── 卡泊三醇、他卡西醇
│   │   ├─ 维A酸类 ── 维A酸、他扎罗汀
│   │   ├─ 钙调磷酸酶抑制剂 ── 他克莫司
│   │   ├─ 角质促成剂 ── 煤焦油、地蒽酚、鱼石脂、水杨酸
│   │   ├─ 本维莫德
│   │   ├─ 抗人IL-8单克隆抗体
│   │   ├─ 生物制剂
│   │   │   ├─ 肿瘤坏死因子α抑制剂 ── 依那西普、英夫利西单抗、阿达木单抗
│   │   │   ├─ 白细胞介素12/23抑制剂 ── 乌司奴单抗、古塞奇尤单抗
│   │   │   └─ 白细胞介素17A抑制剂 ── 司库奇尤单抗、依奇珠单抗
│   │   └─ 小分子靶向药
│   │   ├─ PDE4抑制剂 ── 阿普米司特
│   │   ├─ JAK1～3抑制剂 ── 托法替布、乌帕替尼
│   │   └─ TYK2抑制剂 ── 氘可来昔替尼
│   ├─ 痤疮治疗药
│   │   ├─ 抗微生物药 ── 过氧苯甲酰、红霉素、克林霉素、那氟沙星
│   │   ├─ 维生素A类 ── 维A酸、阿达帕林
│   │   └─ 壬二酸
│   └─ 体外杀寄生虫药 ── 苯甲酸苄酯、克罗米通、升华硫、伊维菌素

· 467 ·

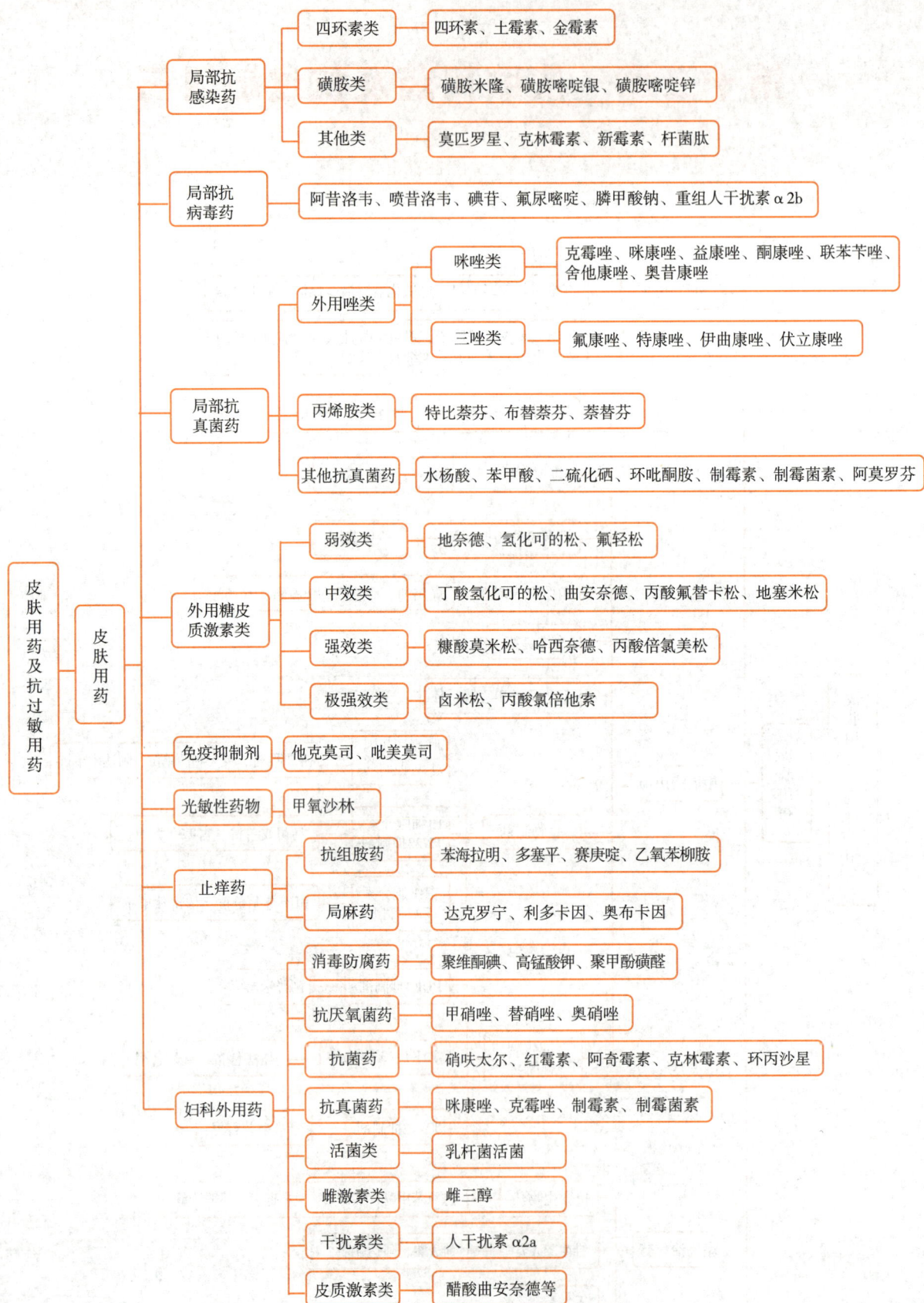

皮肤用药及抗过敏用药 — 皮肤用药

- 局部抗感染药
  - 四环素类 → 四环素、土霉素、金霉素
  - 磺胺类 → 磺胺米隆、磺胺嘧啶银、磺胺嘧啶锌
  - 其他类 → 莫匹罗星、克林霉素、新霉素、杆菌肽

- 局部抗病毒药 → 阿昔洛韦、喷昔洛韦、碘苷、氟尿嘧啶、膦甲酸钠、重组人干扰素α2b

- 局部抗真菌药
  - 外用唑类
    - 咪唑类 → 克霉唑、咪康唑、益康唑、酮康唑、联苯苄唑、舍他康唑、奥昔康唑
    - 三唑类 → 氟康唑、特康唑、伊曲康唑、伏立康唑
  - 丙烯胺类 → 特比萘芬、布替萘芬、萘替芬
  - 其他抗真菌药 → 水杨酸、苯甲酸、二硫化硒、环吡酮胺、制霉素、制霉菌素、阿莫罗芬

- 外用糖皮质激素类
  - 弱效类 → 地奈德、氢化可的松、氟轻松
  - 中效类 → 丁酸氢化可的松、曲安奈德、丙酸氟替卡松、地塞米松
  - 强效类 → 糠酸莫米松、哈西奈德、丙酸倍氯美松
  - 极强效类 → 卤米松、丙酸氯倍他索

- 免疫抑制剂 → 他克莫司、吡美莫司

- 光敏性药物 → 甲氧沙林

- 止痒药
  - 抗组胺药 → 苯海拉明、多塞平、赛庚啶、乙氧苯柳胺
  - 局麻药 → 达克罗宁、利多卡因、奥布卡因

- 妇科外用药
  - 消毒防腐药 → 聚维酮碘、高锰酸钾、聚甲酚磺醛
  - 抗厌氧菌药 → 甲硝唑、替硝唑、奥硝唑
  - 抗菌药 → 硝呋太尔、红霉素、阿奇霉素、克林霉素、环丙沙星
  - 抗真菌药 → 咪康唑、克霉唑、制霉素、制霉菌素
  - 活菌类 → 乳杆菌活菌
  - 雌激素类 → 雌三醇
  - 干扰素类 → 人干扰素α2a
  - 皮质激素类 → 醋酸曲安奈德等

		苯酚衍生物	苯酚、甲酚、间苯二酚
		氧化剂	高锰酸钾、过氧化氢、过氧苯甲酰
		气体	环氧乙烷
		卤素类	碘、聚维酮碘
		双胍类	氯己定
	消毒防腐药	季铵盐	苯扎氯铵、地喹氯铵
皮肤用药		醇类	乙醇、异丙醇
		醛类	甲醛、戊二醛
		酸类	硼酸、苯甲酸
		金属盐类	硝酸银、弱蛋白银、硫酸锌、炉甘石、氧化锌
		染料类	甲紫
		呋喃衍生物	呋喃西林

皮肤用药及抗过敏用药

		抗组胺药	第一代	苯海拉明、氯苯那敏、赛庚啶、异丙嗪、羟嗪、去氯羟嗪、曲普利啶、酮替芬、茶苯海明、安他唑啉、氯马斯汀、多塞平
			第二代	特非那定、非索非那定、氯雷他定、地氯雷他定、奥洛他定、卢帕他定、阿伐斯汀、贝他斯汀、咪唑斯汀、氮䓬斯汀、依巴斯汀、依美斯汀、西替利嗪、左西替利嗪
		肥大细胞膜稳定剂		色甘酸钠、酮替芬（兼）、奥洛他定（兼）、曲尼司特、洛度沙胺
		白三烯受体拮抗剂		孟鲁司特、普仑司特、异丁司特
	全身用抗过敏药	钙剂		葡萄糖酸钙、氯化钙
抗过敏用药		糖皮质激素		
		血栓素A$_2$受体拮抗剂		塞曲司特
		生物靶向药物		奥马珠单抗、度普利尤单抗
		免疫抑制剂		环孢素
	鼻部抗过敏药	氮䓬斯汀、色甘酸钠、左卡巴斯汀、氯苯那敏（色甘萘甲那敏）、氟替卡松、布地奈德		
	眼部抗过敏药	奥洛他定、氮䓬斯汀、色甘酸钠、酮替芬、依美斯汀、吡嘧司特、非尼拉敏、环孢素		

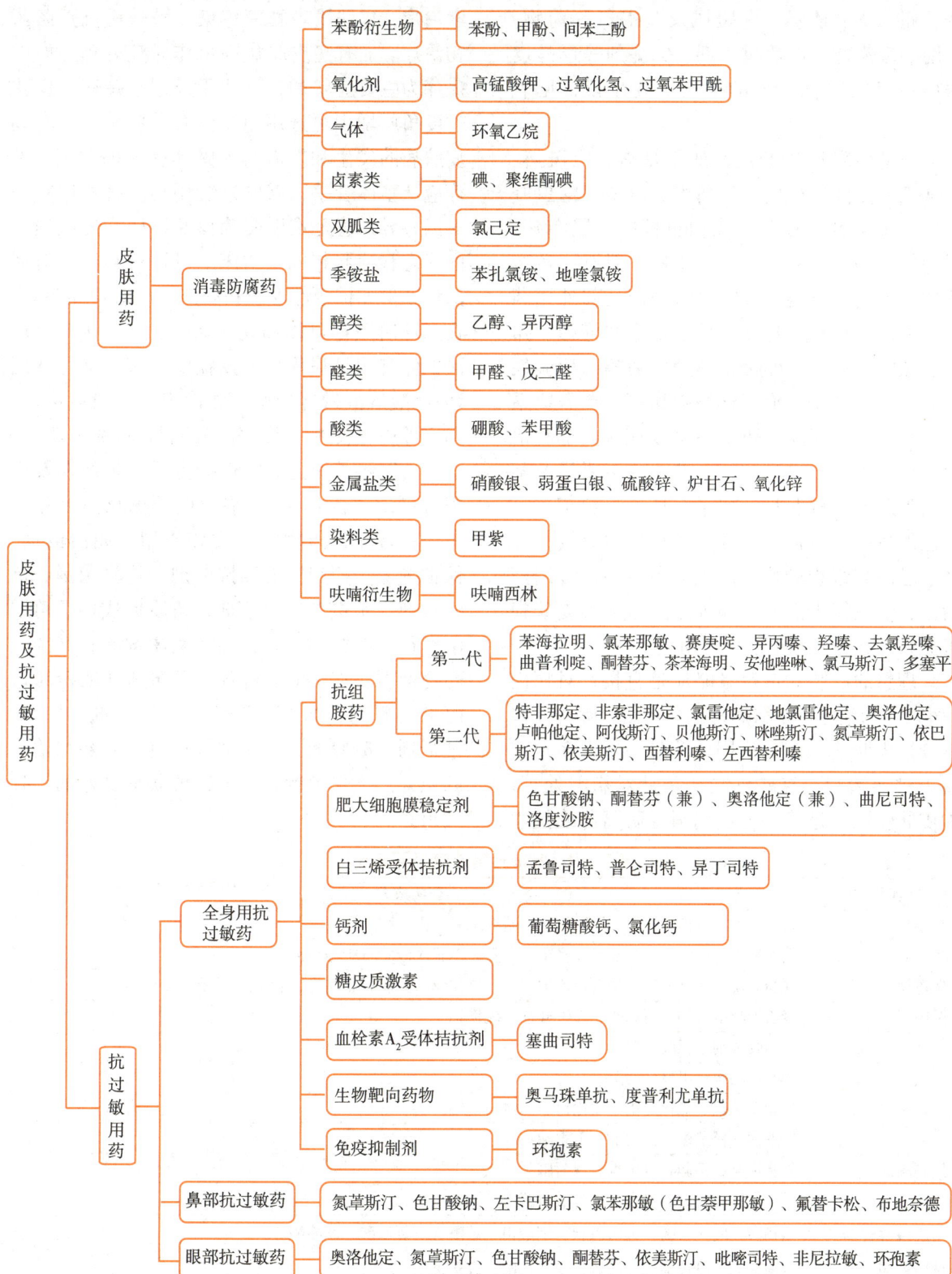

外用药在皮肤病治疗中占有重要地位。皮肤病发生在人体表面，外用药可直接涂搽，使病变好转或消退，达到治疗目的或用于防护健肤。

皮肤病用药治疗可分为系统用药及局部用药两类。系统用药包括给予抗生素、抗组胺药、免疫抑制剂、糖皮质激素类等。局部用药包括给予抗感染药物、消毒防腐药及皮肤清洁药、糖皮质激素制剂，以及治疗银屑病、皮炎、湿疹、痤疮及酒渣鼻、白癜风及黄褐斑等药物。辅助治疗药物，包括润肤剂、保湿剂等也是皮肤病治疗或巩固疗效的一个重要手段，见表13－1。

一些局限性皮肤病，如手足癣、花斑癣、寻常疣、传染性软疣、毛囊炎、疥疮、昆虫叮咬伤等感染性皮肤病，或白色糠疹、尿布疹、慢性单纯苔藓、手部湿疹、鸡眼、胼胝、雀斑等非感染性皮肤病，通常只需采用局部外用药即可治愈。也有一些皮肤病，如带状疱疹、疖病、脓肿、头癣、皮肤黏膜念珠菌病、特应性皮炎、重症药疹、疱疹样脓疱病等，常需要系统用药，但局部外用药也不可或缺，甚至对治疗成功与否起关键作用；还有一些主要累及某些内脏系统的皮肤病，如系统性红斑狼疮、系统性硬皮病、皮肌炎、变应性皮肤血管炎、皮肤淋巴网状组织肿瘤等，虽然主要靠系统用药治疗，但往往也需要局部外用药以改善皮肤损害症状，起一定辅助治疗作用。

理想的皮肤病治疗策略应是直接针对病因（病原）的治疗。皮肤病外用药疗法，除对一些感染性皮肤病认为是病因治疗外，绝大多数应属于对症治疗。有些皮肤病是针对病因处理，如皮肤化脓性感染，可选用消毒防腐药或抗生素治疗；皮肤浅表真菌感染，可采用抗真菌药物治疗。而有些皮肤病则可作对症处理，如以瘙痒为主要症状的，可选用外用止痒药；皮肤过度角质增生可选用角质溶解药物治疗。有些皮肤病的发生和发展与人整体有密切关系，治疗应从整体着手，需要系统用药。有些皮肤病病因各异，甚至难以明确诊断，如果皮肤损害的形态和症状相同，临床上可进行相同的对症治疗，例如接触性皮炎和湿疹，尽管病因各异，在急性阶段都可以出现红斑、丘疹、水疱、渗液，伴有明显瘙痒，如皮损渗出多，都可选用3%硼酸溶液做冷湿敷。如渗出少或没有渗出，则可外用有收敛、止痒作用的炉甘石洗剂等。

皮肤科外用药物的选择主要根据病期及皮损特点，见表13－2。临床应用可从三个方面考虑：首先是药物的性质和作用，如清洁剂、保护剂、止痒剂、消毒抗菌剂、抗真菌剂、抗病毒剂、杀虫剂、收敛剂、角质促成剂、角质溶解剂、腐蚀剂、遮光剂和刺激剂等；其次是药物剂型，如溶液、洗剂、撒布剂（或粉剂）、酊剂、醋剂、油剂、乳膏剂、软膏剂、糊剂、硬膏剂、凝胶剂、气雾剂等；再就是药物治疗的原则。上述三者相结合，可获得良好的治疗效果。

表13－1　皮肤病辅助治疗用药列表

类别	药物成分		
保湿剂	阿拉伯胶、黄芪胶、甘草提取物、甲基纤维素、丙二醇、甘油		
润肤剂	橄榄油、芝麻油等，羊毛脂、蜂蜡、十六醇、轻质液状石蜡等		
吸附剂	硬脂酸镁、硬脂酸锌、滑石粉、炉甘石、氧化锌、蒙脱石、淀粉、硼酸、芦荟胶		
保护剂	聚乙烯吡咯烷酮、丙烯酸、二甲硅油、硫糖铝		
收敛剂	植物收敛剂：鞣酸、单宁		
	醇类：乙醇、甲醇、丙醇		
	矿物类：铝、氯化羟铝、氧化锌、四氯羟锆铝		
抗刺激剂	挥发油：松节油、桉树油、丁香油		
	硬脂烯类：樟脑、百里香、薄荷脑		
	其他：芥菜籽、斑蝥素、水杨酸甲酯		
角质层溶解剂	水杨酸、间苯二酚、鬼臼树脂、硝酸银、苯酚、三氯乙酸、冰醋酸		
抗脂溢药	二硫化硒、吡硫翁锌、硫黄、间苯二酚、煤焦油		
脱色剂	氢醌、莫诺苯宗、壬二酸		
防晒剂	化学防晒剂：对氨基苯甲酸、二苯酮－3、对甲氧基肉桂酸异戊酯		
	物理防晒剂：二氧化钛、氧化锌		

表13-2 病期、皮损特点与外用药物剂型的对应表

病期	皮损特点	剂型
急性	红斑、丘疹、丘疱疹，无糜烂及渗出水疱、糜烂、渗出	粉剂、洗剂、溶液冷湿敷溶液湿敷、油剂
亚急性	有少许渗出 无渗出	糊剂、油剂 乳膏剂、软膏剂、凝胶剂
慢性	泛发慢性皮损 局限性肥厚皮损 单纯瘙痒而无原发皮损	乳膏剂、软膏剂、醑剂 硬膏剂、软膏剂、乳膏剂、凝胶剂、涂膜剂 醑剂、洗剂、乳膏剂、搽剂

决定外用药物临床疗效的关键因素，是外用药物的经皮吸收情况。对顽固难治或苔藓化肥厚性的损害，可采用封包疗法。皮肤科常用的糖皮质激素制剂，应根据病变部位的不同而选择不同浓度不同强度的药物，如面部的损害应选择低浓度、弱效的1%丁酸氢化可的松软膏，而手掌足跖的损害应选择强效制剂，如0.05%倍他米松或氯倍他索软膏等。

外用药经皮吸收后，也可产生一些不良反应。长期局部用糖皮质激素制剂，尤其是高浓度、强效制剂，在用药的局部皮肤可出现毛细血管扩张、色素增加、萎缩和易发生感染等问题，有的如地蒽酚软膏、维A酸类制剂外用后对皮肤有一定刺激作用，可引起局部皮肤潮红、脱屑。对少数过敏体质者，外用某些药物后可发生接触性皮炎。大面积使用皮肤外用药，尤其当用药浓度高、使用面积大、用药时间长时，药物经皮吸收量增大，进入血循环的量大大增加，进而产生全身性不良反应。皮肤屏障功能较弱的婴幼儿，或皮肤屏障功能受损，如皮炎、湿疹等患者，更易出现上述全身性不良反应的情况。

外用药物时的注意事项如下。①正确掌握用药方法，医务人员须向患者详细说明药物的用法，如湿敷的方法；软膏剂、乳膏剂外用后应多加揉擦；对苔藓化肥厚皮损可采用封包疗法，以提高疗效。②药物浓度要适当。对于刺激性药物，应从低浓度开始，逐渐递增。如维A酸类制剂，应从低浓度、小面积开始，逐步递增至高浓度、大范围。③用药要考虑患者的年龄、性别、皮损部位。如儿童不宜使用强效的糖皮质激素制剂；皮肤皱褶及黏膜部位不应

使用高浓度、有刺激性的药物。④注意用药部位和个体差异，皮肤吸收药物的能力，因部位不同而有所差别。在前臂正常皮肤上涂布氢化可的松溶液，约1%被吸收，但在额部的吸收量可高出6倍，在阴囊高出42倍；但是，在跖弓则仅有1/7被吸收。在炎症性湿疹皮肤，药物经皮吸收量增加；脱屑性银屑病的吸收屏障则几乎不存在。外用糖皮质激素制剂之前，若能使皮肤的含水量增加，则药物透皮量可提高5倍。因此，建议先将皮肤浸泡于水中5分钟，擦干后再涂上药膏。⑤应告知患者，用药部位一旦出现刺激症状，或有红肿、皮肤瘙痒等反应，应立即停药，清洗患处后，到医院就诊。⑥用药量要适当。乳膏剂及软膏剂在身体各部位外用，一日用药2次，1周最大用药量为：面部15～30g，双手25～50g，头皮50～100g，四肢100～200g，躯干400g，腹股沟和外阴部15～25g。但这一推荐用量并不适用于糖皮质激素制剂。

皮肤科外用药品种繁多，本章主要讲述皮肤寄生虫与感染治疗药、皮肤真菌感染治疗药、痤疮治疗药、皮肤用糖皮质激素、治疗白癜风药、治疗银屑病药、妇科外用药、消毒防腐药等。系统用药如抗真菌药等，由于临床应用并不局限于皮肤科，也可以参阅相关章节。

第一节 体外杀寄生虫与皮肤感染治疗药

疥疮和虱病为皮肤科比较多见的寄生虫感染性疾病。疥疮常见于卫生条件差的人群，由疥螨引起，主要通过与感染者密切接触传染，也可通过患者用过的衣物而间接传染。过度拥挤的集体宿舍可多人发病，在家庭亦常数人染

病。所以，患者及与患者密切接触者均应同时接受治疗，对患者用过的衣物要进行消毒。患者衣服与被褥洗净后，再用沸水或热水浸烫，充分暴晒。

虱病包括头虱、体虱、阴虱。患者大多为卫生条件差、群居生活的人，通过直接接触患者或其衣物、被褥而传染。

主要采取外用药治疗，如 5% ～ 10% 硫软膏、10% 克罗米通乳膏等。

一、药理作用与作用机制

（一）药理作用

1. 升华硫有杀菌及杀虫作用，还能去除油脂，有角质促成和角质溶解作用。在 2% ～3% 时有角化促成、止痒作用，5%～15% 或更高浓度时则有杀虫、杀菌、角质溶解和脱脂作用。

2. 克罗米通有局部麻醉作用，可治疗各型瘙痒症，并有特异性杀灭疥螨的作用，可作用于疥螨神经系统，使疥螨麻痹死亡。另外，对链球菌和葡萄球菌的生长也有抑制作用。易于透过皮肤，作用迅速，可持续作用 6 小时。

3. 苯甲酸苄酯在高浓度时可杀灭疥虫，作用优于硫黄。

4. 金霉素等抗生素，对金葡菌、化脓性链球菌、肺炎球菌、淋球菌及沙眼衣原体等有较好抑制作用。

5. 莫匹罗星是由荧光假单胞菌培养液产生的代谢物——假单胞菌 A。它的抗菌作用主要是在高浓度时杀菌或在低浓度时起抑菌作用。

（二）作用机制

局部应用的杀灭疥虫药，主要包括克罗米通、苯甲酸苄酯、硫软膏等。

1. 升华硫接触皮肤后转化为硫化氢和五硫黄酸而产生杀虫、杀菌（细菌和真菌）作用。

2. 克罗米通对疥螨有杀灭作用，机制可能是作用于疥螨神经系统使其麻痹而死亡。

3. 金霉素能特异性与细菌核糖体 30S 亚基的 A 位置结合，抑制肽链的增长和影响细菌蛋白质的合成。

4. 莫匹罗星在高浓度时杀菌，在低浓度时抑菌，主要是可逆性地与异亮氨酸转移 RNA 合成酶结合，阻止异亮氨酸渗入，终止细胞内含异亮氨酸的蛋白质合成而起作用。

二、临床用药评价

（一）作用特点

局部应用杀灭疥虫药，克罗米通（儿童优选，无刺激性）、苯甲酸苄酯、硫软膏（非优选，气味难闻，需重复用药），是常用药。苯甲酸苄酯在高浓度时，杀疥虫作用优于硫黄。

治疗虱病时，国外推荐 1% 氯菊酯（保留 10 分钟）是首选，其他方案有 2% DDT 洗剂，或 0.5% 马拉硫磷洗剂，或 25% 苯甲酸苄酯搽剂（非首选，存在弱杀卵活性），或口服伊维菌素单剂量 200μg/kg（唯一口服驱虫药）。

局部使用此类药物时，仅少量经皮肤吸收。

（二）典型不良反应和禁忌

1. **不良反应** 用药后，少数患者有轻度刺激症状，如灼热感、瘙痒、皮疹等。克罗米通偶见过敏反应。硫黄长期大量局部用药，有刺激性，用药数天内可出现皮肤发红和脱屑，引起接触性皮炎。

2. **禁忌** 对相应药物过敏者禁用。急性渗出性皮肤病禁用克罗米通。

（三）特殊人群用药

1. **儿童** 儿童使用 5% 硫软膏（成人用 10%），4 岁以下者最好先用 2.5% 软膏。儿童不主张用 20% 软膏，易出现皮肤刺激反应。患者涂药前，先用肥皂洗净全身皮肤，涂药时先将少量药膏放在手掌内，从指间开始，将药膏涂遍全身皮肤，破损处不要涂药。涂药后再用滑石粉薄撒一层，再穿换洗衣服。每晚涂药 1 次，连续 3～5 日为 1 个疗程。病情顽固的未愈者可重复治疗。疗程结束后再彻底换洗衣被。4 岁以下儿童禁用。婴幼儿及儿童应慎用或忌用苯甲酸苄酯。

2. **妊娠期女性** 妊娠期女性及哺乳期禁用苯甲酸苄酯。

三、代表药品

克罗米通
Crotamiton

【适应证】 用于治疗疥疮及皮肤瘙痒。
【用法用量】 外用。

（1）疥疮：治疗前洗澡、擦干，将本品自颈部以下涂搽全身皮肤，特别是皱褶处、手足、指趾间、腋下和腹股沟；24 小时后涂第 2 次，再隔 48 小时后洗去药物。1 周后可重复 1 次。

（2）瘙痒：局部涂于患处，一日 3 次。

【临床应用注意】

1. 妊娠期女性禁用。

2. 避免接触眼睛和口、鼻等黏膜。

3. 若误服，需立即洗胃。

4. 用药部位若有烧灼感、红肿等应停药，并将局部药物洗净，必要时可就医。误服及透过皮肤时，可引起高铁血红蛋白血症。

5. 急性炎症、糜烂或渗出性皮肤损害禁用。

6. 慎用于婴儿及低龄儿童的皮肤，尤其应避免大面积涂搽。

【常用制剂与规格】 乳膏剂：10%，10g：1g；30g：3g。

金霉素
Chlortetracycline

【适应证】 眼膏用于细菌性结膜炎、睑腺炎及细菌性眼睑炎，也用于治疗沙眼。软膏用于脓疱疮等化脓性皮肤病，轻度的小面积烧伤（I°或浅 II°）及溃疡面的感染。

【用法用量】

（1）眼膏：涂于眼睑内，一日 1～2 次，最后一次宜在睡前使用。

（2）软膏：局部外用。适量，涂于患处，每日 2～3 次。

【临床应用注意】

1. 眼膏仅限眼部使用。涂眼前，要清洁双手，眼膏管口勿接触手和眼睛，以免损伤和污染。

2. 眼膏有轻微刺激感，偶见过敏反应，若出现充血、眼痒、水肿等症状，或者使用 5 日症状未缓解，应停药就医。

3. 软膏应避免接触眼睛和口、鼻等黏膜处。局部使用后偶见红肿、皮疹等反应，用药部位若有烧灼感、瘙痒、红肿等应停药就医。连用不宜超过 7 日，久用易产生耐药性。

4. 对金霉素或其他四环素类药物过敏者禁用，过敏体质者慎用；儿童、妊娠期及哺乳期女性等尽量避免使用，使用前应咨询医生意见。

5. 金霉素属四环素类药物，与其他药物同时使用，应注意可能发生药物相互作用。如金霉素与阿维 A、异维 A 酸存在一定用药禁忌，需加以注意。

【常用制剂与规格】 眼膏：0.5%，1g：5mg；2.5g：12.5mg。软膏：1%，10g：0.1g；20g：0.2g。

莫匹罗星
Mupirocin

【适应证】 ①适用于革兰阳性球菌引起的脓疱、疖肿、毛囊炎等原发性皮肤感染。②适用于湿疹合并感染、小于 10cm×10cm 面积的浅表性创伤合并感染等继发性皮肤感染。

【用法用量】 外用：局部涂于患处，必要时患处可用敷料包扎或覆盖。一日 3 次，5 日为 1 个疗程，必要时可重复 1 个疗程。

【临床应用注意】

1. 妊娠期、哺乳期女性用药，请遵医嘱用药。不清楚是否经乳汁分泌，但建议慎用。

2. 不适于口、鼻和眼等黏膜部位使用。

3. 局部用药偶见烧灼感、刺痛或瘙痒等，通常较轻微，不需停药。偶见局部皮肤过敏（皮疹、肿胀或虚脱），长期使用可导致非敏感菌的过度生长。

4. 对药物及制剂过敏者禁用。中重度肾功能不全者慎用。

【常用制剂与规格】 软膏剂：2%，5g：0.1g；10g：0.2g；15g：0.3g。

第二节 局部用抗真菌药

一、药理作用与作用机制

皮肤真菌感染分为浅部及深部两类。浅部真菌病主要包括皮肤癣菌病，如手癣、足癣、体癣、股癣、甲癣及头癣等，还有念珠菌病和花斑糠疹等，临床常见。深部真菌病主要是皮下真菌病，如孢子丝菌病、着色芽生菌病等，临床较少见。

（一）药理作用

皮肤抗真菌药是指具有抑制或杀死皮肤真菌生长或繁殖的药物。

绝大多数局限性浅表的真菌感染都可使用

外用抗真菌制剂治疗。这类外用药物较多，常用的有咪唑类药物，如咪康唑、联苯苄唑、益康唑、酮康唑和克霉唑等，丙烯胺类药物如特比萘芬、萘替芬等，还有吗啉类阿莫罗芬和吡啶酮类环吡酮胺等。

水杨酸、苯甲酸、十一烯酸、冰醋酸等兼有角质溶解和抑真菌作用，也常用于治疗皮肤真菌感染。剂型有乳膏剂、软膏剂、散剂、凝胶剂和溶液剂等。

（二）作用机制

本节的皮肤真菌感染治疗药包括抗生素类、唑类、丙烯胺类、吗啉类和吡啶酮类。

皮肤真菌感染治疗药的作用机制可归纳为：①直接作用于真菌细胞膜，破坏细胞膜脂质结构及功能；②影响真菌细胞膜麦角甾醇的生物合成，使真菌细胞膜的通透性发生改变，使细胞重要内容物漏失；③作用于真菌细胞壁，主要影响壳多糖、葡聚糖、甘露聚糖和甘露聚糖 - 蛋白质复合体；④干扰真菌的核酸合成及功能；⑤其他的不明机制。

克霉唑除了通过①、②机制，还可抑制氧化酶和过氧化酶的活性，导致过氧化氢在细胞内过度聚积，引起真菌亚细胞结构变性和细胞坏死，也可对白色念珠菌抑制其从芽孢转变为具侵袭性菌丝的过程而起到抗真菌作用。

二、临床用药评价

（一）作用特点

皮肤真菌感染治疗药分为多烯类抗生素（如两性霉素 B 和制霉菌素等）与非多烯类抗生素（如灰黄霉素），其中两性霉素 B 抗真菌活性最强，是唯一可用于治疗深部和皮下真菌感染的多烯类药物。其他多烯类仅限于局部应用治疗浅表真菌感染。

制霉菌素抗真菌作用和机制与两性霉素 B 相似，对念珠菌属的抗菌活性较高，且不易产生耐药性。局部外用治疗皮肤、黏膜浅表真菌感染。口服吸收很少，仅适于肠道白色念珠菌感染。口服后可引起暂时性恶心、呕吐、食欲减退、腹泻等胃肠道反应。局部应用不良反应少见。

唑类抗真菌药分为咪唑类和三唑类（如伊

曲康唑、氟康唑和伏立康唑等）。本节主要介绍咪唑类。

（1）丙烯胺类：包括萘替芬和特比萘芬，为角鲨烯环氧化酶的非竞争性、可逆性抑制剂。

（2）吗啉类：本类药物有阿莫罗芬，为局部抗真菌药，通过抑制真菌细胞膜麦角固醇的合成而具有抑菌和杀菌作用。对皮肤癣菌、念珠菌、皮炎芽生菌、荚膜组织胞浆菌、申克孢子丝菌有抗菌活性。

（3）吡啶酮类：本类药有环吡酮胺，作用于真菌细胞膜。高浓度使细胞膜的渗透性增加，钾离子和其他内容物漏出，细胞死亡。此药渗透性强，可渗透过甲板。体外抑菌试验显示对皮肤癣菌、酵母菌、放线菌及其他真菌有较强的抑制作用，对球菌、杆菌和阴道滴虫亦有抑制作用。1% 乳膏剂外用于志愿者后背，仅有给药量的 1.3% 吸收入血。半衰期为 1 小时，表皮角质层吸收较多，真皮层较少，但仍高于最小抑菌浓度。指甲表面涂用该药，可渗入指甲下，部分可进入甲床。

疾病表现不同，临床用药选择也有所不同。抗浅表真菌病的药物选用，见表 13 - 3。

表 13 - 3　抗浅部真菌病的用药列表

疾病	治疗用药
癣类	外用唑类和特比那芬；口服特比那芬、伊曲康唑、灰黄霉素
皮肤感染	外用两性霉素 B、外用唑类、制霉菌素、环吡酮；口服氟康唑
口咽部感染	外用唑类、制霉菌素、两性霉素 B；口服伊曲康唑
阴道感染	外用唑类、制霉菌素；口服氟康唑

（二）典型不良反应和禁忌

1. 不良反应　①抗生素类：外用制霉菌素偶见接触性皮炎、局部发红、刺痛等刺激症状。阴道片或阴道栓可引起白带增多。②唑类：本类药用后偶见局部刺激、瘙痒、烧灼感、接触性皮炎，皮肤可出现红斑、丘疹、水疱、脱屑等。③丙烯胺类：本类药用后少数患者有局部刺激症状，如红斑、烧灼感、干燥、瘙痒等，偶可引起接触性皮炎。④吗啉类：阿莫罗芬偶见局部刺激症状。⑤吡啶酮类：偶见局部发红、刺痛、瘙痒、烧灼感等刺激症状，接触性皮炎。

2. 禁忌 ①抗生素类：对制霉菌素过敏者禁用。②唑类：对本类药过敏者禁用。③丙烯胺类：对本类药过敏者禁用。④吗啉类：对阿莫罗芬过敏者、儿童（尤其是婴幼儿）禁用。由于缺乏足够的临床经验，阿莫罗芬不应大面积用于妊娠期及哺乳期女性炎症明显的皮肤，且不应用封包疗法。因大量或在严重受损的皮肤处使用本品，无法排除人体对小量活性成分的吸收。⑤吡啶酮类：对环吡酮胺过敏者及儿童禁用。

（三）特殊人群用药

1. 儿童

（1）阿莫罗芬：禁用于儿童，尤其是婴幼儿。

（2）制霉菌素：儿童减量，为安全起见，不推荐5岁以下儿童使用。

（3）克霉唑：国外，儿童局部给药。乳膏、软膏、溶液：早晚各1次，丘疹性和脓疱性念珠菌病的婴儿，局部用药3~5日。广泛性念珠菌红斑，包括躯体、泌尿生殖区的早产儿，需用药15~20日，并要求达到真菌学培养阴性。12岁以下女童禁用阴道栓。

（4）咪康唑：儿童可外用2%乳膏，一日2次。花斑癣患儿，一日1次。感染部位若有破损，应使用洗剂。

（5）益康唑：3个月以上患儿，局部给药，乳膏，一日2次，涂于患处。

（6）联苯苄唑：儿童花斑癣和皮肤真菌病，一日1次或隔日1次。皮肤念珠菌病，1%乳膏，一日1次，用3周。

（7）特比萘芬：2岁以下儿童慎用。

（8）环吡酮胺：无儿童用药安全资料。

2. 妊娠期与哺乳期女性 外用此类药物时，建议妊娠期及哺乳期女性慎用。妊娠期女性用药应权衡利弊，哺乳期若需用药应停止哺乳，如克霉唑、酮康唑等可经乳汁分泌。

三、代表药品

制霉菌素
Nystatin
【适应证】 用于治疗皮肤、黏膜念珠菌病。口服治疗消化道念珠菌病，局部用药治疗口腔念珠菌病、阴道念珠菌病和皮肤念珠菌病。

【用法用量】

1. 口服

（1）消化道念珠菌病：①成人：一次50万~100万U，一日3次，连用7~10日；②儿童一日5万~10万U/kg，分3~4次服用，连用7~10日。

（2）口腔念珠菌病：①成人以口含片50万U，一日3次含于口中，直至完全溶解，连用14~30日；也可以混悬液一次40万~60万U含于口中，充分接触病损面，然后吞服，一日4次。②为安全起见，5岁以下儿童不推荐使用。5岁以上儿童，一次10万~20万U，一日4次。

2. 外用

（1）皮肤念珠菌病：用软膏剂涂患处，一日2次。

（2）阴道念珠菌病：用阴道胶囊或栓剂，一日1次，一次1片或1粒，最好睡前用药，连用14日。

【临床应用注意】

1. 妊娠期及哺乳期女性慎用，若用药应停止哺乳。

2. 本药对全身真菌感染无效，治疗念珠菌病，局部用药后24~72小时达最大效应。

3. 为防止复发，患者应用药至症状消失、细菌培养转阴后48小时。

4. 口服混悬液时，可将药液长时间含服或含漱，然后吞服。

5. 阴道给药时若出现刺激症状，立即停药。

6. 口服较大剂量常可出现腹泻、恶心、呕吐、上腹部疼痛，减量或停药后症状可迅速消失。外用可引起接触性皮炎。阴道给药偶见白带增多。

7. 对本药过敏或有本药过敏史者禁用。5岁以下儿童慎用。

【常用制剂与规格】 软膏剂（复方）：2g:20万U。栓剂（复方）：10万U。片剂：10万U；25万U；50万U。

克霉唑
Clotrimazole
【适应证】 外用治疗由皮肤癣菌，如红色

毛癣菌、须癣毛癣菌、絮状表皮癣菌和犬小孢子菌等所致的浅表皮肤真菌感染，如手癣，足癣、体癣、股癣；亦可用于头癣；外用于白念珠菌等所致的皮肤念珠菌感染和念珠菌性外阴阴道炎。外用于马拉色菌属所致的花斑癣。

【用法用量】　外用：①皮肤感染：将乳膏或软膏涂敷患处，轻轻揉擦，一日 2~3 次。体癣、股癣、念珠菌感染，疗程 2 周，手癣、足癣，疗程 4 周，以免复发。②阴道念珠菌病：克霉唑阴道栓，每晚 1 粒推入阴道内，1 个疗程 7 日。

【临床应用注意】

1. 妊娠晚期经阴道给药，未发现对胎儿有不良影响，妊娠期女性用药应权衡利弊。可经乳汁中分泌，但未见不良反应，哺乳期慎用。

2. 避免接触眼睛。过敏者禁用。

3. 用药过程中一旦出现局部皮肤刺激症状，应立即停药，并将局部洗净。

4. 治疗念珠菌，不要封包用药，否则可促使酵母菌生长。

5. 对念珠菌病、股癣、体癣治疗 2 周，手癣、足癣治疗 4 周，以免复发。

6. 栓剂遇高温会轻微融化，可放入阴凉处或冰箱冷藏，恢复原状仍可有效使用。

7. 月经期间禁止阴道给药治疗。12 岁以下女童禁用阴道栓。

8. 外用偶可引起局部刺激、烧灼感或瘙痒，皮肤可出现红斑、丘疹、水疱、脱屑等。使用阴道栓，少数患者可发生局部刺激症状。

【常用制剂与规格】　乳膏剂：1%，10g：0.1g；3%，10g：0.3g。溶液剂：1.5%。阴道片：0.5g。阴道栓：0.15g。喷雾剂：1.5%。膜剂：50mg。

特比萘芬
Terbinafine

【适应证】　同克霉唑。

【用法用量】　外用：①成人：涂抹或喷涂于患处，治疗体癣、股癣，一日 1 次，连用 1~2 周。手癣、足癣、花斑癣，一日 1 次，连用 2~4 周。②儿童：2 岁以下儿童慎用此药。

【临床应用注意】

1. 妊娠期女性用药应权衡利弊。少量药物

可从乳汁中排出，建议使用本药的哺乳期女性停止哺乳。

2. 用药时出现局部皮肤过敏、皮疹加重、瘙痒，应立即停药。

3. 本药不能局部用于眼睛、口腔或阴道内。

4. 给药前，应保持患处清洁和干燥，如患处已糜烂，用药后可用纱布覆盖。

5. 与唑类抗真菌药合用，有一定协同作用。

6. 用药时少数患者可出现局部发红、轻度烧灼感、瘙痒感等刺激症状或局部皮肤干燥。

7. 对本品过敏者、严重肝肾功能不全者禁用，肝肾功能不全者慎用。

【常用制剂与规格】　溶液剂：1%，10ml：0.1g。乳膏剂：1%，10g：0.1g；20g：0.2g。凝胶剂：1%，10g：0.1g。搽剂：1%，15ml：0.15g。喷雾剂：1%，15ml：0.15g。涂膜剂：1%，4g：40mg。阴道泡腾片：50mg。

阿莫罗芬
Amorolfine

【适应证】　乳膏剂用于治疗敏感真菌引起的皮肤真菌病：足癣（脚癣）、股癣、体癣。皮肤念珠菌病。溶液用于治疗敏感真菌引起的指（趾）甲感染。

【用法用量】　涂抹乳膏剂于受感染皮肤区域，每晚一次。用药治疗不少于 2 周，不超过 6 周。涂抹搽剂于病甲，每 7 日使用 1~2 次。

【临床应用注意】

1. 妊娠期、哺乳期女性或备孕女性禁用。

2. 不可接触眼睛、黏膜。

3. 极少数患者会出现皮肤刺痛，如红斑、瘙痒、烧灼感，或接触性皮炎。

4. 对本药过敏者禁用。18 岁以下儿童禁用。

5. 治疗期间，禁用指甲油或人造指甲。应避免同时使用其他外用皮肤制剂联合治疗。

【常用制剂与规格】　乳膏剂：0.25%，10g：25mg；20g：50mg。搽剂：5%，2.5ml：125mg；5ml：250mg。

第三节　痤疮治疗药

痤疮治疗药有局部用药，也有全身系统用药。可供口服全身系统使用的有多西环素、米诺环素、红霉素等抗生素，以及异维 A 酸等维

生素 A 类药物。本节主要讲述痤疮局部用药。

一、药理作用与作用机制

（一）药理作用

1. 抗菌药　①非抗生素类抗菌药，过氧苯甲酰为强氧化剂，易分解，遇有机物缓慢分解出新生态氧和苯甲酸，有杀灭痤疮丙酸杆菌、抗炎、轻度溶解粉刺作用，对痤疮丙酸杆菌无耐药性，为炎性痤疮首选外用抗菌用药。而壬二酸，可直接抑制和杀灭皮肤表面和毛囊内的细菌，消除病原体，对皮肤上的各种需氧菌和厌氧菌包括痤疮丙酸杆菌和表皮葡萄球菌具有抑制和杀灭作用。②抗生素，用于痤疮治疗的抗生素，有抗痤疮丙酸杆菌和抗炎作用。常用外用抗生素包括红霉素、林可霉素及其衍生物克林霉素、氯霉素及夫地西酸等。外用抗生素，由于较少出现刺激反应，理论上适用于丘疹、脓疱等浅表性炎性痤疮皮损，但由于外用抗生素易诱导痤疮丙酸杆菌耐药，不推荐作为抗菌药物痤疮治疗的首选，不推荐单独或长期使用，建议和过氧苯甲酰、外用维 A 酸类或者其他药物联合应用。

2. 抗角化药　外用维 A 酸类药物，可调节表皮细胞的有丝分裂和表皮的细胞更新，使病变皮肤的增生和分化恢复正常，促进毛囊上皮的更新，抑制角蛋白的合成，防止角质栓的形

成。此类药物具有改善毛囊皮脂腺导管角化、溶解微粉刺和粉刺、抗炎、预防和改善痤疮炎症后色素沉着和痤疮瘢痕等作用。并且还能增加皮肤渗透性，在联合治疗中可以增加外用抗菌及抗炎药物的疗效。

3. 其他　不同浓度与剂型的氨苯砜、二硫化硒、硫黄和水杨酸等药物具有抑制痤疮丙酸杆菌、抗炎或者轻微剥脱作用，临床上也可作为痤疮外用药物治疗的备选。参见表 13 - 4。

（二）作用机制

过氧苯甲酰是一种氧化剂，皮肤外用后，能缓慢释放出新生态氧，氧化细菌的蛋白质，对痤疮丙酸杆菌有抗菌作用，对厌氧菌感染也有效。同时它还有轻度角质溶解作用、脱屑作用及降低毛囊皮脂腺内游离脂肪酸的作用。此外，它在用于压疮和瘀滞性溃疡时，有刺激表皮增生及促进肉芽组织形成的作用。

维 A 酸主要是调节表皮细胞的有丝分裂和表皮的细胞更新，使病变皮肤的增生和分化恢复正常。它还能促进毛囊上皮的更新，抑制角蛋白的合成，防止角质栓的形成，促进已有粉刺消退，抑制新粉刺形成。

阿达帕林通过使毛囊上皮细胞分化正常化，减少微粉刺形成，也可抑制多形核白细胞的趋化反应，以缓解细胞介导的痤疮炎性反应（如

表 13 - 4　中国痤疮治疗指南（2024 年修订版）推荐的痤疮治疗方案

	轻度（Ⅰ级）	中度（Ⅱ级）	中重度（Ⅲ级）	重度（Ⅳ级）
临床表现	粉刺	炎性丘疹	丘疹、脓疱	结节、囊肿
一线选择	外用维 A 酸	外用维 A 酸 + 过氧苯甲酰/外用抗生素或过氧苯甲酰 + 外用抗生素	口服抗生素 + 外用维 A 酸 + 过氧苯甲酰 + 外用抗生素	单独口服异维 A 酸或 ± 过氧苯甲酰/外用抗生素。炎症反应剧烈者可先口服抗生素 + 过氧苯甲酰/外用抗生素后，再口服异维 A 酸
二线选择	过氧苯甲酰、壬二酸、果酸、中医药	口服抗生素 + 外用维 A 酸（或）过氧苯甲酰/外用抗生素、蓝光、果酸、中医药	口服异维 A 酸、果酸、蓝光、光动力、激光、中医药	口服抗生素 + 外用维 A 酸（或）过氧苯甲酰、光动力、系统运用糖皮质激素（聚合性痤疮早期可以和口服异维 A 酸联合运用）、中医药
不举荐	口服和外用抗生素	单一系统疗法或单一局部疗法	单一系统疗法或单一局部疗法	局部单一疗法口服抗生素单一疗法
女性可选择		口服抗雄激素药物	口服抗雄激素药物	口服抗雄激素药物
维持治疗	单独外用维 A 酸或 + 过氧苯甲酰			

脓疱和丘疹等）。

异维A酸的机制与维A酸类似，可诱导表皮细胞增生、促进表皮颗粒层细胞向角质层分化、调节毛囊皮脂腺上皮角化异常过程，去除角质栓，促进粉刺消退。

二、临床用药评价

（一）作用特点

非抗生素类抗菌药：①过氧苯甲酰，通过分解释出新生态氧而发挥杀菌除臭作用，可杀灭痤疮丙酸杆菌，并可使皮肤干燥和脱屑；②壬二酸，局部使用能显著减少皮肤细菌和滤泡内丙酸杆菌类细菌的生长；并竞争性抑制产生二氢睾酮的酶过程，减少二氢睾酮因素所诱发的皮肤油脂过多，使皮肤表面脂质的游离脂肪酸含量下降；此外，尚有抗角质化作用，减少滤泡过度角化，可降低色素沉着和减小黑斑病损伤。

抗角化药：维A酸是维生素A的代谢中间体，外用后少量经皮吸收，在葡萄糖醛酸转移酶催化下生成葡萄糖醛酸酯代谢物排出体外。

异维A酸是维A酸的光学异构体。具有缩小皮脂腺，抑制皮脂腺活性，减少皮脂分泌，以及减轻上皮细胞分化和减少毛囊中痤疮丙酸杆菌的作用。服用后皮肤尤其是头面部的油脂分泌会明显减少。对严重的结节囊肿型痤疮有高效作用。口服后迅速由胃肠道吸收，蛋白结合率在99%以上，血药浓度2~4小时达峰，血浆半衰期为10~20小时。代谢物为4-氧代异维A酸，原型药物及代谢产物均经肾脏和胆汁排泄。

阿达帕林是维A酸类化合物，与维A酸细胞核受体有较高的亲和力，具有强大抗炎作用，可抑制外周血液中多核型白细胞的化学趋化，并通过抑制花生四烯酸经脂氧化反应转化为炎症介质白三烯，抑制多核型白细胞的代谢，缓解由细胞介导的炎性反应，抑制角质形成细胞过度增生，溶解痤疮和粉刺，调节毛囊、皮脂腺上皮细胞的分化，减少粉刺的产生。阿达帕林极少经皮吸收，对光和氧的稳定性较强，主要经胆汁排泄。

（二）药物相互作用

过氧苯甲酰与其他有脱屑作用的外用药合用，如间苯二酚、水杨酸、硫黄、维A酸，可增加刺激或干燥的不良反应。过氧苯甲酰与药用肥皂等清洁剂、含乙醇的用品（如剃须洗剂、芳香化妆品、修面霜或洗剂）或药用化妆品合用，可增加刺激或干燥的反应。

维A酸与皮质激素、抗生素等合用可增强药效。与噻唑类、四环素类、喹诺酮类、吩噻嗪类、磺胺类等光敏感药物共用可增加光敏感危险。与过氧苯甲酰同时、同部位外用有配伍禁忌。若需合用，可早晚交替使用。与异维A酸、抗角化药（如间苯二酚、水杨酸、硫黄等）、含乙醇制剂、碱性大的肥皂、收敛剂、脱毛剂及其他痤疮治疗药合用，可加剧皮肤刺激或干燥。为增加疗效，使用其他抗角化药以及全身应用抗生素时，应与本药间隔使用。

阿达帕林不宜同用有相似作用机制的维A酸类药物或使用"蜡质"脱毛法，且不能同时涂敷乙醇或香水。与有干燥或刺激皮肤作用的药皂、高浓度乙醇、去屑剂、收缩剂等物质同用，可增加局部刺激反应。不应与含硫、间苯二酚、水杨酸的制剂合用，应在它们作用消退后，再用本药。使用表皮剥脱剂的患者，应在皮肤刺激反应消退后再用此药。

异维A酸应避免和四环素同用。合用可致大脑假性肿瘤，引起良性脑压升高，表现为伴有头痛的高血压、眩晕和视觉障碍。与阿维A、维胺酯或维A酸共用，可增加不良反应发生率及严重程度。与光敏感药物共用，可加剧光敏感反应。与华法林合用，可增强华法林作用。与甲氨蝶呤合用，可增加甲氨蝶呤血药浓度而加重肝损伤。脂溶性食物可促进其吸收。

（三）典型不良反应和禁忌

1. 不良反应　①非抗生素类抗菌药：过氧苯甲酰可能出现过敏性接触性皮炎和干燥现象。壬二酸有局部刺激反应，偶见皮肤脱色，罕见光敏感。②抗角化药：局部反应有烧灼感、红斑、刺痛、瘙痒、皮肤干燥或脱屑，对紫外线光敏感性增强。可出现一过性皮肤色素沉着。用于眼周可出现局部刺激和水肿、脱屑。如反应严重，应减少用药次数或停药。

口服异维A酸后，皮肤或黏膜（口唇、眼、鼻黏膜）可出现干燥、脱皮、鼻出血、头痛、肌肉与关节痛、血脂升高、肝脏氨基转移酶AST及ALT升高；有报道服药后出现精神变化，如抑郁、自杀倾向、焦虑、脱发，应及时停药；偶见过敏反应及光敏反应。妊娠期女性服后可致自发性流产及胎儿发育畸形。

2. 禁忌 非抗生素类抗菌药禁用于过敏者及皮肤急性炎症或破溃者。抗角化药禁用于药物过敏者、妊娠及哺乳期女性。眼部、急性或亚急性皮炎、湿疹类皮肤病患者禁用维A酸。肝肾功能不全、维生素A过量及高脂血症患者禁用异维A酸。

（四）特殊人群用药

1. 儿童 发生在青春期前的痤疮，根据年龄分为新生儿（出生28日内）痤疮、婴儿（2～12月龄）痤疮、儿童痤疮及青春早期痤疮。新生儿痤疮受母体激素影响而产生，随着激素消退可自行消退；婴儿痤疮和儿童痤疮需要仔细查找内分泌疾病。针对12岁以下儿童痤疮，美国FDA批准2.5%过氧苯甲酰/1%阿达帕林凝胶复方制剂用于≥9岁的儿童，0.05%维A酸可用于≥10岁的儿童。所有其他外用维A酸类药物均可用于≥12岁的患者。系统用抗生素可选择大环内酯类如红霉素或阿奇霉素，避免使用四环素类抗生素，12岁以下儿童也尽量不用口服维A酸类药物。

2. 妊娠期或哺乳期女性 妊娠期和哺乳期痤疮治疗应以外用药物为主。

（1）备孕女性：妊娠3个月以上，一般可安全用药。口服维A酸药物治疗前1个月到停药后3个月内应严格避孕。

（2）妊娠期女性：①轻度痤疮，外用维A酸类药物（应避免妊娠分级C－X的药物），过氧苯甲酰可以小面积谨慎使用（妊娠分级C），外用壬二酸和克林霉素是安全的（妊娠分级B）；②轻度及中度痤疮，外用为主，必要时可配合短期口服大环内酯类抗生素（尽可能避免妊娠期前3个月），四环素类（妊娠分级D）禁用；③重度痤疮，除按照上述轻度、中度和中重度痤疮外用或系统治疗外，严重的患者可以

考虑短期系统使用泼尼松治疗。

（3）哺乳期女性：外用过氧苯甲酰和壬二酸。系统用大环内酯类抗生素，可短期使用；克林霉素在哺乳期可外用，但口服可引起婴儿消化系统不良反应；美国儿科学会及世界卫生组织认为四环素类抗生素哺乳期可用，但建议不超过3周。

三、代表药品

过氧苯甲酰
Benzoyl Peroxide

【适应证】 用于治疗寻常痤疮。严重时，可与抗生素、维A酸制剂或硫黄－水杨酸制剂合用。

【用法用量】 外用：均匀涂搽于患部皮肤，每日早晚各1次。用药前，应将病变部位用肥皂和清水洗净，揩干。

【临床应用注意】

1. 尚不清楚本药是否经乳汁中分泌，哺乳期女性慎用。

2. 若出现严重刺激反应应立即停药并予以适当治疗。症状消退后可重新恢复治疗，注意开始时用药次数要减少。

3. 本品不得用于眼睛周围或黏膜处。

4. 本品能漂白毛发，不宜用在有毛发的部位；与有颜色物品接触时，可能出现漂白或褪色现象。

5. 避免用药部位过度日光照晒。

6. 局部用药可有轻度痒感或灼热感，也可发生轻度红斑、脱皮、皮肤干燥等。尚无致人体突变的报道。但国外报道，动物实验显示本药与肿瘤发生有关。

7. 对本制剂过敏者、皮肤急性炎症或破溃者禁用。皮肤高度敏感者慎用。

【常用制剂与规格】 凝胶剂：5%，10g：0.5g；15g：0.75g；60g：3.0g。

维A酸
Tretinoin

【适应证】 外用治疗寻常痤疮、鱼鳞病及银屑病，亦可用于其他角化异常性皮肤病。

【用法用量】 外用：涂于患处。

（1）寻常痤疮：每晚1次，但重症痤疮需与抗生素或过氧苯甲酰合用。

（2）鱼鳞病、银屑病等角化异常性皮肤病：一日1～2次。一日用量不应超过20g（乳膏剂）。

（3）肝肾功能不全患者的用药：肾功能衰竭患者是否需要调整剂量尚不清楚，作为预防措施的推荐剂量可降至 $25mg/m^2$。肝功能不全者，同肾功能不全时剂量。

【临床应用注意】

1. 妊娠期女性禁用。哺乳期间应停药。本药有致畸性，育龄女性至少在用药前 1 个月、用药期间及治疗终止后 1 个月确保避孕。

2. 湿疹、晒伤、急性和亚急性皮炎、酒渣鼻患者不宜使用。

3. 不宜用于皮肤皱褶部位。

4. 用药期间避免同时使用含磨砂剂、易引起痤疮或有收敛作用的化妆品。

5. 避免同时采用局部光疗照射。

6. 避免用于大面积严重痤疮，避免接触眼、鼻、口腔黏膜。

7. 与皮质激素、抗生素等合用可增强本药疗效。

8. 治疗最初几周，可能出现红斑、灼痛、瘙痒、干燥或脱屑等皮肤刺激现象，一般为轻至中度。待皮肤适应后，以上现象将消失。若红斑、脱屑等持续存在，应降低药物浓度或减少用药次数，暂停用药或停用。

9. 对维生素 A 衍生物过敏者禁用。儿童应考虑用药利弊并慎用。对阳光敏感者不应用本药外用制剂。

【常用制剂与规格】 乳膏剂：0.1%，10g：10mg；15g：15mg；0.05%，10g：5mg。0.025%，15g：3.75mg。凝胶剂（复方）：0.025%，10g：2.5mg。

阿达帕林
Adapalene

【适应证】 适用于以粉刺、丘疹和脓疱为主要表现的轻中度寻常型痤疮的局部治疗，可用于面部、胸和背部的痤疮。

【用法用量】 外用。

（1）成人：睡前用中性肥皂或洗面奶清洁患处，干燥后取适量于患处涂一薄层，一日 1 次。

（2）儿童：12 岁以下儿童应用本药的安全性和有效性尚不明确，不推荐使用。

【临床应用注意】

1. 妊娠期女性禁用。尚不清楚本药是否经乳汁分泌，建议哺乳女性慎用。必须用时，勿涂于胸部。动物实验显示，有致畸作用。

2. 如产生过敏或严重的刺激反应，应立即停药。用药期间，如暴露在日光下，应降低到最小用量；避免接触眼、唇、口腔、鼻黏膜、内眦和其他黏膜组织。用药期间感觉局部皮肤干燥，有细屑，可用润肤剂加以改善。

3. 治疗 4~8 周开始起效，3 个月后有明显改善。增加局部用药量，不能增加疗效，也不能使起效加快，反而可引起红斑、脱屑和其他不适。

4. 不宜同用其他有相似作用机制的维 A 酸类药物或使用"蜡质"脱毛方法，且不能同时涂敷乙醇或香水。

5. 在用药最初的 2~4 周，常见红斑、干燥、鳞屑、瘙痒、灼伤或刺痛，多为轻至中度。当减少用药次数或停止用药后，不良反应将消失。暴露在阳光下时有升高皮肤癌发生率危险。

6. 禁用于对本药或维 A 酸类似物过敏者，有显著渗出的皮肤损害、有创伤的皮肤、湿疹及皮炎部位，十分严重的痤疮患者。

【常用制剂与规格】 凝胶剂：0.1%，15g：15mg；30g：30mg。

第四节　外用糖皮质激素

糖皮质激素类药物是人工合成的肾上腺糖皮质激素，属于甾体类固醇激素类药物。外用糖皮质激素类药物是重要的皮肤科外用药，具有高效、安全的特点，是许多皮肤病的一线治疗药物。皮肤外用糖皮质激素具有消炎、止痒和抑制皮损发作的作用。不少皮肤病病因不明确，病程迁延时间长，常反复发作，如手部湿疹，在皮损消退后仍应每周间歇使用 1~2 次，维持治疗以巩固疗效，防止复发。

一、药理作用与作用机制
（一）药理作用

依据皮肤血管收缩试验等，临床上常采用 4 级分类法将外用糖皮质激素的作用强度分为超强效、强效、中效和弱效 4 类，激素的结构是决定其作用强度的主要因素，但浓度、剂型对其影响也较大。复方制剂中加入的某些成分，如促渗剂氮酮或角质松解剂水杨酸等，也会提高激素的强度。此外，激素的作用强度分级不一定都与临床疗效平行，比如地奈德分级是弱效激素，但临床疗效和作用却与某些中效激素相当。表13-5为国内常用的外用糖皮质激素。

治疗指数与软性激素：治疗指数是用来评价外用糖皮质激素的疗效及全身不良反应的一个指标。

$$治疗指数 = \frac{治疗21d后症状改善75\% \sim 100\%的患者数}{下丘脑-垂体-肾上腺轴（HPA轴）受抑制的患者数}$$

治疗指数越高，全身吸收所造成的不良反应也越少。

软性激素是指激素全身吸收很少或者在皮肤内被吸收后能迅速地被分解代谢为无活性的降解产物，而局部却保留高度的活性，故对HPA轴抑制及其他全身不良反应大为减少，治疗指数大为提高。软性激素适合于老年人、婴幼儿及较大面积使用。

国内现有的软性激素有糠酸莫米松及丙酸氟替卡松。

需要注意的是，软性激素并不是衡量皮肤局部安全性的标准，提高外用激素安全性的关键，还是在症状可控的前提下，尽可能选择效能最低的激素制剂。

（二）作用机制

作用机制很多，也很复杂，主要以间接方式进行。糖皮质激素分子穿入细胞膜后与细胞质中特异性糖皮质激素受体结合，形成配体-受体复合物，通过糖皮质激素结合球蛋白转运至细胞核内，与细胞核中高亲和性DNA位点结合，随即产生糖皮质激素诱导蛋白，可抑制磷酸酯酶A的活性，而该酶是花生四烯酸合成所必需，从而抑制了多种炎性介质的生成，如前列腺素、白三烯、血小板活化因子等。糖皮质

表13-5 国内常用的外用糖皮质激素

强度	药物制剂	浓度（%）
极强效	丙酸氯倍他索凝胶、软膏、乳膏、泡沫剂	0.05%
	氟轻松乳膏	0.1%
	卤米松乳膏	0.05%
强效	哈西奈德乳膏、软膏及溶液	0.1%
	二丙酸倍他米松凝胶、乳膏、软膏	0.05%
	丙酸倍氯米松软膏	0.025%
	醋酸氟轻松软膏、乳膏、凝胶、溶液	0.05%
	曲安奈德软膏	0.1%
	曲安奈德乳膏	0.5%
	糠酸莫米松乳膏、洗剂	0.1%
中效	丁酸氢化可的松软膏、乳膏、洗剂	0.1%
	丙酸氟替卡松乳膏	0.05%
	曲安奈德乳膏、软膏及洗剂	0.1%
	醋酸氟轻松乳膏	0.025%
	二丙酸倍他米松乳膏	0.05%
	丁酸氯倍他松乳膏	0.05%
	醋酸地塞米松乳膏	0.05%
弱效	醋酸氟轻松乳膏	0.01%
	醋酸曲安奈德乳膏	0.025%
	醋酸氢化可的松乳膏	1%

激素还能降低血管通透性。糖皮质激素分子还可直接与细胞膜结合并改变其功能，使细胞发生黏附障碍，抑制溶酶体的释放等。

外用糖皮质激素分子的一个直接作用是使血管收缩，从而减轻组织水肿，减轻红斑，抑制发热。

外用糖皮质激素还可对炎性细胞产生作用，如降低多形核白细胞的趋化能力、黏附能力和吞噬能力，且使炎症部位的多形核白细胞数目减少。同时，也降低单核细胞、淋巴细胞和朗格汉斯细胞的功能，并减少其在炎症部位的数目。

二、临床用药评价

（一）作用特点

超强效激素和强效激素一般适用于重度、肥厚性皮损如银屑病、扁平苔藓、斑秃等。一般每周用药不应超过 50g；连续用药不应超过 2～3 周；尽量不用于 <12 岁儿童；不应大面积长期使用；除非特别需要，一般不应在面部、乳房、阴部及皱褶部位使用。

中效激素适合轻中度皮损如特应性皮炎、湿疹、重症面部皮炎等，可连续用药 4～6 周；<12 岁儿童连续使用尽量不超过 2 周；不应大面积、长期使用。

弱效激素适用于轻度（如眼睑皮炎）及中度皮损，包括儿童皮肤病、面部和皮肤柔嫩部位，可以短时较大面积使用，必要时可以长期使用。

糖皮质激素的抗炎作用特点：①作用广，能抑制多种原因引起的炎症；②能抑制炎症各个阶段，炎症早期能提高血管的紧张性，减轻充血，降低毛细血管的通透性，同时抑制白细胞浸润和吞噬反应，减少各种炎症因子的释放，减轻渗出、水肿，从而改善红肿、热痛、过敏等症状；③抗炎不抗菌，糖皮质激素类药物对病原体并无抑制或杀灭作用。糖皮质激素在抑制炎症，减轻症状的同时，也降低人体的防御功能，可致感染扩散，阻碍创口愈合等。

（二）药物相互作用

外用时，无相关资料表明外用皮质激素有临床意义的药物相互作用。但在使用糠酸莫米松喷雾剂或干粉吸入剂时，与酮康唑合用，可增加莫米松的血药浓度；与氯雷他定合用，对氯雷他定及其主要代谢物的血浆浓度没有影响。

（三）典型不良反应和禁忌

1. 不良反应　局部应用糖皮质激素，常发生可预期的不良反应。糖皮质激素既有明确的抗炎、抗过敏、抑制免疫及抗增生作用，也可能诱发或加重局部感染、如加重痤疮、疥疮，导致皮肤萎缩、毛细血管扩张、多毛、色素改变、激素依赖及反跳、口周皮炎、难辨认癣、难辨认毛囊炎、接触性皮炎、诱发溃疡、诱发毛囊炎或粟粒疹、脂肪或肌肉萎缩等不良反应。眼周使用可能引起眼压升高、青光眼、白内障、加重角膜、结膜病毒或细菌感染，严重者可以引起失明。全身长期大面积应用可能因吸收而造成 HPA 轴抑制、类库欣综合征、婴儿及儿童生长发育迟缓、血糖升高、致畸、矮小症等系统性不良反应。

2. 禁忌　对糖皮质激素或其赋形剂过敏是绝对禁忌。各种皮肤感染如真菌、细菌、病毒等感染，酒渣鼻、痤疮、口周皮炎、皮肤溃疡等则为相对禁忌，必须评估风险和效益比，在充分控制原发病的基础上方可考虑使用。

（四）特殊人群或特殊部位用药

1. 婴幼儿、儿童及老年人：由于皮肤薄，代谢及排泄功能差，大面积长期应用容易全身吸收产生系统不良反应，一般选择弱效或软性激素，如糠酸莫米松。除非临床特别需要或药品特别说明，慎用强效及超强效激素。在婴儿尿布区不使用软膏（相当于封包，会增加吸收）。多数激素没有明确的年龄限制，强效激素卤米松的说明书指出 2 岁以下儿童可以应用，但连续使用不应超过 7 天。

2. 妊娠期及哺乳女性：妊娠期及哺乳期女性应权衡利弊，谨慎使用，尤其孕早期女性勿用含氟激素；哺乳期女性勿在乳房部位应用。外用激素对人类胎儿发育影响尚不完全明确，慎用为妥。必须应用时，在取得患者同意后可以使用弱效、中效或软性激素。

3. 特殊部位：①皮肤柔嫩部位：如面部、眼周、颈部、腋窝、腹股沟、股内侧、阴部等部位皮肤薄，激素吸收率高，更容易产生表皮萎缩、萎缩纹、局部吸收及依赖/反跳综合征，应禁用强效、含氟的制剂。必须使用时，可以选地奈德制剂、糠酸莫米松凝胶或乳膏、丙酸氟替卡松乳膏、氢化可的松制剂等。一般湿疹皮炎用药1~2周，红斑鳞屑性皮肤病2~3周，其他斑秃、白癜风、红斑狼疮等可以适当延长。②毛发浓密部位：如头皮，根据皮损的性质选择合适强度激素，剂型可选溶液、洗剂、凝胶。

三、代表药品

糠酸莫米松
Mometasone Furoate

【适应证】　外用于治疗对糖皮质激素有效的皮肤病，如接触性皮炎、特应性皮炎、湿疹、神经性皮炎及银屑病等瘙痒性及非感染性炎症性皮肤病。

【用法用量】　外用：①成人：均匀涂于局部患处，一日1次。②儿童：婴儿和儿童用本药，应尽可能减少药物用量。

【临床应用注意】

1. 妊娠期女性慎用。尚不明确局部用药是否可从乳汁中排出，哺乳期女性使用本品需考虑停止哺乳或停药。

2. 若大面积、长期外用或封包用药，会增加药物的全身吸收，并增加肾上腺皮质抑制的危险性。尤其对于婴儿及儿童，由于其体表面积相对较大，使用本品对产生下丘脑-垂体-肾上腺轴抑制及库欣综合征的敏感性大于成年人，可影响儿童的生长发育。

3. 伴有皮肤感染时，应同时合用抗感染药物。若感染症状没有得到有效改善，应停用本品直至感染得到控制。

4. 不可用于眼部。使用过程中发生刺激和过敏反应时，应停药并适当治疗。

5. 过量、长期局部使用糖皮质激素类药物可能抑制下丘脑-垂体-肾上腺轴，造成继发性肾上腺功能不足。

6. 局部可见烧灼感、瘙痒、刺痛及皮肤萎缩等反应。若出现刺激症状，应停用。长期大量使用可出现皮肤萎缩、多毛、口周皮炎、继发性感染、皮肤条纹状色素沉着或减退等。

7. 在封包用药、大剂量、角质层屏障功能破坏或炎症性皮肤病情况下，会增加本药的系统吸收，有发生系统性不良反应的危险。

8. 对药物成分过敏者禁用。原发性细菌性、真菌性及病毒性等感染性皮肤病禁用。过敏体质者、妊娠期女性或哺乳期女性慎用。

【常用制剂与规格】　凝胶剂：0.1%，5g：5mg。乳膏剂：0.1%，5g：5mg；10g：10mg。

丁酸氢化可的松
Hydrocortisone butyrate

【适应证】　用于过敏性皮炎、脂溢性皮炎过敏性湿疹及苔藓样瘙痒症等。

【用法用量】　外用：①成人：均匀涂于患处，用后轻轻揉擦，一日2~3次。②儿童：婴儿及儿童可使用，尽量采用最小有效剂量。

【临床应用注意】

1. 有致畸作用，可透过胎盘屏障，增加胎盘功能不全、新生儿体重减轻或死胎的发生，妊娠期女性不宜使用。可经乳汁分泌，抑制婴儿生长及肾上腺皮质功能，哺乳期女性慎用。

2. 婴儿、儿童勿长期、大面积使用，不可采用封包治疗。而成人顽固、肥厚性皮损可采用封包疗法。

3. 避免与眼睛接触。用药部位如有烧灼感、红肿等情况应停药，并将局部药物洗净。

4. 偶见过敏反应，长期用药可致皮肤萎缩、毛细血管扩张、色素沉着以及继发性感染。

5. 禁用于原发性细菌性、真菌性及病毒性等感染性皮肤病。皮肤破溃处禁用。水痘、化脓性皮肤病禁用。对本药过敏及过敏体质者慎用。

6. 可经皮肤吸收，皮肤破损处吸收更快。90%以上与血浆蛋白结合，半衰期约100分钟，主要经肝代谢为四氢可的松和四氢氢化可的松，大多与葡萄糖醛酸结合后排泄。

【常用制剂与规格】　乳膏剂：0.1%，5g：5mg；10g：10mg；15g：15mg；20g：20mg；30g：30mg。

曲安奈德
Triamcinolone

【适应证】　用于过敏性皮炎、湿疹、神经性皮炎、脂溢性皮炎及瘙痒症等。

【用法用量】　外用：涂患处并轻揉片刻，一日 2～3 次。注射液，皮损局部注射，一次 10～40mg。每 3～4 周给予 1 次。局部注射液使用前应充分摇匀。①成人：避免长期、大量使用。②儿童：慎用。正在用免疫抑制剂的儿童，对本药更敏感，严重时可产生如水痘、麻疹等作用。

【临床应用注意】

1. 妊娠期女性慎用。是否分泌入乳汁不明确，但其他糖皮质激素可泌入乳汁，建议哺乳期女性慎用。动物有致畸性，人类尚不明确。

2. 不宜长期、大面积使用，由于全身性吸收作用造成可逆性下丘脑－垂体－肾上腺轴的抑制。

3. 不可用于眼部。面部、腋下、腹股沟等皮肤细嫩部位慎用。长期使用，可发生皮肤萎缩变薄和毛细血管扩张等。

4. 儿童慎用，婴儿不宜使用。

5. 患处涂药后不需封包。封包疗法只适于掌跖及肥厚的皮损，应在医务人员指导下使用。

6. 皮肤有化脓感染和真菌感染时须同时使用抗感染药物，如果合用后感染症状没有及时改善，应停药至感染得到控制。

7. 涂药部位可能有烧灼感、瘙痒、红肿等皮肤刺激感，长期使用可引起局部皮肤萎缩、毛细血管扩张、色素沉着及继发感染，封包治疗时易发生毛囊炎、真菌感染等。皮损内局部注射可引起皮肤萎缩、凹陷，部分患者可因累积吸收出现库欣综合征，表现为多毛、痤疮、满月脸、高血压、骨质疏松、精神抑郁、伤口愈合不佳等。

8. 原发性细菌性、真菌性、病毒性等感染性皮肤病禁用，如脓疱病、体癣、股癣等。对本品及基质或对其他糖皮质激素过敏者禁用。局部有感染的禁用。

9. 局部注射时，有高血压、心脏病、糖尿病、溃疡病、骨质疏松症、青光眼、肝肾功能不全等患者视病情慎用或禁用。

10. 抗炎作用是氢化可的松 5 倍。外用可经皮肤吸收，皮损处吸收更快。

【常用制剂与规格】　乳膏剂：0.025%，10g：2.5mg；0.1%，4g：4mg；10g：10mg。注射液：0.5%，1ml：5mg；1%，1ml：10mg；5ml：50mg。

卤米松
Halometasone

【适应证】　对糖皮质激素治疗有效的非感染性炎症性皮肤病，如脂溢性皮炎、接触性皮炎、异位性皮炎、局限性神经性皮炎、钱币状皮炎和寻常型银屑病等。

【用法用量】　外用：①成人：将本药薄涂于患处，缓和揉擦，一日 1～2 次。对药效欠佳、顽固的小面积皮损，可采用短时的密封包扎治疗。②儿童：对本药较敏感，连用不超过 2 周。2 岁以下儿童连用不超过 7 日，治疗面积不超过体表面积 10%，不用封包疗法。

【临床应用注意】

1. 妊娠期女性慎用，不能长期、大面积使用。哺乳期女性慎用。动物实验有致畸性，对胚胎有危害。

2. 大面积使用、皮肤破损、封包治疗可造成大量吸收而引起全身性反应。

3. 不可用于眼部，勿接触眼结膜。慎用于面部或皱褶部位如腋窝、腹股沟，且只能短期使用。

4. 伴有皮肤感染时，须用抗感染药物。若同用后，感染症状未及时改善，应停用本药。

5. 用药后可有烧灼感、皮肤刺激感。长期外用，局部可出现毛细血管扩张、多毛、皮肤萎缩、色素沉着、创伤愈合障碍，且易发生皮肤继发性感染，如毛囊炎及真菌感染等。长期用于面部可出现痤疮样疹、酒糟样皮炎、颜面红斑、口周皮炎等。长期用于皮肤皱褶部位，可出现萎缩纹，青少年尤易发生。

6. 禁用于对本药过敏者，原发性细菌性、真菌性和病毒性等感染性皮肤病（如水痘、脓疱病、体癣、股癣、单纯疱疹、带状疱疹）、接种疫苗后、梅毒性皮肤病变、皮肤结核病、玫瑰痤疮、口周皮炎、寻常痤疮等患者。

【常用制剂与规格】　乳膏剂：0.05%，1g：0.5mg；10g：5mg。

第五节　治疗白癜风药

白癜风是一种病因不明、顽固难治的色素脱失性皮肤病，常给患者身心造成极大痛苦，目前认为与自身免疫、色素细胞的自毁、遗传因素、微量元素异常及精神因素等有关。白癜风是一种多基因遗传的免疫性疾病，表现为皮损区域表皮毛囊细胞的免疫性损伤，而导致病变区域黑素细胞脱失。白癜风除了可口服激素控制进展，并配合一定光照，局部外用药物，也可提高皮肤的光敏反应，达到复色等治疗作用。

基于对白癜风免疫发病机制的认识，国外已有小样本临床研究显示，JAK激酶抑制剂（托法替尼、鲁索替尼等）口服或外用治疗白癜风有效，有望成为白癜风治疗的新手段。

一、药理作用与作用机制

（一）药理作用

白癜风除了可口服糖皮质激素控制进展、光化学疗法外，常采用的外用药主要有4类：糖皮质激素、钙调神经磷酸酶抑制剂、补骨脂素类光敏剂及维生素 D_3 衍生物等。

快速进展期的白癜风患者，局部外用糖皮质激素可遏制黑色素细胞抗体的产生并可增强皮肤对外界有害刺激的抵抗力，最终可促进黑色素细胞的增殖和黑色素的合成。

不少白斑患者自身皮肤中都存在一定程度的免疫异常现象，说明白癜风的发生、发展与患者的免疫功能调节有一定联系。使用钙调神经磷酸酶抑制剂等免疫抑制剂可抑制白斑处局部皮肤的免疫反应，从而阻止免疫系统攻击黑色素细胞，从而促进黑色素细胞的生长和再生长。但建议患者先检查免疫情况再使用，若存在免疫亢进才能选用。

甲氧沙林、补骨脂汀等光敏性药物，能增加皮肤对紫外线的敏感反应，再结合光疗照射提高局部组织的免疫力，还能抑制黑色素细胞抗体的产生，加速黑色素细胞的分化成熟和向表皮细胞移行的速度，补充缺乏的黑色素。

外用药通过一定的光疗产生光敏反应，使皮肤上出现黑色素沉着，用于治疗白癜风。

（二）作用机制

上述药物中，有些药物需要在紫外线、可见光或红光等光线的作用下，发生光化学反应及光敏反应。光敏反应的结果可使黑素细胞中的酪氨酸酶活力增加，促使黑素细胞形成；它还可促使毛囊中的黑素细胞向表皮中移动，从而使皮肤上出现色素沉着，用于治疗白癜风。

二、临床用药评价

（一）作用特点

局部外用糖皮质激素治疗适用于白斑累及面积<3%体表面积的进展期皮损，选择（超）强效激素，在医师指导下使用，面、皱褶及细嫩部位1个月后更换为钙调神经磷酸酶抑制剂，肢端可持续使用。激素避免用于眼周。用于皮肤暴露处、较黑皮肤与新发白斑处的白癜风疗效显著，复色率达75%。总体上，其疗效与白癜风的型别、病期、病程、部位及年龄有关。寻常型白癜风疗效较节段型好，在寻常型白癜风中又以局限性与散发性白癜风为好；在病期方面，进展期白癜风疗效较稳定期好；在病程方面，病程短者疗效好，病程超过7年者，经药物治疗病情可改善但难痊愈；在部位方面，暴露部位白斑较被覆部位疗效好，暴露部位以面部白斑易治疗，而手足等肢体末端（指尖、足趾等）及易受摩擦、压迫处如腋部、腰带处、会阴部位白斑效果不佳；儿童白癜风对糖皮质激素敏感，疗效较成人好。局部外用皮质激素有效率56%~90%，显效率20%~60%。强效皮质激素可能有局部皮肤萎缩等不良反应。如果连续外用激素治疗3~4个月无复色，则表明疗效差，需更换或者联合其他局部治疗方法。目前，没有糖皮质激素最佳治疗剂量和疗程相关研究。

钙调神经磷酸酶抑制剂如他克莫司、吡美莫司，为糖皮质激素替代用药。它通过激活T细胞来抑制细胞因子，促使黑素细胞迁移和分化。治疗应持续3~6个月，间歇应用可更长。面部和颈部复色效果最好。特殊部位如眶周可首选，黏膜部位和生殖器部位也可使用。此类药物没有激素尤其是强效激素引起的不良反应，但也有增加局部感染的可能。作为维持治疗用药，在皮损成功复色后每周2次外用3~6个月，可有效预防复发或脱色。

补骨脂素和异补骨脂素来源于豆科植物的果实补骨脂，成分主要为呋喃香豆素类化合物，有抗肿瘤、促进皮肤色素再生、抗衰老等作用。其单一或复方外用制剂用于治疗白癜风。

甲氧沙林为光敏剂，光敏性强，与表皮细胞结合后，可被 320～400nm 长波紫外线所激活。甲氧沙林溶液为补骨脂素衍生物，光敏反应后可促使黑色素形成，使皮肤出现色素沉着。而三甲沙林是一种合成的补骨脂素衍生物，活性较甲氧沙林强，毒性也较强。在白化病中，三甲沙林能增加皮肤对日光耐受性，但不能形成黑色素。

维生素 D_3 衍生物可用于治疗白癜风，可外用卡泊三醇软膏及他卡西醇软膏每日 2 次。维生素 D_3 衍生物可与 NB－UVB、308nm 准分子激光等联合治疗，也可与外用糖皮质激素和钙调神经磷酸酶抑制剂联合治疗。局部外用卡泊三醇软膏或他卡西醇软膏可增强 NB－UVB 治疗的疗效。

小于 2 岁儿童，可外用中效激素治疗，采用间歇疗法较安全；>2 岁儿童可外用中强效或强效激素。他克莫司软膏及吡美莫司乳膏可用于儿童白癜风治疗，基于文献和经验婴儿白癜风也可应用。维生素 D_3 衍生物也可治疗儿童白癜风。儿童快速进展期白癜风可口服小剂量激素治疗，推荐口服泼尼松每日 5～10mg，连用 2～3 周。如有必要，可 4～6 周后重复治疗 1 次。儿童白癜风可根据需要接受光疗。

（二）药物相互作用

使用光敏剂时，不得同时服用其他光敏性药物，与吩噻嗪类药物同用可加剧对眼脉络膜、视网膜和晶状体的光化学损伤。

治疗期间，不宜食用含呋喃香豆素类食物，如酸橙、无花果、香菜、芥菜、胡萝卜或芹菜，避免增加光毒性。

皮损广泛时，又合并了其他系统性用药时，应谨慎并注意可能致吸收增加的风险。

使用钙调神经磷酸酶抑制剂时，疫苗接种应在治疗开始前或治疗间歇期内进行，最后一次用药与疫苗接种应间隔 14 日，而减毒灭活疫苗则应间隔 28 日。

（三）典型不良反应和禁忌

1. 不良反应　外用糖皮质激素时的不良反应参见其他相关章节。

（1）外用钙调神经磷酸酶抑制剂时，除了皮肤刺激症状外，也可能引起或加重局部感染，如单纯疱疹、毛囊炎、痤疮等。

（2）口服补骨脂素及其衍生物等光敏剂后，常见消化道不适，如恶心、呕吐。有的可出现头晕、头痛、精神抑郁。外用，配合长波紫外线（UVA）照射 24～48 小时后常见红斑、水疱，也可见皮肤色素沉着、瘙痒。若照射剂量过大或时间过长，照射部位皮肤上将出现红肿、水疱、疼痛、脱屑等皮疹现象。严重时出现鳞状细胞癌、白内障、中毒性肝炎，但少见。

（3）外用卡泊三醇软膏等时，常见红斑、烧灼和瘙痒等皮肤刺激症状。

2. 禁忌　糖皮质激素的禁忌参加其他相关章节。

（1）钙调神经磷酸酶抑制剂：对大环内酯类、他克莫司、吡美莫司或其赋形剂过敏者禁用；妊娠期女性禁用。

（2）光敏剂：12 岁以下儿童、年老体弱者及妊娠期女性禁用。有红斑狼疮、皮肌炎、卟啉病、多形性日光疹、着色性干皮病等光敏性疾病患者禁用。白内障或其他晶体疾病患者禁用。有心血管病、白化病、糖尿病、活动性肺结核、严重肝病等禁用。

（3）维生素 D_3 衍生物：钙代谢性疾病禁用。

三、代表药品

甲氧沙林
Methoxsalen

【适应证】　口服或外用，治疗白癜风、银屑病等。

【用法用量】　口服或外用。

（1）成人：①照射紫外线，一日或隔日 1 次。口服剂量为一次 0.5mg/kg，外擦浓度 0.1%，用药后 1～2 小时接受长波紫外线照射。治疗前应测试最小光毒量（MPD），首次照射用 MPD 或稍小剂量照射，若未测试，应从较小剂量开始（0.5～1.0 J/cm^2），以后调整剂量，每 1～2 次增加 0.2～0.5 J/cm^2。1 个疗程一般为 1 个月。治愈后，每周或隔周照射 1 次以巩固治疗。未治愈则继续治疗，若 2 个疗程结束疗效不佳，则停止治疗。治愈后若有复发，重新治疗仍有效。②局限性白癜风或初起的白癜风，一般外用即可,但涂药后应照射紫外线。③全身或弥漫性患者除以上治疗外,需由医师指导下用黑光机照射治疗。

(2)儿童:遵医嘱用药,但12岁以下儿童禁用。

(3)肝功能不全者:严重肝功能不全患者禁用。

(4)肾功能不全者:遵医嘱用药,长期用药应定期检查肝肾功能、血常规。

【临床应用注意】

1. 妊娠期女性禁用。哺乳期慎用,不清楚是否经过乳汁分泌。

2. 慎用于黏膜上,避免局部刺激。光照时,应戴墨镜并遮盖正常皮肤。

3. 配合长波紫外线照射后,常见的不良反应是红斑,常在照射24~28小时出现;皮肤色素沉着、瘙痒。若照射剂量过大或时间过长,照射部位皮肤上可出现红肿、水疱、疼痛、脱屑,如有红肿、水疱等可暂时停用,待恢复后再用。

4. 为减少服药对胃肠道的刺激,应与食物或牛奶一起服。

5. 治疗白癜风的疗效则出现得慢些。治疗银屑病需8~10次治疗后才见效。

6. 慎用于有皮肤癌病史,日光敏感家族史,新近接受放射线或细胞毒药物、砷剂、煤焦油和中波紫外线(UVB)治疗,胃肠道疾病,慢性感染的患者。

【常用制剂与规格】 酊剂:0.2%;0.5%;搽剂:0.75%,24ml:18mg。溶液剂:0.1%;1%。片剂:10mg;5mg。

他克莫司
Tacrolimus

【适应证】 用于非免疫受损的因潜在危险而不宜使用传统疗法、或对传统疗法反应不充分、或无法耐受传统疗法的中到重度特应性皮炎患者的治疗,可作为短期或间歇性长期治疗。

文献或专家共识报告本药可外用于局限性白癜风、硬化性苔藓、面部激素依赖性皮炎等的治疗。

【用法用量】 外用:①成人:在患处涂上一薄层本品,轻轻擦匀并完全覆盖,一日2次。

②儿童:在患处涂上一薄层0.03%浓度药膏,轻轻擦匀并完全覆盖,一日2次。

【临床应用注意】

1. 0.03%和0.1%浓度均可用于成人。开始时应使用0.1%浓度软膏,通常1周内病情改善(2周后无改善,应考虑其他治疗措施),持续3周,改为0.03%浓度软膏。

2. 2岁及以上儿童应用0.03%浓度软膏。开始时一日2次,持续3周,然后减至一日1次,直至病变痊愈。

3. 应采用能控制特应性皮炎症状和体征的最小量,当皮炎症状、体征消失时应停用。

4. 不应采用封包敷料外用。用药2小时内,不能在用药部位使用润肤剂。

5. 慎用于黏膜部位,避免与眼睛黏膜接触。一旦接触,应彻底擦除或用水冲洗。

6. 约有50%患者出现用药部位刺激症状,常见轻中度的皮肤灼热感、瘙痒和红斑,1周内趋于消退。

7. 治疗期间,避免使用紫外线灯、UVB或PUVA治疗,也应减少日光暴露,避免强烈日晒,注意防晒和遮盖。

8. 哺乳期不推荐使用。

【常用制剂与规格】 软膏剂:0.1%,30g:30mg;0.03%,30g:9mg。

第六节　治疗银屑病药

银屑病是常见的慢性复发性疾病,是一种角朊细胞过度增生的炎症性皮肤病,发病率较高。银屑病用药,有外用也有系统用药。以往,临床治疗多以外用抗角化药为主,辅以长期调养。银屑病治疗常用的外用药有煤焦油、地蒽酚、他克莫司、糖皮质激素类等,有时也采用光化学疗法。需系统用药时,传统的有糖皮质激素、甲氨蝶呤、环孢素、维A酸类、硫唑嘌呤、来氟米特、吗替麦考酚酯、抗生素及氨苯砜等,生物制剂国内外应用的有TNF-α抑制剂依那西普、英夫利西单抗、阿达木单抗、培塞利珠单抗;IL-12/23抑制剂乌司奴单抗;IL-23抑制剂古塞奇尤单抗、替拉珠单抗、利生奇珠单抗;IL-17A抑制剂司库奇尤单抗、依奇珠单抗、布罗利尤单抗、比美吉株单抗；IL－17RA 抑制剂 Secukinumab、Ixekizumab、Brodalumab、Netakimab，如 IL－17A/F 双靶点抑制剂 bimekizumab；IL－36R 抑制剂，如佩索利单抗。小分子靶向药物也有所应用，如 PDE－4 抑制剂阿普米司特，JAK1～3 抑制剂托法替布、乌帕替尼，TYK2 抑制剂氘可来昔替尼等。

一、药理作用与作用机制

（一）药理作用

目前，银屑病用药局部用药可分为外用糖皮质激素、维生素 D₃ 衍生物、维 A 酸类、钙调磷酸酶抑制剂、角质促成剂、本维莫德、抗人 IL－8 单克隆抗体等，此类药物可纠正或缓解银屑病疾病进程，主要作用于皮肤表皮细胞，抑制其细胞有丝分裂，改善表皮细胞增殖速率和恢复其正常分化状态。

（二）作用机制

作用机制略有区别。地蒽酚通过作用于表皮细胞内的酶，卡泊三醇作用于皮肤角质形成细胞，维 A 酸类与表皮细胞的维 A 酸细胞核受体有高亲和力，降低或抑制表皮细胞的有丝分裂，抑制酶活性，使皮肤表皮细胞的增生速率和角蛋白分化正常化，从而表皮增殖和角朊细胞末端分化正常。从而纠正或缓解银屑病症状与进展。补骨脂类药物需要在紫外线、可见光或红光等光线的作用下，发生光化学反应及光敏反应，选择性抑制表皮细胞的 DNA 合成和有丝分裂，从而减慢表皮细胞的更新速度，对银屑病起治疗作用。

二、临床用药评价

（一）作用特点

抗角化药作用特点有：①与维 A 酸细胞核受体有较高亲和力，如维 A 酸类似物；②能抑制皮肤角质形成细胞的过度增生和诱导其分化，从而使银屑病表皮细胞的增生和分化得到纠正，如维生素 D₃ 的衍生物卡泊三醇；③通过角蛋白表达正常化，促进角朊细胞末端分化，如维 A 酸类的阿维 A 酯、阿维 A；④可抑制表皮细胞的有丝分裂，使皮肤增生速率恢复正常，如煤焦油；⑤抑制细胞代谢酶代谢，使酶失去活性，降低增生表皮的有丝分裂，使表皮细胞增殖恢复正常，如地蒽酚。

（二）药物相互作用

（1）煤焦油：与光敏药物合用，可加剧光敏感作用，不得与甲氧沙林或三甲沙林合用。

（2）地蒽酚：①与皮质激素合用，可减轻其刺激性，缩短皮损的清除期，但银屑病复发率高，引起脓疱型银屑病反跳，应慎合用；②尿素可增加其透皮吸收，可降低其使用浓度而减轻其皮肤刺激；③水杨酸可防止地蒽酚氧化为蒽酮而保护了其药理作用；④胺类药物可促进其氧化失活，故脂溶性胺可抑制角质层中其引起的炎症反应；⑤与焦油合用，比单用本品刺激性小，且不影响本品的抗银屑病活性。

（3）阿维 A 酯：①与痤疮制剂、含脱屑药制剂（如过氧苯甲酰、间苯二酚、水杨酸、硫黄、维 A 酸）联合外用，可加剧皮肤的局部刺激或干燥作用；②与异维 A 酸、维 A 酸、维生素 A 等合用，可增加毒性，应避免同服；③与甲氨蝶呤、苯妥英等肝毒性药物合用，可增加药物性肝炎等肝毒性的发生；④与光敏药物合用，可增强光敏作用；⑤与四环素合用，可增加颅内压，增加大脑假性肿瘤发生。

（4）阿维 A：①与维生素 A 和其他维 A 酸类合用，可引起维生素 A 过多症；②与甲氨蝶呤合用，肝毒性增加，原因为肝毒性相加和甲氨蝶呤清除率下降；③与四环素合用，出现作用相加的颅内压升高；④与低剂量的孕激素类避孕药合用，可能导致避孕失败，应避免合用；⑤合用苯妥英，需监测苯妥英游离血药浓度，因阿维 A 可降低苯妥英蛋白结合率，苯妥英游离浓度升高而出现毒性反应，一般不建议合用；⑥不宜与圣·约翰草合用，可导致服用阿维 A 和激素类避孕药的女性发生意外妊娠和出生缺陷。

（5）他扎罗汀：与四环素、氟喹诺酮、吩噻嗪、磺胺类等有光敏性的药物合用，会增强光敏性。

（三）典型不良反应和禁忌

1. 不良反应　对于银屑病全身用药，除了口服补骨脂素加上光化学疗法外，维生素 A 合成衍生物，如阿维 A 酯、阿维 A 等的应用，为银屑病系统用药，开辟了新的治疗途径。对于重症银屑病，维 A 酸制剂取得了不错的临床治疗效果，不良反应也较免疫抑制剂少些，一般表现为唇干、口干、皮肤干燥等。银屑病长期使用外用药物也有一定的不良反应，如污染、皮肤萎缩及色素沉着等。

维 A 酸类常见不良反应如下。①致畸作用：心血管、面部、眼部、听力、中枢神经、骨、肌肉、肛门、外阴等发育不全，流产、早产、死胎等。第一代，停药至少 1 个月方可妊娠；第二代，停药 2 ~ 3 年方可妊娠（美国 3 年，欧洲 2 年）。②皮肤及黏膜反应：皮肤，干燥、瘙痒、掌跖脱屑、脆性增加；光敏、化脓性肉芽肿、跖掌针刺样疼痛；黏膜，唇炎、口干、咽干、鼻黏膜干燥、鼻出血、眼干、视物模糊、睑结膜炎、夜盲、畏光、青光眼。③胃肠道：恶心、腹泻、腹痛、食欲下降。④毛发：脆性增加、干燥、脱落、毛囊炎。⑤指甲：甲剥脱、甲沟炎、营养不良、脆性增加。

2. 禁忌

（1）煤焦油：禁用于对本品过敏者；禁用于婴儿。

（2）地蒽酚：对药物及基质过敏者禁用；急性皮炎、有糜烂或渗出的皮损部位禁用；面部、外生殖器部位或皱褶部位禁用。

（3）卡泊三醇：对本药或其基质过敏者禁用；高钙血症患者禁用。

（4）阿维 A 酯：禁用于对本药过敏者、肾功能不全者、妊娠期女性、哺乳期女性。

（5）阿维 A：禁用于对本药或其他维生素 A 或视黄醛或维 A 酸的类似物及代谢物过敏者、维生素 A 过多症患者、高脂血症者、严重肝肾功能不全者、妊娠期女性或计划 3 年内妊娠者和哺乳期女性。

（6）他扎罗汀：禁用于妊娠期女性、哺乳期女性及有生育计划的女性；对本药或其他维 A 酸药物过敏者；急性湿疹、皮炎类患者。

（四）特殊人群用药

1. 儿童 煤焦油禁用于婴儿；卡泊三醇慎用于儿童；阿维 A 酯耐受性好，儿童可按成人量使用；阿维 A 仅用于严重角化异常且无有效替代疗法的儿童患者；他扎罗汀不推荐用于 18 岁以下银屑病者及 12 岁以下儿童痤疮患者。

2. 妊娠期与哺乳女性 慎用煤焦油、卡泊三醇，禁用阿维 A 酯、阿维 A 和他扎罗汀。

3. 肝、肾功能不全者 严重者禁用阿维 A 酯，慎用阿维 A。

三、代表药品

地蒽酚
Dithranol

【适应证】 主要用于治疗寻常型斑块状银屑病。

【用法用量】 外用。

（1）浓度递增疗法：开始，使用低浓度至少 5 日，适应后再逐渐增加浓度。将药涂搽于患处，通常一日 1 次，入睡前涂药，第 2 日清晨用肥皂洗去，白天涂润肤剂。住院患者可早晚 2 次治疗。

（2）短程接触疗法：经不同浓度和接触时间的试验，发现以 3% 浓度为终剂量，作用 20 分钟洗去，每日 1 次。也可采用低浓度、短疗程接触疗法。即 0.1% 软膏作用 5 ~ 20 分钟，或用 1% 软膏作用 5 分钟后洗去。此法适用于静止皮损，对于大的持久性皮损，可用较高浓度，持续 10 ~ 20 分钟后洗去，以后逐步延长时间至 60 分钟，直至出现轻度红斑。

（3）联合疗法 地蒽酚可与 UVB，或与焦油浴和 UVB 疗法等联用。

【临床应用注意】

1. 勿接触眼（接触后可能发生严重结膜炎及角膜炎）和其他黏膜，外涂时勿擦破皮肤，用后立即洗手。

2. 本品可将皮肤、头发、衣服、床单、浴缸等染成红色。皮肤染色可外用水杨酸软膏，一般 2 ~ 3 周内即可去除。

3. 首次用药宜从低浓度、小面积开始，根据耐受和反应情况，逐渐提高浓度、扩大面积范围。若出现明显红斑、灼热，应降低浓度、减少涂药次数和缩减药物保留时间。

4. 用药后，接触指甲可染为红褐色，并可使衣物黄染。用药部位出现皮肤发红、灼热及瘙痒等刺激症状，一般不妨碍继续用药。

5. 禁用于对地蒽酚过敏者、进展期脓疱性银屑病。慎用于肝功能障碍者。不推荐用于儿童、妊娠期女性及老人。

【常用制剂与规格】 软膏剂：0.1%，15g：15mg；0.5%，20g：100mg。腊棒：0.5%，6.5g：32.5mg；1%，6.5g：65mg。

卡泊三醇
Calcipotriol

【适应证】 用于寻常性银屑病的局部治疗。

【用法用量】 外用：软膏一日 2 次起始，于患处涂一薄层，并轻轻揉搓。起效后，可减为一日 1 次，每周用量不大于 100g。治疗头部银屑病，将少量搽剂涂于头部患处皮肤，早晚各 1 次，每周用量不大于 60ml。

【临床应用注意】

1. 慎用于妊娠期、哺乳期和儿童，是否经过乳汁分泌尚不清楚。禁用于对本药或其基质过敏者、高钙血症患者。

2. 勿用于面部，因有刺激性；用药后应将手洗净。

3. 卡泊三醇每周总量不超过 5mg。大剂量（软膏每周超 100g，搽剂每周超 60ml）用药，应在用前和使用中监测尿钙升高情况，但停药后尿钙可恢复正常。

4. 搽剂含可燃成分，应远离火源。

5. 不要与水杨酸制剂合用。

6. 不良反应常见皮肤红斑、烧灼感及瘙痒等刺激症状，一般不需停药。

7. 卡泊三醇较骨化三醇安全、有效，引起高钙血症和高钙尿症的作用较骨化三醇弱 200 倍，对维生素 D 受体的亲和力与骨化三醇相当。

8. 本药全身生物利用度低，主要代谢物无药理活性，蛋白结合率是原药的 1/30。卡泊三醇经皮吸收量为 1%～5%。用于银屑病皮损处，约 6% 被吸收。

【常用制剂与规格】 软膏剂：0.005%，15g：0.75mg；30g：1.5mg。搽剂：0.005%，30ml：1.5mg。

他扎罗汀
Tazarotene

【适应证】 治疗寻常性斑块型银屑病。乳膏还可用于寻常痤疮。

【用法用量】 外用。

（1）成人：①银屑病，局部外用，在病损区域均匀涂布薄层乳膏或凝胶，每晚（睡前半小时）1 次，一般 12 周，使用面积应不超过 20% 体表面积；②痤疮，待清洁过的皮肤干燥后，取适量乳膏涂搽患处，每晚用药 1 次。

（2）儿童：慎用。不推荐用于 18 岁以下儿童。

【临床应用注意】

1. 本药有致畸性，妊娠期女性禁用，用药前后不建议安排生育。动物实验证明，在乳汁中能检测出该药物，故哺乳期女性禁用。

2. 育龄期女性用药前 2 周，应进行血或尿妊娠试验，确认阴性后，在下次月经周期的第 2 日或第 3 日开始治疗，治疗前、期间和停后一段时间，必须避孕。若妊娠，应终止妊娠。

3. 用药部位发生瘙痒等皮肤刺激反应，可涂少量润肤剂，改为隔天给药；严重时，应停止用药。

4. 用药期间，应避免在阳光下过多暴露，避免与眼睛、口腔和黏膜接触，尽量避免与正常皮肤接触。若与眼接触，用水彻底冲洗。

5. 他扎罗汀对严重的银屑病无效。不可用于破损或感染的皮肤，因可增加药物吸收。局部用他扎罗汀过量，可引起皮肤剥离。

6. 可与其他口服或局部外用的银屑病治疗剂合用。

7. 常见不良反应有皮肤红斑、烧灼感及瘙痒等刺激症状，10% 以下存在皮肤刺痛、干燥和水肿。用于寻常痤疮时，常见反应为脱屑、皮肤干燥、红斑、灼热，1%～5% 患者出现瘙痒、皮肤刺激、疼痛和刺痛。

8. 局部给药后水解为他扎罗汀酸，半衰期约 18h，最终代谢物为砜、亚砜及其他极性化合物通过尿液和粪便排泄。

【常用制剂与规格】 凝胶剂：0.1%，15g：7.5mg；30g：15mg。乳膏剂：0.1%，15g：15mg；30g：30mg。

本维莫德
Benvitimod

【适应证】 局部治疗成人轻至中度稳定性寻常型银屑病。

【用法用量】 外用：每日 2 次，早晚各 1 次，均匀涂抹于患处成一薄层。

【临床应用注意】

1. 治疗时，最大日用量不超 6g，体表面积不超 10%，最长疗程不超 12 周。

2. 涂药后患处严禁日光照射，在自然光照下也需避光。

3. 本药不可用于头面部、口周及眼睑部、腹股沟、肛门生殖器等部位，用后立即洗手。

4. 对本药或乳膏成分过敏者禁用，妊娠、计划妊娠及哺乳期女性禁用，点滴状、红皮病型、关节病型和脓疱型银屑病患者禁用。

5. 有接触性皮炎史、乙醇依赖、经常使用中草药或镇静剂、安眠药及其他成瘾药物者慎用。

6. 用后，部分患者有一过性皮肤刺激反应，大多无需处理，随用药时间延长可渐消失，若反应较重或两周后未消退，建议停药或就诊。

7. 局部用药时，约 39% 患者出现不良反应，用药后 14 日内常见用药部位瘙痒、毛囊炎、接触性皮炎、丘疹、过敏性皮炎、疼痛、红斑、皮肤水肿、皮疹、色素异常、皮炎、皮肤干燥等，多为一过性、轻中度，可自行好转。严重不良反应小于 0.5%，分别为接触性皮炎、接触性皮炎合并药疹和多形性红斑。

8. 严重肝肾功能损害患者、儿童、65 岁及以上老人不要使用，尚无用药后的安全性和有效性评估。

9. 停药后，若出现银屑病复发，再用本药治疗的安全性尚不清楚。

【常用制剂与规格】 乳膏剂：1%，10g：0.1g；20g：0.2g；30g：0.3g。

第七节　妇科外用药

外阴炎症（如非特异性外阴炎、前庭大腺脓肿、前庭大腺囊肿），阴道炎症（如非特异性阴道炎、滴虫性阴道炎、外阴阴道念珠菌病、细菌性阴道病、幼女性外阴阴道炎、老年性阴道炎），慢性子宫颈炎症等妇科常见感染性疾病，在皮肤或黏膜处所发生的红、肿、痛、痒、糜烂等炎症病变，需要局部用药治疗。

妇科外用药涉及消毒防腐药、抗滴虫药、抗厌氧菌药、抗真菌药和抗病毒药等。

一、药理作用与作用机制

在妇科外用药中，消毒防腐药、抗滴虫药、抗厌氧菌药、抗真菌药和抗病毒药的药理作用与作用机制，见表 13-6。

二、临床用药评价

（一）作用特点

临床治疗外阴炎症、阴道炎症以及急性或慢性子宫颈炎症等妇科炎症性疾病，多使用局部外用药物。妇科外用药虽有直接作用于局部、不良反应较少、易被患者接受等优点，但由于涉及的药物剂型较多，各剂型各有特点。

表 13-6　妇科外用药的药理作用与作用机制

局部用药物	药理作用	作用机制	药物举例
消毒防腐药	杀菌、抑菌和防腐	使微生物蛋白变性，或干扰其酶系统，增加其细胞膜通透性等	聚维酮碘溶液、聚甲酚磺醛栓
抗滴虫药	有抗阴道毛滴虫作用	抑制滴虫的氧化还原反应，使病原体氮链断裂，虫体死亡	甲硝唑阴道泡腾片、甲硝唑阴道栓等
抗厌氧菌药	有抗厌氧菌作用	阻断厌氧菌的 RNA、DNA 合成	替硝唑栓、克林霉素泡腾片等
抗真菌药	抗浅表真菌	与真菌细胞膜中甾醇结合而影响膜的通透性；影响真菌细胞壁合成	咪康唑乳膏 克霉唑阴道栓
抗病毒药	广谱抗病毒	诱导人体细胞产生抗病毒蛋白来发挥活性作用	重组人干扰素 α2a 栓

1. 栓剂　常用的有阴道栓、尿道栓、肛门栓等，有鸭嘴形、鱼雷形、圆柱形、球形、卵形等，用药后栓剂在体温下慢慢融化释药而发挥作用，其特点是局部用药，作用直接，止痛、止痒、抗菌消炎快，不受胃肠道 pH 和酶的破坏等。

2. 软膏剂　直接涂布于患部，起保护、润滑和局部治疗作用。其特点是有良好的涂展性，利于药物释放、穿透及吸收，作用快而直接。

3. 乳膏剂　是以乳剂型基质制成的半固体外用制剂，可促进药物的溶解与分散，吸收皮肤黏膜分泌物，对皮肤、黏膜有保护、润滑、防干裂等作用，不影响皮肤的正常散热。其特点是可患部直接涂布，易涂擦、易洗除。

4. 泡腾剂　是含有泡腾崩解剂（如碳酸氢钠与枸橼酸等成对构成的混合物）的片剂、胶囊剂或栓剂。其特点是药物在泡腾剂作用下崩解释放快，能迅速到达并均匀分散于病灶发挥作用，可避免因局部药物浓度过高而造成的刺激。

5. 胶囊剂　阴道胶囊剂多为硬胶囊，能定位于阴道病变部位，崩解、溶出、缓慢释药发挥作用，其特点是可提高药物稳定性和生物利用度。

6. 灌洗剂　用于阴道、尿道等黏膜部位的清洗或洗除某些病理异物等，有防腐、收敛、清洁等作用，其特点是发挥作用直接迅速。

7. 凝胶剂　应用较多的是水性凝胶剂，其特点是易于涂展、洗除，无油腻感，能吸收组织渗出液，不妨碍皮肤正常功能，稠度小且利于药物释放。

8. 喷雾剂　妇科用喷雾剂可直接喷于阴道或外阴，其特点是药物可直接到达患病部位，分布均匀，起效快速。

（二）药物相互作用

1. 聚维酮碘与过氧化氢混合时，可引起爆炸，故不宜与碱性溶液及还原物质合用。对铜、铝、银等金属有一定腐蚀作用，不用于此类金属制品的消毒，对镀锡和不锈钢制品没有腐蚀作用。

2. 局部使用聚甲酚磺醛时，在同一部位应避免同时使用两种及以上药物。

3. 使用乳杆菌活菌期间，勿同时使用抗菌类药物。

（三）典型不良反应和禁忌

1. 典型不良反应　临床局部用药较少产生急慢性不良反应，偶见局部刺激、瘙痒或烧灼感。

2. 禁忌　对药物成分或基质（赋形剂）有过敏史者禁用；克霉唑禁用于 18 岁以下儿童；妊娠期、哺乳期女性禁用甲硝唑、雌三醇等药物制剂；雌三醇禁用于血栓、雌激素依赖性肿瘤、不明原因的阴道出血、未治疗的子宫内膜增生。

（四）特殊人群用药

1. 儿童　5 岁以下幼女型阴道炎，多与外阴炎并存。要注意外阴卫生，局部治疗可参见表 13 - 7。

2. 妊娠期与哺乳期女性　患有真菌性阴道炎的妊娠期女性，禁止口服抗真菌药，可用阴道用的制霉菌素、咪康唑、克霉唑等，但在孕早期要尽量避免用药。

3. 老年人　老年性阴道炎常见于绝经后女性，手术切除双侧卵巢、卵巢功能早衰、盆腔放疗后、长期闭经、长期哺乳等均可引起该病，局部治疗可参见表 13 - 7。

4. 肝肾功能不全者　肝功能不全者不建议使用聚维酮碘，因为可导致肝 AST 升高。

肾衰竭不宜局部或长期使用聚维酮碘，因血浆碘升高可能干扰代谢和甲状腺功能、增加肾衰竭的危险。

表 13 - 7　妇科炎症的外用药治疗举例

炎症分类	疾病	局部用药	说明
外阴炎症	非特异性外阴炎	0.1% 聚维酮碘液或 1：5000 高锰酸钾液坐浴，一日 2 次，一次 15～30min 坐浴后涂抗生素软膏或紫草油	促进局部皮肤黏膜修复
	前庭大腺脓肿	10% 聚维酮碘液坐浴，一日 2 次	常为厌氧菌和需氧菌合并感染
	前庭大腺囊肿	术后用 0.1% 聚维酮碘液坐浴，一日 2 次，连用 7 日	若伤口红肿有分泌物，可用抗生素软膏治疗

续表

炎症分类	疾病	局部用药	说明
阴道炎症	非特异性阴道炎	外用消毒液每日坐盆，或用1%乳酸或醋酸溶液做低压阴道冲洗，合用红霉素软膏、阿奇霉素栓等治疗，一日1次，连用7日。也可单服奥硝唑（500mg/次，一日2次，共7日）或合并阴道内治疗（替硝唑泡腾片500mg/次，一日1次，连用7日）	针对病因治疗，改变阴道环境，抑制细菌生长
	滴虫性阴道炎	甲硝唑或替硝唑阴道泡腾片200mg，每晚1次，连用7日；也可用奥硝唑阴道栓500mg阴道给药，每晚1次，连续5~7日	局部单用药治愈率约50%，须与全身用药联合。妊娠期女性禁用甲硝唑
	外阴阴道念珠菌病	用2%~4%碳酸氢钠液冲洗外阴及阴道咪康唑泡腾片或栓剂200g每晚，7日为1个疗程。也可400mg每晚，3日为1个疗程也可克霉唑泡腾片或栓剂500mg，单次用	清洗外阴后，取仰卧姿势，将药置于阴道深处；局部用药治愈率约80%~90%
	细菌性阴道病	甲硝唑或替硝唑泡腾片200mg，每晚1次，连用7日；或奥硝唑栓500mg每晚，连用5~7日；或2%克林霉素软膏每晚阴道涂布，每次5g，连用7日	该病系阴道加特纳菌、厌氧菌增多，乳酸杆菌减少而引起
	幼女性外阴阴道炎	根据病原学结果，用抗生素溶液滴入阴道，外阴可用40%紫草油、炉甘石洗剂、红霉素软膏等涂敷	5岁以下幼女，清洗外阴后撒布痱子粉
阴道炎症	老年性阴道炎	1%乳酸或0.5%醋酸液阴道冲洗后，用甲硝唑栓200mg放入阴道深部，7~10日为1个疗程。为增加阴道抵抗力，可短期局部用雌三醇乳膏1g，每日1~2次，或普罗雌烯阴道胶囊10mg每晚，勿长期用	不要用肥皂或各种消毒杀菌药液清洗外阴，可用加有少许食盐或食醋的温开水清洗
子宫颈炎症	慢性子宫颈炎	糜烂面积小和炎症浸润浅者可局部用药，聚甲酚磺醛溶液1：5稀释，阴道冲洗，每周1~2次；或聚甲酚磺醛栓，每2日1粒，睡前放入阴道	宫颈糜烂以物理治疗为主

三、代表药品

聚维酮碘
Povidone Iodine

【适应证】　用于化脓性皮炎、皮肤黏膜细菌感染如滴虫性或真菌性阴道炎、小面积轻度烧烫伤，也用于小面积皮肤、黏膜创口的消毒。栓剂用于念珠菌性外阴阴道疾病、细菌性阴道病及混合感染性阴道炎，也可用于痔疮。

【用法用量】　外用。①外科手术洗手，0.25%~0.5%擦洗3分钟；②手术及注射部位皮肤消毒，0.25%~0.5%局部擦拭2遍，作用2分钟；③口腔黏膜及创口黏膜创面，0.05%~0.1%擦拭，作用3~5分钟；④阴道黏膜及伤口黏膜创面，0.025%冲洗3~5分钟；⑤细菌繁殖体污染物品，0.05%浸泡30分钟。

（1）成人：取适量乳膏涂抹于患处，或棉签蘸取适量溶液，由中心向外周局部涂搽，1日2次。栓剂为阴道或直肠给药，每晚1枚，7~10日为1个疗程。

（2）儿童：仅可外用。

【临床应用注意】

1. 妊娠期女性禁用，哺乳期女性慎用，可通过阴道或其他黏膜吸收并在乳汁中浓缩，乳汁中浓度要比母体血清浓度高8倍。

2. 大的开放性伤口、锂治疗患者、甲状腺疾病患者不宜局部或长期使用。

3. 其10%水溶液pH 1.5~5，避光保存。使用时，建议用无离子水稀释本品。

4. 临床应用的毒性监测参数为蛋白结合率、肾功能、电解质。新生儿应每7~10日测定T_4和TSH，不建议用于极低体重的新生儿，有诱发甲状腺功能减退的危险。

5. 本品用后不需用乙醇脱碘。若无特殊说明，一般不加温使用，加热会导致碘与溶解的氧作用，引起碘浓度降低，也可因水分蒸发而致碘浓度增加。

6. 其10%溶液贮于32℃时的杀菌效果，与室温25℃没差异，但在行腹膜无痛麻醉下羊膜穿刺术时，可考虑温热本品，因患者对温热状态顺应性更好。

7. 有机物能影响本品消毒效果，故不用于含有机物的排泄物消毒。

8. 可引起过敏反应和对皮肤黏膜的刺激，但比碘要轻。婴儿外用时，因碘吸收，常见局部刺激、皮肤瘙痒和烧灼感等，使用应谨慎。烧伤严重的大面积、长期使用可导致中性粒细胞减少症、代谢性酸中毒、肝损伤等。

9. 对碘或聚维酮碘过敏者禁用。对患有非毒性甲状腺瘤患者不适用。不建议用于烧伤患者，尤其大面积烧伤者。

10. 本品是碘与聚乙烯吡咯烷酮反应生成的复合物，含有效碘9%～12%。从载体中释出的碘，可直接卤化菌体蛋白质，与细菌蛋白质的氨基酸结合，破坏菌体的蛋白质和酶，使微生物发生代谢障碍而死亡，对细菌、病毒、真菌、原虫和芽孢有效，大多数微生物对碘不耐药。

【常用制剂与规格】　溶液剂：1%，100ml：1g；5%，100ml：5g；7.5%，100ml：7.5g；10%，100ml：10g。乳膏剂：10%，10g：1g。栓剂：20mg（有效碘）。凝胶剂：5%，5g：0.5g。

聚甲酚磺醛
Policresulen

【适应证】　凝胶剂妇科用于治疗宫颈糜烂。溶液剂和阴道栓用于治疗宫颈糜烂、宫颈炎、各类阴道感染（如细菌、滴虫和霉菌引起的白带增多）、外阴瘙痒、使用子宫托造成的压迫性溃疡，溶液剂也可用于宫颈息肉切除或切片检查后的止血，加速电凝治疗后的伤口愈合，乳腺炎预防（乳头皲裂的烧灼），还用于皮肤伤口与病变的局部治疗（烧伤、肢体溃疡、压疮、慢性炎症等）及尖锐湿疣的治疗，以及口腔黏膜和齿龈的炎症、口腔溃疡及扁桃体切除后的止血。

【用法用量】

（1）宫颈慢性炎症、柱状上皮糜烂：先用

1:5稀释液阴道冲洗，然后用沾有稀释液的长棉棒深入宫颈管转动1分钟后取出，再用沾稀释液的棉片贴在糜烂局部，待局部变白后取下棉片，2～3分钟，隔1～2日上药1次，共3次，以后隔日上阴道栓1枚，共6枚。如糜烂面未消失，再用1个疗程。

局部涂抹或敷贴时，无须稀释。可借助阴道镜、镊子和棉签。治疗前，先清洁宫颈及宫颈管，去除分泌物，可将浸有药物原液的棉签插入宫颈管，转动数次取出，然后再将浸有药液的棉片轻轻敷贴于病变组织，2～3分钟。

凝胶剂则在月经干净第3天开始，睡前清洗外阴后，将5g凝胶用阴道给药器推入阴道深部，隔日1次，6次为1个疗程。

（2）阴道感染：将栓剂放入阴道深部贴近宫颈，隔日1枚，6次为一个疗程。如采用其浓缩液烧灼病灶，则于两次烧灼的间隔日放1粒栓剂。

睡前用药为宜，用时取仰卧位，用水浸润栓剂后插入阴道深部。可用卫生带，以防污染衣被。

（3）宫颈止血：将浸有该药溶液的纱布直接贴压于出血部位1～2分钟，止血后揩干药液。

【临床应用注意】

1. 禁用于妊娠期及哺乳期女性。局部用药可经子宫黏膜吸收，主要经肾排泄，但未发现有不良作用。

2. 其36%溶液为深红棕色，高酸性，pH为0.6；栓剂为白色或浅红棕色；凝胶为类白色至浅棕色或浅红棕色水溶性半固体物。用后可能出现烧灼感、疼痛等症状，若反应严重应停药。

3. 溶液会加速和增强修复过程，用后若出现大片白色坏死组织从病灶处脱落，为正常现象。

4. 月经期间应停止治疗，治疗期间避免性生活。不使用刺激性肥皂清洗患处。

5. 治疗用具用后，应在水中浸泡，必要时可加入1%～2%的氢氧化钠。

6. 儿童和老年人因缺乏用药有效性和安全性的临床研究资料，不建议使用。

7. 局部用无毒性、无耐药性。用药初期，个别病例会产生局部刺激症状、阴道烧灼感和肛门下坠感，一般不需处理，继续用药大多自行消失。

8. 本药是由亚甲基连接的 m-甲酚磺酸聚合物，链长短不一。其对坏死或病变组织有选择性凝固和排除作用，使病变组织易脱落，局部血管收缩和血浆蛋白凝固而止血，促进组织再生和上皮重新覆盖。

9. 有广谱抗菌作用，但它对正常鳞状上皮组织无作用，在阴道内可杀死多种病原微生物，如加纳氏菌、厌氧菌、滴虫和念珠菌，又能维持阴道酸性环境。

【常用制剂与规格】 溶液剂：36%，10ml：3.6g，25ml：9g。阴道栓：90mg。凝胶剂：1.8%，25g：0.45g。

重组人干扰素 α2a
Recombinant Human Interferon α2a

【适应证】 用于治疗病毒感染引起的慢性宫颈炎、宫颈糜烂、阴道炎，预防宫颈癌。

【用法用量】 非月经期使用。睡前将1枚栓剂放入阴道后穹隆，隔日1次，9次为1个疗程。如果糜烂面尚未完全消失，可再用1个疗程。

【临床应用注意】

1. 初次用药后，极少数人出现轻微腰腹酸痛，偶见一过性低热，外阴、阴道不适，可自行消失，不影响治疗。

2. 对重组人干扰素 α2a 或其栓剂的任何成分有过敏史者禁用。

3. 使用栓剂期间禁止坐浴，避免性生活；月经期应停止治疗；妊娠期不宜阴道局部用药。

4. 本制剂需在 2~8℃贮存。

【常用制剂与规格】 栓剂：50万 IU。

硝呋太尔
Nifuratel

【适应证】 治疗由细菌、滴虫、霉菌和念珠菌引起的外阴、阴道感染和白带增多。

【用法用量】 阴道感染：于每晚临睡前将阴道片1枚置于阴道深部，连用10日，若外阴也有感染，可用其油膏2~3g涂于外阴和肛门周围。

【临床应用注意】

1. 为获良好药效，应尽量将阴道片置入阴道深部，第二日清晨应进行阴道冲洗。

2. 为防止阴道片折碎，应小心拿放。

3. 治疗期间应避免性生活。

4. 治疗期间请勿饮用乙醇饮料，因为会引起不适应或恶心，但这种反应会自行消失。

5. 对硝呋太尔过敏者禁用。

【常用制剂与规格】 阴道片：250mg。硝呋太尔制霉菌素（或制霉素）阴道软胶囊：每粒含硝呋太尔 0.5g，制霉菌素（或制霉素）20万 U。

乳杆菌活菌
Living Preperation of Lactobacillus

【适应证】 用于菌群紊乱而引起的细菌性阴道病的治疗。

【用法用量】 清洁外阴后，戴上指套，将本品放入阴道深部，每晚1粒，10天为1个疗程。

【临床应用注意】

1. 用药期间应避免性生活；用药期间不可冲洗阴道。

2. 勿同时使用抗菌类药物。

3. 本制剂宜于冷藏保存。

4. 本药不能用于滴虫、真菌、淋球菌、衣原体等引起的阴道病的治疗。

5. 妊娠期和哺乳期不建议用药。

【常用制剂与规格】 阴道用胶囊：0.25g，每粒含乳杆菌活菌不低于 2.5×10^5 CFU。

第八节 消毒防腐药

一、药理作用与作用机制

（一）药理作用

消毒防腐药是指用化学方法来达到杀菌、抑菌和防腐目的的抗菌药，它分为消毒药和防腐药两类。消毒防腐药能杀灭（消毒药）或抑制（防腐药）病原微生物的生长，但不一定能杀灭所有的微生物，而是指降低到某一个水平以下，既对健康无害，又不对被消毒物的质量产生影响。消毒药可杀灭病原微生物，而防腐药是能抑制病原微生物生长繁殖的药物。两者之间没有严格界限，消毒药在低浓度时仅有抑菌作用，而防腐药在高浓度时也有杀菌作用。

（二）作用机制

本类药物作用机制多种多样，有的药能使病原微生物蛋白质凝固变性；有的与微生物酶系统结合，干扰其功能；有的能降低细菌表面张力，增加其细胞膜通透性，造成溃破或溶解，结果使病原微生物生长受阻或死亡。

常见消毒防腐药的作用机制与应用见表13-8。

表13-8 常见消毒防腐药的作用机制与应用

类别	药物	作用机制	特点与应用
苯酚衍生物	苯酚 甲酚 间苯二酚	使细菌蛋白变性	①苯酚：最早临床应用，为标准治疗；具弱杀孢子性；高浓度会导致皮肤烧伤并有腐蚀性；有轻度局部麻醉作用；用途：用于尿液、粪便、脓液、痰液等消毒 ②甲酚：高活性，低毒性；用于消毒餐具、排泄物和洗手 ③煤酚皂溶液（来苏尔）：棕黄或红色黏稠液体，广泛用作医院和家庭的消毒剂
氧化剂	高锰酸钾 过氧化氢 过氧苯甲酰	释放羟基自由基和新生的氧	①10%~30%过氧化氢溶液是杀孢子剂；3%过氧化氢溶液可外用，可清除组织腐肉、耳屎等，可有效抗需氧菌，用于需氧菌占主导的急性坏死性溃疡性牙龈炎，1.5%过氧化氢漱口用于牙周病 ②高锰酸钾，晶体型，水溶性好，起效较慢，即使伴随有机物也有效；制剂有康迪氏液1∶4000~1∶10000；用于灌注，冲洗腔道、尿道、伤口，水消毒，和生物碱中毒时的洗胃液；高锰酸钾有刺激性、起泡、导致手术设备生锈、组织染色等不足
气体	环氧乙烷	烷化剂	①环状分子：室温为无色液体，有股甜美醚样气味；易聚化，易燃；为高效化学剂，能快速杀灭孢子；因高度易燃性，常与CO_2（10%）混合；需保持一定湿度；穿透力良好，易被多孔材料吸附。用于床上用品、橡胶、塑料、注射器、一次性培养皿等不耐热物品的消毒；用于心肺仪、呼吸仪和牙科设备等消毒 ②有高度致毒性，对眼、皮肤有刺激，高度易燃性，致突变和致癌性等不足
卤素类	碘 聚维酮碘	碘化和氧化原生质	①碘：作用快速且范围广泛，易着色于皮肤和材料，有不良气味，用于开放性伤口时有疼痛感；有机质会延缓其杀菌作用 ②聚维酮碘：碘或三碘与聚维酮的复合物 ③制剂有碘酊、曼德尔涂剂、碘苷和聚维酮碘等，及治疗牙龈炎的1%聚维酮碘漱口水
双胍类	氯己定	改变细菌细胞壁的特性	①氯己定（洗必泰）：强抗革兰阳性杆菌；对革兰阴性杆菌、结核分枝杆菌、真菌、细菌芽孢也有效 ②制剂：1.5%葡萄糖酸氯己定+3%西曲溴铵；广泛用作消毒液、防腐剂和消毒剂，用于外科器械、外科擦洗、新生儿沐浴、漱口水、产科和一般皮肤防腐剂。牙科广泛使用的是口腔含漱剂、牙膏，是有效抗牙菌斑和抗牙龈炎的预防和治疗药 ③缺点是使牙齿和舌头变棕色；余味令人不适，少见味觉改变，引起口腔溃疡
醇类	乙醇 异丙醇	使细菌蛋白质变性和沉淀	①乙醇：浓度70%~75%较常用；消毒效果好，杀孢子效果差；有刺激性，不适用于黏膜、溃疡、开放性伤口、阴囊；广谱活性；用于皮下注射前消毒抗菌（棉签浸泡在70%乙醇中），用于牙科工作面消毒 ②异丙醇：更强效；常用于温度计消毒
醛类	甲醛 戊二醛	使细菌蛋白变性；广谱杀菌剂	①甲醛：刺鼻性气体，用于熏蒸消毒。37%甲醛水溶液用于储存坏死组织；易挥发，刺激性，致过敏；有时用于器械和排泄物消毒 ②2%戊二醛：弱挥发性，弱刺鼻性，弱刺激性；用于手术器械，玻璃器皿，内窥镜等的消毒；牙科用作浸泡消毒剂，用于浸泡无法高压灭菌的器械；不能用于工作台面消毒，重复吸入会引发哮喘

类别	药物	作用机制	特点与应用
酸类	硼酸 苯甲酸	具抗菌活性	①硼酸和硼酸钠：抑制真菌和细菌；2%～4%溶液漱口；30%硼甘油涂剂用于口炎和舌炎；10%软膏用于割伤和擦伤；痱子粉成分之一 ②苯甲酸：抗菌，抗真菌；复方软膏含6%苯甲酸＋3%水杨酸用于癣菌感染
金属盐类	硝酸银、磺胺嘧啶银、弱蛋白银、硫酸锌、炉甘石、氧化锌	抗菌、抑菌及收敛	①硫酸锌为防腐，收敛剂；用于结膜炎、溃疡和痤疮；减少出汗，常用作除臭剂。氧化锌是炉甘石洗剂中的成分 ②硝酸银：其1%滴眼液用于结膜炎（新生儿眼炎）；用于烧伤部位防腐，清除疣和口腔溃疡，肥厚性扁桃体炎 ③磺胺嘧啶银：对假单胞菌属感染有效；在烧伤患者中用以预防感染
染料类	甲紫	与微生物酶发生氢离子竞争性对抗，使酶成无活性的氧化状态	①作为外用防腐剂，其1%溶液可外涂辅助用于预防和治疗局部皮肤感染，但可使皮肤染色 ②甲紫溶液禁用于黏膜、破损皮肤或开放性伤口
表面活性剂	苯扎氯铵 地喹氯铵	季铵盐阳离子的去垢作用	①苯扎氯铵（洁尔灭）：抗革兰阳性杆菌作用强；对革兰阴性杆菌、结核分枝杆菌、真菌、细菌芽孢具有抗菌性；1∶（1000～10000）溶液用作防腐剂或防腐目的 ②优点：良好清洁剂，常与其他试剂联合用作广谱消毒剂。缺点：有机质大大降低其活性。用途：消毒剂，外科器械、手套的消毒剂 ③地喹氯铵：广谱杀菌，其含片用于治疗急性慢性咽喉炎
呋喃衍生物	呋喃西林	抗菌，通过干扰细菌氧化酶系统	①0.01%～0.02%溶液用于皮肤、黏膜及腔道消毒；贴剂用于局部炎症和化脓性皮肤病；其0.1%乳膏或凝胶用于轻度化脓性皮肤病；复方呋喃西林散用于真菌感染所致的足癣 ②经食物链传递进入人体有致癌、致畸胎等作用

二、临床用药评价

（一）作用特点

本类药物的作用与药物本身的理化性质和使用的浓度有关。一般来说，药物浓度越高，其杀菌抑菌效果越好。但有的药物需选择适宜的浓度，如70%～75%乙醇比90%～95%的杀菌效果要高，95%乙醇可使细菌细胞壁蛋白凝固，蛋白形成一层保护膜，使乙醇不能进入细胞内杀灭细菌。

药物作用的时间亦能影响其效能；药物浓度越高和作用时间越长，对机体组织的刺激性就越大，容易产生不良反应。有时，药物的剂型亦能影响其疗效，如苯酚的水溶液有强大的杀菌作用，其甘油剂和油溶液则作用显著降低。

作用部位存在有机物的多少亦能影响其效果，如使用金属盐类药物时，若病变部位有大量脓血等蛋白质分泌物，则其杀菌效能会减弱。

病变部位的pH值亦能影响其疗效，如苯甲酸在微酸性环境下，比在碱性环境中有效。又如三氯叔丁醇制剂用于防腐时，制剂的pH值不能超过5，否则影响效果。

病原微生物本身对本类各药物的敏感性也不同，如苯酚的杀菌作用强，但对病毒无效；70%～75%乙醇对细菌、病毒（包括新型冠状病毒）有效；病毒对碱类敏感，对酚类耐药；又如真菌对羟苯乙酯敏感，对氧化剂效果差。有些药物如阳离子表面活性剂和阴离子表面活性剂共用，可使其作用减弱。

因此选用本组药物需从多方面考虑才能达到满意的预期效果。

（二）药物相互作用

过氧乙酸遇热、金属离子、碱性物质和有机物可加速分解失效。聚维酮碘与过氧化氢混合可引起爆炸，与碱性溶液及还原物质合用会发生反应，用于消毒含有机物的排泄物时能影响本品消毒效果，对铜、铝、银等金属有一定腐蚀作用。氯己定则与肥皂、阴离子物质、碘化钾有配伍禁忌，遇到悬浮剂如藻酸盐、西黄蓍胶，不溶性粉末（如白陶土），或不溶性钙、镁、锌等化合物时，药效降低；0.05% 浓度氯己定与硼酸盐、碳酸氢盐、碳酸盐、氯化物、枸橼酸盐、硝酸盐、磷酸盐和硫酸盐配伍可形成低溶解度的盐而析出，氯己定遇硬水可形成不溶性盐，遇软木失去药物活性。依沙吖啶与含氯溶液、氯化物、碘化物、苯酚、碘制剂以及碱性药物等配伍会发生反应，不宜配伍使用。

（三）典型不良反应和禁忌

1. 不良反应　部分消毒防腐药可能会对皮肤、黏膜有一定刺激性，或可引起接触性皮炎、瘙痒和烧灼感等反应。

2. 禁忌　禁用于已知的过敏体质者。尽量不要接触眼结膜或其他敏感黏膜组织，避免刺激。聚维酮碘禁用于非毒性甲状腺瘤、烧伤患者（尤其大面积烧伤者）。氯己定禁用于脑、脑膜、中耳及其他敏感性组织，禁止高浓度用于冲洗膀胱等。而戊二醛禁用于面部、肛门、生殖器等部位。硼酸禁止口服，禁用作药品或食品的防腐剂。

（四）特殊人群用药

1. 妊娠期女性尤其是 3 个月内的妊娠早期者，禁用氯己定。

2. 肝功能不全者禁用聚维酮碘，使用者可导致肝脏转氨酶 AST 升高。

三、代表药品

氯己定
Chlorhexidine

【适应证】　洗液用于皮肤或黏膜的消毒；创面感染、阴道感染和子宫糜烂的冲洗。含漱液用于牙龈炎、冠周炎、口腔黏膜炎等引起的牙龈出血、牙周脓肿、口腔黏膜溃疡等的辅助治疗。

【用法用量】　外用：①成人：0.05% 溶液，局部皮肤及黏膜消毒，创面及阴道冲洗。漱口液，一次 10～20ml 早晚刷牙后含漱，5～10 日

为 1 个疗程，以 3 个疗程为限。②儿童：误服含漱液，可能出现口齿不清、嗜睡、步态不稳等乙醇中毒症状。

【临床应用注意】

1. 含漱液使用后，偶见过敏反应或口腔黏膜浅表脱屑。长期使用能使口腔黏膜与牙齿着色，舌苔发黄，味觉改变。

2. 高浓度溶液可软化口腔上皮而发生溃疡，意外静脉用药可造成溶血。

3. 误服本品后，黏膜刺激性明显，但系统毒性罕见，可考虑洗胃及使用胃肠道保护剂。

4. 禁用于妊娠 3 个月内女性。禁用于脑、脑膜、中耳及其他敏感性组织。高浓度禁止接触眼睛等敏感组织，禁止高浓度用于冲洗膀胱，可引起血尿。对氯己定过敏者慎用。

5. 有广谱杀菌、抑菌作用。口腔含漱时吸附在带有阴电荷的牙齿、斑块和口腔黏膜表面并弥散、析出发挥作用。氯己定吸附在细菌胞壁后，改变其表面结构和渗透平衡，使胞质内成分渗漏，高浓度时可使胞质凝固，抑制细胞壁修复而呈杀菌作用，且不易产生耐药性。抗菌谱涵盖革兰阳性和阴性菌、白色念珠菌等真菌以及 HIV、HBV 病毒等，但对芽孢、抗酸杆菌和其他真菌、病毒无效。

【常用制剂与规格】　醋酸氯己定溶液：0.05%，500ml：0.25g。葡萄糖酸氯己定含漱液：1.2%，200ml：2.4g；500ml：6g。

戊二醛
Glutaraldehyde

【适应证】　稀溶液用于医疗器械、餐具和室内用具的消毒。浓溶液用于器具和动物厩舍消毒。

【用法用量】　外用。

（1）2% 溶液：橡胶、塑料制品及手术器械消毒。2% 水溶液 pH 调至 7.5～8.5，可用于内镜、口腔科用器械、体温表、橡胶、塑料制品和不耐热器械的消毒，金属器械需加 0.5% 亚硝酸钠防锈蚀，完全浸泡 10～20 分钟。对于经初步仔细清洗过的器具可起到迅速消毒作用，但常需浸泡 10h 以上可达完全灭菌的效果。

（2）浓溶液稀释用：病毒污染喷雾消毒 1：500；细菌、支原体及动物体表喷雾消毒 1：

2000；饮水消毒 1∶（2500～3000）。

（3）儿童：勿接触。

【临床应用注意】

1. 皮肤接触后，可用肥皂和水清洗。本品对绝大部分材质不具腐蚀性。

2. 使用时，应采取防护措施，保护皮肤和眼睛，避免吸入其蒸气和接触高浓度溶液。

3. 在消毒前将器械彻底清洗干净，再浸泡于消毒液中。消毒完成后，用蒸馏水或乙醇冲洗，确保无戊二醛残留。若内镜冲洗不彻底，可引起戊二醛诱导的大肠炎。

4. 误服可使消化道黏膜产生炎症、坏死和溃疡，引起剧痛、呕吐、呕血、便血、血尿、尿闭、酸中毒、眩晕、抽搐、意识丧失和循环衰竭。若误服，可服用水、牛奶、活性炭等可缓和胃肠刺激的药物，应避免洗胃和用催吐剂，必要时可辅助通气并治疗休克，纠正酸中毒。

5. 在常规浓度下，溶液剂反复使用可引起接触性皮炎或皮肤过敏反应，浓溶液可造成皮肤变白和变硬。其蒸气对鼻、眼和上呼吸道有刺激，引起咳嗽、吞咽困难、喉头痉挛和水肿、气管炎或肺炎，反复吸入可发生哮喘，罕见肺水肿。

6. 禁用于面部、肛门、生殖器等部位。

7. 本品碱性溶液在 pH 7.5～8.5 时作用最强，有较好杀菌作用。主要依靠醛基，作用于具体蛋白的巯基、羟基、羧基和氨基，使之烷基化，引起蛋白凝固，造成细菌死亡。

8. 该溶液在 14 日内可保持化学稳定性，杀灭细菌繁殖体、芽孢、真菌、病毒的作用比甲醛强 2～10 倍。

【常用制剂与规格】 浓溶液：20%（g/g）；25%（g/g），稀释后使用。稀溶液：2%（g/ml），500ml。

依沙吖啶
Ethacridine

【适应证】 溶液用于外伤创面及感染创面的清洗。软膏用于各种小面积创伤、溃烂及感染性皮肤病。

【用法用量】 外用。

（1）成人：①溶液：洗涤或涂抹患处。②软膏：清洗创面后涂抹软膏于患处，一日2～3次。

（2）儿童：须在成人监护下使用。

【临床应用注意】

1. 用药部位若有烧灼感、瘙痒、红肿等，应停药，并将局部药物洗净。

2. 仅供外用，切忌口服。对本品过敏者禁用，过敏体质者慎用。

3. 本品能抑制革兰阳性菌和少数革兰阴性菌繁殖，对人无害、无刺激。

4. 湿敷时，纱布保持药液饱和状态，敷后若病损结痂未变软，则应继续湿敷。

5. 不与含氯溶液、氯化物、碘化物、苯酚、碘制剂以及碱性药物等配伍应用。

6. 为碱性染料，见光易分解，颜色加深，不可再用。

【常用制剂与规格】 溶液：0.1%，100ml∶100mg；500ml∶500mg。软膏：0.1%，10g∶10mg。

呋喃西林
Nitrofural

【适应证】 用于局部炎症及轻度化脓性皮肤病。

【用法用量】 外用，适量涂患处，一日2～3次。

【临床应用注意】

1. 皮肤破损处不宜使用，过敏者、鼻腔干燥、萎缩性鼻炎禁用。过敏体质者慎用。

2. 偶见皮肤刺激如烧灼感，或过敏反应如皮疹、瘙痒等。用药后若有烧灼感、瘙痒、红肿托情况，应停药或就医。

3. 呋喃西林是合成抗菌药，对革兰阳性、阴性菌均有抑制作用。

4. 贴剂敷料为黄色，暴露于日光下逐渐褪色。

5. 复方散剂含呋喃西林 0.5% 及水杨酸、苯甲酸、冰片、明矾，淡黄色粉末，有冰片香气，用于治疗足癣，扑搽患处，一日2次。

【常用制剂与规格】 软膏剂：0.1%，10g∶10mg。散剂（复方）：0.5%，10g∶25mg。贴剂：18mm×70mm，6 片。止血膏布：2cm×7cm，8 贴。

第九节 抗过敏药

超敏反应（Hypersensitivity），即异常的、

过高的免疫应答。可导致人体生理功能紊乱和组织损害，又称变态反应。很多疾病都与超敏反应有关，如过敏性鼻炎、哮喘、过敏性结膜炎、荨麻疹、输血反应、特应性皮炎等。

按发生机制及临床特点，将超敏反应分为4型，即Ⅰ型（速发型）、Ⅱ型（细胞毒型）、Ⅲ型（免疫复合物型）和Ⅳ型（迟发型）。Ⅰ型、Ⅱ型和Ⅲ型超敏反应是由抗体参与，由体液免疫介导的，而Ⅳ型超敏反应则是由T细胞参与，由细胞免疫介导的，与抗体无关。如，Ⅰ型超敏反应主要由特异性IgE介导，肥大细胞、嗜碱性粒细胞和嗜酸性粒细胞以释放生物活性介质方式参与反应，因此Ⅰ型超敏反应发生的很快，接触既往已经致敏的变应原后，几秒内即可发生，而且症状消退的很快。

一、药理作用与作用机制

1. 抗组胺药 组胺是引起超敏反应，尤其是Ⅰ型超敏反应的主要递质。组胺是自体活性物质之一，在体内由组氨酸脱羧基而成，组织中的组胺是以无活性的结合型存在于肥大细胞和嗜碱性粒细胞的颗粒中，皮肤、支气管黏膜、肠黏膜和神经系统中含量较多。当机体受到理化刺激，引发抗原－抗体反应时，引起肥大细胞的细胞膜通透性改变，释放出组胺，与组胺受体作用产生病理生理效应。组胺受体有4个亚型（H_1、H_2、H_3和H_4），有不同的病理生理效应，其中H_1受体与过敏性疾病的关系最为密切，因此国际上将拮抗H_1受体的抗过敏药称为"H_1 – Antihistamines"（H_1抗组胺药），而国内习惯用"抗组胺药"这个简称。

抗组胺药，曾被称为组胺受体拮抗剂（antagonists）或组胺受体拮抗剂（blockers），但依据受体理论，组胺受体有活性和非活性构象两种状态，抗组胺药与非活性构象的组胺受体亲和力更强，使受体的活性/非活性构象之间平衡更多偏向非活性构象一侧，使过敏反应缓解，因此，目前抗组胺药被定义为组胺受体反向激动剂（inverse agonists）。

1946年，第一个抗组胺药苯海拉明上市，自此到20世纪80年代前上市的抗组胺药，因受体选择性差，且易透过血－脑屏障，不良反应较多，称为第一代抗组胺药；20世纪80年代开始，以西替利嗪、氯雷他定、依巴斯汀和咪唑斯汀为代表的第二代抗组胺药逐渐面世，与第一代抗组胺药相比，不易通过血－脑屏障，中枢神经抑制作用不明显，且对H_1受体的选择性更高，安全性更好，称为第二代抗组胺药。抗组胺药物的分类和分代见表13－9。

很多抗组胺药之间有结构关联性：①通过对曲普利啶的结构改造研发出阿伐斯汀；②西替利嗪、非索非那定和地氯雷他定，分别是羟嗪、特非那定和氯雷他定在人体的活性代谢物；③左西替利嗪是西替利嗪的一个手性异构体。

除了全身给药，部分抗组胺药也可局部给药：①鼻用药有酮替芬、氮䓬斯汀和左卡巴斯汀；②眼用药有奥洛他定、氮䓬斯汀、酮替芬、

表13－9 抗组胺药物的分类和分代

化学结构分类	第一代抗组胺药	第二代抗组胺药
烷基胺类	氯苯那敏、曲普利啶、溴苯那敏	阿伐斯汀
哌嗪类	羟嗪、去氯羟嗪	西替利嗪、左西替利嗪
哌啶类	赛庚啶、酮替芬	阿司咪唑（已撤市）、特非那定、非索非那定、贝他斯汀、氯雷他定、地氯雷他定、左卡巴斯汀（仅外用剂型）、依巴斯汀、咪唑斯汀、奥洛他定、卢帕他定
乙醇胺类	茶苯海明、苯海拉明、氯马斯汀	—
乙二胺类	安他唑啉、吡苄明	—
吩噻嗪类	异丙嗪、甲喹吩嗪	—
其他类	多塞平（也属于三环类抗抑郁药）	氮䓬斯汀、依美斯汀

依美斯汀、左卡巴斯汀和洛度沙胺；③皮肤外用药有苯海拉明、赛庚啶、多塞平。

2. 肥大细胞稳定剂 也称过敏反应介质阻滞剂，代表药品有酮替芬、奥洛他定、色甘酸钠、洛度沙胺和曲尼司特。酮替芬和奥洛他定兼有抗组胺和稳定肥大细胞膜的药效。色甘酸钠和洛度沙胺是肥大细胞稳定剂，洛度沙胺无全身给药剂型，只用于眼科疾病的局部治疗。曲尼司特能稳定肥大细胞和嗜碱粒细胞的细胞膜，阻止细胞脱颗粒，抑制组胺和 5 - HT 等过敏反应介质的释放。

3. 白三烯受体拮抗剂 表药物有孟鲁司特、普仑司特和异丁司特等。白三烯是花生四烯酸经 5 - 脂氧合酶途径合成的炎性介质。白三烯受体拮抗剂与位于支气管平滑肌等部位的受体选择性结合，竞争性地阻断白三烯的致炎症作用。

4. 钙剂 代表药品有葡萄糖酸钙和氯化钙，钙剂能增加毛细血管的致密度，降低通透性，从而减少渗出，减轻或缓解过敏症状。抗过敏时，钙剂需静脉注射给药。

5. 糖皮质激素 糖皮质激素是一种强烈的抗过敏、抗炎药物，对免疫功能具有非特异性抑制作用，除全身使用之外，可选用局部给药方式以减少全身不良反应。

6. 血栓素 A_2 受体拮抗剂 代表药品塞曲司特，血栓素 A_2 不仅可以引起支气管收缩以及气道高反应性，还可引起咳嗽以及黏液高分泌等，塞曲司特能有效地拮抗血栓素 A_2 的上述作用，因此可用于支气管哮喘及咳嗽、多痰等症状的治疗。

7. 生物制剂 全球范围内，已有分别针对 IgE、IL - 4、IL - 5、IL - 13、IL - 31 和胸腺基质淋巴细胞生成素（TSLP）等细胞因子的多种生物制剂上市，如奥马珠单抗（抗 IgE）、美泊利单抗（抗 IL - 5）、雷珠单抗（抗 IL - 5）、本拉珠单抗（抗 IL - 5）、度普利尤单抗（抗 IL - 4、IL - 13）、曲罗芦单抗（抗 IL - 13）、奈莫利珠单抗（抗 IL - 31R）和替塞单抗（抗 TSLP）。奥马珠单抗在国内获批可用于 H_1 抗组胺药治疗后仍有症状的成人和青少年（12 岁及以上）慢性自发性荨麻疹，度普利尤单抗在国内获批可用于 6 个月及以上儿童和成人中重度特应性皮炎。

8. 免疫抑制剂 环孢素是一种免疫抑制剂，属于钙调神经磷酸酶抑制剂。国内已经批准口服环孢素可用于治疗特应性皮炎，而环孢素滴眼液的不同产品适应证差别较大，目前有"治疗 4 岁及以上儿童和青少年的严重性春季角结膜炎""干眼症"和"预防和治疗眼角膜移植术后的免疫排斥反应"3 个适应证。

二、临床用药评价

（一）作用特点

抗组胺药是治疗变应性鼻炎、过敏性结膜炎和慢性荨麻疹等变应性疾病的核心药物和一线药物，但对特应性皮炎、哮喘、速发过敏救治、非过敏性血管性水肿、上呼吸道感染、中耳炎等疾病疗效不佳。

抗组胺药对已发生超敏反应的临床症状无效，故建议早用药、规律用药，要在症状出现前，提前、规律和连续用药，才能有效预防过敏反应。

除了抗过敏用途，第一代抗组胺药也被广泛用于中枢神经系统和前庭疾病的治疗，如苯海拉明和异丙嗪用于围手术期的镇静、镇痛和止吐，多塞平外用治疗慢性单纯性苔藓、湿疹、过敏性皮炎、特应性皮炎等，而多塞平的全身给药不再常规用于抗过敏目的，而是用于治疗抑郁症及各种焦虑和抑郁等神经症。

抗过敏药物常用于复方制剂，如复方感冒药、鼻用复方制剂和眼用复方制剂。如氮䓬斯汀氟替卡松鼻喷雾剂、色甘萘甲那敏鼻喷雾剂（成分为：色甘酸钠、盐酸萘甲唑啉、马来酸氯苯那敏）和马来酸非尼拉敏盐酸萘甲唑啉滴眼液（成分为：非尼拉敏和萘甲唑啉）。

奥马珠单抗是人源化单克隆抗体，可抑制 IgE 与肥大细胞或嗜碱性粒细胞表面高亲和力的 IgE 受体（FCεRI）的结合，限制过敏反应介质的释放。

（二）药物相互作用

1. 乙醇、镇痛药和镇静催眠药都会加强抗组胺药的中枢抑制，应避免与抗组胺药同时使用。

2. 大环内酯类药物、西咪替丁、茶碱或其他抑制 CYP3A4 的药物，能升高依巴斯汀、咪唑斯汀和氯雷他定等药物的血药浓度，合用需慎重。

3. 药物皮肤试验（简称皮试）或皮肤划痕试验前，为避免出现假阴性，需提前停用抗组胺药数日，氯雷他定、西替利嗪和依巴斯汀的说明书要求皮试前分别提前停用2天、3天和5～7天。

（三）典型不良反应和禁忌

1. 第一代抗组胺药，易透过血-脑屏障，抑制中枢神经，镇静作用明显，能引起困倦、嗜睡，以及及注意力、警觉性、精神运动效率、学习和记忆能力的下降。第一代抗组胺药还会产生抗胆碱能、抗5-HT、抗多巴胺作用，引起口干、便秘、排尿困难、心律失常、体位性低血压、心动过缓、散瞳、视物模糊、眼压升高等，前列腺增生、青光眼患者不宜使用第一代抗组胺药。

2. 国际酒精药品和交通安全委员会（ICADTS）面向驾驶员和从事机械操作、精密仪器设备操作人员，提出乙醇和常用抗组胺药的安全分类（见表13-10），可以看出，影响最严重的第Ⅲ类药物，都属于第一代抗组胺药，

ICADTS 对第Ⅲ类药物的安全建议是：用药期间不能从事驾驶和精密操作，停药后要评估药物后遗效应，再决定何时恢复驾驶和精密操作。

3. 复方感冒药常含有第一代抗组胺药，如氨酚伪麻美芬片的夜片中含盐酸苯海拉明25mg，氨麻美敏片（Ⅱ）和酚麻美敏片中都含马来酸氯苯那敏，氨酚氯汀伪麻片中含富马酸氯马斯汀。

4. 第一代抗组胺药使用过量可能会导致极度嗜睡、精神错乱、谵妄、昏迷、呼吸抑制。和成人不同的是，婴儿和低龄儿童使用第一代抗组胺药过量后，在出现困倦、嗜睡等中枢神经系统抑制症状之前，可出现反常的兴奋症状，如易怒、过于警觉、失眠、幻觉。

5. 第二代抗组胺药，尽管中枢抑制风险小，仍有可能引起困倦和嗜睡，我国第二代抗组胺药西替利嗪、依美斯汀和奥洛他定的说明书规定服药期间不能驾车或从事精密操作。

6. 部分抗组胺药可导致 Q-T 间期延长，严重者可能危及生命，基于安全性考虑，我国自2007年开始停产阿司咪唑，在2018年将含

表13-10 ICADTS 抗组胺药驾驶安全分类

安全分类	第Ⅰ类	第Ⅱ类	第Ⅲ类
对安全的影响	推定是安全的或无不良影响	轻度至中度不良影响的	严重影响驾驶安全，可能导致伤害
迟钝状态等同的饮酒量（血液乙醇含量）	<0.05%	<0.05%～0.08%	>0.08%
第一代抗组胺药	—	氯苯那敏 羟嗪 异丙嗪 美克洛嗪	苯海拉明 氯马斯汀 异丙嗪 曲普利啶
第二代抗组胺药	非索非那定 氮䓬斯汀 氯雷他定 地氯雷他定 依巴斯汀 左西替利嗪	西替利嗪 咪唑斯汀	—
安全建议	驾驶或操作前，应仔细阅读药品说明书	驾驶和操作前，必须咨询医生建议	服药期间不得驾驶或操作，停药后需评估药物后续影响，再决定何时恢复驾驶或操作

特非那定的 2 个复方感冒药（特酚伪麻片和特洛伪麻胶囊）撤市。

7. 白三烯受体拮抗剂孟鲁司特钠的神经系统不良反应需引起重视，相关症状包括噩梦、幻觉、失眠等。加拿大、日本和美国 FDA 先后提出相关警告，2020 年 3 月美国 FDA 要求说明书增加黑框警告：需警惕孟鲁司特钠可诱发严重神经精神不良事件，建议限制其用于过敏性鼻炎的治疗。

8. 抗过敏的生物制剂本身也可导致严重的速发过敏反应。如奥马珠单抗说明书提示"有可能引起速发过敏反应""速发过敏最早发生于首次注射后，也有可能在开始规律治疗 1 年后发生，注射后需要在合适的时间内密切观察患者""大部分反应在第 1 次和后续注射本品的 2 小时内出现，但有一些反应发生在 2 小时以后，甚至发生在注射 24 小时后"。

（四）特殊人群用药

妊娠期和哺乳期女性使用抗组胺药均应权衡利弊，在获益大于潜在风险时使用，并严格遵照说明书规定选用（见表 13 – 11）。哺乳期女性使用抗组胺药，特别是第一代组胺药后，可能引起婴儿的不良反应，最常见的是易激惹和嗜睡。

根据奥马珠单抗"治疗中、重度哮喘的前瞻性妊娠登记研究（EXPECT 研究）"结果，奥马珠单抗暴露组与非暴露组的胎儿先天性畸形患病率是相似的，结合上市后自发报告数据，目前说明书规定"如果临床需要可以考虑在妊娠期使用本品"。在 EXPECT 研究中也评估了哺乳的安全性，奥马珠单抗对母乳喂养婴儿未产生不良影响，如果临床需要可考虑在哺乳期使用奥马珠单抗。

表 13 – 11　妊娠期和哺乳期抗组胺药使用规定

特殊人群	给药途径	禁用、不建议或不宜使用		慎用		明确使用安全的
		第一代	第二代	第一代	第二代	
妊娠期	全身给药	苯海拉明（口服剂）、赛庚啶、茶苯海明	非索非那定、西替利嗪（妊娠前 3 个月）、左西替利嗪、地氯雷他定、依巴斯汀、咪唑斯汀	氯苯那敏、苯海拉明（注射剂）、异丙嗪（临产前 1~2 周应停用）、去氯羟嗪、曲普利啶、酮替芬	特非那定、西替利嗪（妊娠 3 个月后）、氯雷他定、阿伐斯汀、贝他斯汀、奥洛他定、卢帕他定、氮䓬斯汀	—
	鼻用	—	左卡巴斯汀、氮䓬斯汀（妊娠前 3 个月）	酮替芬	氮䓬斯汀（妊娠 3 个月后）	—
	眼用	—	左卡巴斯汀	酮替芬	氮䓬斯汀、奥洛他定	依美斯汀
哺乳期	全身给药	苯海拉明（口服剂）、赛庚啶、曲普利啶、茶苯海明	非索非那定、左西替利嗪、地氯雷他定、依巴斯汀、咪唑斯汀、奥洛他定、氮卓斯汀	氯苯那敏、苯海拉明（注射剂）、异丙嗪、去氯羟嗪、酮替芬	特非那定、氯雷他定、贝他斯汀、卢帕他定	—
	鼻用	—	氮卓斯汀	酮替芬	左卡巴斯汀	—
	眼用	—	—	酮替芬	氮䓬斯汀、奥洛他定	依美斯汀、左卡巴斯汀

三、代表药品

西替利嗪
Cetirizine

【适应证】　季节性鼻炎、常年性过敏性鼻炎、过敏性结膜炎及过敏引起的瘙痒和荨麻疹引起的对症治疗。

【用法用量】　口服：①成人：一次10mg，可于晚餐时服用，若对不良反应敏感，可每日早晚各1次，一次5mg。②6～12岁儿童：一次10mg，一日1次，或一次5mg，一日2次。

【临床应用注意】

1. 临床研究表明，推荐剂量用药后，有轻微的中枢神经系统不良反应，包括嗜睡、疲劳、麻木、注意力障碍、头晕和头痛。在某些病例中，也有中枢神经系统兴奋的报告。

2. 严重肾功能损害患者禁用。

3. 服药期间不得驾驶机、车、船、从事高空作业、机械作业及操作精密仪器。

【常用制剂与规格】　片剂：10mg。胶囊剂：5mg；10mg。口服溶液剂：10ml∶10mg；10ml∶100mg。糖浆剂：0.1%（g/ml）。

氯雷他定
Loratadine

【适应证】　用于缓解过敏性鼻炎有关的症状，如喷嚏、流涕、鼻痒、鼻塞以及眼部痒及烧灼感。也适用于缓解慢性荨麻疹、瘙痒性皮肤病及其他过敏性皮肤病的症状及体征。

【用法用量】　口服：①成人及12岁以上儿童：一次10mg，一日1次。②2～12岁儿童：体重＞30kg者，一次10mg，一日1次；体重≤30kg者：一次5mg，一日1次。

【临床应用注意】

1. 常见不良反应有乏力、头痛、嗜睡、口干，胃肠道不适包括恶心、胃炎，以及皮疹等。

2. 在一次10mg，一日1次的推荐剂量下，本品未见明显的镇静作用。其发生率与安慰剂相似。

3. 肝肾功能不全者应减少用量，建议一次10mg，每2日服用1次，或在医生指导下使用。

4. 当与乙醇同时服用时，根据精神运动试验研究表明氯雷他定无药效协同作用。

【常用制剂与规格】　片剂：5mg；10mg。胶囊剂：5mg；10mg。颗粒剂：5mg；10mg。糖浆剂：100ml∶100mg；60ml∶60mg；50ml∶50mg。

奥马珠单抗
Omalizumab

警示语：使用本品后罕见报道速发过敏反应，表现为支气管痉挛、低血压、晕厥、荨麻疹、喉或舌的血管性水肿。速发过敏反应最早发生于首次注射后，也有可能在开始规律治疗1年后发生。本品注射后需要在合适的时间内密切观察患者，并做好处理速发过敏反应的准备。告知患者速发过敏反应的常见症状和体征，提醒出现相关症状应立即就医。

【适应证】　①过敏性哮喘。仅适用于治疗确诊为IgE介导的哮喘患者，本品适用于成人、青少年（≥12岁）和儿童（6岁至＜12岁）患者，用于经吸入型糖皮质激素和长效吸入型β_2肾上腺素受体激动剂治疗后，仍不能有效控制症状的中至重度持续性过敏性哮喘。②慢性自发性荨麻疹（CSU）。适用于采用抗组胺药治疗后仍有症状的成人和青少年（≥12岁）慢性自发性荨麻疹。

【用法用量】　仅供皮下注射使用，不得采用静脉注射或肌内注射给药方法。在上臂的三角肌区进行皮下注射给药。如果因一些原因不能在三角肌区注射，也可在大腿部注射给药。①过敏性哮喘：根据基线IgE（IU/ml，治疗开始前测定）和体重（kg），确定本品合适的给药剂量和给药频率。②慢性自发性荨麻疹：每4周皮下注射奥马珠单抗150mg或300mg。

【临床应用注意】　特殊人群：肾损害或肝损害，尚未研究肝肾功能损害对本品药代动力学的影响。在临床剂量水平，本品主要由网状内皮系统（RES）清除，而不太可能受肾或肝损害影响。

（李中东　丁庆明）